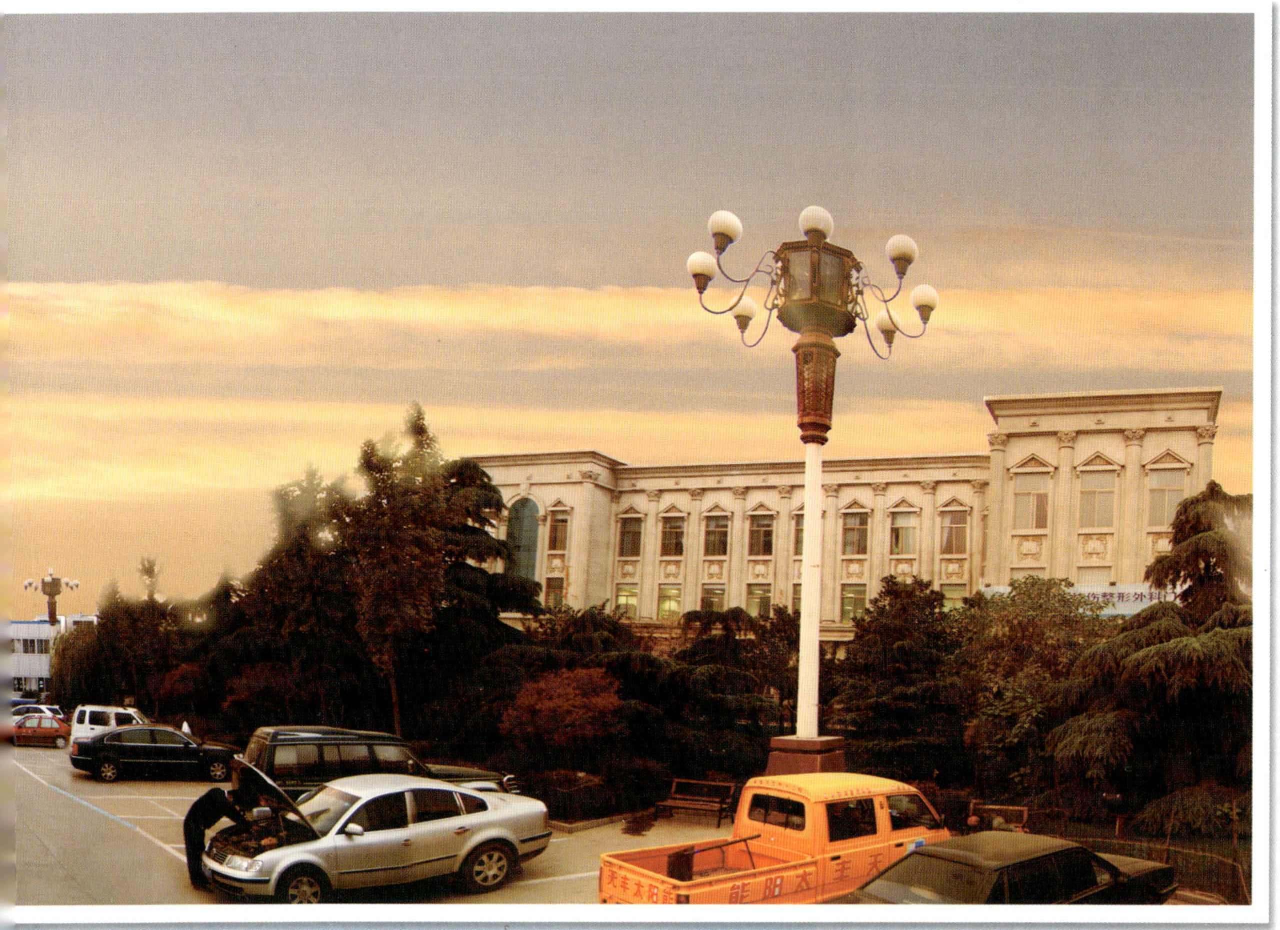

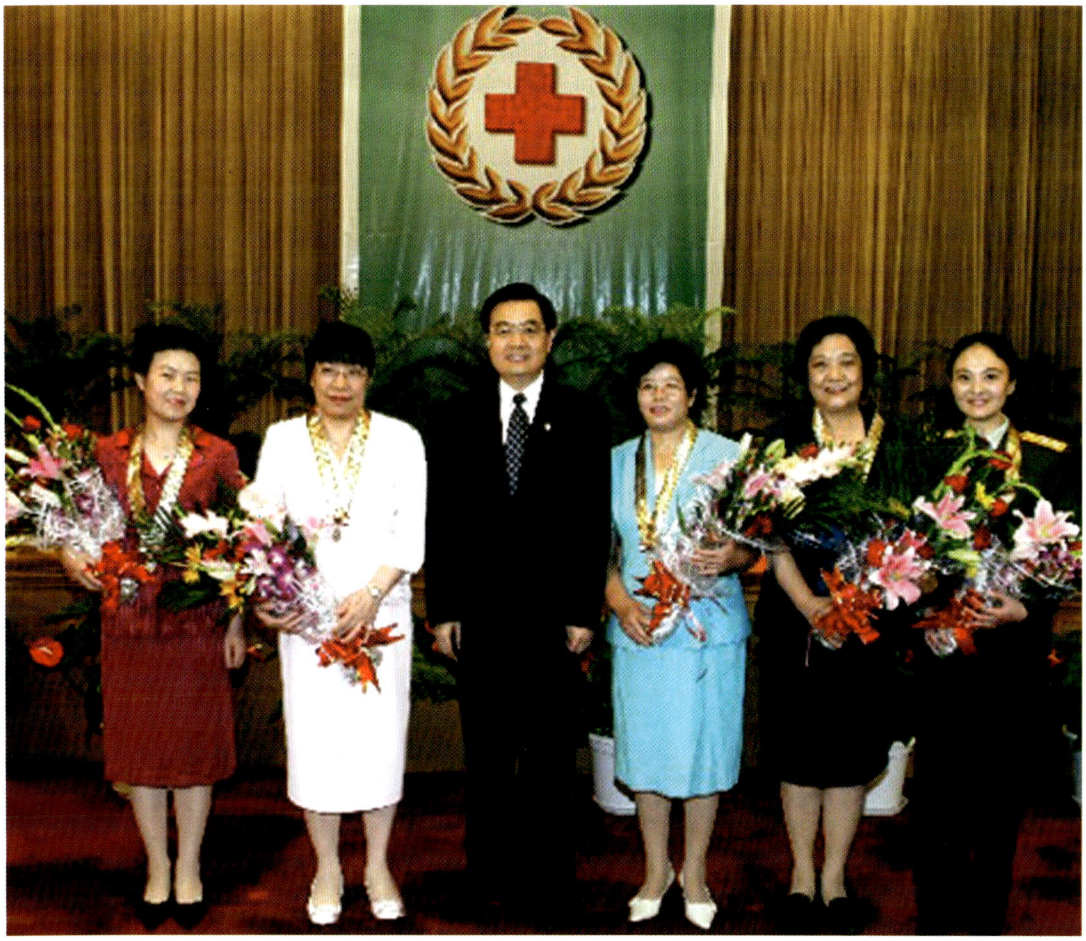

2005 年 7 月 12 日，卫生部与中国红十字总会在人民大会堂举行第四十届南丁格尔奖章颁奖大会。胡锦涛总书记为获奖者颁奖。（医政司　供稿）

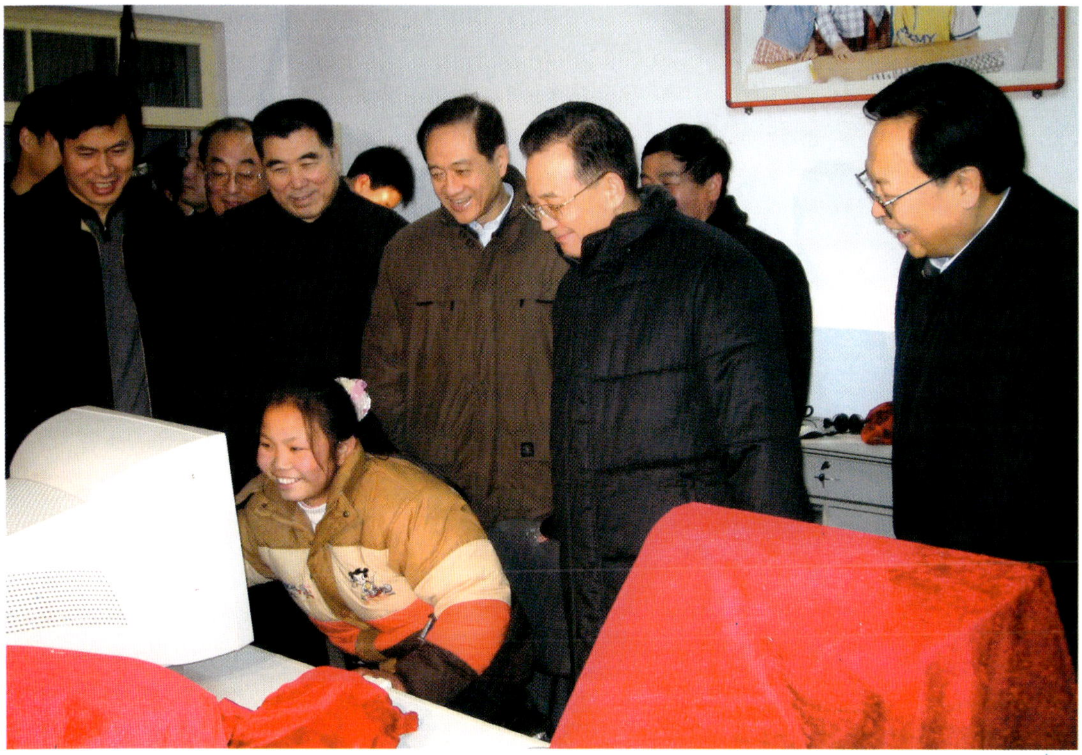

2005 年春节期间，温家宝总理到河南考察艾滋病防治工作，与艾滋病患者共度春节。（疾控司　供稿）

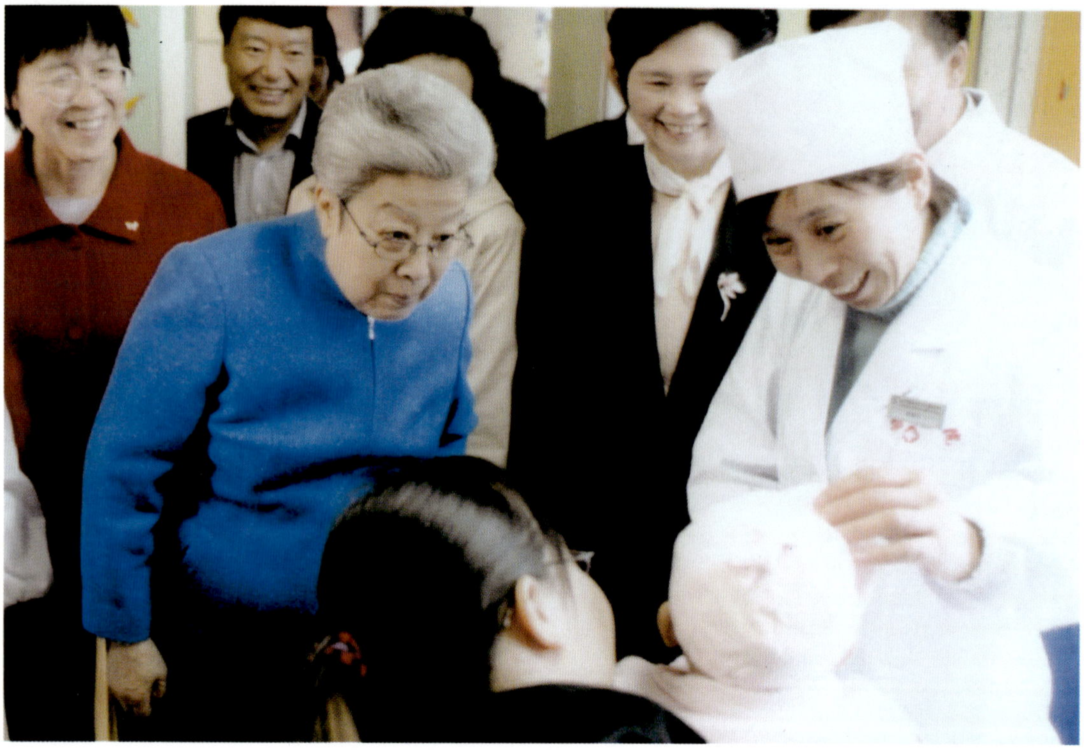

2005年11月21日，国务院副总理吴仪视察浙江省宁波市海曙区西门街道社区卫生服务中心。

（妇社司　供稿）

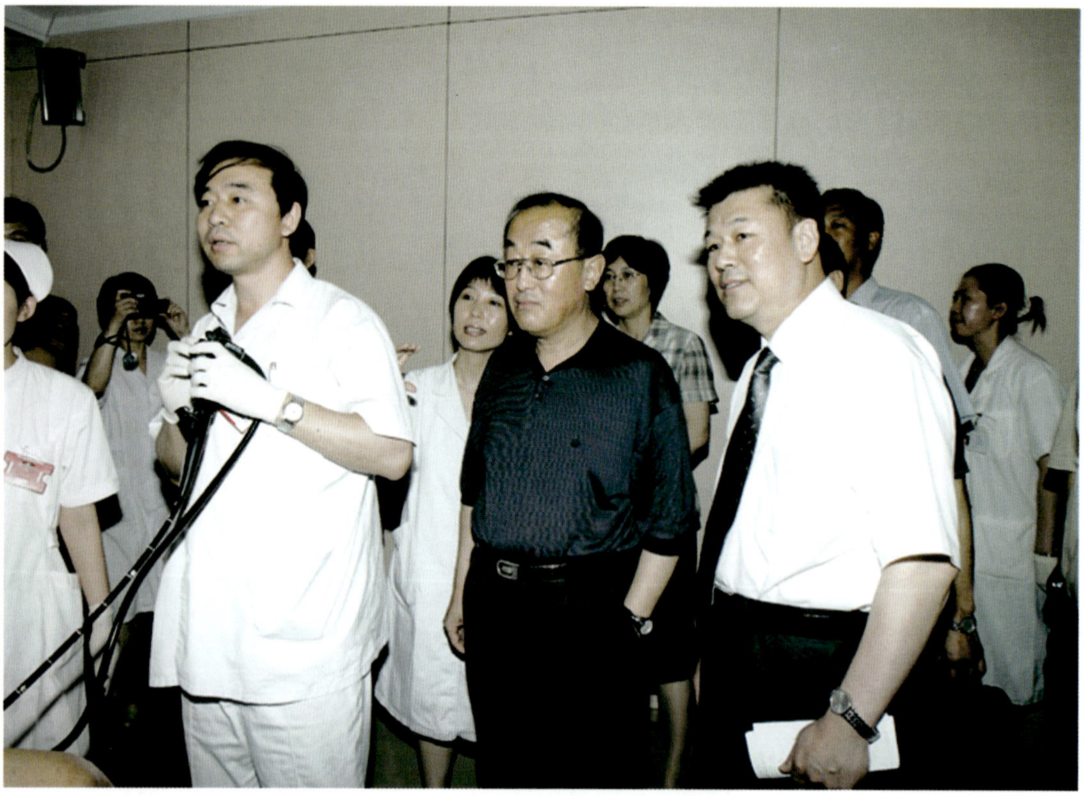

2005年7月14日，卫生部部长高强在黑龙江视察黑龙江省医院急救中心。

（黑龙江省卫生厅　供稿）

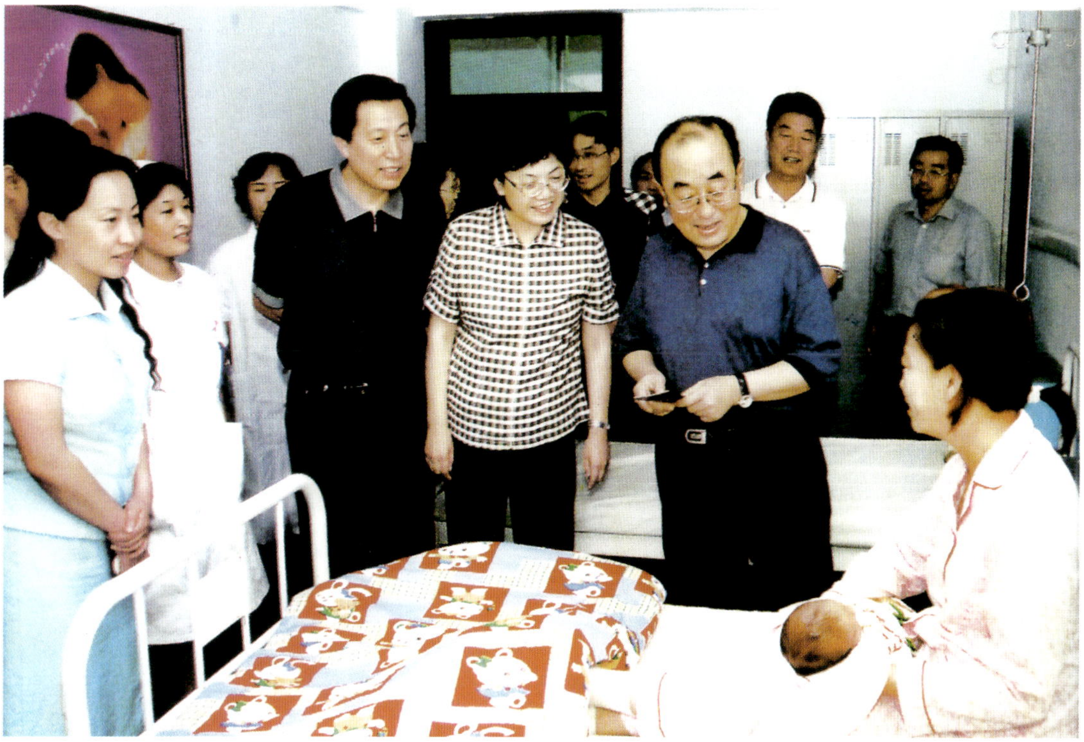

2005年7月17日－20日，卫生部部长高强在吉林省副省长李斌（前右三）、省卫生厅厅长李殿富（前左三）的陪同下在吉林敦化市医院视察。（吉林省卫生厅　供稿）

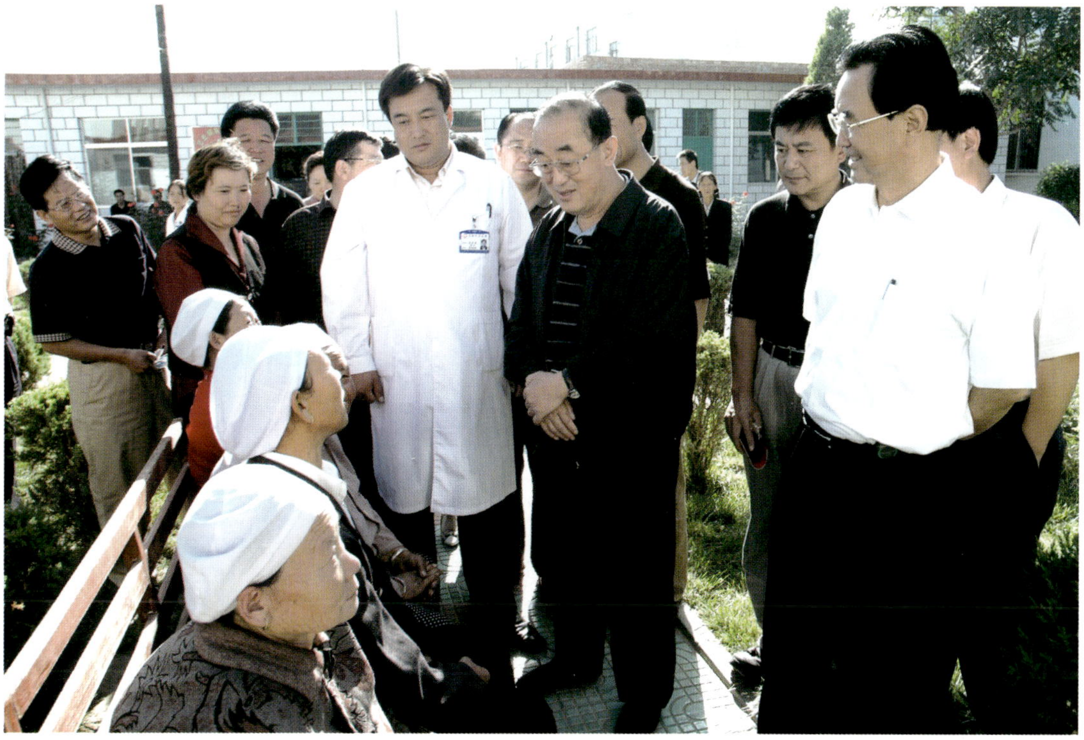

卫生部部长高强在宁夏乡镇卫生院调研。（宁夏回族自治区卫生厅　供稿）

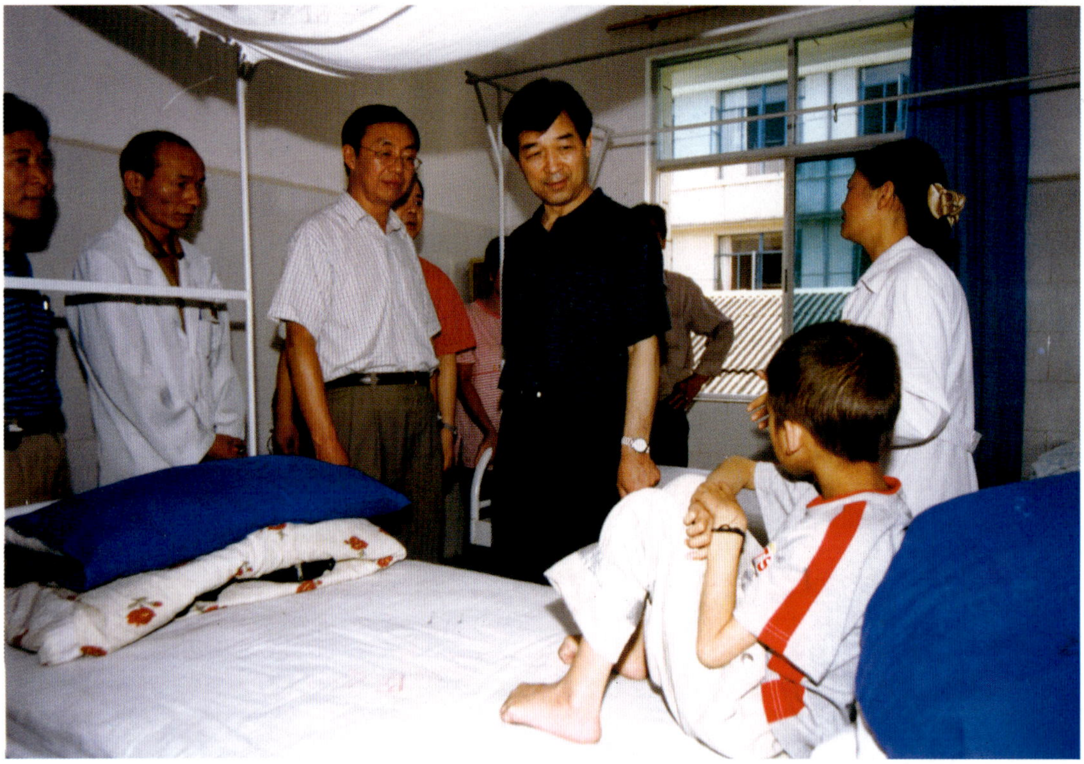

2005年5月24日，卫生部副部长王陇德到云南省德宏州人民医院调研。

（云南省卫生厅　供稿）

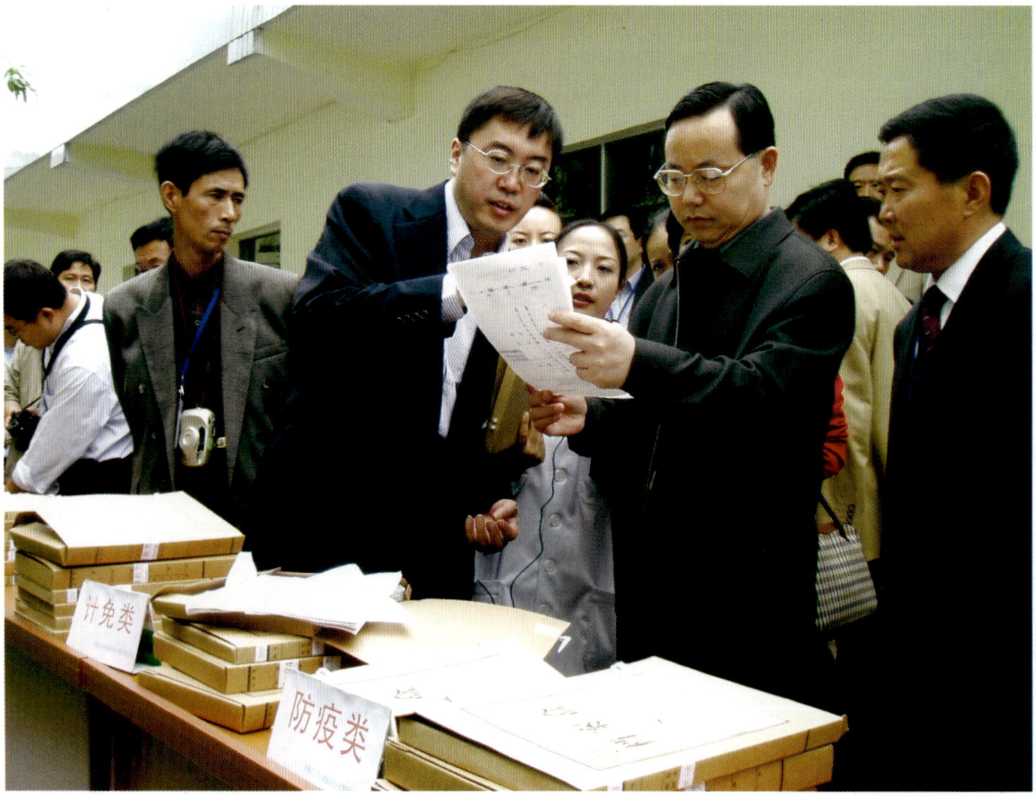

2005年10月20日，卫生部副部长蒋作君赴黑龙江省大庆市调研社区卫生服务工作。

（妇社司　供稿）

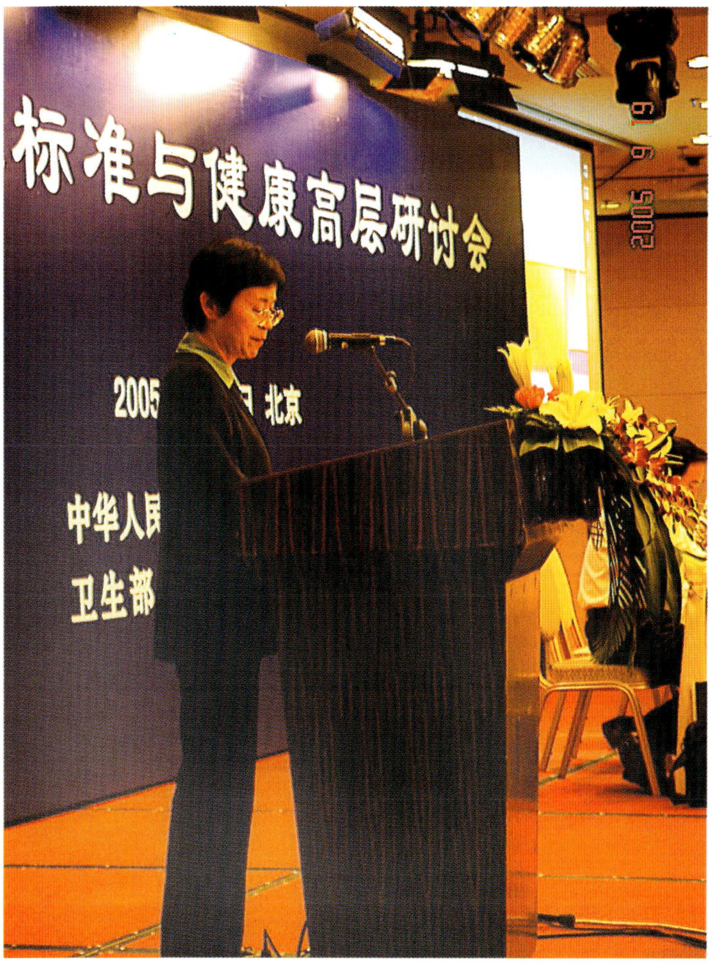

2005 年 9 月 19 日，卫生部副部长佘靖出席卫生标准与健康高层研讨会并发表重要讲话。（监督中心 供稿）

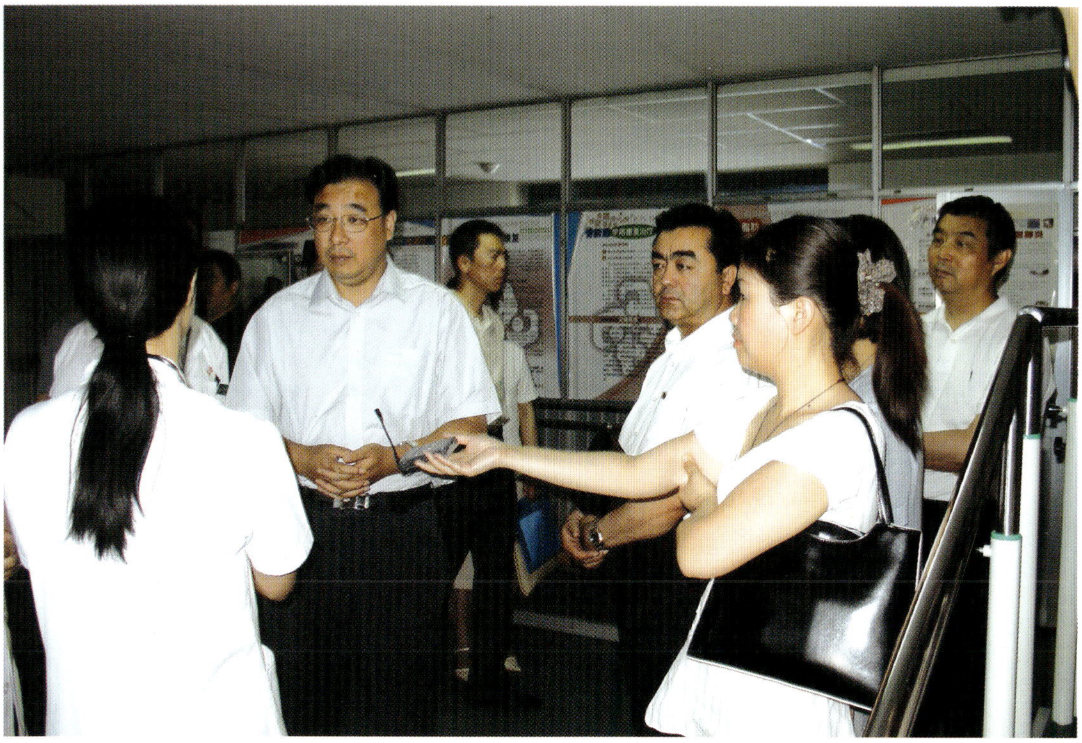

2005 年 7 月，全国打击非法行医专项行动领导小组组长、卫生部副部长马晓伟在新疆检查医疗机构情况。（监督司 供稿）

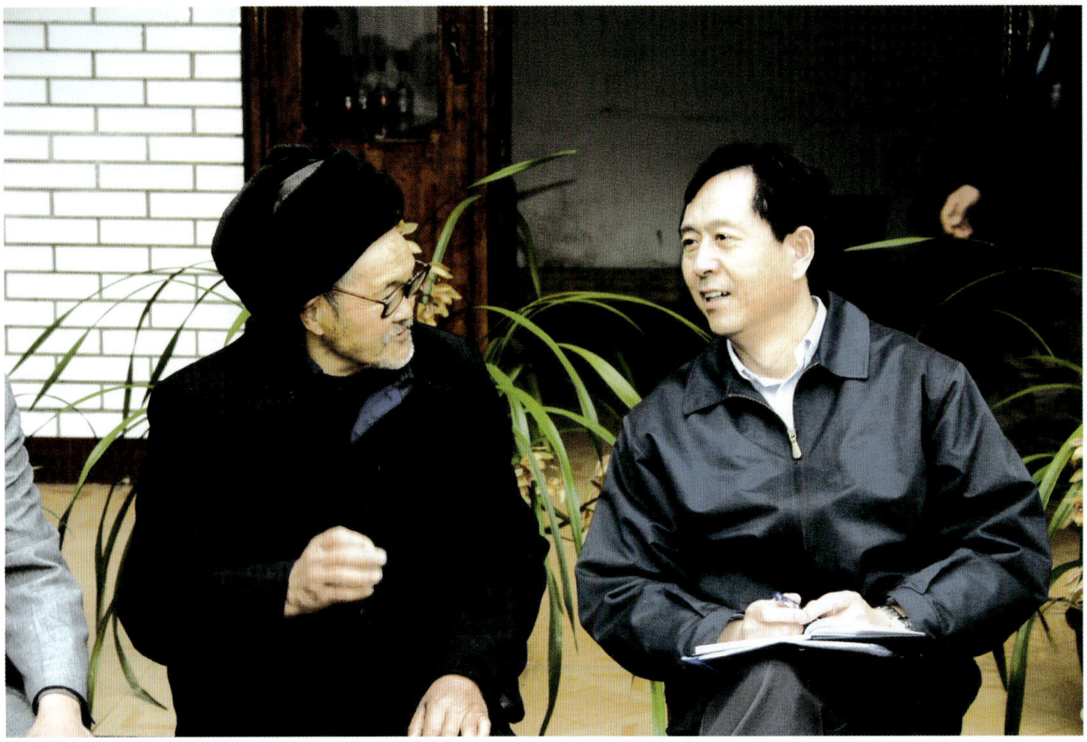

2005年3月，卫生部副部长陈啸宏在四川考察新型农村合作医疗工作。（农卫司　供稿）

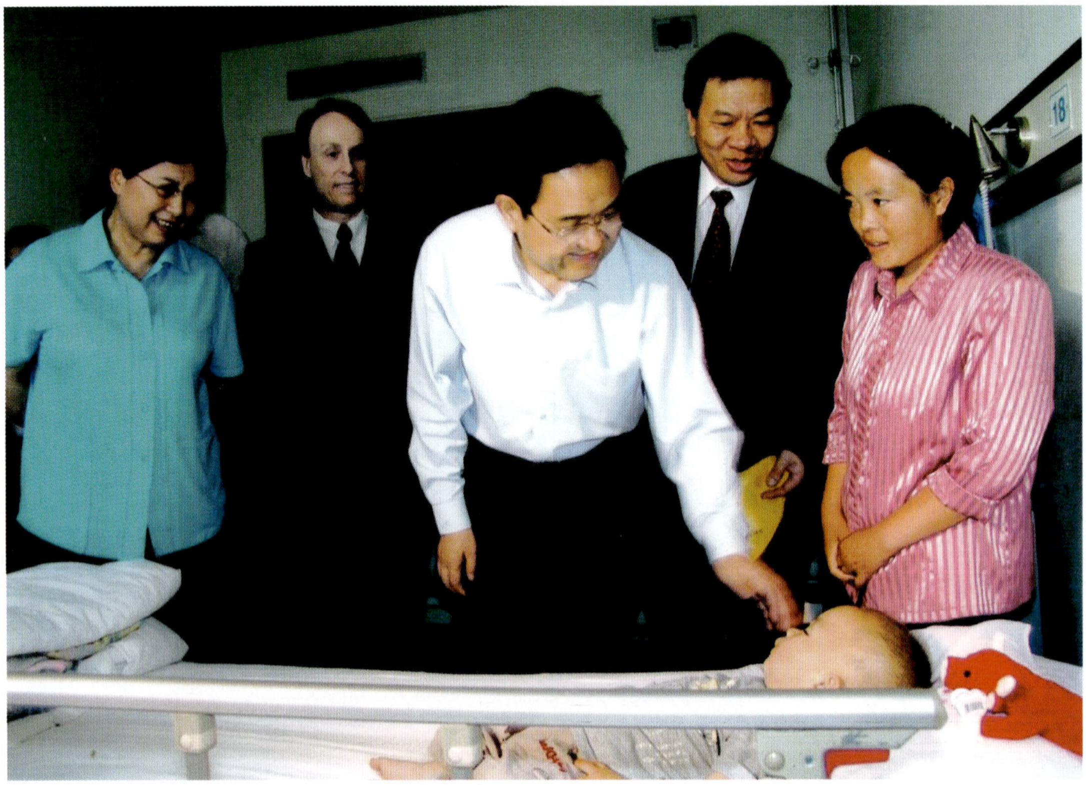

六一儿童节前夕，河北省长季允石（中）、副省长孙士彬（左一）到医大三院看望美国“晨光行动”术后儿童。（河北省卫生厅　供稿）

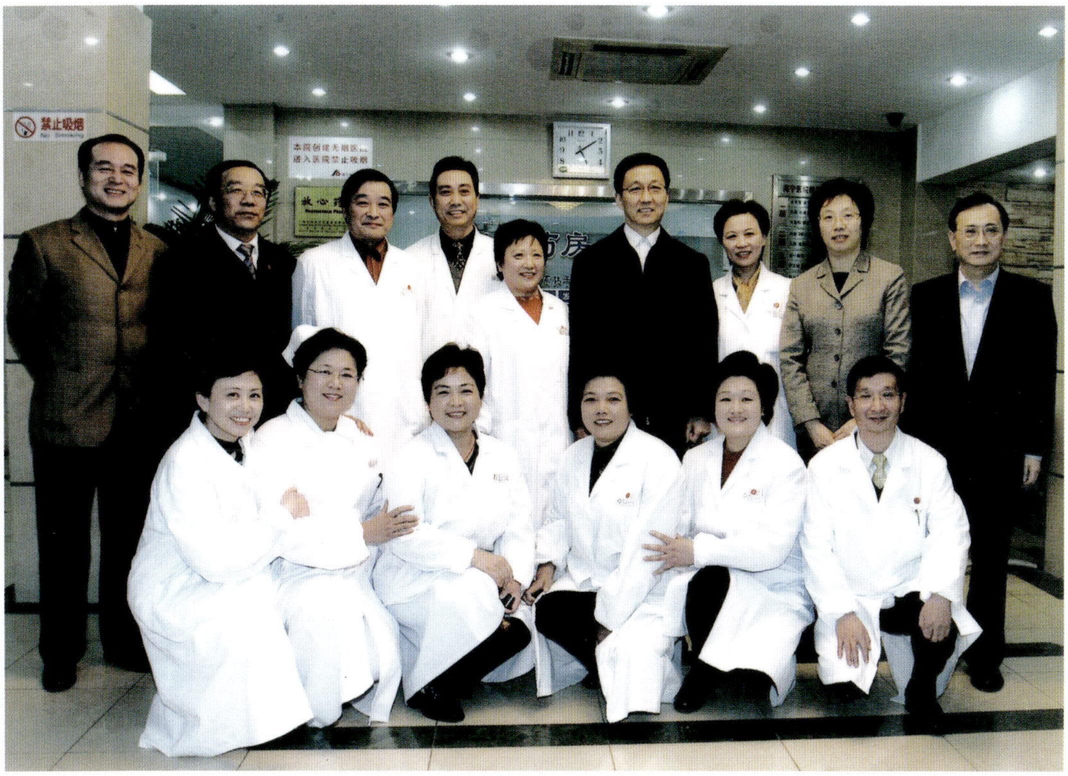

2005年11月25日，上海市委副书记、市长韩正，上海市委副书记殷一璀，上海市副市长杨晓渡、周太彤等视察闸北区北站社区卫生服务中心时与医务人员合影留念。

（上海市卫生局　供稿）

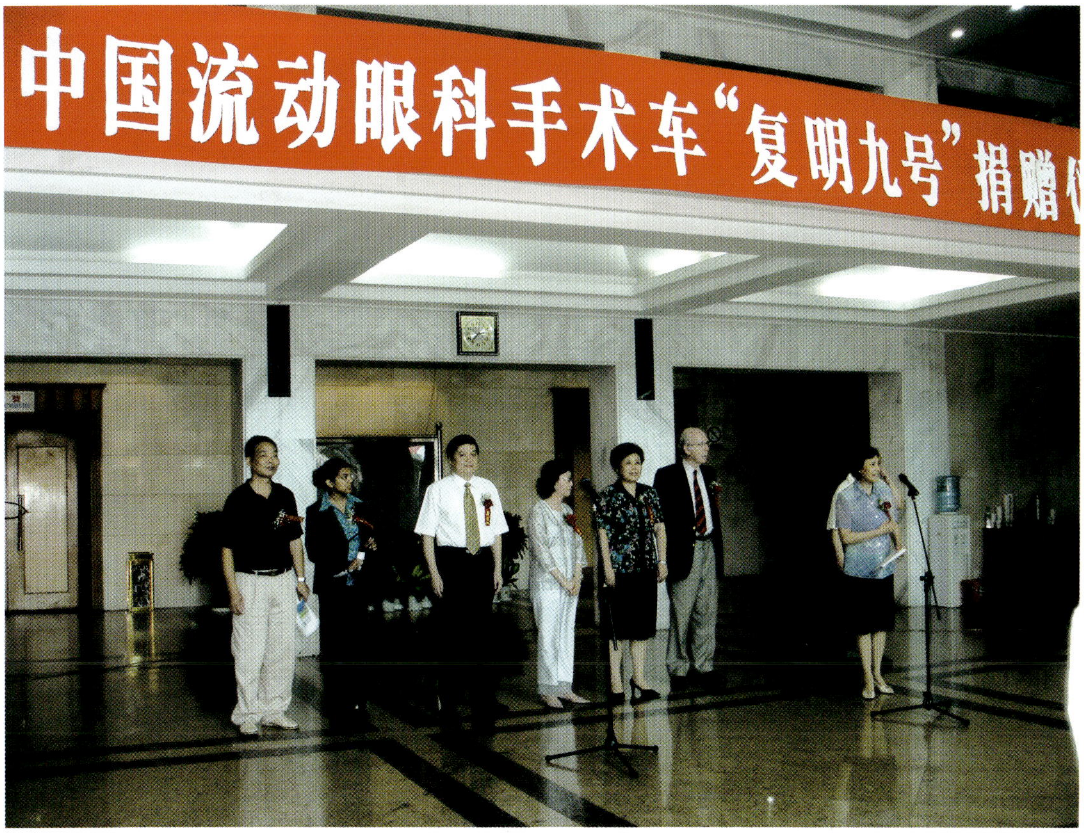

2005年6月，湖北省副省长蒋大国出席中国流动眼科手术车“复明九号”捐赠仪式。

（湖北省卫生厅　供稿）

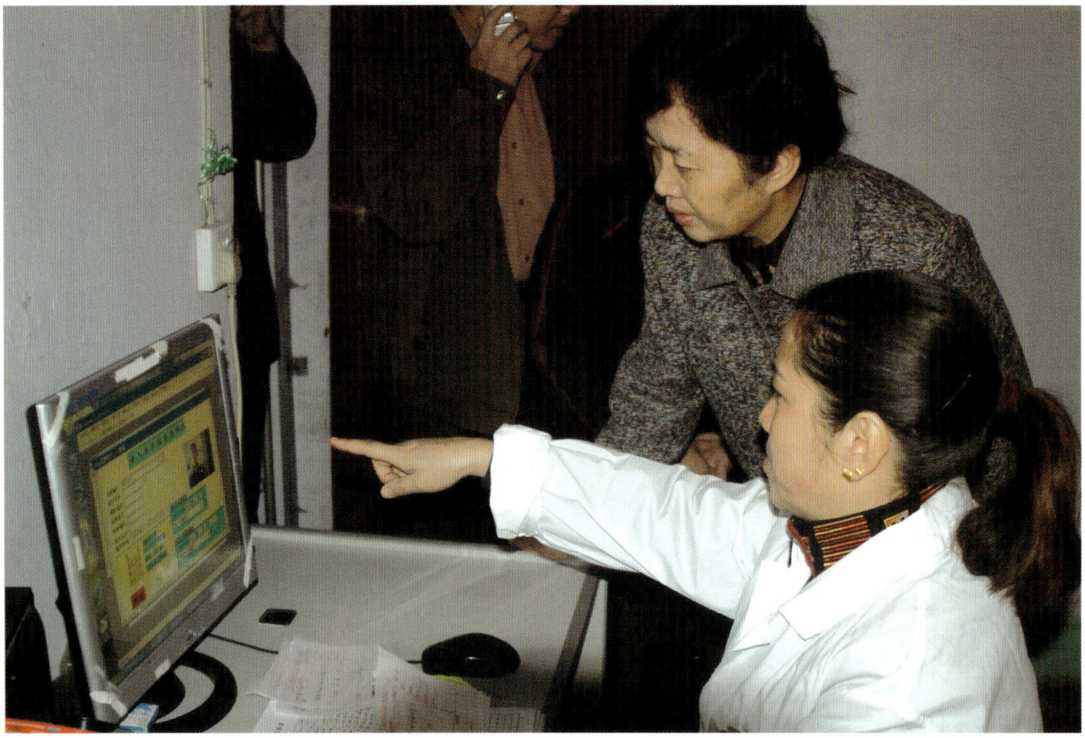

贵州省副省长刘鸿庥视察美沙酮治疗情况。（贵州省卫生厅　供稿）

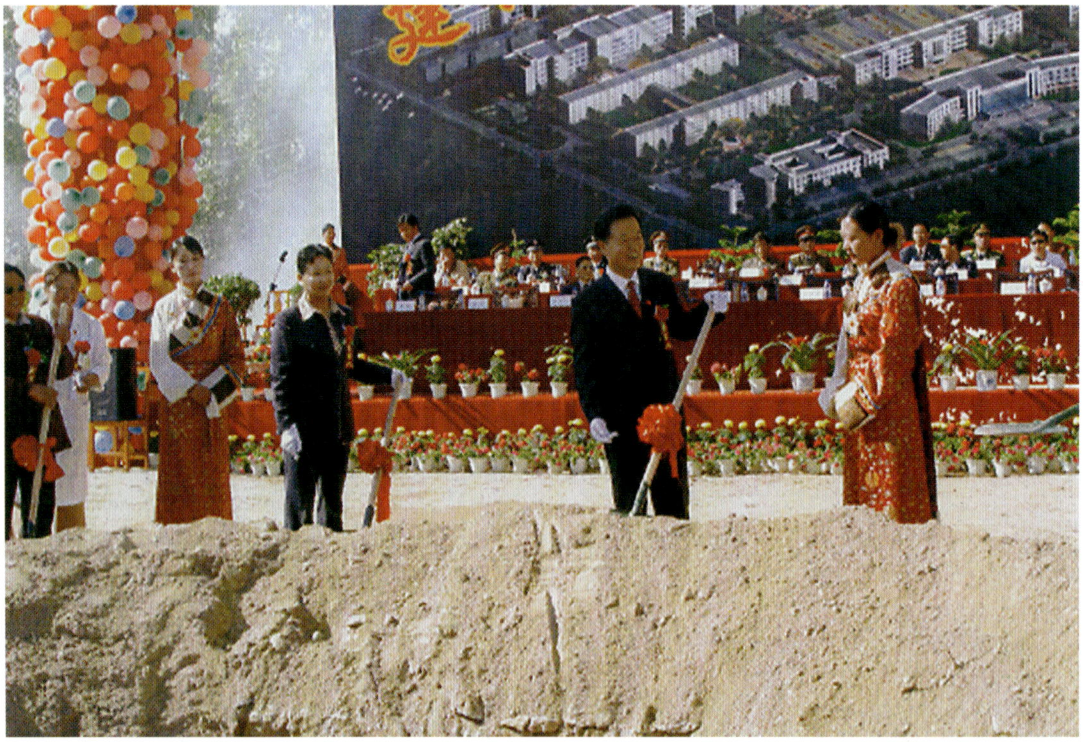

2005年9月15日，西藏自治区原党委书记杨传堂（右二）为自治区人民医院改扩建工程项目奠基。（西藏自治区卫生厅　供稿）

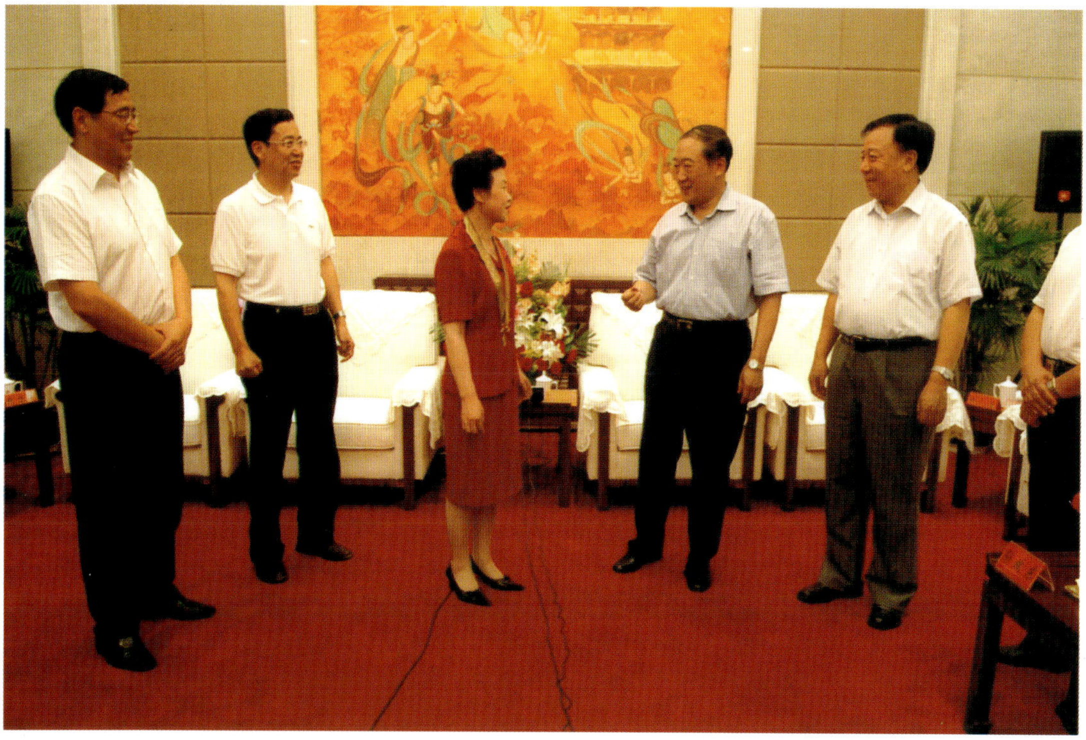

甘肃省委书记、省人大常委会主任任苏荣和省委副书记、省长陆浩接见第40届“南丁格尔”奖获得者定西市人民医院护理部主任王亚丽。（甘肃省卫生厅　供稿）

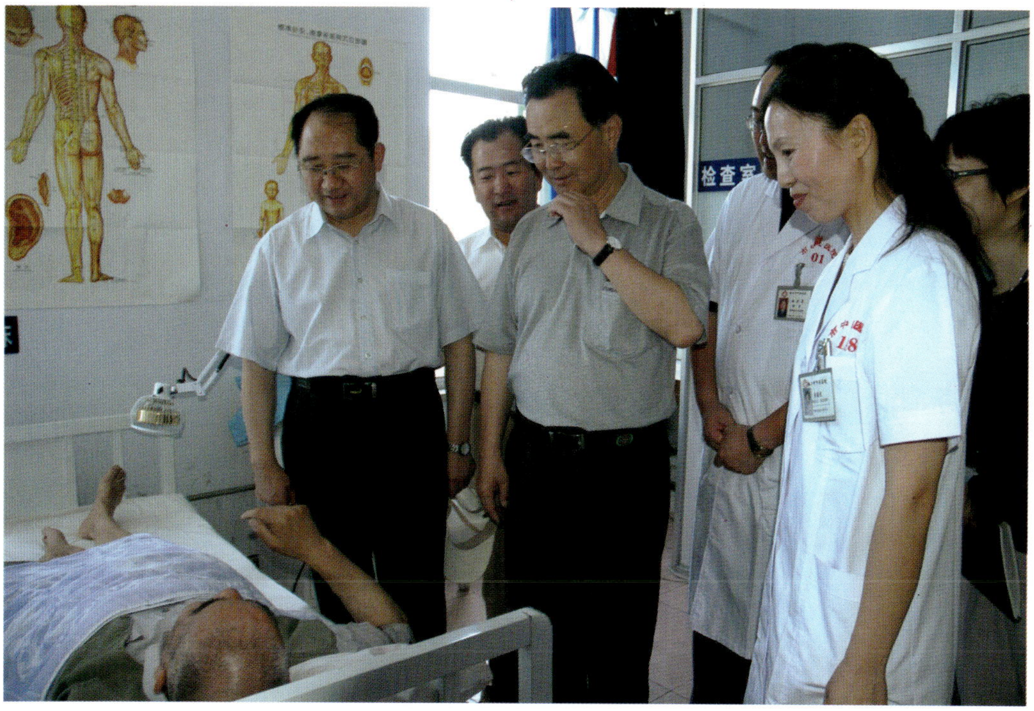

宁夏自治区主席马启智（中）等领导在社区卫生服务站调研。（宁夏回族自治区卫生厅　供稿）

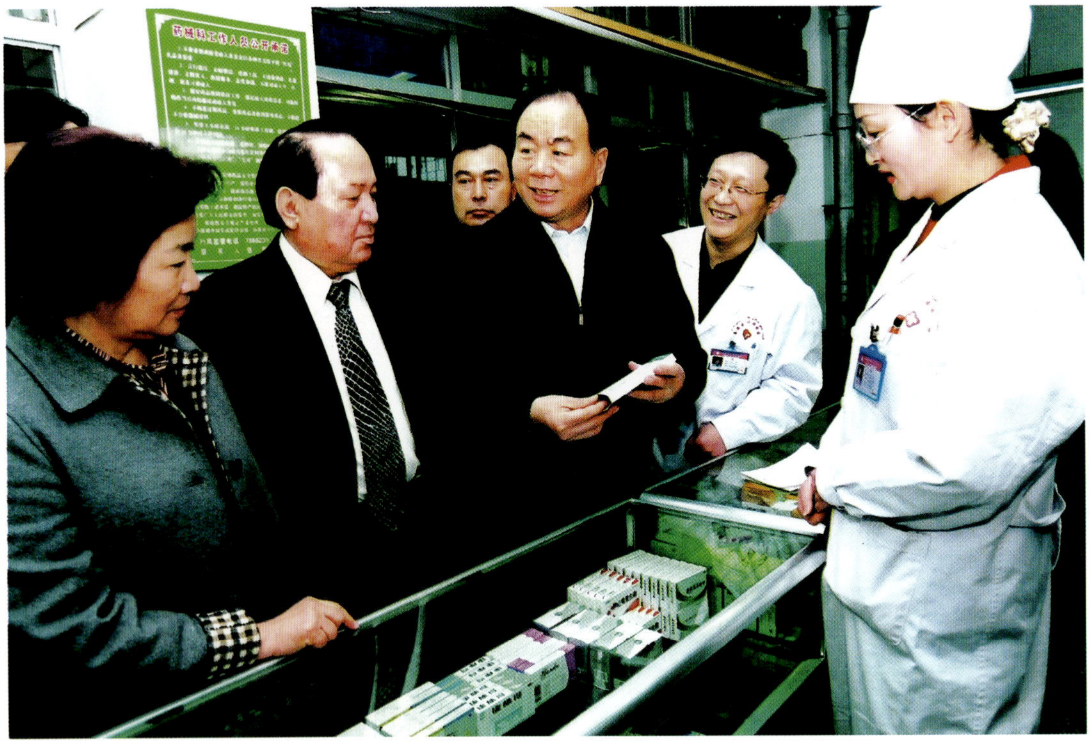

2005年3月，中共中央政治局委员、新疆维吾尔自治区党委书记王乐泉（右三）、自治区主席司马义·铁力瓦尔地（左二）、自治区党委副书记胡家燕（左一）等领导到新疆维吾尔自治区第二济困医院视察。（新疆维吾尔自治区卫生厅　供稿）

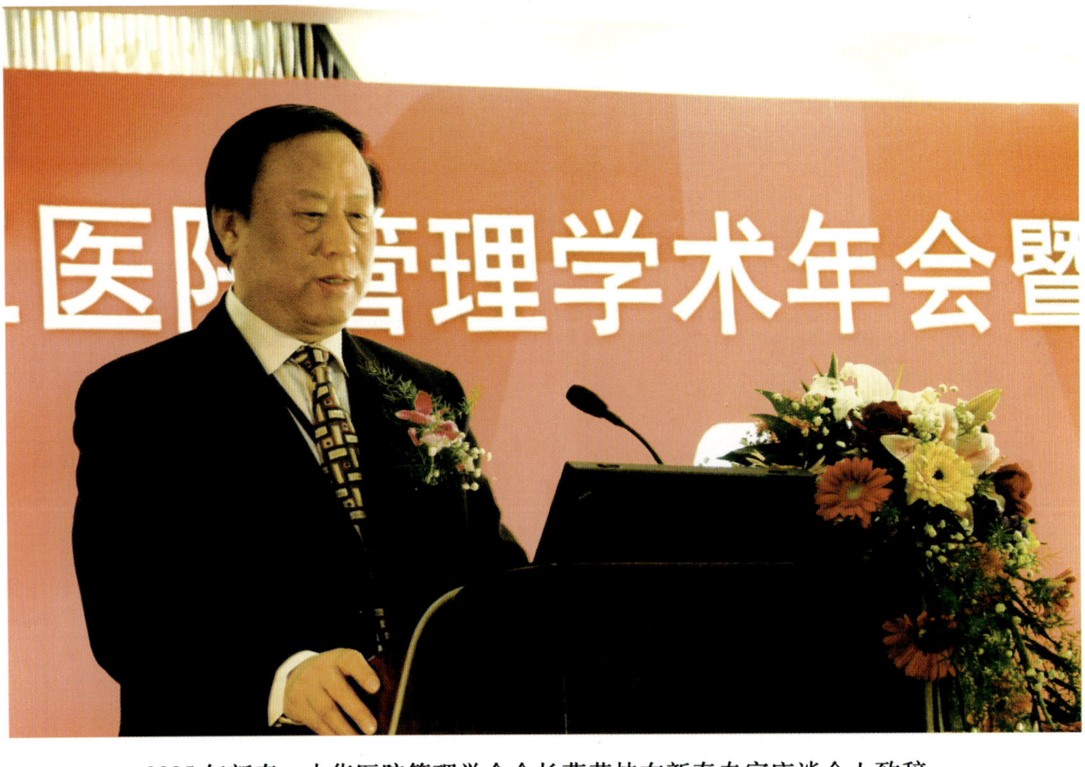

2005年新春，中华医院管理学会会长曹荣桂在新春专家座谈会上致辞。

（中华医院管理学会　供稿）

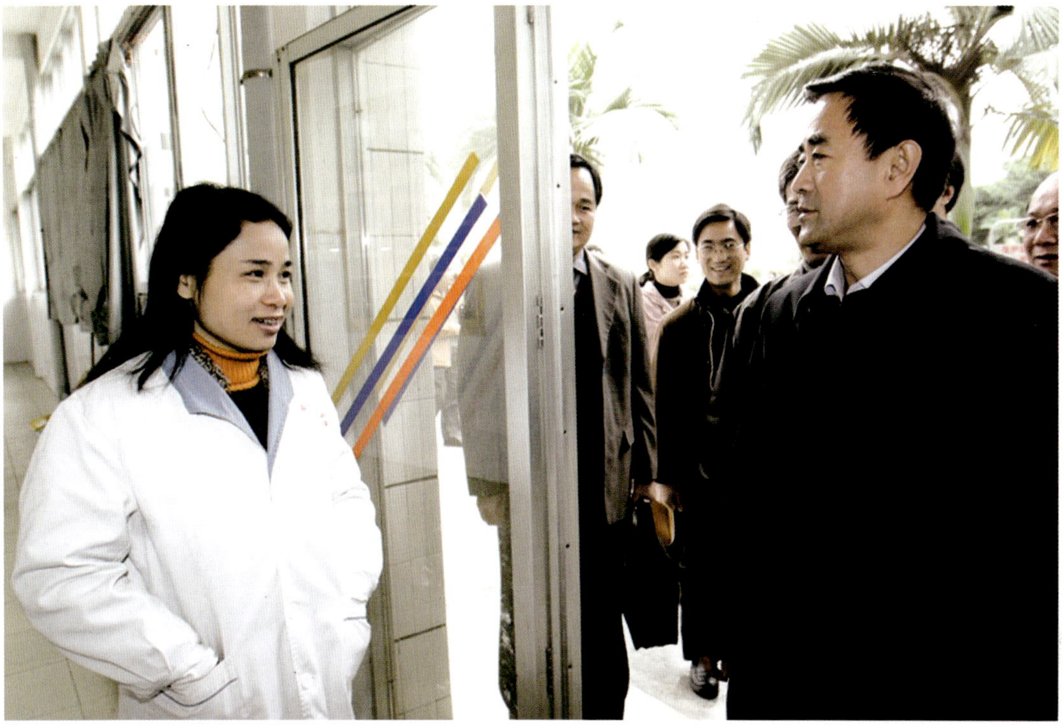

“万名医师支援农村卫生工程”项目办主任、卫生部医政司司长王羽与派驻医师亲切交谈。 （医政司　供稿）

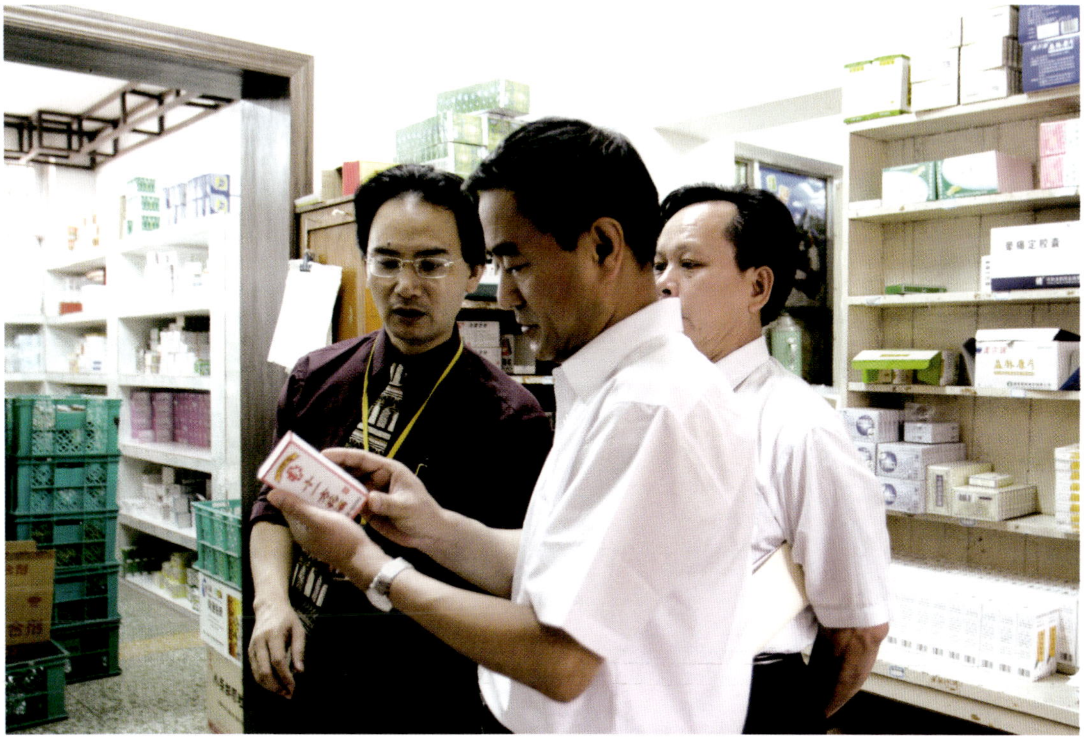

2005 年 8 月，卫生部医政司司长王羽在四川省进行医院管理年督察。 （医政司　供稿）

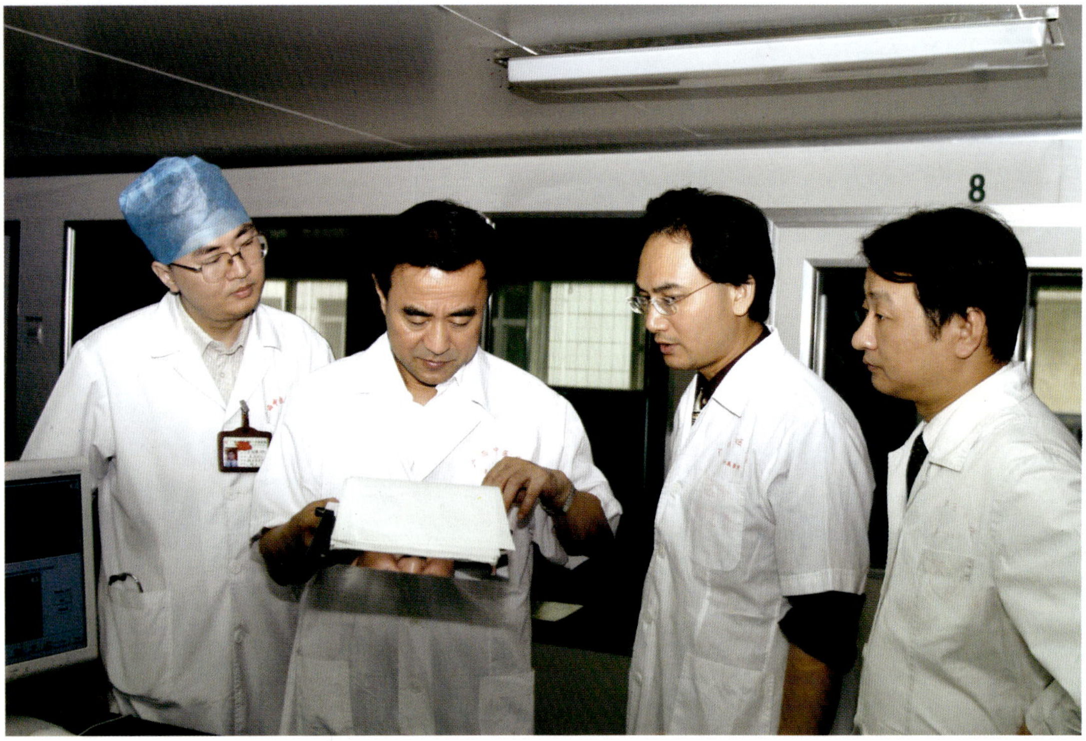

2005 年 8 月，卫生部医政司司长王羽在四川省进行医院管理年督察。 （医政司 供稿）

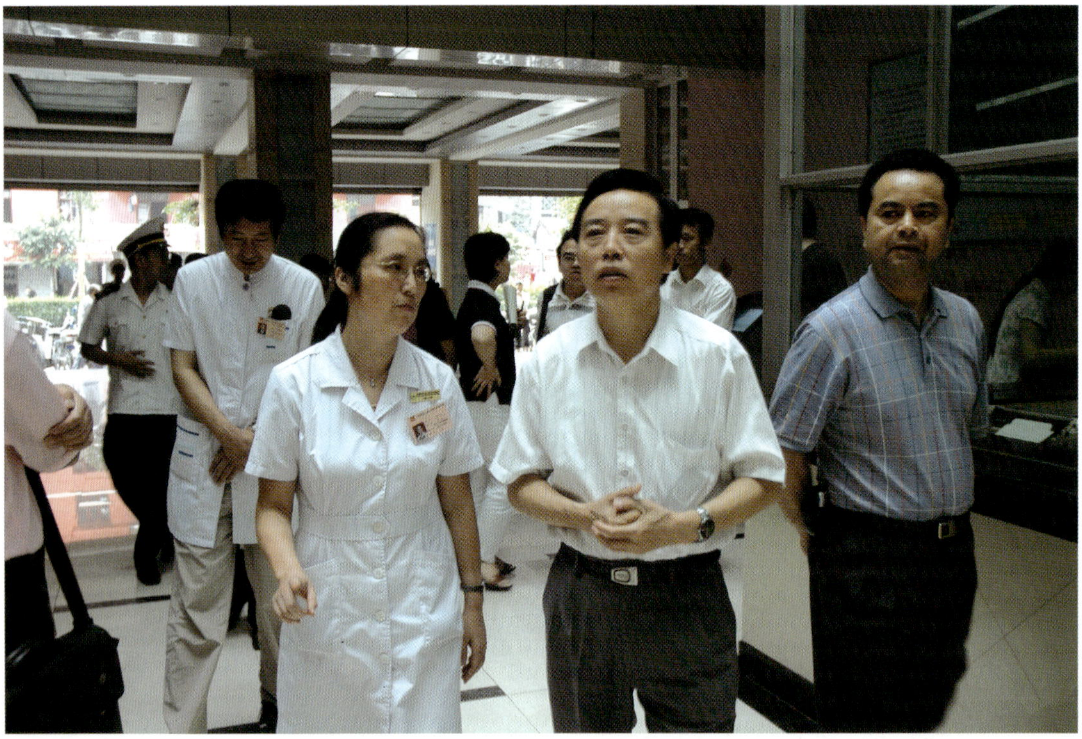

2005 年 9 月 5 日，卫生部卫生监督中心主任南俊华赴四川省等地督查全国打击非法行医专项行动工作。 （卫生监督中心 供稿）

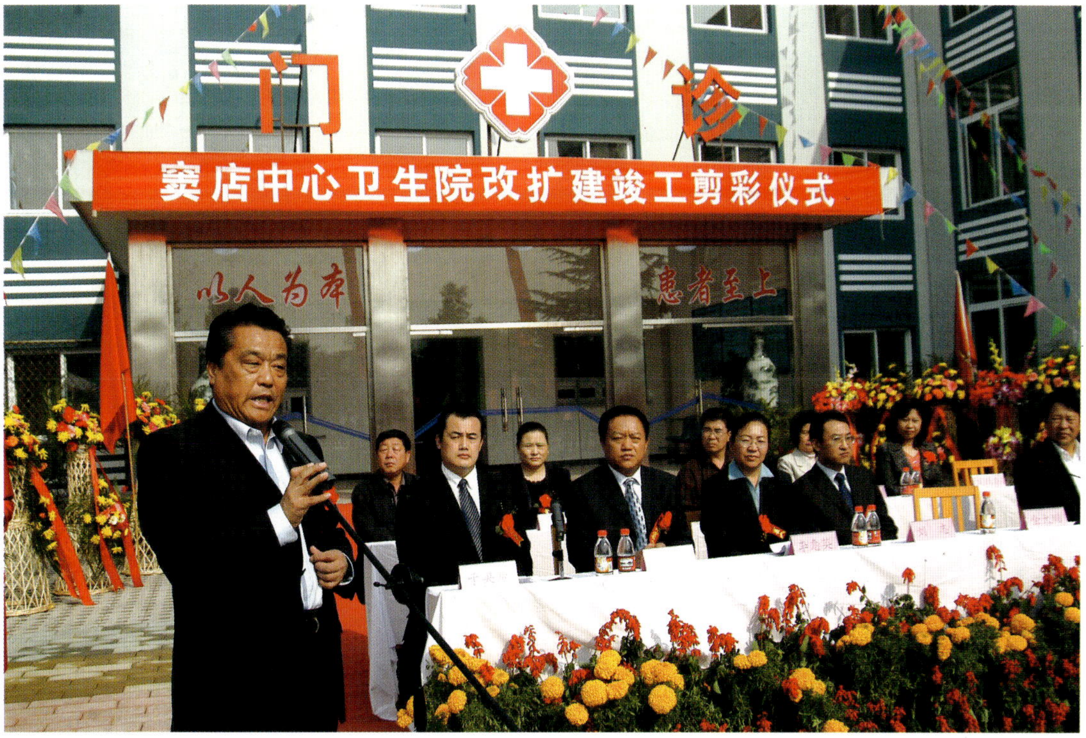

北京市卫生局局长金大鹏出席房山区窦店中心卫生院改扩建竣工剪彩仪式。
（北京市卫生局　供稿）

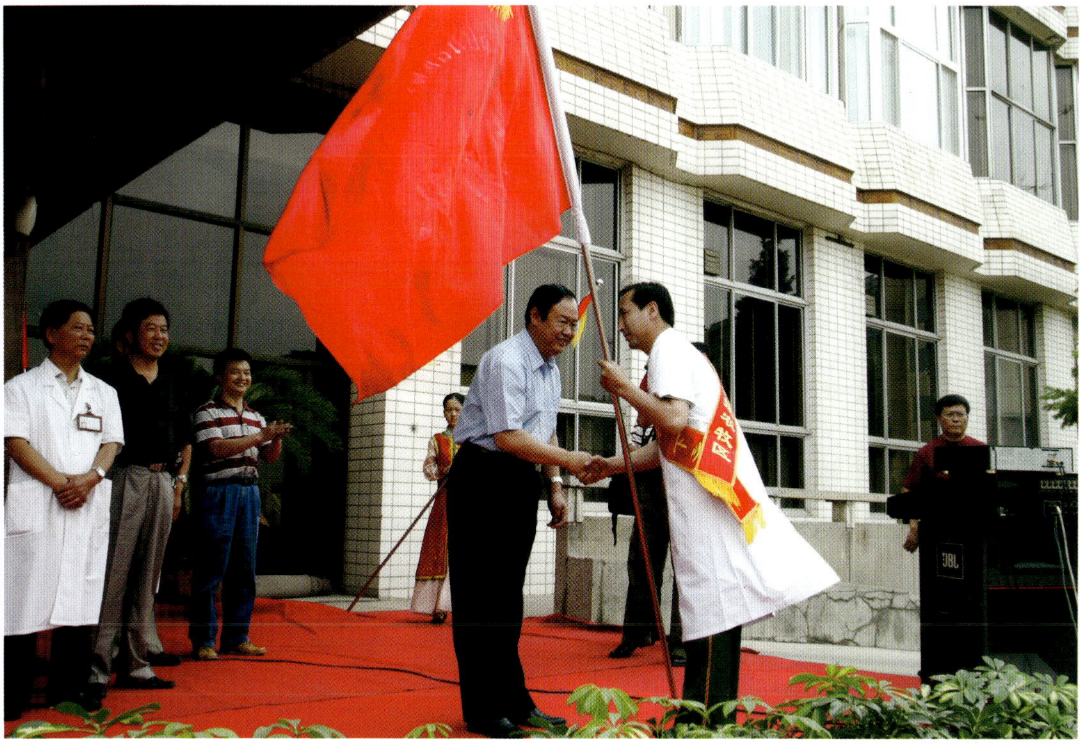

内蒙古自治区卫生厅厅长杨成旺为万名医师支援农村牧区活动医疗队授旗。
（内蒙古自治区卫生厅　供稿）

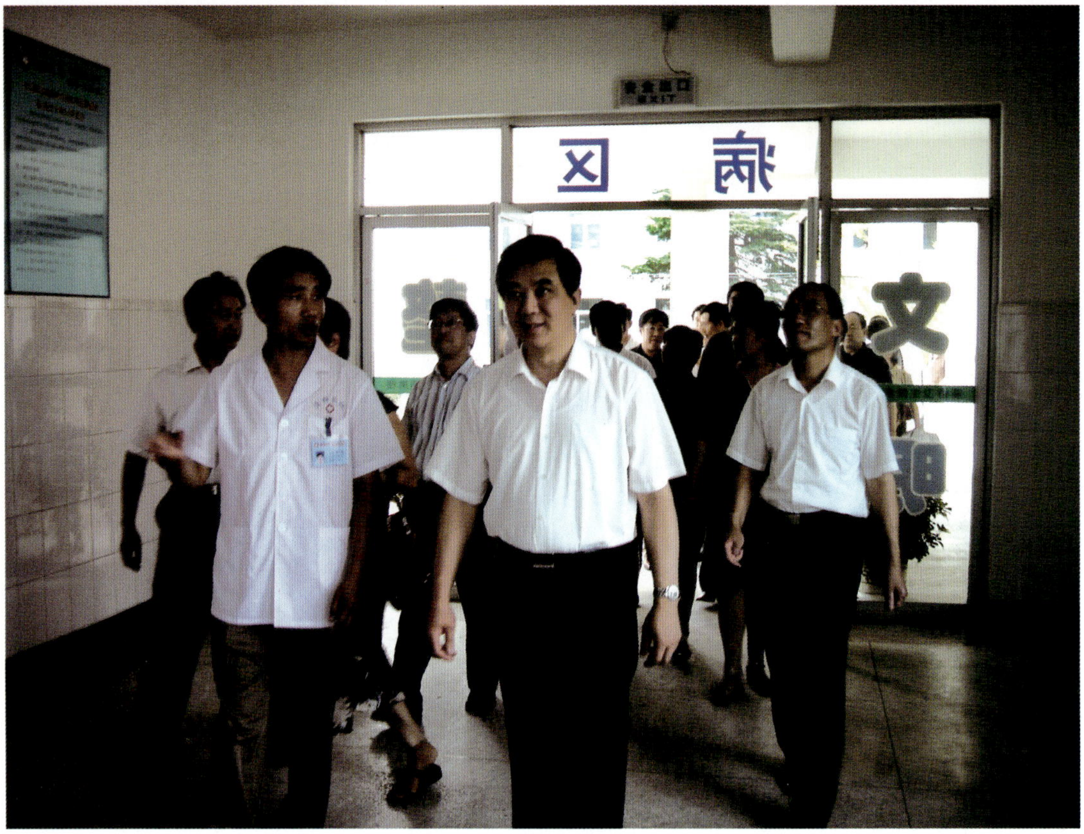

2005 年 7 月 3 日，江苏省卫生厅厅长郭兴华在农村考察乡镇卫生院。（江苏省卫生厅　供稿）

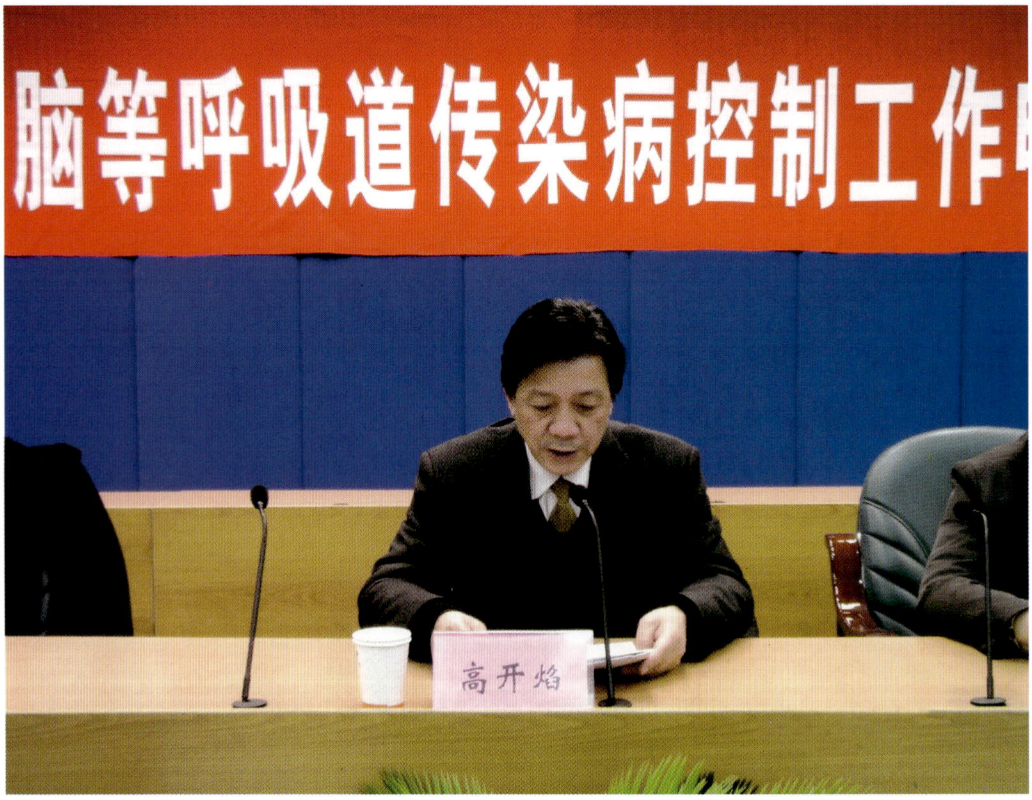

安徽省加强流脑等呼吸道传染病控制工作电视电话会议，安徽省卫生厅厅长高开焰发表讲话。（安徽省卫生厅　供稿）

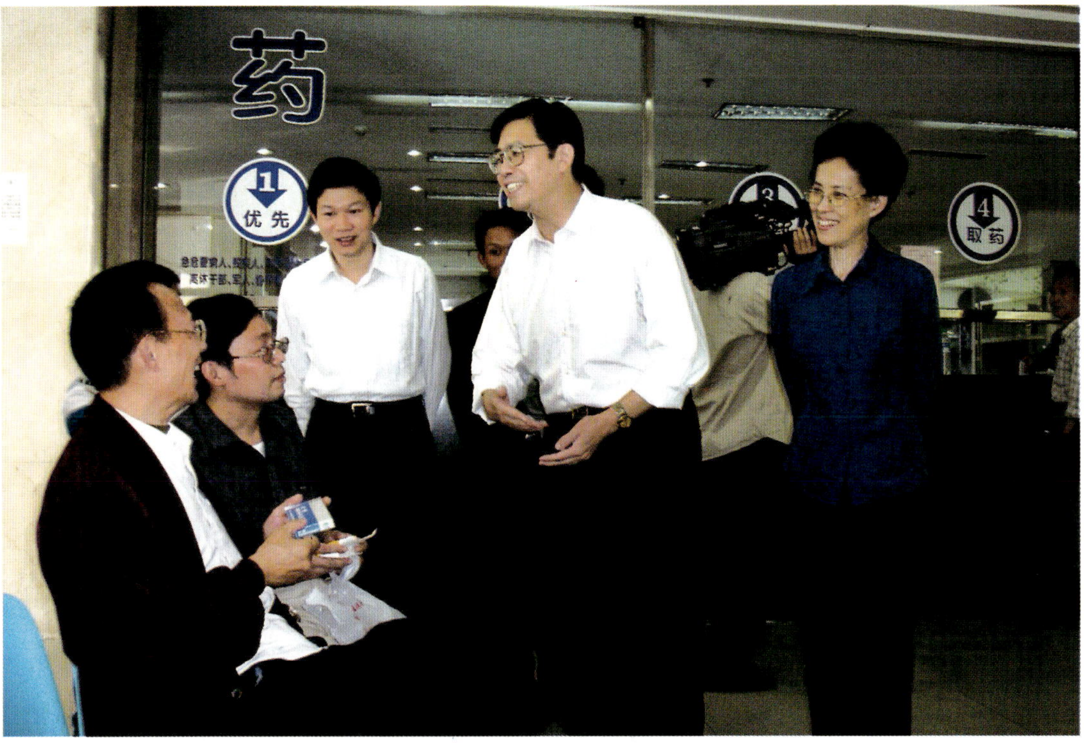

江西省卫生厅厅长蒋如铭深入医院征求患者对卫生行风的意见和建议。

（江西省卫生厅　供稿）

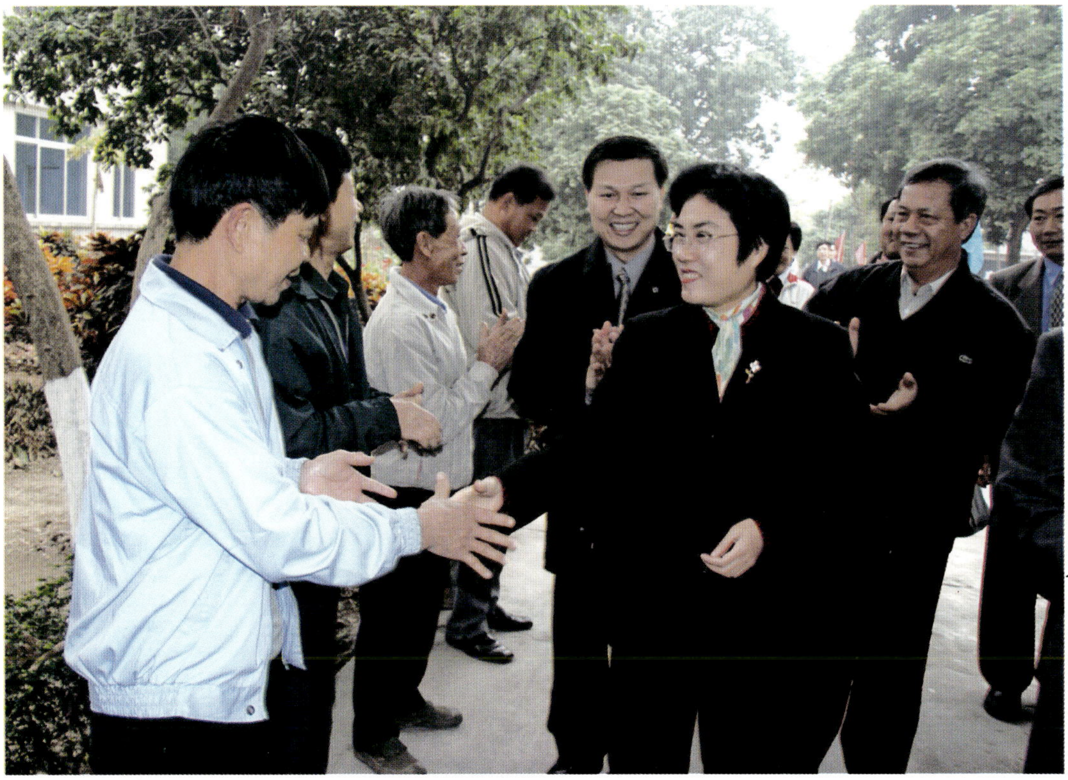

广东省卫生厅党组书记、副厅长黄小玲到麻风病医院慰问。　（广东省卫生厅　供稿）

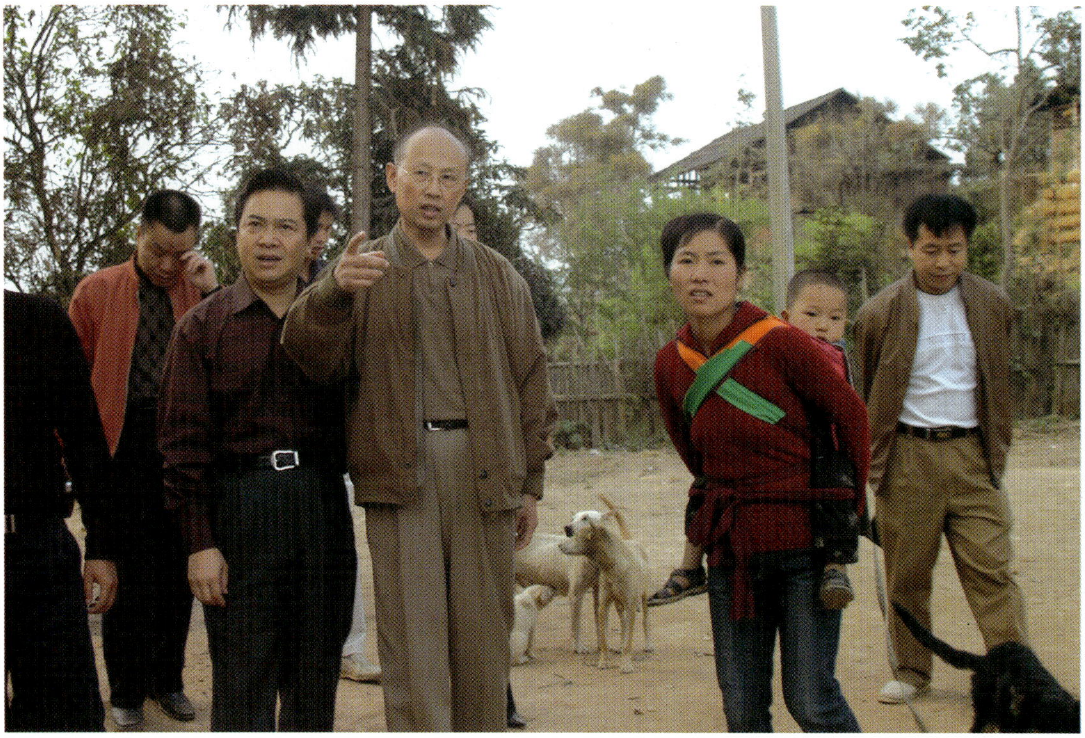

贵州省卫生厅厅长何崇远看望乡村医生。　（贵州省卫生厅　供稿）

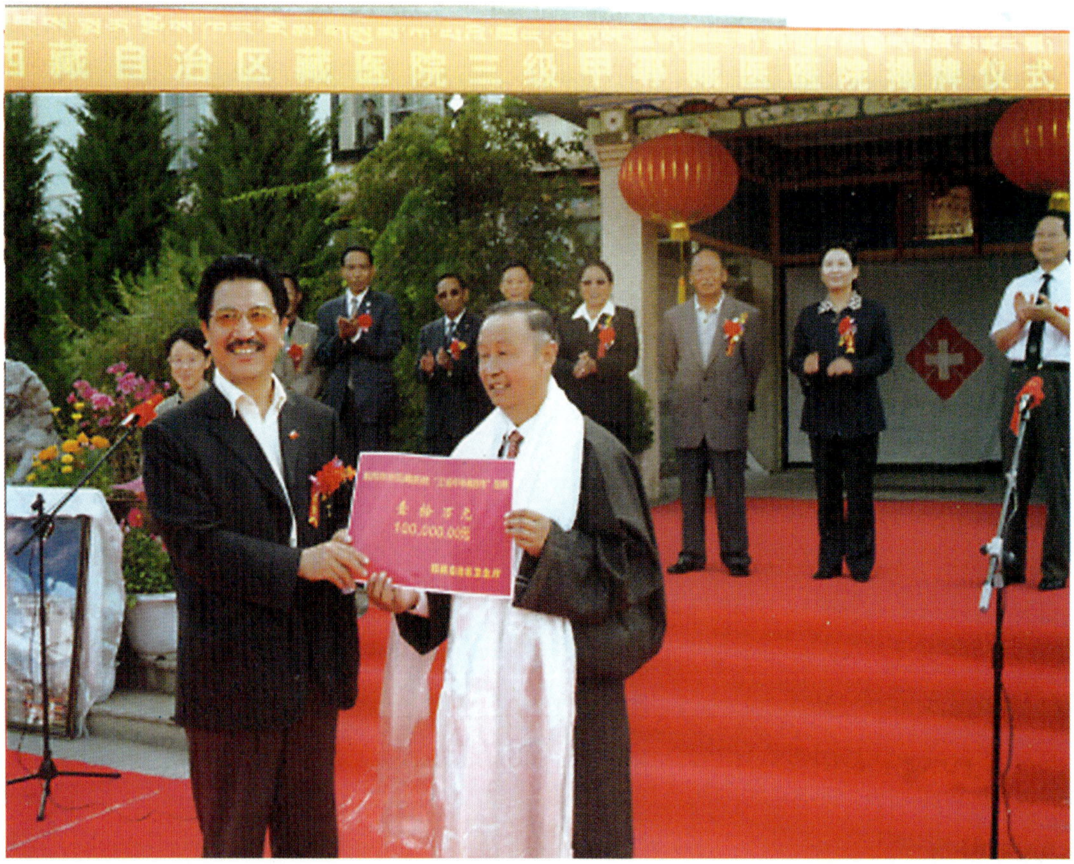

2005年5月，西藏自治区藏医院顺利通过评审，并成为全国首家“三级甲等藏医院”。西藏自治区卫生厅厅长阿登（左一）在揭牌仪式上对自治区藏医院院长表示祝贺。

（西藏自治区卫生厅　供稿）

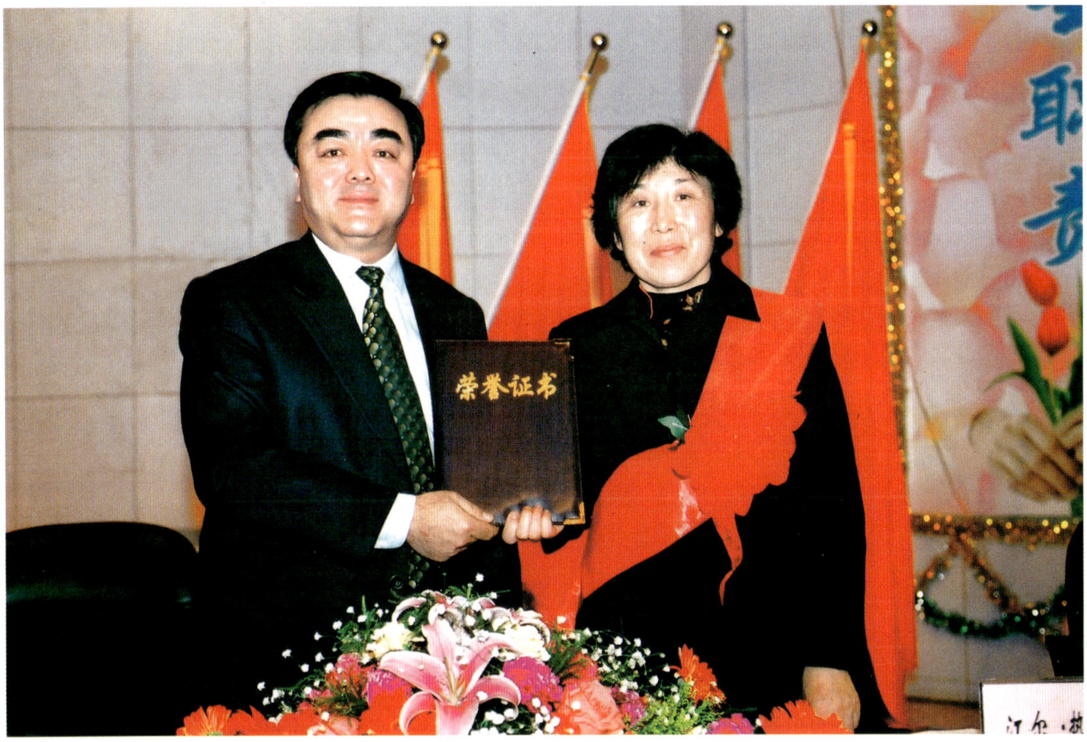

2005 年 3 月，新疆维吾尔自治区卫生厅厅长买买提明·牙生（左）为全国卫生系统先进工作者——福海县妇幼保健站站长江尔·热哈提（右）颁发荣誉证书。

（新疆维吾尔自治区卫生厅　供稿）

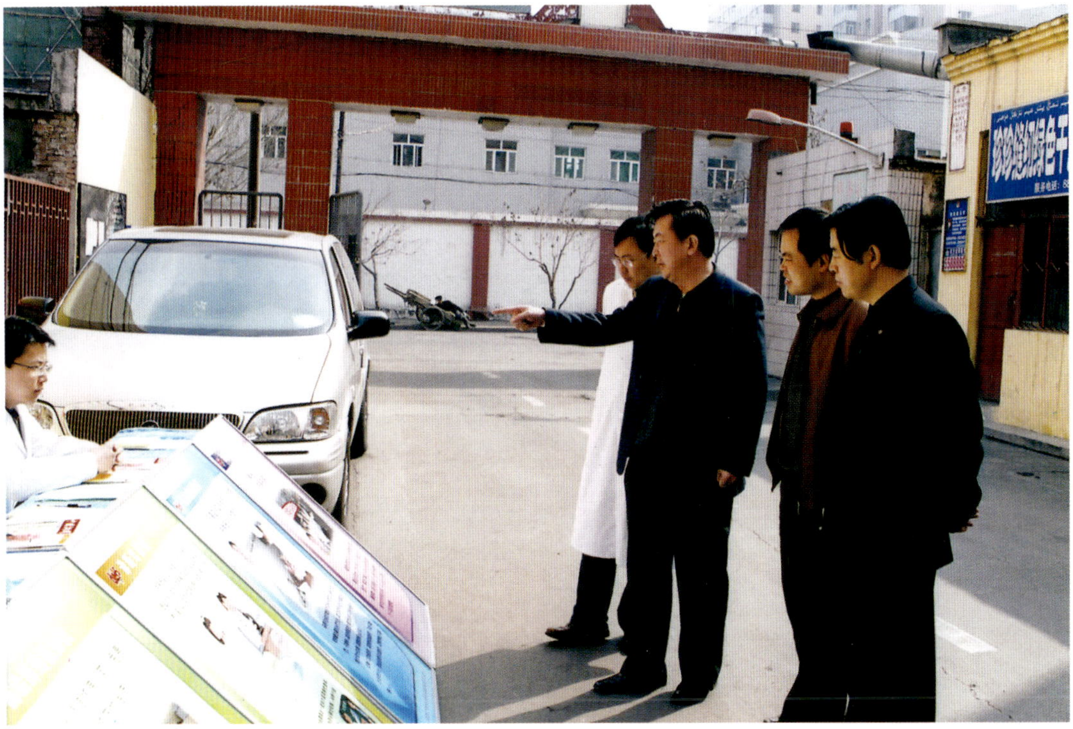

新疆生产建设兵团卫生局局长王国建深入团场、连队卫生室检查指导工作。

（新疆生产建设兵团卫生局　供稿）

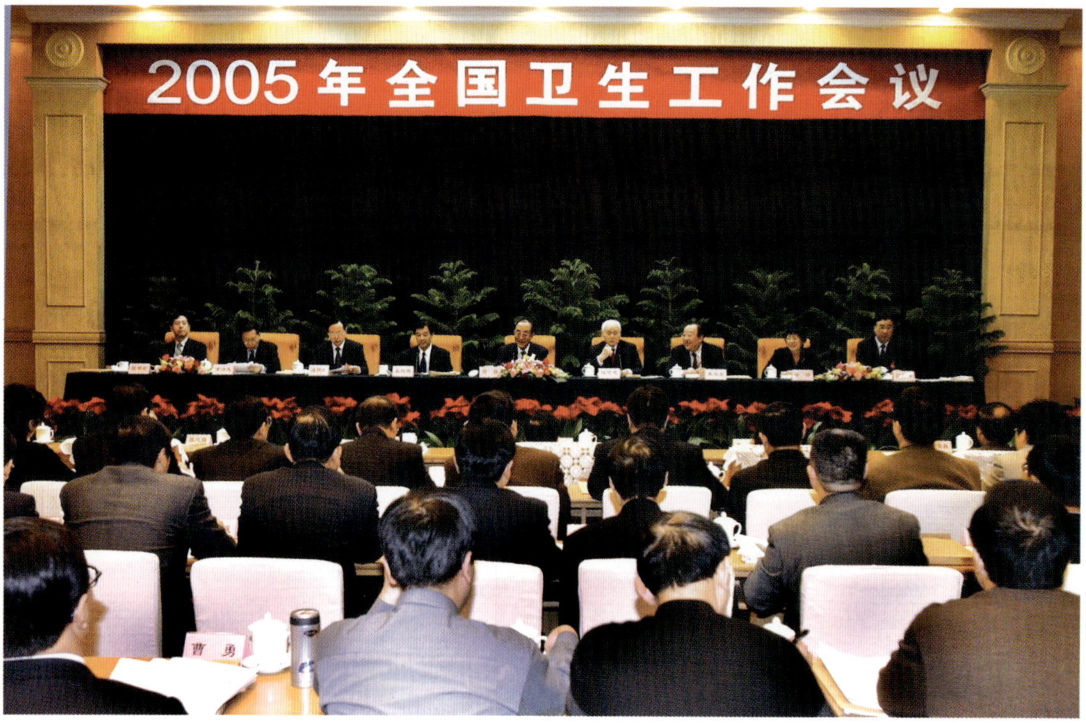

2005年1月10日-11日，2005年全国卫生工作会议在北京召开。（办公厅　供稿）

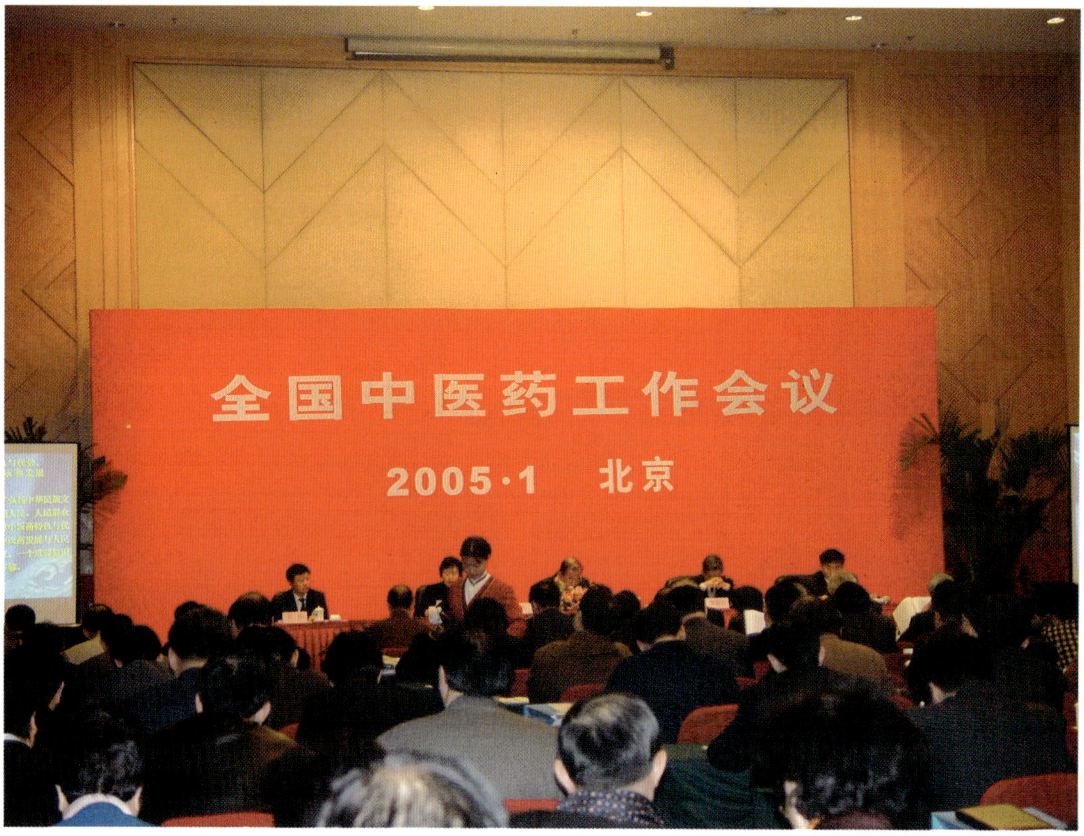

2005年1月，全国中医药工作会在北京召开。（中医药报　供稿）

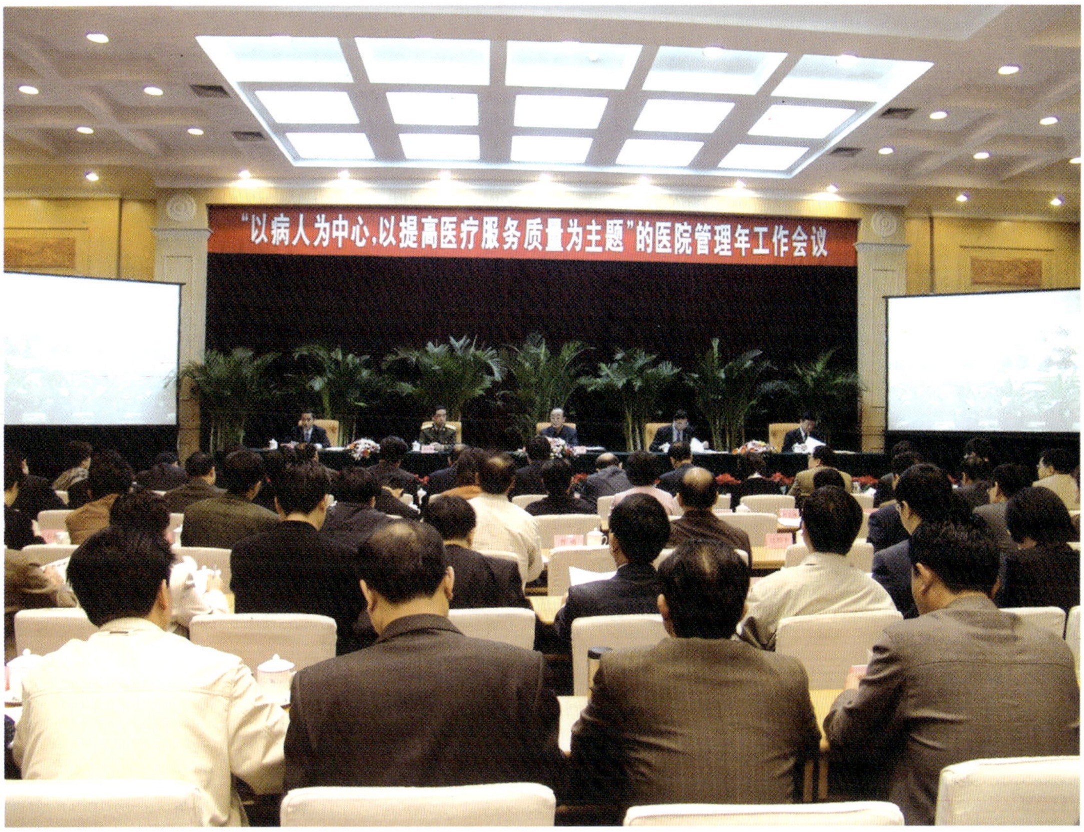

2005年4月18日，医院管理年工作会议在北京召开。　　（医政司　供稿）

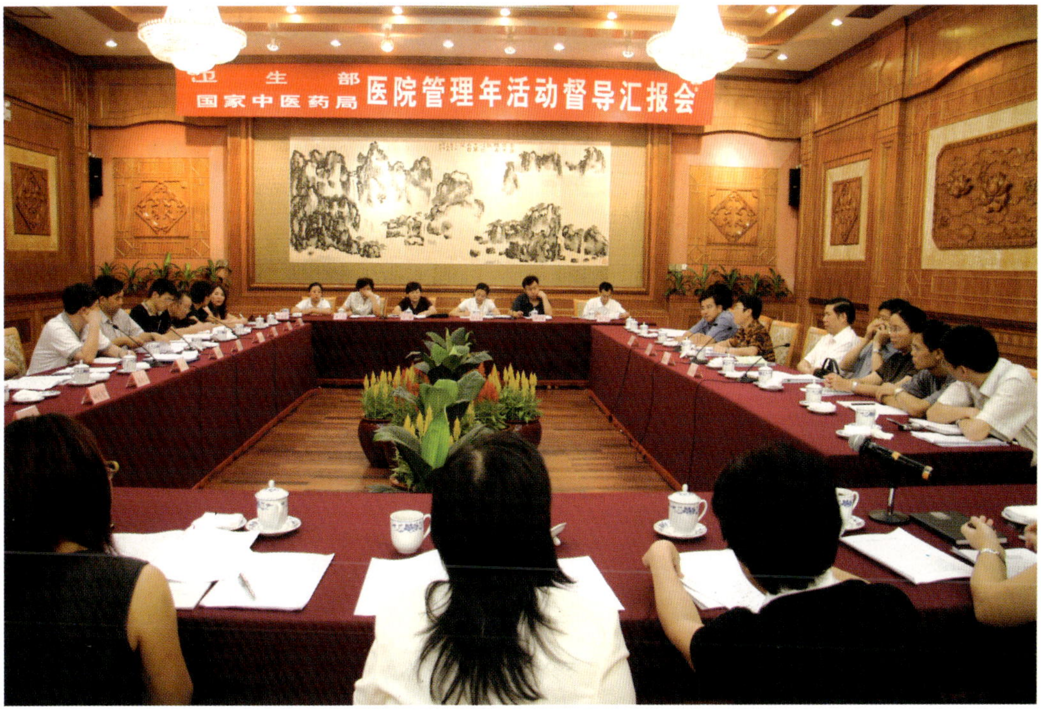

2005年8月22日，医院管理年活动督导组广东汇报会。　　（医政司　供稿）

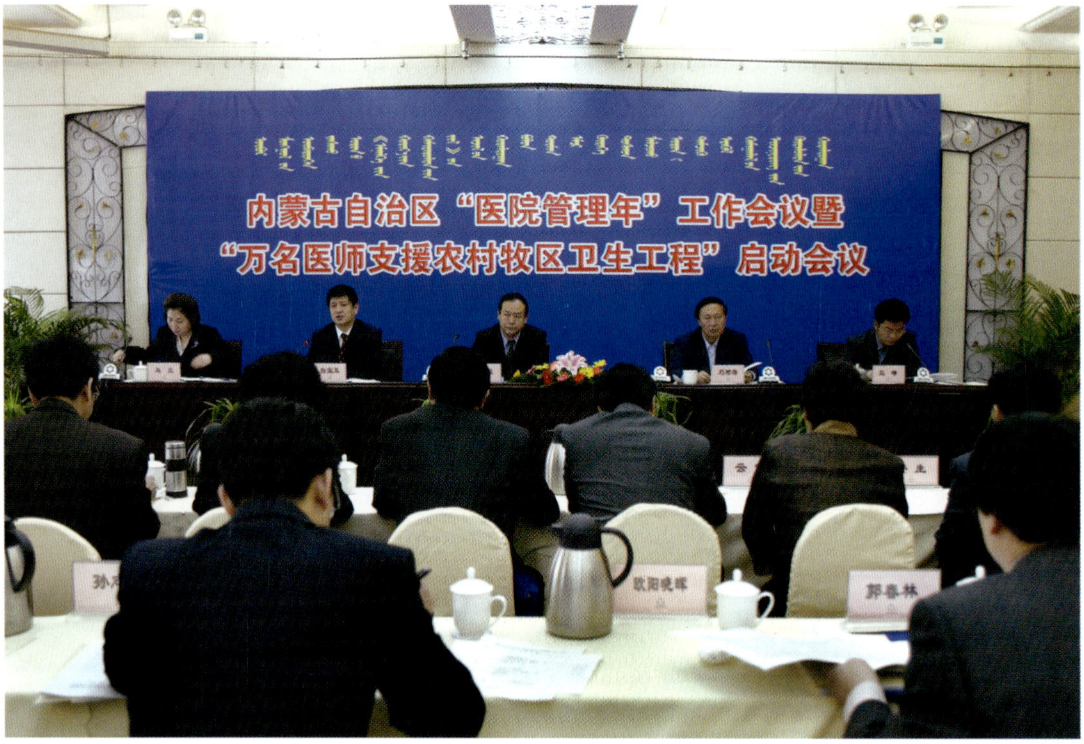

内蒙古自治区“医院管理年”工作会议暨“万名医师支援农村牧区卫生工程”启动仪式。（内蒙古自治区卫生厅　供稿）

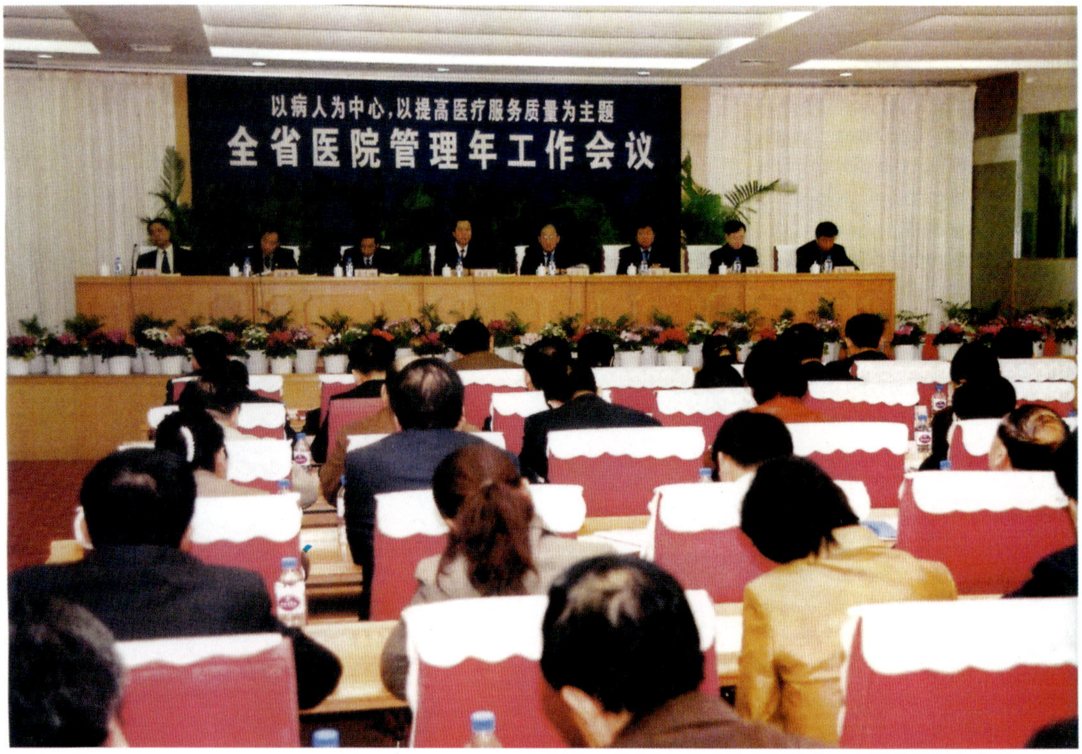

吉林省各级各类医院认真开展“以病人为中心，以提高医疗服务质量为主题”的医院管理年活动，取得很大成效。（吉林省卫生厅　供稿）

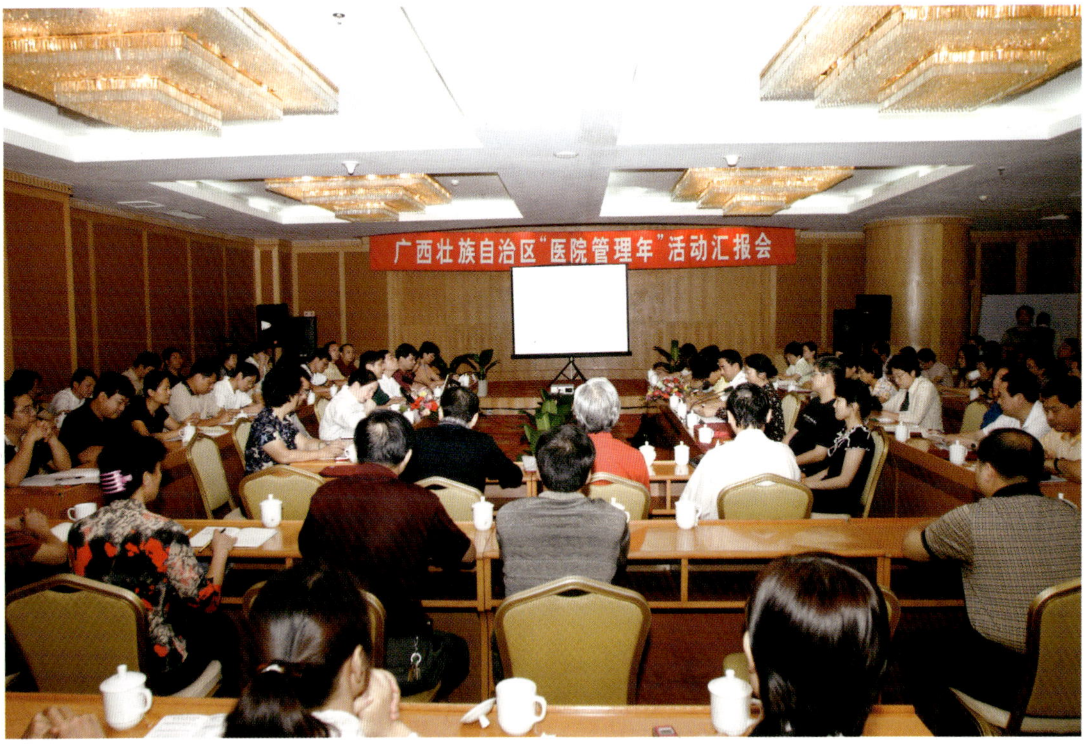

2005 年 10 月，广西壮族自治区“医院管理年”活动汇报会。（医政司　供稿）

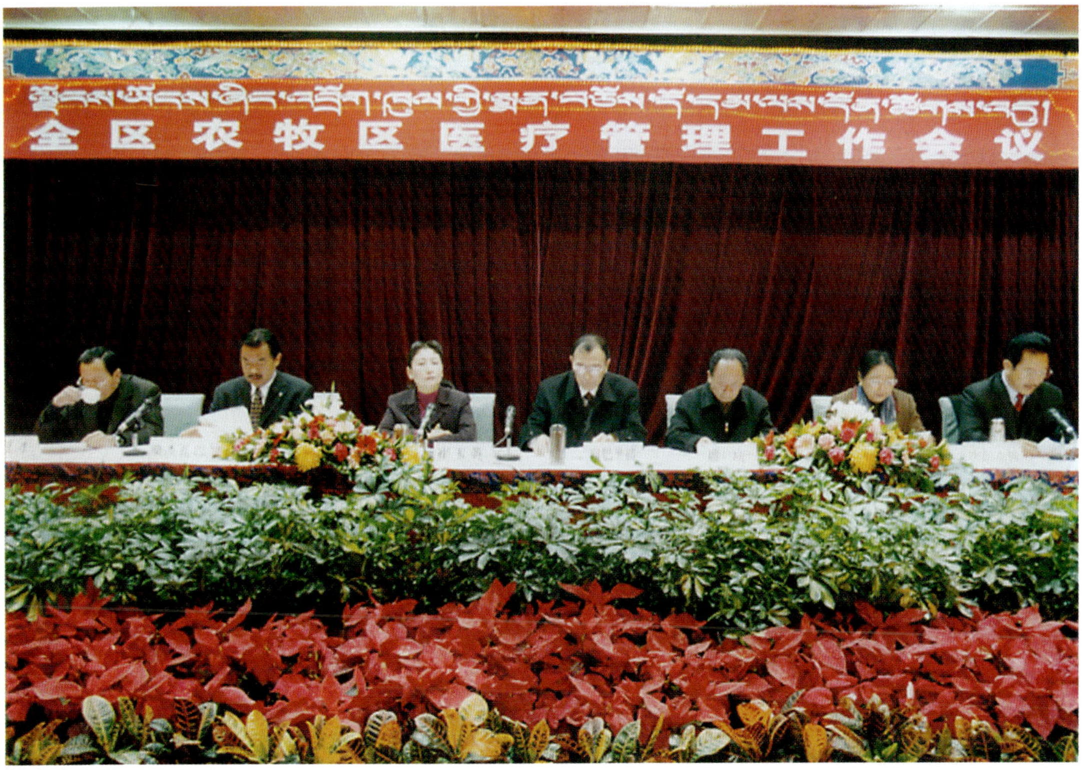

2005 年 11 月，西藏自治区人民政府在拉萨召开全区农牧区医疗管理工作会议。

（西藏自治区卫生厅　供稿）

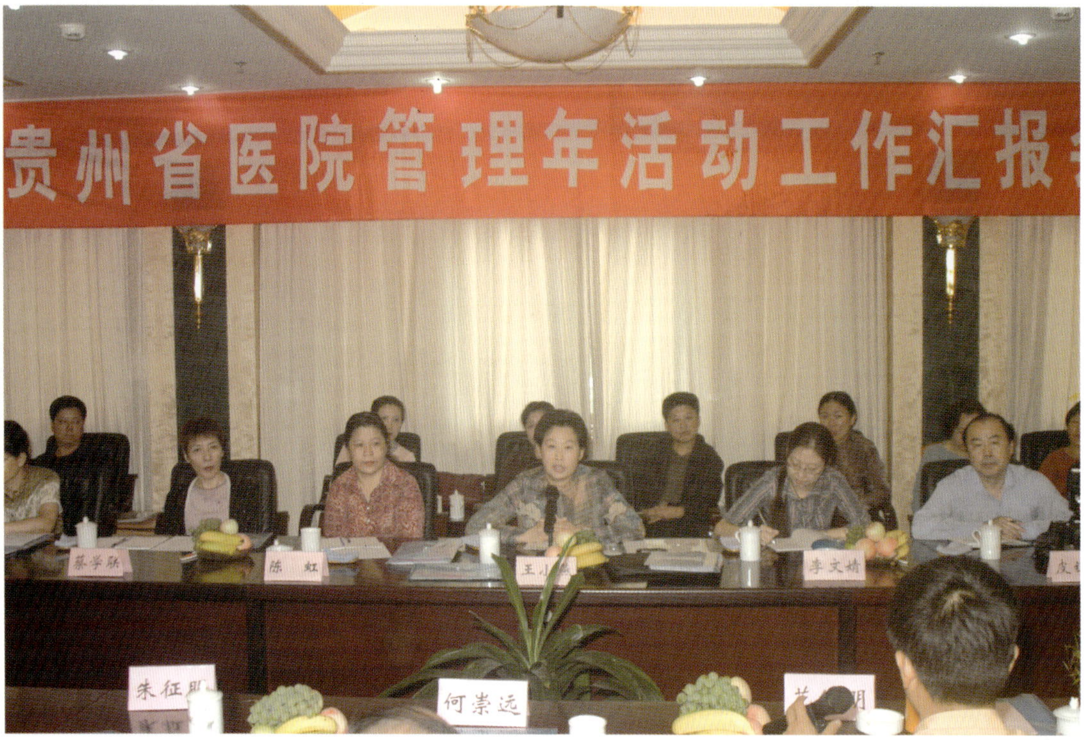

卫生部督查组到贵州省督查医院管理年活动。 （贵州省卫生厅 供稿）

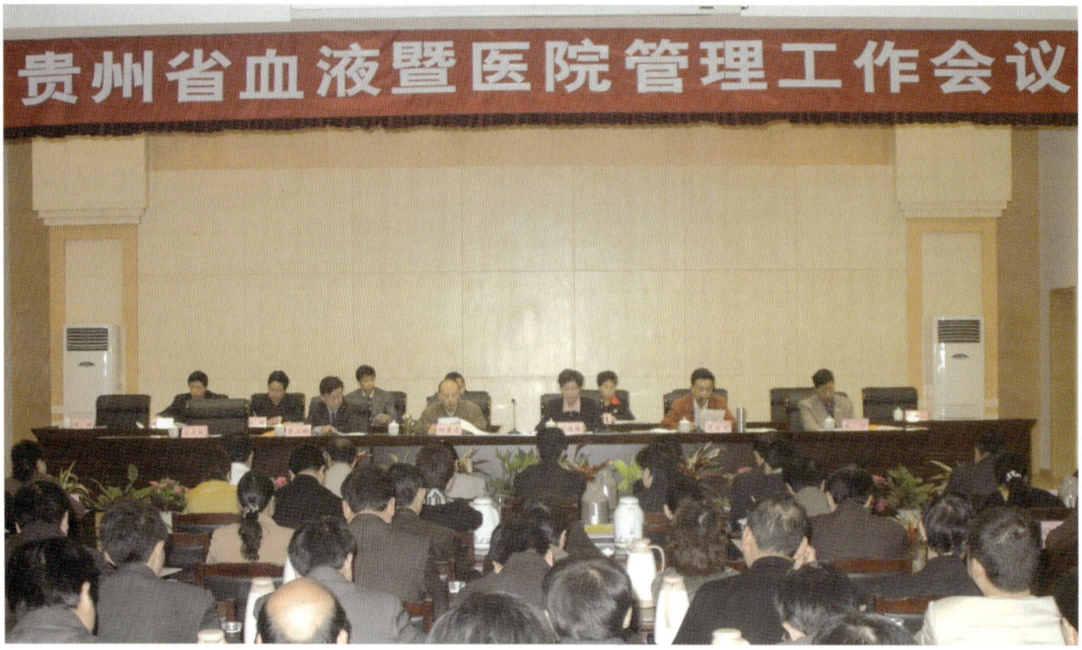

贵州省血液暨医院管理工作会。 （贵州省卫生厅 供稿）

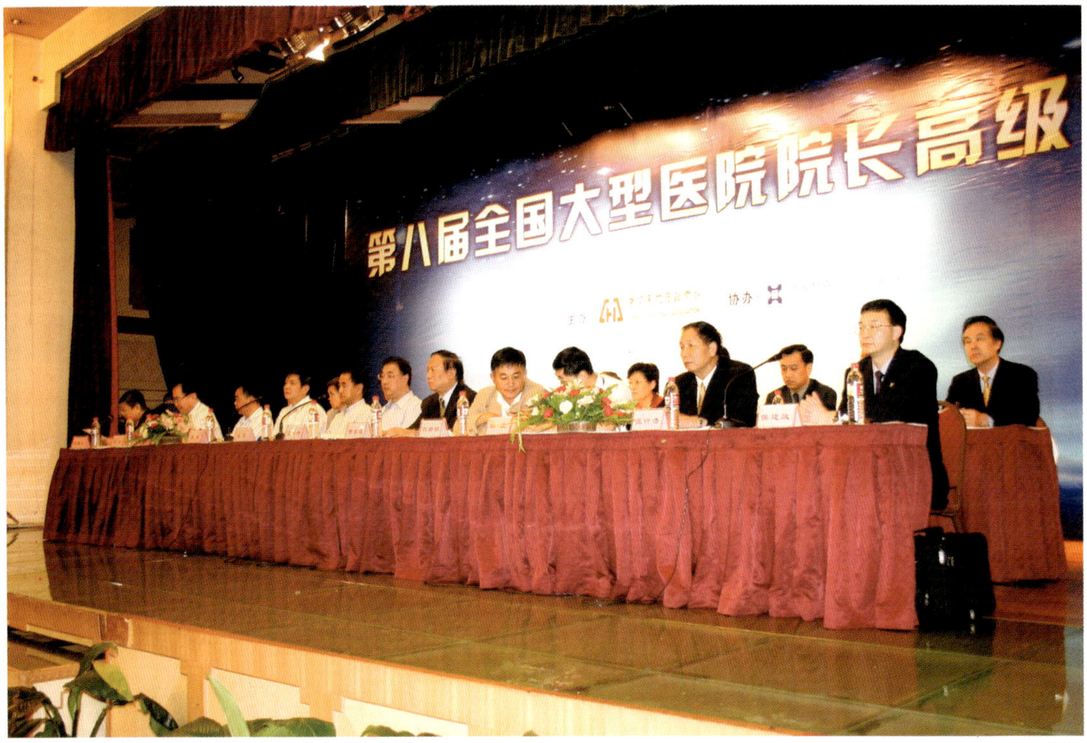

2005 年 5 月 26 日，第八届大型医院院长高级研修班在广西桂林市举办。

（中华医院管理学会　供稿）

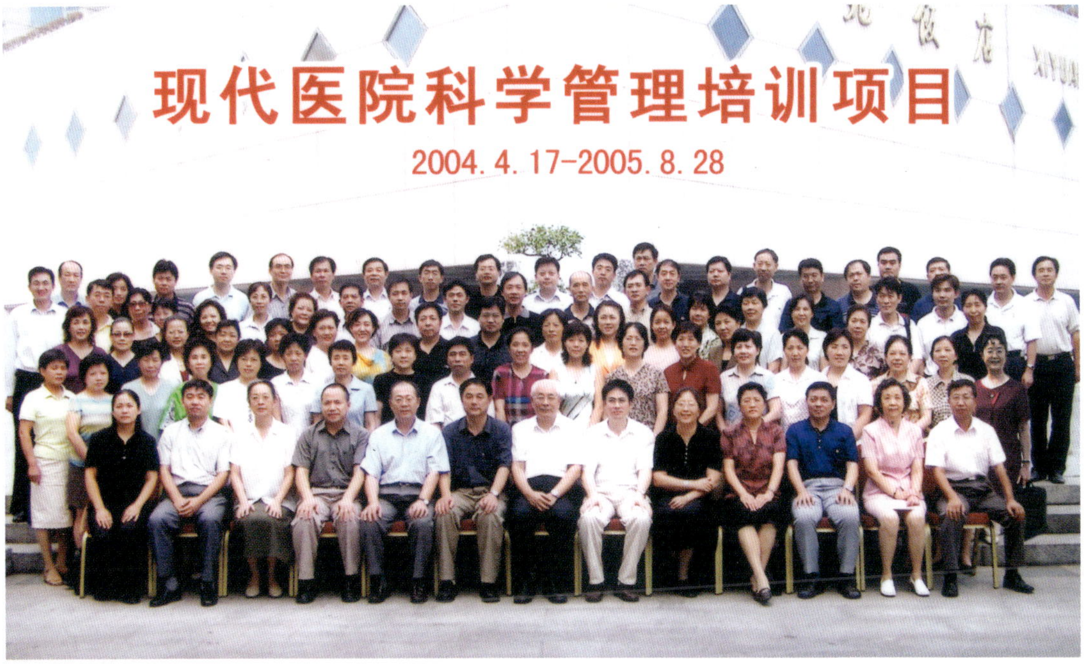

2005 年 8 月 28 日，中华医院管理学会在北京开展现代医院科学管理培训项目。

（中华医院管理学会　供稿）

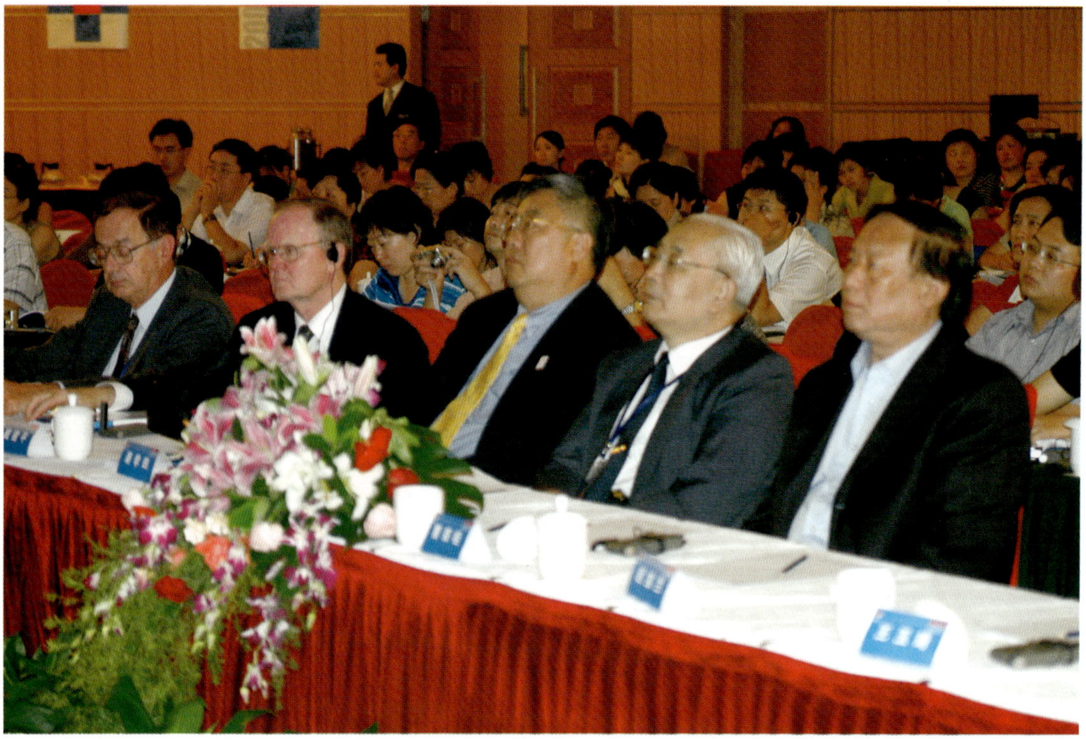

2005 年 9 月 6 日，中华医院管理学会领导在北京参加 2005 国际医院交流与合作论坛。

（中华医院管理学会　供稿）

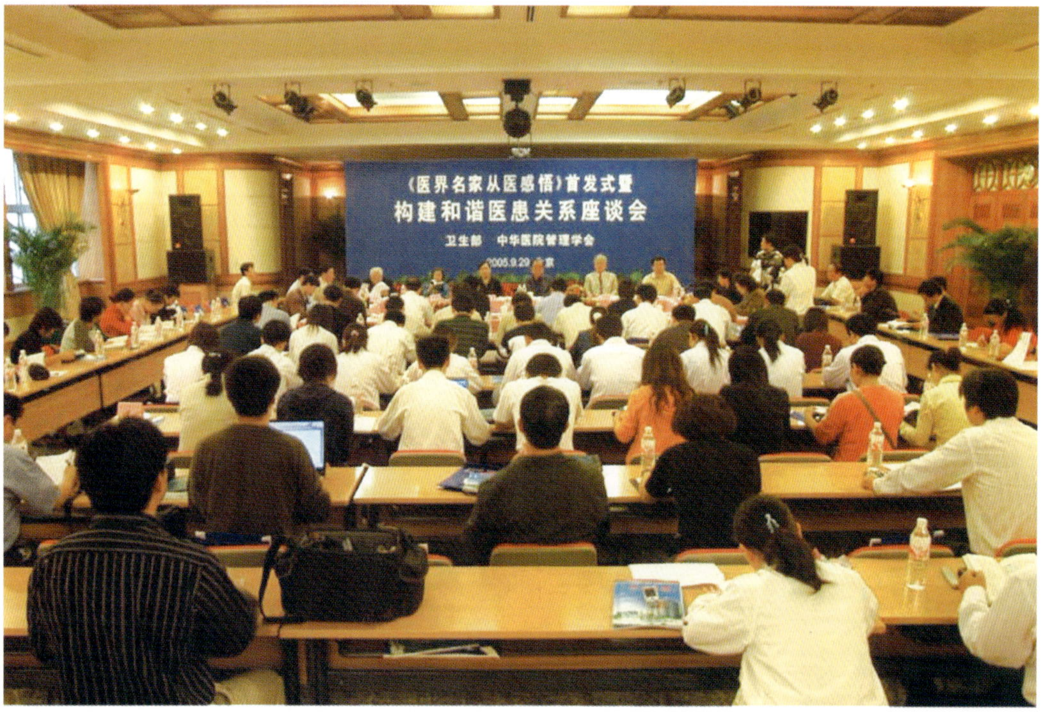

2005 年 9 月 29 日，《医界名家从医感悟》首发式暨构建和谐医患关系座谈会在北京召开。

（中华医院管理学会　供稿）

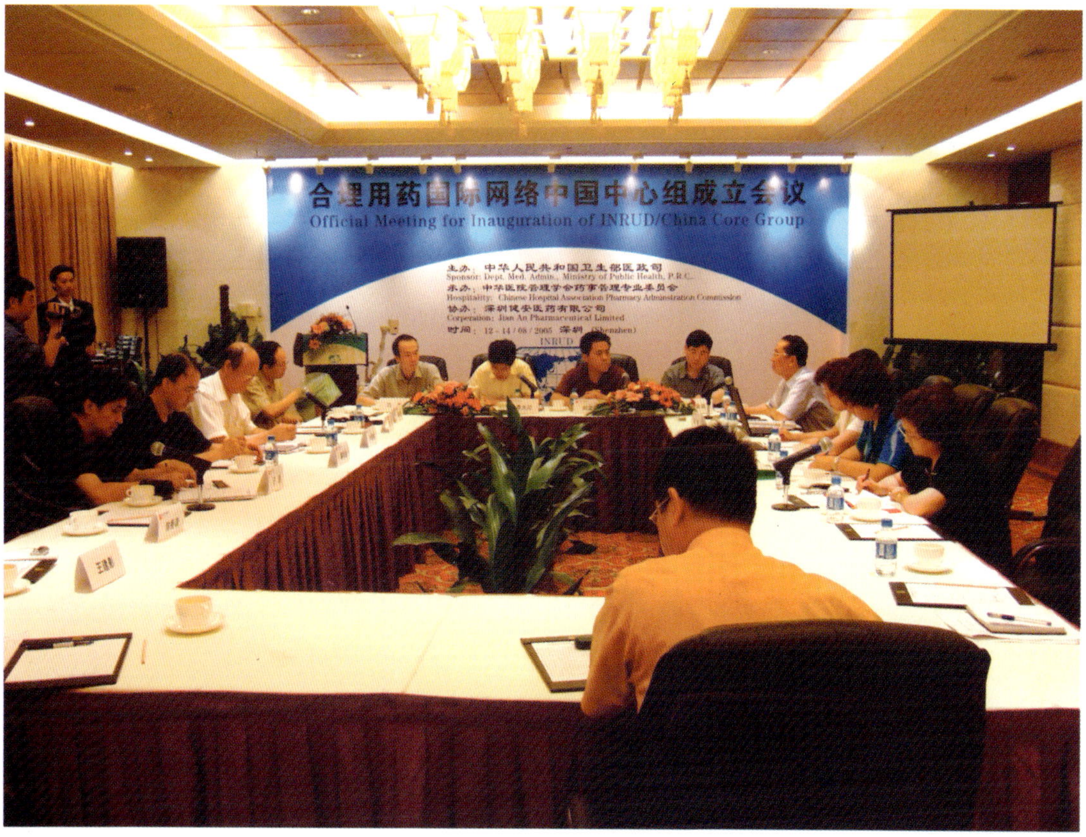

2005 年 4 月 13 日，中华医院管理学会在北京召开合理用药国际网络中国中心组成立会议。

（中华医院管理学会　供稿）

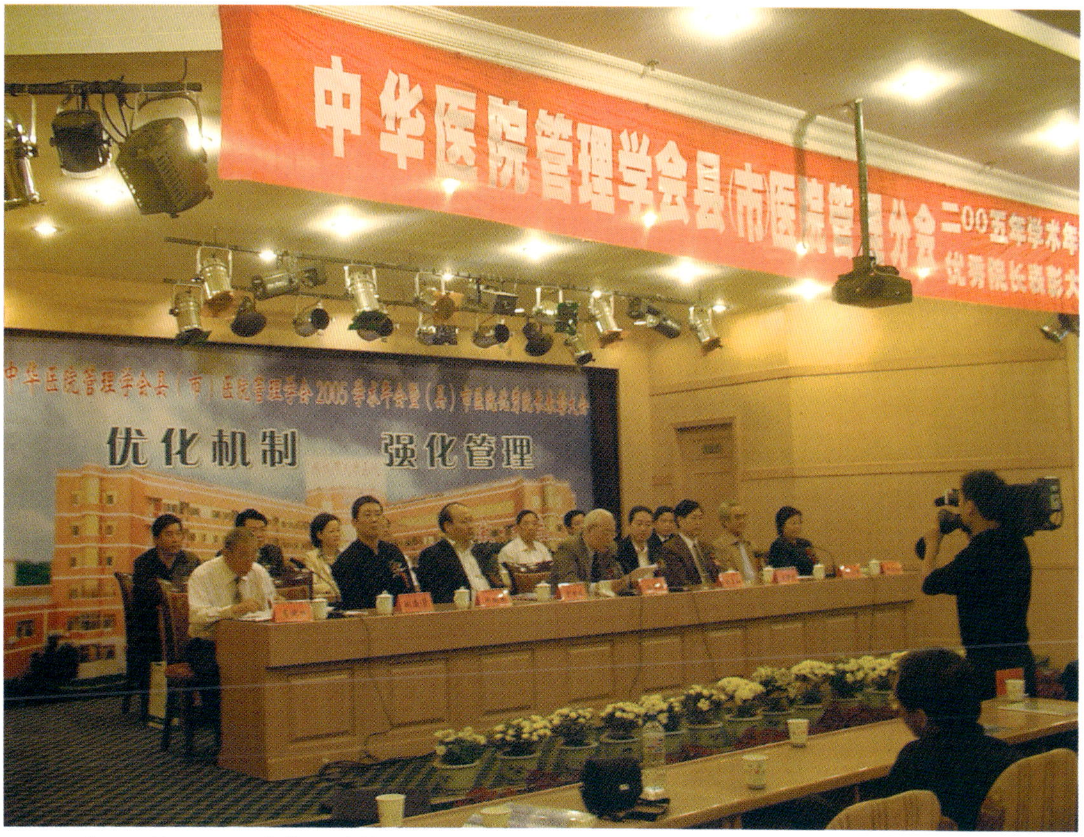

2005 年 10 月 12 日，中华医院管理学会在安徽省合肥市举办县（市）医院管理分会学术年会。

（中华医院管理学会　供稿）

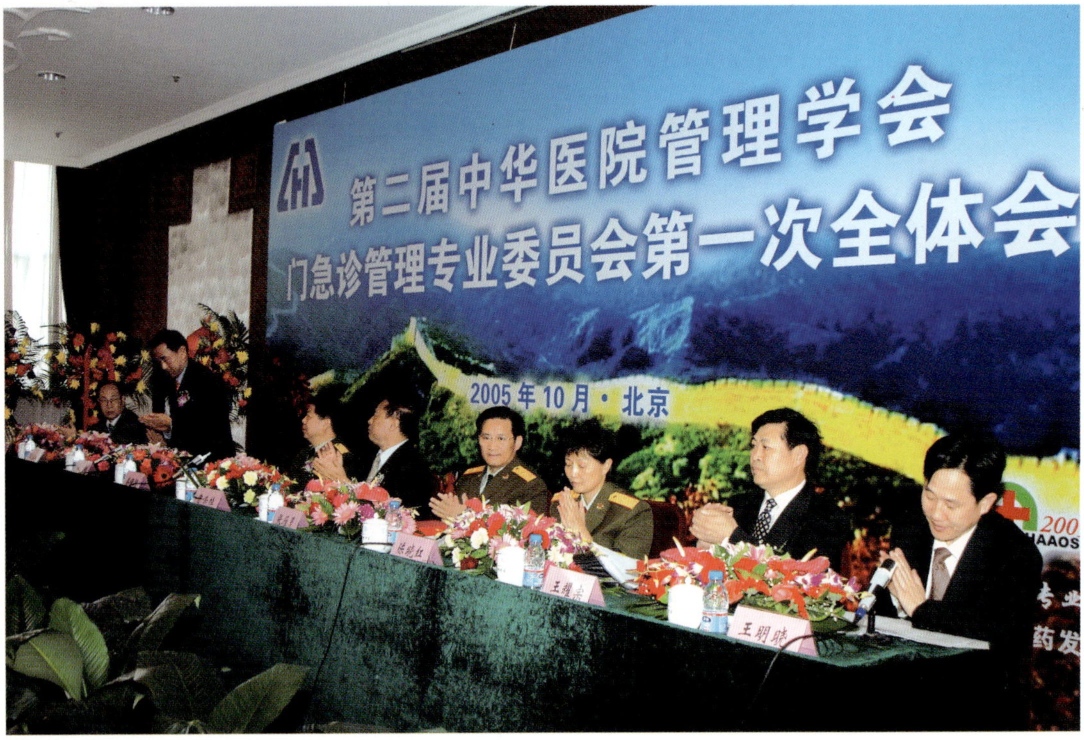

2005年10月10日，中华医院管理学会在北京召开门急诊管理专业委员会全体会议。
（中华医院管理学会　供稿）

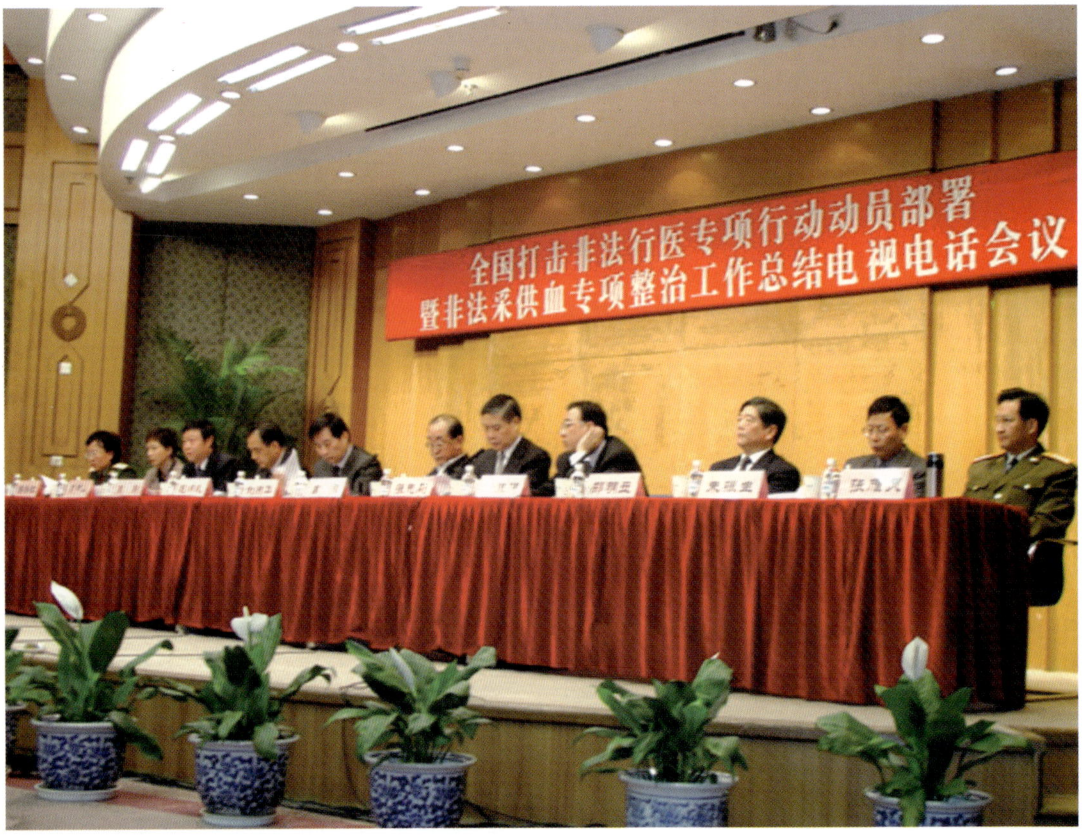

2005年4月13日，卫生部、科技部等部门在北京联合召开全国打击非法行医专项行动动员部署暨非法采供血专项整治电视电话会议。　（监督司　供稿）

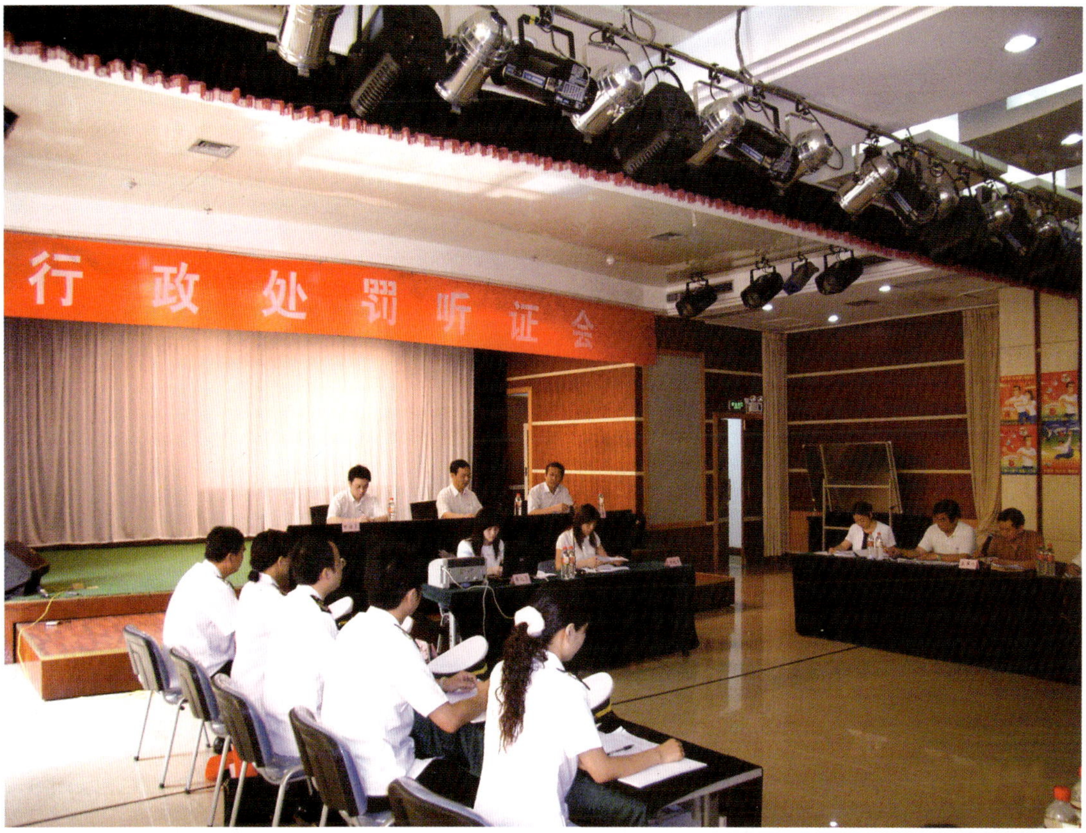

2005年6月14日，湖北武汉九州中西医结合医院召开行政处罚听证会。（监督司　供稿）

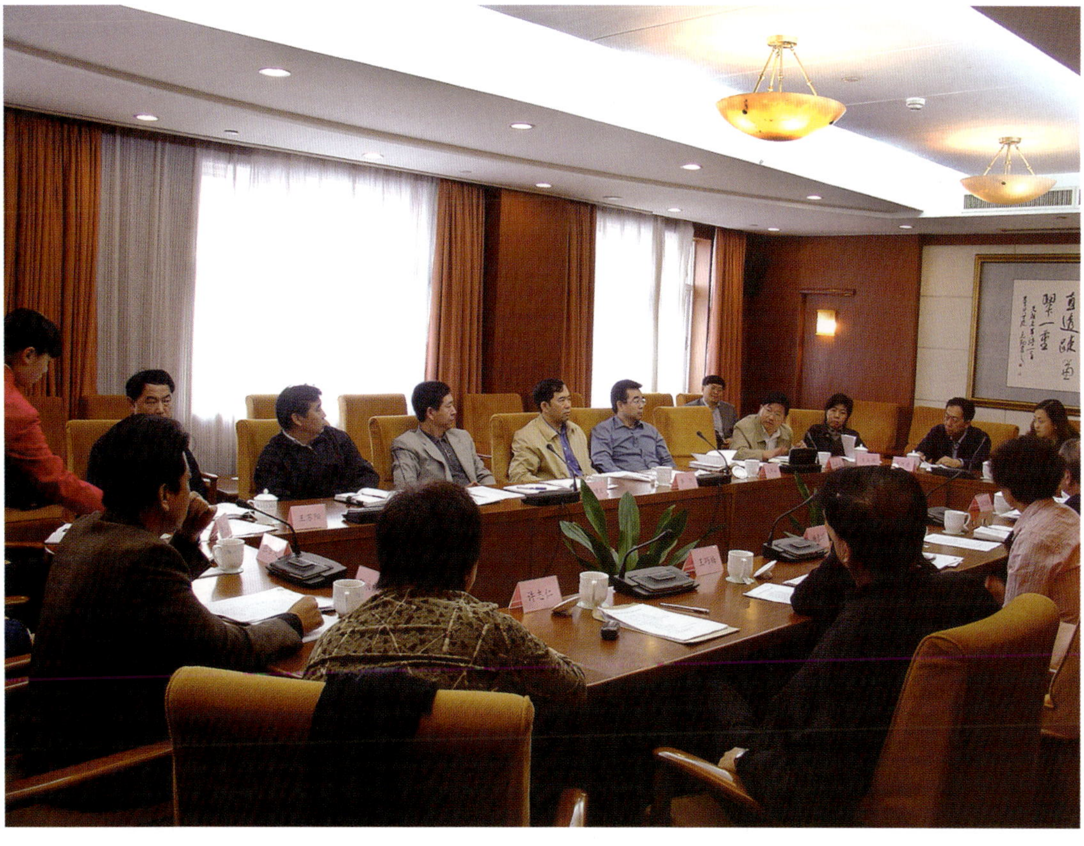

全国打击非法行医专项行动领导小组全体会议，陈啸宏副部长主持，李熙组长参加。
（监督司　供稿）

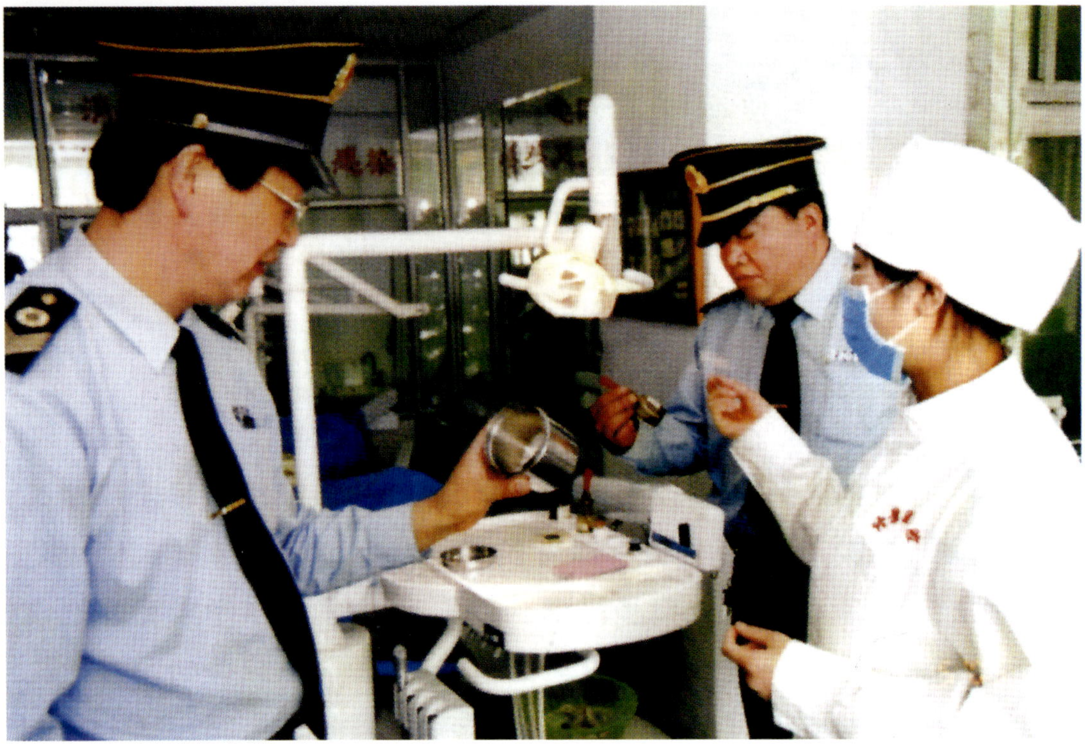

吉林省卫生监督人员查处非法行医。（吉林省卫生厅　供稿）

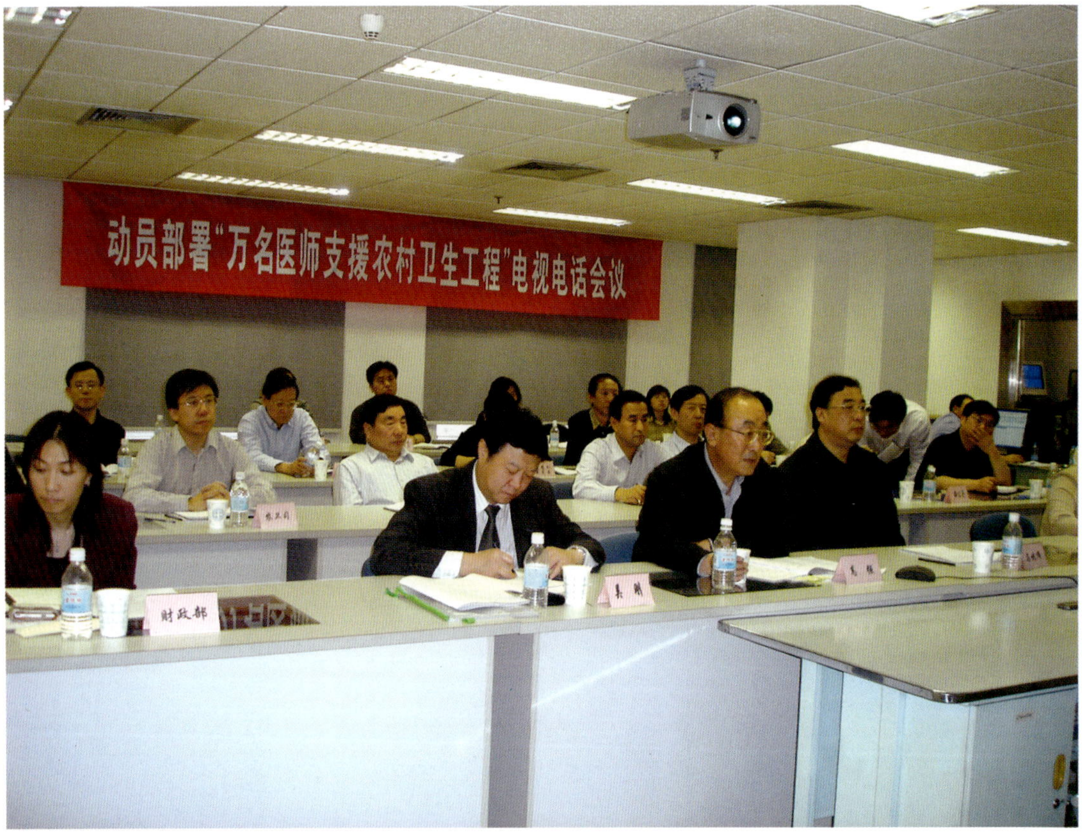

2005年4月28日，卫生部、国家中医药管理局召开全国动员部署“万名医师支援农村卫生工程”电视电话会议。（医政司　供稿）

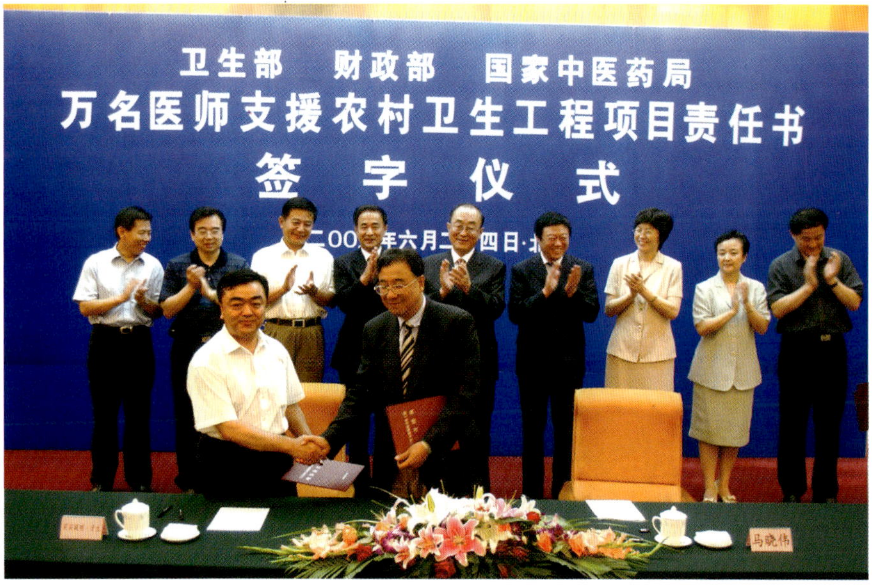

2005年6月24日，卫生部、财政部、国家中医药局举行“万名医师支援农村卫生工程项目责任书”签字仪式。

（医政司　供稿）

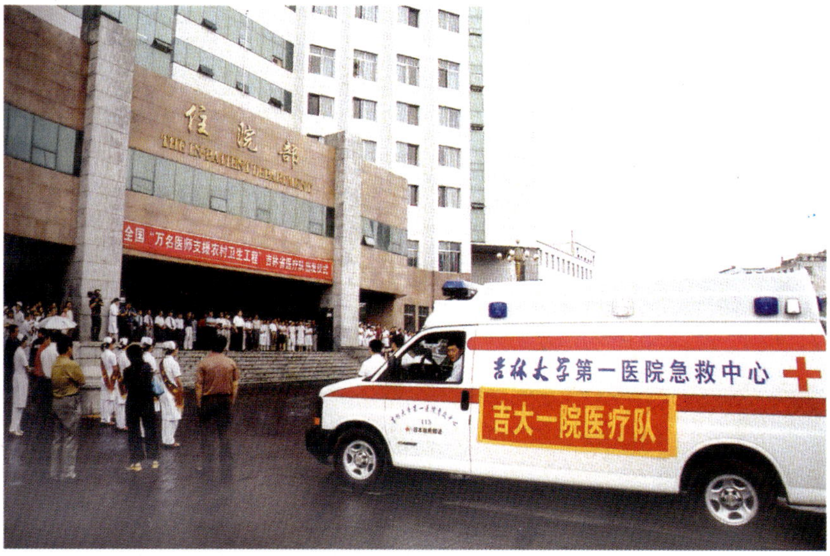

2005年7月5日，全国“万名医师支援农村卫生工程”吉林省医疗队整装待发。

（吉林省卫生厅　供稿）

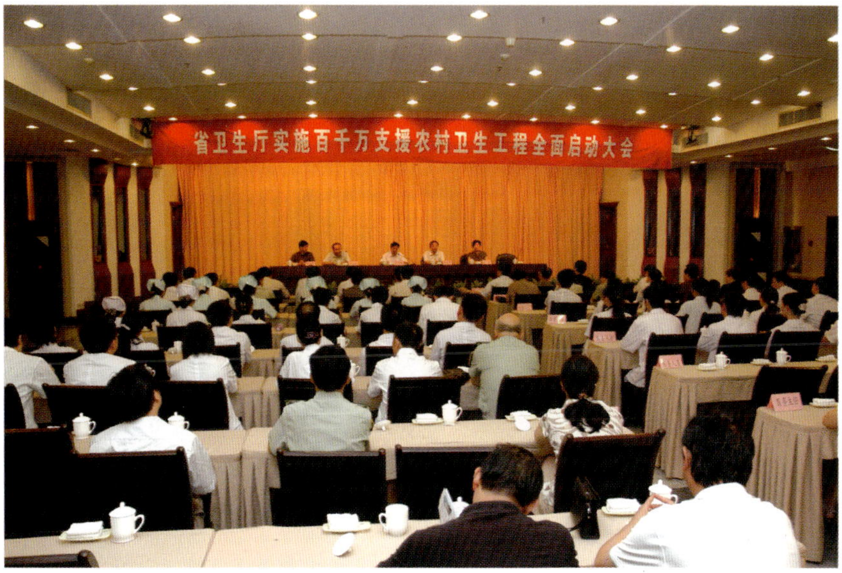

安徽省卫生厅实施百千万支援农村卫生工程全面启动大会。

（安徽省卫生厅　供稿）

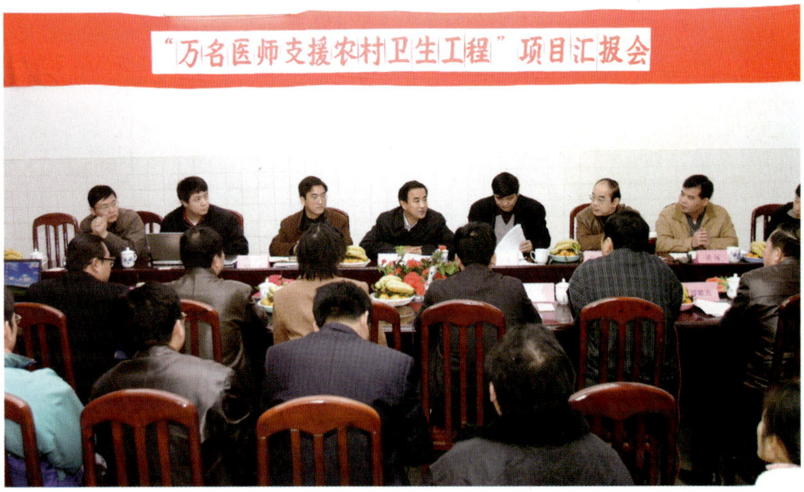

2005年12月，“万名医师支援农村卫生工程”项目办主任、卫生部医政司司长王羽带队到广西马山县人民医院进行“万名医师支援农村卫生工程”督导。

（医政司　供稿）

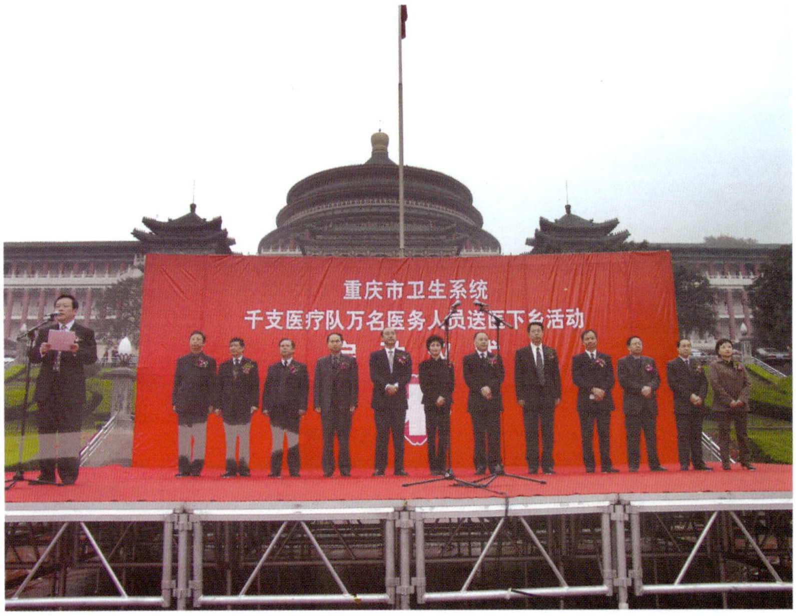

2005年4月1日，重庆市卫生局在人民广场举行“千支医疗队、万名医务人员送医下乡”活动启动仪式。

（重庆市卫生局　供稿）

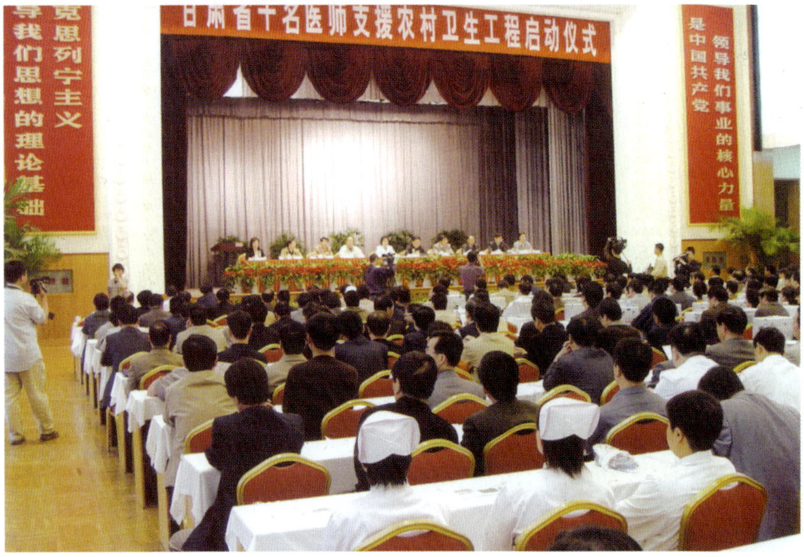

甘肃省“千名医师支援农村卫生工程”项目启动仪式。

（甘肃省卫生厅　供稿）

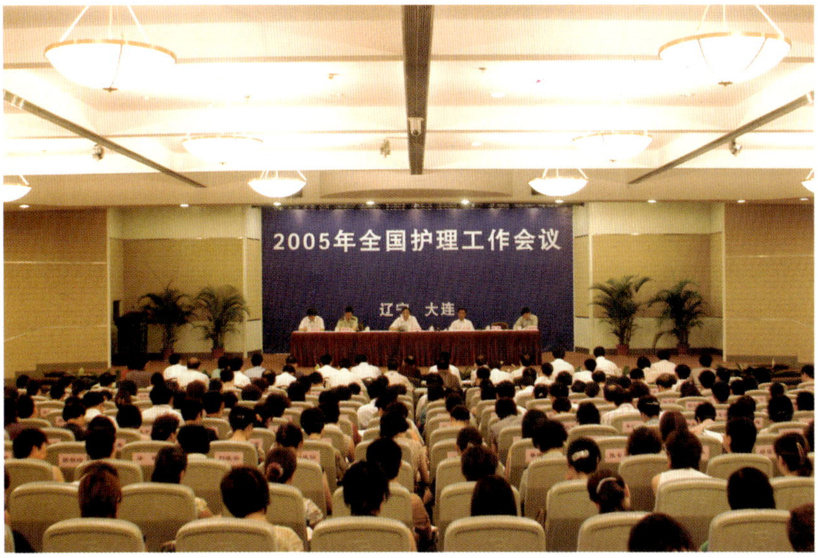

2005 年 8 月 3 日 – 5 日，2005 年全国护理工作会议在辽宁省大连市召开。

（医政司　供稿）

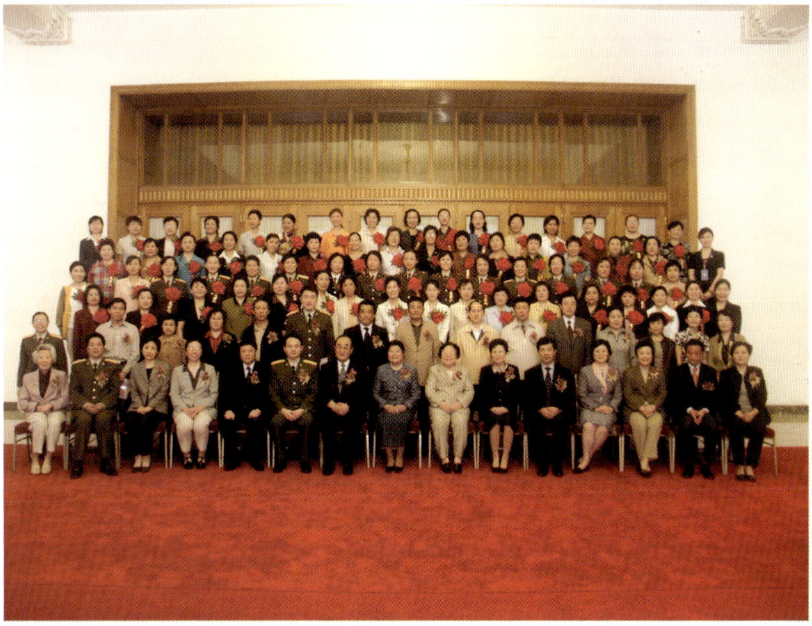

2005 年 5 月 12 日国际护士节，全国卫生系统护理专业“巾帼文明岗”先进集体代表及“巾帼建功标兵”先进个人代表在人民大会堂与领导合影。

（医政司　供稿）

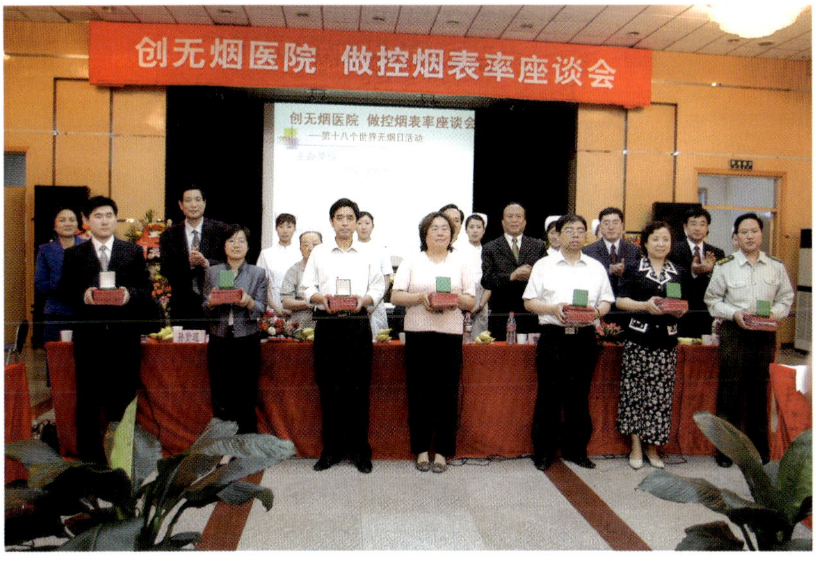

2005 年 5 月，创建无烟医院，做控烟表率座谈会在北京召开。

（妇社司　供稿）

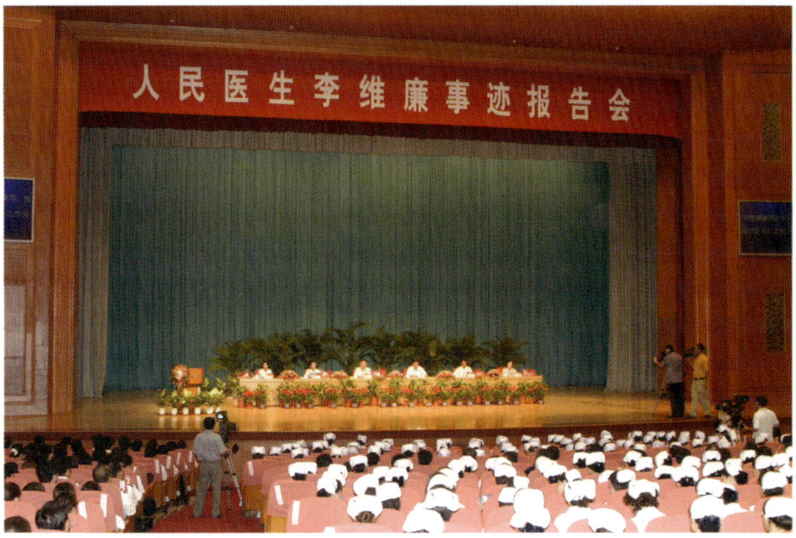

天津市卫生局召开“人民医生李维廉事迹报告会”，在全市卫生行业开展向李维谦同志学习的活动。

（天津市卫生局 供稿）

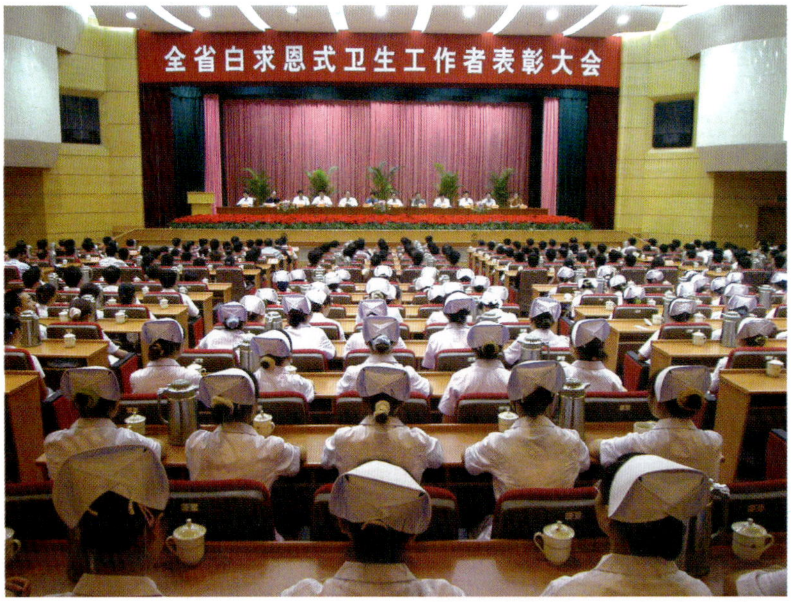

2005年6月27日，江苏省“白求恩式卫生工作者”表彰大会会议现场。

（江苏省卫生厅 供稿）

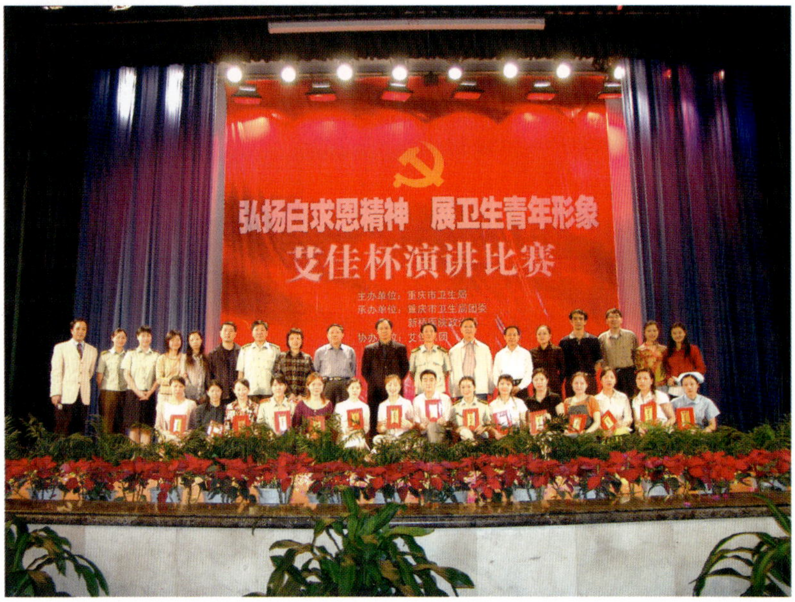

2005年5月20日，重庆市卫生局举办“弘扬白求恩精神 展卫生青年形象”演讲比赛。

（重庆市卫生局 供稿）

中国医院年鉴

（2006）

《中国医院年鉴》编辑委员会　编

中国协和医科大学出版社

图书在版编目（CIP）数据

中国医院年鉴．2006 /《中国医院年鉴》编辑委员会编．—北京：中国协和医科大学出版社，2006.12

ISBN 7-81072-832-6

Ⅰ．中…　Ⅱ．中…　Ⅲ．医院-中国-2006-年鉴　Ⅳ．R199.2-54

中国版本图书馆 CIP 数据核字（2006）第 128434 号

中国医院年鉴（2006）

编　　者：《中国医院年鉴》编辑委员会
责任编辑：陈永生　谢　阳

出版发行：中国协和医科大学出版社
（北京东单三条九号　邮编 100730　电话 65260378）
网　　址：www.pumcp.com
经　　销：新华书店总店北京发行所
印　　刷：北京丽源印刷厂

开　　本：889×1194 毫米　1/16 开
印　　张：39.5
彩　　插：48
字　　数：950 千字
版　　次：2007 年 1 月第 1 版　　2007 年 1 月第 1 次印刷
印　　数：1—500
定　　价：218.00 元

ISBN 7-81072-832-6 / R·825

《中国医院年鉴》(2006) 编辑委员会

（以姓氏笔画为序）

编辑说明

《中国医院年鉴》由卫生部、国家中医药管理局、解放军总后勤部卫生部、中华医院管理学会共同参与，组成编委会，由《中国卫生年鉴》办公室和中华医院管理学会共同组稿编写。《中国医院年鉴》2006卷为首卷，收编的内容主要为2005年1月至2005年底，综合反映我国医院各方面工作进展和主要成就。

本卷收编的内容分为11部分：1. 重要会议报告；2. 政策法规；3. 工作进展；4. 军队医政管理工作；5. 省、自治区、直辖市医政管理工作；6. 社会团体；7. 医疗卫生人物；8. 医院工作纪事；9. 医院统计信息工作；10. 附录；11. 医疗卫生行业单位介绍。

工作进展部分下设10个专栏：1. 医政管理；2. 医疗保险管理；3. 中医医政管理；4. 医药价格管理；5. 药品监督管理；6. 规划财务管理；7. 医院管理年；8. 打击非法行医专项行动；9. 非法采供血和单采血浆专项整治；10. 万名医师支援农村卫生工程。

全书引用的数字均由国家主管机关颁布（不包括香港、澳门特别行政区及台湾省数字）。

《中国医院年鉴》办公室

2006年8月

目 录

重要会议报告

政策法规

军队医政管理工作

省、自治区、直辖市医政管理工作

社 会 团 体

医疗卫生人物

医院工作纪事

医院统计信息工作

附　录

医疗卫生行业单位介绍

江阴医院）
上海市徐汇区中心医院
中国石油天然气集团公司中心医院
山东淄博万杰医院
内蒙古自治区医院管理协会
海南省医院协会
中国医科大学附属第一医院
济南军区总医院
广州军区广州总医院
南京军区福州总医院
解放军第八一医院
解放军第一一三医院
解放军第一五二中心医院
解放军第 210 医院
甘肃省人民医院
上海市第七人民医院
山东省章丘市人民医院
河北省唐山市人民医院
江苏省常州市第二人民医院
广西北海市人民医院
福建省厦门市第一医院（福建医科大学附属厦门第一医院）
吉林大学中日联谊医院
上海交通大学医学院附属第三人民医院（原宝钢医院）
山西阳泉煤业（集团）有限责任公司总医院
吉林辽源矿业（集团）公司职工总医院
吉林省长春市中心医院
河北省石家庄市中医院
新疆生产建设兵团奎屯中医院
河北省儿童医院
吉林省长春市妇产科医院
吉林省延边妇幼保健院
浙江省绍兴市妇幼保健院
上海市胸科医院（上海交通大学附属胸科医院）
华北煤炭医学院附属开滦精神卫生中心
广东医学院附属医院
中山大学附属第一医院
海南省医学院附属医院
山西省太原市第四人民医院
大庆油田总医院集团
陕西省宝鸡市中心医院
湖北东风汽车公司总医院
第三军医大学大坪医院野战外科研究所

重要会议报告

全面树立和落实科学发展观推进卫生事业的改革与发展

——卫生部党组书记、常务副部长高强在2005年全国卫生工作会议上的工作报告

（2005年1月10日）

同志们：

2005年全国卫生工作会议是一次承前启后，继往开来，总结经验，部署工作的会议。这次会议的主要任务是：以邓小平理论和“三个代表”重要思想为指导，认真贯彻党的十六大、十六届三中、四中全会和中央经济工作会议精神，全面树立和落实科学发展观，统一思想，明确目标，团结和动员全国卫生系统广大干部职工，继续推进卫生事业的改革与发展。国务院领导对这次会议非常重视，吴仪副总理认真审阅了会议的报告稿，并作了重要批示，为我们做好卫生工作提出了明确要求。下面，我讲四个问题，供同志们讨论时参考。

一、2004年卫生工作的简要回顾

2004年，是全国卫生系统解放思想、更新观念的一年，是与时俱进、开拓创新的一年，是求真务实、真抓实干的一年，是立足当前、谋划长远的一年，是为今后发展打基础的一年。在这一年里，全国各级卫生部门坚持以科学发展观为指导，认真落实中央关于卫生工作的一系列重要指示和决策，按照温家宝总理在《政府工作报告》中对卫生工作提出的三项要求，围绕解决广大人民群众关注的突出问题，在推进卫生事业改革与发展的进程中迈出了坚实的一步。在党中央、国务院的正确领导下，在中央有关部委和各级党委、政府的大力支持下，经过全国各级卫生行政部门和广大医疗卫生工作者的共同努力，各项工作取得了明显成绩。

一年来，我们主要做了以下几项工作：

（一）加强疾病预防控制和医疗救治体系建设，提高应急处置能力。按照国务院的统一部署，各级卫生部门高度重视公共卫生体系建设，积极推进疾病预防控制和医疗救治体系建设。全国疾病预防控制体系共建设2425个项目，总投资108.57亿元，大部分项目已经完成建设任务。突发公共卫生事件医疗救治体系建设安排2518个项目，总投资114亿元，目前已投入60.85亿元，有1037个项目开工，163个项目竣工。在抓好基础建设的同时，我们狠抓了突发公共卫生事件应急处置机制建设，制定完善应急预案，健全信息网络，组建应急处置队伍，提高应急处置能力。卫生部制定了《关于疾病预防控制体系建设的若干规定》，对完善疾控体系的功能定位，强化信息和指挥系统，加强人员培训和人才队伍建设，提高疾病预防控制能力和水平，提出了明确要求。2004年1月，全国正式启动以传染病个案报告为基础的疫情网络直报系统，全国31个省份通过网络报告传染病疫情，提高了疫情报告的及时性、敏感性和准确性，实现了传染病和突发公共卫生事件监测的动态统计和分析。卫生部和部分省份实行了定期疫情信息发布制度，标志着我国疾病预防控制和传染病监测工作的水平有了明显提高。2004年4月，安徽、北京发生非典疫情，经过各地卓有成效的工作，迅速控制并扑灭了疫情。2004年10月，青海部分地区发生了鼠疫，卫生部迅速派专家赶赴现场进行技术指导，与当地卫生医疗工作者共同努力，有效控制了疫情的蔓延。2004年年底，印度洋发生了强烈地震和海啸，印度尼西亚、斯里兰卡、泰国等国人民的生命和财产遭受巨大损失。党中央、国务院立即决定向受灾国提供巨额物资援助，并派遣医疗防疫队进行国际救援。上海、广东、北京等地的医疗卫生工作者积极响应党和政府号召，发扬国际主义和人道主义精神，自觉服从大局，克服重重困难，在最短的时间里，奔赴灾区，开展工作，展示了我国医疗卫生工作者良好的精神风貌，也使我国建设中的疾病预防控制体系和应急医疗救治体系经受了实战的检验。

（二）加大工作力度，加强重大疾病防治。

各地区认真贯彻国务院召开的艾滋病防治工作会议和吴仪副总理讲话精神，加强艾滋病疫情监测和控制，落实“四免一关怀”政策，广泛开展宣传教育，努力推广干预措施，取得了明显成效。河南省委、省政府高度重视艾滋病防治工作，组织大批干部驻村进户，对重点乡村和高危人群开展普查，加强帮扶和救助，基本掌握了疫情，制订了有效的防治工作策略。云南省委、省政府专题向党中央、国务院汇报艾滋病防治工作，中央领导作出了重要批示，国务院领导主持会议研究，有关部门大力支持，为云南有效防治艾滋病奠定了良好基础。2004 年 11 月 30 日，胡锦涛总书记视察北京佑安医院，探望艾滋病患者，慰问医务人员，并作了重要指示，温家宝总理也作了重要批示，极大地推动了全国艾滋病防治工作的深入开展。国务院召开了血吸虫病防治工作会议，吴仪副总理作了重要讲话，成立了血吸虫病防治工作领导小组，国务院办公厅转发了《全国预防控制血吸虫病中长期规划纲要（2004～2015 年）》，明确了当前和今后一个时期血防工作的目标、任务和措施。各地深化血防专业机构改革，普及血防知识，落实防控措施，加强医疗救助，完善联防联控工作机制，努力控制疫情蔓延。国务院召开了结核病防治工作电视电话会议，对加强疫情监测，落实防治政策，控制疫情蔓延等，提出了明确要求。卫生部会同财政部安排补助地方重大疾病防治经费 15.3 亿元，超过过去 10 年同项投入的总和；同时，努力争取国际社会的支持，各类项目承诺资金超过 1.8 亿美元（约合 14 亿人民币），这些都有力地支持了各地防治工作的开展。经过全国医疗防疫人员的不懈努力，2004 年全国没有发生重大传染病疫情，地方病防治取得成效，为国民经济和社会发展营造了安定的氛围。

（三）改善农村医疗卫生条件，积极稳妥推进新型农村合作医疗制度试点。认真落实中央关于每年新增的卫生经费主要用于农村的要求，卫生部会同财政部安排了 37 亿元补助地方的卫生事业专项资金，其中 88% 用于农村卫生，这也是历史上从来未有的。作为实施农村卫生基础设施建设规划的先期启动资金，2004 年国家发改委、卫生部安排 10 亿元支持新型农村合作医疗试点县、艾滋病综合防治示范区和血吸虫病重点疫区的乡镇卫生院建设。为中西部地区的县级医疗机构安排配备了 1771 辆农村巡回医疗车，直接为农民提供方便快捷的医疗卫生服务。各地大力支持乡镇卫生院建设，加快乡镇卫生院上划县级管理的步伐，80% 的乡镇卫生院已完成上划工作。加强乡村医生执业管理，提高服务质量。组织开展东部支援西部、城市支援农村活动。全国已有 27 个省、自治区、直辖市和新疆生产建设兵团制定了新一轮农村初级卫生保健发展规划和实施方案，农村初级卫生保健工作进一步展开。各地稳步推进新型农村合作医疗试点。广泛开展宣传，坚持自愿原则，健全管理机构，完善规章制度，加强干部培训，提高管理水平。全国已有 31 个省、自治区、直辖市的 333 个县（市）开展了试点工作，覆盖农村人口 1.07 亿人，有 8040 万人参加，参合率达到 75.2%。共筹集资金 32.83 亿元，有 5232 万人次获得报销补偿。参合农民就诊率和住院率明显升高，就医经济负担有所减轻，试点地区的农民群众开始受益。国务院召开农村新型合作医疗试点工作会议，吴仪副总理到会讲话，对 2005 年进一步扩大试点作了部署。

（四）积极调整医疗卫生资源，大力发展社区卫生服务。卫生部召开全国发展社区卫生经验交流会议，推广天津等省市发展社区卫生服务，构建城市新型医疗卫生服务体系的经验。明确提出了发展社区卫生服务的总体目标、指导思想、基本原则、主要内容和政策措施。各地积极调整城市医疗服务资源，优化卫生资源配置，强化社区卫生基本医疗和预防保健功能，探索建立城市两级双向的医疗卫生服务体系。积极开展创建社区卫生服务示范区活动，全国已有 95% 以上的地级城市、50% 以上的县级市组织开展了社区卫生服务，发展势头良好。

（五）加强卫生监督和法制建设，提高依法行政能力。我们组织修订并提请全国人大常委会批准颁布了新的《传染病防治法》，已于 2004 年 12 月 1 日起施行。按照《行政许可法》的规定，清理了卫生行政许可审批事项。加强卫生监督体系建设，卫生部制定了《关于卫生监督体系建设的若干规定》，全国 31 个省、自治区、直辖市都建立了省级卫生监督机构，超过 80% 的地（市）和 50% 以上的县（区）单独成立了卫生监督机构。卫生部制订了《抗菌药物临床应用指导原则》等一系列诊疗管理规范，从建立健全制度入手，开展了医院感染管理的专项检查，完善医疗质量监测、检查和评估体系，提高医疗服务质量。认真落实国务院《病原微生物实验室生物安全管理条例》，加强实验室安全管理。按照国务院的统一部署，我们在全国范围内开展了打击非法采供血液和单采血浆专项整治工作，关闭了一批非法采血点，查处了一批有违法活动的人和事，并对监管不力、失职失察的卫生人员给予了纪律处分。开展了打击非法行医、整顿医疗服务市场的活动，查处了医疗机构违法出租、承包科室行为，保证群众医疗安全。落实《国务院关于进一步加强食品安全工作的决定》，按照部门分工，做好食品卫生监管，开展食品卫生专项整治，打击违法活动。

（六）狠抓行风和精神文明建设。卫生部召开全国卫生系统纠风专项治理工作会议，在广大医疗卫生工作者中，广泛开展忠于职守、爱岗敬业、开拓进取、乐于奉献的思想和职业道德教育，树立救死扶伤、病人至上、热情服务、文明行医的行业风尚，努力构建符合广大人民群众要求的新型医患关系。贯彻落实国务院和中央纪委的部署要求，紧紧围绕纠正医药购销和医疗服务中的不正之风，认真查处红包、回扣、开单提成和乱收费等违法违纪问题，并积极研究标本兼治、综合治理的办法。完善和规范药品集中招标采购，探索降低药品价格、检查费用和高值耗材价格的有效途径，努力降低群众医药费用负担。

（七）加强中医药工作。坚持用科学发展观指导中医药工作，充分发挥中医药在突发公共卫生事件医疗救治、重大疾病防治和农村卫生、社区卫生服务中的作用。广泛深入开展《中医药条例》宣传活动，促进全行业依法管理和依法发展。加强中医工作先进县建设，全国已建成先进县114个。在提高中医临床辨证水平、丰富诊疗手段、创新疗效评价方法、启动“优秀中医临床人才研修项目”以及加强中医药教育、推进中医药现代化等方面，都取得了明显进展。

（八）推进卫生领域国际合作。卫生领域的国际交流与合作不断加深，多边、双边和民间交往频繁，在国际舞台上发挥越来越重要的作用。去年有26个国家和国际组织的高层代表团来华访问。我国成功举办了第55届世界卫生组织西太区委员会会议，展示了我国对外开放和现代化建设成果。在第57届世界卫生大会上又一次挫败了台湾当局妄图挤入世界卫生组织、分裂祖国的图谋，捍卫了国家主权和尊严。我们加强援外医疗队工作，积极研究改革援外医疗合作方式，提高医疗人员待遇。各省、市、自治区克服种种困难，努力做好派遣工作，为密切我与受援国的关系、扩大我对外影响做出了重要贡献。

我们加强卫生科教工作，组织重大项目科研攻关，取得了一批有影响的科研成果，SARS疫苗试验和艾滋病疫苗研究都取得了重大进展。我们会同教育部探索建立高等医学教育合作机制，加快培养符合医疗卫生工作需要的多层次人才。加强母婴保健法制建设，强化执法检查，广泛进行母婴保健知识的宣传和培训，推进“降消”项目，提高妇幼保健水平。在开展爱国卫生运动、推动无偿献血、做好干部保健工作、加强基层党组织建设等方面都取得了新的成绩。

同时，我们对深化城市医疗服务体系改革试点、缓解群众“看病难”、解决药品等医药费用价格过高等问题，进行了深入的研究和探索。这些问题对卫生事业改革与发展影响深远，社会和广大群众高度关注。我们冷静地分析问题原因，认真研究治本之策，提出改革政策措施，并与有关部门和各方面专家反复论证，基本取得了一致意见，为今后解决问题奠定了基础。

2004年卫生工作取得的成绩是党中央、国务院高度重视、正确领导的结果，是中央各部委及各级党委、政府大力支持的结果，是全国卫生系统广大干部职工团结一致、共同努力的结果。我代表卫生部向关心、支持卫生事业发展的中央各部委、各级党委、政府、社会各界和新闻媒体，向广大医疗卫生工作者，表示衷心的感谢和崇高的敬意！

回顾一年来的卫生工作，我们有以下几点体会：

一是必须坚持立党为公、执政为民的根本宗旨，把实现、维护、发展人民群众健康权益作为卫生工作的根本出发点和落脚点，紧紧抓住人民群众最关心、反映最强烈的突出问题，坚持不懈，持之以恒，着力解决。

二是必须树立和落实科学发展观，通过增加卫生投入，完善体制机制，狠抓人才培养，调整资源布局，加强公共卫生建设，加强农村和社区卫生工作，注重中医药的继承与创新，努力实现卫生事业全面、协调、可持续发展。

三是必须围绕中心，服务大局，自觉把卫生工作放在全面建设小康社会的大局中统筹考虑和安排，坚决服从于、服务于党和国家的中心工作，牢牢把握卫生工作的正确方向。

四是必须树立居安思危的忧患意识，深刻认识卫生事业与人民群众健康需求之间的巨大差距，清醒分析卫生工作面临的突出矛盾和问题，破除安于现状和不思进取，增强卫生改革与发展的紧迫感和责任感。

五是必须坚持与时俱进、改革创新，增强卫生工作的生机与活力。解放思想，转变观念，以改革促进创新，以创新推动发展。抓住全局性、战略性重大问题，认真研究，深谋远虑，增强工作的主动性和前瞻性。

六是必须善于协调，密切配合，统筹资源，形成合力。卫生事业涉及政府多部门的工作，必须主动与有关部门协调，善于动员各方面力量，争取各部门支持，使发展卫生事业成为全社会的共同行动。

七是必须坚持实事求是的思想路线，转变作风，求真务实，面向基层，贴近群众，增强事业心和责任感，实行科学、民主、依法决策。

八是必须加强人才队伍建设，调动广大医疗卫生工作者的积极性，努力建设一支思想端正、业务过硬、作风扎实、爱岗敬业的医疗卫生队伍。

这些体会是各级卫生部门和广大医疗卫生工作者勇于探索，大胆实践的结晶，是我们的宝贵精神财富。这些思想认识上的收获比物质上的收获更珍贵、影响更深远，应当长期坚持并贯穿于卫生事业改革与发展的全过程。

在肯定成绩的同时，我们也清醒地看到，卫生工作与党中央、国务院的要求和人民群众的期望还存在很大差距。公共卫生体系和应急机制还在建设和完善之中，在工作体制、运行机制、明确功能、落实责任等方面还存在一些薄弱环节，特别是提高和改善基层人员的素质和能力需要较长期的努力；重大疾病防治任务很重，国家制定的政策措施在一些地方还没有完全落实；实现城乡之间、地区之间卫生事业协调发展，改变农村和中西部地区卫生落后的状况，还需要付出极大的努力；纠正行业不正之风，加强行业监管只是取得了初步成效；解决人民群众“看病难”的问题还需要从改革体制、完善机制、加强监管、加大投入等方面加快实施步伐。我们对取得的成绩不能估计过高，更不能沾沾自喜。要充分认识到今后卫生事业改革与发展的路还很长，任务更艰巨、更繁重。

二、全面、准确、深刻理解党的十六届四中全会精神，实现卫生工作思想观念上的飞跃

党的十六届四中全会是在我国改革发展关键时期召开的一次重要会议。会议作出的《中共中央关于加强党的执政能力建设的决定》（以下简称《决定》），总结了55年来我党执政的主要经验，明确了加强党的执政能力建设的指导思想、总体目标和主要任务，提出了加强党的执政能力建设的五个方面的主要任务，强调要以提高党的执政能力为重点，全面推进党的建设新的伟大工程。《决定》坚持立党为公、执政为民，坚持科学发展观，要求大力提高党的领导水平和执政水平，提高拒腐防变和抵御风险能力，是指导全党担当起执政兴国历史使命的纲领性文献，也为卫生工作指明了方向。

卫生工作是党的工作的重要组成部分。卫生部门贯彻落实四中全会精神，就是要自觉坚持立党为公、执政为民，全面落实科学发展观，切实维护广大人民群众的健康权益；就是要深刻理解卫生工作的重要地位和作用，深刻认识卫生工作面临的矛盾和问题，深刻认识做好卫生工作对于建设和谐社会、维护社会安定的重要意义，深刻认识卫生工作面临的宏观形势和任务，自觉服从于、服务于党和国家的工作全局。

当前，我国人均GDP已经超过1000美元，跃上了一个重要台阶，经济社会也进入了一个关键的发展阶段。这是一个既有巨大发展活力和动力，又有各种困难和风险的阶段，是一个既有难得机遇又有严峻挑战的阶段。在这一阶段，工业化、城市化进程加快，经济结构调整加速，农村大量富余劳动力向非农领域转移；经济市场化程度迅速提高，深化改革触及深层次矛盾和问题，体制创新进入关键阶段；城乡发展不平衡、地区发展不平衡、经济社会发展不平衡的矛盾突出，促进经济社会协调发展任务艰巨；人民群众物质文化健康需求不断提高并日趋多样化，社会利益关系复杂，统筹兼顾难度加大等等。从国际经验看，在这一阶段，如果举措得当，可以促进经济

快速发展和社会平稳进步，应对失误也可能导致经济徘徊和社会长期动荡。卫生工作能不能抓住新机遇，解决新问题，促进我国经济社会全面、协调、可持续发展，对于我们是一个重大考验。

卫生工作与人民群众利益密切相关，是社会高度关注的热点问题之一。人民群众往往通过医疗卫生服务看经济发展成果，看政府管理能力，看党风政风建设，看社会和谐公平。解决城乡之间、地区之间、不同收入人群之间医疗卫生服务差距加大的问题，是我们必须高度重视并认真研究的重大问题。在任何社会中，社会成员之间存在一定的医疗服务差距是难以避免的。但如果差距过大，长期得不到解决，不仅会影响国民健康素质，还会影响社会安定团结，影响群众对经济社会发展的信心。改革开放二十多年来，我国卫生事业规模空前扩大，服务能力空前提高。但也必须看到，卫生事业面临的矛盾和问题还相当突出，集中反映在三个方面：一是突发公共卫生事件的有效应急处置机制不健全。我国地域辽阔，人口众多，重大突发传染病疫情、重大食物中毒事件以及严重自然灾害、交通事故等引发的公共卫生事件时有发生。如果我们缺乏有效应急处置机制，就必然会影响人民健康和生命安全，影响社会稳定和经济发展。2003 年暴发的非典疫情就是一个惨痛的教训。近两年，各级政府高度重视公共卫生建设，完善应急预案，情况发生了很大变化。但是，我们的思想观念、工作作风、工作方式、人才队伍、体制机制和经费保障等方面都存在一些薄弱环节，而且越到基层越薄弱。二是重大疾病的流行蔓延仍在严重威胁人民群众健康。艾滋病、结核病、血吸虫病、肝炎等传染病流行广、患者多，目前还没有得到有效遏制。慢性非传染病，如恶性肿瘤、高血压、心脑血管病、糖尿病等日益成为威胁群众生命的主要“杀手”。三是群众“看病难”的问题比较突出。不久前发布的第三次全国卫生服务调查数据显示，我国有 48.9% 的群众有病不去就诊，有 29.6% 应住院而不住院。为什么会出现这些问题呢？我们分析原因有五：一是医疗资源总体不足。我国人口占世界的 22%，但医疗卫生资源仅占世界的 2%，其中还有不少资源水平不高，群众不能享受到优质的医疗卫生服务。二是医疗资源分布不均衡。80% 在城市，20% 在农村，农民缺医少药的状况还没有真正改变，不少群众长途跋涉，异地就医，增加了就医困难，也加大了经济负担。三是医疗保障覆盖面太小。我国 44.8% 的城镇人口和 79.1% 的农村人口没有任何医疗保障，绝大多数居民靠自费看病，承受着生理、心理和经济三重负担。四是医药费用上涨过快。近八年来，人均门诊和住院费用平均每年分别增长 13% 和 11%，大大高于人均收入增长幅度，人民群众经济负担沉重。这里有合理的因素，也有体制、机制以及医药购销和医疗服务不正之风的影响，必须着力解决。五是政府投入不足。在目前的卫生总费用中，大约有 56% 靠居民自费，27% 靠集体负担，政府投入仅占 17%。这五方面因素加重了群众的医疗困难，影响了群众的健康。保证广大人民群众的卫生健康权益是政府的一项重大职责，我们必须把保障群众卫生健康权益放在构建社会主义和谐社会、维护社会稳定、提高国民素质的大局之中去统筹谋划、安排、部署。健全应急处置机制，加强重大疾病防治工作，逐步缩小医疗卫生服务差距，使广大群众普遍享受到改革开放和现代化建设成果，感受到党和政府的温暖。解决这些问题是党中央、国务院对我们的期望，也是广大人民群众对我们的要求。我们的思想观念、管理体制、工作机制、工作方式以及干部的素质、能力和作风，都必须适应新形势、新任务的要求。应该看到，我们有不少同志对以科学发展观为指导，发挥政府和市场两种作用，发展和管理卫生事业的工作思路不清，战略思考不够，调控手段不多，应对复杂问题的本领不大；对有效解决损害群众利益的突出问题，办法不多，力度不大，主动性不强；对纠正行业不正之风，不善于研究标本兼治、解决问题的办法。针对这些问题，各级卫生部门当前一项重要任务，就是要认真贯彻落实四中全会精神，统一思想，转变观念，按照加强党的执政能力建设的各项要求，从立党为公、执政为民和切实维护人民群众利益的高度，努力提高从宏观和战略上思考与解决问题的能力；提高与时俱进、开拓创新的能力；提高应对复杂局面、有效处置突发事件的能力；提高综合、统筹、协调发展卫生事业的能力。加快卫生事业改革与发展，满足人民日益增长的健康需求。

各级卫生部门和广大医疗卫生工作者要牢固树立维护群众利益的观念。“三个代表”重要思想、科学发展观和四中全会《决定》的精髓，在于人民群众的利益高于一切。胡锦涛总书记提出群众利益无小事，就是要求我们时时刻刻把群众利益放在心上，尽心尽力把涉及群众利益的事情办好。各级卫生行政部门和广大医疗卫生工作者要时刻想着广大群众特别是低收入群众的基本医疗保健和生老病死问题。我们制定方针、政策、措施和办法都要优先考虑群众的健康利益，考虑群众能不能受益，受益面和受益程度有多大。要在全国医疗卫生系统广泛深入地开展“弘扬白求恩精神，做白求恩式医务工作者”的宣传教育活动。学习白求恩同志毫不利己，专门利人，对工作极端负责，对人民满腔热忱，对技术精益求精的精神。各级卫生部门要充分认识弘扬白求恩精神的重要现实意义，精心安排，周密部署，与学习吴登云、李素芝等先进典型结合起来，与保持共产党员先进性教育结合起来，树立正面典型、查处违规行为。广大医疗卫生工作者努力做到“以病人为中心”，“视病人如亲人”，努力做到“想患者之所想，急患者之所急”，努力为病人解除痛苦，减轻负担。我们注重维护医务人员的利益，保护他们的积极性，但决不能损害群众利益。当医务人员的利益与人民群众的利益发生冲突时，应该服从和服务于人民群众的利益。医务人员应该得到较高的报酬，但必须与我国国情、经济发展水平和群众收入水平相适应，不能差距过大；必须与人民群众的承受能力相适应，不能因费用过高使群众无法就医；必须与医务人员的劳动和贡献相适应，做到合法、合理。对那些巧立名目，以医谋私，拿“回扣”，收“红包”的行为，我们不但不能保护，还要坚决抵制和严肃查处。

三、统筹兼顾，真抓实干，做好2005年的卫生工作

2005年是国民经济和社会发展“十五”计划的最后一年。做好2005年的卫生工作，不仅对全面实现卫生发展“十五”规划目标具有重要意义，也可以为“十一五”规划打下良好的基础。在刚刚结束的中央经济工作会议上，胡锦涛总书记和温家宝总理全面分析了国内外形势，提出了2005年经济社会发展的总体要求、指导原则和主要任务，也为卫生工作提出了明确的方向。按照中央经济工作会议精神，2005年卫生工作的总体要求是：以邓小平理论和“三个代表”重要思想为指导，认真贯彻党的十六大、十六届三中、四中全会精神，全面落实科学发展观，大力推进改革开放，加强和改善卫生行业监管，加快医疗卫生资源调整，加强公共卫生、农村卫生和社区卫生工作，紧紧抓住难得的战略机遇，促进卫生事业全面、协调、可持续发展。概括地讲，做好2005年的卫生工作，要把握“一个指导”、“四个坚持”。“一个指导”就是以邓小平理论、“三个代表”重要思想和科学发展观为指导，统领卫生工作，并全面落实到卫生事业改革与发展的各项工作中。“四个坚持”就是坚持以人为本、执政为民，把维护好、实现好、发展好人民群众的健康权益放在第一位，作为卫生工作的出发点和落脚点；坚持统筹兼顾，突出重点，抓住群众最关心、反映最强烈的突出问题，下力量着手解决；坚持与时俱进，改革创新，解放思想，转变观念，以改革为动力，促进卫生事业的发展；坚持求真务实，真抓实干，明确目标，端正作风，狠抓落实，务求实效。

根据上述指导原则和卫生工作实际，2005年的卫生工作要重点抓好以下几方面工作：

（一）继续加强公共卫生体系建设。温家宝总理在中央经济工作会议上明确提出，2005年要按照既定目标，全面完成疾病预防控制体系、基本完成医疗救治体系建设。这是一项繁重的任务。从基础设施建设进度情况看，这个任务可以完成，疾病预防控制和应急医疗救治条件会有很大改善。但是，就公共卫生体系建设来说，除了基础设施等“硬件”建设以外，还有思想建设、素质建设、作风建设、体制建设、机制建设、制度建设、专业人才建设等“软件”建设。在卫生事业发展中，人是最关键的要素，人才资源是第一资源，从这个意义上讲，“软件”比“硬件”更重要。“硬件”建设可以争取各部门、各方面支持，可以靠“外力”；而“软件”建设主要靠我们自己，靠“内功”。各级卫生部门的领导同志必须从“硬件”和“软件”两个方面抓紧工作，确保公共卫生工作水平有一个明显的提高。卫生部颁发的两个部长令，对加强疾病预防控制体系和卫生监督体系建设，特别是明确职能，落实责任等“软件”建设作出了明确的规定。即将颁发的突发公共卫生事件应急预案也对有效应对突发公共卫生事件提出了明确要求。各级卫生部门要结合实际情况，制订具体措施，健全机

构，明确职能，落实责任，提高能力，特别要抓好基层的工作。疾控机构基础设施建设完成后，办公用房条件有了很大改善，各级卫生部门要统筹兼顾，合理调剂，保证卫生监督人员的工作用房。

（二）进一步加强重大疾病防治工作。温家宝总理在中央经济工作会议上提出，要加强重大传染病和慢性非传染病的基础研究，落实重大传染病和地方病的防治措施。坚持预防为主，是卫生工作的基本方针。防止重大传染病流行蔓延，是卫生部门的重大责任。我们一定要把做好重大传染病防治放在突出位置上，既要做好应急处置工作，又要做好日常的免疫、预防、宣传、教育、监测、救治工作。对艾滋病、结核病、血吸虫病、乙肝等严重危害人民健康的重大传染病要研究和制定有效防治措施，防止继续扩大蔓延。对非典、禽流感等新发传染病要做好应急处置的各项准备。当前，重大传染病防治工作要重点抓好三个环节：一是加强健康教育和预防知识宣传，做好计划免疫工作，防止传染病流行；二是做好疫情监测，准确掌握疫情，有针对性采取防治措施；三是坚决落实国家制订的一系列防治政策，务求落实到基层，落实到患者身上，绝不能因为我们工作不到位而发生中途“梗阻”。对重大慢性非传染性疾病，要组织专家队伍进行科技攻关，广泛开展国际合作，深入探索发病原因，充分发挥我国传统医药的作用，努力研究预防、控制和治疗方法，提高预防保健水平和治疗水平。对地方病，要会同地方有关部门和专家，认真分析原因，制订有效防治策略。要大力开展爱国卫生运动。目前，各地创建卫生城市的热情很高，把这项活动作为提高城市品位，改善居民生活条件，创造良好投资环境的有效手段。不少地方由政府出资，改造社区，治理环境，使城市卫生面貌发生很大变化。2005 年，要在全国城乡大张旗鼓地开展爱国卫生运动，移风易俗，破除迷信，开展健康宣传教育，普及卫生防病知识，提倡健康文明的生活方式，使维护健康、珍惜生命成为广大群众的自觉行动。要大力推进农村改水、改厕、改灶工作，改变农民生活环境，减少疾病发生。

（三）加强农村卫生工作，逐步改善农民医疗保障条件。温家宝总理在中央经济会议上指出，要加强农村医疗卫生基础设施建设和农村卫生队伍建设，稳步扩大新型合作医疗制度试点。农村是我国卫生工作的重点，农民是我们特别需要关心和扶持的重点人群。我国卫生事业发展不协调，一个突出的表现是城乡不协调；群众看病难，突出是农民看病难。各级卫生部门一定要从全面建设小康社会出发，高度关心农村卫生和农民健康问题，从政策制定、工作部署、工作方式和人员组织等方面，切实把卫生工作的重点放到农村去，狠抓各项措施的落实，力求逐步改变农村卫生落后面貌。2005 年加强农村卫生工作，一是要加强农村医疗卫生基础设施建设。卫生部与国家发改委研究制订的农村卫生基础设施建设规划，2005 年将正式实施。各地要按照规划要求，结合当地情况，落实配套资金，兼顾中西医发展，精心组织、精心设计、精心施工、精心监督，确保工程质量，按期交付使用。二是要稳步推进新型合作医疗试点。对已经开展的试点，要健全制度，加强管理，不断完善，巩固成果。对新扩大的试点，要充分准备，周密组织，面对面地指导，不能满足于一般号召。国务院确定稳步推进试点，主要考虑这是一项新型制度，涉及农民利益，各方面都缺乏经验，不能盲目扩大，防止大起大落。各地在确定扩大试点时，要按照国务院要求来安排，既要考虑需要又要考虑可能。对超越国务院确定扩大范围的试点，由地方自行承担所需经费。三是要加强农村传染病防治工作。我国传染病主要发生在农村，防治工作的重点在农民。疾病预防控制机构人员要经常主动深入到农村查病防病，落实防治政策措施。四是加强城市支援农村的工作。卫生部会同有关部门组织开展万名城市医生支援农村的活动，由中央财政补助部分经费，协助地方抓好这项工作。请各地尽快提出具体方案，省、部之间要签订责任状，确保实际效果。对国家支援农村的巡回医疗车，要检查监督使用情况，既不能挪用，也不能闲置不用，确保用于农村巡回医疗，使农民患者能及时有效治疗，使孕产妇能及时入院分娩，把孕产妇死亡率和婴儿死亡率降下来。

（四）稳步开展城市医疗服务体制改革试点。温家宝总理在中央经济工作会议上指出，要开展城市医疗服务体制改革试点工作。这也是温家宝总理在 2004 年《政府工作报告》中提出的卫生工作三大任务之一。近几年来，城市医疗体制改革取得了一定的进展，但也存在一些突出的矛盾和问题，主要是社会资源进入医疗服务领域比较困难，医疗机构经济补偿机制不够合理，管理和运行机制不够完善，医疗服务监管相当薄弱，社区卫生服务严重滞后，群众看病难的问题没有明显缓解。解决这些问题，一是靠发展，二是靠改革，三是靠监管，核心是体制改革和机制创新问题。因此，进一步通过试点取得经验，推进城市医疗服务体制改革，不仅是医疗卫生发展的要求和广大人民群众的迫切期望，也是卫生工作坚持以人为本，执政为民，落实科学发展观的一项重要措施。

开展城市医疗服务体制改革试点的总体目标和指导思想是，在试点城市建立与社会主义市场经济体制相适应的医疗服务体系和管理体制，为群众提供优质、方便、价格合理的基本医疗服务，促进医疗卫生事业发展。改革试点的基本原则，一是坚持政府主导与引入市场机制相结合，既要发挥政府在加强领导、增加投入、制定政策、严格监管等方面的主导作用，也要发挥市场机制的作用，鼓励和引导社会资源发展医疗卫生事业，调动政府和市场两个积极性。发挥市场机制作用，不能理解为政府卸包袱、减负担，搞市场化、产业化，更不是“民进国退”。二是实施区域卫生规划，优化资源配置，完善分类管理，加快发展社区卫生服务，构建新型城市医疗卫生服务体系。三是改革医疗机构补偿机制和药品价格管理机制，推进“四降一升”，从源头上抑制医药费用过快增长，减轻群众医药费用负担。四是依法行政，实施卫生全行业监管，规范服务行为，提高管理水平，改善服务质量，保证群众医疗安全。五是妥善处理各方面利益关系，既要坚决维护人民群众的切身利益，又要调动医务人员的积极性，鼓励他们通过良好的服务、诚实的劳动和高超的技术，获得较高的报酬。目前，卫生部正在会同有关部门制订《关于深化城市医疗服务体制改革试点的指导意见》，并商有关地区制定具体实施方案，进行周密测算、设计和组织，争取早日启动，确保试点成功。

（五）从源头上控制医药价格，坚决纠正行业不正之风。温家宝总理在中央经济工作会议上指出，要控制医药价格和医疗服务收费，坚决纠正医药购销和医疗服务中的不正之风。目前，医疗服务行业不正之风的突出表现是乱收费，拿回扣，收红包，开单提成和药品价格过高。出现这些问题的原因是多方面的，有医疗补偿机制的诱导，也有管理上的缺陷。解决这些问题，必须坚持标本兼治。一是在医疗服务领域加强医德医风教育，大力弘扬白求恩精神和卫生系统先进模范人物的高尚品质和道德情操，发扬救死扶伤，治病救人的优良传统；二是严肃查处违背职业道德，违反法律法规，损害群众利益的行为；三是改革“以药补医”的机制，切断医疗机构与药品之间的经济联系，引导医生根据患者病情合理用药，减轻群众药费负担。同时，通过合理调整医疗技术服务收费和增加政府财政投入，维持医疗机构正常运转。上述改革思路，卫生部与国务院有关部门已经基本形成共识。我们将进一步组织专家论证，制订具体操作方案，争取早日实施，务求将过高的、不合理的医药费用降下来。

在此，我想强调加强中医药工作问题。中医药是中华民族的瑰宝，经过几千年的传承，形成了科学的理论体系和独特的诊疗方法，至今仍在我国医学中发挥着不可替代的作用。中医药工作是卫生工作的重要组成部分，没有中医药就没有中国的卫生事业，发展中医药事业是各级卫生部门的重要职责。卫生部门的领导要从实现卫生事业全面、协调、可持续发展的高度，按照“中西医并重”的方针，加大对中医药的支持力度，帮助解决发展中面临的困难和问题。要牢牢树立振兴中医药的坚定信念，坚持自重、自强、自信、自立的原则，致力于体制创新、机制创新、理论创新和技术创新，继承和发展中医药文化的瑰宝。要将中医药纳入区域卫生规划，健全中医药管理机构和人员，充分发挥中医药的优势和作用。要坚持继承和创新，加强科研工作，组织力量配合攻关，努力攻克重大医学难题，使中医药更好地为人民健康服务。

四、关于2005年卫生工作需要抓好的几个重要环节

卫生工作千头万绪，任务繁重。必须突出重点，抓住薄弱环节，务必取得明显成果。

（一）切实加强卫生人才队伍建设。“十年树木，百年树人”。卫生事业发展说到底是人才的发展，人才资源是卫生发展最重要的战略资源。拥有了人才资源，才能掌握发展的主动权。党中央、国务院高度重视人才队伍建设，十六届四中全会《决定》中明确指出“实施人才强国

战略，贯彻党管人才原则，坚持党政人才、企业经营管理人才和专业技术人才三支队伍一起抓，把各方面优秀人才聚集到党和国家的各项事业中来。”卫生工作面临的困难很多，最大的困难是缺乏人才。主要表现在三个方面：一是医疗卫生单位缺乏懂经营、善管理的人才，不少单位的领导拥有专业技术优势，缺乏经营管理和统筹协调的经验；二是公共卫生领域缺乏懂疾病预防控制、善卫生监督执法的专业人才；三是农村和社区缺乏为群众提供基本医疗和预防保健服务的合格人才。人才缺乏的状况，不仅影响了当前工作，也影响了卫生事业的可持续发展。这个问题不解决，再好的基础设施条件和精良的设备，也难以有效发挥作用。各级卫生部门要把加强卫生人才建设摆在重要位置，围绕培养、吸引和使用人才三个环节，配合教育等有关部门，采取学历教育、继续教育、短期培训等有效手段，加强管理型人才培养，加强高层次技术人才培养，加快疾病控制和卫生监督人才培养，加强农村卫生和社区卫生人才的培养。要树立科学的人才观，坚持把品德、知识、能力和业绩作为衡量人才的标准，不拘一格地培养、选拔、吸引、任用人才，把符合卫生工作需要的经济、管理、法律等方面人才吸引到我们队伍中来，改善卫生队伍的人才结构。要重视人才的成长，为他们创造较好的工作和生活环境，靠政策、靠事业、靠感情发挥人才的作用。卫生部提出了到2015年的卫生人才建设长远规划目标，各地区要加倍努力，狠抓落实，逐步建设一支规模宏大、结构合理、德才兼备，符合不同层次需要的卫生人才队伍。

（二）切实加强医疗卫生机构内部管理。医疗卫生机构战斗在卫生工作的第一线，每天接触大量群众，他们的服务质量、服务态度、服务作风如何直接反映党和政府政策措施的落实情况，反映卫生工作的成效。目前一些医疗卫生机构存在的一些问题，与管理不善、执行规章制度不严、约束工作人员不力有直接关系。各级卫生部门的领导一方面要经常深入基层，深入实际，了解医疗卫生人员的疾苦，帮助他们排忧解难。另一方面，要帮助医疗卫生机构加强内部管理，建立健全并监督执行各项管理制度，包括医疗质量评估制度、合理用药监督制度、信息公开公示制度、群众评议评价制度、医生外出会诊制度、财务经费管理制度、人事和收入分配制度等，靠制度调动积极性，靠管理规范服务行为。任何单位如果没有健全的管理制度，没有严格的岗位责任制，没有经常性的检查监督，就必然是纪律松弛，一盘散沙，也不可能为群众提供良好的服务。医疗卫生机构领导的主要任务，是抓严格管理，抓建章立制，抓肃风整纪，组织广大医务人员做好医疗卫生服务工作，而不能把主要精力放在自己的技术服务上。一个人的力量是有限的，而集体的力量是无穷的。为了提高医疗卫生机构的管理水平，卫生部决定，2005年在全国各级各类医疗卫生机构中深入开展“管理年”活动，加强医疗卫生机构内部管理，向管理要质量，向管理要秩序，向管理要人才，向管理要纪律，向管理要效率，向管理要效益。各级卫生行政部门要注意总结先进单位的管理经验，认真组织推广。要开展经常性的检查监督，对那些管理混乱，有章不循，服务质量低下，医患矛盾突出，群众反映强烈的医疗卫生单位，要及时调整领导班子。卫生部将在适当时候召开全国医疗卫生机构管理经验交流会议，推动这项工作。

（三）切实加强卫生监督检查工作。加强监督检查工作是政府正确行使宏观调控、市场监管、社会管理和公共服务职能的有效手段，也是保证国家法律、法规、政策措施贯彻落实的有力武器。长期以来，卫生系统的行业监督检查比较薄弱，有些医疗卫生机构法制观念薄弱，令不行、禁不止，致使违法违纪问题时有发生，这种状况必须改变。2004年，我们在全国范围内开展了打击非法采供血的专项治理，取得了明显成果。2005年要在组织抓好用血安全工作的同时，重点抓好五个环节的监督检查：一是集中开展打击非法行医的专项治理，严肃查处医疗机构出租、承包科室等违规行为；二是组织对疾控体系、医疗救治体系建设情况和中央补助地方公共卫生专项转移支付资金使用情况开展检查；三是加强对医疗服务机构损害群众利益行为的监督检查；四是开展对《传染病防治法》贯彻落实情况的监督检查；五是按照国务院《关于进一步加强食品安全工作的决定》要求，做好有关食品卫生监管工作。在监督检查中，既要查处有关单位的违法违纪行为，又要查处卫生监督机构失察、失职行为，实行严格的问责制。对此，卫生部将要专门做出部署。

（四）高度重视项目建设和经费管理工作，

提高资金使用效益。近几年，在党中央、国务院和各级党委、政府的大力支持下，国家有关部门安排了一大批卫生建设项目，工作经费大幅度增加，国际合作项目也蓬勃发展，卫生工作出现了良好的发展机遇。今后，各级政府还将逐年加大投入，支持卫生事业协调发展，满足人民群众的基本医疗卫生需求。各级卫生部门要抓住当前经济快速发展和财政收入高速增长的有利时机，加强同综合部门的沟通与协调，主动反映情况，提出项目建设与经费安排建议，争取有关部门的支持。同时，要切实加强经费和财务管理，健全规章制度，严格确定使用范围和开支标准，防止挤占、挪用或闲置不用，防止损失浪费。在项目建设和经费管理方面，要做好以下四点：一是申报项目要符合卫生规划、投资政策和区域布局；二是项目实施要安全、可靠，保质保量，实现规划目标；三是申请经费预算要符合公共财政和公共卫生要求，符合国家支持的方向；四是经费使用要科学合理，收到预期效果，保证群众真正受益。2004年11月30日，温家宝总理签发了《财政违法行为处罚处分条例》，明确规定对以虚报、冒领等手段骗取财政资金，截流、挪用财政资金，滞留应下拨的财政资金，违反规定扩大开支范围、提高开支标准，以及其他违反规定使用、骗取财政资金的行为，除责令改正外，还要追究主管人员和其他直接责任人的行政责任。各级卫生部门要认真学习这个条例，自觉执行这个条例，维护财经纪律。对今年需要中央支持的项目和经费，各地要尽早研究，提出方案建议，便于我们早安排、早下达、早落实、早见效。同时，各地卫生部门也应根据当地财政经济状况和人民健康需求，主动向当地政府申报一批符合实际需要的项目和经费，努力建立起稳定的卫生经费保障机制，发挥中央和地方两个积极性。

（五）重视卫生发展规划工作。首先要切实做好“十一五”卫生发展规划和2020年远景目标的制定工作。这项工作对今后卫生事业的可持续发展具有深远的影响，务必高度重视。要深入了解全国和本地区的财政经济发展趋势，深刻分析本地区全面建设小康社会的进展情况，清醒认识卫生事业与经济发展和人民需求之间存在的巨大差距，用改革的精神，改革的思路和改革的办法，提出“十一五”期间发展本地区卫生事业的基本目标、基本思路、经济政策、项目需求和主要措施，注意做到城乡之间、地区之间、医疗与预防之间、中医与西医之间、医疗机构与社区卫生之间的协调发展，重点加强农村和社区卫生建设，注意与制定实施区域卫生规划相衔接，努力使“十一五”规划成为深化改革、体制创新的规划，成为落实科学发展观，体现全面、协调、可持续发展的规划，成为以人为本，缩小卫生与经济发展差距的规划。要组织专家和骨干力量，加强调查研究，进行反复论证，坚持求真务实，提高规划的科学性、可行性和指导性。

要高度重视区域卫生规划工作。这是体现政府职能、调整和优化医疗卫生资源、满足群众不同层次医疗卫生需求的重要手段。过去，各地制定的区域卫生规划刚性不强、约束不力、执行不妥、覆盖面不宽、不适应群众健康需求。要根据当地经济发展和群众卫生需求，按照属地化原则，对规划做出必要的调整和充实，并加大实施力度。目前尚没有实施区域卫生规划的地方，要抓紧组织力量，尽快制定，严格实施。

（六）加强卫生行政能力建设，进一步明确卫生部门职能，注重强化社会管理和公共服务职能。该管的事务必须下力量管好、管住、管出成效来，薄弱的要尽快充实加强。同时，要注意发挥政府其他部门、中介机构和行业自律组织的作用。卫生工作要自觉服务于构建和谐社会的要求，促进社会公平，维护社会稳定，完善突发公共卫生事件应急机制，提高应急处置能力。坚持依法行政，依法管理卫生事业，保护人民合法权益，接受人民群众监督。改进卫生行政执法，做到严格执法、公正执法、文明执法，纠正有法不依、执法不严等问题。要认真贯彻《行政许可法》，进一步清理、取消和规范行政审批工作。进一步推行政务公开，提高行政效能，增强工作透明度。要大力加强作风建设，大兴求真务实之风，反对形式主义、做表面文章。要深入实际、深入基层、深入群众，主动发现新情况，解决新问题。近年来，部分地区群众到卫生部上访增多，有些是重复上访，反映出有关地方了解情况、化解矛盾、解决问题不力。希望各地要敢于坚持原则，敢于严格管理，敢于纠正错误，敢于解决群众反映强烈的问题。要坚持勤政、廉政、务实、高效，反对和惩治腐败，反对铺张浪费和奢侈之风。

同志们，2005年卫生事业改革与发展的任务非常繁重，面临的困难和矛盾很多，有利条件也很多。我们要在以胡锦涛同志为总书记的党中央领导下，高举邓小平理论和“三个代表”重要思想伟大旗帜，抓住机遇，迎接挑战，齐心协力，锐意进取，开拓创新，努力工作，取得卫生事业改革与发展的新成绩。

维护人民健康　整顿医疗服务市场
继续深入开展打击非法行医专项行动

——卫生部党组书记、常务副部长高强在全国打击非法行医专项行动动员部署暨非法采供血专项整治工作总结电视电话会议上的讲话

（2005年4月13日）

今天，卫生部、科技部、公安部、监察部、国家人口计生委、国家食品药品监管局、国家中医药管理局、总后卫生部、武警总部后勤部卫生部在这里联合召开全国打击非法行医专项行动动员部署暨非法采供血专项整治工作总结电视电话会议。

2004年根据国务院的部署，卫生部、公安部、监察部、国家食品药品监管局在全国整规办的大力支持、指导下，密切配合，在全国范围内组织开展了非法采供血液和单采血浆专项整治工作。各地政府高度重视，认真组织落实，严厉打击血液领域的各种违法犯罪活动，严肃查处违法违规采供血行为，狠抓大案要案的查处。经过一年的努力，非法采供血违法犯罪活动得到有效遏制，采供血机构管理得到进一步规范，专项整治工作取得了阶段性成效。

为了更好地维护广大人民群众的健康权益，国务院将打击非法行医列为今年全国整顿和规范市场经济秩序，打击商业欺诈专项行动的重点工作。为此，国务院办公厅专门印发了《关于开展打击商业欺诈专项行动的通知》（以下简称《通知》），要求卫生部、科技部、公安部、监察部、国家人口计生委、国家中医药管理局六部门按照职责分工，密切配合，严厉打击各种非法行医活动，以及利用行医活动为幌子诈骗群众钱财，侵害患者生命健康权益，赚取不义之财的违法犯罪行为。

为认真贯彻落实国务院《通知》精神，卫生部、科技部、公安部、监察部、国家人口计生委、国家中医药管理局、总后卫生部、武警总部后勤部卫生部联合成立了打击非法行医专项行动领导小组，设立了专项行动领导小组办公室，并制定了专项行动方案。今天电视电话会议的主要内容就是认真贯彻吴仪副总理在全国整顿和规范市场经济秩序领导小组第四次全体会议和今年全国整规工作电视电话会议上的讲话精神，落实国务院办公厅关于《开展打击商业欺诈专项行动的通知》要求，在总结去年非法采供血液和单采血浆专项整治工作的基础上，全面动员和部署打击非法行医专项行动。

刚才志刚同志、炳礼同志、吴刚同志、晓伟同志结合各个部门的工作实际，就开展打击非法行医行动，作了重要讲话，并且提出了明确的工作要求。从几位领导同志的讲话中可以看出，虽然各部门职责分工有所不同，但是对于打击非法行医的必要性和重要性的认识是明确的，贯彻国务院决定的态度是坚决的，开展这项行动的目标是一致的。希望各地卫生行政部门和有关部门按照国务院办公厅《通知》的要求，按照这次电视电话会议的要求，从维护人民群众的健康权益和整顿医疗服务市场秩序的高度出发，密切配合、统一部署，认真把打击非法行医专项行动开展起来。为了贯彻好这次电视电话会议精神，下面，我再强调三点意见：

一、各级卫生行政部门要把开展打击非法行医专项行动作为当前工作的重点来抓

医疗卫生事业直接关系到广大人民群众的身体健康和生命安全，与广大人民群众切身利益密

切相关。发展医疗卫生事业，制定并落实卫生法律法规，加强执法监督，目的就是保护人民群众健康。为人民群众提供安全、可靠、价廉的医疗卫生服务，这是医疗卫生工作的根本宗旨。离开了这个宗旨，就偏离了医疗卫生工作的方向。非法行医与这一宗旨背道而驰，采取欺诈的手段误导患者，目的是追求非法利益。非法行医现象的大量存在，危害了人民群众的健康甚至生命安全，损害了人民群众的经济利益，也败坏了政府、医疗卫生行业和医务人员的形象。实际上，非法行医者并不是医疗卫生队伍中的成员，但发生这种损害群众利益的问题，很大程度上反映出我们监管不严，保护群众不力。前几天，有几个群众到卫生部来上访，反映一个乡镇卫生院接收了一个腰椎间盘突出的患者，“医生”为该患者进行穴位注射封闭治疗，患者出现不良反应，经抢救无效死亡。卫生院担心承担责任，半夜偷偷将患者尸体运到30公里以外抛尸荒郊。后来经查，该卫生院是被个人承包的，承包者就是个没有行医资格的非法行医者。这个卫生院因未办理《医疗机构执业许可证》已经受到当地卫生行政部门的行政处罚，并要求其停止诊疗活动，但是处罚迟迟没有落实，使该卫生院的非法诊疗活动一直没有被禁止。这说明个别地方卫生行政部门保护人民群众的责任感不强，对于这样的非法行医者打击不力。这种状况如果继续下去，不仅会直接影响人民群众的健康，也会影响合法的医疗机构的发展。也有一些医疗机构受经济利益的驱动，将科室非法出租给社会上一些不具备行医资格的人，从中牟取蝇头小利，这就可能酿成大患。刚才晓伟同志讲这种情况叫“红帽子下面开黑店”，很形象。这类非法行医活动对广大患者来说具有更大的欺骗性和危害性，医疗机构从中起了保护伞的作用。对这些问题，必须加大清理力度，既要清理医疗服务市场中无证行医者，更要在医疗机构中深入开展自查自纠。只要我们具有强烈的保护人民群众的责任感，就能够做到监管有力，打击严厉，就不会再出现这种情况。现在有些非法行医者和非法诊所，堂而皇之地挂着招牌，甚至做虚假医疗广告，只要我们切实履行职责，加强监管，完全可以通过日常监督检查予以取缔。这是一个思想认识和落实责任问题。

有的同志讲，当前卫生工作面临的问题、困难、矛盾很多，卫生部布置的工作也很多。比如，加强农村卫生发展，加强社区卫生建设，完善疾病预防控制体系，健全应急处置机制，加强医院管理等等。这是事实，我们面临的任务的确很重。但是，这些任务和整顿医疗服务市场、打击非法行医是密切联系在一起的。如果非法行医活动依然在社会上猖獗，医疗卫生的改革与发展就不可能顺利进行，我们必须把这几项工作紧密结合起来。因为非法行医者一个最常用的手段就是打着合法的幌子来欺骗蒙蔽患者，在打击非法的同时要加强合法医疗体系的建设。所以2005年全国卫生系统要开展“以病人为中心，以提高医疗质量为主题的医院管理年”活动，要组织万名医生到农村支援卫生建设，这些工作都与打击非法行医密切相关。各地要把这几项工作紧密结合，把打击非法行医专项行动放在突出的位置抓紧抓好。有的同志说，我们的监督力量不足，人员素质不高，执法经验较少，特别是检查医疗机构有一定的困难。这是个现实问题，但是通过及时有效地组织，发动全社会的力量，积极探索和完善对医疗服务市场监管的有效模式和方法，是可以做好的。2004年，中央电视台《焦点访谈》栏目曝光了海口市医疗服务市场混乱的问题，海南省立即组织开展严厉打击非法行医的活动，从海口市开始做起，普及到全省，取得了显著成效。从海南的经验看，只要我们认清目标，下定决心，真抓实干，就没有做不了的事情。各级卫生行政部门，要坚定不移地把加强执法监督，整顿医疗服务市场，打击非法行医，作为卫生工作的突出重点来抓。只有打击非法的，才能保护合法的。对非法者的纵容就是对合法者的伤害。只有严肃查处损害群众利益的违法违规行为，才能有效地保护人民群众的身体健康和生命安全，增强群众信心。

下面我就做好打击非法行医工作，再强调几点具体意见。

第一，各地区、各部门要按照国务院《通知》精神和七个部门联合印发的《打击非法行医专项行动方案》要求，尽快建立专项行动领导小组，结合当地实际情况制定具体的实施方案，健全工作制度，对辖区内专项行动进行具体动员和部署。

第二，深入开展检查。各级卫生行政部门都要组织力量对社会上现存的非法行医活动进行大清理，开展普遍检查，其中包括一些医疗机构违法违规出租科室的行为。各级医疗机构要认真进行自查自纠，地方专项行动领导小组要组织力量进行监督检查，上级部门要加强对下级的工作部署、开展情况进行监督检查，保证不留死角。

第三，突出重点，查找问题。查找卫生行政部门自身工作上的问题，发现监督管理方面存在的薄弱环节，建立健全管理制度，改进监督措施，落实监督责任。

第四，加大执法力度。对查出的非法行医活动，要坚决依法予以查处。不仅要严厉打击非法行医者，对与非法行医者有不法联系的政府部门工作人员，也要严肃追究党纪政纪责任。对于专项行动工作组织开展不力，对非法行医视而不见，造成非法行医泛滥的地方和单位，要实行问责制，严肃追究当地卫生行政部门执法不力的责任。

第五，充分发挥舆论导向作用。要通过新闻媒体大力宣传有关法律法规和医学科普知识，提高人民群众的自我保护意识，增强医疗机构和医务人员依法执业的自觉性。同时，也欢迎新闻媒体能够及时发现、揭露非法行医者造成的危害，加大对非法行医的社会曝光力度，启发教育广大人民群众不要盲目相信非法行医者的蛊惑。卫生行政部门作为开展打击非法行医专项行动的主管部门，应当做好政府领导的参谋，与有关部门密切联系，主动地向有关部门介绍情况，并提出一些工作设想，争取有关部门的支持和配合，形成专项行动的整治合力。

二、坚持标本兼治、综合治理

非法行医问题不是一朝一夕形成的，是综合因素造成的。一些资料分析现在医疗服务市场上存在非法行医是因为有适应其存在的环境，有其滋生的条件，这个说法有一定道理。有些文章分析其原因，一是卫生事业发展的不协调，不全面。大医院的条件好，规模大，水平高。而农村、社区、基层的医疗机构条件差，不能为群众提供便捷、廉价的医疗服务。二是医疗机构的收费太高，超出了人民群众的承受能力。三是虚假广告的误导，这是人大、政协会议上代表和委员们反响强烈的热点问题。关于医疗广告的问题，卫生部现在正在和有关部门进行积极的研究和论证，提出有效的整治办法，制止违规虚假医疗广告的泛滥。四是执法部门执法不严，打击不力。因此，在严厉打击非法行医的同时，还要加快发展基层的医疗卫生服务，控制医疗药品费用价格的上涨。

为了体现标本兼治，综合治理，一是要加强制度建设，完善法律法规并且严格贯彻执行。有法不依，不如无法；有法不依，会失信于民。二是要合理配置医疗卫生资源，加快基层医疗卫生服务的发展，特别是农村和社区医疗卫生服务的发展，要能够为人民群众提供方便快捷的医疗卫生服务。三是要加强医院管理，包括诊疗安全、经济管理、收费管理、分配管理等，控制医疗费用的上涨，降低人民群众的费用负担。降低了人民群众医疗费用，提高了服务质量，就会扩大人民群众的医疗服务需求，医院的收入未必会减少。四是要建立健全相关部门职责明确、密切配合、齐抓共管、责权一致的监督管理长效机制。整顿市场经济秩序，打击非法行医，仅靠一两次的集中行动，虽然可以收到一定的效果，但不可能彻底解决深层次问题。不建立起长效监管机制，专项整治结束后有些违法活动极有可能很快反弹，死灰复燃。在打击非法行医的过程中，要加强我们自身的建设，充实卫生监督队伍，商请有关部门研究落实监督经费，提高监督人员素质和水平，建立健全有关责任和制度。

三、巩固非法采供血专项整治工作成果，建立长效监管机制，认真做好血液安全工作

经过各地、各部门的共同努力，近一年的血液专项整治工作取得了明显成效，但这项活动绝不是一个阶段性的工作，绝不意味着这项专项治理活动的结束。现在还有一些非法采供血的行为没有被制止，一些地方的非法采供血问题表现得相当突出，“血头”、“血霸”依然存在，危害人民群众用血安全的问题不可低估。在打击非法行医的同时，打击非法采供血工作不能偃旗息鼓，更不能刀枪入库，马放南山，还要继续保持严打态势，巩固整治成果。采取的方式可能和2004年有所区别，不是大兵团的集中治理方式，而是健全日常监管，建立健全长效机制，通过抽查、暗访、群众举报等方式来发现问题进行查处。在这个问题上，我们要保持高度的政治敏感性，千万不能熟视无睹。保证血液安全是一项复杂的、具有长期性、艰巨性的系统工程，日常监管工作不能有丝毫放松。

第一，要继续加大经常性执法监督力度，严厉打击非法采供血。实现监管工作的经常化、制度化、法制化、规范化。树立长期作战思想，做到思想上不麻痹，工作上不松劲，持之以恒打击血液领域的违法犯罪活动，巩固和扩大专项整治工作的成果，严防出现反弹。

第二，继续狠抓血液管理，构筑安全用血防线。要完善采供血机构的管理体制和内部运行机制，健全规范化管理的制度；对现有血站进行合理功能定位，加强分类指导；完善血液供应责任制，保证血液供应横向到边，纵向到底，进行全方位的监管。这对卫生部门是个考验，对监督队伍是个考验。目前一些基层卫生监督人员业务素质不高，不能胜任工作，要加强培训学习，也可以通过实践锻炼，在实际工作中培养提高业务本领。

第三，加大宣传教育，继续大力推进无偿献血。借助当前整治非法采供血工作的良好态势，把广大人民群众无偿献血的积极性和主动性调动起来，为群众无偿献血提供良好的环境。无偿献血工作薄弱的地区要切实加大工作力度，动员各部门的支持配合、发动全社会的力量，力争三年内实现全国100%无偿献血的目标，把血液安全工作做好。

卫生部党组书记、常务副部长高强在“以病人为中心，以提高医疗服务质量为主题”的医院管理年工作会议上的讲话

（2005 年 4 月 18 日）

卫生部和国家中医药管理局联合召开医院管理年工作会议，主要任务是以邓小平理论和“三个代表”重要思想为指导，树立和落实科学发展观，深入分析我国医疗服务系统面临的形势和任务，认真总结医院管理方面取得的经验和教训，进一步明确医疗服务改革与发展的方向和思路，动员广大医疗服务工作人员共同努力，开创医院管理工作的新局面。

各级卫生部门和医疗机构对这次会议非常重视，除了在北京设主会场外，还在各省设立了分会场，全国共有5500多人参加或收听收看了这次会议，充分体现了大家对医疗服务和医院管理工作的重视。召开如此大规模的会议，在我国卫生工作史上还是第一次。刚才马晓伟同志就开展医院管理年活动，加强医院管理工作做了报告，讲得很全面、很系统、很深刻，讲得很透、很实，我都赞成。今天我想利用这个机会，跟大家见见面，通过现代化的通讯手段，与在各地参加会议的厅局长和医院院长面对面地进行交流，沟通一下思想，使大家在一些大的原则问题上能够取得共识，统一认识，团结一致，为实现共同的目标而努力工作。下面我讲三点意见。

一、认清医疗服务工作面临的形势和任务

医疗服务工作是带有一定社会福利性质的公益性事业，直接担负着救死扶伤、治病救人的光荣使命。这项工作与人民群众的切身利益密切相关，理所当然地得到了党和政府的高度重视，受到了社会各界和广大人民群众的高度关切。我们经常讲，医疗服务行业是经济社会发展的一个窗口，是党和政府与人民群众联系的桥梁。人民群众往往通过医疗服务看经济发展成果，看党风政风建设，看政府的宏观管理水平，看社会是否公平和谐。医疗服务行业联系着千家万户、四面八方。从事这项工作的同志们不能把医院作为一个孤立的单位来看待，医务工作者也不能把自己作为一个孤立的岗位来看待，我们的一言一行，一举一动，都关系着人民群众的健康甚至生命，也关系到群众的经济负担。我们服务得好，人民群众不仅会对医生和医院给予高度的赞扬和评价，也会对整个医疗卫生行业、对党和政府给予衷心的拥戴。反之，如果我们的服务质量不高，损害了群众利益，群众就会不满意，不仅会对医疗行业有意见，对党和政府也会有意见。因此，一个

医院绝不同于一个商场，病人进了医院，就把自己交给了医生，充分地相信医生。我们的医院和医生，也要充分地去替病人着想，诚心实意地为他们服务，尽心竭力地解除患者心理上、生理上、经济上的负担，这是我们的责任。从事医疗服务的同志们，都要有大局意识和全局观念，站在维护群众利益和经济社会发展全局的高度，认清医疗服务工作面临的形势和任务，认清医疗服务在国家经济、社会发展中所处的地位和作用。这样，才能减少我们工作的盲目性，增强工作的自觉性。

二十多年来，我国医疗服务行业得到了很大的发展，服务规模不断扩大，服务条件不断改善，服务水平不断提高，促进了人民的身体健康。我国人均期望寿命不断提高，孕产妇死亡率、婴幼儿死亡率逐年降低。这是几百万医疗卫生工作者共同努力的结果。医疗服务系统涌现出了一大批先进模范人物，成为时代的楷模和先锋。在广大医疗服务人员中，蕴藏着极大的工作热情和强烈的服务意识。关键看领导者和管理者如何通过适当的方式，把大家的积极性、主动性、创造性充分发挥和调动起来。全国人民不会忘记2003年抗击非典斗争中，广大医务人员奋不顾身，舍生忘死，甘于奉献的精神，得到了全社会的高度赞扬，群众称我们是“白衣天使”，新时代最可爱的人。广大医务人员这种高尚的道德和品格，不是从天上掉下来的，也不是突然涌现出来的，而是蕴藏在广大医务人员思想深处的无欲无求、救死扶伤、舍己救人的职业道德和高尚品格的集中体现；是保护人民健康的强烈责任意识，把医务人员的无私奉献精神充分地挖掘出来，这就是我国几千年来医务人员那种悬壶济世、救死扶伤、大悲恻隐、无欲无求的精神。现在人民群众为什么对我们有意见呢？关键要看我们是否依然保持抗击非典时期的那种精神，是不是依然全心全意地为群众服务。因此，我们在分析工作时，一定要坚持辩证法，坚持一分为二。肯定成绩时，不能忽视查找不足；指出存在的问题，也不是否定我们的成绩。分析医疗服务工作面临的形势和任务，也必须与分析国家整体形势联系在一起。最近一段时间，中央领导同志在多种场合分析国家经济社会发展的形势时指出，去年我国的人均GDP已经超过了1200美元，进入了一个关键时期。这个时期的特点是机遇和挑战并存，希望和困难同在。在国际上，进入这个阶段的国家有成功的经验，也有失败的教训。如果我们应对得当，得到全国人民的支持和拥护，并身体力行地去落实，国家的经济和社会就会保持健康快速地发展。如果应对得不得当，也会造成经济和社会发展的停滞，这是一个全局性的问题，各行各业、各个部门都应该深入思考这个问题。

根据中央领导同志对国家面临的新矛盾、新问题和新趋势、新特点的分析，卫生部党组在开展保持共产党员先进性教育工作中，认真分析了医疗服务行业面临的突出矛盾和问题，分析了卫生事业改革发展中出现的新趋势和新特点。主要有六个方面：第一，医疗服务资源总体不足与医疗资源配置不合理并存。按照科学发展观的要求，实现医疗服务行业的全面、协调、可持续发展，是一项艰巨而复杂的任务。第二，城乡之间、地区之间、不同人群之间的医疗服务水平差距逐渐拉大，矛盾突出。缩小医疗服务差距，使广大群众人人享有基本医疗保健，任务非常艰巨。第三，随着人民群众健康需求的不断提高，不同人群的医疗服务需求趋于多样化，群众自我保护意识增强，医疗保健知识丰富，对医疗服务工作中存在的问题看得比较清楚，对我们的评价也毁誉不一。第四，医疗服务体制改革进入了关键阶段，涉及到很多深层次问题，包括多方面利益关系的调整。统一认识、推进改革难度加大。第五，在医疗服务领域，各种思想、观念相互激荡。甘于奉献、救死扶伤的美德仍然是主流，也出现了公益性质淡化，以医疗服务为手段，追求团体或者个人利益的倾向。第六，医疗服务领域中存在着诸多不正之风和消极腐败现象，引起了群众的不满。最近几年，社会上对医疗服务的批评有所增加，群众上访的人数有所上升。卫生部接待的上访者，大都是反映医患矛盾、医疗事故，或者经济利益问题。有的同志讲，新闻媒体反映的情况不够全面，看我们的问题多，有些不够准确。我认为，媒体反映的情况即使在某些细节上存在一些出入，但带有倾向性的问题是存在的，不是媒体揭露就有、不揭露就没有。对存在的问题，广大群众是感同身受的。我们应该清醒地认识我们存在的问题，坚持眼睛向内，认真查找自身存在的不足，认真解决这些问题。这既需要良好的外部环境，需要各级政府和有关部门的支持，更需要医院加强管理，提高医疗服务质量和水平，深化改革，调动广大医务人员的主动性和自觉性。当前医疗服务工作中存在的问题，主要表现在五个方面。

（一）医疗服务行业的发展思路与科学发展观的要求相比，还有一定差距。医疗资源过于向城市集中，广大农村地区缺医少药的状况没有发生根本变化。城市的医疗资源又过于向大医院集中，基层医疗机构，社区卫生服务机构条件很差，不能为群众提供安全、可靠、有效的医疗服务，群众有病就纷纷涌向大医院，造成大医院人满为患，大马拉小车。三级医院的主要任务是救治危重病人和疑难病人，现在却收治了大量的常见病、多发病患者，这是医疗资源利用的浪费，也是群众看病难的一个重要原因。医疗体系建设应该是宝塔型结构，大量一般性的医疗服务应该在基层，基层医疗力量应该很雄厚，很牢固，在此基础上，再发展高精尖的医疗技术服务，这才符合发展规律。就是先普及后提高，在普及的基础上提高，通过提高再进一步推动普及。我们的资源过于集中在大医院，条件、设备、规模、水平与西方一些发达国家的大医院相差无几，而基层的医疗机构条件很差，群众患小病也要到大医院去排队，这不造成看病难吗？我们的一些高级医生和高精尖设备，为一般疾病服务，这不也是浪费吗？江泽民同志讲过："基础不牢，地动山摇"。如果我们不打好扎实的基础，把农村和社区的卫生服务发展起来，而把主要医疗资源用于扩大和发展高精尖的医疗技术，单纯强调医院做大做强，就很难适应我国的经济发展水平和广大人民群众的基本医疗需求。大医院规模大、消耗多、设备先进，医疗服务费用必然很高，这些服务条件主要应该去治疗疑难病症，用来为普通疾病服务就会造成资源浪费，也必然加重群众的负担。这是个发展思路问题。按照科学发展观要求，医疗服务应该实现城乡之间、地区之间、大中小医疗机构的协调发展，才能为不同人群提供不同的医疗服务，才能适应经济发展水平和群众承受能力。我建议大家对这个问题进行一些反思，按照中国的国情和经济发展水平，我们应该构建什么样的医疗服务体系，医疗服务是以基本医疗为主，还是以高技术服务为主。研究医疗卫生发展思路，不能只从医院本身来考虑，必须立足全局，心系社会，从人民群众的实际需求出发。马晓伟同志在讲话中谈了改革开放以来三个没有变，即：中国国情没有变，医疗服务宗旨没有变，医学发展的规律没有变，讲得很对。我们不能脱离国情，不能背离医疗服务宗旨和医学发展规律，不能按照市场化、产业化、商业化的模式去盲目追求大而全，这不符合科学发展观。

（二）一些医疗机构公益性质淡化，出现了追求经济利益的倾向。政府所属的医疗机构都应该属于非营利性医疗机构，享受国家的免税优惠，还有一些政府补贴，功能是为群众提供价格低廉、安全可靠的医疗服务。目前，政府的补贴不足，需要靠群众支付医疗费用维持医院日常运转，但我们的医院也不应该忘记公益性和非营利性质。向群众收费，也要考虑国情、考虑经济发展水平、考虑群众的承受能力，尽量减轻群众负担。作为一个医院的院长，不考虑群众承受能力是不对的。医生的付出多、风险大、经济收入应该比较高，但我们不能盲目追求高收入，不能与群众的收入水平相差太大，更不能为了追求收入而损害群众利益。如果群众负担过重，导致大量的群众不能享受应该得到的医疗服务，不仅影响群众健康，也会影响医院的收入。2004 年第三次全国医疗服务调查结果显示，全国有 45% 以上的患者应该就诊而未去就诊，有近 30% 的患者应该住院而未去住院。其中一个重要原因是医疗费用过高，导致群众望而却步。如果这 45% 和 30% 的患者都能够成为我们的服务对象，医院的收入会减少吗？希望大家换一个角度来考虑。卫生部统计信息中心资料分析，全国卫生部门管理的医院，2000 年平均每所医院诊疗 114，973 人次，2003 年减少到 109，577 人次，下降了 4.7%，而医院的总收入却由 1901 万元增加到 3231 万元，增长了 70%。就诊人数减少，医院总收入大幅度增加，有客观的、政策的、合理的因素，也有医院管理、服务方向和服务理念存在问题，医疗机构追求物质利益的倾向导致了群众医疗费用负担加重。

（三）医疗费用增长过快，成因复杂，医院经济补偿机制是一个重要诱因。目前的医疗费用超过了群众的承受能力，这已是各方面的共识。对造成这种情况的原因，如何解决，各方面认识却很不一致。一些医院说，这是政府定价问题，生产环节、流通环节秩序混乱、层层加价和回扣问题，还有政府投入比例下降问题等等。这些问题都是事实，需要通过整顿流通秩序、规范政府定价、加大政府投入来减轻群众负担。但只有我们认真解决医院管理存在的问题，充分考虑群众的疾苦，为患者着想，千方百计地减轻群众负担，这些措施才能收到满意的效果。这是一个宗旨问题，观念问题。现在有的医院做一个心脏支架，群众负担的费用比美国还要高，这合理吗？造成群众医疗费用过高绝不都是医院的问题，但却是通过医疗服务最终实现的，群众的意见也集中反映在医院身上。有些医院感到委屈，认为是代人受过。这就需要医院真正为群众着想，站在群众的立场上，认真分析原因，查找医院的问题在哪里，企业的问题在哪里，社会的问题在哪里，政府应该采取哪些措施，并积极提出政策建议，共同解决这个问题，而不能听之任之，坐视不管。现在，医院与企业有一个共同利益机制，就是药品加成政策，购进的药品和器材价格越高，医院的加成收入就越多，这是群众医疗费用负担加重的重要诱因。如果我们为了追求医院收入，忽视群众利益，这个政策是很有效的，如果为了减轻群众不合理的负担，使更多的群众能够享受到相对公平的医疗服务，这个机制的弊端就很明显。目前，社会上不少专家、学者呼吁改革“以药养医”的机制，切断药品销售与医院的经济联系，因为大家看到了这个机制存在的弊端，即诱发了药品和医疗器材价格的上涨。

为了解决这个问题，最近卫生部提出了“四降一升”改革试点的思路。从原则上讲大家都赞成，但也担心影响医院收入。我认为，现行的医院经济补偿机制应该改革，由于“四降一升”改革减少的收入，医院可以通过调整医疗服务收费和增加政府投入得到补偿。这不仅是收入结构调整，而且是切断药品与医院的经济联系，使医院与政府形成合力，共同控制药品生产环节和流通环节的不合理收入，控制医院盲目开大药方，卖贵重药，从而减轻群众负担，也可有效刹住医务人员中存在的不正之风。在这个问题上，卫生部门和医院都应该保持清醒的头脑。尽管解决这个问题涉及很多部门的工作，但卫生部门应该甘为领头羊。在维护群众利益问题上，卫生部门责无旁贷，要主动与有关部门沟通、协商，共同探索减轻群众负担的有效机制和办法，这是我们不可推卸的责任。因为医疗服务是一个窗口，不管哪个环节出的问题，最终都要通过医疗服务体现到群众身上。如果我们管理得好，就会有效堵住损害群众利益的渠道。如果我们只考虑医院自身利益，就会为各种不良行为大开方便之门。我们应该明确自身肩负的责任和任务，为了群众的利益，勇于站在第一线，义无反顾，大声疾呼，与有关部门团结一致，共同努力，解决这个问题。

（四）医患矛盾突出。在一些地方经常出现冲击医院、扰乱医疗秩序，甚至打人伤人的事件。对此，我们应该理直气壮地用法律维护医院的正当权益，配合有关部门严肃查处，依靠法律维护医院和医务人员的合法利益不受侵害，为医务人员提供一个宽松、祥和、良好的医疗气氛和工作环境。同时，我们也要深刻反思造成医患矛盾的原因是什么？为什么会出现这些紧张的情况？有的同志埋怨媒体揭露得太多了，我不大赞同这个说法。病人到医院就医，是充分地相信医生，如果医生尽心竭力地为他们服务，减轻痛苦，使群众享受到良好的服务，绝大多数病人对我们是抱有感激之情的。个别无理取闹的也有，但绝对不是主流。我们要善于分析自身的问题，服务环境怎么样，服务理念怎么样，服务态度如何，服务效果是不是令人满意。不要只抱怨病人，抱怨外部的环境，要从构建和谐医患关系的角度，认识和解决自身的问题。只有这样才能缓解医患矛盾，才能建立和谐的医患关系。

（五）医疗服务监管薄弱，损害群众利益的问题不能得到及时纠正。卫生行政部门虽然有一支专门从事卫生监督的力量，但这支力量的素质还不适应医院监管职能。医疗服务监管基本上靠医院自己。在这种情况下，医院管理水平很高，自律能力很强，服务理念、服务宗旨端正，就能够保证服务质量，自觉维护群众的利益。反之，就可能造成一系列的混乱。

2005 年，国家审计署审计了 10 家三甲医院，发现了很多的问题，包括医院管理松弛、制度不完善、财务管理混乱、小金库比较普遍、缺乏监督等等。为什么医院院长下不了决心治理这些问题？财务管理混乱，帐实不符，做假帐，有些犯罪分子利用财务管理混乱大肆贪污受贿。2004 年卫生部发了“八不准”，不准再实行科室收入承包，不准再实行科室的收入和医生个人收入挂钩的办法，但并没有全面落实，有些医院依然故我。我们应该调动医务人员忠诚为患者服务的积极性，而不能调动科室增加收入的积极性，因为科室的收入都是来自于人民群众，有的还是来自于低收入群众。科室的收入越多，群众的负担越重。在群众身患疾病，承受心理和生理负担的情况下，我们再增加群众不合理的经济负担，这不是雪上加霜吗？于心何忍呢？

在医疗安全方面也存在一些问题，或是制度不完善，或是执行不严格，造成了一些医患纠纷。对此，我们必须认真对待。这个问题不解决，不仅会影响医疗服务行业的健康发展，也会影响广大人民群众的根本利益，影响社会的和谐，还可能影响社会的稳定。医疗服务系统的同志们一定要增强大局观念，正确处理好医务人员和广大人民群众的利益关系，从维护群众利益出发，解决好当前存在的突出问题。这也是中央要求在全党开展保持党的先进性教育活动的一个重要目的。

二、关于加强医院管理的几点要求

第一、端正办院宗旨。医院院长必须明确我们办院的目的是什么？广大医务人员必须明确肩负的工作使命是什么？大家都要清醒认识到，政府所属医院是为病人办的，办院的目的是为患者解除病痛。政府办医院是为医生施展才华提供了一个场所，医生的基本职能是为患者服务，而不是为自己谋利益。这就是我们强调“以病人为中心”的深刻内涵。我们的一切医疗服务都要考虑病人的需要，而不能只考虑医生的需要。这个问题处理不好，办院方向就有了问题。我们既是治病救人的使者，同时也是一个服务员，患者是我们服务的对象。医务人员应该用实际行动告诉群众，治病救人是我们的天职和使命。希波克拉底说：“我的一切都是为了病人谋利益”，难道我们还不如2000年以前古人的思想境界高吗？唐朝的孙思邈说，大医精诚就是要安神定志，无欲无求，不避风险、昼夜、寒暑、饥渴、疲劳，一心赴救，这是传承几千年的优良传统，我们绝不能丢弃。院长也好，医生也好，都必须牢固树立忠实为群众、为病人服务的宗旨和理念。

第二、明确发展思路。卫生行政部门要按照科学发展观的要求，实现医疗服务行业全面、协调、可持续地发展，实现城乡之间、地区之间、大中小医疗机构之间的协调发展。从我国经济发展水平和群众收入水平来看，现阶段发展的重点应该是加大对农村和社区的基层医疗机构的扶持力度，扭转只注重大医院发展的倾向。大医院代表了医疗服务的最高水平，但从经济承受能力来看，广大群众都享受最高水平的医疗服务是难以实现的。我们必须把基础打牢，把农村、社区和基层医疗服务机构建设好，使广大群众都能享受到基本医疗服务，缓解大医院的门诊压力，用更多的精力从事危重、疑难病人的救治。大医院的发展也要按照科学发展观的要求，不是规模越大，设备越先进，收费越高越好，也要走内涵发展的路子，加强医院管理，健全规章制度，加强学科建设，注重人才培养，抓好医德医风，提高服务水平。对此，各级卫生部门和医院院长都应深入思考。

第三、明确院长职责。院长的职责是什么？首先是管好医院，建立良好的服务秩序，调动广大医务人员的积极性，为群众提供优质、安全、经济的服务。衡量医院院长的政绩，不能只看医院收入增长和医生收入的增加，要看医院管理水平和医疗质量，看广大群众的评价，得到群众的认可。医院规模的扩大、医院收入的提高、医院职工收入的增长，不应成为主要目标。正确处理医务人员与人民群众的利益关系，对于院长来说是一门学问。不考虑医务人员的利益不行，只考虑医院的利益，忽视群众的利益，更不行。只有在为群众提供有效医疗服务的基础上，才能增加医务人员的收入。这是考核院长的一个重要方面。

第四、加强职业道德建设。在社会主义市场经济条件下，我们有些思想、观念、习惯应该改变，但传承了几千年的医学美德和优良传统、作风不能变，变了就会偏离医疗服务的正确方向。党的十六大以后，锦涛同志就带领全体政治局常委到西柏坡去学习党的优良传统，提出了在任何情况下，“两个务必”的优良传统和作风不能丢。经济体制再改、再变，我们党的优良传统和作风也不能丢。同样，医疗服务体制不论如何改革，传承下来的高尚美德、优良传统和视病人如亲人的作风不能丢，丢了就不是一个合格的医生。中国医学界有句古话叫“无德不成医”。没有良好的道德就当不了医生，更不能成为一名好医生。古往今来，凡成苍生大医者，无一不具有高尚的品德、高超的医术、高度的责任心。因为病人本身需要什么服务，病情如何，实施什么治疗方案，只有医生清楚。医生对病人必须有诚信精神，有强烈的责任感，真正为病人着想，诚心实意地为病人服务，把为病人解除痛苦视为终生最高追求。

第五、加强人才培养。医疗行业人才密集，没有知识，没有一定的水平和经验当不了医生。目前，一些大医院医学人才济济，但缺乏懂经济、会管理的人才，基层医院则缺少较高水平的医生。这种情况下，如何加强人才队伍培养，不仅是卫生部门的工作，也是大医院院长应该考虑的问题。有些刚从学校毕业的学生，到大医院很难担当一线的角色，为什么不到中小型医院从事一线的临床服务呢？医疗水平的提高不仅要靠设备，更要靠人，靠掌握丰富临床经验的医生。设备再好，也要靠人去掌握。要加强年轻医学人才培养，发挥老专家的传帮带作用，言传身教，不仅要授业释惑，还要传德育人，使年轻医生多接触病人，多治疗患者，增加经验积累，提高真实本领。大医院应该与基层医院和社区卫生机构建立某种固定的联系，选派年轻医生到基层服务、锻炼，加强培养，多实践，快成长。大医院要加强学科建设，积极探索新的有效治疗方法，并推广到其他医院。医疗技术是大众技术，不能搞专利，不能靠技术保密来竞争，要大力推广。

第六、严格管理。院长管理医院，不仅要以身作则，做出表率，对内部也要敢于严格管理，严格要求。对个别医生不负责任，不坚持道德操守造成的医疗事故或者医疗纠纷，要严肃处理，不能偏袒。对少数人的偏袒就是对多数人的纵容，就很难建立起严格的医院管理制度和秩序。过去有句话叫“严生明，廉生畏”。严格的管理是对医务人员的爱护，有利于他们健康成长，尽职尽责地为群众服务。要严格坚持管理制度，做到有令必行，有禁必止。对医院评价制度、医疗质量管理制度、费用公示制度、财务制度、个人收入分配制度等，都要严格遵守，不能无章可循或有章不循。在收入分配上，医院对医生不能实行八仙过海，各显其能，谁有本事谁挣钱，一定要有规范的制度。医生应该有较高的收入，但不能使医院成为创收的场所。医院科室之间的收入分配既要注重效率，也要兼顾公平，有些科室创收不多，也应得到合理报酬。如果有些科室收入不多就得不到重视，医院就难以实现全面、协调、可持续发展。医院需要在哪些方面加强管理，健全哪些制度，不能靠卫生部在这里提出要求，而要靠院长、靠直接从事医疗服务的人员针对自身存在的问题和薄弱环节去研究。大家长期工作在第一线，天天接触病人，知道哪些方面做得好，哪些方面做得不好；哪些方面群众满意，哪些方面群众不满意，如何改进。只要我们真正端正服务观念，真正从医院发展和患者利益出发，充分发动职工广泛讨论，就一定能够针对工作上的不足，制订出切实可行的强化管理的工作方案和改进措施，根据医院的特点，建立完善的管理制度，严格执行，监督落实。

三、卫生行政部门要加强领导，履行职责，狠抓落实，务求实效

第一、在开展医院管理年活动中，各级卫生行政部门要协助医院研究今后的发展思路，制定明确的发展规划。第二、要帮助医院建立健全规章制度。除了医院本身的管理制度外，还要完善社会监督制度，组织和动员广大群众和社会舆论厉行监督。第三、要协助医院加强医德医风教育，狠刹不正之风，讲传统、讲医德、讲正气、树新风。第四、要加强对医院开展管理年情况的监督检查，既要发动，也要推动，这是卫生行政部门的重大责任。第五、各地要结合实际情况，深入探索、完善和总结医院管理的经验和好的做法，制订更加周密、可行的管理措施。同时，要及时与部里沟通，加强交流。第六、加强宣传。要学会与媒体合作，动员媒体关注管理年活动。我们的好经验，要争取媒体支持，大力宣传。对存在的问题也不要掩盖，配合媒体揭露和批评。在与媒体合作方面，思想要再解放一些，胆子再大一些，不能只愿听好话，不愿听批评的话，有些批评对我们改进工作更有利。只要我们与媒体保持密切的沟通机制，媒体反映问题也会主动与我们协商。老死不相往来，就不会有好的效果。各地开展管理年活动的情况要通过媒体通报，靠加强管理、改善服务的实际效果取得群众的信任。

医院管理年活动从今年开始，但不是一年就结束，年年都要抓。各地要根据实际情况，做出规划，每年解决几个突出问题，让群众看到实实在在的效果。今年突出抓几件事，明年突出再抓几件事，力争在三年内，使全国的医院管理面貌有一个较大的变化。在提高医疗服务水平、保障

人民群众健康，维护人民群众利益等方面，取得更大的成效，为全面建设小康社会，构建社会主义和谐社会贡献更大的力量。

卫生部部长高强在动员部署“万名医师支援农村卫生工程”电视电话会议上的讲话

（2005年4月28日）

同志们，刚才马晓伟同志代表卫生部对开展“万名医师支援农村卫生工程”做了重要讲话，讲得很全面，很系统，把开展这项工作的目的、意义、任务、要求讲得很明确。希望各地卫生部门，以及派出医师的医院和接受支援的医院，都要按照要求，认真做好各项工作。

下面，我再补充三点意见：

一、各级卫生行政部门把开展好“万名医师支援农村卫生工程”作为当前的一项重要工作来抓

开展万名医师支援农村卫生工程的目的，概括起来就是为农村输送合格的医疗卫生人才，缓解农民缺医少药的状况。大家知道，农村卫生是我国卫生服务体系中最薄弱的环节，它不只表现在基础设施和设备条件差，更重要的是缺人才，缺技术。最近几年，国家正在陆续实施加强农村卫生基础设施建设工程，农村的卫生服务条件会逐步得到改善。但是，如果没有合格的人才、合格的医师，再好的设备、条件也不可能发挥作用。现在城市的一些大医院人满为患，群众看病非常难。原因之一就是农村医疗服务太差，农村居民在当地找不到好医师，无法享受到优质的医疗服务，只好长途跋涉，进城就医，既加重了城市医院的压力，也加重农民群众的负担。这是我国卫生事业发展不协调的集中表现。要解决这个问题，不仅需要投资、需要设备，更重要的是需要人才。

最近，卫生部和教育部研究建立了医学教育的合作机制，加快实用型医用人才的培养。但是培养人才需要一个相当长的过程。在这种情况下，改善目前农村卫生人才匮乏的状况、提高农村医疗服务水平，很重要的一项措施，是组织、动员城市医疗机构支援农村。组织城市支援农村、东部地区支援西部地区，是党和国家为实现地区间协调发展而采取的有效工作方式。比如，全国支援西藏，各地支援三峡建设等等，都充分显示了社会主义制度的优越性，发挥国家的整体优势。过去，我们在组织城市卫生支援农村卫生方面，做了不少工作，各地也派出医师组成巡回医疗队，发挥了一些作用。但是，这次实施“万名医师支援农村卫生工程”，与以往不同，有四个特点：一是由中央和地方财政拨出经费，补助派出医院和接收医院，保证派出医师的收入待遇不变，保证有较好的工作、生活条件；二是派出时间不是一月、二月，而是一年，较长时间去县医院服务；三是作为一项硬任务，卫生部门必须组织完成；四是派出医师不仅承担医疗技术服务，还要加强农村卫生人才培训、培养，把城市医师高超的技术、丰富的知识和临床经验，传授给农村医务人员，带出一支用得上、留得住、走不了的农村卫生人才队伍。这是一个长远之计。

开展这项工作会面临很多困难。卫生行政部门的组织工作、派出医院的工作安排、受援医院的生活、工作条件保障等方面，都会有一些困难。但是，如果我们充分认识这项工作，是为了缓解农民群众医疗卫生需求方面的突出问题，探索建立城市支援农村卫生事业的长效机制，困难就不难解决。希望大家从落实科学发展观、从加强农村卫生工作、从提高农民健康水平、从解决“三农”问题的高度，认识这项工作的重大意义，作为当前卫生工作的一个重点来抓。

目前，卫生面临的问题很多，群众期望也很高，我们的工作任务非常繁重，也给大家增加了很大的压力。面对这些繁重的任务，我们的思想观念、工作作风和工作方式都要适应工作的需要，周密安排，合理部署，突出重点，做好工

作。从逐步缩小城乡差距，提高农民医疗保健水平的高度，积极推进这项工程。

二、发扬求真务实的作风，切实把工作落到实处

动员城市医务人员到农村工作，我们也做过很多规定。比如：要求医务人员晋升职称以前必须到农村累计工作一年，新毕业的医科大学学生在取得执业资格后，必须到农村服务一年，但落实得并不好。原因是多方面的：卫生部门对这项工作重视不够，组织动员力度不强；城市医院不愿意派医师到农村去，担心增加经济负担；县医院也不欢迎刚毕业的学生来。这就要求城市医院派水平较高的医师到农村去，直接为农民服务，并把实用的知识和技术传授给农村医务人员，发挥传、帮、带的作用。只要卫生部门与相关医院和医师统一思想，形成合力，从提高农民群众医疗保健水平出发，就一定能做好这项工作。哪一个环节不重视，哪一个环节不落实，都不能实现工作目标。

三、几点具体要求

第一，各省要抓紧制定实施方案，务必在5月底以前落实，落实到派出医院和受援医院、落实到人员、落实到单位。5月底，卫生部要与各项目省、区、市签订责任书，实事求是地确定工作目标，并确保完成。签订责任书之后，支援的医师要尽快到岗。受援县的卫生部门要协助医院，安排好派驻医师的工作和生活，把他们安排到合适的工作岗位上，充分发挥他们的聪明才智和学识技术，防止造成人力、物力、财力的浪费。

第二，加强执行情况的监督检查。工作全面开展起来以后，各地要组织开展检查，检查责任书的落实情况、工作进展情况、群众反映情况等，通过检查，发现存在的不足和需要改进的问题。有些工作任务需要经过长期努力才能完成，而这项工作要立竿见影，说到做到，必须按期保质保量地完成。

第三，认真总结经验，逐步推广。今年是第一年，我们开展了600个县，也是为了探索经验，逐步推广。各级卫生部门应该有专人负责这项工作，既要督促派出医院完成任务，也要协助受援医院解决困难和问题。对实施方案中不完善的地方，要提出意见，不断完善。这项工作重点在县，希望省厅的领导，要加强面对面的指导，深入到基层调查研究，帮助县里做好工作。

第一年的工作很重要，能不能开好头，对于今后有重大影响。我们经常讲万事开头难，头开得不好，以后的工作就很难展开。希望各省、区、市卫生厅局的领导同志，多花一点精力，关注这项工作，千万要抓落实。

实施“万名医师支援农村卫生工程”项目意义重大，是加强农村卫生工作的三大重点之一。我们既要加强农村基础设施建设，稳步推进新型农村合作医疗试点，又要加强农村卫生人才培养，提高农村的医疗服务水平。而人才培养是带有决定性的关键环节。请各地务必重视这项工作，抓好这项工作。

卫生部部长高强在“万名医师支援农村卫生工程”项目责任书签字仪式上的讲话

（2005年6月24日）

今天，卫生部、财政部、国家中医药管理局隆重举行“万名医师支援农村卫生工程”项目责任书签字仪式，标志着这项对发展农村卫生事业具有重要意义的工程正式启动。这是我们为提高农村医疗卫生水平，保障农民健康所做的一件实事、一件大事，也体现了卫生系统开展保持共产党员先进性教育活动取得的成效。

今天，我们签订的责任书是一张纸，分量很轻，但责任重于泰山，每一个在责任书上签字的同志都肩负着沉重的责任。必须按照责任书规定

的要求，扎扎实实地把这项工作组织好、推动好、开展好，取得真正令群众满意的效果。

农村是我国卫生工作的重点，把卫生工作的重点放到农村去，始终是党和国家卫生工作的基本方针。党中央、国务院多次强调要加强农村工作，把农村卫生工作作为“三农”工作的重要组成部分。现在农村卫生面临的问题和困难很多，农民缺医少药的状况没有得到真正改变，农村卫生依然是卫生工作中最薄弱的环节。我们要加大工作力度，加大政府投入，加强基础设施建设，推动新型农村合作医疗制度试点，这些都是非常必要的。但更重要的是为农村培养高水平人才，因为农村卫生除了缺资金、缺设备、缺条件之外，最缺的是合格人才。农村医疗服务机构房屋破旧，我们可以花钱修；设备陈旧，我们可以花钱买。但是，人才是买不来的，通过培训逐步提高农村卫生人员的服务水平和能力，是一个相当长的过程，不可能通过短期培训达到很高的水平。全国实施“万名医师支援农村卫生工程”就是根据当前农村的实际情况，通过城市支援农村的方式，派城市优秀的医师到农村工作一段时间，提高农村医疗服务的水平，保障农民的健康，并加强农村人才培养。农民得了病，在当地可以享受到较好的医疗服务，就能够减轻长途跋涉、到外地求医带来的负担和困难。实施“万名医师支援农村卫生工程”是一项长期的、综合性的工作，决不等同于一般的巡回医疗，而是一项制度性建设，是一项基础性的工作。参加这项工作的城市医师要发扬白求恩精神，安下心来，扎扎实实地在农村工作一年。2005 年是项目实施的第一年，以后要长期开展下去。在责任书上签字的卫生部领导、各省（区、市）领导，医政司长和卫生厅局长，都肩负着重要的责任。签订责任书的目的，不是为了追究责任，而是督促大家严格按照责任书的规定和要求，求真务实做好工作，取得成效。

“万名医师支援农村卫生工程”项目从去年下半年开始酝酿，经过制定方案、落实资金、组织人员、成立机构、起草文件等，到现在已经将近一年的时间。我们把前期工作做得充分，把问题和困难想在前面，工程正式启动后，进展就会更顺利。现在“万名医师支援农村卫生工程”项目正式启动了，我们就要大力推动，组织开展好。

在这个项目准备实施的过程中，我们得到了各省（区、市）以及市、县政府的积极响应，得到了财政部和各级财政部门的热情帮助，得到了有关医院的大力支持，得到了广大医师的坚决拥护。在这里，我向所有为推动“万名医师支援农村卫生工程”项目实施做出贡献的同志表示衷心的感谢。

4 月 28 日，卫生部召开了动员部署“万名医师支援农村卫生工程”电视电话会议，马晓伟同志对这项工作进行了具体部署。下面，我再强调几点意见。

一、各级卫生部门的领导同志要更加重视这项工作

今天举行“万名医师支援农村卫生工程”项目启动会，只是项目的开始。在实施过程中可能会出现不少困难和问题，包括派出医院存在的困难、派出医师本身存在的困难，支援医师和当地医师的融合也需要一个过程。落实地方财政配套资金，有的省（区、市）做得好，有的就差一些。如果我们把这个项目看成是在为农民办实事，是为农民解决困难，资金问题并不难解决。

我希望在座的卫生部门的领导同志，经常深入实际，做好有关指导监督工作，对项目实施过程中出现的困难，要帮助解决。如果因为工作不到位，落实不好，就应按照责任书的规定，追究有关同志的责任。

参加今天签字仪式的大多数同志是卫生厅局“一把手”，说明各地对这项工作很重视。大型医院每年派出一些医师，在农村从事医疗服务一年的时间，城市大医院的医师还要适应农村医疗救治条件，要有个磨合的过程，困难不小。我们要把思想工作做透、把组织工作做实、把后勤保障做好。各级卫生部门的领导同志应该经常到受援点上去调查、慰问，听取大家的意见，了解他们工作和生活中存在的困难，积极帮助他们解决。

二、卫生部门要协助受援医院做好相应的准备，使派驻医师充分发挥应有的作用

派驻医师直接在受援医院从事医疗服务，这是他们工作的一项重要内容，还有一项任务是负责培训当地医师，帮助他们提高水平。一个医师

水平再高，服务的范围也很有限，通过临床言传身教、耳提面命的方式进行培养，就可以提高一大批当地医师的水平。受援医院要充分发挥他们的技术特长，在为群众服务的同时，培养更多当地的医师，千万不要把派驻医师当作赚钱的工具。

三、希望参加“万名医师支援农村卫生工程”项目的医师，能够发扬高尚的医德，运用高超的技术，忠实地为患者服务，把大型综合医院的良好作风、管理经验、服务理念、服务态度带到农村去；把开展医院管理年的要求带到县医院和乡镇卫生院去，改变农村医院管理不善，服务质量不高的局面。

四、加强督导检查

各地卫生行政部门成立了“万名医师支援农村卫生工程”项目办公室，要加强检查指导，推动这项工作的开展，决不能责任书一签，人往下一派，就万事大吉。要经常派工作人员下去了解情况，加强指导；定期召开经验交流会，沟通情况，研究解决存在的问题。卫生部也要组织督导组赴各地检查指导工作，帮助大家解决工作中可能出现的问题，使这项工程更加顺利地实施，健康持久地开展下去。

五、总结经验，探索城市卫生支援农村卫生的长效机制

改革开放以来，我国卫生事业发展取得了长足的进步，但也存在着发展不全面、不协调的问题，主要表现在资源配置过多地向城市大医院集中，直接面对群众的农村和基层医疗机构缺乏资源，特别是缺乏优良资源。在这种情况下，我们一方面要加强农村卫生基础设施建设，研究各级财政对农村卫生经费保障机制，包括公共卫生、疾病预防控制的经费保障和对农民提供低收费的基本医疗保障。但是，人才培养是一项长期工作，要探索建立长效机制。除了由政府统一组织城市卫生人才支援农村外，也可以按照经济的办法，帮助大型医院和县医院建立有效的合作机制。我不主张“飞行式”会诊的做法，特别是一些疑难病症、高新技术、重大疾病的治疗，采取“飞行式”会诊难以保障病人的健康和医疗质量安全。因为医疗不仅是手术问题，还涉及护理、康复等环节，是非常复杂的事情。一个好医师从外地来，做完手术就飞走了，康复、护理留给了当地医院，能保证病人的健康安全吗？最近，卫生部印发了《医师外出会诊管理暂行规定》部长令，对规范管理医师外出会诊做出了具体规定。建立不同医疗机构之间的一个稳定、有效的合作机制，好医师可以定期在其他医院里工作、交流，就可能避免出现这些问题。大医院和社区、大医院和农村，都应该建立这种有效的合作机制。还有其他一些城市支援农村的好办法，希望大家探索、研究。

总之，农民的健康始终是我们高度关注的重点工作。农村卫生问题不解决，我们全国的卫生很难讲取得好的效果和成绩；农民健康水平不提高，医疗服务条件和水平不改善，也难以完成全面建设小康社会的目标。这项工作不仅是卫生部门的主要任务，从国家全局来讲，也是一项重要工作。希望大家更加重视农村卫生工作，采取更加有效的措施加强农村卫生工作。工作中遇到的困难和好的建议也希望向卫生部提出来，共同研究解决的措施。我相信，在大家重视、支持下，经过多年的共同努力，这项工作一定会取得圆满的效果，为增进农民的健康做出贡献。

发展医疗卫生事业，为构建社会主义和谐社会做贡献

卫生部部长　高　强

（2005 年 7 月 1 日）

医疗卫生事业关系到人民群众的身体健康和生老病死，与人民群众切身利益密切相关，是社会高度关注的热点，也是贯彻落实科学发展观，实现经济与社会协调发展，构建社会主义和谐社

会的重要内容之一。人民群众往往通过医疗卫生服务看经济发展成果，看政府管理能力，看党风政风建设，看社会和谐公平。深入贯彻落实“三个代表”重要思想和十六大精神，认真落实以人为本和全面、协调、可持续的科学发展观，大力发展我国医疗卫生事业，保障公共卫生安全，适应广大人民群众日益增长的医疗卫生需求，提高全民族健康水平，是摆在各级政府、各有关部门，特别是卫生系统广大医疗卫生工作者面前的重大历史任务。

一、我国卫生工作面临的形势和任务

党和政府历来高度重视卫生事业的发展，强调把保护人民健康和生命安全放在重要位置。早在革命战争年代，我们党就遵循“救死扶伤，实行革命的人道主义”的原则，努力解决根据地军民的医疗卫生问题，为赢得战争胜利提供了有力保障。以毛泽东同志为首的党的第一代领导集体为我国卫生工作制定了“面向工农兵、预防为主、团结中西医、卫生工作与群众运动相结合”的四大方针。毛泽东同志早在1965年，就明确指示“把医疗卫生工作的重点放到农村去。”党的第二代、第三代领导集体更加重视卫生工作和人民健康。邓小平同志强调指出，医疗卫生部门必须把社会效益放在首位。1996年，江泽民同志在出席全国卫生工作会议时指出，卫生事业是造福于人民的事业。卫生事业关系到经济发展和社会稳定的全局，在国民经济和社会发展中具有独特的地位，发挥着不可缺少、不可替代的作用。1997年和2002年，中共中央、国务院分别作出了《关于卫生改革与发展的决定》和《关于进一步加强农村卫生工作的决定》，推动了卫生事业的改革与发展。新一届党中央强调把保护人民健康和生命安全放在第一位，坚持以人为本，努力实现卫生事业与经济社会的协调发展。2003年，胡锦涛同志在全国防治非典工作会议上指出，公共卫生建设工作关系到最广大人民的切身利益，也关系到全面建设小康社会宏伟目标的实现，必须下大力气抓好。党中央、国务院领导多次强调加强公共卫生体系建设、大力推进农村合作医疗、加强艾滋病等重大疾病防治工作，努力解决群众看病难、看病贵等突出问题，并制订了一系列方针、政策和措施。在历届中央领导同志的关怀和支持下，我国卫生事业面貌发生了深刻变化，取得了举世瞩目的成就。

（一）我国卫生事业发展取得的巨大成就

主要表现在以下五个方面：

第一，人民健康水平不断提高。按照世界卫生组织确定的标准，衡量一个国家人民健康水平主要有三大指标：一是人均期望寿命，二是婴儿死亡率，三是孕产妇死亡率。新中国成立初期，我国人均期望寿命为35岁，目前提高到71.8岁（美国、印度、尼日利亚分别为77、61、49岁）；婴儿死亡率，建国初为200‰，目前下降到25.5‰（美国、印度、尼日利亚分别为7‰、30‰、112‰）；孕产妇死亡率，建国初为1500/10万，目前下降到50.2/10万（美国、印度、尼日利亚分别为8/10万、410/10万、700/10万）。这三大指标的变化，标志着我国国民的健康水平已经达到了发展中国家的较高水平。

第二，基本建立起遍及城乡的医疗卫生服务体系。经过几十年的努力，目前全国现有医疗、预防、保健、监督等各级各类医疗卫生机构近30万个。2004年，各类医疗机构床位数达到327万张，平均每千人3.1张（美国、印度、尼日利亚分别为每千人3.6，0.8，1.7张），卫生人员总数525万人，平均每千人有执业医生1.5人（美国、印度、尼日利亚分别为2.7人，0.4人，0.2人）。此外，还有乡村医生和卫生员88万人。一个遍及城乡的卫生医疗服务网络基本建立起来，药品的生产能力基本能够满足国内民众的医疗卫生需要。

第三，初步建立了城镇职工医疗保险制度，开展了新型农村合作医疗制度试点。经过10年的努力，我国基本建立了适应社会主义市场经济要求的基本医疗保险、补充医疗保险、公费医疗和商业医疗保险等多种形式的城镇职工医疗保障体系。目前，城镇职工参加基本医疗保险的约有1.3亿人，享受公费医疗的职工约有5000万人。从2003年开始，在全国31个省、自治区、直辖市的部分县，开展了由中央财政、地方财政和农民自愿参加筹资、以大病补助为主的新型农村合作医疗试点。2005年参加试点的农民人数达1.56亿人。

第四，重大传染病防治取得了明显进展。在我国历史上，传染病曾经是严重威胁人民健康和生命安全的疾病。上世纪50年代，因传染病和寄生虫病死亡人数居于全国人口死因中的第一位。经过多年的努力，目前下降到第9位，并在发展中国家中率先消灭了天花和脊髓灰质炎等重大传染病。我国虽然是一个自然灾害频繁的国家，但多年来成功地实现了大灾之后无大疫。2003年我们战胜了来势凶猛的非典疫情，近两年又成功地控制了禽流感向人类的传播。我们正在认真落实各项有效措施，建立健全艾滋病、结核病、血吸虫病、乙型肝炎等严重传染病的预防控制和医疗救治体系。

第五，妇女儿童卫生保健水平进一步提高。妇女儿童是一个国家卫生保健的重点，其健康水平代表着人口的总体健康状况。我国历来重视和关心妇女儿童健康问题，中国历史上形成的高生育率、高死亡率的传统生育模式已经改变，实现了低生育率和低死亡率的良性循环。目前，全国孕产妇产前医学检查率达到90%，住院分娩率（包括在乡镇卫生院分娩）达到83%。婴儿死亡率，由建国初的200‰下降到2003年的25.5‰。5岁以下儿童死亡率，由建国初的250~300‰下降到2003年的29.9‰。

卫生事业的发展不仅为提高我国国民健康水平做出了贡献，也为经济的持续增长和社会全面进步提供了充足的人力资源和智力支持，对于拉动内需，扩大居民消费，促进相关产业的发展也发挥了积极作用。

（二）卫生工作面临着严峻的挑战

我国卫生事业取得的成就是举世公认的。世界卫生组织曾经赞誉我国用最低廉的成本保护了世界上最多人口的健康。但是，用“以人为本”和科学发展观重新审视我国的卫生事业，认真进行反思，就会发现我国卫生事业发展滞后于经济和其他社会事业发展，卫生医疗服务体系与人民日益增长的健康需求不适应的矛盾还相当突出，卫生事业发展存在着不全面、不协调的问题。2003年的非典疫情，使人们更加清醒地看到了卫生事业发展存在的差距。概括起来，主要有以下四个方面：

第一，公共卫生体系不健全，重大疾病预防控制任务艰巨。我国卫生工作的基本方针是坚持预防为主，预防控制疾病的发生是卫生工作的首要任务。在我们这样一个人口众多、经济不发达、地区间经济发展水平存在较大差距的国家，如果不能有效控制疾病的滋生和蔓延，有限的医疗卫生资源将难以有效应对复杂的局面。目前，我国在中央、省、市、县四级都设立了疾病预防控制机构，人员约20万。但不少机构，特别是基层机构人员素质不高，缺乏高水平的人才；设备不齐全，缺乏必要的检测检验设施；乡村两级缺乏稳定的疾病预防控制专业人员；经费保障机制不完善，约有一半的经费靠机构自己创收。这种状况难以有效控制重大疾病的流行，传染病患病人数仍居高位，结核病、肝炎等传统型传染病仍在威胁人民的健康。据调查统计，目前全国结核病患者人数约450万，仅次于印度，列世界第二位，其中传染性肺结核病人约200万。乙型肝炎病毒携带者估计占全世界三分之一。血吸虫病患者约有85万人。在不少农村地区，肠道传染病、微量营养素缺乏病、妇女孕产期疾病，地方病和寄生虫病等仍未得到有效遏制。艾滋病、非典、人间禽流感等新发传染病的出现，又加重了我国疾病预防控制工作的难度。与此同时，由于居民生活环境、工作环境和生活习惯的变化，恶性肿瘤、高血压、心脑血管病、糖尿病等严重疾病的患病人数也在不断增加，已成为威胁人民健康的主要病种。根据调查，我国18岁以上居民高血压患病率为18.8%，糖尿病患病率为2.6%。因患恶性肿瘤和心脑血管病死亡的人数已经列在我国人口死因的第一位和第二位。精神卫生问题已经成为我国的重大公共卫生问题和社会问题，全国现有精神障碍者约1600万人，患病率达13.47‰。我国出现了急性传染病和慢性严重疾病同时并存的多重疾病负担的状况。

第二，应对突发公共卫生事件的机制不完善。突发公共卫生事件的显著特点，一是突然发生，猝不及防；二是涉及面广，影响巨大，极易引起社会恐慌，对经济发展、社会稳定和人民生活产生严重影响。建立健全突发公共卫生事件应急处置机制，对于维护国家安全和社会稳定有着重要的战略意义。突发公共卫生事件的发生，除了重大传染病传播蔓延以外，还有突发自然灾害、重大生产安全事故如火灾、车祸、矿难，以及重大刑事案件、重大食物中毒、职业中毒等带来的人员伤害。生物武器、有毒化学武器以及恐怖活动等也存在着潜在的公共卫生安全威胁。这些都需要我们建立健全突发公共卫生事件处置机制，提高应对公共安全危机的能力，尽最大可能减少突发事件发生时的人员伤亡损失。2003年非典疫情的蔓延，就暴露了我国公共卫生事业发展滞后，公共卫生体系存在缺陷，应对突发公共卫生事件机制不健全，重大疫情信息监测报告网络不完善，卫生部门敏感性不强，应急救治能力不足等问题。非典过后，党中央、国务院高度重视突发事件应急机制建设，从中央到地方各级政府、各有关部门都制订了应急预案，在应对机制、人员队伍、技术力量、物质准备等方面做了大量工作，在有效应对局部突发公共卫生事件中发挥了很大作用。但有效应对更大范围的突发事件，还需要不断完善。建立健全突发公共卫生事件应急机制，是政府履行公共服务和社会管理的基本职责，也是我们的一项长期任务。

第三，医疗服务体系不适应群众的健康需求，看病难、看病贵问题突出。我国的医疗服务体系虽然有了很大发展，但与人民群众的健康需求相比，还有很大差距。2003年，卫生部组织开展的第三次国家卫生服务调查结果显示，群众有病时，有48.9%的人应就诊而不去就诊，有29.6%的人应住院而不住院，充分说明了群众看病难的基本状况。我们分析，主要有以下几方面原因：

一是卫生资源总体不足，卫生发展落后于经济发展。我国有13亿人口，占世界总人口的22%，而卫生总费用仅占世界卫生总费用的2%。卫生资源不足，特别是优质卫生资源严重不足，是长期存在的突出问题。过去我们经常说，中国的卫生事业走的是低投入、高产出、低成本、高效益的路子。但用科学发展观来审视，这是以影响群众利益和加重医疗卫生人员，特别是优秀医务人员负担为代价的。解决群众看病难问题，最根本的办法还是要加快发展壮大医疗卫生资源。

二是医疗卫生资源配置不合理，农村和城市社区缺医少药的状况没有完全改变。根据我国的经济发展水平和群众承受能力，我国的医疗卫生服务应该走低水平、广覆盖的路子，医疗卫生资源配置应该是金字塔形，为广大人民群众提供基本医疗卫生服务，应是国家发展的重点，使之成为医疗服务的主体和基础。这个体系应比较健全，条件应比较完善，收费应比较低廉，水平能够适应群众基本医疗服务的需求，使群众享受到方便、快捷的服务。在此基础上，再发展一些高水平的大型综合性医院和专科医院，以适应不同人群、不同患者的实际需要。而我国的医疗卫生事业发展却走了一条高水平、低覆盖的路子，世界上最先进的医疗技术我们都大量的采用，医疗卫生体系呈现倒金字塔形，高新技术、优秀卫生人才基本上都集中在城市的大医院，农村和城市社区缺医少药的局面没有根本扭转。群众患病在当地难以有效就诊，要到外地、到大医院，不仅加重了大医院负担，造成了看病困难，也增加了群众的经济负担。农村和城市社区缺乏合格的卫生人才和全科医师，即使城市的一些中小医院也缺乏高水平的医生。大医院的功能应是收治危重病人和疑难病人，目前收治了大量常见病、多发病患者，既造成看病难、看病贵，又浪费了大量的宝贵资源。

三是医疗保障体系不健全，相当多的群众靠自费就医。医疗保障体系是社会保障体系的重要组成部分，是维护社会稳定的减震器。目前我国已建立了城镇职工医疗保障体系，但覆盖面太小。国有企业职工基本参加了医疗保险，但私营企业、外资企业中的职工，特别是进城务工的农民大多没有参加。城市下岗职工、失业人员、低保人员没有医疗保障。从2003年起，全国开展了农村新型合作医疗试点，目前已覆盖约1亿多人，但筹资力度小，一般每人每年仅30元，保障力度不大。据2003年第三次国家卫生服务调查结果显示，目前有44.8%的城镇人口和79.1%的农村人口没有任何医疗保障，基本上靠自费看病，患病群众承受着生理、心理和经济三重负担。一些地区农村因病致贫、因病返贫的居民占贫困人口的三分之二。另外，我国的城镇化和人口老龄化对医疗保障也提出了更高的要求。有专家预计，到2020年，我国的城镇化比例将上升到50%，大约有3亿农村人口转为城镇人口，必将带来新的健康需求和医疗卫生问题。我国已经步入老龄化国家的行列，60岁以上的老年人口已达到1.34亿，占总人口的10.2%，并以每年3%的速度增长。如何保障老龄人口的医疗护理已经成为迫切的公共卫生问题和社会问题。

四是公立医疗机构运行机制出现了市场化的倾向，公益性质淡化。政府举办医疗机构的基本目的是为人民群众提供安全、可靠、收费低廉的基本医疗服务。目前公立医疗机构占有的资源占绝对主导地位，但运行机制却发生了巨大变化，出现了主要靠向群众就诊收费维持运行和发展的状况。有些医疗机构盲目追求高收入，甚至为了追求收入而损害群众利益。出现这种状况主要有三个原因：

1. 政府投入比重逐年下降。上世纪七、八十年代，政府投入占医院收入的比重平均为30%以上，2000年这一比重下降到7.7%。2003年抗击非典，政府投入大幅度增加，也仅占8.4%。2003年全国卫生总费用为6598亿元，占GDP的5.6%，达到发展中国家的较高水平。但其中政府投入仅占17%，企业、社会单位负担占27%，其余56%由居民个人支付。在欧洲发达国家，医疗卫生费用约占GDP的10%，其中的80%~90%由政府负担。即使是美国那样市场经济高度发达、医疗卫生服务高度市场化的国家，政府卫生支出也占到整个社会医疗卫生支出的45.6%（2003年）。与我国经济发展水平相近国家相比，泰国政府投入占56.3%（2000年），墨西哥占33%（2002年），都大大高于我国的水平。由于政府投入水平过低，医院运行主要靠向患者收费，从机制上出现了市场化的导向。群众医疗交费，不仅要负担医药成本，还要负担医务人员的工资、补贴，一些医院靠贷款、融资购买高级医疗设备、修建病房大楼，相当一部分要靠患者负担的医疗费用来偿还。

2. 一些医疗机构管理不善，医药费用快速增长。造成看病难的一个主要原因是看病贵，群众难以承受。近8年来，医院人均门诊和住院费用平均每年分别增长13%和11%，大大高于居民人均收入增长幅度。2003年与2000年相比，卫生部门管理的医院院均诊疗人数下降4.7%，可能与非典疫情有关。但院均收入却增长了69.9%。其中，财政补助收入增加占医院总收入增加额的9.4%，医疗收入增加占医院总收入增加额的49.8%，药品收入增加占医院总收入增加额的38.7%。医院追求经济利益的倾向不仅加重了群众看病难、看病贵，也严重影响了医务人员和卫生行业的社会形象。

3. 卫生部门监管不力。卫生部门对医疗机构存在重扶持、轻监管的倾向，近几年虽有些扭转，但仍不够有力。政府卫生部门的一个重要职责是对医疗机构的医疗服务质量、合理用药、收费标准以及医疗广告等实施有效监管。但目前各级卫生部门都没有专门监管医院的机构，也缺乏监管医疗机构服务行为的人才。另外，目前的公立医院分别隶属于各级政府、部门、行业和企业，卫生部门管理的医院仅占全国医院总数的51%，这些都增加了卫生行业监管的难度。

五是药品和医用器材生产流通秩序混乱，价格过高。我国的药品和医用器材生产流通企业数量多、规模小，监管难度大。截止2004年底，全国有3731家药品生产企业通过了GMP认证，另有1340家企业未通过认证，共计有5000多家。药品批发企业有12000家，零售企业12万多家。由于企业数量多、规模小，难以实施有效监管。药品作为商品，按一般市场经济规律，药品在供大于求的情况下，价格应该下降。但我国的药品却出现价格上升，越贵越好卖的反常情况。原因之一是一些企业违规操作。国家审计署对卫生部和北京市所属10家大型医院的药品和高值医用消耗材料的价格进行了审计，也抽查了一些企业，发现不少生产企业虚报成本，造成政府定价虚高。在抽查的5家药厂46种药品中，有34种药品成本申报不实，平均虚报1倍多。某企业生产的一种注射用针剂，实际制造成本每瓶32.07元，申报却达到266.50元，虚报7倍多。有些医疗器材几经转手，层层加价，其中以进口器材最为严重。抽查的6类35种进口高值器材，卖给医院的价格平均为报关价的3.34倍。某规格的球囊报关价每个496.2元，一级代理商批发给二级代理商的价格达到3600元，二级代理商卖给医院时达到7000元，加价13倍多。一些不法药商通过给医生回扣、提成，扩大虚高价格的药品、器材销售。原因之二是现行医院的药品收入加成机制，诱导医院买卖贵重药，医生开大处方。多年来，我国实行医疗服务低收费政策，同时允许医疗机构销售药品时加成15%~20%作为补偿。在计划经济时，由于药品品种少，价格由政府控制，这个机制对弥补医院收入发挥了重要作用。但在市场经济条件下，药品品种越来越多，价格差距越来越大，同类药品价格可能相差十几倍，这种机制的弊端日益显现。原因之三是替代药品泛滥。按现行药品定价办法，国家批准的新药可以高于成本定价，以鼓励研发新药。但一些企业把一些常用药品改头换面申报新药，从而获得较高的价格。有的同类药品竞达数百甚至上千个产品，替代药品泛滥。多年来，国家多次降低定价药品价格，但群众反映效果不大，重要原因是企业和医院用同类“新药”替代了降价药品。

六是社会资金进入医疗卫生领域存在困难，多渠道办医的格局没有形成。医疗卫生事业是造福人民健康的事业，除了各级政府增加投入，不断发展壮大医疗资源以外，也要靠社会的支持和参与。改革开放以来，虽然我国的经济实力不断增强，但我国人口多、底子薄、人均经济水平低的基本国情并没有改变，政府不应该、也不可能把群众的医疗需求全部包下来。除了政府发挥主导作用，保障群众基本医疗卫生服务以外，还需要大力吸引社会资源，发挥市场机制的作用，通过政府、社会、个人多渠道筹资的办法，发展医疗卫生事业。但是，经过十多年的医疗服务体制改革，这种局面并没有出现。据统计，目前我国公立医院拥有的床位、设备和医务人员等医疗资源，仍占到全国医疗资源的90%以上，多渠道办医的格局还没有形成。社会资金进入医疗卫生领域比较困难的主要原因，一是执行医疗机构分类管理制度不严格，卫生部门将公立医院定为非营利性，享受政府补贴和免税政策，而对服务收费又失于监管；将民营医院定为营利性，照章缴税，又不给补贴，民营医院难以与公立医院开展公平竞争；二是卫生部门思想不够解放，一些大中型公立医院的股份制改造存在困难；三是一些社会资金进入医疗领域的目的是追求利润，收费过高，不符合广大群众要求；四是一些民营医疗机构，管理不善，用虚假广告误导患者，又缺乏优秀医疗卫生人才，群众不信任。

以上几条，是造成群众看病难、看病贵的主要原因。

第四，医疗卫生管理体制与人民健康需求不适应。一个健全的医疗卫生体系，应该包括医疗卫生服务体系、基本医疗保障体系、药品和医用器材供销体系、医药费用价格管理体系、财政经费保障体系以及卫生监督管理体系等。从我国国情出发，这些工作仅靠一个部门是管不了，也是管不好的。需要动员政府各有关部门齐抓共管。但必须加强部门协调，形成合力。国务院一直强调加强区域卫生规划，要求地方政府按照经济发展水平和人民健康需求，统筹各地卫生资源，规划建设卫生医疗体系，但这项工作一直做得不好。有的规划难以制订，有的制订了规划也难以落实。一个重要原因是现有的医疗卫生资源分别隶属于各级政府、部门、行业和企业，当地卫生部门把主要精力只放在本级所属的几个医院，而且是重扶持、轻监管，难以对全行业实施有效监管。

卫生部门对卫生事业发展的内在规律研究不深、把握不准，对在市场经济条件下如何发展卫生事业探索不够，缺乏从国民经济发展、社会全面进步和维护人民健康的全局高度推动卫生事业改革与发展的勇气和力量。对工作中存在的一些问题反应不够敏感，决策不够果断，处理不够坚决，甚至有畏难情绪和等、靠、要的思想。

上述问题有些是长期存在而未能解决的问题，有些是现阶段难以避免的问题，也有些是发展中新出现的问题。这些问题影响了人民群众的利益，影响了社会和谐，必须动员各方面的力量，齐心协力，逐步加以解决。根本出路在于深化改革，加快发展。用发展的办法解决发展中存在的问题。

二、发展医疗卫生事业是构建社会主义和谐社会的重要内容

党中央提出了努力构建社会主义和谐社会的战略任务，努力建设民主法治、公平正义、诚信友爱、充满活力、安定有序、人与自然和谐相处的社会。实现这个任务，涉及各方面的工作，其中卫生事业发展是重要的一环。

第一，卫生工作直接关系广大人民群众的切身利益。党的十六大把提高全民族的健康素质作为全面建设小康社会的奋斗目标之一，要求我们“建立适应新形势要求的卫生服务体系和医疗保健体系，着力改善农村医疗卫生状况，提高城乡居民的医疗保健水平。”党的十六届三中全会提出了坚持统筹兼顾，坚持以人为本，树立全面、协调、可持续的发展观。“三个代表”重要思想和科学发展观的精髓，在于人民群众的利益高于一切。胡锦涛总书记提出群众利益无小事，要求我们时时刻刻把群众利益放在心上，尽心尽力把涉及群众利益的事情办好。卫生工作涉及千家万户，事关人民群众的身体健康和生命安全，与广大人民群众的切身利益密切相关。卫生工作做得好，可以有效维护人民的健康权益，反之，就会影响甚至损害群众的利益。各级政府、卫生部门和广大医疗卫生工作者都必须时刻想着广大群众，特别是低收入群众的卫生医疗保健问题，制定政策、措施都必须考虑群众的利益，考虑群众能不能受益，受益面和受益程度有多大。只有这样，才能坚持卫生事业改革与发展的正确方向，适应广大人民群众日益增长的卫生与健康需求。

第二，卫生事业与经济社会发展密切相关。

人才资源是国家第一资源，良好的国民健康素质是国民经济和社会发展的基本条件之一。在旧中国，国力萎缩，民生凋敝，原因之一就是“东亚病夫”的帽子戴了一百多年。国民健康素质从微观上讲是个人体力、智力和心理的社会适应能力，从宏观上讲是一个国家或地区综合实力的反映。国民健康素质是生产力发展的基础，是劳动者生存发展的基础，也是人的智力、体力和科研开发能力的基础，是社会经济可持续发展的重要保证。世界银行曾经测算，在过去 40 年的世界经济增长中，约 8% ~10% 来自于人们健康水平的提高。哈佛大学研究指出，亚洲经济发展的奇迹大约 30% ~40% 来源于本地区人群健康的改善。因此，发展卫生事业，不断提高全民族健康素质，不仅关系人民群众的健康，也是保护和发展生产力，推动经济和社会发展的重要基础。另一方面，提高居民健康素质也是国民经济和社会发展的重要目的之一。我们推进社会主义现代化建设的基本目的，是不断提高人民的物质、文化和健康水平。中央提出坚持以人为本，始终把最广大人民的根本利益放在第一位，把实现好、维护好、发展好最广大人民的根本利益作为推进改革开放和现代化建设的出发点和落脚点，其中一个重要内容是维护群众的健康权益。胡锦涛总书记指出，坚持以人为本，就是要以实现人的全面发展为目标，从人民群众的根本利益出发谋发展、促发展，不断满足人民群众日益增长的物质文化需要，切实保障人民群众的经济、政治和文化权益。让发展的成果惠及全体人民，其中一项重要内容就是使人民通过医疗卫生服务享受经济发展的成果。没有健康，就没有小康；没有健康，将会失去一切。健康是群众的基本权益，是保持正常生活和工作的前提，维护人民健康是政府的一项重要职责。随着社会经济的发展，人们对健康的需求不断提高，“奔小康，要健康”的观念被越来越多的人所接受。居民健康已成为经济社会发展的重要目标，国民健康素质已成为物质文明建设和精神文明建设的具体体现。那种认为医疗卫生事业是消费性行业，增加卫生投入是增加政府负担的观念是不对的。

第三，发展卫生事业是构建社会主义和谐社会的重要内容。胡锦涛总书记提出了构建社会主义和谐社会的总体目标，要求我们社会的民主法制应该比较健全，公平正义得到充分体现，社会群体和社会组织充满活力，不同利益关系有效协调，社会管理和组织方式有条不紊，社会秩序稳定有序，人民群众关注的突出问题能够妥善解决。卫生医疗是社会高度关注的热点问题之一，也是人民群众反映强烈的突出问题之一。经过抗击非典的斗争，党和政府对卫生工作的重视程度空前提高，各部门和社会各界对卫生工作支持力度空前加大，人民群众期盼发展卫生医疗事业的热度也空前增强，卫生事业发展面临空前良好的机遇。我们必须抓住机遇，加快发展，建立健全突发公共卫生事件应急处置机制，有效应对重大突发传染病疫情、重大食物中毒事件，以及严重自然灾害、安全事故等引发的公共卫生事件；加强艾滋病、结核病、血吸虫病、肝炎等严重威胁群众健康的重大传染病的防治力度，加强对恶性肿瘤、高血压、心脑血管病、糖尿病等严重威胁人民生命的重大疾病的预防控制；采取积极有效措施，解决群众“看病难”、“看病贵”的问题，缓解城乡之间、地区之间、不同收入人群之间获得医疗卫生服务的差距，为构建社会主义和谐社会创造良好的社会环境。如果这些问题长期得不到解决，群众有病无处医、没钱治，损害健康，危及生命，就必然影响社会的公平、和谐、安定、有序。

第四，保证群众健康权益是政府的重要职责。我们党的宗旨是立党为公，执政为民，维护人民群众利益。提高人民群众健康水平，不仅是居民和社会的责任，也是各级政府的责任。各级政府应该把保障群众卫生健康权益放在构建社会主义和谐社会、保障经济发展、维护社会稳定、提高国民素质的大局之中，统筹谋划、安排、部署。把逐步缩小城乡之间、地区之间、不同收入人群之间获得医疗卫生服务的差距，作为必须认真解决的问题。在任何社会中，社会成员之间存在一定的医疗服务差距是难以避免的，但如果差距过大，长期得不到解决，必然会影响国民健康素质，影响社会安定团结，影响群众对经济社会发展的信心。加快医疗卫生事业发展，逐步缩小医疗卫生服务差距，使广大群众普遍享受到改革开放和现代化建设成果，感受到党和政府的温暖，是党中央、国务院的期望，也是广大人民群众的要求。

三、推进卫生事业改革与发展的基本思路

我国卫生事业是政府实行一定福利政策的社

会公益事业。卫生事业发展必须与国民经济和社会发展相协调，人民健康保障水平必须与经济发展水平相适应。我们是社会主义国家，实行社会主义市场经济体制，发展卫生事业应该坚持以政府为主导，同时发挥市场机制作用的方针，坚持以农村为重点，坚持预防为主，坚持中西医并重，依靠科技教育，动员全社会参与，为人民健康服务，为社会主义现代化建设服务。卫生改革与发展的总体目标是，建立起适应社会主义市场经济体制、适应我国经济发展水平、适应人民健康需求和承受能力的比较完善的医疗卫生服务体系。

在社会主义市场经济条件下，发展卫生事业需要引入市场机制。但有三条基本原则不能变：一是坚持走适合我国国情的发展道路不能变，不能盲目照搬外国的发展模式；二是坚持卫生事业为人民健康服务的宗旨和公益性质不能变，医疗卫生机构不能变成追求经济利益的场所；三是政府承担公共卫生和维护居民健康权益的责任不能变，增加卫生投入、提供公共服务、加强医疗卫生监管依然是各级政府的重要职责。改革开放以来，我国的综合国力有了很大的增强，但人口多、人均经济水平低、社会保障能力差的基本国情并没有改变，我国还将长期处于社会主义初级阶段。医疗卫生发展水平必须与我国经济发展水平相适应，既不能太超前，也不能太滞后，更不能把维护人民健康的责任推向市场，推给社会和居民。在任何情况下，卫生事业都必须坚持为人民服务的宗旨，不能把医疗服务变成牟利的工具。坚持了这三条，就坚持了卫生事业发展的正确方向。卫生部门和广大医疗卫生工作者必须充分认识自己在经济社会发展中所处的重要地位和作用，以维护广大人民群众的健康需求为出发点和落脚点，坚持为构建和谐社会和建设小康社会服务的方向。根据以上指导思想，我们确定了以下工作思路。

第一，转变政府职能，加强公共卫生管理。主要包括四个方面：

（一）预防重大传染病的流行和蔓延，有效应对突发公共卫生事件。抗击非典使我们深刻认识到，重大传染病的防治和突发公共卫生事件的处置属于公共服务和社会管理职能，必须靠政府组织推动，靠政府制订并落实预防、控制、救治和有效应对措施。降低重大传染病发病率，有效处置突发公共卫生事件，是衡量政府工作效绩的重要指标。

（二）为群众提供基本医疗保障，维护人民身体健康。主要包括发展医疗卫生事业，健全基本医疗保障体系，增加政府经费投入，维护公立医疗机构公益性质，为群众提供优质、价廉的医疗服务。同时，通过制定政策措施，创造宽松环境，引导社会资金，发展壮大医疗卫生资源。既要坚持发挥政府的主导作用，也要注意发挥市场机制的作用。

（三）加强卫生行业监管，维护群众就医安全。按照属地化原则，建立不分医疗卫生机构隶属关系，均由当地政府主管部门实施行业监管的机制，严格医疗资格准入，规范医疗秩序，强化医疗质量评价，打击非法行医和非法采供血行为，保证群众就医和用血安全。同时，配合有关部门加强药品和医疗服务价格监管，纠正不正之风，减轻群众负担。

（四）加强健康宣传教育，改善生活工作环境，提高群众的卫生观念和卫生意识，改变不良生活习惯和生活方式，减少疾病发生。

这四个方面是政府卫生工作必须承担的职责，但不是卫生部门一家可以完成的。涉及到各个部门的工作，有关部门应紧密配合，团结一致，相互支持，形成合力。

为完成上述任务，卫生部门要从四个方面提高能力：一是提高从宏观战略上思考和解决问题的能力，充分认识做好卫生工作对于促进经济社会发展的重要作用，研究解决对经济社会发展有重大影响的战略性问题。二是提高开拓创新的能力。卫生工作要适应新形势新任务的需要，适应党和政府的要求，适应人民群众的希望，破除因循守旧的习惯和作风，积极用改革的思路促进卫生事业发展。三是提高应对复杂局面的能力。做好卫生工作不仅要有效处置突发公共卫生事件，又要善于处理好各种复杂利益关系，其中一个重要方面是处理好医务人员和广大人民群众的利益关系。我们要代表最广大人民群众的根本利益，医务人员也是人民群众的一部分，政府卫生部门考虑问题的出发点是维护群众利益，同时兼顾医务人员的利益，既要注重减轻群众负担，又要注意调动医务人员的积极性。一般来说，在治病救人问题上，医生和患者的利益是一致的，但在经济利益上，患者和医生往往存在矛盾。医生要增加收入，患者就要多交费；减轻群众负担，医生就要减少收入。妥善地处理好医务人员和患者之间的利益关系，就要求医务人员必须根据患者病情和经济承受能力，通过提供良好的服务来实现自我价值，不能靠损害群众利益等不正当手段来获得自我利益。医务人员付出多、贡献大，应该有较高的收入水平，但必须与我国的经济发展水平相适应，与群众的承受能力相适应。医务人员的收入必须坚持多劳多得，鼓励医务人员以高超的技术、诚实的劳动、良好的服务来取得较高报酬。对以医谋私、违法乱纪，靠回扣、红包等不正当手段增加收入，不仅不能保护，还要坚决反对，严肃查处。四是提高统筹、协调发展卫生事业的能力。切实把卫生工作重点放到农村去，加快农村和中西部地区卫生事业发展，加快城市社区卫生发展，逐步缩小服务差距，实现卫生服务的协调和谐。医疗卫生服务机构必须端正服务理念，增强服务能力，改善服务质量，提高服务水平，坚持“以病人为中心”，把保护群众健康，维护群众利益作为基本职责。

第二，加快公共卫生体系建设，提高应对突发公共卫生事件能力。按照党中央、国务院的部署，我国突发公共卫生事件应急机制建设，主要包括突发公共卫生事件指挥体系、疾病预防控制体系、医疗救治体系和卫生执法监督体系。在各级党委、政府的领导下，经过各有关部门的大力支持和广大医疗卫生工作者的共同努力，我国突发公共卫生事件应急机制已经初步建立并在逐步完善。中央政府和地方政府通过调整财政支出结构，大幅度增加公共卫生投入，加强疾病预防控制体系、应急医疗救治体系和卫生执法监督体系建设，形成了覆盖全国、纵横贯通的公共卫生信息网络，建立起统一、高效、快速、准确的疫情报告系统、应急指挥系统、执法监督系统和部门协调配合机制，有效应对各种突发公共卫生事件。全国疾病预防控制体系共建设2425个项目，总投资108.57亿元，2005年将基本完成建设任务。突发公共卫生事件医疗救治体系建设安排2518个项目，总投资114亿元，2005年也将大部分完成。但是，真正提高疾病预防控制水平和应急救治能力，还必须完善功能定位，落实职能责任，健全经费保障机制，强化信息和指挥系统，加强人员培训和人才队伍建设，做好疾病预防与控制、应急预警与处置、疫情收集与报告、监测检验与评价、健康教育与促进、应用研究与指导、技术管理与服务等各项工作。同时，依法加强卫生监督，健全医疗卫生服务评价制度，完善行政执法、行业自律、舆论监督、群众参与的监管体系，保护群众利益。

第三，加强重大传染病防治，重点控制艾滋病、肝炎、结核病、血吸虫病等重大疾病的发生和流行。重点抓好三个环节：一是加强健康教育和预防知识宣传，做好计划免疫工作，防止传染病流行；二是做好疫情监测，准确掌握疫情，有针对性采取防治措施；三是坚决落实国家制订的一系列防治政策，务求落实到基层，落实到患者身上。防治艾滋病是一个重大公共卫生问题和社会问题，针对艾滋病疫情比较严峻的形势和挑战，我国政府制订并实施“四免费一关怀”等防治政策。各级政府、有关部门和社会各界高度重视、积极参与，落实各项防治策略，防治工作出现良好势头。前不久，国务院常务会议专题研究艾滋病防治工作，提出了一系列进一步加强防治工作的策略和政策措施。

第四，加强农村卫生建设，提高农民健康水平。农村是我国卫生工作的重点，也是卫生工作最薄弱的环节。我国卫生事业发展不协调，主要是城乡不协调，农村发展严重滞后；群众看病难，突出是农民看病难。各级政府和卫生部门要切实把工作重点放到农村，采取综合治理的措施，努力解决农民缺医少药的状况。一是在国家发改委的大力支持下，2005年正式启动农村卫生基础建设规划，由中央政府和地方政府共同筹资，用几年的时间，逐步改善医疗卫生条件；二是积极推行新型农村合作医疗制度，提高农民医疗保障水平。目前，全国已有31个省、自治区、直辖市的620个县（市）开展了试点工作，有1.56亿人参加，占全国农业人口总数的17%，2004年共筹集资金32.83亿元，有7601万人次获得报销补偿，为810万人提供了健康体检。明年的试点范围将进一步扩大，到2007年，在全国基本推开。三是会同有关部门研究建立适应农民承受能力的农村医药价格管理体系和农村医疗管理规范，为农民提供安全、廉价的基本医疗服务。四是坚决落实中央关于每年新增的卫生经费主要用于农村的要求，会同有关部门积极研究制定加大农村卫生投入，改革农村医疗卫生机构运行机制，为农民提供廉价服务的保障措施。五是加强农村卫生人才培养，组织城市医生对口支援农村。卫生部、财政部、国家中医药局联合组织的实施“万名医师支援农村卫生工程”已经启动，卫生部与各有关省级政府签订了责任书，支援农村的城市医生也已奔赴受援医院，工作一年，到期轮换，形成制度。他们的主要任务是为农村提供较好的医疗服务，同时培养农村医务人员，提高服务水平。

第五，深化城市医疗体制改革试点，大力发展社区卫生服务。近年来，城市医疗服务体制改革取得了一定的进展，但从整体上看，成效不够明显，存在不少突出矛盾和问题。主要是：公立医院运行机制存在问题，公益性质淡化；社会资源进入医疗服务领域不畅，发展不快；医疗服务监管薄弱，社区卫生服务发展缓慢，群众看病难、看病贵的问题仍很突出。温家宝总理最近批示：要把解决群众看病难、看病贵的问题作为深化城市医疗服务体制改革的一项重要任务。为城市医疗服务体制改革指明了方向。

世界上主要国家的医疗服务体制，大体分为两类：一是欧洲发达国家的高福利型，居民医疗服务基本由政府包下来；二是以美国为代表的社会保险型，居民医疗服务主要由个人和企业担保解决，政府对儿童和老人给予适当补助。这两种类型都不适合中国国情。欧洲的高福利型，我国政府背不起；美国的社会保险型，我国居民缴不起。中国的医疗服务体制改革必须走适合中国国情的道路。

目前我国的医疗服务机构的90%以上为公立医疗机构，如此庞大的公立医院规模与经济发展水平和财政承受能力存在很大矛盾。“手中无把米，叫鸡都不来”。由于财政投入很少，使相当多的公立医疗机构仅保留“公立”的外壳，内部运行机制却出现了市场化的倾向。这是图虚名而不求实效。今后改革的基本思路是，由政府制订统一区域卫生规划，根据公共卫生服务和居民基本医疗服务需求，确定保留公立医疗机构的数量和规模，负责公共卫生和基本医疗服务，其余的公立医院可引入市场机制，吸收社会资金，改制改造成社会非营利或营利性医疗机构。对保留的公立机构，一是数量、规模要适应群众基本医疗和公共卫生服务需求，不能“卖光”、“改净”；二是运行机制要体现公益性质，完善保障措施。政府要控制公立医院的收费标准和收入规模，不鼓励创收。支出要由政府科学核定，给予保障，实行“核定收支，收支挂钩，超收上交，差额补助”的经济机制。

2004年以来，卫生部多次组织论证深化城市医疗体制改革试点的方案，开展医疗机构经济政策研究，会同有关部门制订降低药品价格、改革药品收入加成机制、降低大型设备诊疗项目价格，降低医用高质耗材价格，提高医疗技术劳务价格的措施，努力降低医疗总体费用。目前，卫生部会同有关部门拟订了《关于深化城市医疗服务体制改革试点的指导意见》，初步确定了试点城市，争取早日启动，确保试点成功。改革试点主要内容包括：一是坚持政府主导与引入市场机制相结合，发挥政府在加强领导、增加投入、制定政策、严格监管等方面的主导作用；同时，发挥市场机制的作用，鼓励和引导社会资源投资发展医疗卫生事业，调动政府和市场两个积极性。二是按属地化原则，实施区域卫生规划，优化资源配置，完善分类管理，加强政府的宏观调控和行业监管，有效解决卫生事业资源配置不合理、不协调问题。三是坚持优先发展社区卫生服务的方针，实行政府主导和社会参与相结合，加快社区卫生发展，构建以社区卫生服务为基础的新型城市医疗卫生服务体系。健全社区卫生服务网络，完善服务功能，改革运行机制，增加政府投入，促进社区卫生服务的可持续发展。四是改革“以药补医”的机制，调整医疗收费价格，完善医疗机构经济补偿机制和药品价格管理机制，引导医生根据患者病情合理用药，从源头上抑制医药费用过快增长，减轻群众医药费用负担。

第六，切实加强医院管理，提高医疗服务质量。今年卫生部和国家中医药管理局在全国各级各类医疗机构中深入开展了“以病人为中心，以提高医疗服务质量”为主题的医院管理年活动，主要针对当前医疗服务管理、医院发展方向、发展思路等方面不符合科学发展观要求和医疗机构公益性质淡化，追求经济利益，医疗费用增长过快，群众经济负担加重，医患关系紧张，医疗监管薄弱等突出问题，通过加强医院管理，改善医疗服务，规范医疗行为，提高医疗质量，确保医疗安全，提升医院管理水平。要明确发展方向，坚持为人民健康服务的办院宗旨；加强医患沟通，构建和谐的医患关系；建立健全管理制度，严格收费管理，降低医药费用；建立信息公开公示制度，拓宽社会监督渠道；加强医德医风建设，纠正行业不正之风。同时，在全国医疗卫生系统广泛深入开展“弘扬白求恩精神，做白求恩式医务工作者”的宣传教育活动，学习白求恩同志毫不利己，专门利人，对工作极端负责，对人民满腔热忱，对技术精益求精的精神。教育广大医疗卫生工作者努力做到“以病人为中心”，“视病人如亲人”，“想患者之所想，急患者之所急”，努力为病人解除痛苦，减轻负担。

第七，加强卫生行业作风建设，狠刹不正之风。目前，人民群众对医疗服务行业不正之风反映强烈的突出问题是乱收费、拿回扣、收红包、开单提成和药品、器材价格过高。这些问题损害了群众利益，增加了群众就医困难。出现这些问题，有医疗服务思想、观念、作风不端正的影响，有不合理机制的诱导和管理上的缺陷，也有社会上不正之风通过医疗服务这个窗口集中反映出来。按照党中央、国务院对纠正药品购销和医疗服务中不正之风的要求，2004 年以来，卫生部在全国卫生系统和广大医疗卫生工作者中，广泛开展忠于职守、爱岗敬业、开拓进取、乐于奉献的思想教育和职业道德教育，树立救死扶伤、病人至上、热情服务、文明行医的行业风尚，努力建立符合广大人民群众要求的新型医患关系，认真查处红包、回扣、开单提成和乱收费等违法违纪问题，取得了一定的成效。但要从根本上解决问题，还要建立教育、制度、监督三者并重、惩防并举的纠风工作长效机制，重点是探索从源头上有效遏制不正之风的途径和方法，健全法制，严格监督。我们清醒地认识到，医疗行业纠正不正之风是一项长期的任务，不可能一蹴而就，必须明确目标、落实责任、标本兼职、坚持不懈，才能收到实效。

四、做好卫生工作需要全社会的积极参与和支持

动员全社会广泛参与是卫生工作的基本方针之一。在抗击非典疫情过程中，全社会响应党中央的号召，万众一心、众志成城、甘于奉献、战胜病魔的精神应该永远发扬光大。做好卫生工作是政府的一项重要职责，不仅卫生部门责无旁贷，也是各有关部门和全社会的共同任务。卫生部门肩负着重要责任，应该甘为领头羊，坚持从自我做起，从能够解决的问题做起。同时，也需要各级政府及有关部门的关心和支持。长期以来，国家发改委、财政部、劳动保障部、公安部、商务部、农业部、人事部、民政部、国家人口计生委、国家工商总局、国家质检总局、国家环保总局、国家食品药品监管局、国务院法制办等部门，对卫生工作给予了多方面的关心和支持，积极协助解决卫生工作中存在的困难和问题。今后，希望各级政府、各有关部门和社会群众、新闻媒体像关心教育一样关注卫生事业的改革与发展，在大家的支持和帮助下，共同构建适应我国经济发展水平和人民健康需求的医疗卫生体系。

我国卫生事业正面临前所未有的发展时遇，这是时代的要求，也是历史赋予我们的责任。我们要坚持以人为本、执政为民，全面落实科学发展观，把握机遇，迎接挑战，全面推进卫生改革与发展，不断提高广大人民群众的健康水平，为全面实现建设小康社会的宏伟目标而努力奋斗。

加强沟通　构建和谐医患关系

——卫生部部长高强在《医界名家从医感悟》首发式暨构建和谐医患关系座谈会上的讲话

（2005 年 9 月 29 日）

今天，我们召开《医界名家从医感悟》一书的首发式和构建和谐医患关系座谈会。把这两件事结合起来，是因为在《医界名家从医感悟》这本书中，充分展现了医学名家热爱人民、忠于患者、爱岗敬业、极端负责、勇于探索、开拓创新、助人为乐、甘于奉献的精神。这些精神是我们构建和谐医患关系的基础。吴阶平、韩启德、钟南山、王忠诚、胡亚美等几十位精诚大医，以他们成长、求索、立业、创新的刻苦实践、深入思考和辉煌业绩，撰写出了如何做一名人民好医生的体会和感悟。相信这本书的出版，对于加强医疗卫生行业作风建设和职业道德建设，对于构

建和谐的医患关系，提供一个良好的范本，给大家以启迪和教诲。借此机会，我们要真诚地感谢这些医学名家的特殊贡献，向他们致以崇高的敬意！

从医感悟，就是这些医界名家感悟如何做一个好医者。刚才，王忠诚院士、胡亚美院士两位医学名家用朴素的语言向我们讲述了从医几十年的真实感受。他们感悟的核心是什么？我觉得就是一切为了病人，一切为了解除病人的病痛，把恢复病人的健康，作为医务人员最大的快乐。医学发展是一个不断探索的过程，还有许多未知的领域，学无止境。作为一名好医生，要在患者的帮助下，勇于探索，不断提高为病人服务的技术和本领。重庆医科大学附属儿童医院、哈尔滨医科大学第一附属医院介绍了加强医患沟通、构建和谐医患关系的具体做法和体会。我们还邀请了部分法律工作者、社会工作者、患者和新闻工作者对构建和谐医患关系谈了自己的看法。大家的发言都很精彩，情真意切，感人至深，反映了社会各方面对构建和谐医患关系的强烈愿望和坚强决心，也反映了广大医务工作者为构建和谐医患关系作出的不懈努力。这是主流，是基础，也是我们的希望所在。

下面，就加强医患沟通，构建和谐的医患关系讲几点意见：

一、正确认识构建和谐医患关系的重要性和紧迫性

大家知道，医疗卫生工作涉及千家万户，与人民的身体健康和生命安全密切相关。党中央提出建立社会主义和谐社会，医疗卫生行业担负着繁重任务。构建和谐的医患关系，是医疗卫生行业学习、贯彻“三个代表”重要思想的具体体现，也是构建和谐社会的重要组成部分。人民群众往往通过医疗卫生服务看经济社会发展成果，看党风政风建设，看政府管理水平，看社会公平和谐。群众对医疗服务满意不满意，医患关系是否和谐，很重要的一条就是看我们医务人员能否全心全意为患者服务，能否努力维护人民群众健康权益。

医疗服务承担着救死扶伤、治病救人的崇高使命，从一定意义上讲，决定着患者的生死存亡。医务人员和患者之间有一个的共同目标就是要战胜疾病，减少痛苦，保障健康和生命安全。医务人员和患者之间必须建立互相信任、互相尊重、互相理解、互相帮助的和谐关系。医患关系伴随着医疗服务而诞生，自从有了医疗服务活动，便产生了医患关系，不是和谐的医患关系，就是紧张的医患关系。而医疗服务的目标、宗旨、质量和水平又是衡量医患关系的晴雨表。自古以来，许多著名的医学大家对医患关系做过许多精辟的分析和阐述，“无德不成医”、“不为良相，便为良医”等等 。大医精诚、杏林春暖，留给后人无数佳话。

当前医患关系是大家十分关心和关注的一个问题，我们应该对当前医患关系的总体形势有一个正确的估计。从总体上看，医患关系是基本和谐之中存在着局部的不和谐；大的和谐之中存在小的不和谐。和谐是主流，不和谐是支流，但我们绝对不可忽视存在的问题。全国每年医疗机构提供医疗服务的人次达20多亿，即使我们做到99%和谐，只有1%不和谐，也有2000万人次，绝不是小数目。医疗服务直接关系到人的生命安危，医务人员的一次失误，可能给患者和家庭带来不可挽回的损失。我们挽救一个患者的生命，患者及其家属会终生铭记医生的恩德；由于我们的失误，使患者失去生还的机会，他们也会遗憾终生。各级卫生部门和医疗机构对于医患关系中存在的问题不能漠视，它不仅直接影响部分患者的切身利益，而且影响正常的医疗秩序和质量，影响广大医务人员的士气和情绪。因此，构建和谐医患关系，绝不是可抓可不抓的工作，而是关系到医务人员工作环境和成长、发展的重大问题。我们要从贯彻落实“三个代表”重要思想和科学发展观，以人为本、维护人民群众和医务人员切身利益的高度加以重视。

为了维护良好的医疗秩序，保证群众就医的安全有效，党和政府一直高度重视建立和维护和谐的医患关系。2002年12月卫生部在重庆召开现场经验交流会，推广重庆医科大学附属儿童医院等单位建立医患沟通制度的经验。许多医院在加强医疗卫生队伍作风建设，实行医院开放式管理，建立医患沟通监督机制，保证医疗信息畅通等方面做了大量工作，取得了明显成效。但是，医患关系紧张，彼此缺乏信任，不能相互理解，医疗纠纷增加，是当前医疗服务中一个十分突出的问题。特别是近年来相继出现个别患者或者患者家属伤害医务人员的极端事件，干扰了正常医

疗秩序，甚至直接危及医务人员人身安全。这些事件提醒我们，必须充分认识构建和谐医患关系的重要性和紧迫性，高度重视并认真加以解决。

二、构建和谐医患关系是当前医疗战线的一项重要任务

党中央提出了努力构建社会主义和谐社会的战略任务，努力建设民主法治、公平正义、诚信友爱、充满活力、安定有序、人与自然和谐相处的社会。实现这个任务，涉及各方面的工作，而构建和谐的医患关系又是其中不可或缺的重要环节，是医疗卫生部门的一项重要任务。

面对当前医患关系紧张、医疗纠纷增加的问题，我们卫生部门和医疗卫生机构应该冷静思考存在这些问题的原因是什么？医患关系紧张主要表现在哪些方面？应当采取什么措施加以解决？对于医患关系紧张的原因，各方面专家、学者、媒体、患者代表从不同角度做了深入的分析。应该说，造成这种情况的原因是多方面的，有医疗资源不足，群众看病难、看病贵，患者有意见；有医疗质量不高、服务态度不好，群众不满意；也有更复杂的社会因素。我认为，一个重要的原因是医患之间缺乏信任、缺乏理解，不能换位思考。部分医务人员不能设身处地地替患者着想，而是较多地考虑医疗机构和自身的利益。而患者对医务人员也缺乏理解，不了解医学的复杂性。这不仅仅是一个沟通的问题，更重要的是一个感情问题，是我们是否坚持医疗服务的宗旨问题。从医务人员一方来讲，我们举办医疗机构的目的是什么？医务人员的职责是什么？我们是否尽到了自己的职责？如果手术前，医生与患者沟通时只是说："这个手术有危险，出了问题你自己要承担风险，要不就别动手术。"这样的沟通肯定起不到良好的效果。还有的医务人员不信任群众，把患者当成潜在的可能发生纠纷的追究者，为了防止可能发生的纠纷，让患者做了许多不必要的检查，以寻找没有责任的"证据"。这样的医患关系能和谐吗？患者有病投医，本身就是相信医生，如果医生忠实地为他们着想，使群众享受到良好的服务，减轻痛苦，减少负担，尽早康复，绝大多数病人对医务人员必然抱有感激之情。个别人不理解医学的复杂性，也可能出现无理取闹的情况，但绝对是极少数。相反，如果我们服务态度差，服务质量低，医患之间缺乏感情交流，甚至导致患者病情加重，增加生理、经济和精神负担，就难以得到群众的理解和谅解。患者就会采取不同方式来表达自己的不满。医患之间的沟通应该是心灵的沟通和感情的沟通。如果医务人员设身处地为患者着想，把病人担心的事情讲清楚、说明白，帮助患者选择既保证医疗质量，又能够减少费用支出的治疗方法，人心换人心，患者必然会理解医务人员的难处。患者容易产生不满意的地方，一是服务质量，二是医疗费用。如果患者花费许多钱，而获得的是低质量的医疗服务，不仅病没有治好，反而加重病情，这是群众最不满意的。因此，我们首先要眼睛向内，正视并克服我们自身存在的不足，不能抱怨患者不理解，怨天尤人解决不了问题。要善于分析自身的问题，我们的服务环境怎么样，服务理念怎么样，服务态度如何，服务效果好不好。对医疗机构和医务人员来说，就是要以病人为中心，不断深化改革，转变服务理念，提高医疗质量，千方百计减轻群众负担，多与病人进行一些感情沟通，多给病人一些人文关爱，多替患者着想，并尽其所能减轻患者痛苦。这样，就能形成和谐的医患关系，这样才能缓解医患矛盾。

三、政府主导，社会参与，共同努力构建和谐医患关系

医患关系成因比较复杂，涉及各个方面，既有体制、机制上的问题，也有思想观念转变方面的问题，还有管理监督不力等原因。要解决好这些问题，需要各方面的共同参与和努力。

尊重病人，理解患者是构建和谐医患关系的关键。医护人员步入医学的殿堂时，都曾经用希波克拉底誓言和南丁格尔誓言要求和勉励自己："将患者的健康和生命放在首位……，为患者的安康而贡献终身……。"世界医学教育联合会《福冈宣言》也曾经指出："所有医生必须学会交流和处理人际关系的技能。缺少共鸣（同情）应该看作与技术不够一样，是无能力的表现。"医学发展的历史证明，只有医务工作者充分尊重患者的知情权、选择权，建立良好的医患关系，才能使患者积极支持、配合诊疗工作，才能推动医学事业的发展，造福于患者。重庆医科大学附属儿童医院、哈尔滨医科大学第一附属医院等医疗卫生机构建立规范化、制度化医患沟通机制的实践也证明，只要我们采取积极有效的措施，切

实加强医患沟通，努力提高医疗服务质量，医务人员的服务理念就会转变，病人对医务人员满意度就会提高，医患矛盾就会缓解，医疗纠纷就会减少。病人的满意度提高了，医院的声誉提高了，医院的发展也加快了，这是双赢的结果。

2005 年卫生部和国家中医药管理局在全国各级各类医疗机构中深入开展的医院管理年活动，各级卫生行政部门和医疗卫生机构要把加强医患沟通，提高服务质量，构建和谐医患关系作为重要内容。医患沟通需要医疗机构、医务人员和患者三方共建、理解和信任。医疗机构要坚持为人民健康服务的办院宗旨，责无旁贷地维护人民群众的利益，建立和完善医患沟通制度、投诉处理制度，及时受理和处理病人投诉，定期收集病人对医院服务中的意见，并努力加以改进。医务人员是治病救人的使者，也是服务者，要转变服务理念，尊重和维护患者的知情权和选择权，体恤患者的痛苦，同情患者的困难，尊重患者的意愿，努力让患者获得最佳的治疗效果。医疗活动具有高技术、高风险的特点。由于医学的极端复杂性，人类尚不能完全掌握对付各类疾病的办法，即便对于很多常见疾病，在治疗中也会有发生意外的可能。患者也要信任和理解医务人员，体谅他们的困难。作为一名医生，只许成功不许失败是很难做到的。但必须在医疗服务中尽职尽责、全心全意，在失败中汲取教训，提高医术，绝对不能多次犯同样的错误。只有医务人员和患者共同努力，医患关系才能得到改善。在构建和谐医患关系中，医疗机构和医务人员是主导的方面。只要我们善待患者，加强沟通，设身处地地为患者着想，为患者提供温馨、细心、爱心和耐心的服务，就会赢得患者对我们的尊重和认同，和谐的医患关系就一定会建立起来。

加快卫生事业发展，努力解决好群众“看病难、看病贵”问题，是构建和谐医患关系的根本措施。应该看到，当前卫生工作中存在的基本矛盾是群众越来越高的卫生健康需求与该水平医疗服务的供应严重不足之间的矛盾，集中的表现就是群众看病难、看病贵。而医患关系不和谐，医患矛盾、医患纠纷、甚至医患冲突，是这一矛盾的具体体现。尽管目前绝大多数的医疗机构都是公立医院，但是相当多医院的正常运行主要靠为患者提供医疗服务收取的费用，医院设备购置、规模扩大靠收费的积累，医疗服务收入由医院自行支配。这种机制的直接后果是医院过分注重经济收入，而忽视群众利益。这也是造成医患关系紧张的一个重要原因。我们要构建和谐的医患关系，就必须研究如何完善医院的运行机制，维护医院的公益性质，坚持为人民服务的宗旨。近年来，党中央、国务院高度重视卫生事业发展和人民群众的医疗卫生保障问题。卫生部党组围绕解决看病难、看病贵问题，进行了长期的专题研究，从落实科学发展观和维护广大人民群众健康权益的高度，认真全面地分析产生这个问题的深层次原因，从发挥政府保障群众基本医疗的主导作用、改革医疗服务体制、转换公立医疗机构运行机制、加强政府对医疗服务行业监管、大力发展农村和社区医疗卫生服务事业等多方面，积极研究探索解决这个问题的基本思路和有效措施。我们必须坚持走适合中国国情的卫生事业发展道路，坚持卫生事业为广大人民群众健康服务的宗旨和公益性质，坚持政府承担公共卫生和维护群众健康权益的责任，为构建和谐医患关系提供坚实基础。

今后几年，卫生工作的一项重要任务是调整医疗服务发展结构，优先发展农村和城市社区卫生事业，集中财力，把贴近群众、能够为群众提供质优价廉医疗服务的基层卫生机构建设好，解决群众的基本医疗需求。同时，各级卫生行政部门要加强对医疗机构的监督管理，转变思想观念，改善服务态度，提高服务质量。各地在医院管理年活动中要认真研究，采取切实有效的措施解决。有些同志提出医院对患者的检查结果应在各医院通用和门诊电话预约的建议很好。我注意到河南等地已经开始实行医学检查在各大医院通用的做法。对于一些门诊患者比较集中的医院，开展门诊电话预约，可以缓解患者挂号难的问题，同时打击“号贩子”和“医托”等严重影响正常医疗秩序的行为。一些单位对于这些方便群众就医、减轻群众负担的事情总是强调自身困难和客观原因，重视不够，解决不及时。这种思想观念和工作作风是与当前形势不相称的，必须立即加以改进。

加强正面宣传，正确引导舆论，是构建和谐医患关系的重要手段。卫生部将《医界名家从医感悟》首发式暨构建和谐医患关系座谈会作为序幕，在全国范围内组织“构建和谐医患关系”的系列宣传教育活动，集中宣传卫生系统先进模范人物和事迹，引导广大医务人员加强医患沟通意识。通过宣传活动，增强群众对我国卫生事业改革与发展的理解和支持，营造良好的卫生工作舆论环境和社会氛围。

一是各级卫生行政部门要主动与新闻宣传主管部门和广大新闻媒体积极配合，结合卫生行业的特点，加大正面宣传力度。要集中宣传报道各地涌现出来的，在构建和谐医患关系方面的先进典型，大力宣传报道吴登云、李素芝、郭新等先进典型人物的事迹。

二是各地要不断发现、总结、推广卫生行业先进人物的事迹，树立卫生队伍的良好形象。前段时间到黑龙江省调研的时候，我专程看望了“农民的好医生”战胜军同志。他是一个普通的乡镇卫生院的院长，从医28年，始终牢记全心全意为人民服务的宗旨，心系群众疾苦，在乡村医生这个平凡的岗位上作出了不平凡的业绩，受到广大农民的普遍赞誉和信赖。中共黑龙江省委作出了开展向战胜军同志学习的决定，号召广大医务人员以他为榜样，全心全意为患者服务。

三是加大对医院管理年和全国打击非法行医专项行动的宣传报道力度。开展管理年活动，核心问题是端正服务方向，树立正确的服务理念，坚持医疗为人民健康服务的宗旨，通过严格管理，健全制度，规范服务行业，绝不能把医疗作为“谋利”的手段。对不负责任、损害人民健康权益的人和事，要严厉追究。不如此，不足以树正气，不足以刹歪风，不能够树立起卫生行业的良好社会形象。

四是加强领导，切实改进工作。构建和谐医患关系需要采取综合性措施，加大力度，标本兼治。各级卫生行政部门要高度重视，切实加强对本地区、本单位构建和谐医患关系工作的领导，从制度建设、机制建设上加以规范和完善，切实改进工作中存在的问题，把医院管理年活动进一步推向深入，把正面新闻宣传活动进一步引向高潮，狠抓落实，务求实效。同时，我们还要动员全社会关注、理解和支持构建和谐医患关系的工作。

五是加强与媒体的沟通，正确引导舆论。新闻媒体是我们与社会沟通的桥梁和平台。医疗卫生工作是社会关注的热点，也是新闻宣传的焦点。各级卫生部门和医疗卫生机构要高度重视与媒体的沟通联系，及时向媒体提供准确、全面的信息，让媒体及时了解真实的情况，发挥正确的舆论引导作用。对于媒体揭露医疗卫生工作中存在问题，我们要坚持不护短、不遮丑，坚持正确对待、举一反三，积极主动地采取改进措施。各级卫生部门和医疗卫生机构的负责同志也要学习新闻传播知识和技能，学会与媒体沟通，不断提高宣传工作水平。今天有许多新闻媒体的记者朋友出席座谈会，我们感谢大家长期以来对医疗卫生工作的支持，欢迎你们继续监督医疗服务工作。我们也真诚地希望新闻媒体坚持正确的舆论引导，客观如实报道医疗卫生服务活动，不刻意炒作个别医疗纠纷事件，大家共同努力构建和谐医患关系，维护健康有序的医疗秩序。

构建和谐的医患关系是一项长期的任务。我们要坚持常抓不懈，做构建和谐医患关系的推动者，让人民群众看到实实在在的效果，努力构建互相尊重、互相理解、温馨和谐的医患关系，为社会主义和谐社会的建设贡献更大的力量。

高度警惕　落实措施　坚决控制人感染高致病性禽流感疫情

——卫生部部长高强在全国卫生系统防控人感染高致病性禽流感电视电话会议上的讲话

（2005年11月7日）

今天，卫生部召开全国卫生系统防控人感染禽流感疫情的电视电话会议，传达贯彻党中央、国务院领导同志的有关重要指示和国务院有关会议精神，动员全国卫生系统的广大卫生医务工作者以积极的姿态、高昂的斗志、饱满的热情和对人民健康高度负责的精神，投身到防控禽流感疫情工作中来。

党中央、国务院对防控禽流感疫情十分重视。

10月28日，温家宝总理在卫生部上报的《关于防控人感染禽流感疫情有关工作情况和政策建议》的报告上作出批示：要狠抓各项防治工作的落实，不存侥幸，不留死角，对疫情要及时、准确、客观报道，掌握主动，避免炒作。加强与国际有关组织的联系，向其主动提供必要的资料，保持密切配合。要通过正确的宣传舆论引导，实事求是地反映我们所做的工作及其效果，增强群众的信心。鉴于禽流感防控工作十分重要和迫切，需要加强统一领导，密切部门之间的协调和配合。10月30日，胡锦涛总书记在同一报告上批示：要充分认识禽流感防控形势的严峻性，认识一旦暴发带来的严重危害，全面加强防控措施，完善应急机制和应急预案，搞好各有关方面的协调和配合。并积极参与国际和地区的合作，切实做好各项防控工作，尤其要严防禽流感疫情向人的传播，以确保人民群众的身体健康。

11月3日，温家宝总理主持召开了国务院常务会议，专题研究禽流感疫情防控工作，并提出了12条有效防控禽流感疫情的政策措施。11月7日，国务院召开了电视电话会议，回良玉副总理对防控禽流感疫情做出了全面、具体的部署。我们这次电视电话会议，就是按照党中央国务院领导同志指示和有关会议的部署，全面落实卫生系统有关防控措施，严防禽流感疫情向人类的传播，保护广大人民群众的身体健康和生命安全。

下面我想讲五个问题。

一、充分认识防控人感染禽流感疫情的长期性、复杂性和艰巨性

当前防控人感染禽流感疫情的形势，可以用一句古诗来形容，就是“山雨欲来风满楼”。禽类流感的疫情，已经是一个现实的威胁。对人类的大面积传播，目前还是一个潜在的威胁。但是，这种威胁正在日益向我们逼近，这不是空穴来风，而是有事实和科学根据。从2003年到现在，全球已有122人感染了禽流感病毒，其中62人死亡，虽然目前禽流感病毒传染人的能力还不强，人感染禽流感的几率还不高，但病死率很高。有些专家通过实验室研究和对实际病例的剖析，认为禽流感的病毒正在迅速发生变异，增强传染人的能力，甚至出现人与人之间的传播。如果出现那种局面，就会对人类的健康和经济社会的发展造成严重的危害。

2005年的禽流感疫情，与往年比较出现了几个不同的特点：

第一，禽流感对人类的威胁在不断加大。2004年，我们国家出现了50起禽流感疫情，虽然次数较多，但都属于多点散发，每一起的规模都很小，对人的威胁也比较小。而2005年有所不同。尤其是最近辽宁黑山县发生的禽流感疫情，规模较大，覆盖了全县绝大部分乡镇，病毒与青海发现的候鸟携带的病毒相同，对人类威胁加大，给我们有效防控禽流感对人类的传播造成了很大的困难。大家可以设想，如果疫情只发生在一个村，只有几个养殖户，我们可以对有关接触者进行隔离医学观察比较容易。如果覆盖了全县绝大部分乡镇，而接触的人又很多，我们就要动员相当多的卫生技术人员到现场去进行应急的处置。不但工作量大，而且到现场应急处置的卫生人员也可能暴露在病毒传播的现场。

第二，防控人感染禽流感与防控禽类的疫情交织在一起。大家知道，我国是世界上人口最多的国家，也是禽类养殖最多的国家，年家禽饲养量为142亿只，占世界总量的1/5，其中水禽饲养量37亿只，占世界总量的2/3。由于家禽的养殖方式以散养为主，条件比较差，防疫能力低，养殖户普遍缺乏防疫知识和技术，加之世界上8条候鸟的迁徙路线，有3条途经我国，全世界四分之一以上的候鸟栖息在我国境内，候鸟活动范围基本上覆盖我们全部的国土。这就给我国禽流感疫情的控制带来了非常大的困难，禽流感疫情随时可能发生。由于禽流感病毒已经开始向人类传播，就对人类的健康和生命安全造成非常大的威胁。这就是我们面临的形势。从卫生部门来讲，不仅要考虑防控人感染禽流感，同时也要考虑防控禽类的流感疫情。如果不能有效地把禽流感疫情控制在很小范围内，就会给人类的疫情防控带来繁重而艰巨的任务。

第三，全球防控流感大流行已形成广泛共识。由于禽流感病毒的变异，可能造成人与人的传播，由此可能引发世界性的流感大流行，已经在全球各国政府之间形成了广泛共识。防控由禽流感可能引发的世界流感大流行，成为我们面临的一个艰巨任务。最近，我到加拿大出席了有30个国家卫生部长参加的国际会议，主题就是全球团结，共同应对流感大流行。许多国家的政府都作出了很高的姿态，采取了一系列应对措施和行动计划。

在这个方面，中国的一举一动受到国际社会的广泛关注。如果中国的疫情防控工作做得好，能够有效地防控禽流感对人的传播，将是对全世界的巨大贡献，也会在全球树立我国的良好形象和崇高地位。反之，如果我们工作做得不好，发生大面积人感染禽流感疫情，不仅有损于我们国家的形象，影响经济和社会发展，而且对人民群众的健康和生命安全带来很大的危害。因此，在全球共同应对禽流感的形势面前，我们担负着重要责任，这个责任不是一个地区的、一个省份的，而是整个国家。无论哪一个地方出现了人感染的疫情，就会对整个国家造成很大的影响，对改革开放的环境，对经贸交流和人员往来，都会造成很大的负面影响。所以，我们对待这个问题，不能只从一个地区，一个局部来考虑，必须站在全国的高度、世界的高度来看待。到现在为止，我国还没有发生人感染禽流感的病例，但湖南出现的几例不明原因肺炎病例，发出了一个危险信号。按照流行病学调查，其中有两例是禽流感病死家禽的密切接触者，虽然 H5N1 禽流感检测呈阴性，但不能最后排除，正在做进一步的实验室检测。一旦确定，就可能成为国际关注的一个热点。如果再陆续出现一些人感染的病例，那就对我们国家的整个环境造成非常不利的影响。

第四，疫情主要发生在农村，这与 2003 年防治非典有很大不同。家禽主要由农民饲养，禽流感疫情主要发生在农村，而农民在与病死禽类密切接触，农村的卫生条件比较差，农民的自我保护意识不强，农村的防疫人员能力不高，乡、村两级缺乏疫情监测人员，有些地方基本上是空白点，是控制疫情突出的薄弱环节。如果发生了禽流感疫情，基层监测力量比较好，能够很快发现并报告，上级就会迅速派出专家支援，很快控制疫情；反之，基层的监测能力差，不能及时发现和报告疫情，很容易造成疫情传播，疫情控制就非常困难。在防控人感染禽流感的工作中，要加强农村疫情的监测力量，健全农村的疫情监测网络，建立及时准确的疫情发现报告制度，健全快速反应的应急机制，落实有效的控制措施，这是当前的一项主要任务。

第五，一些地方对防控人感染禽流感重视不够，措施不落实。从 2004 年以来，卫生部先后下发了 8 个有关防治禽流感的方案、预案和指导性文件。最近我们到一些地方的调查和检查，发现有许多地方没有真正贯彻落实，有些地方甚至还不知道卫生部制定的方案和规定，更谈不到结合当地实际情况制定贯彻落实的措施。我们已经连续抓了几年公共卫生专业技术人员的培训工作，但空白点还很多，许多医疗机构没有贯彻落实卫生部的有关要求，甚至有些机构还不知道应该怎么做。这就给我们防控工作带来了很大的威胁。到目前为止，禽流感向人类的传播还是一个缓慢的过程，它不像非典那样突如其来。禽流感疫情从香港 1997 年暴发到现在已经 8 年了，近期连续三年中，我们开了这么多次会议，制定了这么多文件和预案，如果还没做好准备，防控措施没有认真落实到基层。一旦出现疫情暴发，我们将难辞其咎。

做好禽流感防控工作，事关人民群众的身体健康和公共卫生安全，事关经济发展和社会稳定大局，事关党和政府在国内、国际社会的形象。全国各级卫生部门和广大卫生医务工作者要从政治、全局和战略的高度，充分认识加强防控工作的重要性和紧迫性，进一步增强责任感和使命感，以对党和人民高度负责的精神，发扬抗击非典的精神，积极投入到有效防控禽流感的工作中去。要认真贯彻国务院提出的“加强领导、密切配合，依靠科学、依法防治，群防群控、果断处置”的工作方针。当前的主要任务是完善应急预案和行动方案，落实应对的政策和措施，培训卫生技术人员，提高有效防范的能力，做好有效应对的准备。一旦发现疫情，能够从容应对。由于绝大部分地区还没有发生疫情，既给了我们准备工作的时间，也容易引起麻痹大意，容易放松警惕。古人讲有备无患，“凡事预则立，不预则废。”不做好准备，仓促上阵，就会应对不及，就会影响疫情防控的效果。在疫情没有到来之前，大家必须高度警惕，做好准备，牢记非典初期的教训。没有发生疫情的地区，要及早部署，加强疫情监测，加强技术和物质储备，做好应急准备工作。对某些地区来说，2005 年应对禽流感的工作还是备而不用，但必须要做，准备工作还要一步一步加深，一步一步提高。考虑到病毒在不断变异，我们也要随之而变，不断提高我们的应对水平。如果现在不做好最基本的防控准备，就难以应对可能发生的流感大流行。希望大家对当前的形势，面临的任务和应该采取的措施，都要有一个清醒的认识。无论是发生疫情的地区，还是没有发生疫情的地区，都应该行动起来，做好各方面的准备。这既是应对禽流感疫情的需要，也是不断提高公共卫生管理水平的需要。

二、坚持以人为本，明确两个目标，做到四个依靠，坚决打好防控禽流感这一仗

坚持以人为本，是科学发展观的核心。坚持执政为民，是党的根本宗旨。在防控禽流感疫情工作中，我们一定要坚持把保护广大人民群众的健康和生命安全放在第一位。世界各国政府之所以对防控禽流感达成广泛共识，就是因为可能会对人类的健康和生存造成威胁。党中央和国务院高度重视防控禽流感工作，也是因为可能造成人间的传播，威胁人类的生存。

明确两个目标。一是确保做到不发生人感染禽流感疫情传播。坚持把防止人感染禽流感作为防控工作的重中之重。由于我们国家面临着禽类发生疫情的危险，人与禽类接触又比较密切，人感染禽流感疫情很可能发生。我们的责任是严格控制人感染疫情，把疫情控制在最小的范围内，防止传播。对可能发生的少量病例，要做到早发现，早报告，早控制，早治疗，尽量减少人员的伤亡。二是维护经济和社会发展的大局，维护群众正常的生产和生活秩序，维护社会的稳定。这两个目标，缺一不可。关键是做好疫情的防控工作，并注意正确的舆论引导。对此，我们一定要站在全局，站在国家长远发展的高度来认识和对待。

做到四个依靠。第一依靠法治。要认真贯彻落实《传染病防治法》和国务院制定的《关于全国防控禽流感疫情的应急预案》，贯彻卫生部《关于应对流感大流行的准备计划和应急预案》、《突发人间禽流感疫情的预案和有关的防治方案》、《严格防范高致病禽流感向人类传播的意见》等法律、法规和规章，用法律法规统一大家的认识，规范我们的行动，指导落实各项措施。第二依靠科学。战胜病毒危害要依靠科学技术，我们采取的“四早”措施也是科学的措施。同时，要加强疫苗和治疗药物研发，争取早日取得突破。第三依靠群众。加强疫情监测要靠群众，包括禽流感的疫情和人可能发生感染的病例，都要靠群众及时发现和报告。我们采取的一些防控措施，也要依靠群众的理解和支持。这是我们战胜非典的基本经验。在有效应对禽流感的过程中，相信群众、依靠群众，组织群众，发动群众，依然是我们必须要做好的工作。第四依靠广大卫生医务工作者。做好预防控制传染病疫情工作，最基本的中坚力量是广大卫生医务工作者。大家面临的共同任务是预防控制疫情，有效保护广大人民健康。在防控禽流感工作面前，我们每一个卫生医务工作者，都肩负着光荣而艰巨的任务。把大家组织起来，发动起来，积极投身到防疫工作中，是各级卫生部门领导同志必须要做好的工作。加强宣传，加强教育，加强培训，提高广大医疗卫生工作者的使命感、责任感、工作能力、技术水平和服务意识。以上几点，是做好防控禽流感工作必须遵循的基本原则。每一条都需要我们认真研究，结合当地的情况，制定和落实具体措施。

三、全面落实各项防控工作措施

当前防控人感染禽流感的工作，关键是抓好三个环节。一是预防，二是控制，三是治疗。这三个环节都是我们工作的重点，但预防和控制是第一位的。预防最主要的措施是加强疫情监测，提高预警能力，早发现，早报告。这是卫生防疫工作的一项硬任务。大家都要注意，而且必须做到不隐瞒疫情，不漏报、缓报疫情。我最担心的是基层监测能力差，不能早发现、早报告，这是最大的隐患。有些卫生部门接到报告时，实际上疫情已经发展好几天了，这种报告已经失去了效应。我们的工作重点应该放在提高基层监测能力上，在第一时间发现疫情，报告疫情，尽快采取有效控制措施。控制的主要措施是提高快速反应能力，完善并及时启动应急预案，落实各项措施，防止疫情蔓延。救治的主要的内容是要制定和完善科学的应急救治技术方案，研究有效的治疗办法，注意发挥我国中医药的优势，开展有效治疗。提高康复率，降低死亡率。如果有的地方出现了人感染可疑病例，国家和省都要及时组织专家队伍，到现场进行技术支援。要坚持“早发现、快反应、严处理”的原则，发现疫情要立足于早，采取措施要立足于快，控制疫情要立足于严。

为了落实好这三个环节的工作，我提出下面八条措施：

第一，加强部门的协调和配合，完善联防联控的机制。禽流感是一种人禽共患的疾病，对我们有效防控带来了困难，也对我们防控工作提供了条

件。因为禽流感疫情都是先有禽类的疫情发生，然后才传播给人类，还没有发现一起没有禽流感疫情而人感染病毒的病例。禽类的疫情客观上给我们提供了一个天然的屏障。我们要与有关部门密切配合，能够在禽类发生疫情的第一时间就掌握疫情，迅速组织队伍到现场应急处置，进行医学观察和预防治疗，就可以有效地控制人间疫情。卫生部门要破除等、靠、要的观念，主动与农业部门联系，及时掌握动物疫情。卫生部和农业部联合下发了文件，建立两个系统联防联控的机制，实现专家、技术、信息、标本等方面资源共享，建立密切合作关系。有效预防控制禽类疫情，也就是有效预防人类的疫情；做好人间疫情预防控制工作，也有农业部门和其他部门的一份功劳。

据我们了解，卫生部和农业部要求建立联防联控的机制，在有些地方落实得不好。双方的疫情不能及时沟通，卫生部门不能够在第一时间掌握疫情，不能共同采取行动，这对我们的工作造成很大的隐患。各地卫生部门应该主动和农业、畜牧兽医部门联系，协商层层建立联防联控机制，加强部门之间配合。一旦发现禽类流感疫情，卫生部门和农业部门要立即行动，做到三同时，即同时到达现场，同时开展调查，同时进行疫情处理。处理控制动物疫情需要卫生部门给予支援的，我们要从全局利益出发，积极热情地给予支持；我们控制人感染疫情，希望农业部门支持的，我们要及时提出建议和要求，以得到有关部门的支持。在有效防控疫情的任务面前，卫生部门和农业、质检、工商、药监等有关部门，要形成一个整体，一种合力，大家团结一致，共同应对疫情的威胁。卫生部和农业部建立的工作机制，要求双方疫情信息互通不超过 24 小时，在接到基层可疑疫情信息，就要及时组织卫生人员到现场去应急处置。这种联防联控的合作机制得到了国务院领导的高度评价，不能只停留在两个部的层面上，不能只停留在文件上，要落实到各级卫生部门和农业部门的合作上。卫生部门的同志不能等待，要主动去同有关部门联系，争取他们的理解和支持。各省、市、自治区，各市县、各乡镇的卫生和农业兽医部门都要建立有效的合作机制。出入境检验、市场活禽管理、疫苗和药物研制等，都需要部门之间的密切合作。我们不仅要善于独立作战，更要善于协同作战，善于发动各部门、社会的力量共同投入到防控工作中去。联防联控的机制是我们有效战胜非典的法宝，这一点必须牢记不忘。

第二，加强疫情监测，严格疫情报告制度。科学、准确、全面的疫情监测，是及时、准确发布预警信息和采取预防控制措施的前提，也是有效防范禽流感向人类传播的重要环节。及时有效的监测疫情，可以使我们掌握防控工作的主动权，在最佳的时机采取有效的措施，收到最佳的效果。加强疫情监测，是防控工作的首要任务。这个工作做不好，就会给后面几个环节造成很大困难。抗击非典斗争中形成的“四早”，依然是我们应对禽流感疫情的基本方针。广大的医疗卫生人员都要牢固树立“四早”的意识，并通过宣传教育，使广大群众树立“四早”的观念。要注意发挥医疗机构的监测前哨作用，现在这是一个薄弱环节。病人得病以后，首先要到医院去，如果医院的传染病预检分诊制度很健全，医生传染病防治的意识很强，在最短的时间内发现可疑或确诊患者，可以通过网上直报系统，把疫情直接报告到有关部门。因此，加强医务人员的业务培训，提高他们的责任意识十分重要。要建立健全监测制度和责任分工，明确各个环节“早发现、早报告”的任务。掌握传染病的治疗时机非常重要，在最短的时间内，采取有效的治疗措施，就可以缓解病情，促进病人身体康复。如果耽误了时机，后果就不堪设想。对医疗卫生人员来说，传染病监测意识和“四早”观念要经常讲。要进行经常性培训和指导，要求所有的医疗卫生人员一旦发现有不明原因呼吸道症状和肺炎症状的病人，特别是有明显的病死禽类接触史的病人，要及时报告，由上级派医务人员进行技术支援，进行控制和治疗。只要能够及时发现，很快采取控制措施，就给后面的工作提供有利条件。不管是防疫人员也好，医务人员也好，只要发现可疑病例，必须及时报告。这要作为一条纪律。不遵循这条纪律，贻误时机，造成疫情传播的，要追究责任。医疗机构承担着预防、控制、治疗的三重工作，要落实首诊负责制，医生既要对接诊的病人负责，又要对防控疫情负责，医生不及时报告传染病疫情，就要追究责任。各省、市、自治区卫生厅局，要按照部里统一要求，健全监测制度，明确职能，落实责任，提出目标要求并加强监督检查。疾病控制机构的人员，要经常到医疗机构去，到农村基层去，不要坐等报告。在应对传染病可能大流行的情况下，必须变被动为主动，由被动接收报告，到主动去搜索疫情，这是职能转变，也是观念转变、作风转变。疾控人员要到医疗机构配合医务人员加强疫情监测，这是防控非典过程中的基本经验，即关口前移。疾病控制机构要动员起来，主动出击，要把疫情控制在萌芽状态。卫生监督机构要深入基层，检查《传染病防治法》和防治禽流感预案的落实情况，对没有落实防控措施的机构，要提出整改意见，并及时向上级卫生部门汇报。健康教育机构要广泛开展防疫知识宣传，提高群众的自我防护意识和能力。总之，卫生系统内部各个环节要密切合作，环环相扣，形成合力，团结一致，共同努力，堵住工作中存在的漏洞，确保疫情监测工作不留空白，不留死角。

在这里，我要特别强调乡村疫情监测网络问题。现在在乡、村两级没有专业疫情监测力量，而八亿农民基本生活在村一级。村里没有监测人员，不能在第一时间发现传染病疫情，这是最大的危险。我们每一个村普遍都有村卫生室，对乡村医生要明确承担的任务，发挥疫情监测作用。除了接待病人就诊以外，还要监测传染病疫情并及时报告，由政府给予适当补贴。没有实行乡村医生补贴的地方，可以研究采取可疑病例报告奖励制度，鼓励乡村医生发现疫情，报告疫情。

第三，进一步完善预案，落实各项防控措施。各级卫生行政部门要进一步健全突发卫生公共事件的应急体制，建立健全应对人感染高致病禽流感的组织机构。卫生部建立了应对禽流感的领导小组，我任组长，陇德同志、佘靖同志和黄洁夫同志任副组长，下设了若干工作小组。各级卫生部门也要建立相应机构并落实责任，开展工作，形成合力。同时要提高快速应急反应能力，加强人员培训，开展实战演练，不断完善预案，一旦发现可疑的疫情，都要向卫生部及时报告，及时采取有效措施。各地制定的应急预案要根据防控工作的需要不断完善，从实际出发，不要照抄照转，要有可行性和可操作性。

第四，及时采集标本，做好实验室检查工作。医疗机构和疾病预防控制机构，发现动物疫情的密切接触者出现了流感和肺炎等症状时，就要立即按照卫生部的有关技术指南，采集标本，开展实验室的检测。对所有接触过病死禽类的人员，要进行医学观察，进行抽样检测。这要作为一条制度。要求发现疫情要快，报告疫情要快，采集样品要及时，样品检测要迅速。一旦发现阳性结果，要立即送疾病预防控制机构进行核实。国家疾病预防控制中心 P3 实验室已经启用，有些省市的 P3 实验室也即将启用，暂时没有 P3 实验室的地方，采集样品要立即送国家疾病预防控制中心，进行禽流感的血清和核酸检测。国家疾病预防控制中心要及时向有关单位反馈检测结果。各级疾病预防控制机构都要提高能力，发挥技术指导作用。缺乏必要监测设备的，要向当地的财政部门提出申请，或者向政府领导反映，及时配备一些必要的检测设备。

第五，做好人员培训，提高应急处置能力。加强对基层医疗防疫人员的业务培训，保证必要的工作条件，并指导做好自身的防护工作，是有效做好防控工作的前提。要对卫生医务人员广泛开展有关传染病防治工作的知识培训，掌握包括禽流感在内的传染病关键控制环节，提高基层医疗机构人员的发现和控制传染病的能力和现场处置能力。要抓好医疗卫生机构的基本制度建设，落实医务人员个人防护制度、防止医院内部交叉感染制度、不明原因肺炎病例报告制度、预警分诊制度等等。这不仅是有效防控禽流感疫情的需要，也是做好疾病预防控制工作的基础。

第六，加强监督检查，落实各项措施。各级卫生部门都要对有效防控禽流感的措施落实情况开展监督检查。把各项措施落实到防控工作的第一线。已经发生疫情的地区，要作为监督检查的重点。督察的内容主要是应急预案的制定、业务培训情况、技术演练情况、疾病监测和疫情报告情况、传染病预检分诊和疫情现场控制情况等，发现问题及时纠正。对农村、基层要通过检查监督给予指导帮助，把基层防疫工作健全起来，把措施落实下去。要落实目标责任，把早发现、早报告作为基层防疫工作的重点。医疗机构发现可疑病例，要组织专家进行排查，及时报告，坚决杜绝瞒报、缓报。对玩忽职守、敷衍塞责的人员要进行严肃处理。

第七，加强信息通报和宣传工作。广泛开展健康教育，通过各种形式广泛宣传预控高致病性禽流感的知识，提高群众自我防病意识和能力，动员群众及时报告疫情，做到不宰杀、不销售、不贩运、不食用病死家禽，对已经死亡的家禽要按规定进行无害化处理。凡是接触病死家禽以后出现流感症状的患者要及时就医，并如实报告疫情。特别注意对少年儿童的管理和教育。禽流感容易侵犯少年儿童，一定要防止他们接触病死家禽。同时，要加强正面宣传和信息通报，坚持公开、透明、全面、准确、及时的原则。对于社会上、网络上的一些不实传言或造谣中伤的报道，要敢于出面澄清，消除群众的疑惑和恐慌心理，防止对工作造成不利影响。要注意不渲染，不炒作，维护正常的社会经济秩序。

第八，加强国际合作，发挥积极作用。防控禽流感没有国界和区域界限，只有全球各国共同努力才能有效控制。卫生部和世界卫生组织，世界动物卫生组织、世界粮农组织以及美国、澳大利亚、加拿大等主要国家，建立了应对新发传染病的合作机制。疫情信息要及时通报，技术要及时交流，防控经验要互相借鉴。这有利于树立我国的良好形象，有利于有效控制疫情。在这方面要积极主动。如果国外专家到地方去考察疫情，要积极配合，客观如实地反映情况，既要反映疫情情况，又要把我们采取的措施，取得的效果，全面准确地反映，取得国际组织的理解和支持。卫生部还要积极加强同港澳台的信息通报。要加强科研攻关，提高防控和治疗水平。要注意充分发挥中医药优势。防治非典和禽流感疫情为中医药发展提供了良好契机。中医药应早期介入，探索有效治疗方案。卫生部和国家中医药局要共同组织有关中医药专家研究攻关。各省也要组织优秀中医药专家，根据当前的情况，研制一些有效的治疗药物和处方。如果在这个方面有所突破，就是中医药对人类新的重大贡献，也是中医药走向世界的良好契机，为振兴中医药提供有利的基础。希望各省、市、自治区要抓紧中医药的研究，在预防、控制、治疗环节，发挥中医药独特的作用。只要中医药在有效防控禽流感方面发挥重大作用，就可以使中医药这个民族瑰宝名扬四海。

四、立足当前，放眼长远，切实加强农村公共卫生工作

防治禽流感是当前的一项重要的任务，同时也是一个长期而艰巨的任务。它可能会在比较长的时间内伴随着我们，可能会由一个突发疫情变为一个经常发生的疾病。我们必须要做长期作战的准备，着眼长远，强化基础，全面加强农村的疫情防控能力建设，着手构建长效机制。应该看到，农村防疫工作是整个国家公共卫生体系中最薄弱的环节，突出的问题是没有完整的防控网络，没有一支高素质的队伍，没有能够有效应对疫情的技术力量。要通过防控禽流感疫情，把农村的公共卫生体系建设起来，不断提高基层的能力和水平，从而使整个国家的公共卫生体系发生非常大的变化。改变农村的公共卫生面貌，任务很繁重，也可能需要很长的时间。我们必须在有效防控禽流感的工作中，就着手构建这个防控体系和网络。要像加强各级疾病预防控制中心建设一样，探讨一条适应经济发展水平和财政承受能力的防控体系模式，适应农村防控工作的需要。农村的疫情监测、医疗机构的诊断治疗、必要的监测设备等方面都需要加强。卫生部正在和有关部门研究进一步健全农村疫情监测网络问题，争取形成一套统一的政策和制度，把农村的疫情监测网络建立起来。希望各省对这个问题认真开展调查研究。在卫生事业“十一五”发展规划中，要把健全农村公共卫生体系和疫情防控网络作为一项重要的任务。这是一项基础性工作，希望大家从现在起就要摆上重要日程，通过几年的努力，改善农村的防疫工作状况，逐步建立一个比较健全的公共卫生体系。

五、加强领导，统筹兼顾，全力做好人感染禽流感防控工作和其他卫生工作

面对禽流感对人类可能造成的威胁，我们各级卫生部门要把思想和行动统一到党中央的部署和决策上来，做到思想认识到位，组织领导到位，工作部署到位，协调配合到位，物资准备到位，政策保障到位，把各项防控措施落到实处。

第一，各级卫生部门的领导要切实负起责任。按照国务院的有关规定，防控禽流感工作在卫生系统要实行部门主要领导负责制。各级卫生部门的厅长、局长是第一负责人，我是卫生部的第一责任人。大家要齐心合力，为了民族的利益，国家的利益，人民的利益，要切实加强对防控工作领导，认真落实防控工作责任制和责任追究制。明确职能、任务、目标和责任，完成任务好的给予奖励，给予表彰；完成任务不好、造成疫情扩散的，就要坚决追究责任。

第二，卫生行政部门内部各业务司局和处室之间要密切配合，形成协作联动的机制，保证政

令统一，部署统一，行动统一。应急办或卫生部门设立的其他应急机构，要站在第一线。这些同志政治要敏锐，反应要快，善于发现问题、提出问题和解决问题。疾控机构、医政机构、医学教育和科研等机构，都要密切配合，形成合力。

第三，加强督促检查。各级卫生行政部门要制定加强对基层督查指导的方案，立即行动，把各项防控措施落到基层，落到实处。要与农业部门密切配合，逐村、逐户去核实检查，排除疫情隐患。要和乡、村两级的卫生医疗机构建立密切的疫情联系制度，帮助基层健全机制，明确责任。

第四，发动广大群众支持和配合防控工作。发动群众，依靠群众，坚持群防群控，充分发挥我们特有的制度优势。动员基层组织和群众自觉参加到防控禽流感的工作中来，坚持专业队伍和群众防控相结合，坚持区域防控和地区联防相结合。不管是疫区和非疫区，都要落实防控措施和部署。在做好防控禽流感的同时，也要做好其他卫生工作。当前，我们面临的任务很多，加强艾滋病、肝炎、血吸虫病和其他传染病的防治工作，加快医疗服务体制改革和发展，逐步解决群众看病难、看病贵的问题等，任务非常繁重，都要统筹安排。既要突出重点，也要统筹兼顾。大家要在当地党委和政府的领导下，做好各项工作。首要任务是防止禽流感疫情的大面积传播，其他工作也要有条不紊地进行。

做好防控人感染禽流感的工作，任务艰巨，责任重大。我们要在以胡锦涛同志为总书记的党中央领导下，认真贯彻党的十六届五中全会精神，按照党中央、国务院关于有效防控禽流感的统一部署和要求，振奋精神，坚定信心，周密部署，团结协作，坚决打好全面预防和控制人感染禽流感的这一场重大战役，为保护人民群众的身体健康和生命安全做出积极的贡献。

汲取教训　切实加强安全管理工作

——卫生部部长高强在全国卫生系统安全生产电视电话会上的讲话

（2005 年 12 月 19 日）

今天下午，卫生部召开全国卫生系统安全管理电视电话会议，通报吉林省辽源市中心医院发生重大火灾事故情况，并对全国卫生系统加强安全管理问题进一步做出部署。12 月 15 日下午，吉林省辽源市中心医院发生了重大火灾事故，造成重大人员伤亡和财产损失，这是一次惨痛的教训。卫生部已下发通知，要求各级卫生部门紧急行动起来，立即组织开展一次全面的安全管理大检查，针对存在的问题切实加强安全工作，落实安全措施，进一步加强医疗卫生机构安全管理，做好各种突发事件应急处置和紧急救治工作，确保人民群众的生命和财产安全。

一、辽源市中心医院重大火灾事故情况

12 月 15 日下午 4 点 20 分左右，吉林省辽源市中心医院发生了重大火灾事故，初步认定火灾发生原因为配电室故障引起，具体原因由国家安全生产监管总局会同公安部、卫生部、监察部正在调查之中。由于火势较大，住院患者和在场人员疏散困难，造成 39 人死亡和医院房屋全部烧毁的严重后果。这是建国以来卫生系统发生的最大的一次火灾伤亡事故，损失极大，教训惨痛。

事故发生后，吉林省委、省政府和有关部门主要领导同志赶赴现场，指挥救援工作。在当地政府领导下，社会各界积极开展救援工作，辽源市各医疗机构的医务人员纷纷主动返回工作岗位，开展紧急医疗救治工作。吉林省卫生厅及时启动应急预案，立即组织专家医疗队，在短时间内集中了全省最优良的医疗人员，并从长春等地紧急调运医疗器材和设备，支援辽源市医疗救治工作，为危重病人提供了及时、有效的救治。

接到吉林省卫生厅的情况报告后，我于 16 日赶赴辽源，察看了事故现场，慰问了开展医疗救治工作的医务人员和事故中受伤人员，并与吉

林省有关方面的同志研究做好下一步工作的具体措施。看到如此众多的伤员和被烧毁的医院，我的心情非常沉重。虽然火灾确切原因还没有最后查清，但是从火灾的发生和人员紧急疏散的过程中可以看出，医院安全管理和应急处置方面存在明显的漏洞和缺陷，反映了医院平时对消防安全工作重视不够，对有关人员缺乏安全责任教育，缺乏应对重大事故的预防措施和应急处置预案。我在现场讲了6点意见：一是要举全省之力做好伤病员的救治工作，首要任务是全力抢救危重病人，使他们尽快转危为安。二是按照政府的有关规定，妥善做好伤亡人员的家属安抚工作。照顾好他们的生活，稳定他们的情绪，防止出现其他意外事件。三是积极配合有关部门认真调查事故原因。坚持实事求是、公开透明，及时向社会公布调查结果，严肃追究有关人员的责任。四是统筹安排好辽源市医疗服务资源不足和辽源中心医院医务人员的工作安置问题，保证当地患者能够得到及时有效的医疗服务。五是要切实加强医疗卫生系统的安全管理和教育，增强安全意识，完善安全管理措施，加强监督检查，堵塞漏洞。六是加强医疗卫生机构内部的应急能力和应急机制建设，各级各类医疗卫生机构都要建立健全应对自身突发事件的应急预案。

二、充分认识安全管理的重要性，切实树立安全第一的观念

党中央、国务院高度重视安全生产工作，并就加强安全生产问题作出一系列重要决定。安全问题不仅涉及矿山、井下和交通运输，同样也涉及医疗卫生服务工作。所谓安全，就是要保障人民群众生命和财产安全。我们不仅要注重医疗服务安全，减少医疗事故，同时也要注意防火、防盗、防细菌病毒泄露、防其他各种灾害。要把做好安全工作提高到实践“三个代表”重要思想、落实以人为本理念和科学发展观的高度上来。安全工作责任重大，安全工作的重要性怎么强调都不过分。忽视安全管理的代价是血的教训和惨重的损失。为了加强安全保卫工作，国务院于2004年9月颁布了《企业事业单位内部治安保卫条例》（国务院令第421号），对各企事业单位安全保卫工作提出了明确要求。中央领导同志对安全生产工作极为重视，从保护人民生命财产安全的高度，多次强调安全生产和安全工作的重要性，并对重大安全事故作出严肃处理。

医疗卫生机构是直接为人民群众提供健康服务的公共场所，居住的人员大多是老弱病残，一旦发生重大安全事故，将给人民群众的生命和财产带来不可估量的损失，也会给经济社会发展带来严重影响。2004年的实验室SARS病毒污染事件和今年辽源火灾事故都是血的教训。应该看到，医疗卫生系统的安全管理还存在很大隐患。一是一些单位领导对安全工作重视程度不够，对安全措施的落实检查监督不严；二是一些单位安全防范制度不够完善，缺乏有效应对重大突发事件的应急预案；三是一些单位缺乏安全技术防范设施，安全防范力度不大。这些问题不解决，就难以有效预防和应对各类突发事件。希望各级医疗卫生机构认真汲取辽源中心医院火灾事故的教训，从维护人民群众生命安全、维护正常医疗卫生工作秩序、维护经济社会稳定发展的高度，切实加强安全管理工作。

安全责任重于泰山。安全工作必须常抓不懈。要有措施、有投入、有落实、有检查。在任何情况下都不能有丝毫的松懈、麻痹和侥幸心理。各级卫生行政部门和各级各类医疗卫生机构要认真贯彻《国务院关于进一步加强安全生产工作的决定》，牢固树立“以人为本，安全第一，预防为主”的理念，以对人民生命安全高度负责的态度，切实加强安全管理的组织领导，认真落实各项安全保障措施，把医疗安全、消防安全、公共场所安全等工作摆在重要位置，采取切实有效措施，坚决防止各类事故的发生。要从讲政治，保稳定，求发展的高度，切实重视并加强安全管理工作的领导，认真解决“安全防范措施落实不下去，安全管理工作严格不起来”的问题，在严格管理，狠抓落实上下功夫，让安全管理得到全方位的落实和保障。

三、坚持预防为主，严格落实安全管理责任制

预防为主是卫生工作的基本方针，也是安全管理的基本方针。忽视了预防，出现安全事故所造成的后果将无可挽回。做好预防工作，就是要从细枝末节入手，增强职工安全意识，建立健全安全工作制度，注意经常查找，并及时消除安全隐患，制定切实可行的防控预案。领导要高度重视，舍得下苦功夫、笨功夫，舍得投入精力和财

力。对消防和电气安全，要请专业方面人员经常进行全面检查，发现问题及时整改；要广泛宣传安全知识，提高全员安全意识；要制定突发安全事件的应急预案并组织演练；加强内部安全保卫力量，建立健全安全工作制度，组织检查评比，奖励先进，通报批评工作不落实的单位。各地要总结发现一些先进典型，推广他们的经验做法，结合实际情况认真研究落实安全工作防范措施。

要严格安全管理责任制。各级各类医疗卫生机构对安全管理要实行一把手负责制，逐级明确责任，层层落实责任。对由于责任制落实不到位，造成火灾事故、重大案件、重大医疗事故等导致人员伤亡的单位，要依法严肃追究有关领导的责任。建立健全应急处置预案，做好各种突发事件应急处理工作。医疗卫生机构是参与处置各类突发事件的重要单位，我们不仅要完善突发事件的应急医疗救治预案，更要完善自身可能发生的重大事故应急处置机制。从过去检查情况看，许多单位没有自身应急处置预案，也没有组织过应急演练，职工缺乏安全防范意识，一旦发生事故，必然发生混乱，后果不堪设想。目前卫生部正在组织制定《医疗卫生机构灾害事故防范和应急处置指导意见》，各级各类医疗卫生机构都要建立健全应急处置预案，做好各种突发紧急事件的预防和应急处理工作。

各级卫生行政部门要建立安全管理督查督导制度，指导、督促各级各类医疗卫生机构依照国家相关的法律法规，制定落实各类应急处置预案。针对可能出现的各种突发灾害事故和重大安全事故，进一步完善相关工作预案，做好物资和技术储备，并加强培训和演练。

四、立即组织开展安全生产工作大检查

各级卫生部门要从辽源市中心医院火灾事故中认真汲取沉痛教训，举一反三，认真查找各级各类医疗卫生机构的安全漏洞和隐患，采取有力措施，认真加以解决。按照属地管理的原则，立即对当地所有医疗卫生机构和所属医学院校的安全工作情况，开展一次全面、深入、彻底的检查。对检查出的隐患要加强督查，限期整改，逐一落实，要求责任单位制定切合实际的防范措施。

检查的重点包括：1. 各类安全生产事故应急处置预案的制定和落实工作，尤其是医疗机构中的患者疏散、撤离、救治等预案的演练和落实情况。2. 门诊、病房等重点地区的消防设施、灭火器材和消防安全标志完好情况及紧急疏散通道畅通情况。3. 高压氧舱、锅炉及其他压力容器、压力管道和配电室、电梯、水、电、气等设备、设施安全保养情况。4. 毒麻药品管理、放射源管理、消毒隔离等重要环节的安全监管情况及其他有毒有害、易燃易爆危险物品的保管、应用情况。5. 正在建筑施工的医疗卫生单位，重点加强对建筑施工现场脚手架搭设、临边洞口防护、施工用电、塔吊和施工电梯、施工机械及安全管理的监督检查，严格落实特种作业人员持证上岗的规定，加强对施工人员的安全教育与现场管理，落实各项安全措施。6. 医学院校要重点检查校园，特别是学生宿舍消防安全情况，开展对学生的安全管理和教育，加强校园防火安全知识宣传教育，组织消防和应急疏散预案的演练，及时排除各种不安全隐患。

五、健全安全保卫机构，建立安全管理长效机制

当前，各卫生医疗机构的安全保卫工作任务十分繁重。安全保卫部门是做好内部安全保卫工作的骨干力量。建设一支责任强、作风硬、业务精、守纪律的安全保卫人员队伍是安全管理的迫切需要，也是做好安全生产工作的坚实基础。

各地、各单位要按照《企业事业单位内部治安保卫条例》的要求，切实加强安全保卫机构建设，充实消防安全和治安保卫力量，配齐配强专职保卫人员，不断提高干部队伍的整体素质。同时，教育安全保卫工作人员增强责任意识，刻苦钻研业务，提高应对突发紧急事件处置能力，认真履行保卫部门的职责。各单位领导要关心、帮助、解决安全保卫人员思想、工作、生活和待遇上遇到的实际困难，重视这支队伍的成长，充分调动他们的积极性。

安全管理关系到广大人民群众和医疗卫生人员的切身利益，也是对医疗卫生单位领导同志责任意识的检验。希望各级卫生部门和各级各类医疗卫生机构坚持“安全第一”的观念，振奋精神，开拓创新，扎实工作，杜绝卫生系统重大安全事故的发生。

卫生部副部长蒋作君在专科医师培养与准入制度研究课题汇报会暨住院医师培训工作研讨会上的讲话

（2005 年 7 月 5 日）

在听取专科医师培养与准入制度研究课题情况汇报后，我再谈几点意见。

一、对课题研究的总体评价

专科医师培养与准入制度研究项目于 2003 年正式批准立项，经过各课题组的努力，取得了初步的成果。为建立我国专科医师培养和准入制度奠定了基础。关于本课题研究的总体评价有以下三个方面：

1. 领导重视，多方支持。卫生部多位部领导对科教司的请示做出批示，同意就专科医师的培养与准入问题开展课题研究。高强部长在今年 3 月中国医师协会召开有关培训标准修订会时，亲临会议并作重要讲话，对课题研究给予肯定。本课题得到财政部的支持，提供了研究经费。教育部也积极配合课题研究，保证了课题研究的顺利进行。2002 年以来，我部每年组织召开一次专科医师培养工作研讨会，交流培训工作的进展情况，参加人数逐年增多。越来越多的卫生厅局、医院、医学院校、有关专家关心支持专科医师培养工作，希望参与试点。专科医师培养和准入制度成为近年全国人大、政协代表关心的议题。

2. 研究内容系统、丰富。本课题研究内容包括专科医师培养规划研究、专科医师培养模式和标准研究、我国专科医师培训管理体制和标准研究、专科医师培养筹资机制研究、专科医师考核、评价体系研究、专科医师准入制度研究和口腔专科医师培养模式研究等 7 个方面。研究内容系统、丰富。在理论研究的同时，部分课题和单位还在理论研究的基础上进行了实践的研究和探索。作为课题研究的重要组成部分，卫生部批准了北京市等地区和单位开展专科医师培养工作的试点，就培养模式、管理体制、相关配套政策等进行了全面试点。福建、山东、宁夏及四川大学华西医院等地区和单位也结合本地、本单位的实际进行了有益探索，积累了丰富的实践经验。

3. 课题取得初步成果。通过研究，明确了我国专科医师培养的模式和管理机制，澄清了相关概念。目前已经制订了 34 个普通专科和亚专科的专科医师培训标准、培训基地标准，拟订了专科医师培训暂行规定、培训基地认定管理办法等一系列文件规定的初稿，提出了我国专科医师培养的初步规划、筹资机制的建议和考核评价体系，对于与培训相关的人事管理等方面提出了政策建议，课题研究工作为下一步建立我国专科医师制度奠定了基础。

此课题由卫生部科教司牵头，卫生部多个司局共同参与，参加单位包括医学院校、医院、卫生厅局、专业协会、研究机构等。中国医师协会承担的专科医师培养标准研究有 300 多位专家参与。各子课题负责人高度负责，所有参与研究的单位和专家，倾注了大量的心血，做了大量细致而卓有成效的工作，在此，我代表卫生部表示衷心的感谢。

二、建立我国专科医师培养和准入制度的重要意义

建立我国专科医师培养和准入制度是完善我国医学终身教育体系的重要组成部分，是提高我国医疗卫生技术队伍整体素质的重要途径，是我国加入 WTO 后医学人才培养与管理国际化的必然趋势。

医学终身教育体系由医学院校教育、毕业后医学教育和继续医学教育三阶段组成。我国在毕业后医学教育方面还比较薄弱，与其他国家还存在着一定的差距。医学是一门实践性极强的学科，不仅要求临床医师掌握公共基础和医学基础知识，了解相关法律法规、伦理、人文等知识，而且要求临床医师必须接受严格规范的临床技能训练，具备专门化的知识和技能，以提供高质量的医疗卫生服务。毕业后教育是医学人才临床能力培养的极为重要的阶段，通过建立专科医师培

养和准入制度，对住院医师进行以提高临床技能为核心的规范培训，才能使医学院校毕业生成为具有独立工作能力的专科医师。因此，必须尽快加强这项制度的研究与建立，不断完善医学终身教育体系和医学专门人才培养制度。

建立专科医师培养与准入制度是提高我国医疗卫生技术队伍整体素质的重要途径。高素质的卫生专业技术队伍是最重要的卫生资源，我们必须认识人才培养在整个卫生事业发展中的战略性、基础性和前瞻性的地位与作用。目前我国城镇医药卫生体制改革、农村卫生改革与发展，公共卫生体系建设等工作都在不断深化和推进，各项改革与发展措施的落实都必须以一支高素质的卫生技术队伍为支撑。专科医师的培训工作是建设高素质卫生队伍的关键和基础。

目前许多国家都建立了比较严格和规范的临床医师培养与准入制度。随着世界经济全球化和区域经济一体化，医学技术交流和人员跨境流动趋于频繁，医学人才培养和准入国际化的趋势越来越明显。为适应我国加入 WTO 后对人才培养与管理的要求，适应医学人才交流国际化的发展趋势，必须尽快建立和完善我国专科医师培养和准入制度。

三、下一步工作

在继续做好课题理论研究的基础上，逐步扩大试点，积极探索并尽快建立适合我国国情的专科医师培养和准入制度。

1. 尽快成立卫生部毕业后医学教育委员会，加强对专科医师培养工作的组织和领导。毕业后医学教育委员会的主要职能和任务是：组织论证专科医师培训标准和基地认可标准；评审并认可亚专科培训基地；检查和评估专科医师培训质量；对各省专科医师培训工作给予指导、支持和监督。我部已草拟了委员会的章程和初步组成人员名单。会后，我部会积极协调有关部门，尽快成立专门的管理组织。

2. 颁发有关规范性文件和标准。依据课题研究的初步成果，将草拟的有关文件和规定提交本次会议进行讨论，希望大家提出宝贵意见和建议，我部科教司将汇总大家的意见和建议，在会后做进一步修改，争取尽快下发实施。另外，课题研究制定的专科医师培训标准、基地标准等培训规范，也将尽快下发，用以指导专科医师培训工作。

3. 深入研究，扩大试点。虽然本课题研究取得了一定的成果，初步确定了我国专科医师培养模式，但是专科医师培养制度的建立绝不是一朝一夕的事情，不是卫生部门下发几个文件就可以建立起来的，这是一项涉及面广、政策性强的系统工程。课题研究只是这项工作的开始，通过课题研究还发现了一些新的问题，需要进一步深入研究。卫生部还将积极争取经费，予以关注和支持。下一步的重点是把研究成果落到实处，协调和制定相关政策，逐步扩大专科医师培养试点工作。卫生部将尽快制定试点工作的计划和方案。希望一些有条件和有积极性的地区和单位，积极创造条件，加入试点行列。

4. 发挥行业主管部门和高等学校、医院的作用，加快培训工作进程。今天各省卫生行政部门的代表也出席了会议，希望大家回去后将会议的精神向卫生厅局领导做专题汇报，并将此项工作列为重点工作积极筹划，按照卫生部的要求认真部署，尽早启动相关的试点工作。在座的高等院校和医院都具备良好的条件，部分单位已经启动了这项工作的试点，希望大家不断总结以往工作的经验，积极创造条件，面向社会承担培训任务。

5. 充分发挥学术组织在建立专科医师培养和准入制度中的主要作用。各学会、行业协会在专科医师培养和准入方面也具有重要的职责。各学术团体也应根据自身的职责和任务，积极开展相关工作。在我国专科医师准入制度尚未完善的阶段，可通过认可专科会员等方式进行大胆的尝试，逐步建立起专科医师会员制度。

6. 积极协调，不断完善配套制度。课题研究提出了许多与培训相关的人事、社保、经费投入等方面的问题。这是关系到此项培训制度能否顺利建立并深入开展的关键问题。因此，要落实课题研究成果，必须积极加强与人事、社保、财政等部门的协调，积极争取政策和经费的支持，努力为培训工作营造一个良好的政策环境。

总之，要深入研究，积极试点，争取保障，稳步推进。

以“三个代表”重要思想为指导，全面落实科学发展观促进中医药事业全面、协调、可持续发展

——卫生部副部长兼国家中医药管理局局长佘靖在2005年全国中医药工作会议上的讲话

（2005年1月6日）

2005年全国中医药工作会议今天开幕了。本次会议的主要任务是，以邓小平理论和“三个代表”重要思想为指导，深入学习贯彻党的十六大、十六届三中、四中全会和中央经济工作会议精神，全面落实科学发展观，求真务实，开拓创新，认真总结2004年中医药工作，研究部署2005年中医药工作。下面，我讲三点意见，供同志们讨论时参考。

一、2004年中医药工作回顾

2004年是我国改革开放和经济建设取得新的重大进展的一年，也是中医药事业更多得到党中央、国务院关心和支持的一年。温家宝总理先后就中医药防治艾滋病，坚持中西医并重、发展传统医药和中药产业发展等作出三次重要批示；吴仪副总理亲自出席了2004年全国中医药工作会议，并作了重要讲话；国务院有关部委在政策制定、项目规划、资金投入等方面进一步加强了对中医药事业的支持。中医药行业广大干部职工在“三个代表”重要思想和十六大精神指引下，紧紧围绕全面建设小康社会的目标，按照全国卫生工作的总体要求，把握机遇，团结奋斗，狠抓落实，各项工作取得了显著的进展。

（一）开展中医药应对突发公共卫生事件能力建设和重大疾病防治工作

为提高中医药应对突发公共卫生事件能力，组织制定了《全国中医药系统应对突发公共卫生事件工作方案》，在全国突发公共卫生事件医疗救治体系建设规划中纳入了中医药的内容。启动了中医药应对突发公共卫生事件能力建设项目，加强基础建设，中央财政和地方共同增加投入，重点支持中西部地区22个省（区、市）272个县级中医医院（包括民族医医院）开展急诊急救能力建设和感染性疾病科建设；安排专项资金，建设若干个中医、中西医结合防治传染病基地；组织对县级以上的中医医院相关专业技术人员开展培训。目前各地正按项目方案和要求积极组织实施。

2004年春季，北京、安徽再次出现传染性非典型肺炎病例，按照国家统一部署，我局及时做出工作部署，进一步修订完善《传染性非典型肺炎中医诊疗指南》。各地也及时启动了应急预案，积极开展中医药防治工作。在禽流感疫情出现后，为应对可能出现的人禽流感疫情，我局成立了防治工作小组，制定了《人禽流感中医药防治方案（试行）》，并将中医药治疗部分纳入卫生部的《人禽流感诊疗方案（试行）》。各地积极参加防治工作，在发生疫情的16个省（区、市），有13个省的中医药人员参加了防治领导小组和救治专家组。

根据国家防治艾滋病工作的部署和要求，制定印发了2004～2005年中医药防治艾滋病工作计划，成立了工作协调小组，建立了专家咨询组，提出了中医药治疗艾滋病的技术方案，组织开展了全国中医药治疗艾滋病现状调研；与国家食品药品监督管理局协调，印发了《用于艾滋病辅助治疗的医疗机构中药制剂申报临床研究技术要求》；河南、河北、安徽、湖北、广东五省认真落实“四免一关怀”政策，精心组织开展中医药治疗艾滋病试点工作，建立了从省到县、乡、村的治疗网络，培训技术人员1180多人次，接受免费中医药治疗的病人总数为2302人。组织启动了“中医药治疗艾滋病疗效评价研究”课题研究。

（二）积极参与新型农村合作医疗试点，做好农村中医药工作

中医药行业积极参与新型农村合作医疗试点工作，取得了初步进展。目前，在试点地区，符

合条件的县级中医医院大部分被确定为定点机构，一些中医医疗服务项目和中药被纳入补偿范围，同时还对鼓励农民使用中医药的政策措施进行了探索。浙江省开化县、湖北省公安县、云南省弥渡县、吉林省敦化市等四个县（市），努力探索在新型农村合作医疗试点工作中充分发挥中医药作用的途径和模式，取得了经验。

进一步发挥中医药在农村初级卫生保健中的作用。目前，大部分地区根据《中国农村初级卫生保健发展纲要（2001～2010年）》，确定了本地区落实纲要的中医药指标。启动了农村医疗机构中医特色专科（专病）建设项目，安排专项资金，重点支持了47个专科（专病）建设。“中医临床诊疗技术整理与研究”项目，验收71项，推广43项。

继续加强农村中医工作先进县建设。2004年，辽宁省海城市等10个县（市）批准为农村中医工作先进县（市、区），甘肃省张掖市甘州区等13个县（市、区）批准为农村中医工作先进县建设单位。截止到目前，全国共有先进县117个，先进县建设单位107个。各地还积极推动省级农村中医工作先进县建设，据统计，目前全国有20个省（区、市）开展了此项工作，共有建设单位293个。

各地按照《国家中医药管理局关于农村中医药人才培养和队伍建设的实施意见》的要求，结合本地实际情况，加强领导，组织制定规划，改革运行机制，制定落实措施，目前组织开展了乡镇卫生院中医临床技术骨干和乡村医生的培训。

（三）中医药社区卫生服务稳步推进，中西医结合、民族医药工作进一步受到重视

各地认真贯彻落实《社区卫生服务中心中医药服务管理基本规范》，将中医药社区卫生服务纳入当地社区卫生服务建设总体规划，有的地区安排了专项资金，制定了中医药社区卫生服务的制度与规范。许多城市社区卫生服务中心建立了中医科，设立了中药房，配备了常用器具和中药饮片、中成药，加强了基础条件建设。目前在全国现有的89%的社区卫生服务中心和50%的社区卫生服务站，能够提供中医药服务，中医药社区服务的覆盖面日益扩大。

全国重点中西医结合医院和27个中西医结合重点专科建设工作进展顺利，组织编写了16门中西医结合临床专业规划教材，组织完成了《中华本草（民族卷）》藏药、蒙药、维药部分及《布依族医药》、《彝族医药基础理论》、《中国回族医药》等30部著作的编写，出版了25门藏医学本科规划教材。

（四）中医药科学研究、人才培养取得进展

组织行业内外专家和管理人员深入调查研究，积极参与国家中长期科技发展规划的研究和制定。组织100多名专家，开展中医现代化发展战略研究，从中医理论、办医模式、标准化建设、推动中医药走向世界及中医现代化关键技术、人才培养、知识产权保护、政策保障等八个方面设立了子课题，探索中医现代化的内涵、模式和实现途径。

我局会同科技部新增研究经费1亿多元，重点围绕证候的基础研究、重大疾病防治的疗效评价和中药安全性及质量控制等问题组织研究。国家基础研究发展计划（973）项目“方剂关键科学问题基础研究”通过了验收。该项目创建了组方配伍研制现代中药的新模式，搭建了关键技术平台，得到专家高度评价。

各地认真组织实施“优秀中医临床人才研修项目”，落实培训大纲和培训计划，组织完成了项目管理软件的研制，并投入使用，强化了对项目的过程管理。各地完成了第三批老中医药专家学术经验继承工作第一阶段考核，目前正在按要求进行自查，总体进展顺利。各地认真组织实施局中医药继续教育委员会公布的256项中医药继续教育项目，并结合本地实际情况，组织实施了一批中医药继续教育项目。

（五）贯彻实施《中医药条例》，推进中医药法制建设

各地认真贯彻《中医药条例》，一是采取各种形式，组织宣传学习，提高对贯彻《中医药条例》重要意义的认识，增强了保护扶持中医药事业和依法管理、促进其有序发展的意识。二是将中医药事业发展纳入了当地卫生事业发展规划或国民经济和社会发展规划，增加了对中医药事业的投入。三是在城市医疗服务体制改革中充分考虑中医药服务的特殊性，有效制止了简单地拍卖、合并中医院的做法。四是推动管理体制建设，不少省都在探索加强中医药管理工作的方式，吉林省成立了副厅级的省中医药管理局，四川省21个市（州）有19个市（州）卫生局同

时加挂中医药管理局的牌子。五是加大了中医药监督管理力度，各地严格审批中医医疗机构设置和从业人员资格准入，严格核发中医医疗广告批准文号，并配合有关部门积极开展中医药专项治理活动。

在《中医药条例》颁布实施一周年之际，各地进行了自查总结。我局与国务院法制办、卫生部，联合开展了对江苏、河南、浙江、安徽、四川、陕西六省《中医药条例》实施情况的检查，召开了《中医药条例》贯彻实施一周年座谈会，总结了贯彻实施《中医药条例》的经验，提出了进一步做好贯彻实施工作的要求。

认真学习贯彻《行政许可法》，按照国务院要求，全面清理了我局行政审批项目，经审核确定我局取消和改变管理方式行政审批项目 8 项，保留行政许可审批项目 4 项，非行政许可审批项目 1 项。同时，清理了建局以来我局或与其他部委联合发布的规范性文件共 264 项，确认现行有效的 97 项。各地认真学习贯彻《全面推进依法行政实施纲要》，按照要求，及时作出工作部署，推进了依法行政工作的开展。

主动协调，积极参与卫生立法。在去年重新修订的《传染病防治法》中增加了中医药内容，为中医药参与传染病防治提供了法律依据；与卫生部共同进行了《初级卫生保健法》的调研和起草。启动了《中医药标准化建设规划》编制工作，安排了一批标准化研究项目。2004 年中医药标准计划完成项目 12 项，其中《中医基础理论术语》等 11 个标准项目完成了制定工作。

（六）中医药对外及港澳台地区交流与合作更加广泛

与各国政府在传统医学方面的交流合作范围不断扩大，2004 年有 23 个国家、国际组织高层代表团来访，新签订双边中医药合作协议或行动计划 5 项，有 6 个新签订的双边卫生协议中包含中医药内容。与世界卫生组织等国际组织的合作有了新进展，参与制定草药附加物和残留物质量控制指南；与世界卫生组织西太区共同制定《中医药治疗传染性非典型肺炎临床指南》。组织翻译了一批中医药法律法规、技术标准。

加强与各国民间组织的交流，支持召开第三届国际传统医药大会和第六届世界针灸学会联合会代表大会。通过亚洲国家防治非典型肺炎和禽流感国际会议，宣传中医药治疗非典型肺炎的经验。

进一步加强了与港澳台地区的交流与合作。积极落实《内地与港澳更紧密经贸关系安排》有关中医药的规定，制定了港澳地区中医师来内地行医、港澳地区中医院校毕业生参加内地中医师资格考试的有关规定，推进与港澳地区的交流与合作。按照中央对台工作的总体部署，积极促进两岸中医药交流与合作。

（七）抓好中医药行风建设和新闻宣传工作

按照全国卫生系统纠风专项治理工作会议要求，开展忠于职守、爱岗敬业、开拓进取、乐于奉献的思想和职业道德教育。全行业认真学习广东省中医院行风建设经验，学习白求恩奖章获得者长春中医学院任继学教授的先进事迹，进一步加强了职业道德和行风建设。贯彻落实国务院和中央纪委的部署，紧紧围绕纠正医疗购销和医疗服务中的不正之风，认真查处红包、回扣、开单提成和乱收费等违法违纪问题，组织专家向全行业提出“大医精诚，奉献社会，恪守医疗机构和人员八不准倡议”，并积极研究标本兼治、综合治理的办法。通过实施医疗服务价格管理，抓好药品集中招标采购，实行医务公开和医疗服务信息公开，坚持并完善就医和住院费用清单制、医疗收费及药品价格公示查询制，公开投诉电话和举报信箱，开展满意度调查等措施，规范管理，促进行业作风建设。

紧紧围绕中医药工作的中心任务，组织开展了多种形式的新闻宣传活动。10 月 8 日我局在国务院新闻办召开的新闻发布会上，向 46 家中外媒体介绍了中医药工作进展与成就，引起社会较大反响。在《中医药条例》实施一周年之际，开展了全国中医药科普宣传周活动，24 个省（区、市）通过举行义诊、科普讲座、文艺汇演、知识竞赛等形式，广泛宣传中医药科普知识，共发放宣传材料 1000 余万份，出动医护人员 5 万人次，接待义诊群众 200 余万人次，免费发放价值 180 多万元药品。组织开展“全国中医药品牌战略宣传推广活动”，与中央电视台联合制作中医名院、名医、名科专题片。组织人民日报、中央电视台等 10 多家媒体记者深入 7 省区开展新闻调查。举办 2004 年中医药十大新闻评选活动，及时反映中医药事业发展情况。

2004 年，我国中医药工作取得的成绩，是党中央、国务院高度重视、正确领导的结果，是中央各部委、地方各级党委、政府大力支持的结果，是全行业广大干部、职工团结奋斗的结果。我代表国家中医药管理局向关心、支持中医药事业发展的中央各部委、各级党委、政府，以及社会各界和新闻媒体，向全国战斗在中医药战线的广大干部职工表示真诚的感谢和崇高的敬意！

在肯定成绩的同时，我们也应清醒地看到中医药发展还面临着不少困难和问题。中医药工作与党中央、国务院的要求和人民群众的期望还有很大差距；在公共卫生体系和应急机制的建设中，如何拓展中医药的服务领域，增强中医药服务能力，提高对社会贡献率，需要付出艰苦努力；中医药要为改变农村卫生落后状况发挥积极作用，必须在服务网络建设、人才培养、适宜技术筛选推广等方面狠抓落实；做好中医药继承发展工作，突出中医药特色和优势，促进中医药理论和学术水平发展任重而道远，要继续深入探索，并从制度、政策、投入等方面提出相应对策；在改革不断深入的新形势下，中医药管理的观念需进一步转变，管理能力和管理水平有待进一步提高。我们要有忧患意识和责任意识，敢于正视和面对困难和问题，认真分析原因，采取有力措施，积极加以解决。

二、认真学习贯彻十六届四中全会精神，全面落实科学发展观，加快中医药的改革与发展

党的十六届四中全会是在我国进入全面建设小康社会的关键阶段召开的一次十分重要的会议，会议通过的《中共中央关于加强党的执政能力建设的决定》，明确了加强党的执政能力建设的指导思想、总体目标和主要任务，是全面推进党的建设新的伟大工程的强大思想武器，也是指导全党担当起执政兴国历史使命的纲领性文件。中医药行业贯彻落实十六届四中全会精神，就是要自觉坚持立党为公、执政为民，紧紧围绕党和国家的中心工作，服从服务于全面建设小康社会的大局，牢牢把握中医药工作的正确方向，切实维护广大人民群众的健康权益。当前，中医药工作在指导思想上，要坚持以邓小平理论和“三个代表”重要思想为指导，树立科学发展观，继承创新，深化改革，加快发展，更好地为人民健康服务，为全面建设小康社会服务。在发展目标上，要以满足人民群众对中医药服务的需求为导向，改革和完善中医药服务模式，做大做强中医药优势，提高中医药对社会的贡献率。在工作中，要全面落实党的中医药方针政策，正确处理好继承与发展的关系，促进中医药事业与卫生事业的协调发展、中医与中药的协调发展。

（一）树立全局观念，拓宽服务领域，提高中医药对人民健康的贡献率

身体健康与生命安全是人民群众的最基本要求，卫生工作与人民群众的利益息息相关。目前中医药作为我国卫生事业的优势和特色，与现代医学相互补充、相互合作，共同承担着人民群众的医疗卫生保健任务。改革开放25年来，我国卫生事业规模空前扩大，服务能力空前提高，但是仍然面临相当突出的矛盾问题，主要是应对处置突发公共卫生机制不健全；重大疾病的流行蔓延仍在严重威胁人民群众健康；全国有48.9%群众有病不去就诊，有29%应住院而不住院，群众对“看病难”反映强烈。这些问题得不到解决，将危害群众的健康与安全，影响经济发展、社会安定。目前，全国正在开展城乡公共卫生体系建设，提高突发公共卫生事件应急处置能力，加大重大疾病防治，加强农村卫生工作，开展城市医疗服务体制改革试点，逐步缩小医疗卫生服务差距。我们要树立大局观念，从维护人民群众根本利益，满足人民日益增长的健康需求高度，充分提高管理、协调中医药事业发展的能力，针对群众急需解决的卫生问题，充分发挥中医药作用，提高中医药对人民健康的贡献率。

要进一步转变观念，坚持以人为本，努力做到预防、治疗、康复相结合，积极探索建立与此相适应的服务网络。要坚持“有所为有所不为”的原则，在基本医疗、应对突发公共卫生事件、重大疾病防治、农村卫生工作、社区卫生服务、预防保健康复等方面选择中医药发挥特色优势的领域，组织队伍，深入研究，大胆探索，扩大服务范围，拓展服务领域。

（二）保持和发扬中医药特色与优势，始终不渝地推进中医药继承和发展

发展中医药事业，是为了弘扬中华民族文化，继承发展祖国医药，造福人民。人民群众对中医药的需求，也主要是对中医药特色与优势医疗服务的需求。当前，中医药发展与人民群众对中医药的需求不相适应，一个重要原因就是中医药的特色优势发挥不够。保持和发扬中医药特色

与优势是中医药事业发展的本质要求。改革开放以来，在党的中医药方针政策指导下，在各级政府的大力支持下，通过广大中医药工作者的共同努力，中医药队伍不断扩大，中医医疗机构和规模不断发展，中医药科技实力不断增强，中医药事业在规模、数量上取得了前所未有的发展。但是，与中医药发展的规模、数量相比，发展的质量、效益还不高，中医药特色优势没有充分发挥，中医临床疗效提高和学术发展相对缓慢。主要表现在三个方面，一是中医医疗机构特别是在病房中医药的特色与优势不突出；二是培养的中医药人才的中医药基础理论不够扎实，中医临床实践能力不强；三是中医药科学研究突出中医药特色优势不够。

为了解决上述问题，经过深入调研、广泛听取专家意见，我局2001年提出了《关于进一步加强中医药继承发展工作的意见》，明确了做好此项工作的指导思想、遵循的原则及主要任务和措施，并组织实施了一批重点项目，这对发挥中医药特色与优势，提高中医药防病治病能力，促进中医药学术发展起到了一定的作用。但是中医药特色优势不突出，继承不足、创新不够的问题，仍然是严重制约我们事业发展、学术发展的重要因素。因此，我们要充分认识突出中医药特色优势，做好继承发展工作的重要性、紧迫性和可能性，继续贯彻落实《关于进一步加强中医药继承发展工作的意见》，切实加强对这项工作的领导，加大工作力度，制定具体的工作计划，精心组织实施。要认真总结近年来中医药继承与发展工作，深入调查分析，科学论证，哪些做法可以肯定加以推广，哪些做法需要改进完善，针对出现的新情况、新问题，研究提出新的对策和措施。要研究建立突出中医药特色优势的评价方法，制定相应的规范、标准。客观评价中医药的医疗服务、人才培养和科学研究工作，要认真研究中医办医模式，正确处理好发挥特色优势、运用中医药理论、诊疗方法与吸收现代科学包括现代医学理论、诊疗方法的关系。要认真研究中医药科研的思路、技术路线和方法，正确处理好遵循科学研究的基本精神与体现中医药特点的关系。认真研究中医药人才培养的规律，积极探索传统教育方式与现代教育的结合点。要正确处理继承与发展的关系，认真继承发扬中医药特色与优势，勇于创新，积极利用现代科学技术，促进中医药理论与学术的发展。要坚持“百花齐放、百家争鸣”的方针，创造民主和谐的学术研究氛围；要加强中医药队伍的团结，以开放兼容的态度，与所有立志为中医药事业发展贡献力量的科技工作者共同研究探索，促进中医药理论学术发展。

三、2005年的中医药工作

2005年中医药工作的总体要求是：以邓小平理论和“三个代表”重要思想为指导，认真贯彻十六大和十六届三中、四中全会精神，全面落实科学发展观，以维护和增进人民健康为目标，以满足人民群众对中医药服务的需求为导向，进一步提高领导能力、管理能力和统筹发展能力，继续贯彻《中医药条例》，发挥中医药特色与优势，积极参与公共卫生体系建设，加强中医药应对突发公共卫生事件能力建设，加强重大疾病防治，加强农村中医药工作，加快科技创新和人才培养，促进中医药事业全面、协调、可持续发展。

（一）加快中医药应对突发公共卫生事件能力建设，加大中医药防治重大疾病工作力度

全面实施中医药应对突发公共卫生事件能力建设项目。根据实际需要，在全国遴选若干具有一定条件的医疗机构，作为中医、中西医结合防治传染病临床基地加强建设。各有关省级中医药管理部门要按照我局提出的遴选要求，加紧组织推荐，在我局确定建设单位后，要按照建设任务要求，认真督促检查。对县级以上中医医院（含中西医结合、民族医医院）的部分专业技术人员开展急诊急救、传染病防治和医院感染管理以及相关法律法规知识与技能的培训，建立一支应对突发公共卫生事件的中医药专业技术队伍。各地要切实按照我局制定的项目管理方案，制定本地区工作计划并抓紧组织实施，确保落实到位。

全面落实《中医药防治艾滋病工作计划(2004～2005)》。贯彻中央确定的“四免一关怀”政策，进一步加强中医药治疗艾滋病试点项目的实施，在巩固5省试点的基础上将试点范围扩大到11个省，并严格项目管理，坚持整体规划、分步实施，临床干预与临床科研并举，不断完善运行机制与组织管理，逐步建立起政府领导、多部门合作和社会参与的协调机制，保证试点工作的顺利进行；加强中医药防治艾滋病基地建设，力争到2005年底，初步形成中国中医研

究院艾滋病中医药防治中心、部分试点省艾滋病中医药治疗基地和主要高发区中医医疗点相结合的三级协作网络；培养一支中医药治疗艾滋病的专业骨干队伍，优化中医、中西医结合治疗方案，制定中医药治疗艾滋病疗效评价标准，组织开展艾滋病中医辨证论治规律的基础性研究和中医药防治艾滋病的临床研究。各地要积极协调有关部门，探索中医药纳入艾滋病综合防治示范区工作的运行机制；加强组织管理，依托中医医疗机构，组建专业骨干队伍，抓好对基层医务人员的培训，开展中医药临床治疗工作；加强治疗艾滋病中药制剂的研究和临床科研工作。

整合全国中医药科技、医疗资源，组织协作攻关，继续开展对恶性肿瘤、病毒性肝炎、心脑血管疾病、糖尿病等重大疾病的中医药防治研究，充分发挥中医、中西医结合的优势，提高防治水平。积极探索中医药在大骨节病、氟中毒等地方病防治中的作用。

（二）加强农村中医药工作，提高为农民健康服务的水平

认真贯彻落实国务院办公厅转发的《关于进一步做好新型农村合作医疗试点工作的指导意见》和2004年全国新型农村合作医疗试点工作会议精神，研究制定《在新型农村合作医疗试点工作中充分发挥中医药作用的指导意见》。各级卫生、中医药行政管理部门要把充分发挥中医药作用作为完善试点工作的一项重要措施加以落实，一要落实各项中医药政策，如将符合条件的县级中医医院列为新型农村合作医疗定点医疗服务机构，将适宜的中医药服务项目纳入补偿范围，将必要的中成药和中草药纳入《新型农村合作医疗基本用药目录》；二要加强对试点县中医医院、乡镇卫生院中医科的管理，提高服务质量和技术水平，开展简、便、验、廉的中医药服务；三要组织中医药科普宣传，积极引导农民选择运用中医药预防和诊疗疾病。2005年要做到所有试点县都积极推行中医药服务，我局将组织调研、督导，掌握进度，总结经验，加以推广。

2005年卫生部与国家发改委制定的《农村卫生服务体系发展规划》将正式实施，各地要按照规划的要求，落实配套资金，精心组织，精心设计，精心施工，精心监督，完成规划中县级中医医院建设项目；乡镇卫生院的建设中要落实中医科、中药房的建设要求。继续抓好农村中医药服务能力建设项目。认真组织中西部地区县级中医医院急诊急救能力建设和感染性疾病科建设、中西部地区农村医疗机构中医特色专科（专病）建设。

贯彻落实《乡村医生从业管理条例》，发挥中医药在农村初级卫生保健中的作用。加强对《乡镇卫生院中医药服务管理基本规范》落实情况的调研、检查，加强农村初级卫生保健发展纲要中有关中医药指标落实情况的调研、检查；研究制定《乡村医生中医药知识与技能基本要求》和《乡村中医药技术人员自种自采自用中草药管理办法》。加强农村中医药适宜技术推广工作，继续组织中医诊疗技术整理与研究项目的实施，验收60项并推广40项。摸索、总结推广农村中医药适宜技术的管理经验。

加强农村中医药人才的培养。组织制定《乡村医生中医药知识与技能培训大纲》，开展对4000名乡镇卫生院中医临床技术骨干进行培训，开展对1万名乡村医生中医专业继续教育。在实施“城市医师支援国家扶贫开发工作重点县县医院”项目中，精心组织三级甲等中医医院支援国家扶贫开发工作重点县中医医院的工作。

（三）积极参与城市医疗服务体制改革试点，加强中医医疗机构管理

温家宝总理在2004年中央经济工作会议上指出，要开展城市医疗服务体制改革试点工作。根据国务院的统一部署，中医药行业要积极参与，深化中医医疗服务体制和内部运行机制的改革，并结合行业的特点，开展中医医院管理体制、补偿机制和中医药服务价格等政策措施研究，促进城市中医药服务网络的构建与发展。

按照区域卫生规划，加大城镇中医药服务结构调整，优化资源配置，大力发展中医药社区卫生服务。引导区级中医医院向社区卫生服务转化。认真落实《社区卫生服务中心中医药服务管理基本规范》，各地要加强对落实情况的检查。积极探索提供优质、方便、价格合理的中医药服务措施和途径，增加中医药社区卫生服务的广度，实现所有社区卫生服务中心及70%以上的社区卫生服务站能够提供中医药服务。大力开展社区中医药预防保健、养生康复、健康教育等方面的服务。组织对有中医药特色全国社区卫生服务示范区试点单位进行复核评估。组织制定社

区全科医师（中医）培训大纲和教材编写工作。

加强中医医疗机构的管理，完善规章制度。修订《医疗机构中药饮片质量管理办法》，贯彻新的《处方管理办法（试行）》，加强药品规范管理，提高处方质量，确保临床用药安全。改进管理方式，强化面向社会的信息服务，逐步建立中医医疗机构信息公示制度，及时发布本地区中医医疗机构服务的功能、价格、费用、质量和管理等信息，引导群众自主择医，同时自觉接受社会的监督。

中医医院要进一步加强内涵建设，坚持突出中医药特色优势，拓展中医药服务领域，提高服务能力和水平，不断满足人民群众对中医药的需求。要认真总结全国示范中医医院和重点专科（专病）建设经验，探索办好中医医院的模式和方法。加强培育和引导，逐步在社会上形成一批影响广泛、中医特色突出、技术能力强、服务质量好、管理水平高的“名院”；逐步在社会上形成一批中医特色优势显著、技术创新能力较强的“名科”。加强对中医药特色诊疗方法、技术的总结、筛选和推广。

（四）进一步加强中西医结合和民族医药工作

继续贯彻落实《关于进一步加强中西医结合工作的指导意见》，加强重点中西医结合医院建设，加强医疗质量监测，开展项目建设中期评估。加强重点中西医结合专科建设，开展中西医结合治疗优势单病种的研究。总结中西医结合人才培养经验，研究提出相关激励政策和措施，鼓励西医人员离职学习中医。加强中西医结合学科带头人和学科骨干的培养。加强与国家有关部门的协调，进一步完善中西医结合学历教育。

在组织完成“全国民族医药基本情况调研”基础上，提出进一步发展民族医药的思路及措施。加强民族医医院基本条件和能力建设。对国家中医药管理局民族医重点专科（专病）建设开展中期评估工作，抓好藏、蒙、维民族医药重点学科建设工作，提高建设质量。组织傣医医师资格考试试点工作。加强民族医药文献研究，进一步总结整理藏、蒙、维、傣及其他民族医药的基础理论、学术经验、特色疗法和特色药物，组织藏、蒙、维、傣等民族医药的教材编写工作。

（五）加强中医药科技创新、人才培养，促进中医药现代化

加强重大科技项目的论证及组织实施工作。组织做好国家基础研究发展计划（973）中医药项目的实施。全面组织实施“中医临床疗效评价关键技术研究”、“中医药疗效及安全性基本问题研究”等国家科技攻关计划项目，重点抓好质量管理。继续做好“中医药传统知识保护研究”、“中药材种子种苗质量标准的规范化研究”和“我国名贵珍稀动物药的基础研究”等局重点专项的组织实施。加强中医古典文献整理，初步建立文献数字化研究平台，加快中医文献数据库建设。组织开展知识产权保护的宣传和培训。组织开展中药资源调查和编目的准备工作。

落实我局所属科研机构科技体制改革方案，分步推进中国中医研究院科技体制改革。加强科技管理制度建设，组织修订《国家中医药管理局科技项目管理办法》和《国家中医药管理局实验室分级评审办法及分级标准》，组织制定《国家中医药管理局重点研究室管理办法及其建设标准》。贯彻《病原微生物实验室生物安全管理条例》，组织开展全国六个片区的培训工作。组织制定民间献方献药管理办法和筛选研究方案。

加强中医药人才队伍建设，充分利用中医药教育资源，做好继续教育工作。继续组织开展好优秀中医临床人才研修项目。与人事部、卫生部共同做好第三批全国老中医药专家学术经验继承工作的中期评估，开展全国老中医药专家学术经验继承工作的回顾调研，各地要对本地区开展的师承工作进行调研总结。组织开展名老中医学术思想和诊疗经验的整理研究，重点挖掘名老中医学术思想、临床经验和传承方法。与教育部共同研究制订中医药教育改革发展纲要，开展中医药教育质量保障机制及有效形式研究。修订《中医药继续教育基地管理办法》，制定中医药继续教育基地建设标准，建设一批中医药继续教育基地。总结中医药现代远程教育试点工作，加强管理，提高质量。

认真总结中医药重点学科建设工作经验，完成重点学科中期评估工作，在全国建设一批学科研究方向稳定、学术水平较高、队伍结构合理、管理水平居前的中医药重点学科，带动中医药学术水平的发展。

（六）推进依法行政，加强中医药行业监督管理

各地要继续加强《中医药条例》的学习和

宣传，提高认识，切实履行条例赋予的责任和义务；加强与政府有关部门沟通协调，切实把条例中有关保障和规范中医药事业发展的政策与措施落到实处。

积极参与卫生法制建设，继续与国务院法制办、卫生部共同做好《初级卫生保健法（草案)》的调研起草工作；制订中医药在传染病防治中发挥作用的实施办法；协调有关部门，开展《野生药材资源保护管理条例》情况调研。继续贯彻落实国务院《全面推进依法行政实施纲要》，进一步转变政府职能，推进依法行政。

推进中医药标准化建设，完成《中医药标准化建设规划》的编制，研究构建中医药标准体系、中医药标准监测评估和信息网络平台。继续开展一批中医药管理和技术标准项目。中医药标准化建设，是中医药行业的一件大事，各地应积极参与，结合工作实际，提出中医药发展所需的标准化建设项目，组织承担相应的任务。

积极参与卫生执法监督体系建设，开展加强中医执法监督管理的研究。进一步加强中医执法监督管理，规范中医医疗行为。总结中医类执业医师资格认定、考试及执业注册等方面的情况，继续做好《执业医师法》等法律法规的贯彻实施，组织修订中医、中西医结合医师资格考试大纲，研究我国中医类别专科医师培养和准入制度。按照规定的条件和标准，严格审批中医医疗机构的设置和中医从业人员的资格准入，加强中医执业医师的注册管理。配合有关部门，进一步加强中医医疗市场监管，整顿中医医疗市场秩序，严厉打击非法行医，严肃查处违法违规行为。

（七）进一步扩大中医药国际及港澳台交流与合作

继续推进《中医药对外交流与合作十年规划》，加强与国外政府间的交流与合作，重点落实已签署的中医药领域双边协议或备忘录。举办区域政府论坛，推进中医药立法、教育、医疗服务、科学研究等方面的交流。巩固并发展与世界卫生组织、世界贸易组织等国际组织在传统医药方面的合作，支持世界卫生组织在我国设立的传统医学合作中心开展工作。组织落实中医药“引智”和境内外培训工作，提高质量，注重实效。

加强中医药对外宣传，有计划选择和推荐一批反映中医药优势和特色的项目向海外传播。加强对各国传统医药法规政策的研究。

坚持走出去和引进来相结合，巩固和发展中医药教育、医疗、科研等方面的国际民间交流与合作。

进一步加强与港澳台地区的交流与合作。逐步完善《内地与港澳更紧密经贸关系安排》有关中医药内容的相关配套政策。加强内地与港澳台地区在中医药政策、学术交流、人才培养、中医药科研成果转化以及开拓中医药国际市场等方面的合作。

（八）加强行业医德医风建设，做好中医药新闻宣传工作

加强中医药行业作风建设，一是强化职业道德、职业纪律、职业责任和优良传统作风教育，组织开展弘扬白求恩精神的活动和学习吴登云、李素芝等先进典型的活动，在保持共产党员先进性教育活动中，教育共产党员要做救死扶伤、爱岗敬业的模范。在全国建设一批中医药行业医德医风教育基地。二是完善各项制度和监管措施，严格规范医疗服务行为，坚持因病施治、合理用药、合理检查、合理收费，切实减轻群众医药费用负担。三是开展对医药购销和医疗服务中不正之风的专项治理，积极探索构建教育深入扎实、制度严密科学、监督职责到位的纠正和防范不正之风的体系。四是严肃查处违背职业道德、违反法律法规和职业纪律、损害人民群众利益的行为。

进一步做好中医药新闻宣传工作。强化中医药行业新闻宣传意识，建立中医药新闻宣传各项制度，培训中医药行业宣传专兼职人员。做好舆论引导工作，通过新闻出版、影视音像等各种传播媒介和途径，在全社会宣传党的中医药政策，宣传中医药的科学性以及在保障人民群众健康方面的地位、作用和优势。年内与中央电视台合作，组织摄制中医药电视系列片，在《健康之路》栏目开设专栏宣传“名院、名科、名医”。组织记者深入基层实际，有针对性地开展采访调查活动。开展中医药行业文艺汇演活动，向社会展示行业风采。

（九）组织制定中医药发展“十一五”规划，加强发展战略研究

组织做好中医药发展“十一五”规划和2020年远景规划的编制工作。要以邓小平理论和“三个代表”重要思想为指导，坚持科学发展观，全面总结“十五”计划执行情况，深入

了解全国和当地经济社会发展状况，深刻认识中医药事业与人民群众需求和全面建设小康社会的任务要求之间存在的差距，全面分析中医药在新形势下面临的机遇和挑战，以深化改革、继承创新、求真务实的理念和精神，确定"十一五"期间中医药事业发展的基本目标、重点任务、主要措施及项目需求。

加强中医药发展战略研究。年内完成"中医现代化发展战略研究"和中医药人才战略研究的研究报告，组织开展中医药特色优势、中医医疗服务模式、中医药人才培养模式、中医发展经济政策等问题的研究，提出相应的政策措施建议，为科学决策提供依据。各地承担了相应的研究任务，希望大家能给予足够的重视，认真组织落实。

同志们，2005 年是实现第十个五年计划目标的最后一年，是推进全面建设小康社会进程的重要一年。在新的一年里，中医药工作任务依然繁重而艰巨。我们要继续贯彻十六大和十六届三中、四中全会精神，加强能力建设，抓住机遇，迎接挑战，求真务实，扎实工作，落实好这次会议提出的各项工作任务，加快中医药改革与发展，为我国社会主义现代化建设事业和人民健康做出新的更大的贡献。

用科学发展观指导新形势下的血液安全管理工作

——全国专项整治工作领导小组组长、卫生部副部长马晓伟在部分省市非法采供血液和单采血浆专项整治工作会议上的讲话

（2005 年 2 月 17 日）

今天的会议是全国非法采供血专项整治领导小组决定召开的，非常重要。首先，非法采供血专项整治工作是2004 年国务院整规工作三项重点之一，国务院领导和全国人民特别关注这件事；第二，全国专项整治领导小组先后组织对北京等31 个省、自治区、直辖市进行了督查，发现个别地方专项整治工作中还存在一些问题；第三，2004 年10 月，国务院、全国整规办组织对河北等12 个省市整规工作进行了重点督查，对血液专项整治工作，特别是案件查处和责任追究工作提出了明确要求。由于各地专项整治工作还没有完全结束，有些案件还在处理之中，经国务院和全国整规办同意，非法采供血专项整治工作延续到2005 年3 月底。专项整治已进入最后收尾阶段，从目前情况看专项整治工作取得了阶段性成效，但工作进展不平衡，特别是案件查处工作、责任追究力度还不够。今天请部分省（区、市）卫生厅局有关领导参加会议，目的就是要更好地贯彻落实国务院办公厅《关于印发非法采供血液和单采血浆专项整治工作方案的通知》和卫生部等四部门《关于进一步加强非法采供血液和单血浆专项整治工作案件查办工作的通知》，深化非法采供血专项整治工作，规范采供血工作秩序，切实保障临床用血安全和原料血浆质量。

这次会议通报了专项整治工作进展情况、案件查处情况，对有关人员责任追究的原则意见和加强血液管理工作的一些意见、措施，非常好。特别是凤楼组长的讲话很重要，对案件查办和责任追究工作很有指导意义。希望各地认真按照全国专项整治领导小组部署，结合当地实际情况，认真做好专项整治工作收口工作。下面我再强调几点意见：

一、正确认识当前艾滋病等经血传播疾病防治工作形势，高度重视血液安全管理工作

经采供血环节传播艾滋病和其他疾病的途径尚未完全阻断，在采供血液和原料血浆的过程中隐患尚未完全消除，临床用血安全没有得到有效保障，严重危害着人民群众的身体健康和生命安全。艾滋病防治不容乐观。针对经血传播疾病、艾滋病防治的疫情，吴仪副总理特别指示，将血液整治工作列入2004 年全国整规工作重点内容。根据国务院部署，在全国范围内开展非法采供血专项整治工作。医疗机构是治疗疾病的地方，不是传播疾病的地方。一个医院、一个地区发生艾滋病传播事件是很

严重的，必须得到及时处理。发生这类事件，政府、卫生行政部门有不可推卸的责任。我们一定要按照国务院的要求，落实三个代表，坚持立党为公，执政为民，把血液安全管理工作做好，把党和国家交给我们的防病治病工作做好。

二、充分肯定前一阶段专项整治工作的成绩

血源性传播是艾滋病传播的重要途径，采供血管理工作也是我们工作的一个薄弱环节。血传疾病的特点是涉及面广，不是一个部门能控制的，血站建设需要国家加大投入。血液、血液制品不是普通产品，而是特殊商品，血站是不以营利为目的的公益性组织。但是个别血站、医院认识不到位，在利益的驱动下，藐视法律。有的卫生行政部门潜意识里，还没有把经营活动与监管职责区分开来，有的现象屡禁不止，还在想着“卖血浆，奔小康”，办公司，建浆站，替血液制品生产企业无生产原料担忧。有的地方帮助其他城市供血，本城市用血来自无偿，而大批采集有偿供血者血液供应其他城市。更有甚者，有的非法组织有偿供血，医疗机构违法自采自供血液，造成经输血传播疾病的重大恶性事件仍时有发生，经采供血液（浆）传播艾滋病的危险尚未完全杜绝。因此，2004 年国务院决定在全国范围内开展专项整治工作，这既是我们实践立党为公，执政为民，提高执政能力，保持党的先进性的客观要求，也是从维护人民群众健康权益的角度出发，进一步增强血液（浆）安全管理工作，有效控制经血传播疾病的一次宣战。

通过 9 个多月的努力，特别是各地、各有关部门包括各位的辛勤工作，全国专项整治工作取得了阶段性成效。一是依法彻底关停一些违法违规的采供血机构，在全国 904 家采供血机构中，目前已有 9 家被依法吊销、注销，55 家被规划调整关闭，占 7%。二是依法惩处违法行为，全国共对 82 家采供血机构和医疗机构进行了立案调查，其中对 66 家进行了行政处罚。三是严厉打击非法组织他人卖血犯罪活动，全国查处“血头”、“血霸”案件 10 件，抓获犯罪嫌疑人 30 人，其中 12 人已被判处有期徒刑。四是依法依纪对 63 名卫生行政部门和采供血机构、医疗机构人员进行责任追究。有力推进了专项整治工作的深入，对规范采供血秩序起到积极作用。能够取得这样的成绩，我体会主要有以下几个因素：一是党中央、国务院高度重视，各地积极落实，组织到位。二是卫生行政部门充分发挥了牵头作用，各相关部门配合好，增强了工作合力。三是执法队伍作用发挥好，敢于执法、严于管理。四是积极组织发动，群众参与意识增强，提供了一些很有价值的线索。

三、对专项整治总结阶段的几点要求

经过前一阶段的工作，专项整治工作取得了成效，采供血秩序正在逐步好转。但专项整治期间发现还存在一些问题，还有少数地方，特别是基层，对血液管理工作重视不够，思想上还没有进入状态，行动上尚未全面落实到位，还有一些医疗机构在非紧急用血情况下，存在或曾经发生过在不具备任何检测条件的情况下，擅自自采自供血液，令人胆战心惊，如履薄冰。有的采供血机构仍然有违规采集、供应血液和原料血浆的行为，血液和血液制品安全隐患尚未完全消除。

要充分认识血液安全无小事，责任重于泰山。要像抓安全生产一样抓血液安全管理工作。在专项整治高压态势下，一些违规违法行为可能转入地下或者手段更为隐蔽，专项整治结束之后，一些人可能风声一过再度作案；还有一些违法违规采供血造成的后果可能在今后几年中陆续显现，这些都应引起我们的高度重视。下一步我们还要重点抓好以下几个方面的工作：

第一，进一步加强重大案件的督查督办，做好结案工作。对已立案的进行认真梳理，做好案件移送和结案工作，该移送的移送，把遗留案件处理好，该结案的结案。专项整治期间发现的问题，就要在专项整治期间解决，对已处理案件还要“回头看”。要按照职责分工，做好本部门工作。血液制品监管工作由食品药品监管局负责，打击血液刑事犯罪具体职能在公安部门，有关涉嫌刑事犯罪人员进一步处理工作由当地公安部门负责与司法部门沟通。卫生行政部门主要职责是依法行政，按照行政法律法规规定采取相应措施，将需要移送的案件及时转交给相关主管部门。专项整治结束以后血液管理工作就要转入常规，卫生部门还要与其他部门搞好协调，保持高压态势，重点放在巩固成果，加强血站建设、完善血液安全供应和日常监管工作上。

第二，加大责任追究工作力度，妥善处理好

已立案的案件责任追究工作。这次会上，整治办公室通报了38家非法自采自供的医疗机构和24家违法违规的采供血机构，都是各地积极工作，认真查处的结果。我们要积极工作，多发现问题，这对我们今后血液管理有好处。抓得越紧，今后越太平。做监督工作的同志要依法监督，主要是找问题，提出改进的建议和措施。同时，要对违法违规行为进行查处。做医政工作的同志要注意当前医疗秩序乱，一是审批过多、过滥，缺少程序和标准；二是监管不力，非法游医多；三是广告过度宣传，不规范。对此，社会上反响很大。从各地案件处理情况看，责任追究尺度还不尽一致，有的对违法行为责任人的责任追究力度不大，不落实。这样的处理对于那些多年形成的有的单位和个人在利益驱动下，不负责任、麻木不仁，甚至违法违规采供血的行为起不到触动作用，对于那些处于观望之中想蒙混过关的也不能起到警示作用，对从根本上扭转采供血秩序不利。我们要统一思想，提高认识，一定要按照法规政策尺度尽快作出处理。按照张组长的要求，做到事实清楚，证据确凿，程序合法，处罚得当，上下内部前后统一，并将处理结果报送卫生部。希望大家对《违法违规采供血机构和医疗机构有关人员责任追究的原则处理意见（讨论稿）》进行认真讨论，在今后处理案件时，可参照一些原则，成熟后可在修改有关法律法规时写进条款之中，变为案件处理的长效机制。

第三，严格把关，做好血站、单采血浆站的准入管理。目前绝大部分省、自治区、直辖市能围绕专项整治工作重点、目标和要求，认真做好总结验收工作。集中力量，开展专项整治的拉网式检查和验收工作。对于不够条件的血站、浆站要及时责令整改，积极配备条件。对采供血机构进行逐个检查验收，做到合格一个，验收一个，运转一个。调整和关闭一批，彻底根除后患。完善血液供应网络图，保证医疗机构临床用血的需要，特别要加强对医疗机构临床用血情况的监督检查，组织人员进一步开展对医疗机构，尤其是偏远地区的基层医疗机构临床用血的拉网式检查，做到横向到边，纵向到底，彻底杜绝医疗机构的非法采供血行为，对顶风作案的要依法严惩。各省要落实责任制，对血液管理责任分工做专门部署，进行备案。要继续合理规划、整合现有采供血机构，发挥省级血液中心的龙头作用。血液不存在市场竞争，一个城市只允许一个采供血队伍，在血液管理上不存在市场规律，历史上形成的省会城市设有两个血站的问题要尽快进行整合。能否整合，表明对血站管理的态度。同时，加强对采供血机构、医疗机构临床用血的规范化管理和日常监督检查，努力实现“巩固、规范、提高、安全”的工作目标。

四、总结经验，继续探索血液安全管理的长效机制

保证血液安全是一项复杂的、具有长期性、艰巨性、系统性的工作，我们决不能搞一阵风，要把其作为一个永不竣工的工程来抓。以本次专项整治为契机，切实建立血液安全和原料血浆管理的长效机制，巩固整治成果，切实防止“回潮”。今后血液管理工作中还要重点抓好“四个结合”：

一是坚持专项整治与经常性监管相结合。在血液管理还没有完全走上规范轨道时期，靠政府组织集中整治是必要的，要解决血液安全长效管理问题，就必须重视日常管理工作，把管理工作推向经常化、制度化、法制化、规范化的轨道。血液和原料血浆管理工作的特点，决定我们要在提高日常管理水平上下功夫。首先，我们要靠制度管人，依法治理。在认真贯彻《献血法》、《血液制品管理条例》等法律法规的同时，还要制定和修改血液管理的有关规定，增强针对性和可操作性，使血液管理工作有法可依，有章可循。最近部里正在研究修订《血站管理办法》，关于非法采供血和非法行医有关适用法律的司法解释调研工作也已启动，正商“两高”力争在今年上半年出台。其次要理顺管理工作体制，明确医政与卫生执法监督职责。结合国务院《决定》精神，加快推进监督体系建设步伐。这也有一个作风问题，各省的综合执法一定要尽快形成，医疗行业的依法监督管理工作，监督部门要早介入。依法监督与医政管理还有一定的区别。依法监督侧重于对行业中违法违规的行为进行查处，医政管理主要是医疗机构的质量和制度建设。要做好医政（血液）管理与执法监督工作的协调与有效衔接。推动综合卫生执法监督，规范工作程序，形成机制，确保各项法律、法规、政策的严格执行。同时加强日常监管，一些多年来形成的顽症靠专项整治短期的运动来解决是不可能的，更多的是要靠日常检查和督导。

二是坚持规范建设与加强综合管理相结合。要加强基础设施建设投入，要标本兼治，着力治本，注重加强规范建设，进一步完善采供血机构管理体制和条件。继续合理规划、整合现有采供血机构，开展血液集中检验。继续实行以省血液中心为龙头，地级中心血站为基础，部分基层偏远县级中心血库为补充的临床用血服务机构网络，使采供血网络覆盖到每一个需要临床用血的医疗机构，确保临床用血和血液制品的安全。同时要把加强基层执法监督机构建设作为重点来抓，强化属地管理和权责统一，把执法监督工作重心下移，切实加强基层执法力量。充分利用现有医政、卫生监督、献血办等专业队伍，在采供血监督管理中发挥作用。

三是坚持宣传教育与执法督导相结合。以科学发展观为指导，以贯彻《献血法》为主线，以“三大媒体”和“两大网络”为载体，大力宣传无偿献血的“无害论”、“储血论”、“保险论”、“实惠论”，围绕无偿献血“三个转移、一个延伸”进行媒体宣传，为献血者提供人性化服务宣传，增强宣传教育的广度和深度，使血液安全管理工作由提高思想认识向牢固树立血液安全意识转变，自觉履行法定职责。卫生厅主管领导要亲自带队，加大卫生执法监督力度，开展定期和不定期的执法检查活动，严格规范采供血行为，构筑医疗安全用血防线。

四是坚持政府组织与群众参与相结合。无偿献血工作具有明显的社会性，涉及到社会宣传、组织发动，涉及到各方面的支持和配合，涉及到政府的组织推动和全社会公民的广泛参与。因此，我们要依靠政府，发动群众，从提高群众的参与意识上下功夫，充分利用学校、机关、企事业单位、社区、公共场所这些重要阵地，通过一切有效努力，来推动公民无偿献血积极性，使无偿献血工作由“要我献”变成“我要献”，由“政府推动型”向“社会推动型”、“群众自愿型”方向发展。通过逐步建立一支支宏大的、相对稳定的无偿献血队伍，通过无偿献血工作从城市向农村拓展，使献血工作彻底从计划组织到自愿无偿的转变，力争再用3年的时间，全国无偿献血比例达到100%，从根本上杜绝买卖血液和冒名顶替献血情况的发生。

非法采供血专项整治工作是一项民心工程，关系到人民群众的身体健康和生命安全，关系到经济社会持续、稳定、协调、健康发展。我们一定要从实践“三个代表”重要思想，保持党的先进性高度，从维护人民群众生命安全出发，按照国务院的要求，切实加强对采供血工作的领导，狠抓落实，切实把本次专项整治工作抓出实效，推动血液管理向更高层次发展。

扎扎实实开展“万名医师支援农村卫生工程”

——卫生部副部长马晓伟在动员部署“万名医师支援农村卫生工程”电视电话会议上的讲话

（2005年4月28日）

同志们：

今天卫生部和国家中医药管理局召开电视电话会议，动员和部署“万名医师支援农村卫生工程”，这是全面启动工程实施工作的一次重要会议。下面，我就做好项目工作讲几点意见。

一、进一步提高对实施项目重要性的认识

“把卫生工作的重点放到农村去”，始终是党和国家卫生工作的基本方针。改革开放以来，在各级党和政府的高度重视和努力下，我国农村卫生工作取得了很大成就，农村缺医少药的状况得到较大的改善，在防治传染病、地方病、寄生虫病等方面取得了显著成绩，农民的健康水平和平均预期寿命有了很大提高，为保护农村生产力，发展农村经济，维护社会稳定，发挥了重要作用。

但是随着我国城市化的迅猛发展，医疗资源进一步向城市集中，医疗资源分配不均衡的问题较为突出，我国卫生资源80%在城市，20%在农村，不少农民长途跋涉，异地就医，也加大了

经济负担，农民“看不起病、吃不起药”的问题仍然十分突出，因病致贫、因病返贫还是影响农民脱贫致富的重要因素。

几十年的农村卫生工作经验告诉我们，要从根本解决农民“看病难、看病贵”的问题，有效的机制就是要提高农村医疗技术水平和人才素质，为基层农村培养适宜的卫生人才，建立起能够长期服务于农村的医疗服务队伍，提高农村医疗服务能力和水平。近年来，各地卫生行政部门发挥城市卫生人才、设备、技术等资源优势，组织了许多优秀的医务人员到农村工作，培训农村基层医务人员，强化巡回医疗制度，提高农村地区医疗专业水平和服务能力。通过对口支援，城乡医疗机构、医务人员之间建立了协作关系，城市医院与当地政府和群众建立了很深的感情。城市医务人员到农村直接为农民送医送药，治病救命，体察民情社情，也增强了为人民服务的自觉性，调动了为农村卫生事业多做贡献的积极性。

为了有效发挥城市医院的资源优势，推动医疗资源向农村流动，提高县医院医疗服务能力和水平，以此带动农村地区基层医疗服务整体能力和水平的提高，在总结多年城市支援农村卫生工作经验的基础上，通过广泛征求各方面意见，经中央领导同意，卫生部、财政部和国家中医药管理局决定共同组织实施“万名医师支援农村卫生工程”，目的是进一步加强农村卫生工作，保障农民身体健康，提高农村常见病、多发病和重大疾病的诊疗水平，方便农民就近获得较高水平的、经济、便捷的医疗服务，缓解农民“看病难、看病贵”问题，加强农村卫生人才培养，提高基层医院管理水平。努力做到派出一支队伍、带好一所医院、服务一方群众、培训一批人才。在三年内，组织城市万余名医师对口支援农村县医院，并逐步形成一项制度。2005 年是项目实施的第一年，我们要特别抓好项目的起步工作，力争实现项目“开门红”。

二、整体部署、全面推进“万名医师支援农村卫生工程”项目

根据《关于实施“万名医师支援农村卫生工程”的通知》要求，计划在三年内选拔城市万余名医师到县医院和乡镇卫生院开展医疗卫生服务和技术培训工作，并在试点和总结经验的基础上，逐步形成制度。2005 年，中央财政安排资金支持中西部地区 592 个国家扶贫开发工作重点县县医院、西藏自治区 4 所县医院和新疆生产建设兵团 4 所团场医院，共计 600 所县医院，其中含 10% 的县级中医医院。东部各省、直辖市根据《“万名医师支援农村卫生工程”实施方案》要求，也要组织三级医院开展对本省、市卫生工作基础较差的县医院的支援工作。同时，二级医院支援乡镇卫生院的试点工作在甘肃省 300 所乡镇卫生院进行，在总结试点经验的基础上，逐步向中西部地区和东部贫困地区扩展。

关于“万名医师支援农村卫生工程”的具体部署工作，我讲几点意见：

第一，总的原则。做好项目的实施工作，要按照中央指导、地方实施，统筹规划、整体安排，因地制宜、精心组织，积极稳妥、注重实效的原则组织实施。把这项工作抓紧、抓好、抓实，务求取得实际效果，不能走过场，搞花架子，搞形式主义。

第二，落实项目经费。实施“万名医师支援农村卫生工程”所需工作补助经费的标准，由各省级财政、卫生部门根据实际需要和当地支出水平以及财力情况等合理核定。所需补助经费由中央、省、市财政共同负担，列入卫生经费预算。项目执行第一年按照每名派驻医师年均 2.4 万元对中西部地区派出医院给予补助，以后年度补助标准，根据实际考评情况核定。东部地区开展工作所需经费由省级财政部门根据本地区情况研究安排。

第三，统筹项目安排。将项目实施与对口支援、定点帮扶、卫生下乡工作结合起来，与医务人员职称晋升前下派锻炼的规定结合起来。各项目省卫生行政部门组织本行政区域内三级医院每年向本省国家扶贫开发工作重点县的每个县医院派驻 5 名副主任医师以上人员或高年资主治医师，根据需要也可以遣派一名护理管理人员。每名派驻人员连续工作一年后可以轮换。

第四，选派好人员。基层农村卫生工作能否真正做好，项目工作能不能收到实效，关键要看我们派出了一支什么样的队伍，能不能为农村县医院办实事，能不能为农民群众看病就医解决实际问题。所以，对医疗技术人员的选派，一定要从支援医务人员的资质和受援单位需要什么样专业的专家两方面考虑，从受援地区农村居民医疗需求和县医院工作需要出发，结合派出医院专业特长，选准学科，派出骨干，专业对口，保证条

件，确保派出医师真正发挥作用，确保农村县医院和农民群众能够真正受益。

第五，加强经费监管。各级财政安排的补助经费，主要用于补助派出医院为派出医师支付的工资、津贴和适当的工作补贴。省级财政、卫生行政部门要制定开展此项工作的项目经费管理办法，包括补助资金来源、标准、使用范围、内容、要求和绩效考评办法等。有关部门和项目单位应严格执行项目方案及有关经费管理办法的规定，不得挤占挪用项目资金。省级卫生、财政部门要加强经费使用情况的监督管理，定期对项目经费使用情况进行检查和绩效考评。

三、广泛动员、号召医院和广大医务人员积极投入“万名医师支援农村卫生工程”

（一）做好“万名医师支援农村卫生工程”的学习教育和动员工作

实施“万名医师支援农村卫生工程”充分体现了党和政府对农村卫生工作的关心和支持，是一项政策性强、涉及人员多的大工程，要在医务人员中广泛开展学习动员工作，营造城市支援农村卫生工作的良好氛围。在工作中要注意发挥党员的先锋模范作用和党组织的战斗堡垒作用，将这项工程的实施与保持党员先进性教育紧密结合起来。要加强教育，努力培养和锻炼一支医德好、医术精、医风正的高素质医疗卫生队伍。项目的实施，对于派出医师和受援机构的医务人员都是一次极好的培训和考验，项目工作应当成为我们加强农村卫生工作的经常性、长期性、基础性工作。加强农村卫生工作如果没有一支高素质的队伍，再多的投入也不可能发挥更多的作用。要注重在工作中锻炼和培养我们的医务人员，真正为农村培养建立一支过硬的卫生人员队伍。

（二）广大医务工作者要积极行动起来，投入“万名医师支援农村卫生工程”

我们的医疗卫生队伍是在关键时候拉得出，用得上，过得硬的队伍，在党的三代领导核心的大力倡导下，白求恩精神始终是医务人员的一种道德风范，一种精神动力，一种行为准则，一种优良传统。我们要继续发扬这种好的优良作风和光荣传统，积极行动起来，投入到“万名医师支援农村卫生工程”中去。我国农村存在巨大的医疗需求，城市医院的医务人员到农村去服务、锻炼、指导、培训，不仅可以提高农村的医疗服务水平，同时，可以增强对国情、对农村、对农民的了解，亲身感受到农民，尤其是中西部农民的就医困难，以及对高质量医疗服务的渴求，增进与农民群众的感情。医务人员离开大医院、离开大设备，工作能否做得好，能否发挥自身的作用，是对同志们的知识和技能的检验。我们要把维护农民群众身体健康放在首位，努力用比较低廉的费用提供比较优质的服务，杜绝大处方、滥检查等行业不正之风，用努力的工作，精心的诊治，向人民交上一份满意的答卷。

（三）支援医院和受援医院要克服困难，积极创造条件，开展“万名医师支援农村卫生工程”项目

做好这项工作无论是支援医院和受援医院都需要做大量具体的工作。支援医院在省级卫生行政部门、中医药管理部门的组织安排下，由院领导带队到受援医院进行考察和调研，在双方共同讨论的基础上，提出具体工作任务，并与受援医院签订支援协议，明确双方的职责与义务。要做好动员组织工作，要将思想作风好、业务水平高、管理能力强、身体健康、能够指导县医院医务人员开展工作的医师选拔出来，安排他们参加支援项目。要组织好相关技术的对口支持，搞好对口帮扶培训工作，还要做好耐心、细致的思想工作和后勤保障工作，保证派出人员的各项工资福利待遇。

受援医院应当安排好支援医院医师的工作、学习和生活，并组织好相应的人员培训工作。支援医院医师和受援医院的医务人员要密切配合，加强协作，承担农村常见病、多发病、疑难病症的诊疗服务，提高医院的技术水平；开展临床教学和技术培训，通过组织查房、手术示教、疑难病例和死亡病例讨论等各种临床带教形式培训医院医务人员，提高其业务素质；对医院的管理工作提出合理化建议；充分发挥中医药特色与优势，提高农村中医药服务水平。

四、加强领导，切实使“万名医师支援农村卫生工程”取得实效

（一）加强组织领导，明确各自职责

开展“万名医师支援农村卫生工程”，各地各部门要切实加强组织领导，各级实施部门要端正思想、明确目标，责任落实到人，主管领导亲自抓，

层层抓落实，对于开展支援活动中存在的困难和问题要及时帮助解决，确保项目的顺利实施。

在整个项目实施过程中，卫生部负责项目方案的制定、提出工作目标、项目实施的指导和监督。财政部负责安排中央财政补助经费并对使用情况进行监督。各省级卫生行政部门负责制定本省具体执行方案并组织实施。省级财政部门负责安排补助经费并对使用情况进行管理和监督。按照《通知》要求，卫生部将与各项目省人民政府签订项目责任书。

为确保该工程顺利实施，卫生部、国家中医药管理局成立“项目办公室”。各地也要组成工作班子，分工协作，共同努力，认认真真地把这项为民服务的好事办好、为民分忧的实事办实。

（二）建立工作制度，制定实施方案

卫生部和各项目省、区、市要建立工作制度，定期讨论项目工作中出现的情况，及时解决存在的问题，检查项目实施进展，确保各项工作及时有效地落实。

省级卫生行政部门要根据实施方案的总体要求，并与中医部门密切配合，结合当地具体情况，确定各支援医院工作，统筹安排并制定切实可行的执行方案。明确支援医院及各支援医院派驻地点、任务和目标；明确支援与受援医院双方的责任与义务。各项目省、区、市制订的执行方案，应报卫生部、国家中医药管理局审核。

（三）进行总结评估，开展绩效考核

受援医院要对派驻人员的工作情况进行考核，将考核结果反馈支援医院，作为医务人员年终考核和职称晋升考评的重要内容。对派驻期间违纪的人员，受援医院要通报支援医院，由支援医院严肃处理，并及时上报上级卫生行政部门和中医药管理部门。省级卫生行政部门、中医药管理部门要加强监督，对协议执行情况进行监督检查。对工作成绩突出的要予以表彰，对问题严重的要及时处理。

项目结束前，受援医院和支援医院要共同向省级卫生行政部门报送书面总结。省级卫生行政部门要对全省项目进展情况进行年度考核和评估。卫生部、国家中医药管理局要组织对各项目省（区、市）的执行情况进行不定期抽查，及时发现问题、解决问题，并负责汇总各地的年度总结和评估报告，对项目实施情况进行总体评价。

应开展对项目执行情况、实施效果、社会效益的绩效评估，为使项目工作深入持久地开展下去，逐步建立城市卫生支援农村卫生工作的长效机制奠定基础。

（四）加强舆论宣传，营造良好氛围

各地、各医院要注意加强舆论宣传工作，通过项目开展过程中涌现出的先进典型、先进事迹的宣传工作，展现卫生系统的良好行业道德风范，动员社会各方面力量，支援农村卫生事业的发展。要创造性地开展工作，把国家装备给我们的巡回医疗车开动起来，把国家装备的“光明行动”眼科手术车开动起来，把健康教育活动和医学科普知识的宣传教育开展起来，请新闻单位和大众媒体参与到我们的工作中来，健康报要开辟专栏，广泛宣传报道各地进展情况，营造城市卫生支援农村卫生工作的良好舆论氛围，树立医疗卫生行业的良好形象。

同志们，“万名医师支援农村卫生工程”是政府为加大农村卫生工作力度，旨在切实缓解农民“看病难、看病贵”问题的一项工程。各地要高度重视，加强领导，精心组织，周密部署，抓好落实。在项目结束时，能够形成一项制度，为广大农村基层留下不走的医疗队，长期服务于农民群众，使农民群众享受到比较优质、经济的医疗服务。

立足国情　加强建设　开创我国护理工作发展新局面

——卫生部副部长马晓伟在2005年全国护理工作会议上的讲话

（2005年8月3日）

2005年全国护理工作会议是一次立足当前，着眼未来，总结经验，部署工作的重要会议，也是继1986年首届全国护理工作会议之后，又一次专门讨论研究和部署护理工作的全国性大会。

高强部长对这次会议很重视，专门听取会议工作汇报，对同志们取得的成绩表示祝贺，并通过大会向全国的护理工作者致以崇高的敬意！多年来，护理工作作为医疗卫生事业的重要组成部分，与社会主义现代化建设、医学科学技术的发展相同步，为维护和促进人民群众的健康发挥了积极作用，取得了显著成绩，但也存在一些问题，我们有必要回顾和总结护理工作中取得的成绩和经验，分析护理工作发展面临的形势、挑战以及需要解决的问题，探讨适合中国国情的护理工作发展思路，明确近几年内的工作重点和方向。通过这次会议，我们要认清形势，明确目标，统一思想，开拓创新，努力在开展“以病人为中心，以提高医疗服务质量为主题”的医院管理年活动中，在贯彻落实《中国护理事业发展规划纲要（2005~2010年）》的工作中，加强科学管理，创新工作机制，保证护理质量，提高专业水平，使护理工作“贴近病人、贴近临床、贴近社会”，开创护理工作全面、协调、可持续发展的新局面。

一、护理工作发展的简要回顾

改革开放以来，我国护理工作发展迅速，成绩显著。1986年全国首届护理工作会议在南京召开，重点提出要加强护士队伍建设、加强护理工作领导、理顺护理管理体制、振兴护理事业等问题和措施，对促进我国护理工作的发展发挥了重要作用。近二十年来，护理队伍的数量从1985年的63万增加到2004年的130.78万，翻了一番。护士队伍中具有大专以上学历的人员达到25.6%，整体素质得到一定提高。为加强护理管理，保证临床护理质量，医院开始建立健全护理管理组织体系、完善护理工作制度、工作标准和规范。八十年代末期开始的医院分级管理和评审工作，促进了医院护理质量管理建设，建立了一些行之有效的管理制度和评价指标体系，加强了护理工作的规范化管理。1994年《护士管理办法》的实施，建立了护士准入制度，在一定程度上保证了护士队伍的基本素质。在《护士管理办法》实施的基础上，我部起草了《护士管理条例》，从立法层面上进一步明确护士的权利、义务和执业规则，目前，条例已上报国务院法制办研究审议。九十年代中期，在全国范围内开展的“以病人为中心的整体护理”，对转变护理理念、丰富护理工作内涵产生一定影响。部分医院抓住契机，深化护理改革，探索临床护理管理的机制创新，调动积极因素，提高医院护理质量和效率，在促进护理工作与医院整体的协调、同步发展方面取得一定经验。随着高新技术的广泛应用，临床医学迅速发展提高了护理工作的技术含量，推动了护理技术水平的不断发展，护理在急危重症、疑难症患者的救治方面发挥了重要作用。

在我国经济和社会发展的历程中，护理工作在医疗卫生事业的发展中发挥着不可替代的作用。广大护理工作者贯彻落实党的路线、方针和政策，牢固树立全心全意为人民服务的宗旨，在医疗卫生战线上努力工作，以严谨的工作态度、精湛的护理技术，兢兢业业、勤勤恳恳，为维护和促进人民群众的健康，为我国医疗卫生事业的发展和社会主义现代化建设做出了贡献。在发生自然灾害、重大疾病，人民群众的健康和生命安全受到威胁的时刻，护士同志们勇于工作在最前线，恪尽职守、不畏艰险，忠诚地履行救死扶伤、为人民健康服务的责任，表现出良好的职业道德和高尚的思想品质。前不久，我国又有5名护士荣获红十字国际委员会颁发的护理界最高荣誉奖——南丁格尔奖，胡锦涛主席亲自为获奖的同志颁奖，吴仪副总理代表党中央、国务院对获奖者和广大护理工作者作出的贡献给予了充分肯定，并提出了殷切希望。至此，我国已有43名护士获此殊荣；2005年“5·12”国际护士节之际，全国224个护理集体、149名护士荣获卫生部、全国妇联授予的“巾帼文明岗”和“巾帼建功”标兵称号，这充分体现了我国政府和国际社会对护士同志们工作的褒扬和肯定。

广大护士同志们立足岗位、开拓进取、扎实工作、敬业奉献，为维护人民群众的生命安全和健康，促进我国医疗卫生事业的发展做出了贡献。在此，我谨代表卫生部向各级卫生行政部门、广大医院管理人员和护理工作者表示衷心的感谢和崇高的敬意！

二、护理工作面临的形势和需要解决的问题

我国正处于全面建设小康社会、构建社会主义和谐社会的新时期。医疗卫生工作的发展，关系到全民族的健康素质，关系到人民群众的切身

利益和健康权益，关系到社会稳定和经济发展，对于促进社会全面进步，实现人的全面发展具有重要的地位和作用。这一形势不仅对医疗卫生工作提出了更高的要求，也对护理工作在医疗卫生工作中的作用与功能、服务模式、护理专业人员素质、能力及工作范畴等诸方面提出了更高要求。

护理工作作为医疗卫生工作的重要组成部分，在保障病人生命安全、促进康复和减轻痛苦方面担负着重要责任。特别是临床护理工作直接服务于病人，与病人的接触密切、连续、广泛，因此，护理工作质量、专业技术水平直接关系到医疗安全和医疗服务质量，关系到人民群众的健康、生命安全和对医疗卫生服务的满意程度。目前，护理事业发展面临着机遇和挑战：第一、随着社会经济的发展、人民群众生活和文化水平的不断提高，人民群众的健康需求和期望不断增长，要求得到更好的健康服务以获得较高水平的健康，提高生命质量，促使护理服务向高质量、人性化方向发展。第二、医学模式的转变丰富了护理工作内涵，促使护理工作要从生物、心理和社会的整体观念出发，满足人民群众身心健康的护理需求。第三、随着临床医学技术水平的提高，疑难重症病人的诊断、治疗，器官移植和介入性诊疗技术的广泛应用，大大提高了护理工作的技术含量，对护士的专业知识、技术水平和能力提出了新的要求。第四、根据第五次人口普查资料，我国 60 岁以上的老年人口已达到 1.34 亿，占总人口的 10.2%，并以每年 3% 的速度增长，老龄人口慢性病患病率为 538.8‰，这将大大增加老年护理和与老年有关的慢性疾病护理的需求，要求护理工作要面向社会。医疗卫生工作发展的新形势、新任务对护理工作的发展提出了新的要求。

我国护理工作所取得的成绩是应当充分肯定的，但是，用“以人为本”和科学发展观审视护理工作，还存在一些不容忽视、亟待解决的问题。应当看到，护理工作与诊疗技术不断发展的需要存在差距，与医疗服务质量的整体要求存在差距，与人民群众的健康需求和期望存在差距。问题突出表现在以下几方面：

一是临床护士队伍建设令人堪忧，人员数量不足，整体素质需要进一步提高。这个问题是目前护理工作中最突出的一个问题。

临床一线护士数量少，护士人力配备不能满足病人护理需求。2005 年，我部调查了全国 400 多家医院，三级综合医院病房护士与床位比平均为 0.33:1，最低的为 0.26:1。据媒体报道，某省省医院外科病房，白班护士平均每人要负责 15～20 名病人，公休、节假日和夜班，护士平均每人要负责 40～45 名病人。由于护士少，95% 医院病人的生活护理工作由病人家属或者病人家属聘用的护工来完成。

编制护士减少，合同护士增多，护士队伍出现了新的不稳定因素。一些医院临床编制护士数量不够，医院又为减少人力成本，以每月五、六百元的工资聘用合同护士，正规编制的护士队伍逐渐被临时聘用的护士所代替，形成了医院内一支同工不同酬的特殊队伍，护士基本的劳动权益没有得到保障，导致了护士队伍的不稳定，这个问题有愈演愈烈的趋势。

一些医院病人的基础护理和生活护理工作主要由护工承担。病房护士少，病人需要的护理工作不到位，医院就让病人花钱聘护工，出现了“护工围着病人转”的情况，有的医院还出现了“黑护工”，不仅扰乱了病房的工作秩序，也使病人安全存在隐患。由于有护工照顾病人，护士除了打针、发药，很少主动接近病人、观察病人病情变化、为病人提供帮助。近年来，人大代表和政协委员的提案对这个问题反映比较强烈，病人、社会群众也感同身受。

护士队伍的职业素养、业务素质、技术水平和创新能力需要有新的提高。临床护理工作责任大，工作质量维系着病人的生命安危，特别是在诊疗措施愈加复杂、病人病情愈加危重、人性化服务的呼声日益高涨的情况下，对护士的整体素质提出了更高要求。

二是“以病人为中心”的理念落实不够，护理服务质量有所滑坡。护理工作是具有较强的技术性、服务性、与人密切接触的医疗工作，高质量的护理对保障病人安全、挽救病人生命、促进病人康复起着重要作用。目前，一些医院“以病人为中心”的整体护理服务理念没有很好地落实在临床护理工作中，临床护理服务存在着不主动、不全面、不到位的问题。护士为病人提供的护理服务相对于病人的需求，存在一定差距。在护士应当履行的职责中，注重执行医嘱，完成打针、发药的工作，忽视了主动观察病人病情变化、巡视病房和基础护理等工作；偏重于治疗性措施的落实，淡化忽视了对病人的生活照顾、心理护理和康复指导；注重技术操作，忽视了与病人的沟通交流。护士与病人愈来愈疏远，临床护理质量有所滑坡。在临床诊疗技术不断发展的形势下，护士对急、危、重症病人的护理技术水平与诊疗工作的要求存在差距。总体来看，护理工作尚未能完全做到贴近病人，贴近临床。

三是护理管理的科学化水平有待提高。护理管理是医院管理的子系统，承担的任务及作用举足轻重。目前，护理管理工作中存在一些问题：1. 护理管理的职能尚未得到充分发挥。一些护理管理人员忙于事务性工作，没有切实抓管理、抓质量。护理管理工作需要进一步围绕保障患者安全、促进护理质量持续改进的主线，建立健全规章制度、岗位职责和工作标准，加强人力资源管理，调动护士工作的积极性、创造性，保证临床护理质量。医院护理管理人员的作用没有充分发挥，有提升的空间和挖掘的潜力。2. 护理管理人员职责需要根据组织层次科学划分和界定，建立责、权、利统一的护理管理组织体系，优化组合，提高效率。3. 护理管理的方式需要运用科学管理的思路和方法，突出以人为本，营造和谐、宽松的工作氛围，充分调动临床每一个护士的主观能动性，提高工作效率和工作质量。我国护理管理人员大部分是从临床优秀护士中选拔到管理岗位上的，在医院不断发展，对现代化医院的管理要求不断提高的形势下，护理管理者的管理理念、管理素质、领导艺术、工作能力和水平都需要有进一步的提高。

上述这些问题虽不代表护理工作主流，但具有一定的倾向性，甚至在一定范围内具有普遍性。我们取得的成绩有目共睹，是值得肯定的，但存在的问题必须高度重视、着力解决。我们现在提出问题并非否定取得的成绩和做出的努力，而是查找问题，在新的历史条件下迎接新挑战，满足新需求，完成新使命。

护理工作中存在的问题，究其原因可以分为几个方面：

从客观方面来看，这些年来，在医疗卫生事业发展中，医师队伍建设、医院建设、诊疗技术发展，都取得一定的成绩。相对来看，对护理工作的发展和支持力度不大，氛围不够。对护士队伍建设的认识上有些模糊。一些医院“重医疗，轻护理”，将医院发展的天平偏倚向能给医院带来经济效益的大型检查设备和医师上，对医院护士队伍建设和护理工作发展不仅没有纳入医院整体发展规划中，而且在某些方面的做法，对护理工作产生了负面影响。这实质上，还是经济杠杆在发挥着作用，是医院在发展宗旨、办院指导思想上注重经济利益，忽视社会效益，注重外延发展，忽视内涵建设，对医院的服务质量、病人的安全和权益、病人所需要的生活照料没有给予充分的重视，没有充分认识到护士队伍的数量、素质和问题已经影响到临床护理质量和病人安全，没有充分认识到护士队伍的不稳定性和护理质量的滑坡，已经影响到医院综合实力和医疗水平的提升。

从主观方面来看，有几个问题应当引起我们的高度重视。

第一，近年来我国广大护理管理人员、护理界专家、学者希望迅速提高我国护理专业发展水平，尽快与国际护理专业发展接轨的愿望和初衷值得肯定，大家积极学习和不断借鉴国际经验的工作热情和态度值得肯定。但在护理工作的发展过程中，如何借鉴国外经验，结合中国实际，探讨适合我国国情的护理发展思路方面，大家都没有经验，处于探索阶段。在建设中国特色护理事业的目标选择和工作定位方面，护理界内部以及与医院领导、卫生行政部门在对某些问题的认识存在一定差异。在实际工作中，我们还没有形成十分明确的发展目标和完整、系统的工作思路，有的问题还比较困惑，因而在工作指导上缺乏连续性、坚定性。特别是在高等护理教育迅速发展和国内外交流不断扩大的形势下，一些医院甚至护理界某些层面出现了脱离实际，求新、求高、求洋，偏重学科向高精尖方向发展和一味追求学历层次提高的倾向，相对忽视了护理工作的基础性建设、质量保障和临床护理工作的专业化发展，甚至有些方面超越了国情，脱离了临床实际工作需要。虽然同志们做出了很大努力，付出了很大心血和热情，但从患者和社会方面没能得到充分的回馈，因而未能得到卫生行政部门以及医院领导的理解和持续大力支持。

第二，管理体制和激励机制方面存在问题。护理管理系统未能在护士人力调配、质量管理等方面充分发挥作用，对护士工作的绩效评估和分配没有做到责、权、利相统一。在现行科室核算和经济分配的体制下，护士隶属于科室，条块分割，流动性差，忙闲不均，工效不挂钩，护士的工作量、劳动强度、技术和风险程度与其收入、晋升等收益不成正比，干多干少一个样，甚至工作量大、辛苦的科室收入低，工作量少、清闲的岗位收入反而高，劳动价值与报酬不匹配，分配机制不合理，对护士的管理缺乏激励机制，没有充分调动起护士工作的主动性、积极性。护士在实际工作中，主动服务意识不强。“以病人为中心”的服务理念没有完全付诸行动、落实在对病人的护理工作中。护士的服务态度、服务作风有待进一步改进，关心病人、爱护病人、尊重病人在实际护理工作中存在欠缺，在专科技术性较强的领域，护士的业务技术水平需要有新的提高。

第三，在护理工作模式的探讨过程中，有些地方出现了照搬照套的形式主义作法。片面追求外在形式，忽视了临床护理工作的实际效果。例如：提倡“以病人为中心”的整体护理理念应当是护理工作发展的方向，但在实际工作中，一些医院出现了在护理病历上下功夫，在某些文字材料上作文章的问题，使得某些形式主义东西成为护理工作的顽疾。医院领导虽然为临床增加了护士，但没有看到临床护士围绕病人做实际工作的局面，从而对护理方面的这项举措产生一些负面看法，对整体护理的进一步开展产生负面影响。这是我们要妥善解决的一个问题，将护士解脱出来，把时间留给护士，把护士留给病人，结合护理特点和病人的实际需要来开展工作。

第四，一些医院的护理管理人员在领导全院护理工作中，未能充分发挥作用，工作的着力点没有坚定在持续改进临床护理质量上，工作精力分散到其他方面，使得临床护理工作中与病人关系密切的某些问题长期以来没有得到很好的解决。护理管理人员既要传承好的经验，又要有开拓创新的工作精神，还要有良好的工作状态和精神风貌。护理管理人员在医院护理工作的发展过程中担当着非常重要的责任，医院护理工作水平与护理管理人员的工作能力有着密切的联系。目前，护士数量不够是我们很多医院共同面临的问题，但在相同的形势下，一些医院不是停滞不前，而是依靠积极的工作态度和自身的努力，在实际工作方面取得了令人瞩目的成绩和值得借鉴的经验，如北京协和医院、四川大学华西医院、中日友好医院、北京医院、大连医科大学附属第一医院、北京天坛医院以及上海、湖南的一些医院，在工作中立足实际，积极探索，不断创新，虽然管理模式和工作做法不尽相同，但在保证护理质量、提高护理技术水平的目标和方向上是明确的，态度是持之以恒的，效果也是明显的，为全国树立了榜样。特别是大连医科大学附属第一医院在护理管理体制改革和完善激励机制方面，面对种种压力和挑战，能够坚定目标，不为困难所动摇，从管理层面到技术层面，积极寻求解决问题的办法，通过自身努力，探索出一条广大员工认同、实际效果明显并能形成良性运转的管理模式。我们不是号召大家一哄而起学习一个模式，而是希望大家学习这种立足实际，开拓创新，努力进取，积极为人民服务，建设好和发展好卫生事业的昂扬向上的精神状态和脚踏实地的工作作风。希望广大医院领导和护理管理人员能够勤于思考，敢于实践，从解决实际问题的角度出发，创造性地开展工作，脚踏实地，求真务实，不断推进临床护理工作的发展。

解决护理工作领域中存在的问题，根本出路在于认清形势，把护理工作放置于医院长远发展和医疗卫生事业发展的大局当中，用科学发展观作指导，通过加强管理、创新机制的手段达到标本兼治的目的。卫生部近期颁布了《中国护理事业发展规划纲要（2005～2010年）》；2005年3月颁布的《医院管理评价指南（试行）》中，将护理质量的持续改进和护理管理作为医院管理和评价的重要内容；2005年，卫生部和国家中医药管理局在全国各级各类医疗机构中深入开展“以病人为中心，以提高医疗服务质量”为主题的医院管理年活动，各地、各医院要把提高护理工作质量作为医院管理年活动和医院管理的重点目标之一；《护士管理条例》也正在国务院法制办研究审议。由此可见，2005年是我国护理工作发展具有重要意义的一年。这些举措将全面推进护理工作的健康发展，使护理工作更好地满足人民群众的健康服务需求。

三、贯彻落实《中国护理事业发展规划纲要》，着力解决护理工作中的突出问题

2005年卫生部颁布《中国护理事业发展规划纲要（2005～2010年）》的指导思想是：坚持

护理工作为人民群众健康服务的宗旨，树立和落实科学发展观，坚持走适合我国国情的护理事业发展道路，加强护士队伍建设，提高护理专业技术水平，推进护理事业全面、协调和可持续发展，以适应社会和经济的发展，适应医学科学技术的发展，满足人民群众的健康服务需求。

各级卫生行政部门、医院领导、管理人员要积极贯彻落实《规划纲要》提出的目标和要求，切实重视和支持护理工作的发展，要有全局意识和全局观念，站在维护群众利益和经济社会发展全局的高度，为人民群众提供安全、有效、满意的护理服务，实现好、维护好、发展好人民群众的健康权益。在此，我讲以下几点意见：

（一）医疗卫生事业、护理工作要坚持走适合中国国情的发展道路。

中国是世界上人口最多的、最大的发展中国家，兴办着最为庞大的医疗卫生事业，用仅占世界卫生总费用2%的极其有限的卫生资源，解决世界上22%人口的医疗保健问题，这是世界上任何一个国家都没有遇到过的问题，也是最难的问题，这就决定了中国的医疗卫生事业发展不能照搬发达国家的发展模式。高强部长在近期关于《发展医疗卫生事业，为构建社会主义和谐社会做贡献》的专题报告中提出："发展医疗卫生事业有三条基本原则不能变：一是坚持走适合我国国情的发展道路不能变，不能盲目照搬外国的发展模式；二是坚持卫生事业为人民健康服务的宗旨和公益性质不能变，医疗卫生机构不能变成追求经济利益的场所；三是政府承担公共卫生和维护居民健康权益的责任不能变，增加卫生投入、提供公共服务、加强医疗卫生监管依然是各级政府的重要职责。"目前我国的医院90%以上为公立医院，如此大的公立医院规模与经济发展水平和财政承受能力存在很大矛盾，我们既不可能像欧洲高福利国家那样完全由政府财政承担，也不可能像美国那样完全由保险解决，我们的现实是政府财政投入少，医院不仅要体现公益性质，还要保证医院的生存、保障医务人员的待遇、促进医院的发展。因此，从医院自身来讲，需要正确处理好社会效益与经济效益的关系、内涵建设与外延发展的关系、基础质量与技术创新的关系、业务发展与文化建设的关系、近期发展与远期发展的关系，既要适应市场经济一般规律的要求，又要遵循卫生事业发展的内在规律，体现社会公平，完成自身所担负的保护和增进人民健康的使命，使医院沿着正确的方向发展。从护理工作来讲，护理工作的发展也要适应中国的国情，不能一味照搬国外的模式。我国护士的人力资源管理、服务内涵、服务方式也要适应国内医院的实际情况和病人的实际需求，探讨适合中国国情的护理工作发展模式。

（二）护理工作的发展要坚持全心全意为人民健康服务的宗旨。

卫生部提出开展"以病人为中心，以提高医疗服务质量为主题"医院管理年活动，目的是加强医院管理，改善服务态度，规范医疗行为，提高医疗质量，确保医疗安全，全面提升医院服务质量。医院和医疗卫生事业发展的目的不是为了医院和医务人员自身的利益，而是为了满足人民群众的健康服务需求，提高整个民族的健康素质。加强医院内涵建设，提高服务质量是为人民群众健康提供良好服务的基础。

护理的基本属性是医疗活动，但它具有专业性、服务性的特点，并以其专业化知识和技术提供服务，因此，护理工作是医疗卫生服务的重要方面，也是医院内涵建设和服务质量的基础性工作。临床护理工作直接服务于病人，护士的职业素养、技术水平、态度、举止、语言直接影响着病人的感受，也影响着病人生命安全。因此，医院护士队伍素质、工作水平直接反映了医院基础服务质量，也是影响医院诊疗技术水平和医疗安全的重要因素，要超越单纯的经济利益因素来看待护理工作的价值所在，以维护人民群众健康权益、切实"以病人为中心"为一切工作的出发点、落脚点，实实在在为病人着想，稳定和建设好护士队伍，努力提高护理质量，保证病人安全，大力推进护理工作的发展。

（三）提高认识，促进医院护理工作与医疗工作的协调发展。

改革开放二十多年来，我国医院的诊疗服务能力、技术水平和设备条件显著提高，但是，医院的基础服务质量、内涵建设相对薄弱，护理工作的发展相对缓慢。质量是医院的生命，是医院生存、发展的基础，提高医院服务质量是多方面要素决定的，护理服务质量是重要因素之一。在医院中，护士占医务人员的30%以上，护理服务渗透在诊疗活动和对病人的照顾工作中，因而，护士和护理服务构成医院的服务平台，一方面，使病人直接感受到是否被关心、爱护和尊重，另一方面，也是医疗质量和病人安全的重要保障。护士与医生在工作上有分工、有合作，护士一方面要根据医生的诊疗计划认真实施治疗措施、密切观察病人病情，另一方面要切实为病人提供周到的生活照顾，帮助病人尽快康复。治疗性工作与照顾性工作对于病人是同等重要的。有人十分恰当地把医生与护士比喻为“两个车轮”，只有同速度转动，才能向前推进，因此，医疗和护理工作要协调同步发展。

目前，医院的诊疗技术水平发展很快，在一些专业领域已经达到国际先进水平，但护理专业技术的发展相对滞后，长此以往，会影响医院整体医疗水平的提高。“三分治疗，七分护理”要真正落实在工作中，就要把护理工作作为医院综合实力建设的重要组成部分，切实建设好临床护士队伍，改善护理服务，提高护理质量和专业技术水平。

（四）增加临床一线护士，科学统筹护士人力资源。

目前，临床一线护士数量不足已成为影响护理质量的重要因素，特别是在危重症、疑难症患者愈来愈多的大医院中，护士数量不足问题已成为影响医疗质量和病人安全的风险和隐患。我们很多医院的院长都曾去国外、境外的医院参观、学习，国内医院的设备条件、诊疗技术逐渐在与国际水平接轨，而医护比例倒置、临床护士少的问题却一直是“中国特色”，多年得不到很好的解决，大部分医院临床一线护士的配备仍达不到1978年规定的标准。因此，在近几年内要着重解决好这个问题。要“增加总量，调整结构”，增加临床一线护士配备有多种形式，一方面要根据临床护理工作需要和满足病人护理需求、保障病人医疗安全的要求增加总量，另一方面要通过对护士人力资源的科学管理，挖掘潜力，合理、有效地利用存量。只有调动好广大护士的积极性，激发护理人力资源潜能，才会收到事半功倍的效果。要对护理人员的数量、素质和专业技术水平、人员结构以及在不同护理岗位发挥的作用等方面因素，进行综合规划，并根据临床不同专科、不同护理岗位和责任对护士技术水平、专业能力的要求，探索护士队伍能级结构设置，优化人力资源配置，使护士队伍的结构、能级更趋合理，增加护士的工作责任感、成就感，保障护士的待遇，加强对护士的培养，营造有利于护士队伍稳定和发展的宽松氛围。要把“用好每一个护士，为了每一个病人”作为医院统筹护士人力资源的出发点和落脚点。

为此，卫生部在《中国护理事业发展规划纲要》中明确提出：要根据诊疗技术的发展和临床护理工作的需要，合理设置护理岗位，保证临床护理岗位的护士配备，科学统筹护士人力资源，扭转目前医院临床一线护士缺编的状况；要根据临床护理岗位的工作职责和技术水平要求，合理调整护士队伍结构。将护理岗位工作职责、技术要求与护士的分层次管理有机结合，充分发挥不同层次护士的作用。以编制内的护士为主，可以少量配备合同护士，但要同工同酬，少用护工以保证护理质量和病人安全。要求各级各类医院在达到国家规定的护士编制标准的基础上，加强对护士人力资源的科学管理。

（五）加强护士队伍建设，提高护士队伍素质。

护士队伍的建设是推进护理事业发展的重要基础。护士队伍的素质是保证护理质量和提高专业技术水平的关键，也是保证病人安全的必要条件。因此，加强护士队伍建设，提高护士队伍素质是卫生行政部门、医院管理者面临的一项重要任务。在这项工作中，一是要加强对护士队伍的准入管理，把住准入关，严禁未经过正规护理专业教育的人员进入护士队伍，保证护士队伍的基本素质。二是要稳定护士队伍，特别是临床一线的护士队伍，要创造有利于护士安心在临床护理岗位工作的环境和条件，给予他们合理的待遇，加强对他们的在职培养，关心他们的工作、学习、生活和健康，为他们提供实实在在的支持和帮助。三是提高护士的专业技术水平，在保证临床基础护理工作的同时，着重提高临床专科领域护士的专业技术水平，特别是在重症监护、急诊急救等技术性、专业性较强的领域。《中国护理事业发展规划纲要》中提出，近五年内，要根据临床工作需要，分步骤在重点临床专科护理领域开展专业护士培训，培养一批临床专业化护理骨干，提高护士在临床专科护理领域的专业技术水平，促进护理工作与临床诊疗技术的同步发展。

（六）坚持“以病人为中心”，转变服务理念，提高护理质量，保证病人安全。

护理工作是平凡的，但病人和社会对这个岗位的信任和依赖却是很不平凡的。广大护士要切实转变服务理念，坚持以人为本，将“以病人为中心”的服务理念实实在在地落实到服务于病人的各项工作之中。提高服务意识，改善服务态度，转变工作作风，改进服务模式，从维护病人权益和促进医院健康发展的角度出发，调动积极因素，在临床护理工作中体现“病人第一、质量第一、服务第一”，为病人提供细致入微、关怀备至的护理服务，履行好护士的职责，努力使护理工作“贴近病人、贴近临床、贴近社会”。在护理工作中，要一切从病人和临床工作的实际需要出发，为病人着想，从点滴做起，将人文关怀融入对病人的护理工作之中，服务于细微之处。护理工作“贴近病人”要突出一个“情”字，以真情对待每一位病人。要体恤病人，同情病人，态度上尊重病人，关心病人，为病人提供温暖人心、体贴入微的护理服务。护理工作“贴近临床”要突出一个“精”字，业务上以精益求精的作风、娴熟精湛的技术完成每一项工作，保证病人安全和诊疗效果，促进病人康复。护理工作“贴近社会”要突出一个“实”字，要以务实的精神丰富护理服务的内涵，满足人民群众多层次、多样化的健康服务需求，切实维护和促进人民群众的健康水平。大家常说：护理工作是平凡而琐碎的，如果我们能“把每一件平凡的事做好就是不平凡，把每一件简单的事做好就是不简单”。

（七）加强护理管理，提高管理水平。

关于医院的护理管理体制，在历史上曾有过多次反复，护理部几起几落，影响了护理工作的顺利发展。自1978年始，医院逐步恢复护理部，在护理工作的建章立制和规范化管理以及护士队伍建设方面发挥了重要作用。1983年，卫生部在北京协和医院进行垂直护理管理体制试点，改变原来“块块”式科室领导的护理管理体制，实施护理部对全院护理人员和护理质量管理。在总结实践经验的基础上，1986年卫生部下发《关于加强护理工作领导理顺管理体制的意见》。多年来的实践证明，这种护理管理体制在护理质量控制、全院护士人力调配、护士的在职教育和培养等方面体现出相当的优势。因此，护理管理不能削弱，而应得到巩固和加强，特别是要提高护理科学化管理水平。

在护理服务中落实“以病人为中心”的服务理念，必须调动广大护理人员的主动性、积极性和创造性，因此，医院护理管理中应不断探索、创新，完善激励和约束机制，加强护理管理部门对护士队伍的“一统化”管理，科学设置护理岗位、明确岗位职责，按照护理岗位的劳动强度、技术含量、工作风险，能级对应地安排护士，并在分配机制上向工作量大、技术性强、风险性高的岗位倾斜，从机制上提高护士工作的主观能动性，保证临床护理质量。各地、各医院要在有利于提高护理工作质量、促进护理专业技术发展的前提下，结合实际情况，积极探索，创新机制，努力营造有利于护理工作可持续发展的管理体制。

（八）加强对广大护士和医务人员的职业道德教育。

从南丁格尔创立护理专业之日起，护理工作便与人道主义精神和以关爱生命、救死扶伤为核心的职业道德联系在一起，“忠贞职守，尽力提高护理专业标准，勿为有损之事”的誓言，概括了护理的职业特征。毛泽东同志早在1941年、1942年的护士节之际，两次亲笔题词：“护士工作有很大的政治重要性”和“尊重护士，爱护护士”，对护士和护理工作予以了高度评价。激励了几代护理工作者勤勤恳恳、淡泊名利、奋发进取、努力工作，为了病人的健康甘于奉献。当代广大护士要传承并发扬光荣传统，树立救死扶伤、病人至上、热情服务、勤勉敬业的职业风尚。改进服务态度，规范服务行为，提高服务质量，努力维护人民群众的健康权益。通过为病人提供温馨、细心、爱心、耐心的服务赢得人民群众对我们的尊重和认同，赢得社会对我们的支持。

四、抓住机遇，促进发展，务求实效

这次全国护理工作会议是我们召开的第二次全国护理工作大会，希望各级卫生行政部门要认真学习、研究和落实《规划纲要》，传达会议精神。2005年和以后的一段时期内，是加强我国护理工作的重要阶段。我们要立足全局，心系群众，认真研究落实护理工作的发展思路，研究落实为病人、为社会提供优质、安全医疗护理服务的具体措施，抓住当前机遇，促进护理事业发展，务求取得实际效果。

（一）高度重视，加大支持。

在当前医疗卫生工作不断发展，人民群众健康需求日益增长的形势下，护理工作的发展应当与医疗卫生工作整体目标和社会不断发展的步伐相一致。因此，各级卫生行政部门、医院领导要提高认识，切实加强对护理工作的重视，关心护理工作的健康发展，加大支持力度。“三分治疗，七分护理”要实实在在地落实到工作中，必须将护理工作的发展摆上重要议事日程，把对护理工作的重视和支持落在实处，切实发展和建设好临床护士队伍，维护好他们的权益，充分调动他们的积极性和工作热情，完善管理体制，建立激励机制，促进护理质量的持续改进，促进医院护理工作与医疗工作的协调发展，与医疗卫生服务质量、诊疗技术水平和人民群众的健康需求相适应。

（二）加强领导，推动落实。

卫生部颁布实施《中国护理事业发展规划纲要》，是促进我国护理工作全面发展的一件大事，各级卫生行政部门要高度重视，加强领导，统筹安排，精心组织，注重实效。要充分认识促进护理事业发展的重要性、紧迫性，将护理工作纳入医疗卫生事业发展的整体框架中同步、协调发展。加强护理工作要处理好几个关系，一是局部和全局的关系。既要坚持从本地区、医院实际出发，创造性地开展工作，又要树立全局观念，将护理工作放置于医院发展、医疗卫生事业发展的大局。二是眼前和长远的关系。既要抓紧解决亟需解决的突出矛盾和问题，又要着眼未来发展，建立长效机制，追求长期效果，坚决防止急功近利、寅吃卯粮的短期行为。三是继承和创新的关系。既要坚持和发扬护理工作中行之有效的好传统、好经验、好做法，又要根据新形势、新任务的要求，积极推动各项工作与时俱进。要切实加强对护理工作的领导，各省、自治区、直辖市卫生行政部门依据本《规划纲要》，结合当地实际，制定具体实施方案并组织实施。省级卫生行政部门要加强对下级卫生行政部门的指导工作，了解实施情况，提出建议，帮助解决问题。我部也将组织对各地实施情况进行督导评估。

（三）以点带面，加强交流。

各地、各医院要结合实际情况，因地制宜，积极探索，大胆创新，靠加强科学管理、改善护理服务、提高技术水平的实际效果，使护理工作的面貌在近几年内发生较大的改变。部属部管医院、各地三级医院要为全国的医疗机构作出表率，发挥示范作用。各级卫生行政部门在组织实施《规划纲要》的过程中，要注重抓示范点的建设，总结经验，建立机制，形成制度，逐步推广，发挥示范点的指导作用，带动本地区护理工作分步骤达到《规划纲要》的各项目标。同时，要加强各省、各地区间护理工作的交流，建立协作机制，发挥东部地区资源优势，带动和促进西部地区护理工作的发展。

（四）求真务实，保证效果。

各地要在贯彻实施《规划纲要》过程中，求真务实，使护理工作有一个新起点，新面貌，新效果。不走形式，不走过场，不摆花架子，以维护人民群众健康权益为出发点和落脚点，把护理工作实实在在地落实在病人身上，把以病人为中心的服务理念付诸实践、见诸行动、取得成效，让人民群众和社会切实感受到护理服务的改善，护理质量的提高。同时，也使广大护理工作者在投身于护理工作发展的进程中，积极性得到调动，潜能得到发挥，价值得到体现，在维护和促进人民群众健康的工作中，在社会发展和经济建设中发挥更大的作用。

同志们，近几年，党中央、国务院、政府各有关部门以及社会各界对医疗卫生工作的关心和重视是前所未有的。但是，我们的工作与党和政府的要求，与人民群众的期望相比，还有很大的差距。群众对医疗卫生服务不满意的地方还很多。希望我们大家增强责任感、紧迫感和使命感，在近几年内，抓住机遇，迎接挑战，全力以赴，齐心协力，全面推进我国护理事业的发展，开创护理工作发展新局面，为提高人民群众的健康水平，为构建社会主义和谐社会做出更大贡献！

卫生部副部长陈啸宏在部分省（区、市）药品集中招标采购工作座谈会上的讲话

（2005 年 12 月 7 日）

药品集中招标采购是城镇医药卫生体制改革的重要措施之一，是关系到人民群众切身利益的一项重要工作，同时也是涉及多方利益、社会影响面较广的一项工作。按照国务院推进城镇职工基本医疗保险制度、城镇医疗卫生体制和药品生产流通体制三项改革的总体部署，卫生部和国务院有关部门从 2000 年起在全国推行医疗机构药品集中招标采购工作。

下面，我就五年来全国开展药品集中招标采购工作基本情况及下步工作谈几点意见。

一、药品招标采购工作基本情况

（一）有关部门相互协作，制订并不断完善相关政策，药品集中招标采购工作取得积极成效。

在各级政府和有关部门的组织推动下，各地药品集中招标采购工作已从试点探索、小范围、分散组织过渡到大规模、集中组织阶段。2000 年 2 月，国务院办公厅转发了《关于城镇医药卫生体制改革的指导意见》，提出要规范医疗机构购药行为，开展药品集中招标采购试点工作。2000 年 7 月，卫生部等五部门印发了《医疗机构药品集中招标采购试点工作若干规定》，提出国务院有关部门在全国抓 4 个省市试点，同时要求各省、自治区、直辖市抓好 2 ~ 3 个药品集中招标采购试点。2000 年 9 月，卫生部等 5 部门联合制订《医疗机构药品集中招标采购试点工作计划》，并成立了试点工作领导小组。2001 年 7 月，卫生部等 6 部门下发了《关于进一步做好医疗机构药品集中招标采购工作的通知》，对药品集中招标采购的主体、组织形式、品种范围、评标标准、购销合同、价格与收费管理以及监督等问题作出了进一步的规定。

2001 年 11 月，国务院六部门在海南召开全国推行药品集中招标采购工作会议。在会议上，六部委印发了《医疗机构药品集中招标采购工作规范（试行）》，对招标采购工作作了较为全面的规定。为了确保《工作规范》的贯彻落实，卫生部还组织制订了《医疗机构药品集中招标采购和集中议价采购文件范本（试行）》，国务院纠风办等 7 部门制订了《医疗机构药品集中招标采购监督管理暂行办法》。这是完善医疗机构药品集中招标采购政策措施、技术规范和监督管理的重要文件。

海南会议以及相关文件，有力地推动了各地药品集中招标采购工作。各地普遍加大了工作力度，同时结合当地的实际情况提出了具体工作目标和措施，使参与药品集中招标采购的医疗机构数量和招标采购药品品种范围不断增加。与此同时，社会反映强烈的乱收费和行政干预等问题逐步得到纠正，招标采购操作不规范的行为受到一定程度的遏制。

但是，随着各地招标工作的推进，仍陆续产生了一些新问题，主要表现在：医疗机构签订购销合同不确定药品采购数量，存在大量替代药品规避招标，甚至“一中标就死”的现象；执行合同不严格，医疗机构不按合同采购药品、不及时付款，企业不按合同及时供货；药品企业不断推出新规格、新剂型，规避招标；招标过程过于繁琐，企业负担沉重等问题。针对这些问题，六部门经过广泛调查研究、征求意见，2004 年 9 月出台了《关于进一步规范医疗机构药品集中招标采购的若干规定》，对于以上问题逐条提出了规定和要求。

近年来，为规范药品招标采购行为，各地还不断加强监督管理，成立了由政府主管领导任组长，纠风、卫生、物价、药监、经贸、工商、社会保障、体改等部门参加的监督办公室或监督指导小组，依据规范性文件，全面监督招标采购的全过程。特别是对投标企业资格初审、专家抽取、评标、医疗机构采购等关键环节，各地都加大了监督检查力度，有的地方还在重点环节聘请了公证部门参加，确保公开、公平、公正。

几年来，在各地有关部门的积极推动下，参加招标的医疗机构数量不断增加，采购金额不断增大，总体上取得了很大的成效。

第一，规范了医疗机构采购行为。通过药品集中招标采购，在一定程度上遏制了医疗机构药品采购原来“一对一”、“暗箱操作”等不规范行为，使药品采购工作从分散转向集中，尽可能做到公开、公平、公正，关键环节还有监察等部门的现场监督，提高了采购透明度，在一定程度上遏制了药品购销中的不正之风。

第二，药品虚高价格有所降低。据对各地招标情况的统计，一些地方中标药品价格比医疗机构单独采购时有了一定程度的下降，平均降幅达20%～30%左右。按照将招标降价的好处大部分让利于民的原则，价格部门重新核定了医院药品零售价格，医院药品零售价低于政府最高限价，减轻了患者药品费用负担。

第三，通过招标，挤出药品“虚高”价格水分，实现了较为合理的市场成交价格，为政府制定更为合理的价格提供了依据。

第四，在一定程度上规范了药品生产、流通秩序。公开招标采购，引入竞争机制，促使药品供应商将过去大量投入在药品促销上的精力转移到提高质量，开发优质产品，降低生产成本，减少流通环节，提高企业竞争力上来。规模大、信誉好的优质企业中标率较高，市场占用率不断提高。

（二）实事求是，认真对待药品集中招标采购工作中的问题。

从全国来看，尽管近年来集中招标采购取得了一定成效，但随着工作的推进，一些问题逐渐暴露出来。

1. 招标各方利益机制存在问题。药品集中招标采购参与方为医疗机构、药品企业、中介服务机构等。随着工作的不断深入，各方认识到降低价格大家利益都会受到损失。特别是2004年10月，实行顺加作价办法后，药品企业、医疗机构和中介服务机构之间的共同利益关系更加紧密，各方都不再希望降低价格。一些地方甚至出现了越招越高的现象。

由于价格仍然虚高，一些药品经销企业仍在大肆“攻关”，采取多种非法手段促销，不正之风仍然严重，患者仍然负担沉重。

2. 一些单一来源药品价格难以降低，而一些廉价常用药却无厂生产。近年来，一些高价药品，特别是专利药品、原研制药品由于缺乏竞争，尽管经过多次招标，价格没有降低或降幅很小。与此同时，企业为了规避招标和定价，不断推出新的规格和剂型，价格大幅度上升。

对于临床常用、价格低廉的药品，由于企业基本没有利润，招标前，医疗机构采用“捆绑式”方式，即购买企业其他品种时，要求企业同时供应这类品种，企业勉强生产供应。实行集中招标后，难以再采用此种方式，这类品种便无人供应。对此，医疗机构和患者反映强烈，有些已影响到临床用药需求。

3. 药品招标采购的社会成本较高。目前集中招标采购工作是以市（地）或省为组织单位开展的。粗略估计，全国每年各地招标次数为几百次。再加上招标有严格的程序要求，手续繁杂，企业要拿出很大精力来应付。另外，中介机构仍存在乱收费问题，再加上其他不规范行为，使企业负担沉重。加上一些地方还存在着招标后的“二次攻关”等问题，也增加了企业经营成本。另外，各级政府有关部门、医疗机构对于招标采购工作，也投入了大量的人力、物力、财力，监督任务很重，管理成本很高。

4. 中标价和政府定价的协调问题。集中招标确定了药品中标价格，与此同时，政府定价药品经常制订或调整。两种价格确定方式交叉进行，时间上很难互相协调，形成了中标价格和政府定价的矛盾，各方意见很大。

近年来，各地有关部门多次反映，目前招标采购方式难以实现降低药品价格目标，纷纷建议国家集中力量，以近年来各地价格信息为基础，按照《差比价规则》，制定出合理的药品价格供各地执行；逐步推行网上采购，使药品采购公开透明，便于监管。

（三）各地积极改革创新，不断改进采购办法。

针对工作中出现的问题，各地按照《医疗机构药品集中招标采购工作规范（试行）》、《关于进一步规范医疗机构药品集中招标采购的若干规定》等文件要求，积极进行改革和探索。

四川省在省委、省政府的高度重视和坚强领导下，改革招标采购方式，实行全省统一采购，以四川和其他省市历年采购价格为参考，依据国家发展改革委药品《差比价规则》，由医疗机构核定零售价格，直接实行网上采购，还组建了全省统一的交易监管平台，收费较低，各方反应良好。

天津市率先尝试按“剂型”招标，防止以奇异规格规避招标。按药品“剂型”进行招标，即在同一通用名下，以剂型作为分类标准进行评标。从中标结果看，一是中标的大企业数量增多，二是低价药品中标数量增多，这为各地开展按剂型招标提供了经验。

吉林省按照省政府领导指示精神，由省卫生厅牵头，协调相关部门筹建吉林省（招标）药品交易中心。该中心的初步思路是集医疗机构药品（耗材）网上招标、网上交易、调剂配送、结算等功能于一体，同时，加大监管力度，政府相关部门各司其职，履行对药品招标采购全过程的监管工作。

浙江省在前三年招标的基础上，以地市为单位进行网上集中招标采购。目前省内8个主要地区按照这个方式开展了药品集中招标采购。同时，浙江省积极建设“医药电子商务系统”，将所有采购活动通过“医药电子商务系统”平台进行网上公开采购。实行医疗机构药品价格动态管理，网上监管。

云南省结合本省省情，推行了市（地）药品价格跟省级中标（成交）价格（简称：跟标）的采购方式，还把同一通用名下的最低价药品也纳入药品采购范围，供基层医疗机构药品采购时使用，解决了新农合使用低价药的需求。云南省还要求投标人保证药品中标（成交）价格不高于周边省市招标价格、不高于医院既往采购价格、不高于市场现行零售价格，否则取消中标资格，切实降低了采购药品的价格。

各地区的许多好的做法，为我们做好下一步的工作提供了可借鉴的经验。

二、围绕解决看病难、看病贵问题，进一步研究规范、改进药品集中招标采购工作

尽管有关部门为控制医药费用不合理增长做了大量工作，看病难、看病贵问题仍然突出。

近年来，药品价格和医疗费用持续上涨，引起了群众的严重不满，已成为社会热点问题之一。有关社会调查表明，药品价格和医疗费用问题，看病难、看病贵问题，是人民群众反映比较强烈、普遍比较关心的问题。2003年，卫生部组织开展的第三次国家卫生服务调查结果显示，群众有病时，有48.9%的人应就诊而不去就诊，有29.6%的人应住院而不住院，说明了群众看病就医的基本现状。

医药费用增长过快，有多方面原因，有些是客观、合理的。例如，随着居民收入水平的提高，人们希望得到良好的医疗服务，希望改善门诊和病房等条件，必将带动费用上升；随着医学技术和医用设备的不断进步，开展了新项目，增加了检查治疗费用；人口老龄化导致人均医疗费用上升等等。但是，也必须明确指出，还有大量不合理因素，药品流通秩序混乱、药品价格虚高以及医药购销中存在的回扣、提成、攻关、促销等不正之风，就是医药费用不合理增长的重要原因。

医药购销中的不正之风，涉及到生产、流通、消费等各个环节。我国药品和医用器材生产流通企业存在“多、小、散、乱、低”现象。截止2004年底，全国有3731家药品生产企业通过了GMP认证，另有1340家企业未通过认证，共计有5000多家。药品批发企业有12000家。有些药品有几十家、甚至上百家企业生产，低水平重复，严重供大于求。很多企业为将药品销售出去，采用回扣、提成等不规范手段。有些药品只改变剂型、规格、包装，并没有改变成份和疗效，就作为新药大幅度提高价格。一些地方将药品作为支柱产业，为了地方利益，默认、纵容价格虚高，而由于药品价格过高，为企业违规促销留下了空间。一个出厂价只有几元的药品，通过层层加价，到患者手里就成了几十元甚至上百元。其中，药厂、药商、医药代表、医院、医生各个环节都从中牟利，最后都由患者承担，严重损害了患者利益。一些医疗机构、医生受回扣、促销的驱动，不按病情合理用药，过度使用高价药品，导致药品费用不断攀升。这不仅增加了群众经济负担，还影响了群众身体健康。医疗是比较特殊的行业，患者难以掌握治疗信息，药品作为特殊商品，患者没有选择权，只能由医院、医生决定。因此，政府部门的职责，就是要从保护群众利益和健康出发，加强治理干预，采取有效措施，狠刹不正之风，规范医药购销行为，降低药品虚高价格，把不合理的医药费用降下来。

看病难、看病贵还表现在医疗保障体系不健全，相当多的群众靠自费就医。目前我国已建立了城镇职工医疗保障体系，但覆盖面有限。国有企业职工基本参加了医疗保险，但私营企业中的

职工，特别是进城务工的农民大多没有参加。城市下岗职工、失业人员、低保人员没有医疗保障。从2003年起，全国开展了农村新型合作医疗试点，目前已覆盖约2亿人，但筹资力度小，保障有限。据2003年第三次国家卫生服务调查结果显示，有44.8%的城镇人口和79.1%的农村人口没有任何医疗保障，基本上靠自费看病。未被医疗保障覆盖的人群，患病时则难以承受高昂的医药费用。一些地区农村因病致贫、因病返贫的居民占贫困人口的三分之二。

当然，导致药品购销和医疗服务中不正之风，还有一些政策性问题，主要是医疗技术劳务价格偏低，长期得不到调整，价格严重背离价值；大型医用设备检查治疗价格偏高；医院运行成本逐年提高，而财政补助却逐年降低，有的政府部门还要求医院上缴部分收入；高值医用耗材由企业自主定价、医疗机构实行顺加作价，导致价格虚高等等。这些因素促使医疗机构越来越依赖药品、检查、耗材等方面的收入。而药品价格过高为经销商留有较大空间，进行“回扣”、“提成”等不正当促销活动，最终导致药价高、“滥检查”、“大处方”等问题，造成医药费用的不合理增长。

以上情况表明，控制医药费用是一项复杂的工作。涉及药品生产企业、流通企业、医院、医生个人及患者等多方面利益。我们的目标是要从保护患者权益出发，打击药品生产、流通、销售各环节非法行为，研究完善各项措施，坚决把不合理的医药费用降下来。

总体来说，看病难、看病贵，就是人民群众难以承受不合理的医药费用，而其中主要是药品费用。我们研究药品集中招标采购工作，就是要改进招标采购办法，继续规范医疗机构采购行为，降低药品价格，减轻群众不合理医药费用负担，缓解群众看病难、看病贵。通过改进药品采购办法，我们还将逐渐摸索一套医用耗材、医用设备的规范采购办法，降低虚高价格，减少购销中的不正之风。另外，改进招标采购工作，也有利于规范药品生产流通秩序，促进药品生产流通的良性运行。

三、以对人民群众高度负责的态度和求真务实的工作作风，完善药品集中招标采购政策，努力解决群众看病贵的问题

医药费用关系到广大人民群众的切身利益。党中央、国务院领导同志对此十分重视。温家宝总理在国务院廉政工作会议上的讲话中指出：“在医药购销中价格虚高、收受回扣和医疗服务中开单提成、收受红包的现象比较普遍，不少老百姓看不起病”，并要求把纠正医药购销和医疗服务中不正之风作为专项治理的重要内容。吴官正同志、吴仪同志也多次指出，群众看病难、看病贵和医疗服务乱收费等问题，是群众反映强烈的突出问题，必须大力开展纠正医药购销和医疗服务中不正之风的专项治理，认真解决损害群众利益的问题。我们要认真学习领会党中央、国务院领导同志的指示精神，采取切实有效的措施，把党中央、国务院对广大人民群众的关怀落到实处。

坚决控制医药费用过快上涨，为人民群众提供费用较低、质量较高的医疗卫生服务，实现好、维护好、发展好人民群众的健康权益，是卫生工作的根本目标，也是衡量卫生工作的重要标准。要从贯彻落实“三个代表”重要思想和坚持立党为公、执政为民的高度，从落实科学发展观和“以人为本”的高度，围绕解决群众看病难、看病贵，针对药品生产、流通、使用等环节存在的问题，尽快采取坚决有力措施进行治理整顿，研究制定药品采购和价格政策，切实降低药品虚高价格。

2004年以来，卫生部连续下发了《关于加强卫生行业作风建设的意见》、《全国卫生系统开展纠正医疗服务中不正之风专项治理实施方案》和《关于在全国医疗机构中开展向社会服务承诺活动的实施方案》，提出了“八不准”、“六项纪律”和“八项承诺”，通过宣传教育，强化监督，严肃纪律，治理行业不正之风。

下面，我就控制药品费用的过快上涨，减轻群众不合理药品费用负担，再提几点意见：

（一）加强领导，互相配合，明确责任。

降低药品虚高价格是党中央、国务院十分关注的一项重要工作，各有关部门和各省、区、市要切实把规范药品采购和药品价格当作一件大事来抓，按照已经明确的分工，落实各自职责。药品采购和药品价格涉及到体制机制变革，又涉及到多方利益调整，牵扯面广，政策性强，难度很大。希望各部门互相沟通、协作、配合，扎扎实实地做好各项工作，改进和规范药品采购和价格管理。

（二）采取切实可行措施，降低政府定价药品的最高零售价格 。

卫生部和国家发展改革委领导对群众看病贵、药品价格高等问题高度重视。按照国务院领导批示精神，2004年以来多次开会研究讨论，共同对当前医院收受回扣和药价过高的现状、形成原因、治标治本措施等进行了深入研究，并同财政部进行了协商，初步形成了控制药品价格、遏制药品回扣、减轻群众负担的改革思路，并于2004年7月正式上报国务院。

具体设想是：改革药品价格的管理方式，减少药品生产和流通环节的不合理利润，降低药品过高价格，减轻群众药品费用负担。

1. 进一步降低政府定价药品价格。国家发改委将在2005年10月大幅度降低22种临床常用药品价格的基础上，对政府定价范围内的其他药品进行全面降价。同时，严格执行差比价关系，防止企业变换剂型规格包装变相涨价。

2. 选择部分政府定价药品从出厂环节开始控制价格。首先从出厂环节开始控制药品价格，根据社会平均成本和利润率，按照药品通用名和同质同价原则合理确定出厂价格；其次，通过限定流通环节综合加价率，确定药品最高零售价格。

实行上述定价办法，可以保持药品生产、流通企业合理的利润，压缩其暴利空间，减少药品回扣的资金来源，并可引导医生因病用药，减轻群众药费负担。

（三）认真总结各地经验，进一步规范药品集中招标采购工作。

药品集中招标采购的目标，就是要规范医疗机构采购行为，降低药品虚高价格。经过五年的实践，各地本着从实际出发、实事求是的原则，进行了艰苦的探索，积累了丰富的经验。

我们召开这次药品集中招标采购座谈会，就是要总结和交流各地好的做法和经验，针对目前存在的问题，积极探索更为合理的采购和管理方式，明确方向，统一思路，进一步规范药品采购工作。我们的目标就是围绕解决群众看病难、看病贵问题，进一步研究如何规范医疗机构采购行为，降低药品价格，减轻群众医药费用负担。

希望大家解放思想、实事求是，从有利于做好加强管理、规范采购的角度出发，充分研究探讨，为探索更为合理的采购和管理方式、做好下步工作提出更多、更好的建议。

（四）健全医生用药技术规范，促进合理用药。

控制药品费用还有一个重要的措施就是加强管理，合理用药。据有关专家估算，目前医院不合理用药情况比较严重。有关机构对北京、武汉、重庆、广州的26家医院调查发现，当前用药品种最多、不合理问题最多的是抗菌药。滥用抗生素，不仅增加了患者经济负担，也对人民群众的身体健康带来严重威胁。针对以上问题，各级卫生部门要完善管理办法，加强监督检查力度。医疗机构要依照《抗菌药物临床应用指导原则》等要求，制订严格的合理用药制度，加强对医生用药的培训和监督，规范医生处方行为，严肃查处开单提成。医疗机构要对科室、医生用药情况进行监测监督，定期公布各科室和医生用药情况。建立医生处方评价制度，科室和医生合理用药要作为考评的重要依据和医生职称晋级的重要条件。通过以上措施，促进医疗机构、医生因病施治，合理用药，减轻患者负担。

药品采购管理和价格管理涉及到各方面的利益。对企业、医院和医务人员的合法收益，我们应该给予合理的保护。但各个环节的非法利益和违规违法行为必须坚决打击。同时，我们要充分认识这项工作的重要性、紧迫性和复杂性，依靠各级党委、政府和人民群众的支持，紧紧依靠广大医疗卫生人员的共同努力，切实改进药品采购管理和价格管理，遏制行业不正之风，实行纠建并举，标本兼治，为实现“用比较低廉的费用提供比较优质的服务，努力满足人民群众基本医疗需求”的目标，做出我们应有的贡献。

以医院管理年为契机　提高医院服务水平

——中华医院管理学会会长曹荣桂在中华医院管理学会举办的第八届全国大型医院院长高级研修班上的讲话

（2005 年 5 月 26 日）

各位领导、各位专家、各位院长：

大家好！

卫生部决定 2005 年开展“以病人为中心，以医疗质量为主题”的医院管理年活动，这是医疗卫生行业，尤其是医院行业的一件大事，是医疗卫生系统以实际行动全面树立和落实科学发展观的一项重要部署。作为承担医院管理学术交流和行业管理双重职能的社会团体——中华医院管理学会，将与全国各级各类医院一道抓住这个良好契机，认真总结和分析我国医院改革和发展建设的宝贵经验，借鉴国际上先进国家和地区的做法，取人之长，为我所用，理清思路，统一思想，明确方向，组织与引导全行业采取切实有效措施，进一步提升医疗服务水平，开创医院管理工作的新局面。

现代医院是一个由多学科、多专业组成的，服务对象多元化、服务过程多样化、服务内容个性化的高技术、高风险、高情感的机构，医院服务水平的内涵以质量、安全、服务为核心，是医疗机构人员素质、技术和医疗服务水平、设施环境条件、费用水平、管理水平的综合体现。今天我仅就其中几个问题谈点看法，供大家参考。

一、树立现代质量观念，提升医疗服务水平

社会经济发展和医学科学、医疗技术的进步，对医务工作者和管理者提出越来越高的要求。临床医学的最突出特点是直接为人服务，而且是为人最宝贵的健康服务。医疗质量管理是医院管理的核心和精髓，它不仅和病人的生命息息相关，也直接关系到医院的生存和发展。医疗质量管理是一项综合管理工程，是打造医院核心竞争力的重要方面。统计显示，目前患者对医院的各类投诉中，80% 以上来自医疗质量和医疗服务环节。病人对医疗质量和医院服务质量的不满，成为医院改革发展及管理中的热点和焦点问题。作为医院管理人员，尤其是院长，不管有多少事要想，有多少事要办，都不能忽视医院医疗质量和服务质量的管理，这应该成为医院工作的重中之重，只有重视医疗质量并切实提高医疗质量，只有重视服务质量并不断提高服务水平，才能赢得病人的满意、社会的满意、政府的满意，也才能让我们自身满意。

强化医疗质量管理，必须建立和完善医院、质控部门及科室三级医疗质量管理网络，切实发挥医院医疗质量管理委员会的作用；加强医疗质量关键环节、重点部门和重要岗位的管理；通过检查、分析、评价、反馈等措施，持续改进医疗质量，把质量的评估、监督与不断改进融入日常管理之中，保证质量管理机制的正常运转。

强化医疗质量管理，必须树立现代医疗质量观。要在行之有效的管理方式的基础上，不断总结提高，积极借鉴国内外在医疗质量管理方面的先进思想、方法和技术，如风险管理、循证医学、持续质量改进、全面质量管理、临床审核等，努力提高医疗质量管理水平。

强化医疗质量管理，必须树立现代医院质量意识。根据我国医院目前的实际情况，在现代医院质量意识中要着重强调以人为本，病人第一的服务意识；规范执业，诚信负责的责任意识；全员参与，协作配合的团队意识；预防为主，消除隐患的安全意识；精益求精，持续改进的优化意识；控制成本，合理施治的效益意识。

强化医疗质量管理，必须采取全方位的配套措施。加强职业道德、职业良心、职业责任的教育，树立全员质量意识是保证医疗质量的思想道德基础。完善继续教育模式，严格专业技术人员执业准入制度，加强队伍建设、提高医务人员整体素质是保证医疗质量的前提。建立独立于其他科室的质量管理和质量控制常设机构，配备专兼职人员，形成保证医疗质量的院内自控机构和质量改进体系是加强医疗质量必不可少的组织保

证。运用先进的管理技术和方法，如戴明的PDCA循环、朱兰质量改进模式、六西格玛方法等，实施持续的流程改进，前瞻性地预防问题的发生，是保证医疗质量的必要手段。完善和实施质量管理制度，收集齐全的质量监控资料，建立和完善质量预警报告制度，强化医疗服务的流程管理和环节质量监控是保证医疗质量的关键。开展科学有效的质量评价，定期分析影响医疗质量的主要因素，发现医疗质量的隐患是保证医疗质量的有效措施。北京协和医院发扬其重视医疗水平和医疗质量的优良传统，在此基础上予以创新实施以覆盖面广、项目全、内容细、组织严、兑现狠为特点的“大质控”方案，使百年协和的品牌再度增辉。上海瑞金医院狠抓基础医疗质量，以确保医疗安全为前提，稳中求进，开拓创新，取得了明显成效。

充分发挥行业协会和学术团体的作用，组织相关领域的专家，拟定反映现代医学科学成熟技术、具有一定权威的诊断治疗技术规范、各种医疗技术的准入规定和医疗服务的管理规范，既十分必要，又非常迫切。加强卫生行政部门和行业协会对医疗机构的医疗质量督查，进行社会公示也不失为一种有效措施。近几年来，中华医院管理学会受卫生部委托，组织有关管理专家对北京地区十几所三级医院进行质量检查，卫生部医政司对2004年部分检查结果向社会公示，取得了一定的效果。采取这种措施有利于卫生行政部门的职能转变；有利于促进医疗机构的管理和改革；有利于发挥行业协会的行业管理职能；有利于促进医疗市场的有序竞争；有利于患者获得知情选择权。

为了进一步强化医院质量管理，各医院都要依据卫生部、国家中医药管理局最近颁发的《关于开展“以病人为中心，以提高医疗服务质量为主题”的医院管理年活动方案》、《医院管理评价指南（试行）》和《中医医院管理评价指南（试行）》等文件，按照卫生部、国家中医药管理局医院管理年工作会议的部署，结合本院的具体情况，明确目标，突出重点，完善和修订原有的规章制度，优化和改进医疗工作流程，尽量做到每个医疗服务项目都有明确的规范和要求，并努力培养医务人员遵守制度规范的习惯。建立专门的质量管理部门，负责全院质量资料的收集和分析，开展全员质量培训，增强全院员工质量意识，并明确规定各临床和支持部门在质量方面所应承担的职责和拥有的权限。实行以满足病人要求为出发点的全方位质量改进体系，改变过去被动的质量检查方式。通过常规性的测量和评估，发现问题的苗头，在问题发生前就采取积极的预防措施，防患于未然，从根源上防范不良事件的发生。改变以往一旦发现不良事件即予以处罚的管理模式，逐步转变为侧重于以教育、督导为主的管理模式，使医院质量管理更趋向于人性化，使人人都能有效地为医院工作。医院诊疗工作流程是相互影响和相互依赖的，某些流程甚至是跨部门运行的，这就要求我们一方面要破除部门之间的藩篱，加强团队精神；另一方面也要减少或消除由于职能交叉或职责不清造成的障碍。

二、强化基础管理，保障医疗安全

医疗安全是医院管理中最重要的课题之一，医疗安全是医疗质量的前提和最基本的要求，没有医疗安全，就谈不上医疗质量。不注重医疗安全，很可能对病人造成直接的、无法挽回的后果，甚至危及病人生命。如果在医疗服务过程中病人安全无法得到保障，则医院管理也无任何意义可言。因此，必须从新的高度、新的角度认识医疗安全问题。

国际上有关医疗错误的大型流行病学调查研究的结果显示，急性住院患者中大约3.5%～16.6%曾经发生医疗不良事件，其中约有30%～50%的不良事件被研究者认为应该可以通过系统的介入加以预防、避免。美国医学研究所(IOM)，1999年发表的《错误凡人皆有：构建一个更安全的保健系统》的报告中披露，美国每年死于医疗事故的患者有44000人，居当年十大死因第八位，高于乳腺癌、交通事故、艾滋病死亡的人数，国家每年为此花费约170～290亿美元。英国也有报告统计，10%的住院患者出现医疗差错，每天有100名病人死亡，有1000人留下了长期或严重的损害。

针对医疗环境中存在相当程度的医疗错误与风险，美国、澳大利亚、英国等国家分别采取了应对措施，世界卫生组织也对此高度重视。近几年世界卫生大会就患者安全议题进行了广泛讨论。2002年5月第55届世界卫生大会通过了

WHO55.18 号决议，呼吁 WHO 成员国密切关注患者安全问题，建立和加强增进患者安全和提高保健质量所必需的科学系统。2004 年 5 月，第 57 届世界卫生大会再次讨论患者安全问题，决定成立“患者安全国际联盟”，这是通过一项全球行动计划努力增进 WHO 所有成员国患者安全的一个重要步骤。WHO 总干事李钟郁博士于 2004 年 10 月 27 日在华盛顿正式宣布患者安全国际联盟启动，并发布了一份详细的未来行动计划。此后，WHO 秘书处将每年在不同的 WHO 区域组织一次“联盟日”会议，为评估患者安全工作进展和讨论新项目建议提供机会。

我国医疗不良事件报告系统尚不健全，目前未见系统报告。但是按照我国 2004 年入院患者 4668 万人推算，每年可能发生医疗不良事件 163 万～775 万例，如果其中 40% 的不良事件可以通过强化安全管理得到预防和避免的话，则每年可避免 65 万～310 万例医疗不良事件发生。由此可见医疗安全管理的极端重要性。

卫生部医政司王羽司长 2004 年 9 月 18 日在 WHO 主办的首届患者安全国际联盟日活动的发言中，指出我国当前患者安全问题面临六大挑战：（1）医务人员毕业后教育、培训滞后，整体素质和技术水平有待不断提高。有些医务人员对患者安全意识和责任心不够强，导致医疗事故或差错时有发生。（2）在发展市场经济过程中，有些医疗机构不规范执业，过度追求经济效益，过度服务。（3）由于医疗技术本身的风险性，以及高新技术的广泛临床应用，因缺乏规范化管理，给患者造成不必要的伤害。（4）患者的知情权、参与权和选择权等没有得到充分尊重和保证。（5）缺乏有效的报告、监测、评价系统。（6）存在着不合理用药，尤其是滥用抗菌药物，以及注射、血液等安全隐患问题。

鉴于医疗安全管理的极端重要性，卫生部与国家中药管理局在《关于开展“以病人为中心以提高医疗服务质量为主题”的医院管理年活动方案》中将“提高医疗质量，保障医疗安全，保证和巩固基础医疗和护理质量，提高医疗服务的安全性和有效性。”作为医院管理年的工作目标和重点要求之一。把医疗安全作为《医院管理评价指南（试行）》和《中医医院管理评价指南（试行）》重要组成部分。中华医院管理学会也把关注建立和加强增进患者安全和提高医疗保健质量所必须的科学系统，强化医院安全管理和医疗保健服务质量的持续改进作为 2005 年的工作重点。希望各医院都要把医疗安全作为医院管理的首要工作抓紧抓好。在具体实施上提出以下几条建议：

第一，提高认识，树立信心，明确目标，持续改进。

医疗安全问题应引起各级卫生行政部门、医院管理者、医务人员的充分重视。其中，提高医院院长对安全管理重要性的认识尤为重要。

强化医疗安全管理，绝非一朝一夕之事，应制订规划，明确目标，分步实施，讲求实效。应根据本院实际情况，针对自身薄弱环节，确定每年需要达到的具体目标，突出重点，持续改进，建立医疗安全管理长效机制，确保医疗安全、质量和服务水平稳步提高。

第二，积极开展医疗安全问题的研究，建立有效、通畅、无障碍的报告系统，建立避免差错事故的医疗安全机制。

应积极进行医疗错误和不良事件的研究，分析本地区、本单位发生的医疗错误或不良事件及其隐患的特点和原因，有针对性地提出预防措施；研究制订医疗质量和医疗安全评价、监测指标体系；建立、健全并严格执行医疗机构医疗安全的诊疗操作规范和程序；采用国际通用的研究方法，了解医疗安全方面的国际进展和信息。

增进医疗安全，一个关键因素是有能力捕获关于不良事件、医疗事故和高风险的综合信息，进行分析，尽量使更多的人从中吸取教训，为未来的预防工作奠定基础。因此建立一个有效、通畅、无障碍的报告系统是不可缺少的基础条件。建立报告系统有赖于医疗安全文化的建设与良好、和谐的医疗环境的构建。使社会、公众和媒体都认识到医疗疏失的发生不应只苛责于个人，系统、制度的持续改进才是最重要的。

要联系本院医疗工作实际，针对本院医疗工作的薄弱环节，采取切实有效措施，注重于以系统改善为导向，建立避免差错事故的医疗安全机制，保证患者安全。例如：（1）设置负责病人安全事务的机构和专兼职人员。（2）采取安全保证措施，健全查对系统。（3）创造有利于沟通的组织文化，鼓励医务人员进行事件（或事故）报告。（4）投入适当的人力与财力，对安全系统进行分析与设计；实现工作内容合理化，工作程序简单化，操作流程标准化；重点改善危及医疗安全的流程，防患于未然。(5) 建立医疗安全预警系统，及早发现医疗事故隐患，及时采取预防措施。(6) 建立准确、实时的信息系统。(7) 把病人安全作为最优先达到的目标和全院员工的首要责任，明确各个岗位与医疗安全相关的角色功能与责任。(8) 倡导病人参与医疗过程及安全系统的设计。(9) 对于导致安全问题的工作人员，进行再教育或者调整工作岗位，直至解聘。(10) 引导全院员工从错误中吸取教训，避免类似事件再次发生。

第三，强化准入管理，健全制度规范。

要强化医疗机构准入管理，不具备确保提供安全医疗服务基本条件的医疗机构，不得执业。对医护人员严格实行资格准入制度，确保所有医务人员须具有合法的执业资格，在执行各项操作前应进行岗前训练。对开展新技术、新方法、新检查项目严格准入管理。要建立规范的继续教育制度，强化专科医师培训和新技术培训，使之与人员、技术准入管理相结合。北京协和医院对施行外科手术或有创检查、处置的医务人员实行认证准入制度，值得借鉴。

要建立健全并且严格执行各项规章制度，尤其是关系到医疗质量和医疗安全的核心制度。要继承和严格执行长期以来实践证明行之有效的制度，如首诊负责制度、三级医师查房制度、分级护理制度、疑难病例讨论制度、会诊制度、危重患者抢救制度、手术分级制度、术前讨论制度、死亡病例讨论制度、查对制度、病历书写基本规范与管理制度、交接班制度、临床用血审核制度等。与此同时，要根据医学科学技术发展、诊疗流程的优化和医疗服务需求以及相关社会和医学背景的变化，对一些制度和规范进行必要的修改和完善，以适应医疗安全和医疗服务质量管理的要求。制度的完善并不一定保证医疗安全，关键在于认真而严格地执行。院长、职能部门、科室主任和医务人员都必须强化执行意识，真正使规章制度落到实处。

要进一步完善和实施质量、安全评价制度。最近，卫生部和国家中医药管理局分别下发了《医院管理评价指南（试行）》和《中医医院管理评价指南（试行）》，各地根据《指南》将制订实施细则，我会也将组织开展《指南》培训工作。各地医院管理学会、协会要积极配合卫生行政部门依据《指南》及其实施细则做好质量、安全评价工作。各个医院也要加强质量、安全评价，通过评价把握动态，分析影响医疗安全的主要因素，查找安全隐患，以便加以改进。

第四，加强责任心教育，树立以人为本，生命至上的执业理念。

医疗错误可以通过操作系统的设计，使其更为安全，更难于发生错误，得以较好地预防。但是，这并不意味着医务人员个人可以粗心大意。要教育我们的医务人员在医疗工作中必须认真负责，一丝不苟。要加强医德医风教育和制度教育，树立忠于职守、爱岗敬业、乐于奉献、文明行医的行业新风，使医务人员建立起确保医疗安全的主观防线。

三、改善医院服务，构建和谐医院

医疗卫生工作涉及千家万户，与人民群众切身利益密切相关，是党和政府联系群众的重要桥梁和纽带，广大人民群众可以通过医疗服务这个窗口，看到我们的党风和政风，看到我们的工作水平，看到社会的和谐程度。我们的医院和医务人员要意识到自己在社会生活中所处的地位和应发挥的作用，增强做好医院管理和医疗服务工作的自觉性，努力构建和谐医院。

和谐医院的构建包括三个层面：一是人际关系层面的和谐。这里的人际关系包括医务人员与患者及其家属之间的医患关系；医院管理人员与员工的关系；医院内部医生之间、医护之间、临床与医技人员等之间的医际关系等等。二是专业、科室和管理层级关系层面的和谐。三是医院与社会外环境的和谐。医院各种关系的和谐是确保医疗质量和医疗安全的基础，是提高医疗服务水平的前提。和谐医院作为和谐社会的一个分系统，具有丰富的内涵。今天我想重点讲一下医患关系和谐和医院内专业、科室和层级关系的和谐问题。

第一，要树立以人为本的管理理念，构建和谐的工作氛围。有的院长说得好，要想让患者满意首先要让员工满意。医院管理者要与员工建立和谐的人际关系，为员工创造良好的工作氛围。要树立以人为本的管理理念，把员工看作有血有肉、有喜有悲的人；看作既有潜力、又有生理限度的人。作为院长，既要加强全面管理，又要根据医院、专业、科室的任务职能和工作责任，抓住重点，抓住关键，避免人海战术和疲劳作战。既要挖掘员工工作潜力，又要关心爱护员工，科学合理地进行工作安排，讲究领导艺术和管理艺术，以保证工作效率和工作质量。要着力建立管理、激励、约束机制，完善相应的薪酬福利配套政策，按照多劳多得、按劳分配的原则，不同科室、不同岗位，工资奖金应该不同，奖励制度应该控制在既能促进内部竞争，又能保证成员之间合作，确保引进并留住人才。人才是医院发展的第一要素，有了高素质的医学和管理人才，医院就有飞速发展的保证，人才的培养和引进要采取适合本院院情的独特的人才策略，处理好引进人才和本院培养人才的关系，为专业人才营造良好的工作环境，让他们能够毫无阻碍地施展拳脚、拓展事业。要选择全局观念强的人与引进人才共事，以免因内耗影响工作。

第二，要培育团队精神，形成相互支持、协同合作的工作局面。现代临床医学涉及多学科、多专业，一所医院、一个科室、一位专家所取得的业绩是与各科室、各部门的协同支援分不开的，只有互相支持、各科协作、共同攻关，才能取得良好的业绩。多年的实践充分证明了这一点。南方某医院引进一位海外归来的博士开展新的学科，医院从人力物力上给予了很大的照顾，全院各科室给予很多的支持和帮助，经过努力，学科建设有了发展，这位博士也成了名人。但他没有正确对待所取得的成绩，认为没有我，就没有医院的今天，骄傲自大，不服从院领导的安排，与其他科室关系紧张。该博士调到其他医院后，得不到良好的工作环境，想调回来，院领导同意但各科室都不想接纳他。一个人如果脱离了组织，没有组织给你搭建的平台，本事再大，也无法施展其本领。现代社会是一个合作、协作的社会，单凭一个科室、一两个名人，没有团队精神，是难以取得成就的。某医院骨科副主任医师以上的医生就有十几人，谁都想抢手术，导致互相拆台，内耗很大，两败俱伤。对此医院根据学科发展和每个人的技术特长，细分成四个组，让每个人向更专业方面发展，各组之间互相配合，取长补短，营造了良好的工作氛围，大大提高了工作效率，取得了可观的工作成果。

第三，要优化就医流程和科室分布，构建快捷、舒适、和谐的医疗环境。有的医院标志不清楚，窗口设置、科室分布和就医流程不合理，患者就医往返奔波；个别医务人员责任心不强，对患者提出的问题不耐心解释；有些医务人员服务意识淡薄等等，这些问题都需要认真加以改进。四川大学华西医院引进六西格玛方法，优化业务流程，大大减少了患者排队次数和等候时间，医疗工作效率和患者满意度都有所提升。我会近期将举办医疗服务流程优化实战培训班，推广华西医院的做法。中日友好医院设立外地患者就医服务中心，为患者排忧解难。山东烟台毓璜顶医院在修建门诊和病房大楼时，充分考虑到患者的难处，在每层楼梯口都有科室分布引导牌，并用不同颜色提示患者所处的位置。大庆油田总医院地处寒冷地区，他们采用电保温车为住院病人配餐，保证患者吃上热饭。无锡市第一人民医院为了方便患者，在开展“一站式服务”的同时，后勤部门建立了“168 服务中心”，临床科室和患者有事可拨打“168 服务热线”，中心 24 小时有人值班，随时为临床和患者排忧解难。

第四，要处理好医患矛盾，构建以人为本、和谐尊重的亲情关系。医患关系是当前极为敏感的社会关系，医患关系不和谐所引发的医疗纠纷已成为社会关注的热点，媒体炒作的焦点，医患双方的痛点，行政司法处理的难点。究其深层原因诚然有社会转型、制度磨合、道德失范、利益冲突等因素。国家和医疗卫生行政部门正在加紧法律法规体系的建设，力求公正合理保障医患双方的合法权益。作为医院一定要加强医患关系管理，要重视沟通在建立和谐医患关系中的作用。目前医患关系的矛盾就实质而言，仍然是信任问题，而解决信任问题的关键在于沟通。医方作为医疗服务的主体，引导医患关系走向和谐、走向双赢，责无旁贷，医院自身还有很多工作要做。如果医生抱着“见病不见人、治病不治心”的态度，显然无法获得和谐的医患关系。医务人员应该诚心诚意地体恤患者的痛苦，同情患者的困难，尊重患者的想法，耐心打消患者的顾虑。

第五，要弘扬白求恩精神，构建无私奉献，和谐向上的医院文化。医院文化是提高医院服务水平、构建和谐医院的基础，是医院核心竞争力的重要内容，是医院发展的巨大推动力。随着知识经济时代的来临，医院文化在医院管理中的作用日益重要。医院管理者要通过加强医院文化建设来整合医院的资源，提高医院整体素质，增加医院的凝聚力和核心竞争力。在医院文化建设中首先要实行人性化的管理理念，强调以人为本，以人为服务对象，以人为主体、满足人的需要，强化人的合作，充分调动人的积极性、主动性和创造性。武警总医院通过开展“感动服务”、“白求恩杯”优质竞赛服务、对护理人员进行礼仪培训等强化医院精神，树立良好的医院形象。合肥市第一人民医院通过服务宗旨、服务理念教育，把行为规范渗透到医院工作的各个环节，收到了良好的效果。在医院文化建设中应高度重视提升医务人员的素质修养，医务人员的素质修养体现在平时工作的言谈举止、接人待物当中，这些行为又直接反映着医院的文化品位，展示着医院的社会形象。随着知识经济和服务经济兴起以及医疗改革的深入，医疗服务的竞争已由设备竞争、技术竞争发展为医院文化的竞争。医院管理者应从多方位、多角度强化医院文化建设，提高医务人员的整体素质。使医务人员不仅具有高深的医学专业知识和精湛的技能，而且具备较高的文化素养和高尚的职业道德，这样才能更好地担负起救死扶伤的神圣使命。

医院管理是一项系统工程，医疗质量水平的提高，医疗安全的保证和医疗服务业绩的提升都不可能一蹴而就，一劳永逸。开展医院管理年的目的在于唤起全行业进一步重视管理，进一步强化以病人为中心的理念，提高医疗质量，着力解决人民群众对医疗服务工作反映的热点和难点问题。我相信，广大医院管理工作者，尤其是各级各类医院院长，一定会带领全体医务人员一道，以医院管理年为契机，不断完善医院内部管理，持续改善医疗服务质量，不断提高医疗服务水平，为保障人民群众健康，为构建社会主义和谐社会做出更大的贡献！

坚持以人为本　构建和谐医院　推进医院管理年活动取得实效

——中华医院管理学会会长曹荣桂在中华医院管理学会传染病医院管理分会第三届年会上的讲话

（2005 年 7 月 23 日）

同志们：

卫生部和国家中医药管理局联合发出号召，在全国各级各类医院中开展“以病人为中心，以提高医疗服务质量为主题”的医院管理年活动，这是全面深化“以病人为中心”的人性化理念，加强以安全、质量、服务、费用为重点的内涵建设，坚持建立科学地依法执业、规范化管理的医疗秩序，贴近百姓心声的重要活动，同时也是一项总结经验、查找差距、承前启后、开拓未来，意义十分重大的举措。中华医院管理学会作为联系政府和医院管理者的桥梁和纽带，有责任、有义务在活动中充分发挥行业管理的职能和优势，积极推进“管理年”活动健康有序的发展。下面就学习领会有关文件精神，谈一下个人体会，同大家交流。

一、开展医院管理年活动的意义

医院管理活动能否全面深入地开展起来，积极有效地坚持下去，首先要正确领会它的重要意义在哪里？只有认识正确了才会主动自觉地参与进来。我个人理解有以下几点：

（一）医院管理年活动的提出，是时代发展的要求

卫生部确定将 2005 年作为“医院管理年”，是在分析了我国当前经济社会发展趋势和医院管理的现状，医疗卫生行业如何坚持科学发展观，服从全局的需求，在构建社会主义和谐社会中发挥作用的大背景下提出来的。所以，非常明确指出，开展医院管理年活动的指导思想是：以邓小平理论和“三个代表”重要思想为指导，要求在活动中树立和落实科学发展观，“以病人为中心，以提高医疗服务质量为主题”，坚持把社会效益，维护群众利益，构建和谐医患关系放在第一位，旨在健全医院的“质量、安全、服务、费用”等项管理制度，探索建立医院科学管理的长效机制，使医疗服务更加贴近群众，贴近社会，不断满足人民群众日益增长的医疗服务需求。

这次管理年活动强调了科学管理以人为本的主题思想；强调了人性化管理和规范化管理的理念；强调了坚持常抓不懈、持之以恒，每年解决几个突出问题的基本原则；进一步明确为谁办院，诚信服务，向医疗质量、医院管理要效率、要效益的具体措施；制定出通过管理年活动，使全国的医院管理面貌有一个较大变化，让群众看到实实在在效果的宏伟目标。

这些都充分体现出时代的特征，必将把医院管理推进到一个新的历程。

面对机遇和挑战并存，希望和困难同在这一关键时期，不失时机地开展“以病人为中心，以提高医疗质量为主题”的医院管理年活动，对于切实做好新形势下的医疗卫生工作，推进医疗卫生体制改革继续深化，促进国民健康素质不断提高，实现全面建设小康社会的宏伟目标，进一步开创我国各级各类医院和广大医院管理者共同团结奋斗，不断开拓进取的新局面，具有十分重要的意义。

（二）树立规范化管理的意识

规范是管理的基础。从某种意义上讲，管理就要规范，就一般而言，没有规范的管理是无序的。

规范是对重复性事物和概念所作的统一规定，它以科学、技术和经验的综合成果为基础，以促进最大社会效益和获得最佳秩序为目的。规范化是指为了在预定的领域内获得最佳秩序，对现实和潜在的问题做出供普遍和重复使用的规定的一种活动。每个医院都有各项规章制度，但管理制度不规范，监管措施不到位，规章制度执行力不强，法律意识淡薄现象依然存在。我们在分析工作时，一定要坚持辩证法，坚持一分为二。肯定成绩时，不能忽视查找不足；指出问题时，也不能否定我们的成绩。

作为医院管理者应该清醒地认识我们存在的问题，坚持眼睛向内，认真查找自身存在的不足，要拿出符合医院发展规律的，促进医院管理良性循环的，保证患者和医疗安全的有效措施，认真解决这些问题。

一要强化规范管理，将规范化管理纳入医院运行的轨道，做到管理经常化、标准化、规范化。医院规范化管理是一项复杂的系统工程，它包括四个要素即：完善的规章制度；与之配套的基础设施；训练有素的管理人员；确保这一管理模式运行的手段。规范化管理要体现在医院的每项工作中，落实规章制度是重点，提高服务质量是内涵。要教育医务人员严格执行各项法律法规、技术规范等一系列关系到医疗质量和医疗安全的核心制度，使大家认识到这些制度是医学实践的总结，是千百万个医务工作者智慧与心血的结晶，是用鲜血和生命作为代价换来的。规范化建设中不仅是建章立制，还要着重抓好规章制度的执行，使之落实到每一个人、每一个岗位、每一个环节，建立严格的监管机制和奖惩制度，提高医务人员遵守规章制度的自觉性、主动性、严肃性。

二要加大制度执行的监管力度。建立健全以人为本、适应医院发展的规章制度。制度的落实要靠人来执行，制度的检查要靠人来监管。随着医学科学的不断发展，患者对健康知识和保健需求的不断提高，尤其是目前医疗改革的不断深入，医疗保险体制政策的陆续实施，原有的医疗管理规章制度和方法在某些方面已不能适应。医院的各种规章制度、工作标准等在一时期内对医院各种行为进行规范，医务人员要严格遵守和执行，但它不是一成不变的。随着社会发展进步和社会变革，法制体系不断健全，有关医疗卫生方面的法律、法规、政策、标准相继出台，这就需要医院对现有的规章制度及时进行补充和修订，以适应新的要求。在补充和修订有关制度时，要充分考虑人的要素，从患者的心理、病情、需求、安全、方便、有效上想问题、定制度。医院也要根据自身发展需要和功能定位来修订制度，既不能过高，也不能过低，使制度在执行过程中具有科学性和可操作性。要强调制度的严肃性和稳定性。严肃性就是要把制度融入每个医务人员日常工作中，必须照章办事、一丝不苟，不搞“下不为例”。稳定性就是制度颁布之前要慎重，尽可能考虑全面，注意文字严谨，尽量减少漏洞。在施行新的制度时力求稳妥，制度一旦实施，不能朝令夕改，改变人治高于法制的陋习。

三要正确处理规范化管理中眼前与长远的关系。实行规范化管理必须全面抓、长期抓、时时抓，防止急功近利和顾此失彼，更要力戒做表面文章、搞形式、走过场。医院不能为了应付眼前的管理年活动或检查而制定一些所谓的“规章制度”，既不能落实，也没有可操作性。只有通过规范化管理来规范医务人员的医疗行为，规范医疗服务过程中的不良倾向，使医院每个岗位的医务人员都有章可循，每个层级的管理干部都有职有责，自上而下，一级向一级负责，确保规范化管理工作顺利进行。

（三）建立人性化管理的理念

医院实施人性化管理是坚持以人为本，以病人为中心，运用情感、心理、个人品质和技能，消除疾病痛苦，恢复身心健康，满足病人需求的一种新的服务理念。

1. 现代医学的发展已由单纯的生物医学模式向生物－心理－社会医学模式转变，医学的目的已不仅仅是治疗疾病延长生命和降低死亡率。长期以来，我们的医院管理者和医务人员，受计划经济和“特殊行业”的影响，形成了“病人来医院是看病，医院对病人就是管治病”的观念，忽视了患者的心理感受与生理体验。随着社会进步和现代医学的发展，这种陈旧的观念显然不适应新形式的要求，代之而生的是一种新的医学模式，即医疗对象首先是“人”，其次才是“病”。因为，如何尊重、理解、关怀病人，如何为病人提供最温馨的人性化服务和举措，让病人、家属在就医过程中感受人文关怀，真正做到急病人所急，想病人所想，已成为各医院谋求发展的主要策略，这符合现代医学发展的需求，也符合病人对医疗卫生事业的需求。

医疗保健服务的对象是特殊的群体，大多数是痛苦中的病人和情绪焦虑的家属，是一些弱势个人和群体。因此，在开展医院管理年活动中，医院管理者和医务人员，必须树立以人为本的思想，彻底转变观念和行为。我们倡导以人为本、人性化服务就是提升“以疾病为中心”向“以人为中心”理念的转变。要以人为主导，尊重人，关心人，不仅注重医学技术，注重病人身上的“病”，还要看到病人首先是人，是活生生的、有人性的、有多方面心理和精神需求的人。需要我们对其生命肌体和人格尊严给予悉心关怀和照料，满足其基本需求和基本愿望；需要我们提供包括生活、生理、心理、安全、精神以及衣食住行等一切服务，使其有一种安全感、温馨感、亲情感、家庭感，依靠医护与病人、医学与社会的共同努力，增进健康，提高生命质量。

目前，我们有些医院已经开展了人性化服务活动并取得了一定的成效。但我们应当认识到强调以人为本，推行人性化服务，就是为了适应人们对健康服务需求的改变。以人为本并不是一句时髦的口号和做表面文章，而是要求医院和医务人员在医疗活动中尊重病人，做到医院建设与发展的决策、诊疗流程、布局、服务均要体现以人为本的理念，医院的一切制度、措施、职业行为均要充分替患者着想。抓住患者“医前、医中、医后”的三个环节，创建人性化服务流程。在人性化服务实践中注意抓住以下几个环节：一要主动思考，用患者的眼光加以审视，严格要求自己，不断满足和完善患者的需求；二要主动观察，用心体贴和理解病人的痛苦，努力解决患者的困难和不便，做到善于发现患者的问题并及时解决；三要主动沟通，心灵的沟通是最高境界，是医患之间的一种默契和心灵的共鸣，给患者除治疗以外的更多心灵上的关爱和慰藉；四要主动关爱，人性化服务的核心的是尊重和理解患者，给予关爱。它不是狭义的礼仪服务，而是包括提供高质量的医疗技术服务，每个环节必须做到更细、更精、更实、更优。

2. 现代医院管理不仅提倡对患者的人性化服务，还倡导医院内部特别是对员工的人性化管理，建立医院内部与外部的和谐关系，为建设和谐社会做出贡献。

医院是一个整体，同样医院管理有它的整体性，院长怎样管干部、干部怎样管职工、职工怎样管患者。医院要全面推广以人为本的服务，最大限度地满足职工和患者的根本利益，使院长、干部、职工、患者之间形成一条龙的和谐化关系，最终使患者得到全流程的优质服务，提高医院的社会效益，稳定人才，为医院的长远发展打下坚实的基础。首先院长要认识到人性化管理的着眼点在于人性、人权、人格，推行医院人性化管理，医院才能形成良好的团队精神和医院文化，才能营造一个和谐、团结、协作、健康、向上的工作氛围。团队形成了凝聚力，员工发自内心地在为患者服务的过程中体会到职业的神圣、工作的快乐和成功的喜悦，患者则得到最大限度的满足，感受到政府的关怀和温暖，社会的祥和及公平，医院的发展保持了活力和永久的生命力。

领导者首先要理解职工、尊重职工、宽容职工，与职工平等相待。不要用惩罚的办法管理医院，而是力图通过公平、公正的方式，从正面疏导，通过人性化管理这一核心理念，使大家能够对各项管理制度有正确的认识，做他们的朋友，使大家都从工作中获得物质和精神利益的享受。其次与职工共同构建和谐舒心的工作环境。要有正确的权力观，权力只能为全体职工的根本利益服务，想事做事都要以医院和全体职工的根本利益为出发点和落脚点，最大限度地发挥出职工的工作热情和创造精神。引导职工将个人工作、生活、学习与医院的发展目标有机结合起来，建立两者之间的最佳结合点，让职工都明白医院的发展目标和实现一定要通过全体职工的主动参与才能达到。

医院是社会群体的一员，必然与上级机关和各相关职能部门有密切联系，如物价、医保、环保、税收、财政、计量、新闻媒体、纠风办、精神文明办、行业协会等。这些单位既有行业管理、政策指导的作用，又有社会监督和公众评判的职能，是我们医院建设发展中不可缺少的社会力量。与这些部门关系如何，直接或间接影响着医院发展的进程及在社会公众中的形象。所以医院要虚心听取这些单位的意见和建议，主动上门汇报医院在发展中的做法和需要解决的问题，取得大家的支持和谅解，对外公开服务收费标准、药品价格、服务信息、把医院管理和医疗服务置于社会公众和新闻监督之下，携手创造和谐医院的外部条件和外部环境。

3. 医院应当遵循社会主义市场经济和医疗卫生事业发展的内在规律，在医院管理过程中，要处理好经济效益和社会效益的关系。目前，在医院管理中存在淡化社会效益的倾向。为患者服务是医院的基本职能，片面追求经济利益，淡化社会效益，从根本上背离了办院宗旨。医疗服务是一项社会公益事业，作为医院承担着救死扶伤、为人民群众提供基本医疗服务和公共卫生等社会突发事件的医疗救治服务，肩负着重要的社会责任，是党和政府的服务型窗口行业，要体现社会公平，体现党和政府的形象，应当把社会效益放在首位。医院作为一个经营实体，要充分发挥其资源效益，提高经营效率，必须讲经济效益。经济效益是医院可持续发展的基础和保障，也是为社会提供更多更好的医疗服务、显示社会效益的基础和前提。社会效益是医院的职责义务，同样也是医院的社会信誉、人文品牌，蕴含着无价的效应和效益。诚信度低、社会形象差、社会口碑不好的医院，最终也不可能取得好的经济效益。医院要正确认识和处理好这种辩证关系，努力实现社会效益和经济效益的同步增长。

二、认真把握医院管理年活动的特点，力求事半功倍的效果

这次活动的突出特征就是与时俱进，反映出时代精神，以科学发展观统揽全局，坚持人性化理念，创建自身品牌，树立自身形象；把社会效益放在第一位，构造和谐氛围，重视建章立制，进一步以规范化管理来加大内涵建设的力度。

（一）坚持科学发展观

构建和谐医院，首先必须抓住发展，做好发展这篇文章。坚持科学发展观，

其根本点在于用新的发展思路实现医院又快又好的发展。离开发展这个解决中国一切问题的关键，就没有生机勃勃的中国特色社会主义，就没有充满活力的和谐医院。坚持以人为本就是要把人民的利益作为一切工作的出发点和落脚点，不断满足人们多方面的需求和促进人的全面发展。科学发展观反映了人民群众的迫切愿望，是我们现阶段提高最广大人民根本利益的必然要求。只有坚持科学发展观，才能坚持以人为本，从全局利益出发谋发展，促发展，不断满足人民群众日益增长的健康需求，切实保障人民群众的生命权益，让发展的成果惠及全体人民。

科学发展观，核心是发展，关键是科学，表现在以人为本、全面统筹、和谐可持续。坚持用科学发展观指导医院的建设和发展，就要因地制宜，因院而异，从实际情况出发，适时、适地、适度，也就是实事求是。医院的规模不是越大越好，医院联合体成员也不是越多越强，人才引进、开展新的技术要看医院的功能定位，不是每所医院都要开展器官移植等手术，不能违背医院发展的规律。各级各类医院在功能、优势、服务等方面各有所不同，不能用一个模式建设、一个速度发展，其学科建设、人才培养、技术装备、新技术引进都要从当地实际情况和医院自身条件出发。不要贪大求洋、贪大求全，更不要跟风赶浪做一些自己做不到，即使做到了，也存在着投资大、风险高、效益差隐患的事情。

（二）强化品牌意识

医院品牌是医院品格的体现，是医院知名度、美誉度和患者信赖程度的反映，也是医院对患者在医疗质量和服务质量等方面的长期承诺。医疗卫生行业是一个技术密集型的高科技、高风

险的行业，医疗市场是一个不完全的特殊的市场。患者在就医时往往会持续选择其所信赖的医院和信任的医生，医院的品牌则会成为患者选择医院的要素。因此，在实施以人为本、人性化管理中，院长们要教育全体职工强化品牌意识，有品牌影响力的医院如果仅仅满足于过去的辉煌成绩，靠吃老本已无法满足社会的需求，无法承载起医院的进一步发展需要。

医院品牌有两个作用：对外品牌是医院建立和维护客户忠诚的工具，对于医院来说，拥有一个忠诚的客户群，在很大程度上是由品牌力度所决定的；对内品牌可用来凝聚员工和指导医院的基本战略，确定医院的举措是否符合医院的理念。医院的核心竞争力主要表现在资源、技术、能力、管理、人力资源、营销等方面的优势，而这些优势都统一在品牌竞争力之下，医院只有不断打造和提升自己品牌优势，才能在激烈的市场经济竞争环境中独树一帜，取得可持续发展。

医院的品牌是长期形成的，打造一个品牌需要一代人、几代人的努力，创建自己医院的品牌是不容易的，维护、维持和发展自己医院的品牌，就更不容易。希望各医院对品牌建设情况进行全面审视，认真分析医院品牌优势和潜力所在，通过进一步强化管理，树立和创建医院自己的品牌形象，维护医院的品牌，保持品牌永久的竞争力。

（三）注重内涵建设

开展医院管理年活动要本着求真务实的精神，坚决避免摆花架子、走过场、做表面文章，更不能偏离方向和违背开展此项活动的目的。防止借机会扩规模、购设备、上等级、搞评比的倾向发生。做出几个让群众看得见、摸得着、切身感受到的实际效果来，重点解决群众反映最强烈的问题和现象，把实现人民意愿，满足人民要求，保障人民权益的理念贯穿于活动的始终。把更多的注意力放到医院的内涵建设中。内涵建设是医院全面、和谐、可持续发展的关键，其核心是质量和诚信。各级各类医院要从盲目扩大地盘、增加床位、购置高级设备的扩张型发展，转变到依靠科技进步、提高员工素质、树立社会诚信、创新服务模式、拓宽服务领域、充分发挥资源效益的内涵建设上来，把服务市场做大，把临床医学做强，把医疗技术做精，把医疗服务做好，让广大人民群众真正分享到医院管理年活动的成果。

三、在取得实效上下功夫

怎样使医院管理年取得实效？这就要求我们医院管理者和广大医务人员端正思想、热心投入、集思广益、献计献策。

一要以活动方案为依据。方案中已明确提出了工作目标和重点要求，各医院应依据方案要求，查找工作中的不足，调查了解本单位看病难、看病贵的原因是什么？有针对性地制定出解决的办法，既要有近期方案，还应有中、长期计划，关键是怎样抓落实。重要是要从医院自身做起，做自身该做又能做到的事。如河北省推出十项便民措施，实行“医疗惠民工程”，二级以上医院开设“一日病房”，方便病人输液；江西省出台缓解群众看病难、看病贵问题的26条措施，重点解决简化就医流程，控制医药费不合理增长等七方面内容；陕西省制定院内紧急会诊到位时间、三级医院平均住院日要少于14天，二级医院平均住院日要少于10天等25项具体指标；海南省将合理检查、合理用药、合理治疗的执行情况，纳入了对医务人员的考核范围。上述措施的制定和实行有助于医院管理年取得实效，有助于减轻病人的费用负担，通过抓管理、抓落实，医院的效益和效率会明显上升，医药费用也能降下来。

二要提高科主任、护士长的综合管理能力。在医院管理中，科主任和护士长工作是医院管理的基础，肩负着科室行政管理和学科带头人的双重重担，即对于学科的发展，梯队的建设与培养，医疗水平的提高与质量的保证，科研及教学任务的完成起着决定性作用。科主任、护士长应通过系统培训，不断提高医疗管理能力、组织管理能力、人才管理能力、决策能力，特别是经济管理能力。因为，科室的成本核算已经纳入了科主任及护士长的管理工作中。这个层面的工作效果如何，将直接影响着全院的可持续发展，这就要求科主任、护士长应努力学习相关管理知识，将知识价值有效地转化为个人能力和管理能力，从而实现科室的良性发展。这一环节抓好了，还要从医院的实际情况出发，结合医院自身特点突出自我比较，每个医院都有自己的优势和不足，活动方案有些要求是大家共同遵守的，有些指标还需要创新才能尽善尽美。不是人家搞限时服务你也跟着学，不要横向比，而是自己和自己做比较，通过活动看自己在管理上、质量上、规范服务上几方面是否有提高、有进步、有实际效果。效果好不好还是百姓说了算。群众满意、社会认可才是实实在在的实效。

三是院长要亲自抓、亲自管，起到推进作用，带领全院进步。落实医院管理年活动的工作目标，最重的担子落在院长们的肩上，这也可以解释为什么把院长列为医院管理年活动的第一责任人。第一责任人能够发挥的作用至为关键，且无可代替。在医院管理中有一条重要的理念，就是若没有敬业的员工，就不会有满意的医疗服务。其实我们应当把这个理念延伸，即没有广大人民群众的满意，医疗服务业的发展就不会有出路。

近些年来，一些医院出于发展和竞争的考虑，全力投入人才、技术、设备的引进，这对医院来说固然重要，但如果因此忽视管理，认为只要有了好的技术、有了拳头“产品”，有了病人，管理就不是问题了，这是非常片面和危险的。还有一些院长的兴奋点过于集中在产权制度改革上，对于日常的大量管理工作不够重视。很多事实证明，在目前医院工作出现的困难和问题中，许多并非体制和机制上的原因所致，而是管理松懈或管理落后所造成的。从活动方案中我们可以领会到，医院管理年要抓的问题都是当前医疗机构普遍存在且公众高度关注的问题。解决这些问题，既需要院长们坚守那些多年来经过实践检验证明行之有效的传统制度，同时也需要顺应变化了的形势，运用管理的智慧和才能，创造出解决问题的新方法。

对每一位院长而言，心中想着人民群众，牢记自身的社会责任，正确处理好改革与管理、内涵建设与外延建设、硬件建设与软件建设、人才使用与培养、基础质量与创新、适宜技术采用与高新技术开展、经济效益与社会效益、近期发展与远期发展、医院发展与医疗服务体系发展、医院内在发展规律与市场经济普通规律等诸多关系。关键要坚持以科学发展观统领医院发展的全局，科学确定发展思路和发展目标，充分发挥自身优势，集中全体员工的智慧和力量，聚精会神搞建设，一心一意谋发展，着力解决当前医院改革与发展中遇到的困难和问题，把开展医院管理年活动各项措施落实到保障人民群众身体健康这个根本利益上来。

四要善于整合，总结经验，抓好自己医院的典型。开展好医院管理年活动，关键是各级领导干部要大兴求真务实之风，大力弘扬求真务实精神，带领广大职工埋头苦干，不懈奋斗。要依据群众的利益和愿望想事情、做事情，按照客观规律做决策、干工作。要坚持讲实话、出实招、办实事、求实效，整合好别人的做法，包括规范及制度，总结出有利于医院发展的典型和经验。特别要着重总结与整合科室在开展活动中好的做法，树立典型在全院推广。通过典型引路，推广经验，确实解决一两个问题，起模范带头作用，在实施中加以巩固，再不断完善提高。

同志们，医院管理年不是一年就结束，而是年年都要抓，要建立长效机制。这就要求我们广大医院管理者和医务人员要有长远规划和奋斗目标，在实践中切实做好活动方案所提出的各项工作，切实解决涉及群众切身利益的突出问题，切实促进医院改革稳步发展，切实关心职工的实际生活。让我们更加紧密地团结在以胡锦涛总书记为核心的党中央周围，扎实工作，开拓进取，把我国卫生事业推向前进，为实现全面建设小康社会的宏伟目标、为构建社会主义和谐社会而努力奋斗！

政 策 法 规

行政法规

中华人民共和国国务院令

（第 374 号）

《中华人民共和国中医药条例》已经2003 年4 月2 日国务院第3 次常务会议通过，现予公布，自2003 年10 月1 日起施行。

总理　温家宝
二○○三年四月七日

中华人民共和国中医药条例

第一章　总　　则

第一条　为了继承和发展中医药学，保障和促进中医药事业的发展，保护人体健康，制定本条例。

第二条　在中华人民共和国境内从事中医医疗、预防、保健、康复服务和中医药教育、科研、对外交流以及中医药事业管理活动的单位或者个人，应当遵守本条例。

中药的研制、生产、经营、使用和监督管理依照《中华人民共和国药品管理法》执行。

第三条　国家保护、扶持、发展中医药事业，实行中西医并重的方针，鼓励中西医相互学习、相互补充、共同提高，推动中医、西医两种医学体系的有机结合，全面发展我国中医药事业。

第四条　发展中医药事业应当遵循继承与创新相结合的原则，保持和发扬中医药特色和优势，积极利用现代科学技术，促进中医药理论和实践的发展，推进中医药现代化。

第五条　县级以上各级人民政府应当将中医药事业纳入国民经济和社会发展计划，使中医药事业与经济、社会协调发展。

县级以上地方人民政府在制定区域卫生规划时，应当根据本地区社会、经济发展状况和居民医疗需求，统筹安排中医医疗机构的设置和布局，完善城乡中医服务网络。

第六条　国务院中医药管理部门负责全国中医药管理工作。国务院有关部门在各自的职责范围内负责与中医药有关的工作。

县级以上地方人民政府负责中医药管理的部门负责本行政区域内的中医药管理工作。县级以上地方人民政府有关部门在各自的职责范围内负责与中医药有关的工作。

第七条　对在继承和发展中医药事业中做出显著贡献和在边远地区从事中医药工作做出突出成绩的单位和个人，县级以上各级人民政府应当给予奖励。

第二章　中医医疗机构与从业人员

第八条　开办中医医疗机构，应当符合国务院卫生行政部门制定的中医医疗机构设置标准和当地区域卫生规划，并按照《医疗机构管理条例》的规定办理审批手续，取得医疗机构执业许可证后，方可从事中医医疗活动。

第九条　中医医疗机构从事医疗服务活动，应当充分发挥中医药特色和优势，遵循中医药自身发展规律，运用传统理论和方法，结合现代科学技术手段，发挥中医药在防治疾病、保健、康复中的作用，为群众提供价格合理、质量优良的中医药服务。

第十条 依法设立的社区卫生服务中心（站）、乡镇卫生院等城乡基层卫生服务机构，应当能够提供中医医疗服务。

第十一条 中医从业人员，应当依照有关卫生管理的法律、行政法规、部门规章的规定通过资格考试，并经注册取得执业证书后，方可从事中医服务活动。

以师承方式学习中医学的人员以及确有专长的人员，应当按照国务院卫生行政部门的规定，通过执业医师或者执业助理医师资格考核考试，并经注册取得医师执业证书后，方可从事中医医疗活动。

第十二条 中医从业人员应当遵守相应的中医诊断治疗原则、医疗技术标准和技术操作规范。

全科医师和乡村医生应当具备中医药基本知识以及运用中医诊疗知识、技术，处理常见病和多发病的基本技能。

第十三条 发布中医医疗广告，医疗机构应当按照规定向所在地省、自治区、直辖市人民政府负责中医药管理的部门申请并报送有关材料。省、自治区、直辖市人民政府负责中医药管理的部门应当自收到有关材料之日起10个工作日内进行审查，并作出是否核发中医医疗广告批准文号的决定。对符合规定要求的，发给中医医疗广告批准文号。未取得中医医疗广告批准文号的，不得发布中医医疗广告。

发布的中医医疗广告，其内容应当与审查批准发布的内容一致。

第三章　中医药教育与科研

第十四条 国家采取措施发展中医药教育事业。

各类中医药教育机构应当加强中医药基础理论教学，重视中医药基础理论与中医药临床实践相结合，推进素质教育。

第十五条 设立各类中医药教育机构，应当符合国家规定的设置标准，并建立符合国家规定标准的临床教学基地。

中医药教育机构的设置标准，由国务院卫生行政部门会同国务院教育行政部门制定；中医药教育机构临床教学基地标准，由国务院卫生行政部门制定。

第十六条 国家鼓励开展中医药专家学术经验和技术专长继承工作，培养高层次的中医临床人才和中药技术人才。

第十七条 承担中医药专家学术经验和技术专长继承工作的指导老师应当具备下列条件：

（一）具有较高学术水平和丰富的实践经验、技术专长和良好的职业品德；

（二）从事中医药专业工作30年以上并担任高级专业技术职务10年以上。

第十八条 中医药专家学术经验和技术专长继承工作的继承人应当具备下列条件：

（一）具有大学本科以上学历和良好的职业品德；

（二）受聘于医疗卫生机构或者医学教育、科研机构从事中医药工作，并担任中级以上专业技术职务。

第十九条 中医药专家学术经验和技术专长继承工作的指导老师以及继承人的管理办法，由国务院中医药管理部门会同有关部门制定。

第二十条 省、自治区、直辖市人民政府负责中医药管理的部门应当依据国家有关规定，完善本地区中医药人员继续教育制度，制定中医药人员培训规划。

县级以上地方人民政府负责中医药管理的部门应当按照中医药人员培训规划的要求，对城乡基层卫生服务人员进行中医药基本知识和基本技能的培训。

医疗机构应当为中医药技术人员接受继续教育创造条件。

第二十一条 国家发展中医药科学技术，将其纳入科学技术发展规划，加强重点中医药科研机构建设。

县级以上地方人民政府应当充分利用中医药资源，重视中医药科学研究和技术开发，采取措施开发、推广、应用中医药技术成果，促进中医药科学技术发展。

第二十二条 中医药科学研究应当注重运用传统方法和现代方法开展中医药基础理论研究和临床研究，运用中医药理论和现代科学技术开展对常见病、多发病和疑难病的防治研究。

中医药科研机构、高等院校、医疗机构应当加强中医药科研的协作攻关和中医药科技成果的推广应用，培养中医药学科带头人和中青年技术骨干。

第二十三条 捐献对中医药科学技术发展有重大意义的中医诊疗方法和中医药文献、秘方、验方的，参照《国家科学技术奖励条例》的规定给予奖励。

第二十四条 国家支持中医药的对外交流与合作，推进中医药的国际传播。

重大中医药科研成果的推广、转让、对外交流，中外合作研究中医药技术，应当经省级以上人民政府负责中医药管理的部门批准，防止重大中医药资源流失。

属于国家科学技术秘密的中医药科研成果，确需转让、对外交流的，应当符合有关保守国家秘密的法律、行政法规和部门规章的规定。

第四章　保障措施

第二十五条 县级以上地方人民政府应当根据中医药事业发展的需要以及本地区国民经济和社会发展状况，逐步增加对中医药事业的投人，扶持中医药事业的发展。

任何单位和个人不得将中医药事业经费挪作他用。

国家鼓励境内外组织和个人通过捐资、投资等方式扶持中医药事业发展。

第二十六条 非营利性中医医疗机构，依照国家有关规定享受财政补贴、税收减免等优惠政策。

第二十七条 县级以上地方人民政府劳动保障行政部门确定的城镇职工基本医疗保险定点医疗机构，应当包括符合条件的中医医疗机构。

获得定点资格的中医医疗机构，应当按照规定向参保人员提供基本医疗服务。

第二十八条 县级以上各级人民政府应当采取措施加强对中医药文献的收集、整理、研究和保护工作。

有关单位和中医医疗机构应当加强重要中医药文献资料的管理、保护和利用。

第二十九条 国家保护野生中药材资源，扶持濒危动植物中药材人工代用品的研究和开发利用。

县级以上地方人民政府应当加强中药材的合理开发和利用，鼓励建立中药材种植、培育基地，促进短缺中药材的开发、生产。

第三十条 与中医药有关的评审或者鉴定活动，应当体现中医药特色，遵循中医药自身的发展规律。

中医药专业技术职务任职资格的评审，中医医疗、教育、科研机构的评审、评估，中医药科研课题的立项和成果鉴定，应当成立专门的中医药评审、鉴定组织或者由中医药专家参加评审、鉴定。

第五章　法律责任

第三十一条 负责中医药管理的部门的工作人员在中医药管理工作中违反本条例的规定，利用职务上的便利收受他人财物或者获取其他利益，滥用职权，玩忽职守，或者发现违法行为不予查处，造成严重后果，构成犯罪的，依法追究刑事责任；尚不够刑事处罚的，依法给予降级或者撤职的行政处分。

第三十二条 中医医疗机构违反本条例的规定，有下列情形之一的，由县级以上地方人民政府负责中医药管理的部门责令限期改正；逾期不改正的，责令停业整顿，直至由原审批机关吊销其医疗机构执业许可证、取消其城镇职工基本医疗保险定点医疗机构资格，并对负有责任的主管人员和其他直接责任人员依法给予纪律处分：

（一）不符合中医医疗机构设置标准的；

（二）获得城镇职工基本医疗保险定点医疗机构资格，未按照规定向参保人员提供基本医疗服务的。

第三十三条 未经批准擅自开办中医医疗机构或者未按照规定通过执业医师或者执业助理医师资格考试取得执业许可，从事中医医疗活动的，依照《中华人民共和国执业医师法》和《医疗机构管理条例》的有关规定给予处罚。

第三十四条 中医药教育机构违反本条例的规定，有下列情形之一的，由县级以上地方人民政府负责中医药管理的部门责令限期改正；逾期不改正的，由原审批机关予以撤销：

（一）不符合规定的设置标准的；

（二）没有建立符合规定标准的临床教学基地的。

第三十五条 违反本条例规定，造成重大中医药资源流失和国家科学技术秘密泄露，情节严重，构成犯罪的，依法追究刑事责任；尚不够刑事处罚的，由县级以上地方人民政府负责中医药管理的部门责令改正，对负有责任的主管人员和其他直接责任人员依法给予纪律处分。

第三十六条 违反本条例规定，损毁或者破坏中医药文献的，由县级以上地方人民政府负责中医药管理的部门责令改正，对负有责任的主管人员和其他直接责任人员依法给予纪律处分；损毁或者破坏属于国家保护文物的中医药文献，情节严重，构成犯罪的，依法追究刑事责任。

第三十七条 篡改经批准的中医医疗广告内容的，由原审批部门撤销广告批准文号，1 年内不受理该中医医疗机构的广告审批申请。

负责中医药管理的部门撤销中医医疗广告批准文号后，应当自作出行政处理决定之日起 5 个工作日内通知广告监督管理机关。广告监督管理机关应当自收到负责中医药管理的部门通知之日起 15 个工作日内，依照《中华人民共和国广告法》的有关规定查处。

第六章 附 则

第三十八条 本条例所称中医医疗机构，是指依法取得医疗机构执业许可证的中医、中西医结合的医院、门诊部和诊所。

民族医药的管理参照本条例执行。

第三十九条 本条例自 2003 年 10 月 1 日起施行。

中华人民共和国国务院令

（第 376 号）

《突发公共卫生事件应急条例》已经2003 年 5 月 7 日国务院第 7 次常务会议通过，现予公布，自公布之日起施行。

总理 温家宝
二〇〇三年五月九日

突发公共卫生事件应急条例

第一章 总 则

第一条 为了有效预防、及时控制和消除突发公共卫生事件的危害，保障公众身体健康与生命安全，维护正常的社会秩序，制定本条例。

第二条 本条例所称突发公共卫生事件（以下简称突发事件），是指突然发生，造成或者可能造成社会公众健康严重损害的重大传染病疫情、群体性不明原因疾病、重大食物和职业中毒以及其他严重影响公众健康的事件。

第三条 突发事件发生后，国务院设立全国突发事件应急处理指挥部，由国务院有关部门和军队有关部门组成，国务院主管领导人担任总指挥，负责对全国突发事件应急处理的统一领导、统一指挥。

国务院卫生行政主管部门和其他有关部门，在各自的职责范围内做好突发事件应急处理的有关工作。

第四条 突发事件发生后，省、自治区、直辖市人民政府成立地方突发事件应急处理指挥部，省、自治区、直辖市人民政府主要领导人担任总指挥，负责领导、指挥本行政区域内突发事件应急处理工作。

县级以上地方人民政府卫生行政主管部门，具体负责组织突发事件的调查、控制和医疗救治工作。

县级以上地方人民政府有关部门，在各自的职责范围内做好突发事件应急处理的有关工作。

第五条 突发事件应急工作，应当遵循预防为主、常备不懈的方针，贯彻统一领导、分级负责、反应及时、措施果断、依靠科学、加强合作的原则。

第六条 县级以上各级人民政府应当组织开展防治突发事件相关科学研究，建立突发事件应急流行病学调查、传染源隔离、医疗救护、现场处置、监督检查、监测检验、卫生防护等有关物资、设备、设施、技术与人才资源储备，所需经费列入本级政府财政预算。

国家对边远贫困地区突发事件应急工作给予财政支持。

第七条 国家鼓励、支持开展突发事件监测、预警、反应处理有关技术的国际交流与合作。

第八条 国务院有关部门和县级以上地方人民政府及其有关部门，应当建立严格的突发事件防范和应急处理责任制，切实履行各自的职责，保证突发事件应急处理工作的正常进行。

第九条 县级以上各级人民政府及其卫生行政主管部门，应当对参加突发事件应急处理的医疗卫生人员，给予适当补助和保健津贴；对参加突发事件应急处理作出贡献的人员，给予表彰和奖励；对因参与应急处理工作致病、致残、死亡的人员，按照国家有关规定，给予相应的补助和抚恤。

第二章　预防与应急准备

第十条 国务院卫生行政主管部门按照分类指导、快速反应的要求，制定全国突发事件应急预案，报请国务院批准。

省、自治区、直辖市人民政府根据全国突发事件应急预案，结合本地实际情况，制定本行政区域的突发事件应急预案。

第十一条 全国突发事件应急预案应当包括以下主要内容：

（一）突发事件应急处理指挥部的组成和相关部门的职责；

（二）突发事件的监测与预警；

（三）突发事件信息的收集、分析、报告、通报制度；

（四）突发事件应急处理技术和监测机构及其任务；

（五）突发事件的分级和应急处理工作方案；

（六）突发事件预防、现场控制，应急设施、设备、救治药品和医疗器械以及其他物资和技术的储备与调度；

（七）突发事件应急处理专业队伍的建设和培训。

第十二条 突发事件应急预案应当根据突发事件的变化和实施中发现的问题及时进行修订、补充。

第十三条 地方各级人民政府应当依照法律、行政法规的规定，做好传染病预防和其他公共卫生工作，防范突发事件的发生。

县级以上各级人民政府卫生行政主管部门和其他有关部门，应当对公众开展突发事件应急知识的专门教育，增强全社会对突发事件的防范意识和应对能力。

第十四条 国家建立统一的突发事件预防控制体系。

县级以上地方人民政府应当建立和完善突发事件监测与预警系统。

县级以上各级人民政府卫生行政主管部门，应当指定机构负责开展突发事件的日常监测，并确保监测与预警系统的正常运行。

第十五条 监测与预警工作应当根据突发事件的类别，制定监测计划，科学分析、综合评价监测数据。对早期发现的潜在隐患以及可能发生的突发事件，应当依照本条例规定的报告程序和时限及时报告。

第十六条 国务院有关部门和县级以上地方人民政府及其有关部门，应当根据突发事件应急预案的要求，保证应急设施、设备、救治药品和医疗器械等物资储备。

第十七条 县级以上各级人民政府应当加强急救医疗服务网络的建设，配备相应的医疗救治药物、技术、设备和人员，提高医疗卫生机构应对各类突发事件的救治能力。

设区的市级以上地方人民政府应当设置与传染病防治工作需要相适应的传染病专科医院，或者指定具备传染病防治条件和能力的医疗机构承担传染病防治任务。

第十八条 县级以上地方人民政府卫生行政主管部门，应当定期对医疗卫生机构和人员开展突发事件应急处理相关知识、技能的培训，定期组织医疗卫生机构进行突发事件应急演练，推广最新知识和先进技术。

第三章　报告与信息发布

第十九条 国家建立突发事件应急报告制度。

国务院卫生行政主管部门制定突发事件应急报告规范，建立重大、紧急疫情信息报告系统。

有下列情形之一的，省、自治区、直辖市人民政府应当在接到报告1小时内，向国务院卫生行政主管部门报告：

（一）发生或者可能发生传染病暴发、流行的；

（二）发生或者发现不明原因的群体性疾病的；

（三）发生传染病菌种、毒种丢失的；

（四）发生或者可能发生重大食物和职业中毒事件的。

国务院卫生行政主管部门对可能造成重大社会影响的突发事件，应当立即向国务院报告。

第二十条 突发事件监测机构、医疗卫生机构和有关单位发现有本条例第十九条规定情形之一的，应当在2小时内向所在地县级人民政府卫生行政主管部门报告；接到报告的卫生行政主管部门应当在2小时内向本级人民政府报告，并同时向上级人民政府卫生行政主管部门和国务院卫生行政主管部门报告。

县级人民政府应当在接到报告后2小时内向设区的市级人民政府或者上一级人民政府报告；设区的市级人民政府应当在接到报告后2小时内向省、自治区、直辖市人民政府报告。

第二十一条 任何单位和个人对突发事件，不得隐瞒、缓报、谎报或者授意他人隐瞒、缓报、谎报。

第二十二条 接到报告的地方人民政府、卫生行政主管部门依照本条例规定报告的同时，应当立即组织力量对报告事项调查核实、确证，采取必要的控制措施，并及时报告调查情况。

第二十三条 国务院卫生行政主管部门应当根据发生突发事件的情况，及时向国务院有关部门和各省、自治区、直辖市人民政府卫生行政主管部门以及军队有关部门通报。

突发事件发生地的省、自治区、直辖市人民政府卫生行政主管部门，应当及时向毗邻省、自治区、直辖市人民政府卫生行政主管部门通报。

接到通报的省、自治区、直辖市人民政府卫生行政主管部门，必要时应当及时通知本行政区域内的医疗卫生机构。

县级以上地方人民政府有关部门，已经发生或者发现可能引起突发事件的情形时，应当及时向同级人民政府卫生行政主管部门通报。

第二十四条 国家建立突发事件举报制度，公布统一的突发事件报告、举报电话。

任何单位和个人有权向人民政府及其有关部门报告突发事件隐患，有权向上级人民政府及其有关部门举报地方人民政府及其有关部门不履行突发事件应急处理职责，或者不按照规定履行职责的情况。接到报告、举报的有关人民政府及其有关部门，应当立即组织对突发事件隐患、不履行或者不按照规定履行突发事件应急处理职责的情况进行调查处理。

对举报突发事件有功的单位和个人，县级以上各级人民政府及其有关部门应当予以奖励。

第二十五条 国家建立突发事件的信息发布制度。

国务院卫生行政主管部门负责向社会发布突发事件的信息。必要时，可以授权省、自治区、直辖市人民政府卫生行政主管部门向社会发布本行政区域内突发事件的信息。

信息发布应当及时、准确、全面。

第四章 应急处理

第二十六条 突发事件发生后，卫生行政主管部门应当组织专家对突发事件进行综合评估，初步判断突发事件的类型，提出是否启动突发事件应急预案的建议。

第二十七条 在全国范围内或者跨省、自治区、直辖市范围内启动全国突发事件应急预案，由国务院卫生行政主管部门报国务院批准后实施。省、自治区、直辖市启动突发事件应急预案，由省、自治区、直辖市人民政府决定，并向国务院报告。

第二十八条 全国突发事件应急处理指挥部对突发事件应急处理工作进行督察和指导，地方各级人民政府及其有关部门应当予以配合。

省、自治区、直辖市突发事件应急处理指挥部对本行政区域内突发事件应急处理工作进行督察和指导。

第二十九条 省级以上人民政府卫生行政主管部门或者其他有关部门指定的突发事件应急处理专业技术机构，负责突发事件的技术调查、确证、处置、控制和评价工作。

第三十条 国务院卫生行政主管部门对新发现的突发传染病，根据危害程度、流行强度，依照《中华人民共和国传染病防治法》的规定及时宣布为法定传染病；宣布为甲类传染病的，由国务院决定。

第三十一条 应急预案启动前，县级以上各级人民政府有关部门应当根据突发事件的实际情况，做好应急处理准备，采取必要的应急措施。

应急预案启动后，突发事件发生地的人民政府有关部门，应当根据预案规定的职责要求，服从突发事件应急处理指挥部的统一指挥，立即到达规定岗位，采取有关的控制措施。

医疗卫生机构、监测机构和科学研究机构，应当服从突发事件应急处理指挥部的统一指挥，相互配合、协作，集中力量开展相关的科学研究工作。

第三十二条 突发事件发生后，国务院有关部门和县级以上地方人民政府及其有关部门，应当保证突发事件应急处理所需的医疗救护设备、救治药品、医疗器械等物资的生产、供应；铁路、交通、民用航空行政主管部门应当保证及时运送。

第三十三条 根据突发事件应急处理的需要，突发事件应急处理指挥部有权紧急调集人员、储备的物资、交通工具以及相关设施、设备；必要时，对人员进行疏散或者隔离，并可以依法对传染病疫区实行封锁。

第三十四条 突发事件应急处理指挥部根据突发事件应急处理的需要，可以对食物和水源采取控制措施。

县级以上地方人民政府卫生行政主管部门应当对突发事件现场等采取控制措施，宣传突发事件防治知识，及时对易受感染的人群和其他易受损害的人群采取应急接种、预防性投药、群体防护等措施。

第三十五条 参加突发事件应急处理的工作人员，应当按照预案的规定，采取卫生防护措施，并在专业人员的指导下进行工作。

第三十六条 国务院卫生行政主管部门或者其他有关部门指定的专业技术机构，有权进入突发事件现场进行调查、采样、技术分析和检验，对地方突发事件的应急处理工作进行技术指导，有关单位和个人应当予以配合；任何单位和个人不得以任何理由予以拒绝。

第三十七条 对新发现的突发传染病、不明原因的群体性疾病、重大食物和职业中毒事件，国务院卫生行政主管部门应当尽快组织力量制定相关的技术标准、规范和控制措施。

第三十八条 交通工具上发现根据国务院卫生行政主管部门的规定需要采取应急控制措施的传染病病人、疑似传染病病人，其负责人应当以最快的方式通知前方停靠点，并向交通工具的营运单位报告。交通工具的前方停靠点和营运单位应当立即向交通工具营运单位行政主管部门和县级以上地方人民政府卫生行政主管部门报告。卫生行政主管部门接到报告后，应当立即组织有关人员采取相应的医学处置措施。

交通工具上的传染病病人密切接触者，由交通工具停靠点的县级以上各级人民政府卫生行政主管部门或者铁路、交通、民用航空行政主管部门，根据各自的职责，依照传染病防治法律、行政法规的规定，采取控制措施。

涉及国境口岸和入出境的人员、交通工具、货物、集装箱、行李、邮包等需要采取传染病应急控制措施的，依照国境卫生检疫法律、行政法规的规定办理。

第三十九条 医疗卫生机构应当对因突发事件致病的人员提供医疗救护和现场救援，对就诊病人必须接诊治疗，并书写详细、完整的病历记录；对需要转送的病人，应当按照规定将病人及其病历记录的复印件转送至接诊的或者指定的医疗机构。

医疗卫生机构内应当采取卫生防护措施，防止交叉感染和污染。

医疗卫生机构应当对传染病病人密切接触者采取医学观察措施，传染病病人密切接触者应当予以配合。

医疗机构收治传染病病人、疑似传染病病人，应当依法报告所在地的疾病预防控制机构。接到报告的疾病预防控制机构应当立即对可能受到危害的人员进行调查，根据需要采取必要的控制措施。

第四十条 传染病暴发、流行时，街道、乡镇以及居民委员会、村民委员会应当组织力量，团结协作，群防群治，协助卫生行政主管部门和其他有关部门、医疗卫生机构做好疫情信息的收集和报告、人员的分散隔离、公共卫生措施的落实工作，向居民、村民宣传传染病防治的相关知识。

第四十一条 对传染病暴发、流行区域内流动人口，突发事件发生地的县级以上地方人民政府应当做好预防工作，落实有关卫生控制措施；对传染病病人和疑似传染病病人，应当采取就地隔离、就地观察、就地治疗的措施。对需要治疗和转诊的，应当依照本条例第三十九条第一款的规定执行。

第四十二条 有关部门、医疗卫生机构应当对传染病做到早发现、早报告、早隔离、早治疗，切断传播途径，防止扩散。

第四十三条 县级以上各级人民政府应当提供必要资金，保障因突发事件致病、致残的人员得到及时、有效的救治。具体办法由国务院财政部门、卫生行政主管部门和劳动保障行政主管部门制定。

第四十四条 在突发事件中需要接受隔离治疗、医学观察措施的病人、疑似病人和传染病病人密切接触者在卫生行政主管部门或者有关机构采取医学措施时应当予以配合；拒绝配合的，由公安机关依法协助强制执行。

第五章 法律责任

第四十五条 县级以上地方人民政府及其卫生行政主管部门未依照本条例的规定履行报告职责，对突发事件隐瞒、缓报、谎报或者授意他人隐瞒、缓报、谎报的，对政府主要领导人及其卫生行政主管部门主要负责人，依法给予降级或者撤职的行政处分；造成传染病传播、流行或者对社会公众健康造成其他严重危害后果的，依法给予开除的行政处分；构成犯罪的，依法追究刑事责任。

第四十六条 国务院有关部门、县级以上地方人民政府及其有关部门未依照本条例的规定，完成突发事件应急处理所需要的设施、设备、药品和医疗器械等物资的生产、供应、运输和储备的，对政府主要领导人和政府部门主要负责人依法给予降级或者撤职的行政处分；造成传染病传播、流行或者对社会公众健康造成其他严重危害后果的，依法给予开除的行政处分；构成犯罪的，依法追究刑事责任。

第四十七条 突发事件发生后，县级以上地方人民政府及其有关部门对上级人民政府有关部门的调查不予配合，或者采取其他方式阻碍、干涉调查的，对政府主要领导人和政府部门主要负责人依法给予降级或者撤职的行政处分；构成犯罪的，依法追究刑事责任。

第四十八条 县级以上各级人民政府卫生行政主管部门和其他有关部门在突发事件调查、控制、医疗救治工作中玩忽职守、失职、渎职的，由本级人民政府或者上级人民政府有关部门责令改正、通报批评、给予警告；对主要负责人、负有责任的主管人员和其他责任人员依法给予降级、撤职的行政处分；造成传染病传播、流行或者对社会公众健康造成其他严重危害后果的，依法给予开除的行政处分；构成犯罪的，依法追究刑事责任。

第四十九条 县级以上各级人民政府有关部门拒不履行应急处理职责的，由同级人民政府或者上级人民政府有关部门责令改正、通报批评、给予警告；对主要负责人、负有责任的主管人员和其他责任人员依法给予降级、撤职的行政处分；造成传染病传播、流行或者对社会公众健康造成其他严重危害后果的，依法给予开除的行政处分；构成犯罪的，依法追究刑事责任。

第五十条 医疗卫生机构有下列行为之一的，由卫生行政主管部门责令改正、通报批评、给予警告；情节严重的，吊销《医疗机构执业许可证》；对主要负责人、负有责任的主管人员和其他直接责任人员依法给予降级或者撤职的纪律处分；造成传染病传播、流行或者对社会公众健康造成其他严重危害后果，构成犯罪的，依法追究刑事责任：

（一）未依照本条例的规定履行报告职责，隐瞒、缓报或者谎报的；

（二）未依照本条例的规定及时采取控制措施的；

（三）未依照本条例的规定履行突发事件监测职责的；

（四）拒绝接诊病人的；

（五）拒不服从突发事件应急处理指挥部调度的。

第五十一条 在突发事件应急处理工作中，有关单位和个人未依照本条例的规定履行报告职责，隐瞒、缓报或者谎报，阻碍突发事件应急处理工作人员执行职务，拒绝国务院卫生行政主管部门或者其他有关部门指定的专业技术机构进入突发事件现场，或者不配合调查、采样、技术分析和检验的，对有关责任人员依法给予行政处分或者纪律处分；触犯《中华人民共和国治安管理处罚条例》，构成违反治安管理行为的，由公安机关依法予以处罚；构成犯罪的，依法追究刑事责任。

第五十二条 在突发事件发生期间，散布谣言、哄抬物价、欺骗消费者，扰乱社会秩序、市场秩序的，由公安机关或者工商行政管理部门依法给予行政处罚；构成犯罪的，依法追究刑事责任。

第六章　附　　则

第五十三条　中国人民解放军、武装警察部队医疗卫生机构参与突发事件应急处理的，依照本条例的规定和军队的相关规定执行。

第五十四条　本条例自公布之日起施行。

中华人民共和国国务院令

（第380号）

《医疗废物管理条例》已经2003年6月4日国务院第十次常务会议通过，现予公布，自公布之日起施行。

总理　温家宝

二〇〇三年六月十六日

医疗废物管理条例

第一章　总　　则

第一条　为了加强医疗废物的安全管理，防止疾病传播，保护环境，保障人体健康，根据《中华人民共和国传染病防治法》和《中华人民共和国固体废物污染环境防治法》，制定本条例。

第二条　本条例所称医疗废物，是指医疗卫生机构在医疗、预防、保健以及其他相关活动中产生的具有直接或者间接感染性、毒性以及其他危害性的废物。

医疗废物分类目录，由国务院卫生行政主管部门和环境保护行政主管部门共同制定、公布。

第三条　本条例适用于医疗废物的收集、运送、贮存、处置以及监督管理等活动。

医疗卫生机构收治的传染病病人或者疑似传染病病人产生的生活垃圾，按照医疗废物进行管理和处置。

医疗卫生机构废弃的麻醉、精神、放射性、毒性等药品及其相关的废物的管理，依照有关法律、行政法规和国家有关规定、标准执行。

第四条　国家推行医疗废物集中无害化处置，鼓励有关医疗废物安全处置技术的研究与开发。

县级以上地方人民政府负责组织建设医疗废物集中处置设施。

国家对边远贫困地区建设医疗废物集中处置设施给予适当的支持。

第五条　县级以上各级人民政府卫生行政主管部门，对医疗废物收集、运送、贮存、处置活动中的疾病防治工作实施统一监督管理；环境保护行政主管部门，对医疗废物收集、运送、贮存、处置活动中的环境污染防治工作实施统一监督管理。

县级以上各级人民政府其他有关部门在各自的职责范围内负责与医疗废物处置有关的监督管理工作。

第六条　任何单位和个人有权对医疗卫生机构、医疗废物集中处置单位和监督管理部门及其工作人员的违法行为进行举报、投诉、检举和控告。

第二章　医疗废物管理的一般规定

第七条　医疗卫生机构和医疗废物集中处置单位，应当建立、健全医疗废物管理责任制，其法定代表人为第一责任人，切实履行职责，防止因医疗废物导致传染病传播和环境污染事故。

第八条　医疗卫生机构和医疗废物集中处置单位，应当制定与医疗废物安全处置有关的规章制度和在发生意外事故时的应急方案；设置监控部门或者专（兼）职人员，负责检查、督促、落实本单位医疗废物的管理工作，防止违反本条例的行为发生。

第九条 医疗卫生机构和医疗废物集中处置单位，应当对本单位从事医疗废物收集、运送、贮存、处置等工作的人员和管理人员，进行相关法律和专业技术、安全防护以及紧急处理等知识的培训。

第十条 医疗卫生机构和医疗废物集中处置单位，应当采取有效的职业卫生防护措施，为从事医疗废物收集、运送、贮存、处置等工作的人员和管理人员，配备必要的防护用品，定期进行健康检查；必要时，对有关人员进行免疫接种，防止其受到健康损害。

第十一条 医疗卫生机构和医疗废物集中处置单位，应当依照《中华人民共和国固体废物污染环境防治法》的规定，执行危险废物转移联单管理制度。

第十二条 医疗卫生机构和医疗废物集中处置单位，应当对医疗废物进行登记，登记内容应当包括医疗废物的来源、种类、重量或者数量、交接时间、处置方法、最终去向以及经办人签名等项目。登记资料至少保存3年。

第十三条 医疗卫生机构和医疗废物集中处置单位，应当采取有效措施，防止医疗废物流失、泄漏、扩散。

发生医疗废物流失、泄漏、扩散时，医疗卫生机构和医疗废物集中处置单位应当采取减少危害的紧急处理措施，对致病人员提供医疗救护和现场救援；同时向所在地的县级人民政府卫生行政主管部门、环境保护行政主管部门报告，并向可能受到危害的单位和居民通报。

第十四条 禁止任何单位和个人转让、买卖医疗废物。

禁止在运送过程中丢弃医疗废物；禁止在非贮存地点倾倒、堆放医疗废物或者将医疗废物混入其他废物和生活垃圾。

第十五条 禁止邮寄医疗废物。

禁止通过铁路、航空运输医疗废物。

有陆路通道的，禁止通过水路运输医疗废物；没有陆路通道必需经水路运输医疗废物的，应当经设区的市级以上人民政府环境保护行政主管部门批准，并采取严格的环境保护措施后，方可通过水路运输。

禁止将医疗废物与旅客在同一运输工具上载运。

禁止在饮用水源保护区的水体上运输医疗废物。

第三章 医疗卫生机构对医疗废物的管理

第十六条 医疗卫生机构应当及时收集本单位产生的医疗废物，并按照类别分置于防渗漏、防锐器穿透的专用包装物或者密闭的容器内。

医疗废物专用包装物、容器，应当有明显的警示标识和警示说明。

医疗废物专用包装物、容器的标准和警示标识的规定，由国务院卫生行政主管部门和环境保护行政主管部门共同制定。

第十七条 医疗卫生机构应当建立医疗废物的暂时贮存设施、设备，不得露天存放医疗废物；医疗废物暂时贮存的时间不得超过2天。

医疗废物的暂时贮存设施、设备，应当远离医疗区、食品加工区和人员活动区以及生活垃圾存放场所，并设置明显的警示标识和防渗漏、防鼠、防蚊蝇、防蟑螂、防盗以及预防儿童接触等安全措施。

医疗废物的暂时贮存设施、设备应当定期消毒和清洁。

第十八条 医疗卫生机构应当使用防渗漏、防遗撒的专用运送工具，按照本单位确定的内部医疗废物运送时间、路线，将医疗废物收集、运送至暂时贮存地点。

运送工具使用后应当在医疗卫生机构内指定的地点及时消毒和清洁。

第十九条 医疗卫生机构应当根据就近集中处置的原则，及时将医疗废物交由医疗废物集中处置单位处置。

医疗废物中病原体的培养基、标本和菌种、毒种保存液等高危险废物，在交医疗废物集中处置单位处置前应当就地消毒。

第二十条 医疗卫生机构产生的污水、传染病病人或者疑似传染病病人的排泄物，应当按照国家规定严格消毒；达到国家规定的排放标准后，方可排入污水处理系统。

第二十一条 不具备集中处置医疗废物条件的农村，医疗卫生机构应当按照县级人民政府卫生行政主管部门、环境保护行政主管部门的要求，自行就地处置其产生的医疗废物。自行处置医疗废物的，应当符合下列基本要求：

（一）使用后的一次性医疗器具和容易致人

损伤的医疗废物，应当消毒并作毁形处理；

（二）能够焚烧的，应当及时焚烧；

（三）不能焚烧的，消毒后集中填埋。

第四章　医疗废物的集中处置

第二十二条　从事医疗废物集中处置活动的单位，应当向县级以上人民政府环境保护行政主管部门申请领取经营许可证；未取得经营许可证的单位，不得从事有关医疗废物集中处置的活动。

第二十三条　医疗废物集中处置单位，应当符合下列条件：

（一）具有符合环境保护和卫生要求的医疗废物贮存、处置设施或者设备；

（二）具有经过培训的技术人员以及相应的技术工人；

（三）具有负责医疗废物处置效果检测、评价工作的机构和人员；

（四）具有保证医疗废物安全处置的规章制度。

第二十四条　医疗废物集中处置单位的贮存、处置设施，应当远离居（村）民居住区、水源保护区和交通干道，与工厂、企业等工作场所有适当的安全防护距离，并符合国务院环境保护行政主管部门的规定。

第二十五条　医疗废物集中处置单位应当至少每2天到医疗卫生机构收集、运送一次医疗废物，并负责医疗废物的贮存、处置。

第二十六条　医疗废物集中处置单位运送医疗废物，应当遵守国家有关危险货物运输管理的规定，使用有明显医疗废物标识的专用车辆。医疗废物专用车辆应当达到防渗漏、防遗撒以及其他环境保护和卫生要求。

运送医疗废物的专用车辆使用后，应当在医疗废物集中处置场所内及时进行消毒和清洁。

运送医疗废物的专用车辆不得运送其他物品。

第二十七条　医疗废物集中处置单位在运送医疗废物过程中应当确保安全，不得丢弃、遗撒医疗废物。

第二十八条　医疗废物集中处置单位应当安装污染物排放在线监控装置，并确保监控装置经常处于正常运行状态。

第二十九条　医疗废物集中处置单位处置医疗废物，应当符合国家规定的环境保护、卫生标准、规范。

第三十条　医疗废物集中处置单位应当按照环境保护行政主管部门和卫生行政主管部门的规定，定期对医疗废物处置设施的环境污染防治和卫生学效果进行检测、评价。检测、评价结果存入医疗废物集中处置单位档案，每半年向所在地环境保护行政主管部门和卫生行政主管部门报告一次。

第三十一条　医疗废物集中处置单位处置医疗废物，按照国家有关规定向医疗卫生机构收取医疗废物处置费用。

医疗卫生机构按照规定支付的医疗废物处置费用，可以纳入医疗成本。

第三十二条　各地区应当利用和改造现有固体废物处置设施和其他设施，对医疗废物集中处置，并达到基本的环境保护和卫生要求。

第三十三条　尚无集中处置设施或者处置能力不足的城市，自本条例施行之日起，设区的市级以上城市应当在1年内建成医疗废物集中处置设施；县级市应当在2年内建成医疗废物集中处置设施。县（旗）医疗废物集中处置设施的建设，由省、自治区、直辖市人民政府规定。

在尚未建成医疗废物集中处置设施期间，有关地方人民政府应当组织制定符合环境保护和卫生要求的医疗废物过渡性处置方案，确定医疗废物收集、运送、处置方式和处置单位。

第五章　监督管理

第三十四条　县级以上地方人民政府卫生行政主管部门、环境保护行政主管部门，应当依照本条例的规定，按照职责分工，对医疗卫生机构和医疗废物集中处置单位进行监督检查。

第三十五条　县级以上地方人民政府卫生行政主管部门，应当对医疗卫生机构和医疗废物集中处置单位从事医疗废物的收集、运送、贮存、处置中的疾病防治工作，以及工作人员的卫生防护等情况进行定期监督检查或者不定期的抽查。

第三十六条　县级以上地方人民政府环境保护行政主管部门，应当对医疗卫生机构和医疗废物集中处置单位从事医疗废物收集、运送、贮存、处置中的环境污染防治工作进行定期监督检查或者不定期的抽查。

第三十七条　卫生行政主管部门、环境保护行政主管部门应当定期交换监督检查和抽查结果。在监督检查或者抽查中发现医疗卫生机构和医疗废物集中处置单位存在隐患时，应当责令立即消除隐患。

第三十八条 卫生行政主管部门、环境保护行政主管部门接到对医疗卫生机构、医疗废物集中处置单位和监督管理部门及其工作人员违反本条例行为的举报、投诉、检举和控告后，应当及时核实，依法作出处理，并将处理结果予以公布。

第三十九条 卫生行政主管部门、环境保护行政主管部门履行监督检查职责时，有权采取下列措施：

（一）对有关单位进行实地检查，了解情况，现场监测，调查取证；

（二）查阅或者复制医疗废物管理的有关资料，采集样品；

（三）责令违反本条例规定的单位和个人停止违法行为；

（四）查封或者暂扣涉嫌违反本条例规定的场所、设备、运输工具和物品；

（五）对违反本条例规定的行为进行查处。

第四十条 发生因医疗废物管理不当导致传染病传播或者环境污染事故，或者有证据证明传染病传播或者环境污染的事故有可能发生时，卫生行政主管部门、环境保护行政主管部门应当采取临时控制措施，疏散人员，控制现场，并根据需要责令暂停导致或者可能导致传染病传播或者环境污染事故的作业。

第四十一条 医疗卫生机构和医疗废物集中处置单位，对有关部门的检查、监测、调查取证，应当予以配合，不得拒绝和阻碍，不得提供虚假材料。

第六章 法律责任

第四十二条 县级以上地方人民政府未依照本条例的规定，组织建设医疗废物集中处置设施或者组织制定医疗废物过渡性处置方案的，由上级人民政府通报批评，责令限期建成医疗废物集中处置设施或者组织制定医疗废物过渡性处置方案；并可以对政府主要领导人、负有责任的主管人员，依法给予行政处分。

第四十三条 县级以上各级人民政府卫生行政主管部门、环境保护行政主管部门或者其他有关部门，未按照本条例的规定履行监督检查职责，发现医疗卫生机构和医疗废物集中处置单位的违法行为不及时处理，发生或者可能发生传染病传播或者环境污染事故时未及时采取减少危害措施，以及有其他玩忽职守、失职、渎职行为的，由本级人民政府或者上级人民政府有关部门责令改正，通报批评；造成传染病传播或者环境污染事故的，对主要负责人、负有责任的主管人员和其他直接责任人员依法给予降级、撤职、开除的行政处分；构成犯罪的，依法追究刑事责任。

第四十四条 县级以上人民政府环境保护行政主管部门，违反本条例的规定发给医疗废物集中处置单位经营许可证的，由本级人民政府或者上级人民政府环境保护行政主管部门通报批评，责令收回违法发给的证书；并可以对主要负责人、负有责任的主管人员和其他直接责任人员依法给予行政处分。

第四十五条 医疗卫生机构、医疗废物集中处置单位违反本条例规定，有下列情形之一的，由县级以上地方人民政府卫生行政主管部门或者环境保护行政主管部门按照各自的职责责令限期改正，给予警告；逾期不改正的，处2000元以上5000元以下的罚款：

（一）未建立、健全医疗废物管理制度，或者未设置监控部门或者专（兼）职人员的；

（二）未对有关人员进行相关法律和专业技术、安全防护以及紧急处理等知识的培训的；

（三）未对从事医疗废物收集、运送、贮存、处置等工作的人员和管理人员采取职业卫生防护措施的；

（四）未对医疗废物进行登记或者未保存登记资料的；

（五）对使用后的医疗废物运送工具或者运送车辆未在指定地点及时进行消毒和清洁的；

（六）未及时收集、运送医疗废物的；

（七）未定期对医疗废物处置设施的环境污染防治和卫生学效果进行检测、评价，或者未将检测、评价效果存档、报告的。

第四十六条 医疗卫生机构、医疗废物集中处置单位违反本条例规定，有下列情形之一的，由县级以上地方人民政府卫生行政主管部门或者环境保护行政主管部门按照各自的职责责令限期改正，给予警告，可以并处5000元以下的罚款；

逾期不改正的，处 5000 元以上 3 万元以下的罚款：

（一）贮存设施或者设备不符合环境保护、卫生要求的；

（二）未将医疗废物按照类别分置于专用包装物或者容器的；

（三）未使用符合标准的专用车辆运送医疗废物或者使用运送医疗废物的车辆运送其他物品的；

（四）未安装污染物排放在线监控装置或者监控装置未经常处于正常运行状态的。

第四十七条 医疗卫生机构、医疗废物集中处置单位有下列情形之一的，由县级以上地方人民政府卫生行政主管部门或者环境保护行政主管部门按照各自的职责责令限期改正，给予警告，并处 5000 元以上 1 万元以下的罚款；逾期不改正的，处 1 万元以上 3 万元以下的罚款；造成传染病传播或者环境污染事故的，由原发证部门暂扣或者吊销执业许可证件或者经营许可证件；构成犯罪的，依法追究刑事责任：

（一）在运送过程中丢弃医疗废物，在非贮存地点倾倒、堆放医疗废物或者将医疗废物混入其他废物和生活垃圾的；

（二）未执行危险废物转移联单管理制度的；

（三）将医疗废物交给未取得经营许可证的单位或者个人收集、运送、贮存、处置的；

（四）对医疗废物的处置不符合国家规定的环境保护、卫生标准、规范的；

（五）未按照本条例的规定对污水、传染病病人或者疑似传染病病人的排泄物，进行严格消毒，或者未达到国家规定的排放标准，排入污水处理系统的；

（六）对收治的传染病病人或者疑似传染病病人产生的生活垃圾，未按照医疗废物进行管理和处置的。

第四十八条 医疗卫生机构违反本条例规定，将未达到国家规定标准的污水、传染病病人或者疑似传染病病人的排泄物排入城市排水管网的，由县级以上地方人民政府建设行政主管部门责令限期改正，给予警告，并处 5000 元以上 1 万元以下的罚款；逾期不改正的，处 1 万元以上 3 万元以下的罚款；造成传染病传播或者环境污染事故的，由原发证部门暂扣或者吊销执业许可证件；构成犯罪的，依法追究刑事责任。

第四十九条 医疗卫生机构、医疗废物集中处置单位发生医疗废物流失、泄漏、扩散时，未采取紧急处理措施，或者未及时向卫生行政主管部门和环境保护行政主管部门报告的，由县级以上地方人民政府卫生行政主管部门或者环境保护行政主管部门按照各自的职责责令改正，给予警告，并处 1 万元以上 3 万元以下的罚款；造成传染病传播或者环境污染事故的，由原发证部门暂扣或者吊销执业许可证件或者经营许可证件；构成犯罪的，依法追究刑事责任。

第五十条 医疗卫生机构、医疗废物集中处置单位，无正当理由，阻碍卫生行政主管部门或者环境保护行政主管部门执法人员执行职务，拒绝执法人员进入现场，或者不配合执法部门的检查、监测、调查取证的，由县级以上地方人民政府卫生行政主管部门或者环境保护行政主管部门按照各自的职责责令改正，给予警告；拒不改正的，由原发证部门暂扣或者吊销执业许可证件或者经营许可证件；触犯《中华人民共和国治安管理处罚条例》，构成违反治安管理行为的，由公安机关依法予以处罚；构成犯罪的，依法追究刑事责任。

第五十一条 不具备集中处置医疗废物条件的农村，医疗卫生机构未按照本条例的要求处置医疗废物的，由县级人民政府卫生行政主管部门或者环境保护行政主管部门按照各自的职责责令限期改正，给予警告；逾期不改正的，处 1000 元以上 5000 元以下的罚款；造成传染病传播或者环境污染事故的，由原发证部门暂扣或者吊销执业许可证件；构成犯罪的，依法追究刑事责任。

第五十二条 未取得经营许可证从事医疗废物的收集、运送、贮存、处置等活动的，由县级以上地方人民政府环境保护行政主管部门责令立即停止违法行为，没收违法所得，可以并处违法所得 1 倍以下的罚款。

第五十三条 转让、买卖医疗废物，邮寄或者通过铁路、航空运输医疗废物，或者违反本条例规定通过水路运输医疗废物的，由县级以上地方人民政府环境保护行政主管部门责令转让、买卖双方、邮寄人、托运人立即停止违法行为，给予警告，没收违法所得；违法所得 5000 元以上的，并处违法所得 2 倍以上 5 倍以下的罚款；没有违法所得或者违法所得不足5000元的，并处5000元以上2万元以下的罚款。

承运人明知托运人违反本条例的规定运输医疗废物，仍予以运输的，或者承运人将医疗废物与旅客在同一工具上载运的，按照前款的规定予以处罚。

第五十四条 医疗卫生机构、医疗废物集中处置单位违反本条例规定，导致传染病传播或者发生环境污染事故，给他人造成损害的，依法承担民事赔偿责任。

第七章 附 则

第五十五条 计划生育技术服务、医学科研、教学、尸体检查和其他相关活动中产生的具有直接或者间接感染性、毒性以及其他危害性废物的管理，依照本条例执行。

第五十六条 军队医疗卫生机构医疗废物的管理由中国人民解放军卫生主管部门参照本条例制定管理办法。

第五十七条 本条例自公布之日起施行。

中华人民共和国国务院令

（第386号）

《乡村医生从业管理条例》已经2003年7月30日国务院第16次常务会议通过，现予公布，自2004年1月1日起施行。

总理 温家宝

二〇〇三年八月五日

乡村医生从业管理条例

第一章 总 则

第一条 为了提高乡村医生的职业道德和业务素质，加强乡村医生从业管理，保护乡村医生的合法权益，保障村民获得初级卫生保健服务，根据《中华人民共和国执业医师法》（以下称执业医师法）的规定，制定本条例。

第二条 本条例适用于尚未取得执业医师资格或者执业助理医师资格，经注册在村医疗卫生机构从事预防、保健和一般医疗服务的乡村医生。

村医疗卫生机构中的执业医师或者执业助理医师，依照执业医师法的规定管理，不适用本条例。

第三条 国务院卫生行政主管部门负责全国乡村医生的管理工作。

县级以上地方人民政府卫生行政主管部门负责本行政区域内乡村医生的管理工作。

第四条 国家对在农村预防、保健、医疗服务和突发事件应急处理工作中做出突出成绩的乡村医生，给予奖励。

第五条 地方各级人民政府应当加强乡村医生的培训工作，采取多种形式对乡村医生进行培训。

第六条 具有学历教育资格的医学教育机构，应当按照国家有关规定开展适应农村需要的医学学历教育，定向为农村培养适用的卫生人员。

国家鼓励乡村医生学习中医药基本知识，运用中医药技能防治疾病。

第七条 国家鼓励乡村医生通过医学教育取得医学专业学历；鼓励符合条件的乡村医生申请参加国家医师资格考试。

第八条 国家鼓励取得执业医师资格或者执业助理医师资格的人员，开办村医疗卫生机构，或者在村医疗卫生机构向村民提供预防、保健和医疗服务。

第二章 执业注册

第九条 国家实行乡村医生执业注册制度。

县级人民政府卫生行政主管部门负责乡村医生执业注册工作。

第十条 本条例公布前的乡村医生，取得县级以上地方人民政府卫生行政主管部门颁发的乡村医生证书，并符合下列条件之一的，可以向县级人民政府卫生行政主管部门申请乡村医生执业注册，取得乡村医生执业证书后，继续在村医疗卫生机构执业：

（一）已经取得中等以上医学专业学历的；

（二）在村医疗卫生机构连续工作20年以上的；

（三）按照省、自治区、直辖市人民政府卫生行政主管部门制定的培训规划，接受培训取得合格证书的。

第十一条 对具有县级以上地方人民政府卫生行政主管部门颁发的乡村医生证书，但不符合本条例第十条规定条件的乡村医生，县级人民政府卫生行政主管部门应当进行有关预防、保健和一般医疗服务基本知识的培训，并根据省、自治区、直辖市人民政府卫生行政主管部门确定的考试内容、考试范围进行考试。

前款所指的乡村医生经培训并考试合格的，可以申请乡村医生执业注册；经培训但考试不合格的，县级人民政府卫生行政主管部门应当组织对其再次培训和考试。不参加再次培训或者再次考试仍不合格的，不得申请乡村医生执业注册。

本条所指的培训、考试，应当在本条例施行后6个月内完成。

第十二条 本条例公布之日起进入村医疗卫生机构从事预防、保健和医疗服务的人员，应当具备执业医师资格或者执业助理医师资格。不具备前款规定条件的地区，根据实际需要，可以允许具有中等医学专业学历的人员，或者经培训达到中等医学专业水平的其他人员申请执业注册，进入村医疗卫生机构执业。具体办法由省、自治区、直辖市人民政府制定。

第十三条 符合本条例规定申请在村医疗卫生机构执业的人员，应当持村医疗卫生机构出具的拟聘用证明和相关学历证明、证书，向村医疗卫生机构所在地的县级人民政府卫生行政主管部门申请执业注册。县级人民政府卫生行政主管部门应当自受理申请之日起15日内完成审核工作，对符合本条例规定条件的，准予执业注册，发给乡村医生执业证书；对不符合本条例规定条件的，不予注册，并书面说明理由。

第十四条 乡村医生有下列情形之一的，不予注册：

（一）不具有完全民事行为能力的；

（二）受刑事处罚，自刑罚执行完毕之日起至申请执业注册之日止不满2年的；

（三）受吊销乡村医生执业证书行政处罚，自处罚决定之日起至申请执业注册之日止不满2年的。

第十五条 乡村医生经注册取得执业证书后，方可在聘用其执业的村医疗卫生机构从事预防、保健和一般医疗服务。

未经注册取得乡村医生执业证书的，不得执业。

第十六条 乡村医生执业证书有效期为5年。

乡村医生执业证书有效期满需要继续执业的，应当在有效期满前3个月申请再注册。

县级人民政府卫生行政主管部门应当自受理申请之日起15日内进行审核，对符合省、自治区、直辖市人民政府卫生行政主管部门规定条件的，准予再注册，换发乡村医生执业证书；对不符合条件的，不予再注册，由发证部门收回原乡村医生执业证书。

第十七条 乡村医生应当在聘用其执业的村医疗卫生机构执业；变更执业的村医疗卫生机构的，应当依照本条例第十三条规定的程序办理变更注册手续。

第十八条 乡村医生有下列情形之一的，由原注册的卫生行政主管部门注销执业注册，收回乡村医生执业证书：

（一）死亡或者被宣告失踪的；

（二）受刑事处罚的；

（三）中止执业活动满2年的；

（四）考核不合格，逾期未提出再次考核申请或者经再次考核仍不合格的。

第十九条 县级人民政府卫生行政主管部门应当将准予执业注册、再注册和注销注册的人员名单向其执业的村医疗卫生机构所在地的村民公告，并由设区的市级人民政府卫生行政主管部门汇总，报省、自治区、直辖市人民政府卫生行政主管部门备案。

第二十条 县级人民政府卫生行政主管部门办理乡村医生执业注册、再注册、注销注册，应当依据法定权限、条件和程序，遵循便民原则，提高办事效率。

第二十一条 村民和乡村医生发现违法办理乡村医生执业注册、再注册、注销注册的，可以向有关人民政府卫生行政主管部门反映；有关人民政府卫生行政主管部门对反映的情况应当及时核实，调查处理，并将调查处理结果予以公布。

第二十二条 上级人民政府卫生行政主管部门应当加强对下级人民政府卫生行政主管部门办理乡村医生执业注册、再注册、注销注册的监督检查，及时纠正违法行为。

第三章 执业规则

第二十三条 乡村医生在执业活动中享有下列权利：

（一）进行一般医学处置，出具相应的医学证明；

（二）参与医学经验交流，参加专业学术团体；

（三）参加业务培训和教育；

（四）在执业活动中，人格尊严、人身安全不受侵犯；

（五）获取报酬；

（六）对当地的预防、保健、医疗工作和卫生行政主管部门的工作提出意见和建议。

第二十四条 乡村医生在执业活动中应当履行下列义务：

（一）遵守法律、法规、规章和诊疗护理技术规范、常规；

（二）树立敬业精神，遵守职业道德，履行乡村医生职责，为村民健康服务；

（三）关心、爱护、尊重患者，保护患者的隐私；

（四）努力钻研业务，更新知识，提高专业技术水平；

（五）向村民宣传卫生保健知识，对患者进行健康教育。

第二十五条 乡村医生应当协助有关部门做好初级卫生保健服务工作；按照规定及时报告传染病疫情和中毒事件，如实填写并上报有关卫生统计报表，妥善保管有关资料。

第二十六条 乡村医生在执业活动中，不得重复使用一次性医疗器械和卫生材料。对使用过的一次性医疗器械和卫生材料，应当按照规定处置。

第二十七条 乡村医生应当如实向患者或者其家属介绍病情，对超出一般医疗服务范围或者限于医疗条件和技术水平不能诊治的病人，应当及时转诊；情况紧急不能转诊的，应当先行抢救并及时向有抢救条件的医疗卫生机构求助。

第二十八条 乡村医生不得出具与执业范围无关或者与执业范围不相符的医学证明，不得进行实验性临床医疗活动。

第二十九条 省、自治区、直辖市人民政府卫生行政主管部门应当按照乡村医生一般医疗服务范围，制定乡村医生基本用药目录。乡村医生应当在乡村医生基本用药目录规定的范围内用药。

第三十条 县级人民政府对乡村医生开展国家规定的预防、保健等公共卫生服务，应当按照有关规定予以补助。

第四章 培训与考核

第三十一条 省、自治区、直辖市人民政府组织制定乡村医生培训规划，保证乡村医生至少每2年接受一次培训。县级人民政府根据培训规划制定本地区乡村医生培训计划。

对承担国家规定的预防、保健等公共卫生服务的乡村医生，其培训所需经费列入县级财政预算。对边远贫困地区，设区的市级以上地方人民政府应当给予适当经费支持。

国家鼓励社会组织和个人支持乡村医生培训工作。

第三十二条 县级人民政府卫生行政主管部门根据乡村医生培训计划，负责组织乡村医生的培训工作。

乡、镇人民政府以及村民委员会应当为乡村医生开展工作和学习提供条件，保证乡村医生接受培训和继续教育。

第三十三条 乡村医生应当按照培训规划的要求至少每2年接受一次培训，更新医学知识，提高业务水平。

第三十四条 县级人民政府卫生行政主管部门负责组织本地区乡村医生的考核工作；对乡村医生的考核，每2年组织一次。

对乡村医生的考核应当客观、公正，充分听取乡村医生执业的村医疗卫生机构、乡村医生本人、所在村村民委员会和村民的意见。

第三十五条 县级人民政府卫生行政主管部门负责检查乡村医生执业情况，收集村民对乡村医生业务水平、工作质量的评价和建议，接受村民对乡村医生的投诉，并进行汇总、分析。汇总、分析结果与乡村医生接受培训的情况作为对乡村医生进行考核的主要内容。

第三十六条 乡村医生经考核合格的，可以继续执业；经考核不合格的，在6个月之内可以申请进行再次考核。逾期未提出再次考核申请或者经再次考核仍不合格的乡村医生，原注册部门应当注销其执业注册，并收回乡村医生执业证书。

第三十七条 有关人民政府卫生行政主管部门对村民和乡村医生提出的意见、建议和投诉，应当及时调查处理，并将调查处理结果告知村民或者乡村医生。

第五章 法律责任

第三十八条 乡村医生在执业活动中，违反本条例规定，有下列行为之一的，由县级人民政府卫生行政主管部门责令限期改正，给予警告；逾期不改正的，责令暂停3个月以上6个月以下执业活动；情节严重的，由原发证部门暂扣乡村医生执业证书：

（一）执业活动超出规定的执业范围，或者未按照规定进行转诊的；

（二）违反规定使用乡村医生基本用药目录以外的处方药品的；

（三）违反规定出具医学证明，或者伪造卫生统计资料的；

（四）发现传染病疫情、中毒事件不按规定报告的。

第三十九条 乡村医生在执业活动中，违反规定进行实验性临床医疗活动，或者重复使用一次性医疗器械和卫生材料的，由县级人民政府卫生行政主管部门责令停止违法行为，给予警告，可以并处1000元以下的罚款；情节严重的，由原发证部门暂扣或者吊销乡村医生执业证书。

第四十条 乡村医生变更执业的村医疗卫生机构，未办理变更执业注册手续的，由县级人民政府卫生行政主管部门给予警告，责令限期办理变更注册手续。

第四十一条 以不正当手段取得乡村医生执业证书的，由发证部门收缴乡村医生执业证书；造成患者人身损害的，依法承担民事赔偿责任；构成犯罪的，依法追究刑事责任。

第四十二条 未经注册在村医疗卫生机构从事医疗活动的，由县级以上地方人民政府卫生行政主管部门予以取缔，没收其违法所得以及药品、医疗器械，违法所得5000元以上的，并处违法所得1倍以上3倍以下的罚款；没有违法所得或者违法所得不足5000元的，并处1000元以上3000元以下的罚款；造成患者人身损害的，依法承担民事赔偿责任；构成犯罪的，依法追究刑事责任。

第四十三条 县级人民政府卫生行政主管部门未按照乡村医生培训规划、计划组织乡村医生培训的，由本级人民政府或者上一级人民政府卫生行政主管部门责令改正；情节严重的，对直接负责的主管人员和其他直接责任人员依法给予行政处分。

第四十四条 县级人民政府卫生行政主管部门，对不符合本条例规定条件的人员发给乡村医生执业证书，或者对符合条件的人员不发给乡村医生执业证书的，由本级人民政府或者上一级人民政府卫生行政主管部门责令改正，收回或者补发乡村医生执业证书，并对直接负责的主管人员和其他直接责任人员依法给予行政处分。

第四十五条 县级人民政府卫生行政主管部门对乡村医生执业注册或者再注册申请，未在规定时间内完成审核工作的，或者未按照规定将准予执业注册、再注册和注销注册的人员名单向村民予以公告的，由本级人民政府或者上一级人民政府卫生行政主管部门责令限期改正；逾期不改正的，对直接负责的主管人员和其他直接责任人员依法给予行政处分。

第四十六条 卫生行政主管部门对村民和乡村医生反映的办理乡村医生执业注册、再注册、注销注册的违法活动未及时核实、调查处理或者未公布调查处理结果的，由本级人民政府或者上一级人民政府卫生行政主管部门责令限期改正；逾期不改正的，对直接负责的主管人员和其他直接责任人员依法给予行政处分。

第四十七条 寻衅滋事、阻碍乡村医生依法执业，侮辱、诽谤、威胁、殴打乡村医生，构成违反治安管理行为的，由公安机关依法予以处罚；构成犯罪的，依法追究刑事责任。

第六章 附 则

第四十八条 乡村医生执业证书格式由国务院卫生行政主管部门规定。

第四十九条　本条例自2004年1月1日起施行。

中华人民共和国国务院令

（第434号）

《疫苗流通和预防接种管理条例》已经2005年3月16日国务院第83次常务会议通过，现予公布，自2005年6月1日起施行。

总理　温家宝

二〇〇五年三月二十四日

疫苗流通和预防接种管理条例

第一章　总　　则

第一条　为了加强对疫苗流通和预防接种的管理，预防、控制传染病的发生、流行，保障人体健康和公共卫生，根据《中华人民共和国药品管理法》（以下简称药品管理法）和《中华人民共和国传染病防治法》（以下简称传染病防治法），制定本条例。

第二条　本条例所称疫苗，是指为了预防、控制传染病的发生、流行，用于人体预防接种的疫苗类预防性生物制品。

疫苗分为两类。第一类疫苗，是指政府免费向公民提供，公民应当依照政府的规定受种的疫苗，包括国家免疫规划确定的疫苗，省、自治区、直辖市人民政府在执行国家免疫规划时增加的疫苗，以及县级以上人民政府或者其卫生主管部门组织的应急接种或者群体性预防接种所使用的疫苗；第二类疫苗，是指由公民自费并且自愿受种的其他疫苗。

第三条　接种第一类疫苗由政府承担费用。接种第二类疫苗由受种者或者其监护人承担费用。

第四条　疫苗的流通、预防接种及其监督管理适用本条例。

第五条　国务院卫生主管部门根据全国范围内的传染病流行情况、人群免疫状况等因素，制定国家免疫规划；会同国务院财政部门拟订纳入国家免疫规划的疫苗种类，报国务院批准后公布。

省、自治区、直辖市人民政府在执行国家免疫规划时，根据本行政区域的传染病流行情况、人群免疫状况等因素，可以增加免费向公民提供的疫苗种类，并报国务院卫生主管部门备案。

第六条　国家实行有计划的预防接种制度，推行扩大免疫规划。

需要接种第一类疫苗的受种者应当依照本条例规定受种；受种者为未成年人的，其监护人应当配合有关的疾病预防控制机构和医疗机构等医疗卫生机构，保证受种者及时受种。

第七条　国务院卫生主管部门负责全国预防接种的监督管理工作。县级以上地方人民政府卫生主管部门负责本行政区域内预防接种的监督管理工作。

国务院药品监督管理部门负责全国疫苗的质量和流通的监督管理工作。省、自治区、直辖市人民政府药品监督管理部门负责本行政区域内疫苗的质量和流通的监督管理工作。

第八条　经县级人民政府卫生主管部门依照本条例规定指定的医疗卫生机构（以下称接种单位），承担预防接种工作。县级人民政府卫生主管部门指定接种单位时，应当明确其责任区域。

县级以上人民政府应当对承担预防接种工作并作出显著成绩和贡献的接种单位及其工作人员给予奖励。

第九条　国家支持、鼓励单位和个人参与预防接种工作。各级人民政府应当完善有关制度，方便单位和个人参与预防接种工作的宣传、教育和捐赠等活动。

居民委员会、村民委员会应当配合有关部门开展与预防接种有关的宣传、教育工作，并协助组织居民、村民受种第一类疫苗。

第二章 疫苗流通

第十条 药品批发企业依照本条例的规定经批准后可以经营疫苗。药品零售企业不得从事疫苗经营活动。

药品批发企业申请从事疫苗经营活动的，应当具备下列条件：

（一）具有从事疫苗管理的专业技术人员；

（二）具有保证疫苗质量的冷藏设施、设备和冷藏运输工具；

（三）具有符合疫苗储存、运输管理规范的管理制度。

省、自治区、直辖市人民政府药品监督管理部门对药品批发企业是否符合上述条件进行审查；对符合条件的，在其药品经营许可证上加注经营疫苗的业务。

取得疫苗经营资格的药品批发企业（以下称疫苗批发企业），应当对其冷藏设施、设备和冷藏运输工具进行定期检查、维护和更新，以确保其符合规定要求。

第十一条 省级疾病预防控制机构应当根据国家免疫规划和本地区预防、控制传染病的发生、流行的需要，制定本地区第一类疫苗的使用计划（以下称使用计划），并向依照国家有关规定负责采购第一类疫苗的部门报告，同时报同级人民政府卫生主管部门备案。使用计划应当包括疫苗的品种、数量、供应渠道与供应方式等内容。

第十二条 依照国家有关规定负责采购第一类疫苗的部门应当依法与疫苗生产企业或者疫苗批发企业签订政府采购合同，约定疫苗的品种、数量、价格等内容。

第十三条 疫苗生产企业或者疫苗批发企业应当按照政府采购合同的约定，向省级疾病预防控制机构或者其指定的其他疾病预防控制机构供应第一类疫苗，不得向其他单位或者个人供应。

疫苗生产企业、疫苗批发企业应当在其供应的纳入国家免疫规划疫苗的最小外包装的显著位置，标明“免费”字样以及国务院卫生主管部门规定的“免疫规划”专用标识。具体管理办法由国务院药品监督管理部门会同国务院卫生主管部门制定。

第十四条 省级疾病预防控制机构应当做好分发第一类疫苗的组织工作，并按照使用计划将第一类疫苗组织分发到设区的市级疾病预防控制机构或者县级疾病预防控制机构。县级疾病预防控制机构应当按照使用计划将第一类疫苗分发到接种单位和乡级医疗卫生机构。乡级医疗卫生机构应当将第一类疫苗分发到承担预防接种工作的村医疗卫生机构。医疗卫生机构不得向其他单位或者个人分发第一类疫苗；分发第一类疫苗，不得收取任何费用。

传染病暴发、流行时，县级以上地方人民政府或者其卫生主管部门需要采取应急接种措施的，设区的市级以上疾病预防控制机构可以直接向接种单位分发第一类疫苗。

第十五条 疫苗生产企业可以向疾病预防控制机构、接种单位、疫苗批发企业销售本企业生产的第二类疫苗。疫苗批发企业可以向疾病预防控制机构、接种单位、其他疫苗批发企业销售第二类疫苗。

县级疾病预防控制机构可以向接种单位供应第二类疫苗；设区的市级以上疾病预防控制机构不得直接向接种单位供应第二类疫苗。

第十六条 疾病预防控制机构、接种单位、疫苗生产企业、疫苗批发企业应当遵守疫苗储存、运输管理规范，保证疫苗质量。

疫苗储存、运输管理规范由国务院卫生主管部门会同国务院药品监督管理部门制定。

第十七条 疫苗生产企业、疫苗批发企业在销售疫苗时，应当提供由药品检验机构依法签发的生物制品每批检验合格或者审核批准证明复印件，并加盖企业印章；疫苗批发企业经营进口疫苗的，还应当提供进口药品通关单复印件，并加盖企业印章。

疾病预防控制机构、接种单位在接收或者购进疫苗时，应当向疫苗生产企业、疫苗批发企业索取前款规定的证明文件，并保存至超过疫苗有效期 2 年备查。

第十八条 疫苗生产企业、疫苗批发企业应当依照药品管理法和国务院药品监督管理部门的规定，建立真实、完整的购销记录，并保存至超过疫苗有效期 2 年备查。

疾病预防控制机构应当依照国务院卫生主管

部门的规定，建立真实、完整的购进、分发、供应记录，并保存至超过疫苗有效期2年备查。

第三章 疫苗接种

第十九条 国务院卫生主管部门应当制定、公布预防接种工作规范，并根据疫苗的国家标准，结合传染病流行病学调查信息，制定、公布纳入国家免疫规划疫苗的免疫程序和其他疫苗的免疫程序或者使用指导原则。

省、自治区、直辖市人民政府卫生主管部门应当根据国务院卫生主管部门制定的免疫程序、疫苗使用指导原则，结合本行政区域的传染病流行情况，制定本行政区域的接种方案，并报国务院卫生主管部门备案。

第二十条 各级疾病预防控制机构依照各自职责，根据国家免疫规划或者接种方案，开展与预防接种相关的宣传、培训、技术指导、监测、评价、流行病学调查、应急处置等工作，并依照国务院卫生主管部门的规定作好记录。

第二十一条 接种单位应当具备下列条件：

（一）具有医疗机构执业许可证件；

（二）具有经过县级人民政府卫生主管部门组织的预防接种专业培训并考核合格的执业医师、执业助理医师、护士或者乡村医生；

（三）具有符合疫苗储存、运输管理规范的冷藏设施、设备和冷藏保管制度。

承担预防接种工作的城镇医疗卫生机构，应当设立预防接种门诊。

第二十二条 接种单位应当承担责任区域内的预防接种工作，并接受所在地的县级疾病预防控制机构的技术指导。

第二十三条 接种单位接收第一类疫苗或者购进第二类疫苗，应当建立并保存真实、完整的接收、购进记录。

接种单位应当根据预防接种工作的需要，制定第一类疫苗的需求计划和第二类疫苗的购买计划，并向县级人民政府卫生主管部门和县级疾病预防控制机构报告。

第二十四条 接种单位接种疫苗，应当遵守预防接种工作规范、免疫程序、疫苗使用指导原则和接种方案，并在其接种场所的显著位置公示第一类疫苗的品种和接种方法。

第二十五条 医疗卫生人员在实施接种前，应当告知受种者或者其监护人所接种疫苗的品种、作用、禁忌、不良反应以及注意事项，询问受种者的健康状况以及是否有接种禁忌等情况，并如实记录告知和询问情况。受种者或者其监护人应当了解预防接种的相关知识，并如实提供受种者的健康状况和接种禁忌等情况。

医疗卫生人员应当对符合接种条件的受种者实施接种，并依照国务院卫生主管部门的规定，填写并保存接种记录。

对于因有接种禁忌而不能接种的受种者，医疗卫生人员应当对受种者或者其监护人提出医学建议。

第二十六条 国家对儿童实行预防接种证制度。在儿童出生后1个月内，其监护人应当到儿童居住地承担预防接种工作的接种单位为其办理预防接种证。接种单位对儿童实施接种时，应当查验预防接种证，并作好记录。

儿童离开原居住地期间，由现居住地承担预防接种工作的接种单位负责对其实施接种。

预防接种证的格式由省、自治区、直辖市人民政府卫生主管部门制定。

第二十七条 儿童入托、入学时，托幼机构、学校应当查验预防接种证，发现未依照国家免疫规划受种的儿童，应当向所在地的县级疾病预防控制机构或者儿童居住地承担预防接种工作的接种单位报告，并配合疾病预防控制机构或者接种单位督促其监护人在儿童入托、入学后及时到接种单位补种。

第二十八条 接种单位应当按照国家免疫规划对居住在其责任区域内需要接种第一类疫苗的受种者接种，并达到国家免疫规划所要求的接种率。

疾病预防控制机构应当及时向接种单位分发第一类疫苗。

受种者或者其监护人要求自费选择接种第一类疫苗的同品种疫苗的，提供服务的接种单位应当告知费用承担、异常反应补偿方式以及本条例第二十五条规定的有关内容。

第二十九条 接种单位应当依照国务院卫生主管部门的规定对接种情况进行登记，并向所在地的县级人民政府卫生主管部门和县级疾病预防控制机构报告。接种单位在完成国家免疫规划后剩余第一类疫苗的，应当向原疫苗分发单位报告，并说明理由。

第三十条 接种单位接种第一类疫苗不得收

取任何费用。

接种单位接种第二类疫苗可以收取服务费、接种耗材费，具体收费标准由所在地的省、自治区、直辖市人民政府价格主管部门核定。

第三十一条 县级以上地方人民政府卫生主管部门根据传染病监测和预警信息，为了预防、控制传染病的暴发、流行，需要在本行政区域内部分地区进行群体性预防接种的，应当报经本级人民政府决定，并向省、自治区、直辖市人民政府卫生主管部门备案；需要在省、自治区、直辖市行政区域全部范围内进行群体性预防接种的，应当由省、自治区、直辖市人民政府卫生主管部门报经本级人民政府决定，并向国务院卫生主管部门备案。需要在全国范围或者跨省、自治区、直辖市范围内进行群体性预防接种的，应当由国务院卫生主管部门决定。作出批准决定的人民政府或者国务院卫生主管部门应当组织有关部门做好人员培训、宣传教育、物资调用等工作。

任何单位或者个人不得擅自进行群体性预防接种。

第三十二条 传染病暴发、流行时，县级以上地方人民政府或者其卫生主管部门需要采取应急接种措施的，依照传染病防治法和《突发公共卫生事件应急条例》的规定执行。

第三十三条 国务院卫生主管部门或者省、自治区、直辖市人民政府卫生主管部门可以根据传染病监测和预警信息发布接种第二类疫苗的建议信息，其他任何单位和个人不得发布。

接种第二类疫苗的建议信息应当包含所针对传染病的防治知识、相关的接种方案等内容，但不得涉及具体的疫苗生产企业、疫苗批发企业。

第四章 保障措施

第三十四条 县级以上人民政府应当将与国家免疫规划有关的预防接种工作纳入本行政区域的国民经济和社会发展计划，对预防接种工作所需经费予以保障，保证达到国家免疫规划所要求的接种率，确保国家免疫规划的实施。

第三十五条 省、自治区、直辖市人民政府根据本行政区域传染病流行趋势，在国务院卫生主管部门确定的传染病预防、控制项目范围内，确定本行政区域与预防接种相关的项目，并保证项目的实施。

第三十六条 省、自治区、直辖市人民政府应当对购买、运输第一类疫苗所需经费予以保障，并保证本行政区域内疾病预防控制机构和接种单位冷链系统的建设、运转。

国家根据需要对贫困地区的预防接种工作给予适当支持。

第三十七条 县级人民政府应当保证实施国家免疫规划的预防接种所需经费，并依照国家有关规定对从事预防接种工作的乡村医生和其他基层预防保健人员给予适当补助。

省、自治区、直辖市人民政府和设区的市级人民政府应当对困难地区的县级人民政府开展与预防接种相关的工作给予必要的经费补助。

第三十八条 县级以上人民政府负责疫苗和有关物资的储备，以备调用。

第三十九条 各级财政安排用于预防接种的经费应当专款专用，任何单位和个人不得挪用、挤占。有关单位和个人使用用于预防接种的经费应当依法接受审计机关的审计监督。

第五章 预防接种异常反应的处理

第四十条 预防接种异常反应，是指合格的疫苗在实施规范接种过程中或者实施规范接种后造成受种者机体组织器官、功能损害，相关各方均无过错的药品不良反应。

第四十一条 下列情形不属于预防接种异常反应：

（一）因疫苗本身特性引起的接种后一般反应；

（二）因疫苗质量不合格给受种者造成的损害；

（三）因接种单位违反预防接种工作规范、免疫程序、疫苗使用指导原则、接种方案给受种者造成的损害；

（四）受种者在接种时正处于某种疾病的潜伏期或者前驱期，接种后偶合发病；

（五）受种者有疫苗说明书规定的接种禁忌，在接种前受种者或者其监护人未如实提供受种者的健康状况和接种禁忌等情况，接种后受种者原有疾病急性复发或者病情加重；

（六）因心理因素发生的个体或者群体的心因性反应。

第四十二条 疾病预防控制机构和接种单位及其医疗卫生人员发现预防接种异常反应、疑似预防接种异常反应或者接到相关报告的，应当依照预防接种工作规范及时处理，并立即报告所在地的县级人民政府卫生主管部门、药品监督管理部门。接到报告的卫生主管部门、药品监督管理部门应当立即组织调查处理。

第四十三条 县级以上地方人民政府卫生主管部门、药品监督管理部门应当将在本行政区域内发生的预防接种异常反应及其处理的情况，分别逐级上报至国务院卫生主管部门和药品监督管理部门。

第四十四条 预防接种异常反应争议发生后，接种单位或者受种方可以请求接种单位所在地的县级人民政府卫生主管部门处理。

因预防接种导致受种者死亡、严重残疾或者群体性疑似预防接种异常反应，接种单位或者受种方请求县级人民政府卫生主管部门处理的，接到处理请求的卫生主管部门应当采取必要的应急处置措施，及时向本级人民政府报告，并移送上一级人民政府卫生主管部门处理。

第四十五条 预防接种异常反应的鉴定参照《医疗事故处理条例》执行，具体办法由国务院卫生主管部门会同国务院药品监督管理部门制定。

第四十六条 因预防接种异常反应造成受种者死亡、严重残疾或者器官组织损伤的，应当给予一次性补偿。

因接种第一类疫苗引起预防接种异常反应需要对受种者予以补偿的，补偿费用由省、自治区、直辖市人民政府财政部门在预防接种工作经费中安排。因接种第二类疫苗引起预防接种异常反应需要对受种者予以补偿的，补偿费用由相关的疫苗生产企业承担。

预防接种异常反应具体补偿办法由省、自治区、直辖市人民政府制定。

第四十七条 因疫苗质量不合格给受种者造成损害的，依照药品管理法的有关规定处理；因接种单位违反预防接种工作规范、免疫程序、疫苗使用指导原则、接种方案给受种者造成损害的，依照《医疗事故处理条例》的有关规定处理。

第六章 监督管理

第四十八条 药品监督管理部门依照药品管理法及其实施条例的有关规定，对疫苗在储存、运输、供应、销售、分发和使用等环节中的质量进行监督检查，并将检查结果及时向同级卫生主管部门通报。药品监督管理部门根据监督检查需要对疫苗进行抽查检验的，有关单位和个人应当予以配合，不得拒绝。

第四十九条 药品监督管理部门在监督检查中，对有证据证明可能危害人体健康的疫苗及其有关材料可以采取查封、扣押的措施，并在7日内作出处理决定；疫苗需要检验的，应当自检验报告书发出之日起15日内作出处理决定。

疾病预防控制机构、接种单位、疫苗生产企业、疫苗批发企业发现假劣或者质量可疑的疫苗，应当立即停止接种、分发、供应、销售，并立即向所在地的县级人民政府卫生主管部门和药品监督管理部门报告，不得自行处理。接到报告的卫生主管部门应当立即组织疾病预防控制机构和接种单位采取必要的应急处置措施，同时向上级卫生主管部门报告；接到报告的药品监督管理部门应当对假劣或者质量可疑的疫苗依法采取查封、扣押等措施。

第五十条 县级以上人民政府卫生主管部门在各自职责范围内履行下列监督检查职责：

（一）对医疗卫生机构实施国家免疫规划的情况进行监督检查；

（二）对疾病预防控制机构开展与预防接种相关的宣传、培训、技术指导等工作进行监督检查；

（三）对医疗卫生机构分发和购买疫苗的情况进行监督检查。

卫生主管部门应当主要通过对医疗卫生机构依照本条例规定所作的疫苗分发、储存、运输和接种等记录进行检查，履行监督管理职责；必要时，可以进行现场监督检查。卫生主管部门对监督检查情况应当予以记录，发现违法行为的，应当责令有关单位立即改正。

第五十一条 卫生主管部门、药品监督管理部门的工作人员依法履行监督检查职责时，不得少于2人，并出示证明文件；对被检查人的商业秘密应当保密。

第五十二条 卫生主管部门、药品监督管理部门发现疫苗质量问题和预防接种异常反应以及其他情况时，应当及时互相通报。

第五十三条 任何单位和个人有权向卫生主管部门、药品监督管理部门举报违反本条例规定的行为，有权向本级人民政府、上级人民政府有关部门举报卫生主管部门、药品监督管理部门未依法履行监督管理职责的情况。接到举报的有关人民政府、卫生主管部门、药品监督管理部门对有关举报应当及时核实、处理。

第七章　法律责任

第五十四条　县级以上人民政府卫生主管部门、药品监督管理部门违反本条例规定，有下列情形之一的，由本级人民政府、上级人民政府卫生主管部门、药品监督管理部门责令改正，通报批评；造成受种者人身损害，传染病传播、流行或者其他严重后果的，对直接负责的主管人员和其他直接责任人员依法给予行政处分；构成犯罪的，依法追究刑事责任：

（一）未依照本条例规定履行监督检查职责，或者发现违法行为不及时查处的；

（二）未及时核实、处理对下级卫生主管部门、药品监督管理部门不履行监督管理职责的举报的；

（三）接到发现预防接种异常反应或者疑似预防接种异常反应的相关报告，未立即组织调查处理的；

（四）擅自进行群体性预防接种的；

（五）违反本条例的其他失职、渎职行为。

第五十五条　县级以上人民政府未依照本条例规定履行预防接种保障职责的，由上级人民政府责令改正，通报批评；造成传染病传播、流行或者其他严重后果的，对直接负责的主管人员和其他直接责任人员依法给予行政处分；构成犯罪的，依法追究刑事责任。

第五十六条　疾病预防控制机构有下列情形之一的，由县级以上人民政府卫生主管部门责令改正，通报批评，给予警告；有违法所得的，没收违法所得；拒不改正的，对主要负责人、直接负责的主管人员和其他直接责任人员依法给予警告、降级的处分：

（一）未按照使用计划将第一类疫苗分发到下级疾病预防控制机构、接种单位、乡级医疗卫生机构的；

（二）设区的市级以上疾病预防控制机构违反本条例规定，直接向接种单位供应第二类疫苗的；

（三）未依照规定建立并保存疫苗购进、分发、供应记录的。

乡级医疗卫生机构未依照本条例规定将第一类疫苗分发到承担预防接种工作的村医疗卫生机构的，依照前款的规定给予处罚。

第五十七条　接种单位有下列情形之一的，由所在地的县级人民政府卫生主管部门责令改正，给予警告；拒不改正的，对主要负责人、直接负责的主管人员依法给予警告、降级的处分，对负有责任的医疗卫生人员责令暂停3个月以上6个月以下的执业活动：

（一）未依照规定建立并保存真实、完整的疫苗接收或者购进记录的；

（二）未在其接种场所的显著位置公示第一类疫苗的品种和接种方法的；

（三）医疗卫生人员在接种前，未依照本条例规定告知、询问受种者或者其监护人有关情况的；

（四）实施预防接种的医疗卫生人员未依照规定填写并保存接种记录的；

（五）未依照规定对接种疫苗的情况进行登记并报告的。

第五十八条　疾病预防控制机构、接种单位有下列情形之一的，由县级以上地方人民政府卫生主管部门责令改正，给予警告；有违法所得的，没收违法所得；拒不改正的，对主要负责人、直接负责的主管人员和其他直接责任人员依法给予警告、降级的处分；造成受种者人身损害或者其他严重后果的，对主要负责人、直接负责的主管人员依法给予撤职、开除的处分，并由原发证部门吊销负有责任的医疗卫生人员的执业证书：

（一）从不具有疫苗经营资格的单位或者个人购进第二类疫苗的；

（二）接种疫苗未遵守预防接种工作规范、免疫程序、疫苗使用指导原则、接种方案的；

（三）发现预防接种异常反应或者疑似预防接种异常反应，未依照规定及时处理或者报告的；

（四）擅自进行群体性预防接种的。

第五十九条　疾病预防控制机构、接种单位在疫苗分发、供应和接种过程中违反本条例规定收取费用的，由所在地的县级人民政府卫生主管部门监督其将违法收取的费用退还给原缴费的单位或者个人，并由县级以上人民政府价格主管部门依法给予处罚。

第六十条 药品检验机构出具虚假的疫苗检验报告的，依照药品管理法第八十七条的规定处罚。

第六十一条 疫苗生产企业、疫苗批发企业未依照规定建立并保存疫苗销售或者购销记录的，分别依照药品管理法第七十九条、第八十五条的规定处罚。

第六十二条 疫苗生产企业、疫苗批发企业未依照规定在纳入国家免疫规划疫苗的最小外包装上标明“免费”字样以及“免疫规划”专用标识的，由药品监督管理部门责令改正，给予警告；拒不改正的，处5000元以上2万元以下的罚款，并封存相关的疫苗。

第六十三条 疫苗生产企业、疫苗批发企业向疾病预防控制机构、接种单位、疫苗批发企业以外的单位或者个人销售第二类疫苗，或者疫苗批发企业从不具有疫苗经营资格的单位或者个人购进第二类疫苗的，由药品监督管理部门没收违法销售的疫苗，并处违法销售的疫苗货值金额2倍以上5倍以下的罚款；有违法所得的，没收违法所得；情节严重的，依法吊销疫苗生产资格、疫苗经营资格。

第六十四条 疾病预防控制机构、接种单位、疫苗生产企业、疫苗批发企业未在规定的冷藏条件下储存、运输疫苗的，由药品监督管理部门责令改正，给予警告，对所储存、运输的疫苗予以销毁；疾病预防控制机构、接种单位拒不改正的，由卫生主管部门对主要负责人、直接负责的主管人员和其他直接责任人员依法给予警告、降级的处分；造成严重后果的，由卫生主管部门对主要负责人、直接负责的主管人员和其他直接责任人员依法给予撤职、开除的处分，并吊销接种单位的接种资格；疫苗生产企业、疫苗批发企业拒不改正的，由药品监督管理部门依法责令停产、停业整顿，并处5000元以上2万元以下的罚款；造成严重后果的，依法吊销疫苗生产资格、疫苗经营资格。

第六十五条 违反本条例规定发布接种第二类疫苗的建议信息的，由所在地或者行为发生地的县级人民政府卫生主管部门责令通过大众媒体消除影响，给予警告；有违法所得的，没收违法所得，并处违法所得1倍以上3倍以下的罚款；构成犯罪的，依法追究刑事责任。

第六十六条 未经卫生主管部门依法指定擅自从事接种工作的，由所在地或者行为发生地的县级人民政府卫生主管部门责令改正，给予警告；有违法持有的疫苗的，没收违法持有的疫苗；有违法所得的，没收违法所得；拒不改正的，对主要负责人、直接负责的主管人员和其他直接责任人员依法给予警告、降级的处分。

第六十七条 儿童入托、入学时，托幼机构、学校未依照规定查验预防接种证，或者发现未依照规定受种的儿童后未向疾病预防控制机构或者接种单位报告的，由县级以上地方人民政府教育主管部门责令改正，给予警告；拒不改正的，对主要负责人、直接负责的主管人员和其他直接责任人员依法给予处分。

第六十八条 不具有疫苗经营资格的单位或者个人经营疫苗的，由药品监督管理部门依照药品管理法第七十三条的规定处罚。

第六十九条 卫生主管部门、疾病预防控制机构、接种单位以外的单位或者个人违反本条例规定进行群体性预防接种的，由县级以上人民政府卫生主管部门责令立即改正，没收违法持有的疫苗，并处违法持有的疫苗货值金额2倍以上5倍以下的罚款；有违法所得的，没收违法所得。

第七十条 单位和个人违反本条例规定，给受种者人身、财产造成损害的，依法承担民事责任。

第七十一条 以发生预防接种异常反应为由，寻衅滋事，扰乱接种单位的正常医疗秩序和预防接种异常反应鉴定工作的，依法给予治安管理处罚；构成犯罪的，依法追究刑事责任。

第八章　附　　则

第七十二条 本条例中下列用语的含义：

国家免疫规划，是指按照国家或者省、自治区、直辖市确定的疫苗品种、免疫程序或者接种方案，在人群中有计划地进行预防接种，以预防和控制特定传染病的发生和流行。

冷链，是指为保证疫苗从疫苗生产企业到接种单位运转过程中的质量而装备的储存、运输冷藏设施、设备。

一般反应，是指在免疫接种后发生的，由疫苗本身所固有的特性引起的，对机体只会造成一过性生理功能障碍的反应，主要有发热和局部红肿，同时可能伴有全身不适、倦怠、食欲不振、乏力等综合症状。

第七十三条 本条例自2005年6月1日起施行。

中华人民共和国国务院令

（第442号）

《麻醉药品和精神药品管理条例》已经2005年7月26日国务院第100次常务会议通过，现予公布，自2005年11月1日起施行。

总理 温家宝
二〇〇五年八月三日

麻醉药品和精神药品管理条例

第一章 总 则

第一条 为加强麻醉药品和精神药品的管理，保证麻醉药品和精神药品的合法、安全、合理使用，防止流入非法渠道，根据药品管理法和其他有关法律的规定，制定本条例。

第二条 麻醉药品药用原植物的种植，麻醉药品和精神药品的实验研究、生产、经营、使用、储存、运输等活动以及监督管理，适用本条例。

麻醉药品和精神药品的进出口依照有关法律的规定办理。

第三条 本条例所称麻醉药品和精神药品，是指列入麻醉药品目录、精神药品目录（以下称目录）的药品和其他物质。精神药品分为第一类精神药品和第二类精神药品。

目录由国务院药品监督管理部门会同国务院公安部门、国务院卫生主管部门制定、调整并公布。

上市销售但尚未列入目录的药品和其他物质或者第二类精神药品发生滥用，已经造成或者可能造成严重社会危害的，国务院药品监督管理部门会同国务院公安部门、国务院卫生主管部门应当及时将该药品和该物质列入目录或者将该第二类精神药品调整为第一类精神药品。

第四条 国家对麻醉药品药用原植物以及麻醉药品和精神药品实行管制。除本条例另有规定的外，任何单位、个人不得进行麻醉药品药用原植物的种植以及麻醉药品和精神药品的实验研究、生产、经营、使用、储存、运输等活动。

第五条 国务院药品监督管理部门负责全国麻醉药品和精神药品的监督管理工作，并会同国务院农业主管部门对麻醉药品药用原植物实施监督管理。国务院公安部门负责对造成麻醉药品药用原植物、麻醉药品和精神药品流入非法渠道的行为进行查处。国务院其他有关主管部门在各自的职责范围内负责与麻醉药品和精神药品有关的管理工作。

省、自治区、直辖市人民政府药品监督管理部门负责本行政区域内麻醉药品和精神药品的监督管理工作。县级以上地方公安机关负责对本行政区域内造成麻醉药品和精神药品流入非法渠道的行为进行查处。县级以上地方人民政府其他有关主管部门在各自的职责范围内负责与麻醉药品和精神药品有关的管理工作。

第六条 麻醉药品和精神药品生产、经营企业和使用单位可以依法参加行业协会。行业协会应当加强行业自律管理。

第二章 种植、实验研究和生产

第七条 国家根据麻醉药品和精神药品的医疗、国家储备和企业生产所需原料的需要确定需求总量，对麻醉药品药用原植物的种植、麻醉药品和精神药品的生产实行总量控制。

国务院药品监督管理部门根据麻醉药品和精神药品的需求总量制定年度生产计划。

国务院药品监督管理部门和国务院农业主管部门根据麻醉药品年度生产计划，制定麻醉药品药用原植物年度种植计划。

第八条 麻醉药品药用原植物种植企业应当根据年度种植计划，种植麻醉药品药用原植物。

麻醉药品药用原植物种植企业应当向国务院药品监督管理部门和国务院农业主管部门定期报告种植情况。

第九条 麻醉药品药用原植物种植企业由国务院药品监督管理部门和国务院农业主管部门共同确定，其他单位和个人不得种植麻醉药品药用原植物。

第十条 开展麻醉药品和精神药品实验研究活动应当具备下列条件，并经国务院药品监督管理部门批准：

（一）以医疗、科学研究或者教学为目的；

（二）有保证实验所需麻醉药品和精神药品安全的措施和管理制度；

（三）单位及其工作人员2年内没有违反有关禁毒的法律、行政法规规定的行为。

第十一条 麻醉药品和精神药品的实验研究单位申请相关药品批准证明文件，应当依照药品管理法的规定办理；需要转让研究成果的，应当经国务院药品监督管理部门批准。

第十二条 药品研究单位在普通药品的实验研究过程中，产生本条例规定的管制品种的，应当立即停止实验研究活动，并向国务院药品监督管理部门报告。国务院药品监督管理部门应当根据情况，及时作出是否同意其继续实验研究的决定。

第十三条 麻醉药品和第一类精神药品的临床试验，不得以健康人为受试对象。

第十四条 国家对麻醉药品和精神药品实行定点生产制度。

国务院药品监督管理部门应当根据麻醉药品和精神药品的需求总量，确定麻醉药品和精神药品定点生产企业的数量和布局，并根据年度需求总量对数量和布局进行调整、公布。

第十五条 麻醉药品和精神药品的定点生产企业应当具备下列条件：

（一）有药品生产许可证；

（二）有麻醉药品和精神药品实验研究批准文件；

（三）有符合规定的麻醉药品和精神药品生产设施、储存条件和相应的安全管理设施；

（四）有通过网络实施企业安全生产管理和向药品监督管理部门报告生产信息的能力；

（五）有保证麻醉药品和精神药品安全生产的管理制度；

（六）有与麻醉药品和精神药品安全生产要求相适应的管理水平和经营规模；

（七）麻醉药品和精神药品生产管理、质量管理部门的人员应当熟悉麻醉药品和精神药品管理以及有关禁毒的法律、行政法规；

（八）没有生产、销售假药、劣药或者违反有关禁毒的法律、行政法规规定的行为；

（九）符合国务院药品监督管理部门公布的麻醉药品和精神药品定点生产企业数量和布局的要求。

第十六条 从事麻醉药品、第一类精神药品生产以及第二类精神药品原料药生产的企业，应当经所在地省、自治区、直辖市人民政府药品监督管理部门初步审查，由国务院药品监督管理部门批准；从事第二类精神药品制剂生产的企业，应当经所在地省、自治区、直辖市人民政府药品监督管理部门批准。

第十七条 定点生产企业生产麻醉药品和精神药品，应当依照药品管理法的规定取得药品批准文号。

国务院药品监督管理部门应当组织医学、药学、社会学、伦理学和禁毒等方面的专家成立专家组，由专家组对申请首次上市的麻醉药品和精神药品的社会危害性和被滥用的可能性进行评价，并提出是否批准的建议。

未取得药品批准文号的，不得生产麻醉药品和精神药品。

第十八条 发生重大突发事件，定点生产企业无法正常生产或者不能保证供应麻醉药品和精神药品时，国务院药品监督管理部门可以决定其他药品生产企业生产麻醉药品和精神药品。

重大突发事件结束后，国务院药品监督管理部门应当及时决定前款规定的企业停止麻醉药品和精神药品的生产。

第十九条 定点生产企业应当严格按照麻醉药品和精神药品年度生产计划安排生产，并依照规定向所在地省、自治区、直辖市人民政府药品监督管理部门报告生产情况。

第二十条 定点生产企业应当依照本条例的

规定，将麻醉药品和精神药品销售给具有麻醉药品和精神药品经营资格的企业或者依照本条例规定批准的其他单位。

第二十一条 麻醉药品和精神药品的标签应当印有国务院药品监督管理部门规定的标志。

第三章 经 营

第二十二条 国家对麻醉药品和精神药品实行定点经营制度。

国务院药品监督管理部门应当根据麻醉药品和第一类精神药品的需求总量，确定麻醉药品和第一类精神药品的定点批发企业布局，并应当根据年度需求总量对布局进行调整、公布。

药品经营企业不得经营麻醉药品原料药和第一类精神药品原料药。但是，供医疗、科学研究、教学使用的小包装的上述药品可以由国务院药品监督管理部门规定的药品批发企业经营。

第二十三条 麻醉药品和精神药品定点批发企业除应当具备药品管理法第十五条规定的药品经营企业的开办条件外，还应当具备下列条件：

（一）有符合本条例规定的麻醉药品和精神药品储存条件；

（二）有通过网络实施企业安全管理和向药品监督管理部门报告经营信息的能力；

（三）单位及其工作人员 2 年内没有违反有关禁毒的法律、行政法规规定的行为；

（四）符合国务院药品监督管理部门公布的定点批发企业布局。

麻醉药品和第一类精神药品的定点批发企业，还应当具有保证供应责任区域内医疗机构所需麻醉药品和第一类精神药品的能力，并具有保证麻醉药品和第一类精神药品安全经营的管理制度。

第二十四条 跨省、自治区、直辖市从事麻醉药品和第一类精神药品批发业务的企业（以下称全国性批发企业），应当经国务院药品监督管理部门批准；在本省、自治区、直辖市行政区域内从事麻醉药品和第一类精神药品批发业务的企业（以下称区域性批发企业），应当经所在地省、自治区、直辖市人民政府药品监督管理部门批准。

专门从事第二类精神药品批发业务的企业，应当经所在地省、自治区、直辖市人民政府药品监督管理部门批准。

全国性批发企业和区域性批发企业可以从事第二类精神药品批发业务。

第二十五条 全国性批发企业可以向区域性批发企业，或者经批准可以向取得麻醉药品和第一类精神药品使用资格的医疗机构以及依照本条例规定批准的其他单位销售麻醉药品和第一类精神药品。

全国性批发企业向取得麻醉药品和第一类精神药品使用资格的医疗机构销售麻醉药品和第一类精神药品，应当经医疗机构所在地省、自治区、直辖市人民政府药品监督管理部门批准。

国务院药品监督管理部门在批准全国性批发企业时，应当明确其所承担供药责任的区域。

第二十六条 区域性批发企业可以向本省、自治区、直辖市行政区域内取得麻醉药品和第一类精神药品使用资格的医疗机构销售麻醉药品和第一类精神药品；由于特殊地理位置的原因，需要就近向其他省、自治区、直辖市行政区域内取得麻醉药品和第一类精神药品使用资格的医疗机构销售的，应当经国务院药品监督管理部门批准。

省、自治区、直辖市人民政府药品监督管理部门在批准区域性批发企业时，应当明确其所承担供药责任的区域。

区域性批发企业之间因医疗急需、运输困难等特殊情况需要调剂麻醉药品和第一类精神药品的，应当在调剂后 2 日内将调剂情况分别报所在地省、自治区、直辖市人民政府药品监督管理部门备案。

第二十七条 全国性批发企业应当从定点生产企业购进麻醉药品和第一类精神药品。

区域性批发企业可以从全国性批发企业购进麻醉药品和第一类精神药品；经所在地省、自治区、直辖市人民政府药品监督管理部门批准，也可以从定点生产企业购进麻醉药品和第一类精神药品。

第二十八条 全国性批发企业和区域性批发企业向医疗机构销售麻醉药品和第一类精神药品，应当将药品送至医疗机构。医疗机构不得自行提货。

第二十九 第二类精神药品定点批发企业可以向医疗机构、定点批发企业和符合本条例第三十一条规定的药品零售企业以及依照本条例规定批准的其他单位销售第二类精神药品。

第三十条 麻醉药品和第一类精神药品不得零售。

禁止使用现金进行麻醉药品和精神药品交易，但是个人合法购买麻醉药品和精神药品的除外。

第三十一条 经所在地设区的市级药品监督管理部门批准，实行统一进货、统一配送、统一管理的药品零售连锁企业可以从事第二类精神药品零售业务。

第三十二条 第二类精神药品零售企业应当凭执业医师出具的处方，按规定剂量销售第二类精神药品，并将处方保存2年备查；禁止超剂量或者无处方销售第二类精神药品；不得向未成年人销售第二类精神药品。

第三十三条 麻醉药品和精神药品实行政府定价，在制定出厂和批发价格的基础上，逐步实行全国统一零售价格。具体办法由国务院价格主管部门制定。

第四章 使 用

第三十四条 药品生产企业需要以麻醉药品和第一类精神药品为原料生产普通药品的，应当向所在地省、自治区、直辖市人民政府药品监督管理部门报送年度需求计划，由省、自治区、直辖市人民政府药品监督管理部门汇总报国务院药品监督管理部门批准后，向定点生产企业购买。

药品生产企业需要以第二类精神药品为原料生产普通药品的，应当将年度需求计划报所在地省、自治区、直辖市人民政府药品监督管理部门，并向定点批发企业或者定点生产企业购买。

第三十五条 食品、食品添加剂、化妆品、油漆等非药品生产企业需要使用咖啡因作为原料的，应当经所在地省、自治区、直辖市人民政府药品监督管理部门批准，向定点批发企业或者定点生产企业购买。

科学研究、教学单位需要使用麻醉药品和精神药品开展实验、教学活动的，应当经所在地省、自治区、直辖市人民政府药品监督管理部门批准，向定点批发企业或者定点生产企业购买。

需要使用麻醉药品和精神药品的标准品、对照品的，应当经所在地省、自治区、直辖市人民政府药品监督管理部门批准，向国务院药品监督管理部门批准的单位购买。

第三十六条 医疗机构需要使用麻醉药品和第一类精神药品的，应当经所在地设区的市级人民政府卫生主管部门批准，取得麻醉药品、第一类精神药品购用印鉴卡（以下称印鉴卡）。医疗机构应当凭印鉴卡向本省、自治区、直辖市行政区域内的定点批发企业购买麻醉药品和第一类精神药品。

设区的市级人民政府卫生主管部门发给医疗机构印鉴卡时，应当将取得印鉴卡的医疗机构情况抄送所在地设区的市级药品监督管理部门，并报省、自治区、直辖市人民政府卫生主管部门备案。省、自治区、直辖市人民政府卫生主管部门应当将取得印鉴卡的医疗机构名单向本行政区域内的定点批发企业通报。

第三十七条 医疗机构取得印鉴卡应当具备下列条件：

（一）有专职的麻醉药品和第一类精神药品管理人员；

（二）有获得麻醉药品和第一类精神药品处方资格的执业医师；

（三）有保证麻醉药品和第一类精神药品安全储存的设施和管理制度。

第三十八条 医疗机构应当按照国务院卫生主管部门的规定，对本单位执业医师进行有关麻醉药品和精神药品使用知识的培训、考核，经考核合格的，授予麻醉药品和第一类精神药品处方资格。执业医师取得麻醉药品和第一类精神药品的处方资格后，方可在本医疗机构开具麻醉药品和第一类精神药品处方，但不得为自己开具该种处方。

医疗机构应当将具有麻醉药品和第一类精神药品处方资格的执业医师名单及其变更情况，定期报送所在地设区的市级人民政府卫生主管部门，并抄送同级药品监督管理部门。

医务人员应当根据国务院卫生主管部门制定的临床应用指导原则，使用麻醉药品和精神药品。

第三十九条 具有麻醉药品和第一类精神药品处方资格的执业医师，根据临床应用指导原则，对确需使用麻醉药品或者第一类精神药品的患者，应当满足其合理用药需求。在医疗机构就诊的癌症疼痛患者和其他危重患者得不到麻醉药品或者第一类精神药品时，患者或者其亲属可以向执业医师提出申请。具有麻醉药品和第一类精神药品处方资格的执业医师认为要求合理的，应当及时为患者提供所需麻醉药品或者第一类精神药品。

第四十条 执业医师应当使用专用处方开具麻醉药品和精神药品，单张处方的最大用量应当符合国务院卫生主管部门的规定。

对麻醉药品和第一类精神药品处方，处方的调配人、核对人应当仔细核对，签署姓名，并予以登记；对不符合本条例规定的，处方的调配人、核对人应当拒绝发药。

麻醉药品和精神药品专用处方的格式由国务院卫生主管部门规定。

第四十一条 医疗机构应当对麻醉药品和精神药品处方进行专册登记，加强管理。麻醉药品处方至少保存3年，精神药品处方至少保存2年。

第四十二条 医疗机构抢救病人急需麻醉药品和第一类精神药品而本医疗机构无法提供时，可以从其他医疗机构或者定点批发企业紧急借用；抢救工作结束后，应当及时将借用情况报所在地设区的市级药品监督管理部门和卫生主管部门备案。

第四十三条 对临床需要而市场无供应的麻醉药品和精神药品，持有医疗机构制剂许可证和印鉴卡的医疗机构需要配制制剂的，应当经所在地省、自治区、直辖市人民政府药品监督管理部门批准。医疗机构配制的麻醉药品和精神药品制剂只能在本医疗机构使用，不得对外销售。

第四十四条 因治疗疾病需要，个人凭医疗机构出具的医疗诊断书、本人身份证明，可以携带单张处方最大用量以内的麻醉药品和第一类精神药品；携带麻醉药品和第一类精神药品出入境的，由海关根据自用、合理的原则放行。

医务人员为了医疗需要携带少量麻醉药品和精神药品出入境的，应当持有省级以上人民政府药品监督管理部门发放的携带麻醉药品和精神药品证明。海关凭携带麻醉药品和精神药品证明放行。

第四十五条 医疗机构、戒毒机构以开展戒毒治疗为目的，可以使用美沙酮或者国家确定的其他用于戒毒治疗的麻醉药品和精神药品。具体管理办法由国务院药品监督管理部门、国务院公安部门和国务院卫生主管部门制定。

第五章 储　　存

第四十六条 麻醉药品药用原植物种植企业、定点生产企业、全国性批发企业和区域性批发企业以及国家设立的麻醉药品储存单位，应当设置储存麻醉药品和第一类精神药品的专库。该专库应当符合下列要求：

（一）安装专用防盗门，实行双人双锁管理；

（二）具有相应的防火设施；

（三）具有监控设施和报警装置，报警装置应当与公安机关报警系统联网。

全国性批发企业经国务院药品监督管理部门批准设立的药品储存点应当符合前款的规定。

麻醉药品定点生产企业应当将麻醉药品原料药和制剂分别存放。

第四十七条 麻醉药品和第一类精神药品的使用单位应当设立专库或者专柜储存麻醉药品和第一类精神药品。专库应当设有防盗设施并安装报警装置；专柜应当使用保险柜。专库和专柜应当实行双人双锁管理。

第四十八条 麻醉药品药用原植物种植企业、定点生产企业、全国性批发企业和区域性批发企业、国家设立的麻醉药品储存单位以及麻醉药品和第一类精神药品的使用单位，应当配备专人负责管理工作，并建立储存麻醉药品和第一类精神药品的专用账册。药品入库双人验收，出库双人复核，做到账物相符。专用账册的保存期限应当自药品有效期期满之日起不少于5年。

第四十九条 第二类精神药品经营企业应当在药品库房中设立独立的专库或者专柜储存第二类精神药品，并建立专用账册，实行专人管理。专用账册的保存期限应当自药品有效期期满之日起不少于5年。

第六章 运　　输

第五十条 托运、承运和自行运输麻醉药品和精神药品的，应当采取安全保障措施，防止麻醉药品和精神药品在运输过程中被盗、被抢、丢失。

第五十一条 通过铁路运输麻醉药品和第一类精神药品的，应当使用集装箱或者铁路行李车运输，具体办法由国务院药品监督管理部门会同国务院铁路主管部门制定。

没有铁路需要通过公路或者水路运输麻醉药品和第一类精神药品的，应当由专人负责押运。

第五十二条 托运或者自行运输麻醉药品和

第一类精神药品的单位，应当向所在地省、自治区、直辖市人民政府药品监督管理部门申请领取运输证明。运输证明有效期为1年。

运输证明应当由专人保管，不得涂改、转让、转借。

第五十三条 托运人办理麻醉药品和第一类精神药品运输手续，应当将运输证明副本交付承运人。承运人应当查验、收存运输证明副本，并检查货物包装。没有运输证明或者货物包装不符合规定的，承运人不得承运。

承运人在运输过程中应当携带运输证明副本，以备查验。

第五十四条 邮寄麻醉药品和精神药品，寄件人应当提交所在地省、自治区、直辖市人民政府药品监督管理部门出具的准予邮寄证明。邮政营业机构应当查验、收存准予邮寄证明；没有准予邮寄证明的，邮政营业机构不得收寄。

省、自治区、直辖市邮政主管部门指定符合安全保障条件的邮政营业机构负责收寄麻醉药品和精神药品。邮政营业机构收寄麻醉药品和精神药品，应当依法对收寄的麻醉药品和精神药品予以查验。

邮寄麻醉药品和精神药品的具体管理办法，由国务院药品监督管理部门会同国务院邮政主管部门制定。

第五十五条 定点生产企业、全国性批发企业和区域性批发企业之间运输麻醉药品、第一类精神药品，发货人在发货前应当向所在地省、自治区、直辖市人民政府药品监督管理部门报送本次运输的相关信息。属于跨省、自治区、直辖市运输的，收到信息的药品监督管理部门应当向收货人所在地的同级药品监督管理部门通报；属于在本省、自治区、直辖市行政区域内运输的，收到信息的药品监督管理部门应当向收货人所在地设区的市级药品监督管理部门通报。

第七章 审批程序和监督管理

第五十六条 申请人提出本条例规定的审批事项申请，应当提交能够证明其符合本条例规定条件的相关资料。审批部门应当自收到申请之日起40日内作出是否批准的决定；作出批准决定的，发给许可证明文件或者在相关许可证明文件上加注许可事项；作出不予批准决定的，应当书面说明理由。

确定定点生产企业和定点批发企业，审批部门应当在经审查符合条件的企业中，根据布局的要求，通过公平竞争的方式初步确定定点生产企业和定点批发企业，并予公布。其他符合条件的企业可以自公布之日起10日内向审批部门提出异议。审批部门应当自收到异议之日起20日内对异议进行审查，并作出是否调整的决定。

第五十七条 药品监督管理部门应当根据规定的职责权限，对麻醉药品药用原植物的种植以及麻醉药品和精神药品的实验研究、生产、经营、使用、储存、运输活动进行监督检查。

第五十八条 省级以上人民政府药品监督管理部门根据实际情况建立监控信息网络，对定点生产企业、定点批发企业和使用单位的麻醉药品和精神药品生产、进货、销售、库存、使用的数量以及流向实行实时监控，并与同级公安机关做到信息共享。

第五十九条 尚未连接监控信息网络的麻醉药品和精神药品定点生产企业、定点批发企业和使用单位，应当每月通过电子信息、传真、书面等方式，将本单位麻醉药品和精神药品生产、进货、销售、库存、使用的数量以及流向，报所在地设区的市级药品监督管理部门和公安机关；医疗机构还应当报所在地设区的市级人民政府卫生主管部门。

设区的市级药品监督管理部门应当每3个月向上一级药品监督管理部门报告本地区麻醉药品和精神药品的相关情况。

第六十条 对已经发生滥用，造成严重社会危害的麻醉药品和精神药品品种，国务院药品监督管理部门应当采取在一定期限内中止生产、经营、使用或者限定其使用范围和用途等措施。对不再作为药品使用的麻醉药品和精神药品，国务院药品监督管理部门应当撤销其药品批准文号和药品标准，并予以公布。

药品监督管理部门、卫生主管部门发现生产、经营企业和使用单位的麻醉药品和精神药品管理存在安全隐患时，应当责令其立即排除或者限期排除；对有证据证明可能流入非法渠道的，应当及时采取查封、扣押的行政强制措施，在7日内作出行政处理决定，并通报同级公安机关。

药品监督管理部门发现取得印鉴卡的医疗机构未依照规定购买麻醉药品和第一类精神药品时，应当及时通报同级卫生主管部门。接到通报的卫生主管部门应当立即调查处理。必要时，药品监督管理部门可以责令定点批发企业中止向该医疗机构销售麻醉药品和第一类精神药品。

第六十一条 麻醉药品和精神药品的生产、经营企业和使用单位对过期、损坏的麻醉药品和精神药品应当登记造册，并向所在地县级药品监督管理部门申请销毁。药品监督管理部门应当自接到申请之日起5日内到场监督销毁。医疗机构对存放在本单位的过期、损坏麻醉药品和精神药品，应当按照本条规定的程序向卫生主管部门提出申请，由卫生主管部门负责监督销毁。

对依法收缴的麻醉药品和精神药品，除经国务院药品监督管理部门或者国务院公安部门批准用于科学研究外，应当依照国家有关规定予以销毁。

第六十二条 县级以上人民政府卫生主管部门应当对执业医师开具麻醉药品和精神药品处方的情况进行监督检查。

第六十三条 药品监督管理部门、卫生主管部门和公安机关应当互相通报麻醉药品和精神药品生产、经营企业和使用单位的名单以及其他管理信息。

各级药品监督管理部门应当将在麻醉药品药用原植物的种植以及麻醉药品和精神药品的实验研究、生产、经营、使用、储存、运输等各环节的管理中的审批、撤销等事项通报同级公安机关。

麻醉药品和精神药品的经营企业、使用单位报送各级药品监督管理部门的备案事项，应当同时报送同级公安机关。

第六十四条 发生麻醉药品和精神药品被盗、被抢、丢失或者其他流入非法渠道的情形的，案发单位应当立即采取必要的控制措施，同时报告所在地县级公安机关和药品监督管理部门。医疗机构发生上述情形的，还应当报告其主管部门。

公安机关接到报告、举报，或者有证据证明麻醉药品和精神药品可能流入非法渠道时，应当及时开展调查，并可以对相关单位采取必要的控制措施。

药品监督管理部门、卫生主管部门以及其他有关部门应当配合公安机关开展工作。

第八章 法律责任

第六十五条 药品监督管理部门、卫生主管部门违反本条例的规定，有下列情形之一的，由其上级行政机关或者监察机关责令改正；情节严重的，对直接负责的主管人员和其他直接责任人员依法给予行政处分；构成犯罪的，依法追究刑事责任：

（一）对不符合条件的申请人准予行政许可或者超越法定职权作出准予行政许可决定的；

（二）未到场监督销毁过期、损坏的麻醉药品和精神药品的；

（三）未依法履行监督检查职责，应当发现而未发现违法行为、发现违法行为不及时查处，或者未依照本条例规定的程序实施监督检查的；

（四）违反本条例规定的其他失职、渎职行为。

第六十六条 麻醉药品药用原植物种植企业违反本条例的规定，有下列情形之一的，由药品监督管理部门责令限期改正，给予警告；逾期不改正的，处5万元以上10万元以下的罚款；情节严重的，取消其种植资格：

（一）未依照麻醉药品药用原植物年度种植计划进行种植的；

（二）未依照规定报告种植情况的；

（三）未依照规定储存麻醉药品的。

第六十七条 定点生产企业违反本条例的规定，有下列情形之一的，由药品监督管理部门责令限期改正，给予警告，并没收违法所得和违法销售的药品；逾期不改正的，责令停产，并处5万元以上10万元以下的罚款；情节严重的，取消其定点生产资格：

（一）未按照麻醉药品和精神药品年度生产计划安排生产的；

（二）未依照规定向药品监督管理部门报告生产情况的；

（三）未依照规定储存麻醉药品和精神药品，或者未依照规定建立、保存专用账册的；

（四）未依照规定销售麻醉药品和精神药品的；

（五）未依照规定销毁麻醉药品和精神药品的。

第六十八条 定点批发企业违反本条例的规定销售麻醉药品和精神药品，或者违反本条例的规定经营麻醉药品原料药和第一类精神药品原料药的，由药品监督管理部门责令限期改正，给予警告，并没收违法所得和违法销售的药品；逾期不改正的，责令停业，并处违法销售药品货值金额2倍以上5倍以下的罚款；情节严重的，取消其定点批发资格。

第六十九条 定点批发企业违反本条例的规定，有下列情形之一的，由药品监督管理部门责令限期改正，给予警告；逾期不改正的，责令停业，并处2万元以上5万元以下的罚款；情节严重的，取消其定点批发资格：

（一）未依照规定购进麻醉药品和第一类精神药品的；

（二）未保证供药责任区域内的麻醉药品和第一类精神药品的供应的；

（三）未对医疗机构履行送货义务的；

（四）未依照规定报告麻醉药品和精神药品的进货、销售、库存数量以及流向的；

（五）未依照规定储存麻醉药品和精神药品，或者未依照规定建立、保存专用账册的；

（六）未依照规定销毁麻醉药品和精神药品的；

（七）区域性批发企业之间违反本条例的规定调剂麻醉药品和第一类精神药品，或者因特殊情况调剂麻醉药品和第一类精神药品后未依照规定备案的。

第七十条 第二类精神药品零售企业违反本条例的规定储存、销售或者销毁第二类精神药品的，由药品监督管理部门责令限期改正，给予警告，并没收违法所得和违法销售的药品；逾期不改正的，责令停业，并处5000元以上2万元以下的罚款；情节严重的，取消其第二类精神药品零售资格。

第七十一条 本条例第三十四条、第三十五条规定的单位违反本条例的规定，购买麻醉药品和精神药品的，由药品监督管理部门没收违法购买的麻醉药品和精神药品，责令限期改正，给予警告；逾期不改正的，责令停产或者停止相关活动，并处2万元以上5万元以下的罚款。

第七十二条 取得印鉴卡的医疗机构违反本条例的规定，有下列情形之一的，由设区的市级人民政府卫生主管部门责令限期改正，给予警告；逾期不改正的，处5000元以上1万元以下的罚款；情节严重的，吊销其印鉴卡；对直接负责的主管人员和其他直接责任人员，依法给予降级、撤职、开除的处分：

（一）未依照规定购买、储存麻醉药品和第一类精神药品的；

（二）未依照规定保存麻醉药品和精神药品专用处方，或者未依照规定进行处方专册登记的；

（三）未依照规定报告麻醉药品和精神药品的进货、库存、使用数量的；

（四）紧急借用麻醉药品和第一类精神药品后未备案的；

（五）未依照规定销毁麻醉药品和精神药品的。

第七十三条 具有麻醉药品和第一类精神药品处方资格的执业医师，违反本条例的规定开具麻醉药品和第一类精神药品处方，或者未按照临床应用指导原则的要求使用麻醉药品和第一类精神药品的，由其所在医疗机构取消其麻醉药品和第一类精神药品处方资格；造成严重后果的，由原发证部门吊销其执业证书。执业医师未按照临床应用指导原则的要求使用第二类精神药品或者未使用专用处方开具第二类精神药品，造成严重后果的，由原发证部门吊销其执业证书。

未取得麻醉药品和第一类精神药品处方资格的执业医师擅自开具麻醉药品和第一类精神药品处方，由县级以上人民政府卫生主管部门给予警告，暂停其执业活动；造成严重后果的，吊销其执业证书；构成犯罪的，依法追究刑事责任。

处方的调配人、核对人违反本条例的规定未对麻醉药品和第一类精神药品处方进行核对，造成严重后果的，由原发证部门吊销其执业证书。

第七十四条 违反本条例的规定运输麻醉药品和精神药品的，由药品监督管理部门和运输管理部门依照各自职责，责令改正，给予警告，处2万元以上5万元以下的罚款。

收寄麻醉药品、精神药品的邮政营业机构未依照本条例的规定办理邮寄手续的，由邮政主管部门责令改正，给予警告；造成麻醉药品、精神药品邮件丢失的，依照邮政法律、行政法规的规定处理。

第七十五条 提供虚假材料、隐瞒有关情况，或者采取其他欺骗手段取得麻醉药品和精神药品的实验研究、生产、经营、使用资格的，由原审批部门撤销其已取得的资格，5年内不得提出有关麻醉药品和精神药品的申请；情节严重的，处1万元以上3万元以下的罚款，有药品生产许可证、药品经营许可证、医疗机构执业许可证的，依法吊销其许可证明文件。

第七十六条 药品研究单位在普通药品的实验研究和研制过程中，产生本条例规定管制的麻醉药品和精神药品，未依照本条例的规定报告的，由药品监督管理部门责令改正，给予警告，没收违法药品；拒不改正的，责令停止实验研究和研制活动。

第七十七条 药物临床试验机构以健康人为麻醉药品和第一类精神药品临床试验的受试对象的，由药品监督管理部门责令停止违法行为，给予警告；情节严重的，取消其药物临床试验机构的资格；构成犯罪的，依法追究刑事责任。对受试对象造成损害的，药物临床试验机构依法承担治疗和赔偿责任。

第七十八条 定点生产企业、定点批发企业和第二类精神药品零售企业生产、销售假劣麻醉药品和精神药品的，由药品监督管理部门取消其定点生产资格、定点批发资格或者第二类精神药品零售资格，并依照药品管理法的有关规定予以处罚。

第七十九条 定点生产企业、定点批发企业和其他单位使用现金进行麻醉药品和精神药品交易的，由药品监督管理部门责令改正，给予警告，没收违法交易的药品，并处5万元以上10万元以下的罚款。

第八十条 发生麻醉药品和精神药品被盗、被抢、丢失案件的单位，违反本条例的规定未采取必要的控制措施或者未依照本条例的规定报告的，由药品监督管理部门和卫生主管部门依照各自职责，责令改正，给予警告；情节严重的，处5000元以上1万元以下的罚款；有上级主管部门的，由其上级主管部门对直接负责的主管人员和其他直接责任人员，依法给予降级、撤职的处分。

第八十一条 依法取得麻醉药品药用原植物种植或者麻醉药品和精神药品实验研究、生产、经营、使用、运输等资格的单位，倒卖、转让、出租、出借、涂改其麻醉药品和精神药品许可证明文件的，由原审批部门吊销相应许可证明文件，没收违法所得；情节严重的，处违法所得2倍以上5倍以下的罚款；没有违法所得的，处2万元以上5万元以下的罚款；构成犯罪的，依法追究刑事责任。

第八十二条 违反本条例的规定，致使麻醉药品和精神药品流入非法渠道造成危害，构成犯罪的，依法追究刑事责任；尚不构成犯罪的，由县级以上公安机关处5万元以上10万元以下的罚款；有违法所得的，没收违法所得；情节严重的，处违法所得2倍以上5倍以下的罚款；由原发证部门吊销其药品生产、经营和使用许可证明文件。

药品监督管理部门、卫生主管部门在监督管理工作中发现前款规定情形的，应当立即通报所在地同级公安机关，并依照国家有关规定，将案件以及相关材料移送公安机关。

第八十三条 本章规定由药品监督管理部门作出的行政处罚，由县级以上药品监督管理部门按照国务院药品监督管理部门规定的职责分工决定。

第九章　附　　则

第八十四条 本条例所称实验研究是指以医疗、科学研究或者教学为目的的临床前药物研究。

经批准可以开展与计划生育有关的临床医疗服务的计划生育技术服务机构需要使用麻醉药品和精神药品的，依照本条例有关医疗机构使用麻醉药品和精神药品的规定执行。

第八十五条 麻醉药品目录中的罂粟壳只能用于中药饮片和中成药的生产以及医疗配方使用。具体管理办法由国务院药品监督管理部门另行制定。

第八十六条 生产含麻醉药品的复方制剂，需要购进、储存、使用麻醉药品原料药的，应当遵守本条例有关麻醉药品管理的规定。

第八十七条 军队医疗机构麻醉药品和精神药品的供应、使用，由国务院药品监督管理部门会同中国人民解放军总后勤部依据本条例制定具体管理办法。

第八十八条 对动物用麻醉药品和精神药品的管理，由国务院兽医主管部门会同国务院药品监督管理部门依据本条例制定具体管理办法。

第八十九条 本条例自2005年11月1日起施行。1987年11月28日国务院发布的《麻醉药品管理办法》和1988年12月27日国务院发布的《精神药品管理办法》同时废止。

部门规章

中华人民共和国卫生部令

（第35号）

《传染性非典型肺炎防治管理办法》已于2003年5月4日经卫生部部务会议讨论通过，现予以发布，自发布之日起施行。

部长　吴仪

二〇〇三年五月十二日

传染性非典型肺炎防治管理办法

第一章　总　　则

第一条　为了有效预防和控制传染性非典型肺炎（严重急性呼吸综合征）的发生与流行，保障公众的身体健康和生命安全，根据《中华人民共和国传染病防治法》（以下简称传染病防治法）和《突发公共卫生事件应急条例》（以下简称条例），制定本办法。

第二条　传染性非典型肺炎列入传染病防治法法定传染病管理。传染性非典型肺炎的预防、疫情报告、控制和救治工作按照传染病防治法、条例和本办法的规定执行。

第三条　传染性非典型肺炎防治工作坚持预防为主，防治结合，分级负责，依靠科学，依法管理的原则。

第四条　卫生部对全国传染性非典型肺炎的疾病防治工作实施统一监督管理。

县级以上地方卫生行政部门对本行政区域传染性非典型肺炎的疾病防治工作实施监督管理。

各级疾病预防控制机构按照专业分工，承担责任范围内的传染性非典型肺炎监测管理工作；各级各类医疗机构承担责任范围内的传染性非典型肺炎防治管理任务。

第五条　大力开展爱国卫生运动，加强传染性非典型肺炎健康教育和法制宣传，清洁环境，提高群众防治意识，发动社会力量群防群控，切断传播途径。

第六条　按照国家规定，对参加传染性非典型肺炎防治工作的医疗卫生人员，给予适当补助和保健津贴；对参加防治工作作出贡献的人员，给予表彰和奖励；对参与防治工作发生疾病、残疾、死亡的人员，给予相应的补助和抚恤。

第七条　卫生部及省、自治区、直辖市卫生行政部门应当及时组织开展地区之间、医疗机构之间和疾病预防控制机构之间防治经验的交流；积极开展传染性非典型肺炎防治的科学技术研究工作；鼓励、支持开展传染性非典型肺炎防治的科学研究和技术的国际交流与合作。

第八条　任何单位和个人，必须接受疾病预防控制机构、医疗机构、卫生监督机构有关传染性非典型肺炎的查询、检验、调查取证、监督检查以及预防控制措施，并有权检举、控告违反本办法的行为。

第二章　疫情报告、通报和公布

第九条　任何单位和个人发现传染性非典型

肺炎病人或者疑似传染性非典型肺炎病人（以下简称病人或者疑似病人）时，都应当及时向当地疾病预防控制机构报告。

医疗机构及其医务人员、疾病预防控制机构的工作人员发现病人或者疑似病人，必须立即向当地疾病预防控制机构报告。疾病预防控制机构发现疫情或者接到疫情报告，应当立即报告上级疾病预防控制机构和当地卫生行政部门。

卫生行政部门接到报告后应当立即报告本级人民政府，同时报告上级卫生行政部门和国务院卫生行政部门。

第十条 任何单位和个人对传染性非典型肺炎疫情，不得隐瞒、缓报、谎报或者授意他人隐瞒、缓报、谎报。

第十一条 卫生部根据传染性非典型肺炎疫情情况，及时向国务院有关部门和各省、自治区、直辖市卫生行政部门以及军队卫生主管部门通报。

传染性非典型肺炎疫情发生地的省、自治区、直辖市卫生行政部门，应当及时向毗邻省、自治区、直辖市卫生行政部门通报。

接到通报的省、自治区、直辖市卫生行政部门，必要时，应当及时通知本行政区域内的医疗卫生机构，做好预防控制工作。

第十二条 卫生部及时、如实向社会公布疫情；省、自治区、直辖市卫生行政部门及时、如实公布本行政区域的疫情。

第十三条 县级以上卫生行政部门应当加强农村疫情监测和疫情报告体系建设，建立健全县、乡、村三级疫情信息网络。

第三章　预防与控制

第十四条 各级疾病预防控制机构履行下列职责：

（一）对传染性非典型肺炎疫情进行监测与预警；

（二）对疫情报告进行汇总、分析、评估；

（三）对病人或者疑似病人及其密切接触者进行流行病学调查；

（四）对病人或者疑似病人的密切接触者采取必要的医学观察措施；

（五）对医疗机构的消毒、隔离工作进行技术指导；

（六）对疫点进行隔离控制和消毒；

（七）对医疗机构外死亡的病人或者疑似病人的尸体进行消毒处理；

（八）对疾病预防控制人员进行专门的业务培训；

（九）对公众开展健康教育和医学咨询服务；

（十）依据有关规定实施其他疾病预防控制措施。

必要时，向集中收治病人或者疑似病人的医疗机构派驻人员，协助医疗机构开展预防控制工作。

第十五条 疾病预防控制机构、医疗机构、从事传染性非典型肺炎科学研究机构，必须严格执行有关管理制度、操作规程，防止医源性感染、医院内感染、实验室感染和致病性微生物的扩散。

对从事传染性非典型肺炎预防控制、医疗救治、科学研究的人员，所在单位应当根据有关规定，采取有效的防护措施和医疗保健措施。

第十六条 有关单位和个人必须按照疾病预防控制机构的要求，对被传染性非典型肺炎病原体污染的污水、污物、粪便进行严密消毒后处理。

第十七条 医疗机构、疾病预防控制机构发现传染性非典型肺炎病人或者疑似病人时，应当及时采取控制措施。

第十八条 传染性非典型肺炎暴发、流行时，县级以上地方卫生行政部门应当及时报请当地政府根据传染病防治法第二十五条的规定采取相应措施。

第十九条 疾病预防控制机构发现传染性非典型肺炎疫情或者接到疫情报告时，应当立即采取以下控制措施：

（一）及时到达现场，调查登记病人或者疑似病人的密切接触者；

（二）对密切接触者按照有关规定进行流行病学调查，并根据情况采取集中隔离或者分散隔离的方法进行医学观察；

（三）对医疗机构外被病人或者疑似病人污染的场所、物品进行卫生处理。

第二十条 病人或者疑似病人以及密切接触者及其他有关单位和人员，应当配合疾病预防控制机构和医疗机构采取预防控制措施。拒绝配合的，请公安机关按照条例第四十四条的规定予以协助。

第二十一条 传染性非典型肺炎病人死亡后，尸体处理按照传染病防治法第二十八条的有关规定和卫生部、民政部《关于做好传染性非典型肺炎患者遗体处理和丧葬活动的紧急通知》的规定，立即消毒、就地火化。

医疗机构、疾病预防控制机构必要时可以对尸体进行解剖查验。

第二十二条 交通工具上发现病人或者疑似病人的，以及国境口岸和入出境人员、交通工具、货物、集装箱、行李、邮包等需要采取传染性非典型肺炎应急控制措施的，按照条例第三十八条的规定执行。

第四章 医疗救治

第二十三条 县级以上地方卫生行政部门应当指定专门的医疗机构负责收治病人或者疑似病人；指定专门机构和车辆负责转运工作，并建立安全的转诊制度。

收治病人或者疑似病人的医疗机构应当符合卫生行政部门规定的隔离、消毒条件，配备必要的救治设备；对病人和疑似病人应当分开隔离治疗；采取有效措施，避免交叉感染。

卫生行政部门对定点医疗机构的建设应当给予必要的支持。

第二十四条 县级以上地方卫生行政部门应当指定医疗机构设立发热门诊和隔离观察室，负责收治可疑发热病人，实行首诊负责制。发现病人或者疑似病人时，应当采取应急控制措施，并及时报告当地疾病预防控制机构。

乡（镇）卫生院应当根据县级以上卫生行政部门的要求设立发热病人隔离观察室，发现可疑发热病人时，及时通知县级医疗机构派专门技术人员诊断或者转诊。

县级以上地方卫生行政部门应当加强县级医院、乡（镇）卫生院传染病医疗救治设施的改造和建设。

第二十五条 各级各类医疗机构应当设立预防保健组织或者人员，承担本单位和责任地段的传染病预防、控制和疫情管理工作。

第二十六条 医疗机构履行下列职责：

（一）及时、如实报告疫情；

（二）承担责任范围内的传染性非典型肺炎的预防、诊断、治疗任务，改善服务质量，提高治疗水平；

（三）对医疗机构内病人或者疑似病人污染的场所、物品、排泄物进行严格的卫生处理；

（四）负责对医疗机构内死亡的病人或者疑似病人的尸体进行消毒处理；

（五）对医护人员进行专门的业务培训；

（六）宣传疾病防治科学知识；

（七）依据有关规定开展其他防治工作。

第二十七条 医疗机构应当执行卫生部关于医院感染管理规范、医院消毒卫生标准等有关规定，采取严格的防护措施，使用有效防护用品，防止医务人员感染。

医务人员应当增强传染病防治的法律意识，接受专门的业务培训，遵守操作常规，按照有关规定做好个人防护。

第二十八条 对流动人口中的病人、疑似病人应当按照就地隔离、就地观察、就地治疗的原则，及时送当地指定的专门收治病人和疑似病人的医疗机构治疗。

第二十九条 医疗机构收治病人或者疑似病人，实行先收治、后结算的办法，任何医疗机构不得以费用为由拒收病人。对农民（含进城务工农民）和城镇困难群众中的传染性非典型肺炎病人实行免费医疗，所发生救治费用由政府负担，具体办法按国家有关部门规定执行。

第三十条 医疗机构购进医疗防护用品、药品和医用器械，必须按照卫生行政部门规定的渠道和办法进行，确保质量和安全。

第五章 监督管理

第三十一条 卫生部对全国传染性非典型肺炎防治工作进行督察、指导。

省、自治区、直辖市卫生行政部门对本行政区域的传染性非典型肺炎防治工作进行督察、指导。

第三十二条 各级卫生监督机构在卫生行政部门的领导下，对下列事项进行监督检查：

（一）医疗机构和疾病预防控制机构的疫情报告；

（二）医疗机构、留验站（所）的隔离、消毒、防护和医疗废弃物处理；

（三）公共场所的消毒；

（四）密切接触者的医学观察、疫点的环境消毒；

（五）生产、经营和使用单位的消毒产品、防护用品的质量；

（六）依法开展其他监督检查工作。

第三十三条 卫生部和省、自治区、直辖市卫生行政部门建立领导、协调机构，组建预防控制专家组和医疗救治专家组，组织和协调技术攻关。

卫生部组织制定传染性非典型肺炎防治的指导原则和技术规范。

第三十四条 设区的市级以上地方卫生行政部门应当组织疾病预防控制人员和医疗救治队伍，加强对农村及传染性非典型肺炎疫情严重地区的疫情控制、业务培训和技术指导，提高农村地区控制疫情的能力和诊断、治疗水平。

第三十五条 卫生部根据需要在全国范围内统筹协调卫生资源，调集医疗卫生人员参加防治工作；县级以上地方卫生行政部门在本行政区域内指定医疗机构承担医疗救治任务，组织医疗卫生人员参加防治工作。

疾病预防控制机构和医疗机构及其人员必须服从卫生行政部门的调遣。

第六章　罚　　则

第三十六条 县级以上地方卫生行政部门有下列行为之一的，由上级卫生行政部门责令改正，通报批评，给予警告，对其主要负责人由有关部门依法给予降级或者撤职的行政处分；造成传染性非典型肺炎传播、流行或者对社会公众健康造成其他严重危害后果的，依法给予开除的行政处分；构成犯罪的，依法追究刑事责任：

（一）未按照规定履行报告职责，隐瞒、缓报、谎报或授意他人隐瞒、缓报、谎报疫情的；

（二）在防治工作中玩忽职守，失职、渎职的；

（三）对上级卫生行政部门的督察、指导不予配合，或者采取其他方式阻碍、干涉的。

第三十七条 疾病预防控制机构和医疗机构及其人员有下列行为之一的，由县级以上卫生行政部门责令改正，通报批评，给予警告；情节严重的，依法吊销医疗机构执业许可证，并由有关部门对主要负责人给予降级或者撤职的行政处分；对有关医疗卫生人员，由其所在单位或者上级机关给予纪律处分，并由县级以上卫生行政部门依法吊销执业证书；造成传染性非典型肺炎传播、流行或者对社会公众健康造成其他严重危害后果，构成犯罪的，依法追究刑事责任：

（一）未依法履行疫情报告职责，隐瞒、缓报或者谎报的；

（二）拒绝服从卫生行政部门调遣的；

（三）未按照规定及时采取预防控制措施的；

（四）拒绝接诊病人或者疑似病人的；

（五）未按照规定履行监测职责的。

第三十八条 有关单位和人员有下列行为之一的，由县级以上卫生行政部门责令改正，可以处五千元以下罚款，情节较严重的，可以处五千元以上两万元以下的罚款；对主管人员和直接责任人员，由所在单位或有关部门给予行政处分；构成犯罪的，依法追究刑事责任：

（一）对传染性非典型肺炎病原体污染的污水、污物、粪便不按规定进行消毒处理的；

（二）造成传染性非典型肺炎的医源性感染、医院内感染、实验室感染或者致病性微生物扩散的；

（三）生产、经营、使用消毒产品、隔离防护用品等不符合规定与标准，可能造成传染病的传播、扩散或者造成传染病的传播、扩散的；

（四）拒绝、阻碍或者不配合现场调查、资料收集、采样检验以及监督检查的；

（五）拒绝执行疾病预防控制机构提出的预防、控制措施的；

（六）病人或者疑似病人故意传播传染性非典型肺炎，造成他人感染的。

第七章　附　　则

第三十九条 中国人民解放军、武装警察部队医疗卫生机构参与传染性非典型肺炎防治工作的，参照本办法的规定执行。

第四十条 本办法自发布之日起施行。

中华人民共和国卫生部令

（第36号）

《医疗卫生机构医疗废物管理办法》已于2003年8月14日经卫生部部务会议讨论通过，现予以发布，自发布之日起施行。

部长　吴　仪

二〇〇三年十月十五日

医疗卫生机构医疗废物管理办法

第一章　总　　则

第一条　为规范医疗卫生机构对医疗废物的管理，有效预防和控制医疗废物对人体健康和环境产生危害，根据《医疗废物管理条例》，制定本办法。

第二条　各级各类医疗卫生机构应当按照《医疗废物管理条例》和本办法的规定对医疗废物进行管理。

第三条　卫生部对全国医疗卫生机构的医疗废物管理工作实施监督。

县级以上地方人民政府卫生行政主管部门对本行政区域医疗卫生机构的医疗废物管理工作实施监督。

第二章　医疗卫生机构对医疗废物的管理职责

第四条　医疗卫生机构应当建立、健全医疗废物管理责任制，其法定代表人或者主要负责人为第一责任人，切实履行职责，确保医疗废物的安全管理。

第五条　医疗卫生机构应当依据国家有关法律、行政法规、部门规章和规范性文件的规定，制定并落实医疗废物管理的规章制度、工作流程和要求、有关人员的工作职责及发生医疗卫生机构内医疗废物流失、泄漏、扩散和意外事故的应急方案。内容包括：

（一）医疗卫生机构内医疗废物各产生地点对医疗废物分类收集方法和工作要求；

（二）医疗卫生机构内医疗废物的产生地点、暂时贮存地点的工作制度及从产生地点运送至暂时贮存地点的工作要求；

（三）医疗废物在医疗卫生机构内部运送及将医疗废物交由医疗废物处置单位的有关交接、登记的规定；

（四）医疗废物管理过程中的特殊操作程序及发生医疗废物流失、泄漏、扩散和意外事故的紧急处理措施；

（五）医疗废物分类收集、运送、暂时贮存过程中有关工作人员的职业卫生安全防护。

第六条　医疗卫生机构应当设置负责医疗废物管理的监控部门或者专（兼）职人员，履行以下职责：

（一）负责指导、检查医疗废物分类收集、运送、暂时贮存及机构内处置过程中各项工作的落实情况；

（二）负责指导、检查医疗废物分类收集、运送、暂时贮存及机构内处置过程中的职业卫生安全防护工作；

（三）负责组织医疗废物流失、泄漏、扩散和意外事故发生时的紧急处理工作；

（四）负责组织有关医疗废物管理的培训工作；

（五）负责有关医疗废物登记和档案资料的管理；

（六）负责及时分析和处理医疗废物管理中的其他问题。

第七条　医疗卫生机构发生医疗废物流失、

泄漏、扩散和意外事故时，应当按照《医疗废物管理条例》和本办法的规定采取相应紧急处理措施，并在48小时内向所在地的县级人民政府卫生行政主管部门、环境保护行政主管部门报告。调查处理工作结束后，医疗卫生机构应当将调查处理结果向所在地的县级人民政府卫生行政主管部门、环境保护行政主管部门报告。

县级人民政府卫生行政主管部门每月汇总逐级上报至当地省级人民政府卫生行政主管部门。

省级人民政府卫生行政主管部门每半年汇总后报卫生部。

第八条 医疗卫生机构发生因医疗废物管理不当导致1人以上死亡或者3人以上健康损害，需要对致病人员提供医疗救护和现场救援的重大事故时，应当在12小时内向所在地的县级人民政府卫生行政主管部门报告，并按照《医疗废物管理条例》和本办法的规定，采取相应紧急处理措施。

县级人民政府卫生行政主管部门接到报告后，应当在12小时内逐级向省级人民政府卫生行政主管部门报告。

医疗卫生机构发生因医疗废物管理不当导致3人以上死亡或者10人以上健康损害，需要对致病人员提供医疗救护和现场救援的重大事故时，应当在2小时内向所在地的县级人民政府卫生行政主管部门报告，并按照《医疗废物管理条例》和本办法的规定，采取相应紧急处理措施。

县级人民政府卫生行政主管部门接到报告后，应当在6小时内逐级向省级人民政府卫生行政主管部门报告。

省级人民政府卫生行政主管部门接到报告后，应当在6小时内向卫生部报告。

发生因医疗废物管理不当导致传染病传播事故，或者有证据证明传染病传播的事故有可能发生时，应当按照《传染病防治法》及有关规定报告，并采取相应措施。

第九条 医疗卫生机构应当根据医疗废物分类收集、运送、暂时贮存及机构内处置过程中所需要的专业技术、职业卫生安全防护和紧急处理知识等，制定相关工作人员的培训计划并组织实施。

第三章 分类收集、运送与暂时贮存

第十条 医疗卫生机构应当根据《医疗废物分类目录》，对医疗废物实施分类管理。

第十一条 医疗卫生机构应当按照以下要求，及时分类收集医疗废物：

（一）根据医疗废物的类别，将医疗废物分置于符合《医疗废物专用包装物、容器的标准和警示标识的规定》的包装物或者容器内；

（二）在盛装医疗废物前，应当对医疗废物包装物或者容器进行认真检查，确保无破损、渗漏和其他缺陷；

（三）感染性废物、病理性废物、损伤性废物、药物性废物及化学性废物不能混合收集。少量的药物性废物可以混入感染性废物，但应当在标签上注明；

（四）废弃的麻醉、精神、放射性、毒性等药品及其相关的废物的管理，依照有关法律、行政法规和国家有关规定、标准执行；

（五）化学性废物中批量的废化学试剂、废消毒剂应当交由专门机构处置；

（六）批量的含有汞的体温计、血压计等医疗器具报废时，应当交由专门机构处置；

（七）医疗废物中病原体的培养基、标本和菌种、毒种保存液等高危险废物，应当首先在产生地点进行压力蒸汽灭菌或者化学消毒处理，然后按感染性废物收集处理；

（八）隔离的传染病病人或者疑似传染病病人产生的具有传染性的排泄物，应当按照国家规定严格消毒，达到国家规定的排放标准后方可排入污水处理系统；

（九）隔离的传染病病人或者疑似传染病病人产生的医疗废物应当使用双层包装物，并及时密封；

（十）放入包装物或者容器内的感染性废物、病理性废物、损伤性废物不得取出。

第十二条 医疗卫生机构内医疗废物产生地点应当有医疗废物分类收集方法的示意图或者文字说明。

第十三条 盛装的医疗废物达到包装物或者容器的3/4时，应当使用有效的封口方式，使包装物或者容器的封口紧实、严密。

第十四条 包装物或者容器的外表面被感染性废物污染时，应当对被污染处进行消毒处理或者增加一层包装。

第十五条 盛装医疗废物的每个包装物、容器外表面应当有警示标识，在每个包装物、容器上应当系中文标签，中文标签的内容应当包括：

医疗废物产生单位、产生日期、类别及需要的特别说明等。

第十六条 运送人员每天从医疗废物产生地点将分类包装的医疗废物按照规定的时间和路线运送至内部指定的暂时贮存地点。

第十七条 运送人员在运送医疗废物前，应当检查包装物或者容器的标识、标签及封口是否符合要求，不得将不符合要求的医疗废物运送至暂时贮存地点。

第十八条 运送人员在运送医疗废物时，应当防止造成包装物或容器破损和医疗废物的流失、泄漏和扩散，并防止医疗废物直接接触身体。

第十九条 运送医疗废物应当使用防渗漏、防遗撒、无锐利边角、易于装卸和清洁的专用运送工具。

每天运送工作结束后，应当对运送工具及时进行清洁和消毒。

第二十条 医疗卫生机构应当建立医疗废物暂时贮存设施、设备，不得露天存放医疗废物；医疗废物暂时贮存的时间不得超过2天。

第二十一条 医疗卫生机构建立的医疗废物暂时贮存设施、设备应当达到以下要求：

（一）远离医疗区、食品加工区、人员活动区和生活垃圾存放场所，方便医疗废物运送人员及运送工具、车辆的出入；

（二）有严密的封闭措施，设专（兼）职人员管理，防止非工作人员接触医疗废物；

（三）有防鼠、防蚊蝇、防蟑螂的安全措施；

（四）防止渗漏和雨水冲刷；

（五）易于清洁和消毒；

（六）避免阳光直射；

（七）设有明显的医疗废物警示标识和“禁止吸烟、饮食”的警示标识。

第二十二条 暂时贮存病理性废物，应当具备低温贮存或者防腐条件。

第二十三条 医疗卫生机构应当将医疗废物交由取得县级以上人民政府环境保护行政主管部门许可的医疗废物集中处置单位处置，依照危险废物转移联单制度填写和保存转移联单。

第二十四条 医疗卫生机构应当对医疗废物进行登记，登记内容应当包括医疗废物的来源、种类、重量或者数量、交接时间、最终去向以及经办人签名等项目。登记资料至少保存3年。

第二十五条 医疗废物转交出去后，应当对暂时贮存地点、设施及时进行清洁和消毒处理。

第二十六条 禁止医疗卫生机构及其工作人员转让、买卖医疗废物。

禁止在非收集、非暂时贮存地点倾倒、堆放医疗废物，禁止将医疗废物混入其他废物和生活垃圾。

第二十七条 不具备集中处置医疗废物条件的农村地区，医疗卫生机构应当按照当地卫生行政主管部门和环境保护行政主管部门的要求，自行就地处置其产生的医疗废物。自行处置医疗废物的，应当符合以下基本要求：

（一）使用后的一次性医疗器具和容易致人损伤的医疗废物应当消毒并作毁形处理；

（二）能够焚烧的，应当及时焚烧；

（三）不能焚烧的，应当消毒后集中填埋。

第二十八条 医疗卫生机构发生医疗废物流失、泄漏、扩散和意外事故时，应当按照以下要求及时采取紧急处理措施：

（一）确定流失、泄漏、扩散的医疗废物的类别、数量、发生时间、影响范围及严重程度；

（二）组织有关人员尽快按照应急方案，对发生医疗废物泄漏、扩散的现场进行处理；

（三）对被医疗废物污染的区域进行处理时，应当尽可能减少对病人、医务人员、其他现场人员及环境的影响；

（四）采取适当的安全处置措施，对泄漏物及受污染的区域、物品进行消毒或者其他无害化处置，必要时封锁污染区域，以防扩大污染；

（五）对感染性废物污染区域进行消毒时，消毒工作从污染最轻区域向污染最严重区域进行，对可能被污染的所有使用过的工具也应当进行消毒；

（六）工作人员应当做好卫生安全防护后进行工作。

处理工作结束后，医疗卫生机构应当对事件的起因进行调查，并采取有效的防范措施预防类似事件的发生。

第四章 人员培训和职业安全防护

第二十九条 医疗卫生机构应当对本机构工作人员进行培训，提高全体工作人员对医疗废物管理工作的认识。对从事医疗废物分类收集、运送、暂时贮存、处置等工作的人员和管理人员，进行相关法律和专业技术、安全防护以及紧急处理等知识的培训。

第三十条 医疗废物相关工作人员和管理人员应当达到以下要求：

（一）掌握国家相关法律、法规、规章和有关规范性文件的规定，熟悉本机构制定的医疗废物管理的规章制度、工作流程和各项工作要求；

（二）掌握医疗废物分类收集、运送、暂时贮存的正确方法和操作程序；

（三）掌握医疗废物分类中的安全知识、专业技术、职业卫生安全防护等知识；

（四）掌握在医疗废物分类收集、运送、暂时贮存及处置过程中预防被医疗废物刺伤、擦伤等伤害的措施及发生后的处理措施；

（五）掌握发生医疗废物流失、泄漏、扩散和意外事故情况时的紧急处理措施。

第三十一条 医疗卫生机构应当根据接触医疗废物种类及风险大小的不同，采取适宜、有效的职业卫生防护措施，为机构内从事医疗废物分类收集、运送、暂时贮存和处置等工作的人员和管理人员配备必要的防护用品，定期进行健康检查，必要时，对有关人员进行免疫接种，防止其受到健康损害。

第三十二条 医疗卫生机构的工作人员在工作中发生被医疗废物刺伤、擦伤等伤害时，应当采取相应的处理措施，并及时报告机构内的相关部门。

第五章 监督管理

第三十三条 县级以上地方人民政府卫生行政主管部门应当依照《医疗废物管理条例》和本办法的规定，对所辖区域的医疗卫生机构进行定期监督检查和不定期抽查。

第三十四条 对医疗卫生机构监督检查和抽查的主要内容是：

（一）医疗废物管理的规章制度及落实情况；

（二）医疗废物分类收集、运送、暂时贮存及机构内处置的工作状况；

（三）有关医疗废物管理的登记资料和记录；

（四）医疗废物管理工作中，相关人员的安全防护工作；

（五）发生医疗废物流失、泄漏、扩散和意外事故的上报及调查处理情况；

（六）进行现场卫生学监测。

第三十五条 卫生行政主管部门在监督检查或者抽查中发现医疗卫生机构存在隐患时，应当责令立即消除隐患。

第三十六条 县级以上卫生行政主管部门应当对医疗卫生机构发生违反《医疗废物管理条例》和本办法规定的行为依法进行查处。

第三十七条 发生因医疗废物管理不当导致传染病传播事故，或者有证据证明传染病传播的事故有可能发生时，卫生行政主管部门应当按照《医疗废物管理条例》第四十条的规定及时采取相应措施。

第三十八条 医疗卫生机构对卫生行政主管部门的检查、监测、调查取证等工作，应当予以配合，不得拒绝和阻碍，不得提供虚假材料。

第六章 罚　则

第三十九条 医疗卫生机构违反《医疗废物管理条例》及本办法规定，有下列情形之一的，由县级以上地方人民政府卫生行政主管部门责令限期改正、给予警告；逾期不改正的，处以2000元以上5000元以下的罚款：

（一）未建立、健全医疗废物管理制度，或者未设置监控部门或者专（兼）职人员的；

（二）未对有关人员进行相关法律和专业技术、安全防护以及紧急处理等知识的培训的；

（三）未对医疗废物进行登记或者未保存登记资料的；

（四）未对机构内从事医疗废物分类收集、运送、暂时贮存、处置等工作的人员和管理人员采取职业卫生防护措施的；

（五）未对使用后的医疗废物运送工具及时进行清洁和消毒的；

（六）自行建有医疗废物处置设施的医疗卫生机构，未定期对医疗废物处置设施的卫生学效果进行检测、评价，或者未将检测、评价效果存档、报告的。

第四十条 医疗卫生机构违反《医疗废物管理条例》及本办法规定，有下列情形之一的，由县级以上地方人民政府卫生行政主管部门责令限期改正、给予警告，可以并处5000元以下的罚款；逾期不改正的，处5000元以上3万元以下的罚款：

（一）医疗废物暂时贮存地点、设施或者设备不符合卫生要求的；

（二）未将医疗废物按类别分置于专用包装物或者容器的；

（三）使用的医疗废物运送工具不符合要求的。

第四十一条 医疗卫生机构违反《医疗废物管理条例》及本办法规定，有下列情形之一的，由县级以上地方人民政府卫生行政主管部门责令限期改正，给予警告，并处5000元以上1万以下的罚款；逾期不改正的，处1万元以上3万元以下的罚款；造成传染病传播的，由原发证部门暂扣或者吊销医疗卫生机构执业许可证件；构成犯罪的，依法追究刑事责任：

（一）在医疗卫生机构内丢弃医疗废物和在非贮存地点倾倒、堆放医疗废物或者将医疗废物混入其他废物和生活垃圾的；

（二）将医疗废物交给未取得经营许可证的单位或者个人的；

（三）未按照条例及本办法的规定对污水、传染病病人和疑似传染病病人的排泄物进行严格消毒，或者未达到国家规定的排放标准，排入污水处理系统的；

（四）对收治的传染病病人或者疑似传染病病人产生的生活垃圾，未按照医疗废物进行管理和处置的。

第四十二条 医疗卫生机构转让、买卖医疗废物的，依照《医疗废物管理条例》第五十三条处罚。

第四十三条 医疗卫生机构发生医疗废物流失、泄漏、扩散时，未采取紧急处理措施，或者未及时向卫生行政主管部门报告的，由县级以上地方人民政府卫生行政主管部门责令改正，给予警告，并处1万元以上3万元以下的罚款；造成传染病传播的，由原发证部门暂扣或者吊销医疗卫生机构执业许可证件；构成犯罪的，依法追究刑事责任。

第四十四条 医疗卫生机构无正当理由，阻碍卫生行政主管部门执法人员执行职务，拒绝执法人员进入现场，或者不配合执法部门的检查、监测、调查取证的，由县级以上地方人民政府卫生行政主管部门责令改正，给予警告；拒不改正的，由原发证部门暂扣或者吊销医疗卫生机构执业许可证件；触犯《中华人民共和国治安管理处罚条例》，构成违反治安管理行为的，由公安机关依法予以处罚；构成犯罪的，依法追究刑事责任。

第四十五条 不具备集中处置医疗废物条件的农村，医疗卫生机构未按照《医疗废物管理条例》和本办法的要求处置医疗废物的，由县级以上地方人民政府卫生行政主管部门责令限期改正，给予警告；逾期不改的，处1000元以上5000元以下的罚款；造成传染病传播的，由原发证部门暂扣或者吊销医疗卫生机构执业许可证件；构成犯罪的，依法追究刑事责任。

第四十六条 医疗卫生机构违反《医疗废物管理条例》及本办法规定，导致传染病传播，给他人造成损害的，依法承担民事赔偿责任。

第七章 附 则

第四十七条 本办法所称医疗卫生机构指依照《医疗机构管理条例》的规定取得《医疗机构执业许可证》的机构及疾病预防控制机构、采供血机构。

第四十八条 本办法自公布之日起施行。

中华人民共和国卫生部令

（第41号）

《医疗机构传染病预检分诊管理办法》已于2004年12月16日经卫生部部务会议讨论通过，现予以发布，自发布之日起施行。

部长 吴 仪

二〇〇五年二月二十八日

医疗机构传染病预检分诊管理办法

第一条 为规范医疗机构传染病预检、分诊工作，有效控制传染病疫情，防止医疗机构内交叉感染，保障人民群众身体健康和生命安全，根据《中华人民共和国传染病防治法》第五十二条的规定，制定本办法。

第二条 医疗机构应当建立传染病预检、分诊制度。

二级以上综合医院应当设立感染性疾病科，具体负责本医疗机构传染病的分诊工作，并对本医疗机构的传染病预检、分诊工作进行组织管理。

没有设立感染性疾病科的医疗机构应当设立传染病分诊点。

感染性疾病科和分诊点应当标识明确，相对独立，通风良好，流程合理，具有消毒隔离条件和必要的防护用品。

第三条 医疗机构各科室的医师在接诊过程中，应当注意询问病人有关的流行病学史、职业史，结合病人的主诉、病史、症状和体征等对来诊的病人进行传染病的预检。

经预检为传染病病人或者疑似传染病病人的，应当将病人分诊至感染性疾病科或者分诊点就诊，同时对接诊处采取必要的消毒措施。

第四条 医疗机构应当根据传染病的流行季节、周期和流行趋势做好特定传染病的预检、分诊工作。

医疗机构应当在接到卫生部和省、自治区、直辖市人民政府发布特定传染病预警信息后，或者按照当地卫生行政部门的要求，加强特定传染病的预检、分诊工作。必要时，设立相对独立的针对特定传染病的预检处，引导就诊病人首先到预检处检诊，初步排除特定传染病后，再到相应的普通科室就诊。

第五条 对呼吸道等特殊传染病病人或者疑似病人，医疗机构应当依法采取隔离或者控制传播措施，并按照规定对病人的陪同人员和其他密切接触人员采取医学观察和其他必要的预防措施。

第六条 医疗机构不具备传染病救治能力时，应当及时将病人转诊到具备救治能力的医疗机构诊疗，并将病历资料复印件转至相应的医疗机构。

第七条 转诊传染病病人或疑似传染病病人时，应当按照当地卫生行政部门的规定使用专用车辆。

第八条 感染性疾病科和分诊点应当采取标准防护措施，按照规范严格消毒，并按照《医疗废物管理条例》的规定处理医疗废物。

第九条 医疗机构应当定期对医务人员进行传染病防治知识的培训，培训应当包括传染病防治的法律、法规以及传染病流行动态、诊断、治疗、预防、职业暴露的预防和处理等内容。

从事传染病预检、分诊的医务人员应当严格遵守卫生管理法律、法规和有关规定，认真执行临床技术操作规范、常规以及有关工作制度。

第十条 各级卫生行政部门应当加强对医疗机构预检分诊工作的监督管理，对违反《中华人民共和国传染病防治法》等有关法律、法规和本办法的，应当依法查处。

第十一条 本办法自发布之日起施行。

中华人民共和国卫生部令

（第42号）

《医师外出会诊管理暂行规定》已于2004年12月16日经卫生部部务会议讨论通过，并商国家发展和改革委员会同意，现予以发布，自2005年7月1日起施行。

部长　高　强

二〇〇五年四月三十日

医师外出会诊管理暂行规定

第一条 为规范医疗机构之间医师会诊行为，促进医学交流与发展，提高医疗水平，保证医疗质量和医疗安全，方便群众就医，保护患者、医师、医疗机构的合法权益，根据《执业医师法》、《医疗机构管理条例》的规定，制定本规定。

第二条 本规定所称医师外出会诊是指医师经所在医疗机构批准，为其他医疗机构特定的患者开展执业范围内的诊疗活动。

医师未经所在医疗机构批准，不得擅自外出会诊。

第三条 各级卫生行政部门应当加强对医师外出会诊的监督管理。

第四条 医疗机构在诊疗过程中，根据患者的病情需要或者患者要求等原因，需要邀请其他医疗机构的医师会诊时，经治科室应当向患者说明会诊、费用等情况，征得患者同意后，报本单位医务管理部门批准；当患者不具备完全民事行为能力时，应征得其近亲属或者监护人同意。

第五条 邀请会诊的医疗机构（以下称邀请医疗机构）拟邀请其他医疗机构（以下称会诊医疗机构）的医师会诊，需向会诊医疗机构发出书面会诊邀请函。内容应当包括拟会诊患者病历摘要、拟邀请医师或者邀请医师的专业及技术职务任职资格、会诊的目的、理由、时间和费用等情况，并加盖邀请医疗机构公章。

用电话或者电子邮件等方式提出会诊邀请的，应当及时补办书面手续。

第六条 有下列情形之一的，医疗机构不得提出会诊邀请：

（一）会诊邀请超出本单位诊疗科目或者本单位不具备相应资质的；

（二）本单位的技术力量、设备、设施不能为会诊提供必要的医疗安全保障的；

（三）会诊邀请超出被邀请医师执业范围的；

（四）省级卫生行政部门规定的其他情形。

第七条 会诊医疗机构接到会诊邀请后，在不影响本单位正常业务工作和医疗安全的前提下，医务管理部门应当及时安排医师外出会诊。会诊影响本单位正常业务工作但存在特殊需要的情况下，应当经会诊医疗机构负责人批准。

第八条 有下列情形之一的，医疗机构不得派出医师外出会诊：

（一）会诊邀请超出本单位诊疗科目或者本单位不具备相应资质的；

（二）会诊邀请超出被邀请医师执业范围的；

（三）邀请医疗机构不具备相应医疗救治条件的；

（四）省级卫生行政部门规定的其他情形。

第九条 会诊医疗机构不能派出会诊医师时，应当及时告知邀请医疗机构。

第十条 医师接受会诊任务后，应当详细了解患者的病情，亲自诊查患者，完成相应的会诊工作，并按照规定书写医疗文书。

第十一条 医师在会诊过程中应当严格执行有关的卫生管理法律、法规、规章和诊疗规范、常规。

第十二条 医师在会诊过程中发现难以胜任会诊工作，应当及时、如实告知邀请医疗机构，并终止会诊。

医师在会诊过程中发现邀请医疗机构的技术力量、设备、设施条件不适宜收治该患者，或者难以保障会诊质量和安全的，应当建议将该患者转往其他具备收治条件的医疗机构诊治。

第十三条 会诊结束后，邀请医疗机构应当将会诊情况通报会诊医疗机构。医师应当在返回本单位2个工作日内将外出会诊的有关情况报告所在科室负责人和医务管理部门。

第十四条 医师在外出会诊过程中发生的医疗事故争议，由邀请医疗机构按照《医疗事故处理条例》的规定进行处理。必要时，会诊医疗机构应当协助处理。

第十五条 会诊中涉及的会诊费用按照邀请医疗机构所在地的规定执行。差旅费按照实际发生额结算，不得重复收费。属医疗机构根据诊疗需要邀请的，差旅费由医疗机构承担；属患者主动要求邀请的，差旅费由患者承担，收费方应向患者提供正式收费票据。会诊中涉及的治疗、手术等收费标准可在当地规定的基础上酌情加收，加收幅度由省级价格主管部门会同同级卫生行政部门确定。

邀请医疗机构支付会诊费用应当统一支付给会诊医疗机构，不得支付给会诊医师本人。会诊医疗机构由于会诊产生的收入，应纳入单位财务部门统一核算。

第十六条 会诊医疗机构应当按照有关规定给付会诊医师合理报酬。医师在国家法定节假日完成会诊任务的，会诊医疗机构应当按照国家有关规定提高会诊医师的报酬标准。

第十七条 医师在外出会诊时不得违反规定接受邀请医疗机构报酬，不得收受或者索要患者及其家属的钱物，不得牟取其他不正当利益。

第十八条 医疗机构应当加强对本单位医师外出会诊的管理，建立医师外出会诊管理档案，并将医师外出会诊情况与其年度考核相结合。

第十九条 医疗机构违反本规定第六条、第八条、第十五条的，由县级以上卫生行政部门责令改正，给予警告；诊疗活动超出登记范围的，按照《医疗机构管理条例》第四十七条处理。

第二十条 医师违反第二条、第七条规定擅自外出会诊或者在会诊中违反第十七条规定的，由所在医疗机构记入医师考核档案；经教育仍不改正的，依法给予行政处分或者纪律处分。

医师外出会诊违反《执业医师法》有关规定的，按照《执业医师法》第三十七条处理。

第二十一条 医疗机构疏于对本单位医师外出会诊管理的，县级以上卫生行政部门应当对医疗机构及其主要负责人和负有责任的主管人员进行通报批评。

第二十二条 医师受卫生行政部门调遣到其他医疗机构开展诊疗活动的，不适用本规定。

第二十三条 本规定自 2005 年 7 月 1 日起施行。

中华人民共和国卫生部令

（第 43 号）

《传染病病人或疑似传染病病人尸体解剖查验规定》已于 2004 年 12 月 16 日经卫生部部务会议讨论通过，现予以发布，自 2005 年 9 月 1 日起施行。

部长　高　强

二〇〇五年四月三十日

传染病病人或疑似传染病病人尸体解剖查验规定

第一条 为了及时查明传染病病因，提高传染病诊疗水平，有效控制传染病流行，防止疫情扩散，根据《中华人民共和国传染病防治法》第四十六条（以下简称《传染病防治法》），制定本规定。

第二条 本规定适用于病因不明的传染病病人或者疑似传染病病人尸体的解剖查验工作。

第三条 传染病病人或者疑似传染病病人尸体解剖查验工作应当在卫生行政部门指定的具有传染病病人尸体解剖查验资质的机构（以下简称查验机构）内进行。

设区的市级以上卫生行政部门应当根据本辖区传染病防治工作实际需要，指定具有独立病理解剖能力的医疗机构或者具有病理教研室或者法医教研室的普通高等学校作为查验机构。

从事甲类传染病和采取甲类传染病预防、控制措施的其他传染病病人或者疑似传染病病人尸体解剖查验的机构，由省级以上卫生行政部门指定。

第四条 查验机构应当具备下列条件：

（一）有独立的解剖室及相应的辅助用房，人流、物流、空气流合理，采光良好，其中解剖室面积不少于 15 平方米；

（二）具有尸检台、切片机、脱水机、吸引器、显微镜、照相设备、计量设备、消毒隔离设备、个人防护设备、病理组织取材工作台、储存和运送标本的必要设备、尸体保存设施以及符合环保要求的污水、污物处理设施；

（三）至少有二名具有副高级以上病理专业技

术职务任职资格的医师，其中有一名具有正高级病理专业技术职务任职资格的医师作为主检人员；

（四）具有健全的规章制度和规范的技术操作规程，并定期对工作人员进行培训和考核；

（五）具有尸体解剖查验和职业暴露的应急预案。

从事甲类传染病和采取甲类传染病预防、控制措施的其他传染病或者疑似传染病病人尸体解剖查验机构的解剖室应当同时具备对外排空气进行过滤消毒的条件。

第五条 医疗机构为了查找传染病病因，对在医疗机构死亡的传染病人或疑似传染病病人，经所在地设区的市级卫生行政部门批准，进行尸体解剖查验，并告知死者家属，做好记录。

第六条 疾病预防控制机构接到有关部门通知，对在医疗机构外死亡、具有传染病特征的病人尸体应当采取消毒隔离措施；需要查找传染病病因的，经所在地设区的市级卫生行政部门批准，进行尸体解剖查验，并告知死者家属，做好记录。

第七条 解剖查验应当遵循就近原则，按照当地卫生行政部门规定使用专用车辆运送至查验机构。

第八条 除解剖查验工作需要外，任何单位和个人不得对需要解剖查验的尸体进行搬运、清洗、更衣、掩埋、火化等处理。

第九条 医疗机构应当向查验机构提供临床资料复印件，并与查验机构办理交接手续。

第十条 查验机构应当指定一名主检人员。查验人员在尸体解剖查验前，应当认真查阅有关临床资料。

第十一条 解剖查验工作应当严格遵守有关技术操作规范和常规，并符合传染病预防控制的规定。

对解剖查验中的标本采集、保藏、携带和运输应当执行《病原微生物实验室生物安全管理条例》等规定。

解剖查验过程中采集的标本，应当在符合生物安全要求的实验室进行检验。

第十二条 在解剖查验过程中，对所产生的医疗废物应当按照《医疗废物管理条例》等有关规定进行处理。

第十三条 从事尸体解剖查验工作的病理专业技术人员在解剖查验全过程中应当实施标准防护措施，严格遵守有关技术操作规程，采取有效措施防止交叉感染、环境污染造成疫病播散。查验机构要做好有关技术人员的健康监护工作。

第十四条 查验机构应当尽快出具初步查验报告，并及时反馈相应的医疗机构、疾病预防控制机构或者卫生行政部门。

医疗机构根据初步查验报告、病理报告和病原学检验报告，综合临床表现，尽快明确诊断，并按规定报告。

第十五条 尸体解剖查验工作结束后，病理专业技术人员应当对尸体进行缝合、清理。查验机构应当在所在地疾病预防控制机构的指导下或者按其提出的卫生要求对尸体、解剖现场及周围环境进行严格消毒处理。

解剖查验后的尸体经卫生处理后，按照规定火化或者深埋。

第十六条 停放传染病或疑似传染病病人尸体的场所、专用运输工具以及使用过的单体冰柜均应当按照规定严格消毒。

第十七条 有关单位和个人违反本规定，有下列情形之一的，由卫生行政部门依据《传染病防治法》、《执业医师法》、《医疗机构管理条例》等有关法律法规进行相应处理，并对负有责任的主管人员和其他直接责任人员给予行政处分；造成严重后果构成犯罪的，依法追究刑事责任。

（一）医疗机构未经批准，擅自对病因不明并具有传染病特征的病人尸体进行解剖查验的；

（二）查验机构及其工作人员在解剖查验过程中，未按规定采取有效的消毒、防护、隔离等措施的；

（三）查验机构及其工作人员出具虚假查验报告的；

（四）查验机构未按规定履行查验职责的；

（五）法律、行政法规规定的其他违法情形。

第十八条 按照《传染病防治法》的规定，为查找传染病病因，对传染病病人尸体或者疑似传染病病人尸体进行解剖查验，卫生行政部门应当保障工作实施经费，对工作人员采取有效的卫生防护措施和医疗保健措施。

第十九条 本规定自 2005 年 9 月 1 日起施行。

中华人民共和国卫生部令

（第 44 号）

《血站管理办法》已经卫生部部务会议讨论通过，现予以发布，自 2006 年 3 月 1 日起施行。

部长　高　强
二〇〇五年十一月十七日

血站管理办法

第一章　总　　则

第一条　为了确保血液安全，规范血站执业行为，促进血站的建设与发展，根据《献血法》制定本办法。

第二条　本办法所称血站是指不以营利为目的，采集、提供临床用血的公益性卫生机构。

第三条　血站分为一般血站和特殊血站。

一般血站包括血液中心、中心血站和中心血库。

特殊血站包括脐带血造血干细胞库和卫生部根据医学发展需要批准、设置的其他类型血库。

第四条　血液中心、中心血站和中心血库由地方人民政府设立。

血站的建设和发展纳入当地国民经济和社会发展计划。

第五条　卫生部根据全国医疗资源配置、临床用血需求，制定全国采供血机构设置规划指导原则，并负责全国血站建设规划的指导。

省、自治区、直辖市人民政府卫生行政部门应当根据前款规定，结合本行政区域人口、医疗资源、临床用血需求等实际情况和当地区域卫生发展规划，制定本行政区域血站设置规划，报同级人民政府批准，并报卫生部备案。

第六条　卫生部主管全国血站的监督管理工作。

县级以上地方人民政府卫生行政部门负责本行政区域内血站的监督管理工作。

第七条　鼓励和支持开展血液应用研究和技术创新工作，以及与临床输血有关的科学技术的国际交流与合作。

第二章　一般血站管理

第一节　设置、职责与执业登记

第八条　血液中心应当设置在直辖市、省会市、自治区首府市。其主要职责是：

（一）按照省级人民政府卫生行政部门的要求，在规定范围内开展无偿献血者的招募、血液的采集与制备、临床用血供应以及医疗用血的业务指导等工作；

（二）承担所在省、自治区、直辖市血站的质量控制与评价；

（三）承担所在省、自治区、直辖市血站的业务培训与技术指导；

（四）承担所在省、自治区、直辖市血液的集中化检测任务；

（五）开展血液相关的科研工作；

（六）承担卫生行政部门交办的任务。

血液中心应当具有较高综合质量评价的技术能力。

第九条　中心血站应当设置在设区的市。其主要职责是：

（一）按照省级人民政府卫生行政部门的要求，在规定范围内开展无偿献血者的招募、血液的采集与制备、临床用血供应以及医疗用血的业务指导等工作；

（二）承担供血区域范围内血液储存的质量控制；

（三）对所在行政区域内的中心血库进行质量控制；

（四）承担卫生行政部门交办的任务。

直辖市、省会市、自治区首府市已经设置血液中心的，不再设置中心血站；尚未设置血液中心的，可以在已经设置的中心血站基础上加强能力建设，履行血液中心的职责。

第十条 中心血库应当设置在中心血站服务覆盖不到的县级综合医院内。其主要职责是，按照省级人民政府卫生行政部门的要求，在规定范围内开展无偿献血者的招募、血液的采集与制备、临床用血供应以及医疗用血业务指导等工作。

第十一条 省、自治区、直辖市人民政府卫生行政部门依据采供血机构设置规划批准设置血站，并报卫生部备案。

省、自治区、直辖市人民政府卫生行政部门负责明确辖区内各级卫生行政部门监管责任和血站的职责；根据实际供血距离与能力等情况，负责划定血站采供血服务区域，采供血服务区域可以不受行政区域的限制。

同一行政区域内不得重复设置血液中心、中心血站。

血站与单采血浆站不得在同一县级行政区域内设置。

第十二条 省、自治区、直辖市人民政府卫生行政部门应当统一规划、设置集中化检测实验室，并逐步实施。

第十三条 血站开展采供血活动，应当向所在省、自治区、直辖市人民政府卫生行政部门申请办理执业登记，取得《血站执业许可证》。没有取得《血站执业许可证》的，不得开展采供血活动。

《血站执业许可证》有效期为三年。

第十四条 血站申请办理执业登记必须填写《血站执业登记申请书》。

省级人民政府卫生行政部门在受理血站执业登记申请后，应当组织有关专家或者委托技术部门，根据《血站质量管理规范》和《血站实验室质量管理规范》，对申请单位进行技术审查，并提交技术审查报告。

省级人民政府卫生行政部门应当在接到专家或者技术部门的技术审查报告后二十日内对申请事项进行审核。审核合格的，予以执业登记，发给卫生部统一样式的《血站执业许可证》及其副本。

第十五条 有下列情形之一的，不予执业登记：

（一）《血站质量管理规范》技术审查不合格的；

（二）《血站实验室质量管理规范》技术审查不合格的；

（三）血液质量检测结果不合格的。

执业登记机关对审核不合格、不予执业登记的，将结果和理由以书面形式通知申请人。

第十六条 《血站执业许可证》有效期满前三个月，血站应当办理再次执业登记，并提交《血站再次执业登记申请书》及《血站执业许可证》。

省级人民政府卫生行政部门应当根据血站业务开展和监督检查情况进行审核，审核合格的，予以继续执业。未通过审核的，责令其限期整改；经整改仍审核不合格的，注销其《血站执业许可证》。

未办理再次执业登记手续或者被注销《血站执业许可证》的血站，不得继续执业。

第十七条 血站因采供血需要，在规定的服务区域内设置分支机构，应当报所在省、自治区、直辖市人民政府卫生行政部门批准；设置固定采血点（室）或者流动采血车的，应当报省、自治区、直辖市人民政府卫生行政部门备案。

为保证辖区内临床用血需要，血站可以设置储血点储存血液。储血点应当具备必要的储存条件，并由省级卫生行政部门批准。

第十八条 根据规划予以撤销的血站，应当在撤销后十五日内向执业登记机关申请办理注销执业登记。逾期不办理的，由执业登记机关依程序予以注销，并收回《血站执业许可证》及其副本和全套印章。

第二节 执 业

第十九条 血站执业，应当遵守有关法律、行政法规、规章和技术规范。

第二十条 血站应当根据医疗机构临床用血需求，制定血液采集、制备、供应计划，保障临床用血安全、及时、有效。

第二十一条 血站应当开展无偿献血宣传。

血站开展献血者招募，应当为献血者提供安全、卫生、便利的条件和良好的服务。

第二十二条 血站应当按照国家有关规定对献血者进行健康检查和血液采集。

血站采血前应当对献血者身份进行核对并进行登记。

严禁采集冒名顶替者的血液。严禁超量、频

繁采集血液。

血站不得采集血液制品生产用原料血浆。

第二十三条 献血者应当按照要求出示真实的身份证明。

任何单位和个人不得组织冒名顶替者献血。

第二十四条 血站采集血液应当遵循自愿和知情同意的原则，并对献血者履行规定的告知义务。

血站应当建立献血者信息保密制度，为献血者保密。

第二十五条 血站应当建立对有易感染经血液传播疾病危险行为的献血者献血后的报告工作程序、献血屏蔽和淘汰制度。

第二十六条 血站开展采供血业务应当实行全面质量管理，严格遵守《中国输血技术操作规程》、《血站质量管理规范》和《血站实验室质量规范》等技术规范和标准。

血站应当建立人员岗位责任制度和采供血管理相关工作制度，并定期检查、考核各项规章制度和各级各类人员岗位责任制的执行和落实情况。

第二十七条 血站工作人员应当符合岗位执业资格的规定，并接受血液安全和业务岗位培训与考核，领取岗位培训合格证书后方可上岗。

血站工作人员每人每年应当接受不少于75学时的岗位继续教育。

岗位培训与考核由省级以上人民政府卫生行政部门负责组织实施。

第二十八条 血站各业务岗位工作记录应当内容真实、项目完整、格式规范、字迹清楚、记录及时，有操作者签名。

记录内容需要更改时，应当保持原记录内容清晰可辨，注明更改内容、原因和日期，并在更改处签名。

献血、检测和供血的原始记录应当至少保存十年，法律、行政法规和卫生部另有规定的，依照有关规定执行。

第二十九条 血站应当保证所采集的血液由具有血液检测实验室资格的实验室进行检测。

对检测不合格或者报废的血液，血站应当严格按照有关规定处理。

第三十条 血站应当制定实验室室内质控与室间质评制度，确保试剂、卫生器材、仪器、设备在使用过程中能达到预期效果。

血站的实验室应当配备必要的生物安全设备和设施，并对工作人员进行生物安全知识培训。

第三十一条 血液检测的全血标本的保存期应当与全血有效期相同；血清（浆）标本的保存期应当在全血有效期满后半年。

第三十二条 血站应当加强消毒、隔离工作管理，预防和控制感染性疾病的传播。

血站产生的医疗废物应当按《医疗废物管理条例》规定处理，做好记录与签字，避免交叉感染。

第三十三条 血站及其执行职务的人员发现法定传染病疫情时，应当按照《传染病防治法》和卫生部的规定向有关部门报告。

第三十四条 血液的包装、储存、运输应当符合《血站质量管理规范》的要求。血液包装袋上应当标明：

（一）血站的名称及其许可证号；

（二）献血编号或者条形码；

（三）血型；

（四）血液品种；

（五）采血日期及时间或者制备日期及时间；

（六）有效日期及时间；

（七）储存条件。

第三十五条 血站应当保证发出的血液质量符合国家有关标准，其品种、规格、数量、活性、血型无差错；未经检测或者检测不合格的血液，不得向医疗机构提供。

第三十六条 血站应当建立质量投诉、不良反应监测和血液收回制度。

第三十七条 血站应当加强对其所设储血点的质量监督，确保储存条件，保证血液储存质量；按照临床需要进行血液储存和调换。

第三十八条 血站使用的药品、体外诊断试剂、一次性卫生器材应当符合国家有关规定。

第三十九条 血站应当按照有关规定，认真填写采供血机构统计报表，及时准确上报。

第四十条 血站应当制定紧急灾害应急预案，并从血源、管理制度、技术能力和设备条件等方面保证预案的实施。在紧急灾害发生时服从县级以上人民政府卫生行政部门的调遣。

第四十一条 特殊血型的血液需要从外省、自治区、直辖市调配的，由省级人民政府卫生行政部门批准。

因科研或者特殊需要而进行血液调配的，由

省级人民政府卫生行政部门批准。

出于人道主义、救死扶伤的目的，需要向中国境外医疗机构提供血液及特殊血液成分的，应当严格按照有关规定办理手续。

第四十二条 无偿献血的血液必须用于临床，不得买卖。

血站剩余成分血浆由省、自治区、直辖市人民政府卫生行政部门协调血液制品生产单位解决。

第四十三条 血站必须严格执行国家有关报废血处理和有易感染经血液传播疾病危险行为的献血者献血后保密性弃血处理的规定。

第四十四条 血站剩余成分血浆以及因科研或者特殊需要用血而进行的调配所得的收入，全部用于无偿献血者用血返还费用，血站不得挪作他用。

第三章 特殊血站管理

第四十五条 卫生部根据全国人口分布、卫生资源、临床造血干细胞移植需要等实际情况，统一制定我国脐带血造血干细胞库等特殊血站的设置规划和原则。

国家不批准设置以营利为目的的脐带血造血干细胞库等特殊血站。

第四十六条 申请设置脐带血造血干细胞库等特殊血站的，应当按照卫生部规定的条件向所在地省级人民政府卫生行政部门申请。省级人民政府卫生行政部门组织初审后报卫生部。

卫生部对脐带血造血干细胞库等特殊血站设置审批按照申请的先后次序进行。

第四十七条 脐带血造血干细胞库等特殊血站执业，应当向所在地省级人民政府卫生行政部门申请办理执业登记。

省级卫生行政部门应当组织有关专家和技术部门，按照本办法和卫生部制定的脐带血造血干细胞库等特殊血站的基本标准、技术规范，对申请单位进行技术审查及执业验收。审查合格的，发给《血站执业许可证》，并注明开展的业务。《血站执业许可证》有效期为三年。

未取得《血站执业许可证》的，不得开展采供脐带血造血干细胞等业务。

第四十八条 脐带血造血干细胞库等特殊血站在《血站执业许可证》有效期满后继续执业的，应当在《血站执业许可证》有效期满前三个月向原执业登记的省级人民政府卫生行政部门申请办理再次执业登记手续。

第四十九条 脐带血造血干细胞库等特殊血站执业除应当遵守本办法第二章第二节一般血站的执业要求外，还应当遵守以下规定：

（一）按照卫生部规定的脐带血造血干细胞库等特殊血站的基本标准、技术规范等执业；

（二）脐带血等特殊血液成分的采集必须符合医学伦理的有关要求，并遵循自愿和知情同意的原则。脐带血造血干细胞库必须与捐献者签署经执业登记机关审核的知情同意书；

（三）脐带血造血干细胞库等特殊血站只能向有造血干细胞移植经验和基础，并装备有造血干细胞移植所需的无菌病房和其他必须设施的医疗机构提供脐带血造血干细胞；

（四）出于人道主义、救死扶伤的目的，必须向境外医疗机构提供脐带血造血干细胞等特殊血液成分的，应当严格按照国家有关人类遗传资源管理规定办理手续；

（五）脐带血等特殊血液成分必须用于临床。

第四章 监督管理

第五十条 县级以上人民政府卫生行政部门对采供血活动履行下列职责：

（一）制定临床用血储存、配送管理办法，并监督实施；

（二）对下级卫生行政部门履行本办法规定的血站管理职责进行监督检查；

（三）对辖区内血站执业活动进行日常监督检查，组织开展对采供血质量的不定期抽检；

（四）对辖区内临床供血活动进行监督检查；

（五）对违反本办法的行为依法进行查处。

第五十一条 各级人民政府卫生行政部门应当对无偿献血者的招募、采血、供血活动予以支持、指导。

第五十二条 省级人民政府卫生行政部门应当对本辖区内的血站执行有关规定情况和无偿献血比例、采供血服务质量、业务指导、人员培训、综合质量评价技术能力等情况进行评价及监督检查，按照卫生部的有关规定将结果上报，同时向社会公布。

第五十三条 卫生部定期对血液中心执行有关规定情况和无偿献血比例、采供血服务质量、业务指导、人员培训、综合质量评价技术能力等情况以及脐带血造血干细胞库等特殊血站的质量管理状况进行评价及监督检查，并将结果向社会公布。

第五十四条 卫生行政部门在进行监督检查时，有权索取有关资料，血站不得隐瞒、阻碍或者拒绝。

卫生行政部门对血站提供的资料负有保密的义务，法律、行政法规或者部门规章另有规定的除外。

第五十五条 卫生行政部门和工作人员在履行职责时，不得有以下行为：

（一）对不符合法定条件的，批准其设置、执业登记或者变更登记，或者超越职权批准血站设置、执业登记或者变更登记；

（二）对符合法定条件和血站设置规划的，不予批准其设置、执业登记或者变更登记；或者不在法定期限内批准其设置、执业登记或者变更登记；

（三）对血站不履行监督管理职责；

（四）其他违反本办法的行为。

第五十六条 各级人民政府卫生行政部门应当建立血站监督管理的举报、投诉机制。

卫生行政部门对举报人和投诉人负有保密的义务。

第五十七条 国家实行血液质量监测、检定制度，对血站质量管理、血站实验室质量管理实行技术评审制度，具体办法由卫生部另行制定。

第五十八条 血站有下列情形之一的，由省级人民政府卫生行政部门注销其《血站执业许可证》：

（一）《血站执业许可证》有效期届满未办理再次执业登记的；

（二）取得《血站执业许可证》后一年内未开展采供血工作的。

第五章 法律责任

第五十九条 有下列行为之一的，属于非法采集血液，由县级以上地方人民政府卫生行政部门按照《献血法》第十八条的有关规定予以处罚；构成犯罪的，依法追究刑事责任：

（一）未经批准，擅自设置血站，开展采供血活动的；

（二）已被注销的血站，仍开展采供血活动的；

（三）已取得设置批准但尚未取得《血站执业许可证》即开展采供血活动，或者《血站执业许可证》有效期满未再次登记仍开展采供血活动的；

（四）租用、借用、出租、出借、变造、伪造《血站执业许可证》开展采供血活动的。

第六十条 血站出售无偿献血血液的，由县级以上地方人民政府卫生行政部门按照《献血法》第十八条的有关规定，予以处罚；构成犯罪的，依法追究刑事责任。

第六十一条 血站有下列行为之一的，由县级以上地方人民政府卫生行政部门予以警告、责令改正；逾期不改正，或者造成经血液传播疾病发生，或者其他严重后果的，对负有责任的主管人员和其他直接负责人员，依法给予行政处分；构成犯罪的，依法追究刑事责任：

（一）超出执业登记的项目、内容、范围开展业务活动的；

（二）工作人员未取得相关岗位执业资格或者未经执业注册而从事采供血工作的；

（三）血液检测实验室未取得相应资格即进行检测的；

（四）擅自采集原料血浆、买卖血液的；

（五）采集血液前，未按照国家颁布的献血者健康检查要求对献血者进行健康检查、检测的；

（六）采集冒名顶替者、健康检查不合格者血液以及超量、频繁采集血液的；

（七）违反输血技术操作规程、有关质量规范和标准的；

（八）采血前未向献血者、特殊血液成分捐赠者履行规定的告知义务的；

（九）擅自涂改、毁损或者不按规定保存工作记录的；

（十）使用的药品、体外诊断试剂、一次性卫生器材不符合国家有关规定的；

（十一）重复使用一次性卫生器材的；

（十二）对检测不合格或者报废的血液，未按有关规定处理的；

（十三）未经批准擅自与外省、自治区、直辖市调配血液的；

（十四）未经批准向境外医疗机构提供血液或者特殊血液成分的；

（十五）未按规定保存血液标本的；

（十六）脐带血造血干细胞库等特殊血站违反有关技术规范的。

血站造成经血液传播疾病发生或者其他严重

后果的，卫生行政部门在行政处罚的同时，可以注销其《血站执业许可证》。

第六十二条 临床用血的包装、储存、运输，不符合国家规定的卫生标准和要求的，由县级以上地方人民政府卫生行政部门责令改正，给予警告。

第六十三条 血站违反规定，向医疗机构提供不符合国家规定标准的血液的，由县级以上人民政府卫生行政部门责令改正；情节严重，造成经血液途径传播的疾病传播或者有传播严重危险的，限期整顿，对直接负责的主管人员和其他责任人员，依法给予行政处分；构成犯罪的，依法追究刑事责任。

第六十四条 卫生行政部门及其工作人员违反本办法有关规定，有下列情形之一的，依据《献血法》、《行政许可法》的有关规定，由上级行政机关或者监察机关责令改正；情节严重的，对直接负责的主管人员和其他直接责任人员依法给予行政处分；构成犯罪的，依法追究刑事责任：

（一）未按规定的程序审查而使不符合条件的申请者得到许可的；

（二）对不符合条件的申请者准予许可或者超越法定职权作出准予许可决定的；

（三）在许可审批过程中弄虚作假的；

（四）对符合条件的设置及执业登记申请不予受理的；

（五）对符合条件的申请不在法定期限内作出许可决定的；

（六）不依法履行监督职责，或者监督不力造成严重后果的；

（七）其他在执行本办法过程中，存在滥用职权，玩忽职守，徇私舞弊，索贿受贿等行为的。

第六章 附 则

第六十五条 本办法下列用语的含义：

血液，是指全血、血液成分和特殊血液成分。

脐带血，是指与孕妇和新生儿血容量和血循环无关的，由新生儿脐带扎断后的远端所采集的胎盘血。

脐带血造血干细胞库，是指以人体造血干细胞移植为目的，具有采集、处理、保存和提供造血干细胞的能力，并具有相当研究实力的特殊血站。

第六十六条 本办法实施前已经设立的血站应当在本办法实施后九个月内，依照本办法规定进行调整。

省级人民政府卫生行政部门应当按照血液中心标准对现有血液中心进行审核，未达到血液中心标准的，应当责令限期整改。整改仍不合格的，卫生行政部门应当取消血液中心设置。对符合中心血站执业标准的，按照中心血站标准审核设置与执业登记。

第六十七条 本办法自2006年3月1日起施行。1998年9月21日颁布的《血站管理办法》（暂行）同时废止。

中华人民共和国卫生部令

（第45号）

《可感染人类的高致病性病原微生物菌（毒）种或样本运输管理规定》已于2005年11月24日经卫生部部务会议讨论通过，现予以发布，自2006年2月1日起施行。

部长 高 强

二〇〇五年十二月二十八日

可感染人类的高致病性病原微生物菌（毒）种或样本运输管理规定

第一条 为加强可感染人类的高致病性病原微生物菌（毒）种或样本运输的管理，保障人体健康和公共卫生，依据《中华人民共和国传染病防治法》、《病原微生物实验室生物安全管理条例》等法律、行政法规的规定，制定本规定。

第二条 本规定所称可感染人类的高致病性病原微生物菌（毒）种或样本是指在《人间传染的病原微生物名录》中规定的第一类、第二类病原微生物菌（毒）种或样本。

第三条 本规定适用于可感染人类的高致病性病原微生物菌（毒）种或样本的运输管理工作。

《人间传染的病原微生物名录》中第三类病原微生物运输包装分类为A类的病原微生物菌（毒）种或样本，以及疑似高致病性病原微生物菌（毒）种或样本，按照本规定进行运输管理。

第四条 运输第三条规定的菌（毒）种或样本（以下统称高致病性病原微生物菌（毒）种或样本），应当经省级以上卫生行政部门批准。未经批准，不得运输。

第五条 从事疾病预防控制、医疗、教学、科研、菌（毒）种保藏以及生物制品生产的单位，因工作需要，可以申请运输高致病性病原微生物菌（毒）种或样本。

第六条 申请运输高致病性病原微生物菌（毒）种或样本的单位（以下简称申请单位），在运输前应当向省级卫生行政部门提出申请，并提交以下申请材料（原件一份，复印件三份）：

（一）可感染人类的高致病性病原微生物菌（毒）种或样本运输申请表；

（二）法人资格证明材料（复印件）；

（三）接收高致病性病原微生物菌（毒）种或样本的单位（以下简称接收单位）同意接收的证明文件；

（四）本规定第七条第（二）、（三）项所要求的证明文件（复印件）；

（五）容器或包装材料的批准文号、合格证书（复印件）或者高致病性病原微生物菌（毒）种或样本运输容器或包装材料承诺书；

（六）其他有关资料。

第七条 接收单位应当符合以下条件：

（一）具有法人资格；

（二）具备从事高致病性病原微生物实验活动资格的实验室；

（三）取得有关政府主管部门核发的从事高致病性病原微生物实验活动、菌（毒）种或样本保藏、生物制品生产等的批准文件。

第八条 在固定的申请单位和接收单位之间多次运输相同品种高致病性病原微生物菌（毒）种或样本的，可以申请多次运输。多次运输的有效期为6个月；期满后需要继续运输的，应当重新提出申请。

第九条 申请在省、自治区、直辖市行政区域内运输高致病性病原微生物菌（毒）种或样本的，由省、自治区、直辖市卫生行政部门审批。

省级卫生行政部门应当对申请单位提交的申请材料及时审查，对申请材料不齐全或者不符合法定形式的，应当即时出具申请材料补正通知书；对申请材料齐全或者符合法定形式的，应当即时受理，并在5个工作日内做出是否批准的决定；符合法定条件的，颁发《可感染人类的高致病性病原微生物菌（毒）种或样本准运证书》；不符合法定条件的，应当出具不予批准的决定并说明理由。

第十条 申请跨省、自治区、直辖市运输高致病性病原微生物菌（毒）种或样本的，应当将申请材料提交运输出发地省级卫生行政部门进行初审；对符合要求的，省级卫生行政部门应当在3个工作日内出具初审意见，并将初审意见和申报材料上报卫生部审批。

卫生部应当自收到申报材料后3个工作日内做出是否批准的决定。符合法定条件的，颁发《可感染人类的高致病性病原微生物菌（毒）种或样本准运证书》；不符合法定条件的，应当出具不予批准的决定并说明理由。

第十一条 对于为控制传染病暴发、流行或者突发公共卫生事件应急处理的高致病性病原微生物菌（毒）种或样本的运输申请，省级卫生行政部门与卫生部之间可以通过传真的方式进行上报和审批；需要提交有关材料原件的，应当于事后尽快补齐。

根据疾病控制工作的需要，应当向中国疾病预防控制中心运送高致病性病原微生物菌（毒）种或样本的，向中国疾病预防控制中心直接提出申请，由中国疾病预防控制中心审批；符合法定条件的，颁发《可感染人类的高致病性病原微生物菌（毒）种或样本准运证书》；不符合法定条件的，应当出具不予批准的决定并说明理由。中国疾病预防控制中心应当将审批情况于3日内报卫生部备案。

第十二条 运输高致病性病原微生物菌

（毒）种或样本的容器或包装材料应当达到国际民航组织《危险物品航空安全运输技术细则》（Doc9284 包装说明 PI602）规定的 A 类包装标准，符合防水、防破损、防外泄、耐高温、耐高压的要求，并应当印有卫生部规定的生物危险标签、标识、运输登记表、警告用语和提示用语。

第十三条 运输高致病性病原微生物菌（毒）种或样本，应当有专人护送，护送人员不得少于两人。申请单位应当对护送人员进行相关的生物安全知识培训，并在护送过程中采取相应的防护措施。

第十四条 申请单位应当凭省级以上卫生行政部门或中国疾病预防控制中心核发的《可感染人类的高致病性病原微生物菌（毒）种或样本准运证书》到民航等相关部门办理手续。

通过民航运输的，托运人应当按照《中国民用航空危险品运输管理规定》（CCAR276）和国际民航组织文件《危险物品航空安全运输技术细则》（Doc9284）的要求，正确进行分类、包装、加标记、贴标签并提交正确填写的危险品航空运输文件，交由民用航空主管部门批准的航空承运人和机场实施运输。如需由未经批准的航空承运人和机场实施运输的，应当经民用航空主管部门批准。

第十五条 高致病性病原微生物菌（毒）种或样本在运输之前的包装以及送达后包装的开启，应当在符合生物安全规定的场所中进行。

申请单位在运输前应当仔细检查容器和包装是否符合安全要求，所有容器和包装的标签以及运输登记表是否完整无误，容器放置方向是否正确。

第十六条 在运输结束后，申请单位应当将运输情况向原批准部门书面报告。

第十七条 对于违反本规定的行为，依照《病原微生物实验室生物安全管理条例》第六十二条、六十七条的有关规定予以处罚。

第十八条 高致病性病原微生物菌（毒）种或样本的出入境，按照卫生部和国家质检总局《关于加强医用特殊物品出入境管理卫生检疫的通知》进行管理。

第十九条 本规定自 2006 年 2 月 1 日起施行。

可感染人类的高致病性病原微生物菌（毒）种或样本运输包装标识

1．高致病性病原微生物危险标签

如有破损、渗漏或遗失

请立即通知当地卫生行政部门

联系人：

联系电话：

2．高致病性病原微生物运输登记表

收样单位：________________________
详细地址：________________________
邮政编码：__________
联系人：______联系电话：______

送样单位：________________________
详细地址：________________________
邮政编码：__________
联系人：______联系电话：______

3．外包装放置方向标识

注：在航空运输时，包装标记、标签以国际民航组织《危险物品航空安全运输技术细则》第五部分第二章及第三章的相关规定为准。

可感染人类的高致病性病原微生物菌（毒）种或样本运输申请表

申请单位：________________________
联系人：________________________
电话：__________传真：__________
电子邮箱：________________________

中华人民共和国卫生部制

填表说明

1. 按申请表的格式，如实地逐项填写。
2. 申请表填写内容应完整、清楚、不得涂改。
3. 填写此表前，请认真阅读有关法规及管理规定。未按要求申报的，将不予受理。
4. 病原微生物分类及名称、运输包装分类见卫生部制定的《人间传染的病原微生物名录》。
5. 申请表可从卫生部网站（www. moh. gov. cn）下载。

<table>
<tr><td rowspan="3">菌（毒）种或样本</td><td rowspan="2">名称（中英文）</td><td rowspan="2">分类/UN编号</td><td colspan="3">规格及数量</td><td rowspan="2">来源</td></tr>
<tr><td>样品状态</td><td>每包装容量</td><td>包装数量</td></tr>
<tr><td></td><td></td><td></td><td></td><td></td><td></td></tr>
<tr><td>运输目的</td><td colspan="6"></td></tr>
<tr><td>主容器</td><td></td><td>辅助容器</td><td></td><td colspan="2">填充物</td><td></td></tr>
<tr><td>外包装</td><td colspan="2"></td><td colspan="2">制冷剂名称与数量</td><td colspan="2"></td></tr>
<tr><td>拆检注意事项</td><td colspan="6"></td></tr>
<tr><td rowspan="2">运输起止地点</td><td>起点</td><td colspan="5"></td></tr>
<tr><td>终点</td><td colspan="5"></td></tr>
<tr><td>运输次数</td><td></td><td>运输日期</td><td colspan="4"></td></tr>
<tr><td rowspan="3">接收单位</td><td>名称</td><td colspan="5"></td></tr>
<tr><td>地址</td><td colspan="5"></td></tr>
<tr><td>负责人</td><td></td><td colspan="2">联系电话</td><td colspan="2"></td></tr>
</table>

运输方式		运输工作负责人		职务或职称		联系电话	

高致病性病原微生物菌（毒）种或样本运输容器或包装材料承诺书

本人确认本次运输高致病性病原微生物菌（毒）种或样本运输容器或包装材料符合以下要求：

1. 高致病性病原微生物在运输过程中要求采取三层包装系统，由内到外分别为主容器、辅助容器和外包装。

2. 高致病性病原微生物菌（毒）种或者样本应正确盛放在主容器内，主容器要求无菌、不透水、防泄漏。主容器可以采用玻璃、金属或塑料等材料，必须采用可靠的防漏封口，如热封、带缘的塞子或金属卷边封口。主容器外面要包裹有足够的样本吸收材料，一旦有泄漏可以将所有样本完全吸收。主容器的表面贴上标签，标明标本类别、编号、名称、样本量等信息。

3. 辅助容器是在主容器之外的结实、防水和防泄漏的第二层容器，它的作用是包装及保护主容器。多个主容器装入一个辅助容器时，必须将它们分别包裹，防止彼此接触，并在多个主容器外面衬以足够的吸收材料。相关文件（例如样品数量表格、危险性申明、信件、样品鉴定资料、发送者和接收者信息）应该放入一个防水的袋中，并贴在辅助容器的外面。

4. 辅助容器必须用适当的衬垫材料固定在外包装内，在运输过程中使其免受外界影响，如破损、浸水等。

5. 在使用冰、干冰或其他冷冻剂进行冷藏运输时，冷冻剂必须放在辅助容器和外包装之间，内部要有支撑物固定，当冰或干冰消耗以后，仍可以把辅助容器固定在原位置上。如使用冰，外包装必须不透水。如果使用干冰，外包装必须能够排放二氧化碳气体，防止压力增加造成容器破裂。在使用冷冻剂的温度下，主容器和辅助容器必须能保持良好性能，在冷冻剂消耗完以后，仍能承受运输中的温度和压力。

6. 当使用液氮对样品进行冷藏时，必须保证主容器和辅助容器能适应极低的温度。此外，还必须符合其他有关液氮的运输要求。

7. 主容器和辅助容器须在使用制冷剂的温度下，以及在失去制冷后可能出现的温度和压力下保持完好无损。主容器和辅助容器必须在无泄漏的情况下能够承受95kPa的内压，并能保证在-40℃到$+55$℃的温度范围内不被损坏。

8. 外包装是在辅助容器外面的一层保护层，外包装具有足够的强度，并按要求在外表面贴上统一的标识。

申请单位法人签字：

年　　月　　日

申请运输单位审查意见： 法人代表：　　　　公　章 年　　月　　日
省、自治区、直辖市卫生行政部门审核意见： 公　章 年　　月　　日
卫生部审批意见： 公　章 年　　月　　日
所附资料（请在所提供资料前的□内打“√”） □1．法人资格证明材料（复印件） □2．接收单位同意接收的证明文件（原件） □3．接收单位出具的卫生部颁发《从事高致病性病原微生物实验活动实验室资格证书》（复印件） □4．接收单位出具的有关政府主管部门核发的从事人间传染的高致病性病原微生物或者疑似高致病性病原微生物实验活动、菌（毒）种保藏、生物制品生产等的批准文件（复印件） □5．容器或包装材料的批准文号、产品合格证书 □6．其他有关资料
其他需要说明的问题

可感染人类的高致病性病原微生物菌（毒）种或样本准运证书

微准运字（年号　　　）

<table>
<tr><td rowspan="2">菌（毒）种或样本</td><td colspan="3">名称（中英文）</td><td colspan="2">总数量</td><td colspan="2">每包装容量</td><td colspan="3">包装数量</td><td>样品状态</td></tr>
<tr><td colspan="3"></td><td colspan="2"></td><td colspan="2"></td><td colspan="3"></td><td></td></tr>
<tr><td>分类/UN 编号</td><td colspan="5"></td><td colspan="2">运输目的</td><td colspan="4"></td></tr>
<tr><td>主容器</td><td></td><td colspan="3">辅助容器</td><td></td><td colspan="2">填充物</td><td colspan="4"></td></tr>
<tr><td>外包装</td><td colspan="5"></td><td colspan="4">制冷剂名称与数量</td><td colspan="2"></td></tr>
<tr><td>拆检注意事项</td><td colspan="11"></td></tr>
<tr><td>运输次数及运输日期</td><td colspan="11"></td></tr>
<tr><td>运输起点</td><td colspan="11"></td></tr>
<tr><td>运输终点</td><td colspan="11"></td></tr>
<tr><td rowspan="3">运输申请单位</td><td colspan="2">名称</td><td colspan="9"></td></tr>
<tr><td colspan="2">地址</td><td colspan="9"></td></tr>
<tr><td colspan="2">联系人</td><td colspan="4"></td><td colspan="2">电话</td><td colspan="3"></td></tr>
<tr><td rowspan="3">接收单位</td><td colspan="2">名称</td><td colspan="9"></td></tr>
<tr><td colspan="2">地址</td><td colspan="9"></td></tr>
<tr><td colspan="2">联系人</td><td colspan="4"></td><td colspan="2">电话</td><td colspan="3"></td></tr>
<tr><td>运输方式</td><td colspan="11"></td></tr>
<tr><td>批准单位</td><td colspan="11">公 章
年　　月　　日</td></tr>
</table>

中华人民共和国卫生部制

规范性文件

一、医疗服务管理

卫生部关于印发《早产儿治疗用氧和视网膜病变防治指南》的通知

卫医发〔2004〕104号

各省、自治区、直辖市卫生厅局，新疆生产建设兵团卫生局：

随着医学科学的发展和医疗技术的进步，早产儿、低体重新生儿的抢救存活率不断提高，许多在原有医疗条件下难以成活的早产儿、低体重新生儿得以存活。但是，一些由于早产儿器官发育不全和医疗救治措施干预引发的早产儿视网膜病变、支气管-肺发育不良等问题也逐渐暴露出来。据世界卫生组织统计，早产儿视网膜病变已成为高收入国家儿童致盲的首位原因。这一问题引起国内外医疗学术界的高度重视。

为了指导医务人员规范开展早产儿、低体重新生儿抢救及相关诊疗工作，降低早产儿视网膜病变的发生，提高早产儿、低体重新生儿生存质量，我部委托中华医学会组织儿科学、围产医学、新生儿重症监护、眼科等专业的专家，就早产儿治疗用氧和视网膜病变防治问题进行了专门研究，总结国内外的经验，拟定了《早产儿治疗用氧和视网膜病变防治指南》（以下简称《指南》）。现将《指南》印发给你们，供医务人员在执业过程中遵照执行。

在《指南》执行过程中，要做好以下几项工作：

一、卫生行政部门和医疗机构要有针对性地组织对医务人员进行早产儿抢救治疗用氧和视网膜病变的预防、诊断、治疗方面的培训，重点加强对产科、儿科和眼科专业医务人员的培训，使其能够按照《指南》要求，正确应用早产儿抢救措施，早期识别早产儿视网膜病变，降低致盲率。

我部委托中华医学会组织有关专家为各地培训省级师资。有关培训安排将由中华医学会另行通知。

二、医疗机构之间要建立转诊制度。医疗机构尤其是基层医疗机构医务人员要提高对早产儿视网膜病变的认识，加强对早产儿的随诊，要及时指引早产儿到具备诊治条件的医疗机构进行检查、诊断或治疗。

三、卫生行政部门要加强对医疗机构执行《指南》有关情况的指导和监督，重点加强对产科、儿科和眼科专业医务人员掌握《指南》情况及医疗机构落实转诊制度等情况的监督检查。

预防早产儿视网膜病变的发生、提高早产儿视网膜病变的治愈率尚需进一步的研究和探索。中华医学会将组织相关专业的专家在实践的基础上对《指南》不断予以完善。对于《指南》执行过程中发现的问题，各地要及时反馈我部医政司和中华医学会。

二〇〇四年四月二日

早产儿治疗用氧和视网膜病变防治指南

近10余年来，随着我国围产医学和新生儿学突飞猛进的发展，新生儿重症监护病房（neonatal intensive care unit，NICU）的普遍建立，早产儿、低出生体重儿经抢救存活率明显提高，一些曾在发达国家出现的问题如早产儿视网膜病变（retinopathy of prematurity，ROP）、支气管肺发育不良（broncho - pulmonary dysplasia，BPD）等在我国的发病有上升趋势。早产儿视网膜病变（以下称ROP）是发生在早产儿的眼部疾病，严重时可导致失明，其发生原因是多方面的，与早产、视网膜血管发育不成熟有密切关系，用氧是抢救的重要措施，又是致病的常见原因。胎龄、体重愈小，发生率愈高。随着我国新生儿抢救水平的提高，使原来不能成活的早产儿存活下来，ROP的发生率也相应增加。

在发达国家，ROP是小儿致盲的主要眼疾，最早出现在矫正胎龄（孕周+出生后周数）32周，阈值病变大约出现在矫正胎龄37周，早期筛查和治疗可以阻止病变的发展。为解决这一严重影响早产儿生存质量的问题，做好ROP的防治工作，尽量减少ROP的发生，中华医学会特制定《早产儿治疗用氧和视网膜病变防治指南》，供临床应用。

早产儿治疗用氧

一、给氧指征

临床上有呼吸窘迫的表现，在吸入空气时，动脉氧分压（PaO_2）<50 mmHg或经皮氧饱和度（$TcSO_2$）<85%者。治疗的目标是维持PaO_2 50~80mmHg，或$TcSO_2$ 90%~95%。

二、氧疗及呼吸支持方式

1. 头罩吸氧或改良鼻导管吸氧：用于有轻度呼吸窘迫的患儿。给氧浓度视病情需要而定，开始时可试用40%左右的氧，10~20分钟后根据PaO_2或$TcSO_2$调整。如需长时间吸入高浓度氧（>40%）才能维持PaO_2稳定时，应考虑采用辅助呼吸。

2. 鼻塞持续气道正压给氧（nCPAP）：早期应用可减少机械通气的需求。压力2~6cmH_2O，流量3~5L/min。要应用装有空气、氧气混合器的CPAP装置，以便调整氧浓度，避免纯氧吸入。

3. 机械通气：当临床上表现重度呼吸窘迫，吸入氧浓度（FiO_2）>0.5时，PaO_2<50mmHg、PCO_2>60mmHg或有其他机械通气指征时需给予气管插管机械通气。

三、注意事项

1. 严格掌握氧疗指征，对临床上无紫绀、无呼吸窘迫、PaO_2或$TcSO_2$正常者不必吸氧。对早产儿呼吸暂停主要针对病因治疗，必要时间断吸氧。

2. 在氧疗过程中，应密切监测FiO_2、PaO_2或$TcSO_2$。在不同的呼吸支持水平，都应以最低的氧浓度维持PaO_2 50~80 mmHg，$TcSO_2$ 90%~95%。在机械通气时，当患儿病情好转、血气改善后，及时降低FiO_2。调整氧浓度应逐步进行，以免波动过大。

3. 如患儿对氧浓度需求高，长时间吸氧仍无改善，应积极查找病因，重新调整治疗方案，给以相应治疗。

4. 对早产儿尤其是极低体重儿用氧时，一定要告知家长早产儿血管不成熟的特点、早产儿用氧的必要性和可能的危害性。

5. 凡是经过氧疗，符合眼科筛查标准的早产儿，应在出生后4~6周或矫正胎龄32~34周时进行眼科ROP筛查，以早期发现，早期治疗。

6. 进行早产儿氧疗必须具备相应的监测条件，如氧浓度测定仪，血气分析仪或经皮氧饱和度测定仪等，如不具备氧疗监测条件，应转到具备条件的医院治疗。

早产儿视网膜病变诊断和现阶段筛查标准

一、临床体征

1. ROP的发生部位分为3个区：1区是以视盘为中心，视盘中心到黄斑中心凹距离的2倍为半径画圆；2区以视盘为中心，视盘中心到鼻侧锯齿缘为半径画圆；2区以外剩余的部位为3

区。早期病变越靠后，进展的危险性越大。

2. 病变严重程度分为5期：1期约发生在矫正胎龄34周，在眼底视网膜颞侧周边有血管区与无血管区之间出现分界线；2期平均发生在35周（32～40周），眼底分界线隆起呈脊样改变；3期发生在平均36周（32～43周），眼底分界线的脊上发生视网膜血管扩张增殖，伴随纤维组织增殖；阈值前病变发生在平均36周，阈值病变发生在平均37周；4期由于纤维血管增殖发生牵引性视网膜脱离，先起于周边，逐渐向后极部发展；此期据黄斑有无脱离又分为A和B，A无黄斑脱离；B黄斑脱离。5期视网膜发生全脱离（大约在出生后10周）。“Plus”病指后极部视网膜血管扩张、迂曲，存在“Plus”病时病变分期的期数旁写“+”，如3期+。“阈值前ROP”，表示病变将迅速进展，需缩短复查间隔，密切观察病情，包括：1区的任何病变，2区的2期+，3期，3期+。阈值病变包括：1区和2区的3期+相邻病变连续达5个钟点，或累积达8个钟点，是必须治疗的病变。

3. 病变晚期前房变浅或消失，可继发青光眼、角膜变性。

二、诊断要点

病史：早产儿和低体重儿；

临床表现：病变早期在视网膜的有血管区和无血管区之间出现分界线是ROP临床特有体征。分界处增生性病变，视网膜血管走行异常，以及不同程度的牵拉性视网膜脱离，和晚期改变，应考虑ROP诊断。

三、筛查标准

1. 对出生体重＜2000g的早产儿和低体重儿，开始进行眼底病变筛查，随诊直至周边视网膜血管化；

2. 对于患有严重疾病的早产儿筛查范围可适当扩大；

3. 首次检查应在生后4～6周或矫正胎龄32周开始。

检查时由有足够经验和相关知识的眼科医生进行。

四、治疗原则

1. 对3区的1期、2期病变定期随诊；

2. 对阈值前病变（1区的任何病变，2区的2期+，3期，3期+）密切观察病情；

3. 对阈值病变（1区和2区的3期+病变连续达5个钟点，或累积达8个钟点）行间接眼底镜下光凝或冷凝治疗；

4. 对4期和5期病变可以进行手术治疗。

卫生部关于印发《医务人员艾滋病病毒职业暴露防护工作指导原则（试行）》的通知

卫医发〔2004〕108号

各省、自治区、直辖市卫生厅局，新疆生产建设兵团卫生局：

为维护医务人员的职业安全，有效预防和控制医务人员在工作中发生职业暴露感染艾滋病病毒，我部组织有关专家，在调查研究的基础上制定了《医务人员艾滋病病毒职业暴露防护工作指导原则（试行）》（以下简称《指导原则》）。现印发给你们，请遵照执行，并提出以下要求：

一、各级卫生行政部门和医疗卫生机构应当重视医务人员的艾滋病病毒职业暴露问题，切实按照本《指导原则》的规定加强医务人员艾滋病病毒职业暴露的防护工作，保障医务人员的职业安全。

二、加强预防和控制艾滋病病毒职业暴露知识的培训。医疗卫生机构，特别是承担艾滋病病人诊疗工作的机构，必须认真贯彻和组织医务人员、其他职工学习本《指导原则》，医务人员和其他职工应当接受相应培训，正确掌握预防和控制艾滋病病毒职业暴露的防护技术。

三、医疗卫生机构应当根据本《指导原则》制定有关预防和控制艾滋病病毒职业暴露的工作制度，并为医务人员提供合格的防护物品。

四、各省、自治区、直辖市卫生行政部门根据本地区实际情况，合理规划和设置抗艾滋病病毒药物储备库，保证药品在规定的时间和可及的距离内提供使用。

二〇〇四年四月六日

医务人员艾滋病病毒职业暴露防护工作指导原则（试行）

第一章　总　　则

第一条　为维护医务人员的职业安全，有效预防医务人员在工作中发生职业暴露感染艾滋病病毒，制定本指导原则。

第二条　本指导原则所称艾滋病病毒职业暴露是指医务人员从事诊疗、护理等工作过程中意外被艾滋病病毒感染者或者艾滋病病人的血液、体液污染了皮肤或者粘膜，或者被含有艾滋病病毒的血液、体液污染了的针头及其他锐器刺破皮肤，有可能被艾滋病病毒感染的情况。

第三条　各级各类医疗卫生机构应当按照本指导原则的规定，加强医务人员预防与控制艾滋病病毒感染的防护工作。

第二章　预　　防

第四条　医务人员预防艾滋病病毒感染的防护措施应当遵照标准预防原则，对所有病人的血液、体液及被血液、体液污染的物品均视为具有传染性的病源物质，医务人员接触这些物质时，必须采取防护措施。

第五条　医务人员接触病源物质时，应当采取以下防护措施：

（一）医务人员进行有可能接触病人血液、体液的诊疗和护理操作时必须戴手套，操作完毕，脱去手套后立即洗手，必要时进行手消毒。

（二）在诊疗、护理操作过程中，有可能发生血液、体液飞溅到医务人员的面部时，医务人员应当戴手套、具有防渗透性能的口罩、防护眼镜；有可能发生血液、体液大面积飞溅或者有可能污染医务人员的身体时，还应当穿戴具有防渗透性能的隔离衣或者围裙。

（三）医务人员手部皮肤发生破损，在进行有可能接触病人血液、体液的诊疗和护理操作时必须戴双层手套。

第六条　医务人员在进行侵袭性诊疗、护理操作过程中，要保证充足的光线，并特别注意防止被针头、缝合针、刀片等锐器刺伤或者划伤。

第七条　使用后的锐器应当直接放入耐刺、防渗漏的利器盒，或者利用针头处理设备进行安全处置，也可以使用具有安全性能的注射器、输液器等医用锐器，以防刺伤。

禁止将使用后的一次性针头重新套上针头套。禁止用手直接接触使用后的针头、刀片等锐器。

第三章　发生职业暴露后的处理措施

第八条　医务人员发生艾滋病病毒职业暴露后，应当立即实施以下局部处理措施：

（一）用肥皂液和流动水清洗污染的皮肤，用生理盐水冲洗粘膜。

（二）如有伤口，应当在伤口旁端轻轻挤压，尽可能挤出损伤处的血液，再用肥皂液和流动水进行冲洗；禁止进行伤口的局部挤压。

（三）受伤部位的伤口冲洗后，应当用消毒液，如：75%乙醇或者0.5%碘伏进行消毒，并包扎伤口；被暴露的粘膜，应当反复用生理盐水冲洗干净。

第九条　医务人员发生艾滋病病毒职业暴露后，医疗卫生机构应当对其暴露的级别和暴露源的病毒载量水平进行评估和确定。

第十条　艾滋病病毒职业暴露级别分为三级。

发生以下情形时，确定为一级暴露：

（一）暴露源为体液、血液或者含有体液、血液的医疗器械、物品；

（二）暴露类型为暴露源沾染了有损伤的皮肤或者粘膜，暴露量小且暴露时间较短。

发生以下情形时，确定为二级暴露：

（一）暴露源为体液、血液或者含有体液、血液的医疗器械、物品；

（二）暴露类型为暴露源沾染了有损伤的皮肤或者粘膜，暴露量大且暴露时间较长；或者暴露类型为暴露源刺伤或者割伤皮肤，但损伤程度较轻，为表皮擦伤或者针刺伤。

发生以下情形时，确定为三级暴露：

（一）暴露源为体液、血液或者含有体液、血液的医疗器械、物品；

（二）暴露类型为暴露源刺伤或者割伤皮肤，但损伤程度较重，为深部伤口或者割伤物有明显可见的血液。

第十一条 暴露源的病毒载量水平分为轻度、重度和暴露源不明三种类型。

经检验，暴露源为艾滋病病毒阳性，但滴度低、艾滋病病毒感染者无临床症状、CD4 计数正常者，为轻度类型。

经检验，暴露源为艾滋病病毒阳性，但滴度高、艾滋病病毒感染者有临床症状、CD4 计数低者，为重度类型。

不能确定暴露源是否为艾滋病病毒阳性者，为暴露源不明型。

第十二条 医疗卫生机构应当根据暴露级别和暴露源病毒载量水平对发生艾滋病病毒职业暴露的医务人员实施预防性用药方案。

第十三条 预防性用药方案分为基本用药程序和强化用药程序。基本用药程序为两种逆转录酶制剂，使用常规治疗剂量，连续使用 28 天。强化用药程序是在基本用药程序的基础上，同时增加一种蛋白酶抑制剂，使用常规治疗剂量，连续使用 28 天。

预防性用药应当在发生艾滋病病毒职业暴露后尽早开始，最好在 4 小时内实施，最迟不得超过 24 小时；即使超过 24 小时，也应当实施预防性用药。

发生一级暴露且暴露源的病毒载量水平为轻度时，可以不使用预防性用药；发生一级暴露且暴露源的病毒载量水平为重度或者发生二级暴露且暴露源的病毒载量水平为轻度时，使用基本用药程序。

发生二级暴露且暴露源的病毒载量水平为重度或者发生三级暴露且暴露源的病毒载量水平为轻度或者重度时，使用强化用药程序。

暴露源的病毒载量水平不明时，可以使用基本用药程序。

第十四条 医务人员发生艾滋病病毒职业暴露后，医疗卫生机构应当给予随访和咨询。随访和咨询的内容包括：在暴露后的第 4 周、第 8 周、第 12 周及 6 个月时对艾滋病病毒抗体进行检测，对服用药物的毒性进行监控和处理，观察和记录艾滋病病毒感染的早期症状等。

第四章　登记和报告

第十五条 医疗卫生机构应当对艾滋病病毒职业暴露情况进行登记，登记的内容包括：艾滋病病毒职业暴露发生的时间、地点及经过；暴露方式；暴露的具体部位及损伤程度；暴露源种类和含有艾滋病病毒的情况；处理方法及处理经过，是否实施预防性用药、首次用药时间、药物毒副作用及用药的依从性情况；定期检测及随访情况。

第十六条 医疗卫生机构每半年应当将本单位发生艾滋病病毒职业暴露情况进行汇总，逐级上报至省级疾病预防控制中心，省级疾病预防控制中心汇总后上报中国疾病预防控制中心。

第五章　附　　则

第十七条 本指导原则所称医疗卫生机构指依照《医疗机构管理条例》的规定取得《医疗机构执业许可证》的机构及疾病预防控制机构、采供血机构。

公安、司法等有关部门在发生艾滋病病毒职业暴露后的处理方面，可以参照本指导原则。

第十八条 本指导原则所称体液包括羊水、心包液、胸腔液、腹腔液、脑脊液、滑液、阴道分泌物等人体物质。

第十九条 本指导原则自 2004 年 6 月 1 日起实施。

卫生部、国家中医药管理局关于印发《关于艾滋病抗病毒治疗管理工作的意见》的通知

卫医发〔2004〕106 号

各省、自治区、直辖市卫生厅局、中医（药）管理局，新疆生产建设兵团卫生局：

为有效开展艾滋病病人抗病毒治疗，提高医疗质量和保障医疗安全，控制艾滋病传播和流行，卫生部和国家中医药管理局共同制定了《关于艾滋病抗病毒治疗管理工作的意见》。现印发给你们，请遵照执行。

卫　生　部

国家中医管理局

二○○四年四月六日

关于艾滋病抗病毒治疗管理工作的意见

为有效开展艾滋病病人抗病毒治疗，提高医疗质量和保障医疗安全，控制艾滋病传播和流行，维护社会稳定，现就艾滋病病人抗病毒治疗工作提出以下意见：

一、县级以上卫生行政部门负责本地区艾滋病抗病毒治疗的组织、管理和监督工作。

二、地市级或县级以上卫生行政部门要组织成立艾滋病治疗专家组，专家组成员由临床（含中医）、护理、医院感染、疾病预防控制和实验室检验等专业的专家组成。

卫生部艾滋病治疗专家组负责拟定《艾滋病诊断治疗指导方案》及相关技术文件；培训省级艾滋病治疗的师资；对全国艾滋病诊断、治疗及相关工作提供技术指导。

省、市和县级艾滋病治疗专家组按照分级培训的原则，负责本地区的艾滋病抗病毒治疗培训。省级艾滋病治疗专家组对全省艾滋病诊断、治疗及相关工作提供技术指导和支持。

根据艾滋病发病率及艾滋病病人分布情况，由地市级艾滋病治疗专家组或者县级艾滋病治疗专家组中的临床医师根据《艾滋病诊断治疗指导方案》负责指导本地区艾滋病病人诊断，确定抗病毒治疗方案；评估疗效，调整抗病毒治疗方案，指导处理严重机会感染、不良反应和并发症等；指导乡镇卫生院、村卫生室、社区卫生服务中心（站）医务人员开展监督服药和随诊工作；负责将进行家庭治疗的患者转至当地疾病预防控制机构管理。

三、设区的市级以上卫生行政部门根据本地区艾滋病发病率及艾滋病病人分布情况，指定传染病医院或者设有传染病区（科）的综合医院（含有条件的中医院）负责收治危重、重症机会感染、有伴发疾病或者合并症的艾滋病病人。

承担艾滋病抗病毒治疗任务的医院应为艾滋病病毒检测阳性孕妇提供健康咨询、产前指导和分娩服务，做好母婴传播阻断及定期随访监测等工作。

必要时，组织其他医疗机构相关的专业技术人员对承担艾滋病抗病毒治疗任务的医院予以技术指导和支持。

四、艾滋病病人抗病毒治疗原则上实行就地家庭治疗。地市级或县级疾病预防控制部门依据专家组医师诊断和确定的治疗方案，负责具体组织协调乡镇卫生院、村卫生室和社区卫生服务中心（站）的家庭治疗工作，建立个案治疗档案。向到本辖区接受艾滋病抗病毒治疗的病人提供抗病毒药品、指导和监督艾滋病病人服药、不良反应监测和报告等。

五、加强对艾滋病病人抗病毒治疗的管理。

（一）市级或县级艾滋病治疗专家组中的临床医师对接受抗病毒治疗的艾滋病病人按《艾滋病诊断治疗指导方案》的要求进行随诊和检查，根据随诊和检查结果调整抗病毒治疗方案。

（二）承担艾滋病抗病毒治疗任务的医疗机构要建立严格的抗病毒药品领取、发放登记制度；建立规范的艾滋病病人抗病毒治疗病历和病案。

（三）疾病预防控制机构要建立健全工作机制，负责免费抗病毒药品的及时、足量供应。

（四）县级以上地方卫生行政部门和各级各类医疗机构要高度重视，并按照有关规定做好艾滋病职业暴露的防护和医院感染控制工作。

六、县级以上卫生（中医药）行政部门要加强对艾滋病预防、疫情监测和抗病毒治疗各工作环节的组织与管理，加大监督检查力度。要对承担艾滋病治疗工作任务的定点医疗机构和医务人员开展培训；监督检查相关法律法规和各项技术要求的执行情况；对于承担艾滋病治疗任务的医疗机构和医务人员拒绝为艾滋病患者提供医疗服务或违反艾滋病诊疗规范等问题，要及时予以纠正，严肃处理。

卫生部、国家中医药管理局关于印发《处方管理办法（试行）》的通知

卫医发〔2004〕269号

各省、自治区、直辖市卫生厅局，中医药管理局，新疆生产建设兵团卫生局：

为加强处方开具、调剂、使用、保存的规范化管理，提高处方质量，促进合理用药，保障患者用药安全，依据《执业医师法》、《药品管理法》、《医疗机构管理条例》等有关法律、法规，卫生部和国家中医药管理局制定了《处方管理办法（试行）》，现印发给你们，请遵照执行。

卫　生　部

国家中医管理局

二〇〇四年八月十日

处方管理办法（试行）

第一条　为加强处方开具、调剂、使用、保存的规范化管理，提高处方质量，促进合理用药，保障患者用药安全，依据《执业医师法》、《药品管理法》、《医疗机构管理条例》等有关法律、法规，制定本办法。

第二条　本办法适用于开具、审核、调剂、保管处方的相应机构和人员。

第三条　处方是由注册的执业医师和执业助理医师（以下简称“医师”）在诊疗活动中为患者开具的、由药学专业技术人员审核、调配、核对，并作为发药凭证的医疗用药的医疗文书。

第四条　处方药必须凭医师处方销售、调剂和使用。

医师处方和药学专业技术人员调剂处方应当遵循安全、有效、经济的原则，并注意保护患者的隐私权。

第五条　经注册的执业医师在执业地点取得相应的处方权。

经注册的执业助理医师开具的处方须经所在执业地点执业医师签字或加盖专用签章后方有效。

经注册的执业助理医师在乡、民族乡、镇的医疗、预防、保健机构执业，在注册的执业地点取得相应的处方权。

试用期的医师开具处方，须经所在医疗、预防、保健机构有处方权的执业医师审核、并签名或加盖专用签章后方有效。

医师须在注册的医疗、预防、保健机构签名留样及专用签章备案后方可开具处方。

医师被责令暂停执业、被责令离岗培训期间或被注销、吊销执业证书后，其处方权即被取消。

第六条　医师应当根据医疗、预防、保健需要，按照诊疗规范、药品说明书中的药品适应证、药理作用、用法、用量、禁忌、不良反应和注意事项等开具处方。

开具麻醉药品、精神药品、医疗用毒性药品、放射性药品的处方须严格遵守有关法律、法规和规章的规定。

第七条　处方为开具当日有效。特殊情况下需延长有效期的，由开具处方的医师注明有效期限，但有效期最长不得超过3天。

第八条　处方格式由三部分组成：

（一）前记：包括医疗、预防、保健机构名称，处方编号，费别、患者姓名、性别、年龄、门诊或住院病历号，科别或病室和床位号、临床诊断、开具日期等，并可添列专科要求的项目。

（二）正文：以 Rp 或 R（拉丁文 Recipe“请取”的缩写）标示，分列药品名称、规格、数量、用法用量。

（三）后记：医师签名和/或加盖专用签章，药品金额以及审核、调配、核对、发药的药学专业技术人员签名。

第九条　处方由各医疗机构按规定的格式统一印制。麻醉药品处方、急诊处方、儿科处方、普通处方的印刷用纸应分别为淡红色、淡黄色、淡绿色、白色，并在处方右上角以文字注明。

第十条 处方书写必须符合下列规则：

（一）处方记载的患者一般项目应清晰、完整，并与病历记载相一致。

（二）每张处方只限于一名患者的用药。

（三）处方字迹应当清楚，不得涂改。如有修改，必须在修改处签名及注明修改日期。

（四）处方一律用规范的中文或英文名称书写。医疗、预防、保健机构或医师、药师不得自行编制药品缩写名或用代号。书写药品名称、剂量、规格、用法、用量要准确规范，不得使用"遵医嘱"、"自用"等含糊不清字句。

（五）年龄必须写实足年龄，婴幼儿写日、月龄。必要时，婴幼儿要注明体重。西药、中成药、中药饮片要分别开具处方。

（六）西药、中成药处方，每一种药品须另起一行。每张处方不得超过五种药品。

（七）中药饮片处方的书写，可按君、臣、佐、使的顺序排列；药物调剂、煎煮的特殊要求注明在药品之后上方，并加括号，如布包、先煎、后下等；对药物的产地、炮制有特殊要求，应在药名之前写出。

（八）用量。一般应按照药品说明书中的常用剂量使用，特殊情况需超剂量使用时，应注明原因并再次签名。

（九）为便于药学专业技术人员审核处方，医师开具处方时，除特殊情况外必须注明临床诊断。

（十）开具处方后的空白处应划一斜线，以示处方完毕。

（十一）处方医师的签名式样和专用签章必须与在药学部门留样备查的式样相一致，不得任意改动，否则应重新登记留样备案。

第十一条 药品名称以《中华人民共和国药典》收载或药典委员会公布的《中国药品通用名称》或经国家批准的专利药品名为准。如无收载，可采用通用名或商品名。药名简写或缩写必须为国内通用写法。

中成药和医院制剂品名的书写应当与正式批准的名称一致。

第十二条 药品剂量与数量一律用阿拉伯数字书写。剂量应当使用公制单位：重量以克（g）、毫克（mg）、微克（μg）、纳克（ng）为单位；容量以升（l）、毫升（ml）为单位；国际单位（IU）、单位（U）计算。片剂、丸剂、胶囊剂、冲剂分别以片、丸、粒、袋为单位；溶液剂以支、瓶为单位；软膏及霜剂以支、盒为单位；注射剂以支、瓶为单位，应注明含量；饮片以剂或付为单位。

第十三条 处方一般不得超过7日用量；急诊处方一般不得超过3日用量；对于某些慢性病、老年病或特殊情况，处方用量可适当延长，但医师必须注明理由。

麻醉药品、精神药品、医疗用毒性药品、放射性药品的处方用量应当严格执行国家有关规定。开具麻醉药品处方时，应有病历记录。

第十四条 医师利用计算机开具普通处方时，需同时打印纸质处方，其格式与手写处方一致，打印的处方经签名后有效。药学专业技术人员核发药品时，必须核对打印处方无误后发给药品，并将打印处方收存备查。

第十五条 药学专业技术人员应按操作规程调剂处方药品：认真审核处方，准确调配药品，正确书写药袋或粘贴标签，包装；向患者交付处方药品时，应当对患者进行用药交待与指导。

第十六条 药学专业技术人员须凭医师处方调剂处方药品，非经医师处方不得调剂。

第十七条 取得药学专业技术资格人员方可从事处方调剂、调配工作。非药学专业技术人员不得从事处方调剂、调配工作。

具有药师以上药学专业技术职务任职资格的人员负责处方审核、评估、核对、发药以及安全用药指导。药士从事处方调配工作；确因工作需要，经培训考核合格后，也可以承担相应的药品调剂工作。

药学专业技术人员签名式样应在本机构药学部门或药品零售企业留样备查。

药学专业技术人员停止在医疗、预防、保健机构或药品零售企业执业时，其处方调剂权即被取消。

第十八条 药学专业技术人员应当认真逐项检查处方前记、正文和后记书写是否清晰、完整，并确认处方的合法性。

第十九条 药学专业技术人员应当对处方用药适宜性进行审核，包括下列内容：

（一）对规定必须做皮试的药物，处方医师是否注明过敏试验及结果的判定；

（二）处方用药与临床诊断的相符性；

（三）剂量、用法；

（四）剂型与给药途径；

（五）是否有重复给药现象；

（六）是否有潜在临床意义的药物相互作用和配伍禁忌。

第二十条 药学专业技术人员经处方审核后，认为存在用药安全问题时，应告知处方医师，请其确认或重新开具处方，并记录在处方调剂问题专用记录表上，经办药学专业技术人员应当签名，同时注明时间。

药学专业技术人员发现药品滥用和用药失误，应拒绝调剂，并及时告知处方医师，但不得擅自更改或者配发代用药品。

对于发生严重药品滥用和用药失误的处方，药学专业技术人员应当按有关规定报告。

第二十一条 药学专业技术人员调剂处方时必须做到“四查十对”。查处方，对科别、姓名、年龄；查药品，对药名、规格、数量、标签；查配伍禁忌，对药品性状、用法用量；查用药合理性，对临床诊断。

发出的药品应注明患者姓名和药品名称、用法、用量。

发出药品时应按药品说明书或处方医嘱，向患者或其家属进行相应的用药交待与指导，包括每种药品的用法、用量、注意事项等。

第二十二条 药学专业技术人员在完成处方调剂后，应当在处方上签名。

第二十三条 药学专业技术人员对于不规范处方或不能判定其合法性的处方，不得调剂。

第二十四条 处方由调剂、出售处方药品的医疗、预防、保健机构或药品零售企业妥善保存。普通处方、急诊处方、儿科处方保存 1 年，医疗用毒性药品、精神药品及戒毒药品处方保留 2 年，麻醉药品处方保留 3 年。

处方保存期满后，经医疗、预防、保健机构或药品零售企业主管领导批准、登记备案，方可销毁。

第二十五条 除医疗用毒性药品、精神药品、麻醉药品及戒毒药品外，任何医疗、预防、保健机构不得限制就诊人员持处方到其他医疗、预防、保健机构或药品零售企业购药。

第二十六条 本办法所称药学专业技术人员包括医疗、预防、保健机构和药品零售企业的、具有相应药学专业技术职务任职资格和资质的人员。

第二十七条 本办法由卫生部、国家中医药管理局负责解释。

第二十八条 本办法自 2004 年 9 月 1 日起施行。各医疗机构原印制的处方与本办法不符的，可以使用到 2004 年 12 月 31 日。

卫生部、国家中医药管理局、总后卫生部关于施行《抗菌药物临床应用指导原则》的通知

卫医发〔2004〕285 号

各省、自治区、直辖市卫生厅局，中医药管理局，新疆生产建设兵团卫生局，各军区、各军兵种联（后）勤部卫生部，总参三部后勤部卫生处、总参管理保障部、总政直工部、总装后勤部卫生局，武警部队后勤部卫生部：

为推动合理使用抗菌药物、规范医疗机构和医务人员用药行为，卫生部、国家中医药管理局和总后卫生部共同委托中华医学会会同中华医院管理学会药事管理专业委员会和中国药学会医院药学专业委员会，组织有关专家制订了《抗菌药物临床应用指导原则》，现予发布施行。

各级各类医疗机构和医务人员应认真学习，贯彻执行。在执行中的意见和建议，请地方及时向中华医学会反映，军队向全军药学专业委员会反映。

附件：抗菌药物临床应用指导原则

卫　生　部
国家中医管理局
总 后 卫 生 部
二〇〇四年八月十九日

附件：抗菌药物临床应用指导原则

前　　言

由细菌、病毒、支原体、衣原体等多种病原微生物所致的感染性疾病遍布临床各科，其中细菌性感染最为常见，因此抗菌药物也就成为临床最广泛应用的药物之一。在抗菌药物治愈并挽救了许多患者生命的同时，也出现了由于抗菌药物不合理应用导致的不良后果，如不良反应的增多，细菌耐药性的增长，以及治疗的失败等，给患者健康乃至生命造成重大影响。抗菌药物的不合理应用表现在诸多方面：无指征的预防用药，无指征的治疗用药，抗菌药物品种、剂量的选择错误，给药途径、给药次数及疗程不合理等。为提高细菌性感染的抗菌治疗水平，保障患者用药安全及减少细菌耐药性，特制订《抗菌药物临床应用指导原则》（以下简称《指导原则》）。《指导原则》对感染性疾病中最重要的细菌性感染的抗菌治疗原则、抗菌药物治疗及预防应用指征以及合理给药方案的制订原则进行阐述，并列出常用抗菌药物的适应证及注意事项，各种常见细菌性感染的病原治疗，以期达到提高我国感染性疾病的抗菌治疗水平，减缓细菌耐药性的发展，降低医药费用的目的。

《指导原则》共分四部分，一是“抗菌药物临床应用的基本原则”，二是“抗菌药物临床应用的管理”，三是“各类抗菌药物的适应证和注意事项”，四是“各类细菌性感染的治疗原则及病原治疗”。对上述内容有以下几点说明。

1. 本《指导原则》为临床应用抗菌药物获取最佳疗效，并最大程度避免或减少不良反应而制定，不是教材或参考书，也不涉及具体的给药方案。

2. 本《指导原则》主要限于治疗细菌、支原体、衣原体、立克次体、螺旋体、真菌等病原微生物所致感染性疾病的抗菌药物，不包括各种病毒性疾病和寄生虫病的治疗药物。

3. 本《指导原则》中抗菌药物临床应用的基本原则在临床治疗中必须遵循，各类抗菌药物的适应证和注意事项以及各种感染的病原治疗则供临床医师参考。

4. 为加强对抗菌药物临床应用的管理，本《指导原则》对抗菌药物应用中的管理也提出了要求，应当遵循。

5. 本《指导原则》仅涉及国内临床常用抗菌药物的部分品种，重点介绍各类药物的抗菌作用、适应证和注意事项，有关抗菌药物临床应用的详细内容仍应参考有关专业书籍。

6. 本《指导原则》中涉及临床各科部分常见和重要的感染性疾病，其他未涉及的感染仍应参考有关专业书籍。

7. 在医疗工作中临床医师仍应结合患者具体情况，制订个体化给药方案。

8. “病原治疗”中除本《指导原则》所列通常选用的药物品种外，临床医师可根据患者临床情况、细菌耐药性及当地药物供应情况选用最合适的抗菌药物。

中华医学会
中华医院管理学会药事管理专业委员会
中国药学会医院药学管理专业委员会
二〇〇四年九月十一日

第一部分　抗菌药物临床应用的基本原则

抗菌药物的应用涉及临床各科，正确合理应用抗菌药物是提高疗效、降低不良反应发生率以及减少或减缓细菌耐药性发生的关键。抗菌药物临床应用是否正确、合理，基于以下两方面：（1）有无指征应用抗菌药物；（2）选用的品种及给药方案是否正确、合理。

抗菌药物治疗性应用的基本原则

一、诊断为细菌性感染者，方有指征应用抗菌药物

根据患者的症状、体征及血、尿常规等实验室检查结果，初步诊断为细菌性感染者以及经病原检查确诊为细菌性感染者方有指征应用抗菌药物；由真菌、结核分枝杆菌、非结核分枝杆菌、支原体、衣原体、螺旋体、立克次体及部分原虫等病原微生物所致的感染亦有指征应用抗菌药物。缺乏细菌及上述病原微生物感染的证据，诊断不能成立者，以及病毒性感染者，均无指征应用抗菌药物。

二、尽早查明感染病原，根据病原种类及细菌药物敏感试验结果选用抗菌药物

抗菌药物品种的选用原则上应根据病原菌种类及病原菌对抗菌药物敏感或耐药，即细菌药物敏感试验（以下简称药敏）的结果而定。因此有条件的医疗机构，住院病人必须在开始抗菌治疗前，先留取相应标本，立即送细菌培养，以尽早明确病原菌和药敏结果；门诊病人可以根据病情需要开展药敏工作。

危重患者在未获知病原菌及药敏结果前，可根据患者的发病情况、发病场所、原发病灶、基础疾病等推断最可能的病原菌，并结合当地细菌耐药状况先给予抗菌药物经验治疗，获知细菌培养及药敏结果后，对疗效不佳的患者调整给药方案。

三、按照药物的抗菌作用特点及其体内过程特点选择用药

各种抗菌药物的药效学（抗菌谱和抗菌活性）和人体药代动力学（吸收、分布、代谢和排出过程）特点不同，因此各有不同的临床适应证。临床医师应根据各种抗菌药物的上述特点，按临床适应证（参见“各类抗菌药物适应证和注意事项”）正确选用抗菌药物。

四、抗菌药物治疗方案应综合患者病情、病原菌种类及抗菌药物特点制订

根据病原菌、感染部位、感染严重程度和患者的生理、病理情况制订抗菌药物治疗方案，包括抗菌药物的选用品种、剂量、给药次数、给药途径、疗程及联合用药等。在制订治疗方案时应遵循下列原则。

（一）品种选择：根据病原菌种类及药敏结果选用抗菌药物。

（二）给药剂量：按各种抗菌药物的治疗剂量范围给药。治疗重症感染（如败血症、感染性心内膜炎等）和抗菌药物不易达到的部位的感染（如中枢神经系统感染等），抗菌药物剂量宜较大（治疗剂量范围高限）；而治疗单纯性下尿路感染时，由于多数药物尿药浓度远高于血药浓度，则可应用较小剂量（治疗剂量范围低限）。

（三）给药途径：

1. 轻症感染可接受口服给药者，应选用口服吸收完全的抗菌药物，不必采用静脉或肌内注射给药。重症感染、全身性感染患者初始治疗应予静脉给药，以确保药效；病情好转能口服时应及早转为口服给药。

2. 抗菌药物的局部应用宜尽量避免：皮肤黏膜局部应用抗菌药物后，很少被吸收，在感染部位不能达到有效浓度，反易引起过敏反应或导致耐药菌产生，因此治疗全身性感染或脏器感染时应避免局部应用抗菌药物。抗菌药物的局部应用只限于少数情况，例如全身给药后在感染部位难以达到治疗浓度时可加用局部给药作为辅助治疗。此情况见于治疗中枢神经系统感染时某些药物可同时鞘内给药；包裹性厚壁脓肿脓腔内注入抗菌药物以及眼科感染的局部用药等。某些皮肤表层及口腔、阴道等黏膜表面的感染可采用抗菌药物局部应用或外用，但应避免将主要供全身应用的品种作局部用药。局部用药宜采用刺激性小、不易吸收、不易导致耐药性和不易致过敏反应的杀菌剂，青霉素类、头孢菌素类等易产生过敏反应的药物不可局部应用。氨基糖苷类等耳毒性药不可局部滴耳。

（四）给药次数：为保证药物在体内能最大地发挥药效，杀灭感染灶病原菌，应根据药代动力学和药效学相结合的原则给药。青霉素类、头孢菌素类和其他 β 内酰胺类、红霉素、克林霉素等消除半衰期短者，应一日多次给药。氟喹诺酮类、氨基糖苷类等可一日给药一次（重症感染者例外）。

（五）疗程：抗菌药物疗程因感染不同而异，一般宜用至体温正常、症状消退后 72 ~ 96 小时，特殊情况，妥善处理。但是，败血症、感染性心内膜炎、化脓性脑膜炎、伤寒、布鲁菌病、骨髓炎、溶血性链球菌咽炎和扁桃体炎、深部真菌病、结核病等需较长的疗程方能彻底治愈，并防止复发。

（六）抗菌药物的联合应用要有明确指征：单一药物可有效治疗的感染，不需联合用药，仅在下列情况时有指征联合用药。

1. 原菌尚未查明的严重感染，包括免疫缺陷者的严重感染。

2. 单一抗菌药物不能控制的需氧菌及厌氧菌混合感染，2 种或 2 种以上病原菌感染。

3. 单一抗菌药物不能有效控制的感染性心内膜炎或败血症等重症感染。

4. 需长程治疗，但病原菌易对某些抗菌药物产生耐药性的感染，如结核病、深部真菌病。

5. 由于药物协同抗菌作用，联合用药时应将毒性大的抗菌药物剂量减少，如两性霉素B与氟胞嘧啶联合治疗隐球菌脑膜炎时，前者的剂量可适当减少，从而减少其毒性反应。联合用药时宜选用具有协同或相加抗菌作用的药物联合，如青霉素类、头孢菌素类等其他β内酰胺类与氨基糖苷类联合，两性霉素B与氟胞嘧啶联合。联合用药通常采用2种药物联合，3种及3种以上药物联合仅适用于个别情况，如结核病的治疗。此外必须注意联合用药后药物不良反应将增多。

抗菌药物预防性应用的基本原则

一、内科及儿科预防用药

1. 用于预防一种或两种特定病原菌入侵体内引起的感染，可能有效；如目的在于防止任何细菌入侵，则往往无效。

2. 预防在一段时间内发生的感染可能有效；长期预防用药，常不能达到目的。

3. 患者原发疾病可以治愈或缓解者，预防用药可能有效。原发疾病不能治愈或缓解者（如免疫缺陷者），预防用药应尽量不用或少用。对免疫缺陷患者，宜严密观察其病情，一旦出现感染征兆时，在送检有关标本作培养同时，首先给予经验治疗。

4. 通常不宜常规预防性应用抗菌药物的情况：普通感冒、麻疹、水痘等病毒性疾病，昏迷、休克、中毒、心力衰竭、肿瘤、应用肾上腺皮质激素等患者。

二、外科手术预防用药

（一）外科手术预防用药目的：预防手术后切口感染，以及清洁－污染或污染手术后手术部位感染及术后可能发生的全身性感染。

（二）外科手术预防用药基本原则：根据手术野有否污染或污染可能，决定是否预防用抗菌药物。

1. 清洁手术：手术野为人体无菌部位，局部无炎症、无损伤，也不涉及呼吸道、消化道、泌尿生殖道等人体与外界相通的器官。手术野无污染，通常不需预防用抗菌药物，仅在下列情况时可考虑预防用药：（1）手术范围大、时间长、污染机会增加；（2）手术涉及重要脏器，一旦发生感染将造成严重后果者，如头颅手术、心脏手术、眼内手术等；（3）异物植入手术，如人工心瓣膜植入、永久性心脏起搏器放置、人工关节置换等；（4）高龄或免疫缺陷者等高危人群。

2. 清洁－污染手术：上、下呼吸道、上、下消化道、泌尿生殖道手术，或经以上器官的手术，如经口咽部大手术、经阴道子宫切除术、经直肠前列腺手术，以及开放性骨折或创伤手术。由于手术部位存在大量人体寄殖菌群，手术时可能污染手术野引致感染，故此类手术需预防用抗菌药物。

3. 污染手术：由于胃肠道、尿路、胆道体液大量溢出或开放性创伤未经扩创等已造成手术野严重污染的手术。此类手术需预防用抗菌药物。

术前已存在细菌性感染的手术，如腹腔脏器穿孔腹膜炎、脓肿切除术、气性坏疽截肢术等，属抗菌药物治疗性应用，不属预防应用范畴。

4. 外科预防用抗菌药物的选择及给药方法：抗菌药物的选择视预防目的而定。为预防术后切口感染，应针对金黄色葡萄球菌（以下简称金葡菌）选用药物。预防手术部位感染或全身性感染，则需依据手术野污染或可能的污染菌种类选用，如结肠或直肠手术前应选用对大肠埃希菌和脆弱拟杆菌有效的抗菌药物。选用的抗菌药物必须是疗效肯定、安全、使用方便及价格相对较低的品种。

给药方法：接受清洁手术者，在术前0.5～2小时内给药，或麻醉开始时给药，使手术切口暴露时局部组织中已达到足以杀灭手术过程中入侵切口细菌的药物浓度。如果手术时间超过3小时，或失血量大（>1500ml），可手术中给予第2剂。抗菌药物的有效覆盖时间应包括整个手术过程和手术结束后4小时，总的预防用药时间不超过24小时，个别情况可延长至48小时。手术时间较短（<2小时）的清洁手术，术前用药一次即可。接受清洁－污染手术者的手术时预防用药时间亦为24小时，必要时延长至48小时。污染手术可依据患者情况酌量延长。对手术前已形成感染者，抗菌药物使用时间应按治疗性应用而定。

抗菌药物在特殊病理、生理状况患者中应用的基本原则

一、肾功能减退患者抗菌药物的应用（参见表1.1）

（一）基本原则：许多抗菌药物在人体内主要经肾排出，而某些抗菌药物具有肾毒性，肾功能减退的感染患者应用抗菌药物的原则如下。

1. 尽量避免使用肾毒性抗菌药物，确有应用指征时，必须调整给药方案。

2. 根据感染的严重程度、病原菌种类及药敏试验结果等选用无肾毒性或肾毒性低的抗菌药物。

3. 根据患者肾功能减退程度以及抗菌药物在人体内排出途径调整给药剂量及方法。

（二）抗菌药物的选用及给药方案调整：根据抗菌药物体内过程特点及其肾毒性，肾功能减退时抗菌药物的选用有以下几种情况。

1. 主要由肝胆系统排泄或由肝脏代谢，或经肾脏和肝胆系统同时排出的抗菌药物用于肾功能减退者，维持原治疗量或剂量略减。

2. 主要经肾排泄，药物本身并无肾毒性，或仅有轻度肾毒性的抗菌药物，肾功能减退者可应用，但剂量需适当调整。

3. 肾毒性抗菌药物避免用于肾功能减退者，如确有指征使用该类药物时，需进行血药浓度监测，据以调整给药方案，达到个体化给药；也可按照肾功能减退程度（以内生肌酐清除率为准）减量给药，疗程中需严密监测患者肾功能。

二、肝功能减退患者抗菌药物的应用（参见表1.2）

肝功能减退时抗菌药物的选用及剂量调整需要考虑肝功能减退对该类药物体内过程的影响程度以及肝功能减退时该类药物及其代谢物发生毒性反应的可能性。由于药物在肝脏代谢过程复杂，不少药物的体内代谢过程尚未完全阐明，根据现有资料，肝功能减退时抗菌药物的应用有以下几种情况。

1. 主要由肝脏清除的药物，肝功能减退时清除明显减少，但并无明显毒性反应发生，肝病时仍可正常应用，但需谨慎，必要时减量给药，治疗过程中需严密监测肝功能。红霉素等大环内酯类（不包括酯化物）、林可霉素、克林霉素属此类。

表1.1 肾功能减退感染患者抗菌药物的应用

抗菌药物					肾功能减退时的应用
红霉素、阿奇霉素等大环内酯类 利福平 克林霉素 多西环素	氨苄西林 阿莫西林 哌拉西林 美洛西林 苯唑西林	头孢哌酮 头孢曲松 头孢噻肟 头孢哌酮/舒巴坦	氨苄西林/舒巴坦 阿莫西林/克拉维酸 替卡西林/克拉维酸 哌拉西林/三唑巴坦	氯霉素 两性霉素B 异烟肼 甲硝唑 伊曲康唑口服液	可应用，按原治疗量或略减量
青霉素 羧苄西林 阿洛西林 头孢唑啉 头孢噻吩	头孢氨苄 头孢拉定 头孢呋辛 头孢西丁 头孢他啶	头孢唑肟 头孢吡肟 氨曲南 亚胺培南/西司他丁 美罗培南	氧氟沙星 左氧氟沙星 加替沙星 环丙沙星	磺胺甲噁唑 甲氧苄啶 氟康唑 吡嗪酰胺	可应用，治疗量需减少
庆大霉素 妥布霉素 奈替米星 阿米卡星 卡那霉素 链霉素	万古霉素 去甲万古霉素 替考拉宁 氟胞嘧啶 伊曲康唑静脉注射剂				避免使用，确有指征应用者调整给药方案*
四环素 土霉素	呋喃妥因 萘啶酸	特比萘芬			不宜选用

注：*需进行血药浓度监测，或按内生肌酐清除率（也可自血肌酐值计算获得）调整给药剂量或给药间期。

表 1.2 肝功能减退感染患者抗菌药物的应用

抗菌药物				肝功能减退时的应用
青霉素	庆大霉素	万古霉素	氧氟沙星	按原治疗量应用
头孢唑啉	妥布霉素	去甲万古霉素	左氧氟沙星	
头孢他啶	阿米卡星等氨基糖苷类	多粘菌素	环丙沙星	
			诺氟沙星	
哌拉西林	头孢噻吩	红霉素	甲硝唑	严重肝病时减量慎用
阿洛西林	头孢噻肟	克林霉素	氟罗沙星	
美洛西林	头孢曲松		氟胞嘧啶	
羧苄西林	头孢哌酮		伊曲康唑	
林可霉素	培氟沙星	异烟肼*		肝病时减量慎用
红霉素酯化物	两性霉素 B	磺胺药		肝病时避免应用
四环素类	酮康唑			
氯霉素	咪康唑			
利福平	特比萘芬			

注：* 活动性肝病时避免应用。

2. 药物主要经肝脏或有相当量经肝脏清除或代谢，肝功能减退时清除减少，并可导致毒性反应的发生，肝功能减退患者应避免使用此类药物，氯霉素、利福平、红霉素酯化物等属此类。

3. 药物经肝、肾两途径清除，肝功能减退者药物清除减少，血药浓度升高，同时有肾功能减退的患者血药浓度升高尤为明显，但药物本身的毒性不大。严重肝病患者，尤其肝、肾功能同时减退的患者在使用此类药物时需减量应用。经肾、肝两途径排出的青霉素类、头孢菌素类均属此种情况。

4. 药物主要由肾排泄，肝功能减退者不需调整剂量。氨基糖苷类抗生素属此类。

三、老年患者抗菌药物的应用

由于老年人组织器官呈生理性退行性变，免疫功能也见减退，一旦罹患感染，在应用抗菌药物时需注意以下事项。

1. 老年人肾功能呈生理性减退，按一般常用量接受主要经肾排出的抗菌药物时，由于药物自肾排出减少，导致在体内积蓄，血药浓度增高，容易有药物不良反应的发生。因此老年患者，尤其是高龄患者接受主要自肾排出的抗菌药物时，应按轻度肾功能减退情况减量给药，可用正常治疗量的 2/3 ~ 1/2。青霉素类、头孢菌素类和其他 β 内酰胺类的大多数品种即属此类情况。

2. 老年患者宜选用毒性低并具杀菌作用的抗菌药物，青霉素类、头孢菌素类等 β 内酰胺类为常用药物，毒性大的氨基糖苷类、万古霉素、去甲万古霉素等药物应尽可能避免应用，有明确应用指征时在严密观察下慎用，同时应进行血药浓度监测，据此调整剂量，使给药方案个体化，以达到用药安全、有效的目的。

四、新生儿患者抗菌药物的应用

新生儿期一些重要器官尚未完全发育成熟，在此期间其生长发育随日龄增加而迅速变化，因此新生儿感染使用抗菌药物时需注意以下事项。

1. 新生儿期肝、肾均未发育成熟，肝酶的分泌不足或缺乏，肾清除功能较差，因此新生儿感染时应避免应用毒性大的抗菌药物，包括主要经肾排泄的氨基糖苷类、万古霉素、去甲万古霉素等，以及主要经肝代谢的氯霉素。确有应用指征时，必须进行血药浓度监测，据此调整给药方案，个体化给药，以确保治疗安全有效。不能进行血药浓度监测者，不可选用上述药物。

2. 新生儿期避免应用或禁用可能发生严重不良反应的抗菌药物（参见表 1.3）。可影响新生儿生长发育的四环素类、喹诺酮类禁用，可导致脑性核黄疸及溶血性贫血的磺胺类药和呋喃类药避免应用。

3. 新生儿期由于肾功能尚不完善，主要经肾排出的青霉素类、头孢菌素类等 β 内酰胺类药物需减量应用，以防止药物在体内蓄积导致严重中枢神经系统毒性反应的发生。

4. 新生儿的体重和组织器官日益成熟，抗菌药物在新生儿的药代动力学亦随日龄增长而变化，因此使用抗菌药物时应按日龄调整给药方案。

五、小儿患者抗菌药物的应用

小儿患者在应用抗菌药物时应注意以下几点：

1. 氨基糖苷类抗生素：该类药物有明显耳、肾毒性，小儿患者应尽量避免应用。临床有明确应用指征且又无其他毒性低的抗菌药物可供选用时，方可选用该类药物，并在治疗过程中严密观察不良反应。有条件者应进行血药浓度监测，根据其结果个体化给药。

2. 万古霉素和去甲万古霉素：该类药也有一定肾、耳毒性，小儿患者仅在有明确指征时方可选用。在治疗过程中应严密观察不良反应，并应进行血药浓度监测，个体化给药。

3. 四环素类抗生素：可导致牙齿黄染及牙釉质发育不良。不可用于8岁以下小儿。

4. 喹诺酮类抗菌药：由于对骨骼发育可能产生的不良影响，该类药物避免用于18岁以下未成年人。

六、妊娠期和哺乳期患者抗菌药物的应用

（一）妊娠期患者抗菌药物的应用（参见表1.4）：妊娠期抗菌药物的应用需考虑药物对母体和胎儿两方面的影响。

1. 对胎儿有致畸或明显毒性作用者，如四环素类、喹诺酮类等，妊娠期避免应用。

2. 对母体和胎儿均有毒性作用者，如氨基糖苷类、万古霉素、去甲万古霉素等，妊娠期避免应用；确有应用指征时，须在血药浓度监测下使用，以保证用药安全有效。

3. 药毒性低，对胎儿及母体均无明显影响，也无致畸作用者，妊娠期感染时可选用。青霉素类、头孢菌素类等β内酰胺类和磷霉素等均属此种情况。

美国食品药品管理局（FDA）按照药物在妊娠期应用时的危险性分为A、B、C、D及X类，可供药物选用时参考（参见表1.4）。

（二）哺乳期患者抗菌药物的应用：哺乳期患者接受抗菌药物后，药物可自乳汁分泌，通常母乳中药物含量不高，不超过哺乳期患者每日用药量的1%；少数药物乳汁中分泌量较高，如氟喹诺酮类、四环素类、大环内酯类、氯霉素、磺胺甲噁唑、甲氧苄啶、甲硝唑等。青霉素类、头孢菌素类等β内酰胺类和氨基糖苷类等在乳汁中含量低。然而无论乳汁中药物浓度如何，均存在对乳儿潜在的影响，并可能出现不良反应，如氨基糖苷类抗生素可导致乳儿听力减退，氯霉素可致乳儿骨髓抑制，磺胺甲噁唑等可致核黄疸、溶血性贫血，四环素类可致乳齿黄染，青霉素类可致过敏反应等。因此治疗哺乳期患者时应避免选用氨基糖苷类、喹诺酮类、四环素类、氯霉素、磺胺药等。哺乳期患者应用任何抗菌药物时，均宜暂停哺乳。

表1.3　新生儿应用抗菌药物后可能发生的不良反应

抗菌药物	不良反应	发生机制
氯霉素	灰婴综合征	肝酶不足，氯霉素与其结合减少，肾排泄功能差，使血游离氯霉素浓度升高
磺胺药	脑性核黄疸	磺胺药替代胆红素与蛋白的结合位置
喹诺酮类	软骨损害（动物）	不明
四环素类	齿及骨骼发育不良，牙齿黄染	药物与钙络合沉积在牙齿和骨骼中
氨基糖苷类	肾、耳毒性	肾清除能力差，药物浓度个体差异大，致血药浓度升高
万古霉素	肾、耳毒性	同氨基糖苷类
磺胺药及呋喃类	溶血性贫血	新生儿红细胞中缺乏葡萄糖－6－磷酸脱氢酶

表 1.4 抗微生物药在妊娠期应用时的危险性分类

FDA 分类	抗微生物药			
A. 在孕妇中研究证实无危险性				
B. 动物中研究无危险性，但人类研究资料不充分，或对动物有毒性，但人类研究无危险性	青霉素类 头孢菌素类 青霉素类 + β 内酰胺酶抑制剂 氨曲南 美罗培南 厄他培南	红霉素 阿奇霉素 克林霉素 磷霉素	两性霉素 B 特比萘芬 利福布丁 乙胺丁醇	甲硝唑 呋喃妥因
C. 动物研究显示毒性，人体研究资料不充分，但用药时可能患者的受益大于危险性	亚胺培南/西司他丁 氯霉素 克拉霉素 万古霉素	氟康唑 伊曲康唑 酮康唑 氟胞嘧啶	磺胺药/甲氧苄啶 氟喹诺酮类 利奈唑胺	乙胺嘧啶 利福平 异烟肼 吡嗪酰胺
D. 已证实对人类有危险性，但仍可能受益多	氨基糖苷类	四环素类		
X. 对人类致畸，危险性大于受益	奎宁	乙硫异烟胺	利巴韦林	

注：(1) 妊娠期感染时用药可参考表中分类，以及用药后患者的受益程度及可能的风险，充分权衡后决定。
A 类：妊娠期患者可安全使用；B 类：有明确指征时慎用；C 类：在确有应用指征时，充分权衡利弊决定是否选用；D 类：避免应用，但在确有应用指征、且患者受益大于可能的风险时严密观察下慎用；X 类：禁用。
(2) 妊娠期患者接受氨基糖苷类、万古霉素、去甲万古霉素、氯霉素、磺胺药、氟胞嘧啶时必须进行血药浓度监测，据以调整给药方。

第二部分 抗菌药物临床应用的管理

一、抗菌药物实行分级管理

各医疗机构应结合本机构实际，根据抗菌药物特点、临床疗效、细菌耐药、不良反应以及当地社会经济状况、药品价格等因素，将抗菌药物分为非限制使用、限制使用与特殊使用三类进行分级管理。

（一）分级原则

1. 非限制使用：经临床长期应用证明安全、有效，对细菌耐药性影响较小，价格相对较低的抗菌药物。

2. 限制使用：与非限制使用抗菌药物相比较，这类药物在疗效、安全性、对细菌耐药性影响、药品价格等某方面存在局限性，不宜作为非限制药物使用。

3. 特殊使用：不良反应明显，不宜随意使用或临床需要倍加保护以免细菌过快产生耐药而导致严重后果的抗菌药物；新上市的抗菌药物；其疗效或安全性任何一方面的临床资料尚较少，或并不优于现用药物者；药品价格昂贵。

（二）分级管理办法

1. 临床选用抗菌药物应遵循本《指导原则》，根据感染部位、严重程度、致病菌种类以及细菌耐药情况、患者病理生理特点、药物价格等因素加以综合分析考虑，参照“各类细菌性感染的治疗原则及病原治疗”，一般对轻度与局部感染患者应首先选用非限制使用抗菌药物进行治疗；严重感染、免疫功能低下者合并感染或病原菌只对限制使用抗菌药物敏感时，可选用限制使用抗菌药物治疗；特殊使用抗菌药物的选用应从严控制。

2. 临床医师可根据诊断和患者病情开具非限制使用抗菌药物处方；患者需要应用限制使用抗菌药物治疗时，应经具有主治医师以上专业技术职务任职资格的医师同意，并签名；患者病情需要应用特殊使用抗菌药物，应具有严格临床用药指征或确凿依据，经抗感染或有关专家会诊同意，处方需经具有高级专业技术职务任职资格医师签名。

紧急情况下临床医师可以越级使用高于权限的抗菌药物，但仅限于1天用量。

二、病原微生物检测

各级医院应重视病原微生物检测工作，切实提高病原学诊断水平，逐步建立正确的病原微生物培养、分离、鉴定技术和规范的细菌药物敏感试验条件与方法，并及时报告细菌药敏试验结果，作为临床医师正确选用抗菌药物的依据。

三级医院必须建立符合标准的临床微生物实验室，配备相应设备及专业技术人员，开展病原微生物培养、分离、鉴定及细菌药敏试验工作；并建立室内质量控制标准，接受室间质量评价检查。

二级医院应创造和逐步完善条件，在具备相应的专业技术人员及设备后，也应建立临床微生物实验室，正确开展病原微生物的培养、分离、鉴定和规范的细菌药物敏感试验。目前不具备条件的，可成立地区微生物中心实验室或依托邻近医院的微生物实验室开展临床病原检测工作。

三、管理与督查

1. 各级医疗机构必须加强抗菌药物临床应用的管理，根据《指导原则》结合本机构实际情况制定“抗菌药物临床应用实施细则”（简称“实施细则”）。建立、健全本机构促进、指导、监督抗菌药物临床合理应用的管理制度，并将抗菌药物合理使用纳入医疗质量和综合目标管理考核体系。

2. 各地医疗机构应按照《医疗机构药事管理暂行规定》、军队医疗机构应按照《军队医疗机构药事管理规定》的规定，建立和完善药事管理专业委员会，并履行其职责，开展合理用药培训与教育，督导本机构临床合理用药工作；依据《指导原则》和“实施细则”，定期与不定期进行监督检查，内容包括：抗菌药物使用情况调查分析，医师、药师与护理人员抗菌药物知识调查以及本机构细菌耐药趋势分析等；对不合理用药情况提出纠正与改进意见。

3. 加强合理用药管理，杜绝不适当的经济激励。医疗机构不准以任何形式将处方者开出的药品处方与个人或科室经济利益挂钩。

第三部分　各类抗菌药物的适应证和注意事项

青霉素类抗生素

本类药物可分为：（1）主要作用于革兰阳性细菌的药物，如青霉素（G）、普鲁卡因青霉素、苄星青霉素、青霉素V（苯氧甲基青霉素）。（2）耐青霉素酶青霉素，如甲氧西林（现仅用于药敏试验）、苯唑西林、氯唑西林等。（3）广谱青霉素，抗菌谱除革兰阳性菌外，还包括：①对部分肠杆菌科细菌有抗菌活性者，如氨苄西林、阿莫西林；②对多数革兰阴性杆菌包括铜绿假单胞菌具抗菌活性者，如哌拉西林、阿洛西林、美洛西林。

一、适应证

1. 青霉素：青霉素适用于溶血性链球菌、肺炎链球菌、对青霉素敏感（不产青霉素酶）金葡菌等革兰阳性球菌所致的感染，包括败血症、肺炎、脑膜炎、咽炎、扁桃体炎、中耳炎、猩红热、丹毒等，也可用于治疗草绿色链球菌和肠球菌心内膜炎，以及破伤风、气性坏疽、炭疽、白喉、流行性脑脊髓膜炎、李斯特菌病、鼠咬热、梅毒、淋病、雅司、回归热、钩端螺旋体病、奋森咽峡炎、放线菌病等。青霉素尚可用于风湿性心脏病或先天性心脏病患者进行某些操作或手术时，预防心内膜炎发生。

普鲁卡因青霉素的抗菌谱与青霉素基本相同，供肌注，对敏感细菌的有效浓度可持续24小时。适用于敏感细菌所致的轻症感染。

苄星青霉素的抗菌谱与青霉素相仿，本药为长效制剂，肌注120万单位后血中低浓度可维持4周。本药用于治疗溶血性链球菌咽炎及扁桃体炎，预防溶血性链球菌感染引起的风湿热；本药亦可用于治疗梅毒。

青霉素V对酸稳定，可口服。抗菌作用较青霉素为差，适用于敏感革兰阳性球菌引起的轻症感染。

2. 耐青霉素酶青霉素类：本类药物抗菌谱与青霉素相仿，但抗菌作用较差，对青霉素酶稳定；因产酶而对青霉素耐药的葡萄球菌对本类药物敏感，但甲氧西林耐药葡萄球菌对本类药物耐药。主要适用于产青霉素酶的葡萄球菌（甲氧西林耐药者除外）感染，如败血症、脑膜炎、呼吸道感染、软组织感染等；也可用于溶血性链球菌或肺炎链球菌与耐青霉素葡萄球菌的混合感染。单纯肺炎链球菌、溶血性链球菌或青霉素敏感葡萄球菌感染则不宜采用。

3. 广谱青霉素类：氨苄西林与阿莫西林的抗菌谱较青霉素为广，对部分革兰阴性杆菌（如流感嗜血杆菌、大肠埃希菌、奇异变形杆菌）亦具抗菌活性。对革兰阳性球菌作用与青霉素相仿。本类药物适用于敏感细菌所致的呼吸道感染、尿路感染、胃肠道感染、皮肤软组织感染、脑膜炎、败血症、心内膜炎等。氨苄西林为肠球菌感染的首选用药。

哌拉西林、阿洛西林和美洛西林对革兰阴性杆菌的抗菌谱较氨苄西林为广，抗菌作用也增强。除对部分肠杆菌科细菌外，对铜绿假单胞菌亦有良好抗菌作用；适用于肠杆菌科细菌及铜绿假单胞菌所致的呼吸道感染、尿路感染、胆道感染、腹腔感染、皮肤软组织感染等。

本类药物均可为细菌产生的青霉素酶水解失活。

二、注意事项

1. 无论采用何种给药途径，用青霉素类药物前必须详细询问患者有无青霉素类过敏史、其他药物过敏史及过敏性疾病史，并须先做青霉素皮肤试验。

2. 过敏性休克一旦发生，必须就地抢救，并立即给病人注射肾上腺素，并给予吸氧、应用升压药、肾上腺皮质激素等抗休克治疗。

3. 全身应用大剂量青霉素可引起腱反射增强、肌肉痉挛、抽搐、昏迷等中枢神经系统反应（青霉素脑病），此反应易出现于老年和肾功能减退患者。

4. 青霉素不用于鞘内注射。

5. 青霉素钾盐不可快速静脉注射。

6. 本类药物在碱性溶液中易失活。

头孢菌素类抗生素

头孢菌素类根据其抗菌谱、抗菌活性、对β内酰胺酶的稳定性以及肾毒性的不同，目前分为四代。第一代头孢菌素主要作用于需氧革兰阳性球菌，仅对少数革兰阴性杆菌有一定抗菌活性；常用的注射剂有头孢唑林、头孢噻吩、头孢拉定等，口服制剂有头孢拉定、头孢氨苄和头孢羟氨苄等。第二代头孢菌素对革兰阳性球菌的活性与第一代相仿或略差，对部分革兰阴性杆菌亦具有抗菌活性；注射剂有头孢呋辛、头孢替安等，口服制剂有头孢克洛、头孢呋辛酯和头孢丙烯等。第三代头孢菌素对肠杆菌科细菌等革兰阴性杆菌具有强大抗菌作用，头孢他啶和头孢哌酮除肠杆菌科细菌外对铜绿假单胞菌亦具高度抗菌活性；注射品种有头孢噻肟、头孢曲松、头孢他啶、头孢哌酮等，口服品种有头孢克肟和头孢泊肟酯等，口服品种对铜绿假单胞菌均无作用。第四代头孢菌素常用者为头孢吡肟，它对肠杆菌科细菌作用与第三代头孢菌素大致相仿，其中对阴沟肠杆菌、产气肠杆菌、柠檬酸菌属等的部分菌株作用优于第三代头孢菌素，对铜绿假单胞菌的作用与头孢他啶相仿，对金葡菌等的作用较第三代头孢菌素略强。

一、适应证

1. 第一代头孢菌素：注射剂主要适用于甲氧西林敏感葡萄球菌、溶血性链球菌和肺炎链球菌所致的上、下呼吸道感染、皮肤软组织感染、尿路感染、败血症、心内膜炎等；亦可用于流感嗜血杆菌、奇异变形杆菌、大肠埃希菌敏感株所致的尿路感染以及肺炎等。头孢唑林常用于预防手术后切口感染。

头孢拉定、头孢氨苄等口服剂的抗菌作用较头孢唑林为差，主要适用于治疗敏感菌所致的轻症病例。

2. 第二代头孢菌素：主要用于治疗甲氧西林敏感葡萄球菌、链球菌属、肺炎链球菌等革兰阳性球菌，以及流感嗜血杆菌、大肠埃希菌、奇异变形杆菌等中的敏感株所致的呼吸道感染、尿路感染、皮肤软组织感染、败血症、骨、关节感染和腹腔、盆腔感染。用于腹腔感染和盆腔感染时需与抗厌氧菌药合用。头孢呋辛尚可用于对磺胺药、青霉素或氨苄西林耐药的脑膜炎球菌、流感嗜血杆菌所致脑膜炎的治疗，也用于手术前预防用药。

头孢克洛、头孢呋辛酯、头孢丙烯等口服剂，主要适用于上述感染中的轻症病例。头孢呋辛酯口服尚可用于淋病奈瑟球菌（包括产青霉素酶及非产青霉素酶菌株）所致单纯性淋菌性尿道炎、宫颈炎、直肠肛门感染。

3. 第三代头孢菌素：适用于敏感肠杆菌科细菌等革兰阴性杆菌所致严重感染，如下呼吸道感染、败血症、腹腔感染、肾盂肾炎和复杂性尿路感染、盆腔炎性疾病、骨关节感染、复杂性皮肤软组织感染、中枢神经系统感染等。治疗腹腔、盆腔感染时需与抗厌氧菌药如甲硝唑合用。本类药物对化脓性链球菌、肺炎链球菌、甲氧西林敏感葡萄球菌所致的各种感染亦有效，但并非首选用药。头孢他啶、头孢哌酮尚可用于铜绿假单胞菌所致的各种感染。

第三代口服头孢菌素主要用于治疗敏感菌所致轻、中度感染，也可用于经第三代头孢菌素注射剂治疗病情已基本好转后的病例；但需注意第三代口服头孢菌素均不宜用于铜绿假单胞菌和其他非发酵菌的感染。

4. 第四代头孢菌素：目前国内应用者为头孢吡肟。本药的抗菌谱和适应证与第三代头孢菌素同，尚可用于对第三代头孢菌素耐药而对其敏感的产气肠杆菌、阴沟肠杆菌、沙雷菌属等细菌感染，亦可用于中性粒细胞缺乏伴发热患者的经验治疗。

所有头孢菌素类对甲氧西林耐药葡萄球菌和肠球菌属抗菌作用均差，故不宜选用于治疗上述细菌所致感染。

二、注意事项

1. 禁用于对任何一种头孢菌素类抗生素有过敏史及有青霉素过敏性休克史的患者。

2. 用药前必须详细询问患者先前有否对头孢菌素类、青霉素类或其他药物的过敏史。有青霉素类、其他β内酰胺类及其他药物过敏史的患者，有明确应用指征时应谨慎使用本类药物。在用药过程中一旦发生过敏反应，须立即停药。如发生过敏性休克，须立即就地抢救并予以肾上腺素等相关治疗。

3. 本类药物多数主要经肾脏排泄，中度以上肾功能不全患者应根据肾功能适当调整剂量。中度以上肝功能减退时，头孢哌酮、头孢曲松可能需要调整剂量。

4. 氨基糖苷类和第一代头孢菌素注射剂合用可能加重前者的肾毒性，应注意监测肾功能。

5. 头孢哌酮可导致低凝血酶原血症或出血，合用维生素K可预防出血；本药亦可引起戒酒硫样反应。用药期间及治疗结束后72小时内应避免摄入含酒精饮料。

碳青霉烯类抗生素

目前在国内应用的碳青霉烯类抗生素有亚胺培南/西司他丁、美罗培南和帕尼培南/倍他米隆。碳青霉烯类抗生素对各种革兰阳性球菌、革兰阴性杆菌（包括铜绿假单胞菌）和多数厌氧菌具强大抗菌活性，对多数β内酰胺酶高度稳定，但对甲氧西林耐药葡萄球菌和嗜麦芽窄食单胞菌等抗菌作用差。

一、适应证

1. 多重耐药但对本类药物敏感的需氧革兰阴性杆菌所致严重感染，包括由肺炎克雷伯菌、大肠埃希菌、阴沟肠杆菌、柠檬酸菌属、粘质沙雷菌等肠杆菌科细菌、铜绿假单胞菌、不动杆菌属等细菌所致败血症、下呼吸道感染、肾盂肾炎和复杂性尿路感染、腹腔感染、盆腔感染等；用于铜绿假单胞菌所致感染时，需注意在疗程中某些菌株可出现耐药。

2. 脆弱拟杆菌等厌氧菌与需氧菌混合感染的重症患者。

3. 病原菌尚未查明的免疫缺陷患者中重症感染的经验治疗。

亚胺培南/西司他丁可能引起癫痫、肌阵挛、意识障碍等严重中枢神经系统不良反应，故不适用于治疗中枢神经系统感染。美罗培南、帕尼培南-倍他米隆则除上述适应证外，尚可用于年龄在3个月以上的细菌性脑膜炎患者。

二、注意事项

1. 禁用于对本类药物及其配伍成分过敏的患者。

2. 本类药物不宜用于治疗轻症感染，更不可作为预防用药。

3. 本类药物所致的严重中枢神经系统反应多发生在原有癫痫史等中枢神经系统疾患者及肾功能减退患者未减量用药者，因此原有癫痫等中枢神经系统疾病患者避免应用本类药物。中枢神经系统感染的患者有指征应用美罗培南或帕尼培南时，仍需严密观察抽搐等严重不良反应。

4. 肾功能不全者及老年患者应用本类药物时应根据肾功能减退程度减量用药。

β内酰胺类/β内酰胺酶抑制剂

目前临床应用者有阿莫西林/克拉维酸、替卡西林/克拉维酸、氨苄西林/舒巴坦、头孢哌酮/舒巴坦和哌拉西林/三唑巴坦。

一、适应证

本类药物适用于因产β内酰胺酶而对β内

酰胺类药物耐药的细菌感染，但不推荐用于对复方制剂中抗生素敏感的细菌感染和非产β内酰胺酶的耐药菌感染。

阿莫西林/克拉维酸适用于产β内酰胺酶的流感嗜血杆菌、卡他莫拉菌、大肠埃希菌等肠杆菌科细菌、甲氧西林敏感金葡菌所致下列感染：鼻窦炎，中耳炎，下呼吸道感染，泌尿生殖系统感染，皮肤、软组织感染，骨、关节感染，腹腔感染，以及败血症等。重症感染者或不能口服者应用本药的注射剂，轻症感染或经静脉给药后病情好转的患者可予口服给药。

氨苄西林/舒巴坦静脉给药及其口服制剂舒他西林的适应证与阿莫西林/克拉维酸同。

头孢哌酮/舒巴坦、替卡西林/克拉维酸和哌拉西林/三唑巴坦仅供静脉使用，适用于产β内酰胺酶的大肠埃希菌、肺炎克雷伯菌等肠杆菌科细菌、铜绿假单胞菌和拟杆菌属等厌氧菌所致的各种严重感染。

二、注意事项

1. 应用阿莫西林/克拉维酸、替卡西林/克拉维酸、氨苄西林/舒巴坦和哌拉西林/三唑巴坦前必须详细询问药物过敏史并进行青霉素皮肤试验，对青霉素类药物过敏者或青霉素皮试阳性患者禁用。对以上合剂中任一成分有过敏史者禁用该合剂。

2. 有头孢菌素或舒巴坦过敏史者禁用头孢哌酮/舒巴坦。有青霉素类过敏史的患者确有应用头孢哌酮/舒巴坦的指征时，必须在严密观察下慎用，但有青霉素过敏性休克史的患者，不可选用头孢哌酮/舒巴坦。

3. 应用本类药物时如发生过敏反应，须立即停药；一旦发生过敏性休克，应就地抢救，并给予吸氧及注射肾上腺素、肾上腺皮质激素等抗休克治疗。

4. 中度以上肾功能不全患者使用本类药物时应根据肾功能减退程度调整剂量。

5. 本类药物不推荐用于新生儿和早产儿；哌拉西林/三唑巴也不推荐在儿童患者中应用。

氨基糖苷类抗生素

临床常用的氨基糖苷类抗生素主要有：(1)对肠杆菌科和葡萄球菌属细菌有良好抗菌作用，但对铜绿假单胞菌无作用者，如链霉素、卡那霉素、核糖霉素。其中链霉素对葡萄球菌等革兰阳性球菌作用差，但对结核分枝杆菌有强大作用。(2)对肠杆菌科细菌和铜绿假单胞菌等革兰阴性杆菌具强大抗菌活性，对葡萄球菌属亦有良好作用者，如庆大霉素、妥布霉素、奈替米星、阿米卡星、异帕米星、小诺米星、依替米星。(3)抗菌谱与卡那霉素相似，由于毒性较大，现仅供口服或局部应用者有新霉素与巴龙霉素，后者对阿米巴原虫和隐孢子虫有较好作用。此外尚有大观霉素，用于单纯性淋病的治疗。所有氨基糖苷类药物对肺炎链球菌、溶血性链球菌的抗菌作用均差。

一、适应证

1. 中、重度肠杆菌科细菌等革兰阴性杆菌感染。

2. 中、重度铜绿假单胞菌感染。治疗此类感染常需与具有抗铜绿假单胞菌作用的β内酰胺类或其他抗生素联合应用。

3. 严重葡萄球菌或肠球菌感染治疗的联合用药之一（非首选）。

4. 链霉素或庆大霉素亦可用于土拉菌病、鼠疫及布鲁菌病，后者的治疗需与其他药物联合应用。

5. 链霉素可用于结核病联合疗法。

6. 新霉素口服可用于结肠手术前准备，或局部用药。

7. 巴龙霉素可用于肠道隐孢子虫病。

8. 大观霉素仅适用于单纯性淋病。

二、注意事项

1. 对氨基糖苷类过敏的患者禁用。

2. 任何一种氨基糖苷类的任一品种均具肾毒性、耳毒性（耳蜗、前庭）和神经肌肉阻滞作用，因此用药期间应监测肾功能（尿常规、血尿素氮、血肌酐），严密观察患者听力及前庭功能，注意观察神经肌肉阻滞症状。一旦出现上述不良反应先兆时，须及时停药。需注意局部用药时亦有可能发生上述不良反应。

3. 氨基糖苷类抗生素对社区获得上、下呼吸道感染的主要病原菌肺炎链球菌、溶血性链球菌抗菌作用差，又有明显的耳、肾毒性，因此对门急诊中常见的上、下呼吸道细菌性感染不宜选用本类药物治疗。由于其毒性反应，本类药物也不宜用于单纯性上、下尿路感染初发病例的治疗。

4. 肾功能减退患者应用本类药物时，需根据其肾功能减退程度减量给药，并应进行血药浓度监测调整给药方案，实现个体化给药。

5. 新生儿、婴幼儿、老年患者应尽量避免使用本类药物。临床有明确指征需应用时，则应进行血药浓度监测，根据监测结果调整给药方案。

6. 妊娠期患者应避免使用。哺乳期患者应避免使用或用药期间停止哺乳。

7. 本类药物不宜与其他肾毒性药物、耳毒性药物、神经肌肉阻滞剂或强利尿剂同用。与注射用第一代头孢菌素类合用时可能增加肾毒性。

8. 本类药物不可用于眼内或结膜下给药，因可能引起黄斑坏死。

四环素类抗生素

四环素类抗生素包括四环素、金霉素、土霉素及半合成四环素类多西环素（强力霉素）、美他环素（甲烯土霉素）和米诺环素（二甲胺四环素）。四环素类曾广泛应用于临床，由于常见病原菌对本类药物耐药性普遍升高及其不良反应多见，目前本类药物临床应用已受到很大限制。

一、适应证

1. 四环素作为首选或选用药物可用于下列疾病的治疗：（1）立克次体病，包括流行性斑疹伤寒、地方性斑疹伤寒、洛矶山热、恙虫病、柯氏立克次体肺炎和Q热；（2）支原体感染如支原体肺炎、解脲脲原体所致的尿道炎等；（3）衣原体属感染，包括肺炎衣原体肺炎、鹦鹉热、性病淋巴肉芽肿及沙眼衣原体感染等；（4）回归热螺旋体所致的回归热；（5）布鲁菌病（需与氨基糖苷类联合应用）；（6）霍乱；（7）土拉热杆菌所致的兔热病；（8）鼠疫耶尔森菌所致的鼠疫。

2. 四环素类亦可用于对青霉素类抗生素过敏的破伤风、气性坏疽、雅司、梅毒、淋病、非淋菌性尿道炎和钩端螺旋体病的治疗。

3. 也可用于炎症反应显著痤疮的治疗。

二、注意事项

1. 禁用于对四环素类过敏的患者。

2. 牙齿发育期患者（胚胎期至8岁）接受四环素类可产生牙齿着色及牙釉质发育不良，故妊娠期和8岁以下患者不可使用该类药物。

3. 哺乳期患者应避免应用或用药期间暂停哺乳。

4. 四环素类可加重氮质血症，已有肾功能损害者应避免用四环素，但多西环素及米诺环素仍可谨慎应用。

5. 四环素类可致肝损害，原有肝病者不宜应用。

氯霉素

一、适应证

1. 细菌性脑膜炎和脑脓肿：氯霉素可用于氨苄西林耐药流感嗜血杆菌、脑膜炎球菌及肺炎链球菌所致的脑膜炎。青霉素与氯霉素合用可用于需氧菌与厌氧菌混合感染引起的耳源性脑脓肿。

2. 伤寒：成人伤寒沙门菌感染的治疗以氟喹诺酮类为首选，氯霉素仍可用于敏感伤寒沙门菌所致伤寒的治疗。

3. 厌氧菌感染：氯霉素对脆弱拟杆菌具较强抗菌活性，可与其他抗菌药物联合用于需氧菌与厌氧菌所致的腹腔和盆腔感染。

4. 其他：氯霉素对Q热等立克次体感染的疗效与四环素相仿。

二、注意事项

1. 对氯霉素有过敏史的患者禁用本药。

2. 由于氯霉素的血液系统毒性，用药期间应定期复查周围血象，如血液细胞降低时应及时停药，并作相应处理。避免长疗程用药。

3. 禁止与其他骨髓抑制药物合用。

4. 妊娠期患者避免应用。哺乳期患者避免应用或用药期间暂停哺乳。

5. 早产儿、新生儿应用本药后可发生“灰婴综合征”，应避免使用氯霉素。婴幼儿患者必须应用本药时需进行血药浓度监测。

6. 肝功能减退患者避免应用本药。

大环内酯类抗生素

目前沿用的大环内酯类有红霉素、麦迪霉素、螺旋霉素、乙酰螺旋霉素、交沙霉素、柱晶白霉素。大环内酯类新品种（新大环内酯类）有阿奇霉素、克拉霉素、罗红霉素等，其对流感嗜血杆菌、肺炎支原体或肺炎衣原体等的抗微生物活性增强、口服生物利用度提高、给药剂量减小、不良反应亦较少、临床适应证有所扩大。

一、适应证

1. 红霉素（含琥乙红霉素、依托红霉素、乳糖酸红霉素）等沿用大环内酯类：

（1）作为青霉素过敏患者的替代药物，用于以下感染：①β溶血性链球菌、肺炎链球菌中的敏感菌株所致的上、下呼吸道感染；②敏感β溶血性链球菌引起的猩红热及蜂窝织炎；③白喉及白喉带菌者。

（2）军团菌病。

（3）衣原体属、支原体属等所致的呼吸道及泌尿生殖系统感染。

（4）其他：口腔感染、空肠弯曲菌肠炎、百日咳等。

麦迪霉素、螺旋霉素、乙酰螺旋霉素及交沙霉素，主要用于革兰阳性菌所致呼吸道、皮肤软组织、眼耳鼻喉及口腔等感染的轻症患者。

2. 大环内酯类新品种：除上述适应证外，阿奇霉素可用于军团菌病，阿奇霉素、克拉霉素尚可用于流感嗜血杆菌、卡他莫拉菌所致的社区获得性呼吸道感染，与其他抗菌药物联合用于鸟分枝杆菌复合群感染的治疗及预防。克拉霉素与其他药物联合，可用于幽门螺杆菌感染。

二、注意事项

1. 禁用于对红霉素及其他大环内酯类过敏的患者。

2. 红霉素及克拉霉素禁止与特非那丁合用，以免引起心脏不良反应。

3. 肝功能损害患者如有指征应用时，需适当减量并定期复查肝功能。

4. 肝病患者和妊娠期患者不宜应用红霉素酯化物。

5. 妊娠期患者有明确指征用克拉霉素时，应充分权衡利弊，决定是否采用。哺乳期患者用药期间应暂停哺乳。

6. 乳糖酸红霉素粉针剂使用时必须首先以注射用水完全溶解，加入生理盐水或5%葡萄糖溶液中，药物浓度不宜超过0.1%～0.5%，缓慢静脉滴注。

林可霉素和克林霉素

林可霉素类包括林可霉素及克林霉素，克林霉素的体外抗菌活性优于林可霉素。

一、适应证

1. 林可霉素适用于敏感肺炎链球菌、其他链球菌属（肠球菌属除外）及甲氧西林敏感金葡菌所致的各种感染。

2. 克林霉素适用于厌氧菌、肺炎链球菌、其他链球菌属（肠球菌属除外）及敏感金葡菌所致的下呼吸道感染和皮肤软组织感染；并常与其他抗菌药物联合用于腹腔感染及盆腔感染。

两者的静脉制剂可用于上述感染中的较重患者。

二、注意事项

1. 禁用于对林可霉素或克林霉素过敏的患者。

2. 使用本类药物时，应注意假膜性肠炎的发生，如有可疑应及时停药。

3. 本类药物有神经肌肉阻滞作用，应避免与其他神经肌肉阻滞剂合用。

4. 有前列腺增生的老年男性患者使用剂量较大时，偶可出现尿潴留。

5. 本类药物不推荐用于新生儿。

6. 妊娠期患者确有指征时方可慎用。哺乳期患者用药期间应暂停哺乳。

7. 肝功能损害的患者确有应用指征时宜减量应用。

8. 静脉制剂应缓慢滴注，不可静脉推注。

利福霉素类抗生素

利福霉素类目前在临床应用的有利福平、利福喷汀及利福布汀。

一、适应证

1. 结核病及其他分枝杆菌感染：利福平与异烟肼、吡嗪酰胺联合是各型肺结核短程疗法的基石。利福喷汀也可替代利福平作为联合用药之一。利福布汀可用于免疫缺陷患者鸟分枝杆菌复合群感染的预防与治疗。

2. 麻风：利福平为麻风联合化疗中的主要药物之一。

3. 预防用药：利福平可用于脑膜炎奈瑟球菌咽部慢性带菌者或与该菌所致脑膜炎患者密切接触者的预防用药；但不宜用于治疗脑膜炎球菌感染，因细菌可能迅速产生耐药性。

4. 其他：在个别情况下对甲氧西林耐药葡萄球菌如甲氧西林耐药金葡菌、甲氧西林耐药表皮葡萄球菌（以下简称表葡菌）所致的严重感染，可以考虑采用万古霉素联合利福平治疗。

二、注意事项

1. 禁用于对本类药物过敏的患者和曾出现血小板减少性紫癜的患者。

2. 妊娠3个月内患者应避免用利福平；妊娠3个月以上的患者有明确指征用利福平时，应充分权衡利弊后决定是否采用。

3. 肝功能不全、胆管梗阻、慢性酒精中毒患者应用利福平时应适当减量。

4. 用药期间，应定期复查肝功能、血常规。

5. 结核病患者应避免用大剂量间歇用药方案。

万古霉素和去甲万古霉素

万古霉素和去甲万古霉素属糖肽类抗生素。去甲万古霉素的化学结构与万古霉素相近，抗菌谱和抗菌作用与万古霉素相仿。

一、适应证

1. 万古霉素及去甲万古霉素适用于耐药革兰阳性菌所致的严重感染，特别是甲氧西林耐药金葡菌（MRSA）或甲氧西林耐药凝固酶阴性葡萄球菌（MRCNS）、肠球菌属及耐青霉素肺炎链球菌所致感染；也可用于对青霉素类过敏患者的严重革兰阳性菌感染。

2. 粒细胞缺乏症高度怀疑革兰阳性菌感染的患者。

3. 去甲万古霉素或万古霉素口服，可用于经甲硝唑治疗无效的艰难梭菌所致假膜性肠炎患者。

二、注意事项

1. 禁用于对万古霉素或去甲万古霉素过敏的患者。

2. 不宜用于：（1）预防用药；（2）MRSA带菌者；（3）粒细胞缺乏伴发热患者的常规经验用药；（4）局部用药。

3. 本类药物具一定肾、耳毒性，用药期间应定期复查尿常规与肾功能，监测血药浓度，注意听力改变，必要时监测听力。

4. 有用药指征的肾功能不全、老年人、新生儿、早产儿或原有肾、耳疾病患者应根据肾功能减退程度调整剂量，同时监测血药浓度，疗程一般不超过14天。

5. 万古霉素属妊娠期用药C类，妊娠期患者应避免应用。确有指征应用时，需进行血药浓度监测，据以调整给药方案。哺乳期患者用药期间应暂停哺乳。

6. 应避免将本类药物与各种肾毒性药物合用。

7. 与麻醉药合用时，可能引起血压下降。必须合用时，两药应分瓶滴注，并减缓万古霉素滴注速度，注意观察血压。

磷 霉 素

一、适应证

1. 磷霉素口服剂：可用于治疗敏感大肠埃希菌等肠杆菌科细菌和粪肠球菌所致急性单纯性膀胱炎和肠道感染。

2. 磷霉素钠注射剂：可用于治疗敏感金葡菌、凝固酶阴性葡萄球菌（包括甲氧西林敏感及耐药株）和链球菌属、流感嗜血杆菌、肠杆菌科细菌和铜绿假单胞菌所致呼吸道感染、尿路感染、皮肤软组织感染等。治疗严重感染时需加大治疗剂量并常须与其他抗菌药物联合应用，如治疗甲氧西林耐药金葡菌重症感染时与万古霉素或去甲万古霉素联合。

二、注意事项

1. 对磷霉素过敏者禁用。

2. 磷霉素与β内酰胺类、氨基糖苷类联合时多呈协同抗菌作用。

3. 由于磷霉素钠主要经肾排出，肾功能减退和老年患者应根据肾功能减退程度减量应用。

4. 每克磷霉素钠盐含0.32g钠，心功能不全、高血压病及需要控制钠盐摄入量的患者应用本药时需加以注意。

5. 静脉用药时，应将每4g磷霉素溶于至少250ml液体中，滴注速度不宜过快，以减少静脉炎的发生。

甲硝唑和替硝唑

本类药物对厌氧菌、滴虫、阿米巴和蓝氏贾第鞭毛虫具强大抗微生物活性。

一、适应证

1. 可用于各种需氧菌与厌氧菌的混合感染，包括腹腔感染、盆腔感染、肺脓肿、脑脓肿等，但通常需与抗需氧菌抗菌药物联合应用。

2. 口服可用于艰难梭菌所致的假膜性肠炎、幽门螺杆菌所致的胃窦炎、牙周感染及加德纳菌阴道炎等。

3. 可用于肠道及肠外阿米巴病、阴道滴虫病、贾第虫病、结肠小袋纤毛虫等寄生虫病的治疗。

4. 与其他抗菌药物联合，可用于某些盆腔、肠道及腹腔等手术的预防用药。

二、注意事项

1. 禁用于对硝基咪唑类药物过敏的患者。

2. 妊娠早期（3 个月内）患者应避免应用。哺乳期患者用药期间应停止哺乳。

3. 本类药物可能引起粒细胞减少及周围神经炎等，神经系统基础疾患及血液病患者慎用。

4. 用药期间禁止饮酒及含酒精饮料。

5. 肝功能减退可使本类药物在肝脏代谢减慢而导致药物在体内蓄积，因此肝病患者应减量应用。

喹诺酮类抗菌药

临床上常用者为氟喹诺酮类，有诺氟沙星、依诺沙星、氧氟沙星、环丙沙星等。近年来研制的新品种对肺炎链球菌、化脓性链球菌等革兰阳性球菌的抗菌作用增强，对衣原体属、支原体属、军团菌等细胞内病原或厌氧菌的作用亦有增强，已用于临床者有左氧氟沙星、加替沙星、莫西沙星等。

一、适应证

1. 泌尿生殖系统感染：本类药物可用于肠杆菌科细菌和铜绿假单胞菌等所致的尿路感染；细菌性前列腺炎、淋菌性和非淋菌性尿道炎以及宫颈炎。诺氟沙星主要用于单纯性下尿路感染或肠道感染。但应注意，目前国内尿路感染的主要病原菌大肠埃希菌中，耐药株已达半数以上。

2. 呼吸道感染：环丙沙星、氧氟沙星等主要适用于肺炎克雷伯菌、肠杆菌属、假单胞菌属等革兰阴性杆菌所致的下呼吸道感染。左氧氟沙星、加替沙星、莫西沙星等可用于肺炎链球菌和溶血性链球菌所致的急性咽炎和扁桃体炎、中耳炎等，及肺炎链球菌、支原体、衣原体等所致社区获得性肺炎，此外亦可用于革兰阴性杆菌所致下呼吸道感染。

3. 伤寒沙门菌感染：在成人患者中本类药物可作为首选。

4. 志贺菌属肠道感染。

5. 腹腔、胆道感染及盆腔感染：需与甲硝唑等抗厌氧菌药物合用。

6. 甲氧西林敏感葡萄球菌属感染：本类药物对甲氧西林耐药葡萄球菌感染无效。

7. 部分品种可与其他药物联合应用，作为治疗耐药结核分枝杆菌和其他分枝杆菌感染的二线用药。

二、注意事项

1. 对喹诺酮类药物过敏的患者禁用。

2. 18 岁以下未成年患者避免使用本类药物。

3. 制酸剂和含钙、铝、镁等金属离子的药物可减少本类药物的吸收，应避免同用。

4. 妊娠期及哺乳期患者避免应用本类药物。

5. 本类药物偶可引起抽搐、癫痫、神志改变、视力损害等严重中枢神经系统不良反应，在肾功能减退或有中枢神经系统基础疾病的患者中易发生，因此本类药物不宜用于有癫痫或其他中枢神经系统基础疾病的患者。肾功能减退患者应用本类药物时，需根据肾功能减退程度减量用药，以防发生由于药物在体内蓄积而引起的抽搐等中枢神经系统严重不良反应。

6. 本类药物可能引起皮肤光敏反应、关节病变、肌腱断裂等，并偶可引起心电图 QT 间期延长等，用药期间应注意观察。

磺 胺 类 药

根据药代动力学特点和临床用途，本类药物可分为：（1）口服易吸收可全身应用者，如磺胺甲噁唑、磺胺嘧啶、磺胺林、磺胺多辛、复方磺胺甲噁唑（磺胺甲噁唑与甲氧苄啶 SMZ－TMP）、复方磺胺嘧啶（磺胺嘧啶与甲氧苄啶 SD－TMP）等；（2）口服不易吸收者如柳氮磺吡啶（SASP）；（3）局部应用者，如磺胺嘧啶银、醋酸磺胺米隆、磺胺醋酰钠等。

一、适应证

1. 全身应用的磺胺类药：本类药物适用于大肠埃希菌等敏感肠杆菌科细菌引起的急性单纯性尿路感染；敏感流感嗜血杆菌、肺炎链球菌和其他链球菌所致的中耳炎，脑膜炎奈瑟球菌所致的脑膜炎。

复方磺胺甲噁唑可治疗肺炎链球菌、流感嗜血杆菌、卡他莫拉菌所致的呼吸道感染，流感嗜血杆菌、肺炎链球菌和其他链球菌所致的急性中耳炎，大肠埃希菌等敏感株引起的反复发作性、复杂性尿路感染、伤寒和其他沙门菌属感染，卡氏肺孢菌肺炎，以及星形奴卡菌病。复方磺胺嘧啶亦可作为脑膜炎奈瑟球菌脑膜炎的预防用药。磺胺林与甲氧苄啶合用对间日疟及恶性疟原虫（包括对氯喹耐药者）有效。磺胺多辛与乙胺嘧啶等抗疟药联合可用于氯喹耐药虫株所致疟疾的治疗和预防。

磺胺类药不宜用于A组溶血性链球菌所致扁桃体炎或咽炎以及立克次体病、支原体感染的治疗。

2. 局部应用磺胺类药：磺胺嘧啶银主要用于预防或治疗Ⅱ、Ⅲ度烧伤继发创面细菌感染，如肠杆菌科细菌、铜绿假单胞菌、金葡菌、肠球菌属等引起的创面感染。醋酸磺胺米隆适用于烧伤或大面积创伤后的铜绿假单胞菌感染。磺胺醋酰钠则用于治疗结膜炎、沙眼等。柳氮磺吡啶口服不易吸收，主要用于治疗溃疡性结肠炎。

二、注意事项

1. 禁用于对任何一种磺胺类药物过敏以及对呋塞米、砜类、噻嗪类利尿药、磺脲类、碳酸酐酶抑制剂过敏的患者。

2. 本类药物引起的过敏反应多见，并可表现为严重的渗出性多形红斑、中毒性表皮坏死松解型药疹等，因此过敏体质及对其他药物有过敏史的患者应尽量避免使用本类药物。

3. 本类药物可致粒细胞减少、血小板减少及再生障碍性贫血，用药期间应定期检查周围血象变化。

4. 本类药物可致肝脏损害，可引起黄疸、肝功能减退，严重者可发生肝坏死，用药期间需定期测定肝功能。肝病患者应避免使用本类药物。

5. 本类药物可致肾损害，用药期间应监测肾功能。肾功能减退、失水、休克及老年患者应用本类药物易加重或出现肾损害，应避免使用。

6. 本类药物可引起脑性核黄疸，因此禁用于新生儿及2月龄以下婴儿。

7. 妊娠期、哺乳期患者应避免用本类药物。

8. 用药期间应多饮水，保持充分尿量，以防结晶尿的发生；必要时可服用碱化尿液的药物。

呋喃类抗菌药

国内临床应用的呋喃类药物包括呋喃妥因、呋喃唑酮和呋喃西林。

一、适应证

1. 呋喃妥因：适用于大肠埃希菌、腐生葡萄球菌、肠球菌属及克雷伯菌属等细菌敏感菌株所致的急性单纯性膀胱炎；亦可用于预防尿路感染。

2. 呋喃唑酮：主要用于治疗志贺菌属、沙门菌、霍乱弧菌引起的肠道感染。

3. 呋喃西林：仅局部用于治疗创面、烧伤、皮肤等感染；也可用于膀胱冲洗。

二、注意事项

1. 禁用于对呋喃类药物过敏的患者。

2. 在新生儿红细胞中缺乏葡萄糖-6-磷酸脱氢酶时应用呋喃妥因可发生溶血性贫血，故新生儿不宜应用。成人患者缺乏此酶者也不宜应用。

3. 哺乳期患者服用本类药物时应停止哺乳。

4. 大剂量、长疗程应用及肾功能损害患者可能发生头痛、肌痛、眼球震颤、周围神经炎等不良反应。

5. 呋喃妥因服用6个月以上的长程治疗者偶可发生弥漫性间质性肺炎或肺纤维化，应严密观察以便及早发现，及时停药。

6. 服用呋喃唑酮期间，禁止饮酒及含酒精饮料。

抗结核分枝杆菌和非结核分枝杆菌药

本类药物主要包括异烟肼、利福平、乙胺丁醇、吡嗪酰胺、对氨水杨酸，以及异烟肼-利福平-吡嗪酰胺（卫非特）和异烟肼-利福平（卫非宁）两个复方制剂。

一、异烟肼

异烟肼对各型结核分枝杆菌（以下简称结核菌）都有高度选择性抗菌作用，是目前抗结核病药物中具有最强杀菌作用的合成抗菌药物，对其他细菌无作用。

（一）适应证

1. 结核病的治疗：异烟肼是治疗结核病的一线药物，适用于各种类型结核病，但必须与其他抗结核病药联合应用。

2. 结核病的预防：本药既可单用，也可与其他抗结核病药联合使用。预防应用适用于：①有结核病史的人类免疫缺陷病毒感染者；②与新近诊断为传染性肺结核病患者有密切接触的PPD试验阳性幼儿和青少年；③未接种卡介苗的5岁以下儿童PPD试验阳性者；④PPD试验阳性的下述人员：糖尿病、矽肺、长期使用肾上腺皮质激素或免疫抑制剂的患者；⑤PPD试验强阳性的可疑结核病患者。

3. 非结核分枝杆菌病的治疗：异烟肼对部分非结核分枝杆菌病有一定的治疗效果，但需联合用药。

（二）注意事项

1. 本药与乙硫异烟胺、吡嗪酰胺、利福平等其他抗结核病药物合用时，可增加本药的肝毒性，用药期间应密切观察有无肝炎的前驱症状，并定期监测肝功能，避免饮含酒精饮料。

2. 本药可引起周围神经炎，服药期间患者出现轻度手脚发麻、头晕者可服用维生素 B_1 或 B_6，严重者应立即停药。

3. 妊娠期患者确有应用指征时，必须充分权衡利弊后决定是否采用。哺乳期患者用药期间应停止哺乳。

二、利福平

利福平对结核分枝杆菌和部分非结核分枝杆菌均具抗菌作用。

（一）适应证

利福平适用于各种类型结核病和非结核分枝杆菌感染的治疗，但单独用药可迅速产生耐药性，必须与其他抗结核病药联合应用。

（二）注意事项

1. 对本药过敏的患者禁用。

2. 用药期间应定期检查周围血象及肝功能。肝病患者、有黄疸史和酒精中毒者慎用。

3. 服药期间不宜饮酒。

4. 本药对动物有致畸作用，妊娠期患者确有应用指征时应充分权衡利弊后决定是否采用，妊娠早期患者应避免使用。哺乳期患者用药期间应停止哺乳。

5. 不推荐 5 岁以下儿童患者应用本药。

6. 患者服药期间大、小便、唾液、痰、泪液等可呈红色。

三、乙胺丁醇

（一）适应证

与其他抗结核病药联合治疗结核分枝杆菌所致的各型肺结核和肺外结核，亦可用于非结核分枝杆菌病的治疗。

（二）注意事项

1. 对本药过敏的患者禁用。

2. 球后视神经炎为本药的主要不良反应，尤其在疗程长、每日剂量超过 15mg/kg 的患者中发生率较高。用药前和用药期间应每日检查视野、视力、红绿鉴别力等。一旦出现视力障碍或下降，应立即停药。

3. 用药期间应定期监测血清尿酸，痛风患者慎用。

4. 妊娠期患者确有应用指征时应充分权衡利弊后决定是否采用。

5. 哺乳期患者用药期间应停止哺乳。

6. 不推荐 13 岁以下儿童患者应用本药。

四、吡嗪酰胺

（一）适应证

吡嗪酰胺对异烟肼耐药菌株仍有作用，与其他抗结核病药联合用于各种类型的肺结核和肺外结核。本药通常在强化期应用（一般为 2 个月），是短程化疗的联合用药之一。

（二）注意事项

1. 对本药过敏的患者禁用。

2. 肝功能减退患者不宜应用，原有肝脏病、显著营养不良和痛风的患者慎用。

3. 服药期间应避免曝晒日光，因可引起光敏反应或日光皮炎。一旦发生光敏反应，应立即停药。

4. 糖尿病患者服用本药后血糖较难控制，应注意监测血糖，及时调整降糖药的用量。

五、对氨水杨酸

（一）适应证

对氨水杨酸为二线抗结核病药物，需与其他抗结核病药联合应用。静脉滴注可用于治疗结核性脑膜炎或急性播散性结核病。

（二）注意事项

1. 禁用于正在咯血的患者。消化道溃疡、肝、肾功能不全者慎用，大剂量使用本药（12 g）静脉滴注 2 ~ 4 小时可能引发血栓性静脉炎，应予注意。

2. 本药静脉滴注液必须新鲜配制，静脉滴注时应避光，以防减效。

3. 用药期间应定期作肝、肾功能测定，出现肝功能损害或黄疸者，应立即停药并进行保肝治疗。本药大剂量应用可能抑制肝脏凝血酶原的生成，可给予维生素 K 预防出血。

4. 本药可引起结晶尿、蛋白尿、管型尿及血尿等，碱化尿液可减少对肾脏的刺激和毒性反应。

六、利福平 - 异烟肼 - 吡嗪酰胺（卫非特）

（一）适应证

适用于结核病短程化疗的强化期（即在起

始治疗的2~3个月）使用，通常为2个月，需要时也可加用其他抗结核病药物。

（二）注意事项

参见利福平、异烟肼和吡嗪酰胺。

七、异烟肼-利福平（卫非宁）

（一）适应证

用于结核病的初治和非多重耐药结核病患者的维持期治疗。

（二）注意事项

参见利福平和异烟肼。

抗麻风分枝杆菌药

一、氨苯砜

氨苯砜是治疗麻风病的主要药物。但由于长期广泛使用，耐药病例不断增多，现已不单独使用，而是作为联合治疗方案中的主要药物。

（一）适应证

本药为麻风病联合治疗中的主要药物。一般需连续服用6~24个月。

（二）注意事项

1. 有磺胺类药过敏史、严重肝、肾功能障碍、贫血、精神病的麻风病患者禁用。

2. 治疗初期部分患者可发生不同程度贫血，应适当补充铁剂和维生素 B_{12}。有严重贫血时应停药。葡萄糖-6-磷酸脱氢酶缺乏的患者应慎用本药。

3. 极个别患者可发生发热、淋巴结肿大、黄疸、肝肿大等（氨苯砜综合征），预后较差。

二、氯法齐明

（一）适应证

目前作为麻风病联合化疗的主要药物之一，与利福平和氨苯砜联合应用。

（二）注意事项

本药可引起皮肤色素沉着，剂量较大时尿液、汗液、泪液、乳汁等均可呈红色，内衣、床单可被染红。

抗真菌药

一、两性霉素B及其含脂复合制剂

（一）适应证

1. 两性霉素B适用于下列真菌所致侵袭性真菌感染的治疗：隐球菌病、北美芽生菌病、播散性念珠菌病、球孢子菌病、组织胞浆菌病，由毛霉属、根霉属、犁头霉属、内孢霉属和蛙粪霉属等所致的毛霉病，由申克孢子丝菌引起的孢子丝菌病，曲霉所致的曲霉病、暗色真菌病等。本药尚可作为美洲利什曼原虫病的替代治疗药物。

2. 两性霉素B含脂制剂包括两性霉素B脂质复合体（ABLC，Abelcet®）、两性霉素B胆固醇复合体（ABCD，Amphotec®，Amphocil®）和两性霉素B脂质体（L-AmB，AmBisome®），主要适用于不能耐受两性霉素B去氧胆酸盐，或经两性霉素B去氧胆酸盐治疗无效的患者。两性霉素B脂质体还可用于疑为真菌感染的粒细胞缺乏伴发热患者的经验治疗。

（二）注意事项

1. 对本类药物过敏的患者禁用。

2. 两性霉素B毒性大，不良反应多见，但本药又常是某些致命性深部真菌病唯一有肯定疗效的治疗药物，因此必须从其拯救生命的效益和可能发生的不良反应两方面权衡考虑是否选用本药。

3. 两性霉素B所致肾功能损害常见，少数患者可发生肝毒性、低钾血症、血液系统毒性，因此用药期间应定期测定肾、肝功能、血电解质、周围血象、心电图等，以尽早发现异常，及时处理。出现肾功能损害时，应根据其损害程度减量给药或暂停治疗。原有严重肝病者不宜选用本类药物。

4. 原有肾功能减退，或两性霉素B治疗过程中出现严重肾功能损害或其他不良反应，不能耐受两性霉素B（去氧胆酸盐）治疗者，可考虑选用两性霉素B含脂制剂。

5. 本类药物需缓慢避光静脉滴注，常规制剂每次静脉滴注时间为4~6小时或更长；含脂制剂通常为2~4小时。给药前可给予解热镇痛药或抗组胺药或小剂量地塞米松静脉推注，以减少发热、寒战、头痛等全身反应。

6. 如果治疗中断7天以上，需重新自小剂量（0.25 mg/kg）开始用药，逐渐递增剂量。

7. 妊娠期患者须有明确指征时方可应用。

8. 哺乳期患者用药期间应暂停哺乳。

二、氟胞嘧啶

（一）适应证

适用于敏感新生隐球菌、念珠菌属所致全身性感染的治疗。本药单独应用时易引起真菌耐药，通常与两性霉素B联合应用。

（二）注意事项

1. 本药禁用于严重肾功能不全及对本药过敏的患者。

2. 下列情况应慎用本药：骨髓抑制、血液系统疾病或同时接受骨髓抑制药物，肝、肾功能损害。

3. 老年及肾功能减退患者应根据肾功能减退程度调整剂量，并尽可能进行血药浓度监测。

4. 用药期间应定期检查周围血象、尿常规及肝、肾功能。

5. 定期进行血液透析和腹膜透析的患者，每次透析后应补给一次剂量。

6. 妊娠期患者有明确应用指征时，应仔细权衡利弊后决定是否应用。哺乳期患者用药期间暂停哺乳。

7. 不推荐儿童患者应用本药。

三、吡咯类抗真菌药

吡咯类抗真菌药包括咪唑类和三唑类。咪唑类药物常用者有酮康唑、咪康唑、克霉唑等，后两者主要为局部用药。三唑类中有氟康唑和伊曲康唑，主要用于治疗深部真菌病。

（一）适应证

1. 氟康唑适用于以下疾病的治疗。（1）念珠菌病：用于治疗口咽部和食道念珠菌感染；播散性念珠菌病，包括血流感染、腹膜炎、肺炎、尿路感染等；念珠菌阴道炎；（2）隐球菌病：用于脑膜以外的隐球菌病；隐球菌脑膜炎患者经两性霉素B联合氟胞嘧啶治疗病情好转后可选用本药作为维持治疗药物；（3）球孢子菌病；（4）芽生菌病、组织胞浆菌病。

2. 酮康唑适用于念珠菌病、芽生菌病、球孢子菌病、组织胞浆菌病、暗色真菌病和副球孢子菌病，本药难以到达脑脊液中，故不用于上述真菌感染累及脑膜者。由于本药的肝毒性，近年来全身应用较前减少。

3. 伊曲康唑注射剂适用于治疗芽生菌病、组织胞浆菌病，以及不能耐受两性霉素B或经两性霉素B治疗无效的曲霉病。口服剂适用于治疗芽生菌病、组织胞浆菌病以及不能耐受两性霉素B或两性霉素B治疗无效的曲霉病，亦可用于皮肤癣菌所致的足趾或/和手指甲癣。因胶囊剂口服吸收差，现较少用于深部真菌感染的治疗。本药口服液适用于粒细胞缺乏怀疑真菌感染患者的经验治疗和口咽部、食道念珠菌感染。伊曲康唑注射及口服后，尿液及脑脊液中均无原形药，故本药不宜用于尿路感染和中枢神经系统感染的治疗。

（二）注意事项

1. 禁用于对本类药物及其赋形剂过敏的患者。

2. 本类药物可致肝毒性，以酮康唑较为多见。多表现为一过性肝酶升高，偶可出现严重肝毒性，包括肝衰竭和死亡，因此在治疗过程中应严密观察临床征象及监测肝功能，一旦出现临床症状或肝功能持续异常，须立即停止治疗。肝病患者有明确应用指征时，应权衡利弊后决定是否用药。

3. 本类药物禁止与西沙必利、阿司咪唑、特非那定和三唑仑合用，因可导致严重心律紊乱。

4. 伊曲康唑不可用于充血性心力衰竭以及有充血性心力衰竭病史的患者。

5. 伊曲康唑注射剂中的赋形剂主要经肾排泄，因此注射剂不可用于肾功能减退、肌酐清除率 <30 ml/min 的患者。

6. 妊娠期患者确有应用指征时，应充分权衡利弊后决定是否应用。哺乳期患者用药期间应停止哺乳。

7. 氟康唑和伊曲康唑不推荐用于6个月以下婴儿。儿童患者确有应用指征时，须充分权衡利弊后决定是否应用。

四、烯丙胺类抗真菌药特比萘芬

（一）适应证

1. 甲真菌病。

2. 皮损广泛的浅表皮肤真菌感染，如体股癣、手足癣。

3. 头癣。

（二）注意事项

1. 禁用于对本药及其赋形剂过敏的患者。

2. 本药有肝毒性，在治疗过程中应定期检查肝功能，出现异常应及时停药。慢性或活动性肝病的患者不宜应用本药。

3. 肾功能受损（肌酐清除率低于 50 ml/min 或血肌酐超过 300 μmol/L）的患者应当服用正常剂量的一半。

4. 妊娠期患者确有应用指征时，应在充分权衡利弊后慎重用药。哺乳期妇女在服药期间，应停止哺乳。

5. 暂不推荐儿童患者使用本药。

6. 利福平可促进血浆中本药的清除，甲腈咪呱可抑制血浆中本药的清除，合并用药时应注意调整剂量。

五、其它抗真菌药：灰黄霉素

（一）适应证

主要用于治疗皮肤癣菌引起的各种浅部真菌病，包括头癣和手足癣等。目前主要用于治疗头癣，仍为首选药物，疗程3～4周。

（二）注意事项

1．本药常见的不良反应有消化系统反应，如恶心、呕吐、腹泻、肝酶异常等，一般停药后消失。还可出现口干，舌痛等。神经系统常见症状有头痛，发生率约10%。

2．少数患者可出现嗜睡、疲劳。极少数患者可出现神经炎、精神错乱、晕厥、眩晕、一过性视乳头水肿等。

3．周围血象可出现中性粒细胞减少、单核细胞增多。治疗开始时应每1～2周作周围血象检查，长期用药者应每2～4周检查一次。

4．约30%的患者服药后可发生皮疹，表现为荨麻疹、剥脱皮炎等，也可出现麻疹样损害及光敏反应。

5．偶可发生血尿和管型尿，可出现卟啉代谢异常。

6．动物实验有致癌和致畸作用。

7．巴比妥类药物可以降低灰黄霉素的吸收，导致血浆中药物水平偏低。灰黄霉素与双香豆素类合用时可抑制其抗凝作用；与镇静或抗组织胺药合用时，疗效降低。

第四部分　各类细菌性感染的治疗原则及病原治疗

急性细菌性上呼吸道感染

急性上呼吸道感染是最常见的社区获得性感染，大多由鼻病毒、冠状病毒、流感病毒、副流感病毒、腺病毒等病毒所致，病程有自限性，不需使用抗菌药物，予以对症治疗即可痊愈。但少数患者可为细菌性感染或在病毒感染基础上继发细菌性感染，此时可予以抗菌治疗。

急性细菌性咽炎及扁桃体炎

患者扁桃体有渗出物、颈淋巴结肿大、发热伴周围血象白细胞及中性粒细胞升高有助于细菌性感染的临床诊断。如患者已出现猩红热样皮疹，或有扁桃体周围脓肿，则可诊断为细菌性感染。

急性细菌性咽炎及扁桃体炎的病原菌主要为A组β溶血性链球菌，少数为C组或G组β溶血性链球菌。

【治疗原则】

1．针对β溶血性链球菌感染选用抗菌药物。

2．给药前先留取咽拭培养，有条件者可做快速抗原检测试验（RADT）作为辅助病原诊断。

3．由于溶血性链球菌感染后可发生非化脓性并发症——风湿热和肾小球肾炎，因此抗菌治疗以清除病灶中细菌为目的，疗程需10天。

【病原治疗】

1．青霉素为首选，可选用青霉素G，也可肌注普鲁卡因青霉素或口服青霉素V，或口服阿莫西林，疗程均为10天。某些患者的依从性较差，预计难以完成10天疗程者，可予苄星青霉素单剂肌注。

2．青霉素过敏患者可口服红霉素等大环内酯类，疗程10天。

3．其他可选药有口服第一代或第二代头孢菌素，疗程10天，但不能用于有青霉素过敏性休克史的患者。此外，磺胺类药不易清除咽部细菌，A组溶血性链球菌对四环素类耐药者多见，这两类药物均不宜选用。

急性细菌性中耳炎

病毒性上呼吸道感染可合并轻度中耳炎表现，不需用抗生素，但如表现为急起的耳部疼痛、听力下降、发热、鼓膜进行性充血和膨隆，或已有鼓膜穿孔伴流液时，则需考虑急性细菌性中耳炎的临床诊断，可予以抗菌治疗。急性细菌性中耳炎的病原菌以肺炎链球菌、流感嗜血杆菌和卡他莫拉菌最为常见，三者约占病原菌的近80%；少数为A组溶血性链球菌、金葡菌等。

【治疗原则】

1．抗菌治疗应覆盖肺炎链球菌、流感嗜血杆菌和卡他莫拉菌。

2．疗程7～10天，以减少复发。

3．中耳有渗液时需采取标本做细菌培养及药敏试验。

【病原治疗】

1．初治宜口服阿莫西林。如当地流感嗜血

杆菌、卡他莫拉菌产β内酰胺酶菌株多见时，也可选用阿莫西林/克拉维酸口服。

2. 其他可选药物有复方磺胺甲噁唑和第一代、第二代口服头孢菌素。

3. 青霉素过敏患者除有青霉素过敏性休克史者外，确有用药指征时可慎用头孢菌素类。

急性细菌性鼻窦炎

急性细菌性鼻窦炎常继发于病毒性上呼吸道感染，以累及上颌窦者为多见。病原菌以肺炎链球菌和流感嗜血杆菌最为常见，两者约占病原菌的50%以上；卡他莫拉菌在成人和儿童中各约占病原菌的10%和20%；尚有少数为厌氧菌、金葡菌、化脓性链球菌及其他革兰阴性杆菌。

【治疗原则】

1. 初始治疗宜选用能覆盖肺炎链球菌、流感嗜血杆菌和卡他莫拉菌的抗菌药物。在获知细菌培养及药敏试验结果后，必要时再加以调整。

2. 局部用血管收缩药，以利于鼻窦内脓液引流。

3. 疗程10～14天，以减少复发。

【病原治疗】

抗菌药物的选用与急性细菌性中耳炎相同。

急性细菌性下呼吸道感染

急性气管－支气管炎

本病以病毒感染多见，多数病例为自限性。

【治疗原则】

1. 以对症治疗为主，不宜常规使用抗菌药物。

2. 极少数病例可由肺炎支原体、百日咳博德特菌或肺炎衣原体引起，此时可给予抗菌药物治疗。

【病原治疗】

1. 可能由肺炎支原体或百日咳博德特菌引起者，可采用红霉素等大环内酯类。

2. 肺炎衣原体感染可用四环素或多西环素，或红霉素等大环内酯类。

慢性支气管炎急性发作

慢性支气管炎急性发作可由环境污染、存在变应原或吸烟等许多因素引起。

【治疗原则】

1. 伴痰量增加、脓性痰和气急加重等提示可能存在细菌感染的患者，可应用抗菌药物。

2. 应选用能覆盖流感嗜血杆菌、肺炎链球菌、卡他莫拉菌、肺炎支原体、肺炎衣原体及肺炎克雷伯菌等革兰阴性杆菌的抗菌药物。

3. 对疗效不佳的患者可根据痰液培养和药敏试验结果调整用药。

4. 轻症患者给予口服药，病情较重者可用注射剂。

【病原治疗】　（参见表4.1）

表4.1　慢性支气管炎急性发作的病原治疗

病　原	宜选药物	可选药物	备　注
流感嗜血杆菌	氨苄西林，阿莫西林，氨苄西林/舒巴坦，阿莫西林/克拉维酸	复方磺胺甲噁唑，第一、二代口服头孢菌素，氟喹诺酮类	10%～40%菌株产酶
肺炎链球菌			
青霉素敏感	青霉素	阿莫西林，氨苄西林	青霉素耐药率（中介及耐药）在10%～40%左右
青霉素中介及耐药	第三代头孢菌素	氟喹诺酮类	
卡他莫拉菌	复方磺胺甲噁唑，第一、二代口服头孢菌素	氟喹诺酮类，阿莫西林/克拉维酸，氨苄西林/舒巴坦	约90%菌株产酶
肺炎支原体	大环内酯类	多西环素，氟喹诺酮类	
肺炎衣原体	大环内酯类	多西环素，氟喹诺酮类	
肺炎克雷伯菌等肠杆菌科细菌	第二代或第三代头孢菌素	氟喹诺酮类	

支气管扩张合并感染

支气管扩张合并急性细菌感染时，常见病原菌为流感嗜血杆菌、肺炎链球菌、厌氧菌等；在病程长、重症、合并有全身基础疾病的支气管扩张症患者中，肺炎克雷伯菌等肠杆菌科细菌和铜绿假单胞菌较多见。

【治疗原则】

支气管扩张症患者合并急性细菌感染时可予抗菌治疗，并保持呼吸道引流通畅。

【病原治疗】 （参见表4.2）

社区获得性肺炎

【治疗原则】

1. 尽早开始抗菌药物经验治疗（见表4.3）。应选用能覆盖肺炎链球菌、流感嗜血杆菌的药物，需要时加用对肺炎支原体、肺炎衣原体、军团菌属等细胞内病原体有效的药物；有肺部基础疾病患者的病原菌亦可为需氧革兰阴性杆菌、金葡菌等。

2. 住院治疗患者入院后应立即采取痰标本，做涂片革兰染色检查及培养；体温高、全身症状严重者应同时送血培养。

3. 轻症患者可口服用药；重症患者选用静脉给药，待临床表现显著改善并能口服时改用口服药。

【病原治疗】

1. 经验治疗见表4.3。

2. 明确病原体后，对经验治疗效果不满意者，可按药敏试验结果调整用药（参见表4.4）。

表4.2 支气管扩张合并感染的病原治疗

病　　原	宜选药物	可选药物
流感嗜血杆菌	氨苄西林，阿莫西林/克拉维酸，氨苄西林/舒巴坦	第一代或第二代头孢菌素
肺炎链球菌		
青霉素敏感	青霉素	阿莫西林，氨苄西林
青霉素中介及耐药	第三代头孢菌素	氟喹诺酮类
厌氧菌	阿莫西林/克拉维酸，氨苄西林/舒巴坦	克林霉素，甲硝唑
肺炎克雷伯菌等肠杆菌科细菌	第三代头孢菌素	氟喹诺酮类，第四代头孢菌素
铜绿假单胞菌	氟喹诺酮类	哌拉西林 ± 氨基糖苷类，抗铜绿假单胞菌头孢菌素 ± 氨基糖苷类

注：表中“±”是指两种及两种以上药物可联合应用，或可不联合应用（以下表格同）。

表4.3 社区获得性肺炎的经验治疗

相伴情况	病　　原	宜选药物	可选药物
不需住院，无基础疾病，青年	肺炎链球菌，肺炎支原体，嗜肺军团菌，流感嗜血杆菌	青霉素；氨苄（阿莫）西林 ± 大环内酯类	第一代头孢菌素 ± 大环内酯类
不需住院，有基础疾病，老年	同上；革兰阴性杆菌；金葡菌	第一代或第二代头孢菌素 ± 大环内酯类	氨苄西林/舒巴坦或阿莫西林/克拉维酸 ± 大环内酯类；氟喹诺酮类 ± 大环内酯类
需住院	同上；革兰阴性杆菌，金葡菌	第二代或第三代头孢菌素 ± 大环内酯类，氨苄西林/舒巴坦或阿莫西林/克拉维酸 ± 大环内酯类	氟喹诺酮类 ± 大环内酯类
重症患者	同上；革兰阴性杆菌，金葡菌	第三代头孢菌素 ± 大环内酯类，氟喹诺酮类 ± 大环内酯类	具有抗铜绿假单胞菌作用的广谱青霉素/β内酰胺酶抑制剂或头孢菌素类 ± 大环内酯类

表 4.4　社区获得性肺炎的病原治疗

病　原	宜选药物	可选药物	备　注
肺炎链球菌	青霉素，氨苄（阿莫）西林	第一代或第二代头孢菌素	
流感嗜血杆菌	氨苄西林，阿莫西林，氨苄西林/舒巴坦，阿莫西林/克拉维酸	第一代或第二代头孢菌素，氟喹诺酮类	10% ~ 40% 的菌株产 β 内酰胺酶
肺炎支原体	红霉素等大环内酯类	氟喹诺酮类，多西环素	
肺炎衣原体	红霉素等大环内酯类	氟喹诺酮类，多西环素	
军团菌属	红霉素等大环内酯类	氟喹诺酮类	
革兰阴性杆菌	第二代或第三代头孢菌素	氟喹诺酮类，β 内酰胺类/β 内酰胺酶抑制剂	
金葡菌	苯唑西林，氯唑西林	第一代或第二代头孢菌素，克林霉素	

医院获得性肺炎

常见的病原菌为肠杆菌科细菌、金葡菌，亦可为肺炎链球菌、流感嗜血杆菌、厌氧菌等。重症患者及机械通气、昏迷、激素应用等危险因素患者的病原菌可为铜绿假单胞菌、不动杆菌属及甲氧西林耐药金葡菌等。

【治疗原则】

1. 应重视病原检查，给予抗菌治疗前先采取痰标本进行涂片革兰染色检查及培养，体温高、全身症状严重者同时送血培养。有阳性结果时做药敏试验。

2. 尽早开始经验治疗。首先采用针对常见病原菌的抗菌药物。明确病原后，根据药敏试验结果调整用药。

3. 疗程根据不同病原菌、病情严重程度、基础疾病等因素而定。宜采用注射剂，病情显著好转或稳定后并能口服时改用口服药。

【病原治疗】　（参见表 4.5）

表 4.5　医院获得性肺炎的病原治疗

病　原	宜选药物	可选药物	备　注
金葡菌			
甲氧西林敏感	苯唑西林、氯唑西林	第一代或第二代头孢菌素，林可霉素，克林霉素	有青霉素类过敏性休克史者不宜用头孢菌素类
甲氧西林耐药	万古霉素或去甲万古霉素	磷霉素，利福平，复方磺胺甲噁唑与万古霉素或去甲万古霉素联合，不宜单用	
肠杆菌科细菌	第二代或第三代头孢菌素单用或联合氨基糖苷类	氟喹诺酮类，β 内酰胺酶抑制剂复方，碳青霉烯类	
铜绿假单胞菌	哌拉西林，头孢他啶，头孢哌酮、环丙沙星等氟喹诺酮类，联合氨基糖苷类	具有抗铜绿假单胞菌作用的 β 内酰胺酶抑制剂复方或碳青霉烯类 + 氨基糖苷类	通常需联合用药
不动杆菌属	氨苄西林/舒巴坦，头孢哌酮/舒巴坦	碳青霉烯类，氟喹诺酮类	重症患者可联合氨基糖苷类
真菌	氟康唑，两性霉素 B	氟胞嘧啶（联合用药）	
厌氧菌	克林霉素，氨苄西林/舒巴坦，阿莫西林/克拉维酸	甲硝唑	

肺　脓　肿

常见病原菌为肺炎链球菌、金葡菌、肠杆菌科细菌及厌氧菌（主要为口腔厌氧菌）等，下呼吸道分泌物、血液、胸腔积液培养（包括厌氧菌培养）以及药物敏感试验，对确定病原诊断、指导抗菌治疗有重要价值。

【治疗原则】

1. 保持脓液引流通畅至关重要。

2. 在病原菌未明确前应选用能覆盖上述细菌的抗需氧菌和抗厌氧菌药物。明确病原菌后，根据药敏试验结果结合临床情况调整用药。

3. 抗菌药物总疗程6~10周，或直至临床症状完全消失，X线胸片显示脓腔及炎性病变完全消散，仅残留纤维条索状阴影为止。

【病原治疗】 （参见表4.6）

脓　　胸

脓胸大多由多种细菌所引起。常见的病原菌在婴幼儿（<5岁）多为金葡菌、肺炎链球菌、流感嗜血杆菌；在>5岁、发生于急性肺炎后者，多为肺炎链球菌、A组溶血性链球菌，金葡菌、流感嗜血杆菌；在亚急性和慢性患者，多为厌氧链球菌、拟杆菌属、肠杆菌科细菌。

【治疗原则】

1. 首先取脓液做涂片及培养，并结合临床经验用药。

2. 按照治疗效果、细菌培养和药敏试验结果调整用药。

3. 急性期宜注射用药，必要时也可胸腔内注射（限用于包裹性厚壁脓肿）。

4. 积极引流，排除脓液，促进肺复张。

5. 给药剂量要足够充分，疗程宜长。通常应于体温正常后2周以上，患者周围血白细胞恢复正常，X线胸片显示胸液吸收，方可考虑停药，以防止脓胸复发。总疗程3~6周。

6. 慢性脓胸患者应采取外科处理。

【病原治疗】 （参见表4.7）

表4.6　肺脓肿患者的病原治疗

病　　原	宜选药物	可选药物
厌氧菌	青霉素（大剂量），克林霉素，β内酰胺类/β内酰胺酶抑制剂	氨苄西林/舒巴坦，阿莫西林/克拉维酸，氨苄西林或阿莫西林+甲硝唑
金葡菌		头孢唑林，头孢呋辛，克林霉素
甲氧西林敏感	苯唑西林，氯唑西林，阿莫西林	万古霉素或去甲万古霉素+利福平，万古霉素或去甲万古霉素+复方磺胺甲噁唑
甲氧西林耐药	万古霉素或去甲万古霉素±磷霉素	
肺炎链球菌		
青霉素敏感	青霉素	氨苄西林，阿莫西林
青霉素耐药	头孢噻肟，头孢曲松	万古霉素或去甲万古霉素
溶血性链球菌	青霉素G或青霉素V	氨苄（阿莫）西林，第一代头孢菌素，克林霉素
肠杆菌科细菌	第二或第三代头孢菌素±氨基糖苷类	氟喹诺酮类，β内酰胺类/β内酰胺酶抑制剂

表4.7　脓胸的病原治疗

病　　原	宜选药物	可选药物
厌氧菌	青霉素（大剂量），克林霉素，β内酰胺类/β内酰胺酶抑制剂	氨苄西林或阿莫西林+甲硝唑
金葡菌		
甲氧西林敏感	苯唑西林，氯唑西林，阿莫西林	头孢唑林，头孢呋辛，克林霉素
甲氧西林耐药	万古霉素或去甲万古霉素+磷霉素	万古霉素或去甲万古霉素+利福平
肺炎链球菌		
青霉素敏感	青霉素G	氨苄西林，阿莫西林
青霉素耐药	头孢噻肟，头孢曲松	万古霉素或去甲万古霉素
流感嗜血杆菌	氨苄西林，阿莫西林	氨苄西林/舒巴坦、阿莫西林/克拉维酸，第一代或第二代头孢菌素
肠杆菌科细菌	第二或第三代头孢菌素±氨基糖苷类	氟喹诺酮类，β内酰胺类/β内酰胺酶抑制剂，氨基糖苷类（联合用药）

尿路感染（膀胱炎、肾盂肾炎）

根据感染部位及有无合并症，可将尿路感染分为单纯性上尿路感染（肾盂肾炎）、单纯性下尿路感染（膀胱炎、尿道炎）；依照其病程又可分为急性和反复发作性。急性单纯性上、下尿路感染多见于门、急诊患者，病原菌80%以上为大肠埃希菌；而复杂性尿路感染的病原菌除仍以大肠埃希菌为多见（30%～50%）外，也可为肠球菌属、变形杆菌属、铜绿假单胞菌等；医院获得性尿路感染的病原菌尚可为葡萄球菌属、念珠菌属等。

【治疗原则】

1. 给予抗菌药物前留取清洁中段尿，做细菌培养及药敏试验。初治时按常见病原菌给药；获知药敏试验结果后，必要时调整用药。

2. 急性单纯性下尿路感染初发患者，治疗宜用毒性小、口服方便，价格较低的抗菌药物，疗程通常为3～5天。

3. 急性肾盂肾炎伴发热等全身症状明显的患者宜注射给药，疗程至少14天，一般2～4周；热退后可改为口服给药。反复发作性肾盂肾炎患者疗程需更长，常需4～6周。

4. 对抗菌药物治疗无效的患者应进行全面尿路系统检查，若发现尿路解剖畸形或功能异常者，应予以矫正或相应处理。

【病原治疗】（参见表4.8）

表4.8 膀胱炎和肾盂肾炎的病原治疗

疾病	病原	宜选药物	可选药物
膀胱炎	大肠埃希菌	呋喃妥因，磷霉素	头孢氨苄，头孢拉定，复方磺胺甲噁唑，氟喹诺酮类*
	腐生葡萄球菌	头孢氨苄，头孢拉定	呋喃妥因、磷霉素
	肠球菌属	阿莫西林	呋喃妥因
肾盂肾炎	大肠埃希菌等肠杆菌科细菌	氨苄西林/舒巴坦，阿莫西林/克拉维酸）	氟喹诺酮类*、第二代或第三代头孢菌素
	克雷伯菌属	第二代或第三代头孢菌素	氟喹诺酮类
	腐生葡萄球菌	头孢唑啉，头孢拉定	头孢呋辛
	肠球菌属	氨苄西林	万古霉素或去甲万古霉素
	铜绿假单胞菌	环丙沙星、哌拉西林±氨基糖苷类	头孢他啶或头孢哌酮+氨基糖苷类
	念珠菌属	氟康唑	两性霉素B

注：*大肠埃希菌对本类药物耐药株在50%以上，必须根据细菌药敏试验结果选用。

细菌性前列腺炎

根据临床表现、病原菌和实验室检查结果，可将前列腺炎分为细菌性和非细菌性两类，而细菌性前列腺炎又可分为急性及慢性。急性患者的病原菌大多为大肠埃希菌或其他肠杆菌科细菌，少数可为淋病奈瑟球菌或沙眼衣原体；慢性患者的病原菌除大肠埃希菌或其他肠杆菌科细菌外，亦可为肠球菌属。

【治疗原则】

1. 慢性前列腺炎患者的病原菌检查可取前列腺液做细菌培养，但不宜对急性前列腺炎患者进行前列腺按摩取前列腺液，以防感染扩散，可取中段尿细菌培养作为参考。

2. 应选用能覆盖可能的病原菌并能渗透至前列腺内的抗菌药物进行经验治疗。获知病原菌后，根据药敏试验结果调整用药。

3. 宜选用在前列腺组织和前列腺液中可达到有效浓度的抗菌药物，如氟喹诺酮类、复方磺胺甲噁唑、大环内酯类、四环素类等。在急性感染期，氨基糖苷类、头孢菌素类也能渗入炎性前列腺组织，达到一定药物浓度，故上述药物在急性期时也可选用。

4. 细菌性前列腺炎治疗较困难，疗程须较长，急性细菌性前列腺炎需4周，慢性细菌性前列腺炎需1～3个月。一般为4～6周。

5. 部分患者需行前列腺切除术。

【病原治疗】 （参见表4.9）

急性感染性腹泻

【治疗原则】

1. 病毒及细菌毒素（如食物中毒等）引起的腹泻一般不需用抗菌药物。

2. 首先留取粪便做常规检查与细菌培养，结合临床情况给予抗菌药物治疗。明确病原菌后进行药敏试验，临床疗效不满意者可根据药敏试验结果调整用药。

3. 腹泻次数和粪便量较多者，应及时补充液体及电解质。

4. 轻症病例可口服用药；病情严重者应静脉给药，病情好转后并能口服时改为口服。

【病原治疗】 （参见表4.10）

表4.9 细菌性前列腺炎的病原治疗

病原	宜选药物	可选药物	备注
大肠埃希菌	氟喹诺酮类，复方磺胺甲噁唑	氨苄西林/舒巴坦、阿莫西林/克拉维酸	大肠埃希菌对氟喹诺酮类耐药株达50%以上，必须根据药敏试验结果选用
肠杆菌科细菌	氟喹诺酮类	复方磺胺甲噁唑	
肠球菌属	氟喹诺酮类	氨苄西林/舒巴坦、阿莫西林/克拉维酸	
淋病奈瑟球菌或沙眼衣原体	氟喹诺酮类或头孢曲松（单剂）+多西环素		

表4.10 急性感染性腹泻的病原治疗

疾病	病原	宜选药物	可选药物	备注
病毒性腹泻	轮状病毒，诺瓦克样病毒,肠型腺病毒等			对症治疗
细菌性痢疾	志贺菌属	氟喹诺酮类	复方磺胺甲噁唑,阿莫西林，呋喃唑酮，磷霉素，第一代或第二代头孢菌素	疗程5~7天
霍乱（包括副霍乱）	霍乱弧菌，ElTor霍乱弧菌	氟喹诺酮类	复方磺胺甲噁唑,多西环素、氨苄西林	纠正失水及电解质紊乱为首要治疗措施
沙门菌属胃肠炎	沙门菌属	氟喹诺酮类	复方磺胺甲噁唑,氨苄西林，磷霉素	轻症对症治疗
大肠埃希菌肠炎	大肠埃希菌（产肠毒素性、肠致病性、肠侵袭性、肠出血性、肠粘附性）	重症用氟喹诺酮类、磷霉素		轻症对症治疗
葡萄球菌食物中毒	金葡菌（产肠毒素）	-	-	对症治疗
旅游者腹泻	产肠毒素大肠埃希菌、志贺菌属、沙门菌属、弯曲杆菌等	重症用氟喹诺酮类		轻症对症治疗
副溶血弧菌食物中毒	副溶血性弧菌	多西环素	复方磺胺甲噁唑，氟喹诺酮类	轻症对症治疗
空肠弯曲菌肠炎	空肠弯曲菌	氟喹诺酮类	红霉素等大环内酯类	轻症对症治疗，重症及发病4日内患者用抗菌药物
抗生素相关性肠炎及假膜性肠炎	艰难梭菌（重症）	甲硝唑	甲硝唑无效时用万古霉素或去甲万古霉素	轻症患者停用抗生素即可，万古霉素及去甲万古霉素均需口服给药

续 表

疾　病	病　原	宜选药物	可选药物	备　注
耶尔森菌小肠结肠炎	耶尔森菌属	氟喹诺酮类或复方磺胺甲噁唑	氨基糖苷类	对症治疗，合并菌血症时用抗菌药物
阿米巴肠病	溶组织阿米巴	甲硝唑	双碘喹林，巴龙霉素	
隐孢子虫肠炎	隐孢子虫	巴龙霉素	螺旋霉素	
蓝氏贾第鞭毛虫肠炎	贾第鞭毛虫	甲硝唑	阿苯达唑，替硝唑	

细菌性脑膜炎及脑脓肿

不同年龄段细菌性脑膜炎患者的病原菌不同。

【治疗原则】

1. 给予抗菌药物前必须进行脑脊液的涂片革兰染色检查、脑脊液培养以及血培养；有皮肤瘀斑者取局部瘀斑作涂片检查细菌。培养获阳性结果后做药敏试验。

2. 尽早开始抗菌药物的经验治疗。在获知细菌培养和药敏试验结果后，根据经验治疗疗效和药敏试验结果调整用药。

3. 选用易透过血脑屏障的抗菌药物。宜选用杀菌剂，用最大治疗剂量静脉给药。

4. 细菌性脑膜炎的疗程因病原菌不同而异。流行性脑脊髓膜炎的疗程一般为5～7天，肺炎链球菌脑膜炎在体温恢复正常后继续用药10～14天；革兰阴性杆菌脑膜炎疗程至少4周；继发于心内膜炎的链球菌属和肠球菌属脑膜炎疗程需4～6周。

5. 部分脑脓肿患者经积极抗菌治疗后，尚需手术引流。

【病原菌】　（参见表4.11）

【病原治疗】　（参见表4.12）

表4.11　不同年龄细菌性脑膜炎患者的主要病原菌

患者情况	病　原　菌
年龄<1个月	B组链球菌、大肠埃希菌、单核细胞增多性李斯特菌
年龄>1个月～50岁	流感嗜血杆菌、脑膜炎奈瑟球菌、肺炎链球菌
年龄>50岁、免疫功能损害	肺炎链球菌、单核细胞增多性李斯特菌、革兰阴性杆菌
医院获得性脑膜炎	金葡菌、克雷伯菌属、肠杆菌属、不动杆菌属、铜绿假单胞菌

表4.12　细菌性脑膜炎的病原治疗

病　原	宜选药物	可选药物
脑膜炎球菌	青霉素或氨苄西林	氯霉素
肺炎链球菌		头孢噻肟
青霉素敏感	青霉素，氨苄西林	头孢曲松
青霉素中度耐药	头孢曲松，头孢噻肟	万古霉素或去甲万古霉素
青霉素高度耐药	万古霉素或去甲万古霉素	
B组链球菌	氨苄西林	头孢噻肟或头孢曲松
葡萄球菌属		
甲氧西林敏感	苯唑西林	万古霉素或去甲万古霉素（用于青霉素过敏患者）

续 表

病 原	宜选药物	可选药物
甲氧西林耐药	万古霉素或去甲万古霉素 + 磷霉素	万古霉素或去甲万古霉素 + 利福平
单核细胞增多性李斯特菌	氨苄西林 + 庆大霉素	复方磺胺甲噁唑
流感嗜血杆菌		
非产酶株	氨苄西林	
产酶株	头孢噻肟或头孢曲松	氯霉素
克雷伯菌属	头孢噻肟或头孢曲松	美罗培南
大肠埃希菌	头孢噻肟或头孢曲松	美罗培南
铜绿假单胞菌	头孢他啶 + 氨基糖苷类	美罗培南 + 氨基糖苷类

败血症

败血症病情危急，一旦临床诊断确立，应即按患者原发病灶、免疫功能状况、发病场所及其他流行病学资料综合考虑其可能的病原，选用适宜的抗菌药物治疗。

【治疗原则】

1. 及早进行病原学检查，在给予抗菌药物治疗前应留取血液及其他相关标本送培养，并尽早开始抗菌药物的经验治疗。获病原菌后进行药敏试验，按药敏试验结果调整用药。

2. 抗菌药物可单用，亦可联合用药，但在铜绿假单胞菌、肠球菌等败血症时需联合用药。疗程一般需用药至体温恢复正常后7～10天，有迁徙病灶者需更长，直至病灶消失。必要时尚需配合外科引流或扩创等措施。

3. 治疗初始阶段需静脉给药，以保证疗效；病情稳定后可改为口服或肌注。

【病原菌】 （参见表4.13）

【病原治疗】

在病原尚未明确前，可参考表4.13中患者发病时情况及处所，估计其最可能的病原菌，按表4.14中的治疗方案予以经验治疗；在明确病原后，如果原治疗用药疗效不满意，应根据细菌药敏试验结果调整用药。

表4.13 败血症的主要病原菌及其伴随情况

病 原	感染源及可能的入侵途径、诱因	发病场所	备 注
表葡菌等凝固酶阴性葡萄球菌	静脉留置导管，体内人工装置	医院	多为甲氧西林耐药株
金葡菌	外科伤口，蜂窝织炎，疖，烧伤创面感染	医院或社区	医院内获得者多为甲氧西林耐药株
肠球菌属	尿路感染，留置导尿管，腹膜透析伴腹膜炎，泌尿生殖系统手术或操作后	医院或社区	
肺炎链球菌	社区获得性肺炎	社区	
大肠埃希菌	尿路感染，腹腔，胆道感染，生殖系统感染	社区多于医院	
肺炎克雷伯菌等克雷伯菌属	下呼吸道感染，腹腔，胆道感染	医院多于社区	医院感染者耐药程度高
肠杆菌属、柠檬酸菌属、沙雷菌属等肠杆菌科细菌	下呼吸道感染，人工呼吸装置，泌尿生殖系统，腹腔，胆道感染	医院多于社区	医院感染者耐药程度高
不动杆菌属、铜绿假单胞菌	医院获得肺炎，人工呼吸装置，复杂性尿路感染，留置导尿管，烧伤创面感染	医院	
脆弱拟杆菌	腹腔，盆腔感染	社区或医院	
念珠菌属	免疫缺陷（如中性粒细胞减少症），广谱抗菌药物，免疫抑制剂应用，静脉留置导管，严重烧伤创面感染	医院	

表 4.14　败血症的病原治疗

病　　原	宜选药物	可选药物	备　　注
金葡菌、表葡菌等凝固酶阴性葡萄球菌			
甲氧西林或苯唑西林敏感	苯唑西林或氯唑西林	头孢唑啉等第一代头孢菌素，头孢呋辛等第二代头孢菌素，克林霉素，磷霉素钠	有青霉素类抗生素过敏性休克史者不宜选用头孢菌素类
甲氧西林或苯唑西林耐药	万古霉素或去甲万古霉素联合磷霉素钠或利福平	复方磺胺甲噁唑，异帕米星，阿米卡星	氨基糖苷类不宜单用，需联合用药
肠球菌属	氨苄西林或青霉素 G + 氨基糖苷类	万古霉素或去甲万古霉素	
肺炎链球菌	青霉素 G	阿莫西林，头孢噻吩，头孢唑啉，头孢呋辛，红霉素，克林霉素	肺炎链球菌系青霉素敏感株，该菌对红霉素或克林霉素耐药者多见，需注意药敏试验结果。有青霉素类抗生素过敏性休克史者不宜选用头孢菌素类
大肠埃希菌	氨苄西林/舒巴坦或阿莫西林/克拉维酸	头孢噻肟，头孢曲松等第三代头孢菌素，氟喹诺酮类，氨基糖苷类	菌株之间对药物敏感性差异大，需根据药敏试验结果选药，并需注意对氟喹诺酮类耐药者多见
肺炎克雷伯菌等克雷伯菌属	第三代头孢菌素	氟喹诺酮类，氨基糖苷类，β 内酰胺类/β 内酰胺酶抑制剂	菌株之间对药物敏感性差异大，需根据药敏试验结果选药
肠杆菌属、柠檬酸菌属，沙雷菌属	头孢吡肟或氟喹诺酮类	氨基糖苷类，碳青霉烯类，β 内酰胺类/β 内酰胺酶抑制剂合剂	同上
不动杆菌属	氨苄西林/舒巴坦	氨基糖苷类，头孢哌酮/舒巴坦，碳青霉烯类，氟喹诺酮类	同上
铜绿假单胞菌	头孢他啶、头孢哌酮、头孢吡肟、哌拉西林等抗假单胞菌 β 内酰胺类 + 氨基糖苷类	头孢哌酮/舒巴坦，哌拉西林/三唑巴坦，环丙沙星等氟喹诺酮类 + 氨基糖苷类，碳青霉烯类 + 氨基糖苷类	同上，一般均需联合用药
脆弱拟杆菌	甲硝唑	氯霉素，克林霉素，碳青霉烯类	
念珠菌属	两性霉素 B	氟康唑，氟胞嘧啶	氟胞嘧啶宜联合用药

感染性心内膜炎

【治疗原则】

治愈本病的关键在于杀灭心内膜或心瓣膜赘生物中的病原菌。

1. 尽早进行病原学检查，在给予抗菌药物前即应送血培养，获病原菌后进行药敏试验，按药敏试验结果调整抗菌治疗。

2. 根据病原选用杀菌剂，应选择具协同作用的两种抗菌药物联合应用。

3. 应采用最大治疗剂量。

4. 静脉给药。

5. 疗程宜充足，一般 4 ~ 6 周；人工瓣膜心内膜炎、真菌性心内膜炎疗程需 6 ~ 8 周或更长，以降低复发率。

6. 部分患者尚需配合外科手术治疗。

【病原菌】

自身瓣膜心内膜炎的病原菌入侵，与患者经受拔牙、皮肤损伤、泌尿生殖系手术或操作时发生的暂时性菌血症有关；人工瓣膜心内膜炎早期发病（距心血管手术时间≤2 个月）者，与手术时或术后病原菌自患者伤口、留置导管等装置及周围环境入血导致菌血症有关，迟发病者（> 12 个月）则与自身瓣膜心内膜炎的发病情况相仿，因此病原菌分布亦相似。3 ~ 12 个月发病者病原菌分布介于早期发病及迟发病者之间（参见表 4.15）。

【病原治疗】　（参见表 4.16）

腹腔感染

本组疾病包括急性胆囊炎及胆道感染，细菌性肝脓肿，急性腹膜炎，以及急性胰腺炎继发细菌感染等。通常为肠杆菌科细菌、肠球菌属和拟杆菌属等厌氧菌的混合感染。

【治疗原则】

1. 在给予抗菌药物治疗之前应尽可能留取相关标本送培养，获病原菌后进行药敏试验，作为调整用药的依据。

2. 尽早开始抗菌药物的经验治疗。经验治疗需选用能覆盖肠道革兰阴性杆菌、肠球菌属等需氧菌和脆弱拟杆菌等厌氧菌的药物。

3. 急性胰腺炎本身为化学性炎症，无应用抗菌药物的指征；继发细菌感染时需用抗菌药物。

4. 必须保持病灶部位引流通畅。有手术指征者应进行外科处理，并于手术过程中采集病变部位标本做细菌培养及药敏试验。

5. 初始治疗时需静脉给药；病情好转后可改为口服或肌注。

【病原治疗】

在明确病原菌后，根据经验治疗效果和细菌药敏试验结果调整用药（参见表4.17)。

表4.15 感染性心内膜炎的主要病原菌*

自身瓣膜心内膜炎	人工瓣膜心内膜炎（发病距心血管手术时间）		
	≤2个月	3~12个月	>12个月
草绿色链球菌	表葡菌等凝固酶阴性葡萄球菌	表葡菌等凝固酶阴性葡萄球菌	与自身瓣膜心内膜炎病原菌相仿
金葡菌	金葡菌		
其他链球菌	肠杆菌科、铜绿假单胞菌	金葡菌	
肠球菌属	肠球菌	肠球菌属	
肠杆菌科、铜绿假单胞菌	念珠菌属等真菌	链球菌属	
念珠菌属等真菌	棒状杆菌	念珠菌属等真菌	
	链球菌		
表葡菌等凝固酶阴性葡萄球菌		肠杆菌科细菌、铜绿假单胞菌	

注：* 各列中病原菌由多至少排列

表4.16 感染性心内膜炎的病原治疗

病　　原	宜选药物	可选药物	备　　注
草绿色链球菌	青霉素+庆大霉素等氨基糖苷类	头孢噻吩或头孢唑啉+庆大霉素等氨基糖苷类	有青霉素类过敏性休克史者不可选头孢菌素类
金葡菌或表葡菌			
甲氧西林或苯唑西林敏感	苯唑西林+庆大霉素等氨基糖苷类	头孢噻吩或头孢唑啉+庆大霉素等氨基糖苷类或磷霉素钠+氨基糖苷类	同上
甲氧西林或苯唑西林耐药	万古霉素或去甲万古霉素+磷霉素钠	万古霉素或去甲万古霉素+利福平	
肠球菌属	青霉素或氨苄西林+庆大霉素等氨基糖苷类	万古霉素或去甲万古霉素（联合用药） 万古霉素或去甲万古霉素+庆大霉素等氨基糖苷类	仅在必要时应用万古霉素或去甲万古霉素+氨基糖苷类，此时应监测两药的血药浓度，联合用药不宜>2周，用药期间应严密随访肾、耳毒性
肠杆菌科或铜绿假单胞菌	哌拉西林+庆大霉素等氨基糖苷类	第三代头孢菌素或β内酰胺类/β内酰胺酶抑制剂+氨基糖苷类	
念珠菌属等真菌	两性霉素B+氟胞嘧啶		

表 4.17　腹腔感染的病原治疗

病　原	宜选药物	可选药物	备　注
大肠埃希菌、变形杆菌属	哌拉西林，氨苄西林/舒巴坦，阿莫西林/克拉维酸	第二代或三代头孢菌素，氟喹诺酮类，氨基糖苷类	菌株之间对抗菌药物敏感性差异大，需根据药敏试验结果选药；大肠埃希菌对氟喹诺酮类耐药者多见
克雷伯菌属	第三代头孢菌素	氟喹诺酮类，氨基糖苷类，β内酰胺类/β内酰胺酶抑制剂复合剂	
肠杆菌属	头孢吡肟或氟喹诺酮类	氨基糖苷类，碳青霉烯类，β内酰胺类/β内酰胺酶抑制剂复合剂	同上
肠球菌属	氨苄西林或青霉素+氨基糖苷类	万古霉素或去甲万古霉素	
拟杆菌属等厌氧菌	甲硝唑	氯霉素，克林霉素，头霉素类，β内酰胺类/β内酰胺酶抑制剂复合剂，碳青霉烯类	

骨、关节感染

骨、关节感染包括骨髓炎和关节炎。急性骨髓炎最常见的病原菌为金葡菌；少数为其他细菌，如1岁以上小儿亦可由化脓性链球菌引起，老年患者可由革兰阴性杆菌引起，长期留置导尿管的患者可由铜绿假单胞菌引起。需要注意的是慢性骨髓炎患者窦道流出液中分离出的微生物不一定能准确反映感染的病原体，可能误导临床用药。

【治疗原则】

1. 在留取血、感染骨标本、关节腔液进行病原学检查后开始经验治疗。经验治疗应选用针对金葡菌的抗菌药物。获病原菌后进行药敏试验，根据经验治疗的疗效和药敏试验结果调整用药。

2. 应选用骨、关节腔内药物浓度高且细菌对之不易产生耐药性的抗菌药物。慢性患者应联合应用抗菌药物，并需较长疗程。用药期间应注意可能发生的不良反应。抗菌药物不宜作局部注射。

3. 急性化脓性骨髓炎疗程4~6周，急性关节炎疗程2~4周；可采用注射和口服给药的序贯疗法。

4. 外科处理去除死骨或异物以及脓性关节腔液引流极为重要。

【病原治疗】　（参见表4.18）

表 4.18　骨、关节感染的病原治疗

病　原	宜选药物	可选药物	备　注
金葡菌			
甲氧西林敏感	苯唑西林，氯唑西林	头孢唑啉，头孢呋辛，克林霉素	有青霉素过敏性休克史者不宜选用头孢菌素
甲氧西林耐药	万古霉素或去甲万古霉素联合磷霉素或利福平	复方磺胺甲噁唑，氨基糖苷类	复方磺胺甲噁唑、氨基糖苷类不宜单独应用，可为联合用药之一
溶血性链球菌	青霉素	第一代头孢菌素，红霉素、林可霉素类	
肠球菌属	氨苄西林或青霉素+氨基糖苷类	万古霉素或去甲万古霉素	

续 表

病　原	宜选药物	可选药物	备　注
肠杆菌科细菌	氟喹诺酮类，氨苄西林/舒巴坦，阿莫西林/克拉维酸	第三代头孢菌素，哌拉西林、氨基糖苷类	根据药敏试验结果选药。大肠埃希菌对氟喹诺酮类耐药者多见
铜绿假单胞菌	氟喹诺酮类或哌拉西林或抗铜绿假单胞菌头孢菌素＋氨基糖苷类	抗铜绿假单胞菌β内酰胺类/β内酰胺酶抑制剂或碳青霉烯类＋氨基糖苷类	根据药敏试验结果选药，通常需联合用药
拟杆菌属等厌氧菌	甲硝唑	克林霉素，β内酰胺类/β内酰胺酶抑制剂	

皮肤及软组织感染

皮肤及软组织感染包括毛囊炎、疖、痈、淋巴管炎、急性蜂窝织炎、烧伤创面感染、手术后切口感染及褥疮感染等。毛囊炎、疖、痈及创面感染的最常见病原菌为金葡菌；淋巴管炎及急性蜂窝织炎主要由化脓性链球菌引起；褥疮感染常为需氧菌与厌氧菌的混合感染。皮肤、软组织感染病灶广泛并伴发热等全身症状，或有合并症者，属复杂性皮肤、软组织感染；不伴以上情况者为单纯性皮肤、软组织感染。

【治疗原则】

1. 皮肤、软组织感染中病灶小而表浅、数量少者如脓疱病，只需局部用药。病灶广泛，并伴发热等全身症状时宜同时全身应用抗菌药物。轻症感染患者可口服给药，严重感染患者可静脉给药。

2. 局部用药以消毒防腐剂（如碘伏）为主，少数情况下亦可用某些主要供局部应用的抗菌药物，如莫匹罗星等。

3. 轻症患者可针对常见病原菌进行经验治疗。全身感染征象显著的患者，应做创面脓液培养，并同时做血培养，获知病原菌后进行药敏试验，必要时据以调整用药。

4. 有脓肿形成时须及时切开引流。

【病原治疗】　（参见表4.19）

口腔、颌面部感染

口腔感染

口腔感染主要为口腔正常菌群和某些致病菌（如厌氧菌、草绿色链球菌和白念珠菌等）的混合感染。包括牙齿周围组织感染，如牙周炎、冠周炎、急性根尖周围炎（牙槽脓肿）、干槽症（拔牙后感染）、急性牙周脓肿等，以及口腔黏膜白念珠菌感染。

【治疗原则】

1. 以局部治疗为主，如清除牙石、菌斑，冲洗局部，切开引流清除感染的牙髓等，并注意口腔卫生，抗菌治疗为辅助治疗。

2. 伴有发热等全身症状者或患有糖尿病等基础疾病的患者在进行牙周病、牙体病治疗前后可短期口服抗菌药物3～7天。

3. 必要时可局部使用抗菌制剂。

【病原治疗】　（参见表4.20）

颌面部感染

颌面部感染包括面部疖、痈、口腔颌面部蜂窝织炎、急性化脓性颌骨骨髓炎、婴幼儿上颌骨骨髓炎等。主要的病原菌有葡萄球菌属、链球菌属、肠杆菌科细菌，或消化链球菌、普雷沃菌、梭杆菌等厌氧菌；偶有铜绿假单胞菌等。

【治疗原则】

1. 尽早进行血液和脓液的病原微生物检查和药敏试验。

2. 根据感染的来源和临床表现等推断可能的病原菌，立即开始抗菌药物的经验治疗。

3. 联合应用抗需氧菌和抗厌氧菌药物。初始治疗宜静脉给药；病情明显好转后可改肌注或口服。

4. 获知病原菌及药敏试验结果后，结合经验治疗的效果调整用药。

5. 及时进行脓液引流，感染控制后给予局部处理。

【病原治疗】　（参见表4.21）

表 4.19 皮肤、软组织感染的病原治疗

感　　染	主要病原菌	宜选药物	可选药物
疖，痈	金葡菌，（甲氧西林敏感株）	苯唑西林或氯唑西林	第一代头孢菌素，克林霉素，红霉素，复方磺胺甲噁唑
淋巴管炎，急性蜂窝织炎	化脓性链球菌	青霉素，阿莫西林	第一代头孢菌素，红霉素，克林霉素
创面，手术后切口感染，褥疮感染	金葡菌（甲氧西林敏感株）	苯唑西林或氯唑西林	第一代或第二代头孢菌素、磷霉素，克林霉素
	金葡菌（甲氧西林耐药株）	万古霉素或去甲万古霉素	磷霉素，复方磺胺甲噁唑
	大肠埃希菌，肺炎克雷伯菌等肠杆菌科细菌	氨苄西林/舒巴坦，阿莫西林/克拉维酸	氟喹诺酮类，第二代或第三代头孢菌素
	消化链球菌等革兰阳性厌氧菌	青霉素，克林霉素，阿莫西林	甲硝唑
	脆弱拟杆菌	甲硝唑	克林霉素，氨苄西林/舒巴坦，阿莫西林/克拉维酸

表 4.20 口腔感染的病原治疗

口腔感染	宜选药物	可选药物	备　　注
牙周炎，冠周炎	阿莫西林，甲硝唑	乙酰螺旋霉素，交沙霉素	
急性根尖周围炎	同上	大环内酯类，克林霉素	
干槽症			局部处理
急性牙周脓肿	阿莫西林，甲硝唑		
口腔黏膜白念珠菌感染	制霉菌素局部应用	氟康唑	去除有关易感因素（如用广谱抗生素），治疗被念珠菌污染的残根、牙石、菌斑等

表 4.21 颌面部感染的病原治疗

病　　原	宜选药物	可选药物	备　　注
金葡菌			
甲氧西林敏感	苯唑西林，氯唑西林	第一代头孢菌素，克林霉素，红霉素	面部疖、痈严禁局部挤压和热敷
甲氧西林耐药	万古（去甲万古）霉素 ± 磷霉素	万古霉素或去甲万古霉素 ± 利福平	
溶血性链球菌	青霉素，氨苄西林，阿莫西林	第一代头孢菌素，红霉素，克林霉素	
肠杆菌科细菌	第二代或第三代头孢菌素	氟喹诺酮类，氨基糖苷类（联合应用）	
厌氧菌	克林霉素，甲硝唑	氨苄西林/舒巴坦，阿莫西林/克拉维酸	
铜绿假单胞菌	具有抗铜绿假单胞菌作用的头孢菌素	氟喹诺酮类，氨基糖苷类（联合应用）	

眼部感染

细菌性结膜炎

常见的病原菌为淋病奈瑟球菌、脑膜炎球菌、流感嗜血杆菌、肺炎链球菌、结膜炎杆菌等。应尽早局部应用能覆盖常见病原菌的抗菌药物进行经验治疗。

【治疗原则】

1. 患眼分泌物较多时，可应用生理盐水、3% 硼酸水或 1∶10000 高锰酸钾溶液冲洗结膜囊。切忌包扎。

2. 白天滴用抗菌滴眼液，睡前用抗菌眼膏。

3. 伴有咽炎或急性化脓性中耳炎者，或流感嗜血杆菌感染者，应同时口服抗菌药物。

4. 淋球菌感染者应全身及时使用足量的抗菌药物，并同时治疗家属中淋球菌感染患者。

5. 经验治疗效果不佳者，应进行分泌物涂片、结膜刮片检查及培养，获病原菌后进行药敏试验，据以调整用药。

【病原治疗】 （参见表4.22）

细菌性角膜炎

【治疗原则】

1. 尽早进行病原学检查，在给予抗菌药物前，应进行角膜病变区刮片镜检、培养和药敏试验。

2. 尽早开始抗菌药物的经验治疗。对初次治疗的急性期患者，在病原菌尚未查明前应首选广谱抗菌药物进行治疗。

3. 给药途径有眼部滴药、结膜下注射。伴有大量前房积脓者，应同时静脉给药。

4. 确定病原菌后，如果经验治疗效果不满意，应根据药敏试验的结果调整用药。

【病原治疗】 （参见表4.23）

细菌性眼内炎

细菌性眼内炎大多发生于眼外伤或内眼手术后，前者大多为社区感染，后者大多为医院感染。主要病原菌有金葡菌或肺炎链球菌，多数为内源性感染；此外尚可为表皮葡萄球菌、肠杆菌属、铜绿假单胞菌等克雷伯菌属等。

【治疗原则】

1. 尽早进行病原学检查，在给予抗菌药物前，自前房或玻璃体腔采集标本，做涂片、微生物培养和药物敏感试验，以便明确诊断和指导治疗。

2. 并非每例眼内炎患者都能明确其病原体，在未确定致病微生物前应给予经验治疗。

3. 细菌性眼内炎可能存在多种细菌混合感染，因此应当选用可能覆盖病原菌抗菌药物，必要时联合用药。

4. 给药途径有结膜下注射、静脉给药、玻璃体腔注射给药。玻璃体腔内注射抗菌药物是治疗重症细菌性眼内炎的有效方式。如感染不能控制，应施行玻璃体切除联合玻璃体腔内给药。

5. 应用糖皮质激素有助于减轻炎症反应和眼组织的破坏，但应在局部或全身应用有效抗生素后24小时加用。

【病原治疗】

在病原尚未明确前，可参考患者发病时情况及处所，估计其最可能的病原菌，给予经验治疗。在明确病原后，如原治疗用药疗效不满意时，根据细菌药敏试验结果调整用药。玻璃体腔内给药浓度和剂量的选择十分重要，应达到有效治疗又不能伤害视网膜。需全身给药者，药物的选用参见表4.24。

表4.22 细菌性结膜炎的病原治疗（局部用）

病　原	宜选药物	可选药物	备　注
淋病奈瑟球菌	环丙沙星，氧氟沙星	大观霉素	可用大量生理盐水或1∶10000高锰酸钾溶液冲洗结膜囊
脑膜炎球菌	同上	同上	同上
流感嗜血杆菌	氧氟沙星	庆大霉素，环丙沙星	眼部分泌物较多时宜用生理盐水冲洗结膜囊
肺炎链球菌	红霉素，左氧氟沙星	杆菌肽-多粘菌素	同上
结膜炎杆菌	氧氟沙星	庆大霉素，环丙沙星	同上
金葡菌	红霉素，氧氟沙星	杆菌肽-多粘菌素	同上
Morax-Axenfeld双杆菌	氧氟沙星	庆大霉素，环丙沙星	同上
变形杆菌属	同上	同上	同上
大肠埃希菌	同上	同上	同上
假单胞菌属	妥布霉素	环丙沙星	同上

表 4.23 细菌性角膜炎的病原治疗（局部用）

病　原	宜选药物	可选药物	备　注
表葡菌	妥布霉素 头孢唑啉	氧氟沙星	有青霉素类抗生素过敏性休克史者，不宜选用头孢菌素类
金葡菌	氧氟沙星	环丙沙星，万古霉素	
肺炎链球菌	氧氟沙星	诺氟沙星	
铜绿假单胞菌	妥布霉素	环丙沙星，诺氟沙星，氧氟沙星	

表 4.24 细菌性眼内炎的病原治疗

病　原　菌	宜选药物	可选药物
金葡菌、表皮葡萄球菌（甲氧西林耐药）	万古霉素或去甲万古霉素	阿米卡星、头孢唑啉
金葡菌、表皮葡萄球菌（甲氧西林敏感）	苯唑西林	头孢唑啉、左氧氟沙星
肺炎链球菌	头孢唑啉	左氧氟沙星
肠杆菌属	头孢吡肟	环丙沙星、阿米卡星（联合）
克雷伯菌属	头孢噻肟或头孢曲松	同上
铜绿假单胞菌	头孢他啶、妥布霉素（联合）	同上

阴道感染

阴道感染根据病因和病原体的不同，可分为细菌性阴道病、念珠菌性外阴阴道病和滴虫性阴道炎。细菌性阴道病的最常见病原体为阴道加德纳菌、各种厌氧菌和动弯杆菌属。念珠菌性外阴阴道病的病原体 80% 以上为白念珠菌；10% ~ 20% 为其他念珠菌属，如热带念珠菌、光滑念珠菌和近平滑念珠菌。滴虫性阴道炎的病原体为毛滴虫，可同时合并细菌或念珠菌感染。

【*治疗原则*】

1. 取阴道分泌物作病原体检查，通常在显微镜下检查即可诊断，必要时再做培养。念珠菌性外阴阴道病必须做细菌培养，获病原菌后做药敏试验，根据不同病原体选择抗菌药物。如为两种病原体同时感染，如念珠菌性外阴阴道病和滴虫性阴道炎，可同时使用两种抗菌药物，或先局部用药治疗念珠菌性外阴阴道病后再局部用药治疗滴虫性阴道炎。

2. 应同时去除病因，如停用广谱抗菌药物、控制糖尿病等。

3. 治疗期间避免性生活。

4. 抗菌药物使用必须按疗程完成，因阴道上皮为多层，月经周期中最多达 45 层，黏膜多皱褶，治疗不彻底容易复发。细菌性阴道病的治疗应常规在下次月经后再使用 1 个疗程。

5. 妊娠期应选择阴道局部用药，妊娠初 3 个月，禁用可能对胎儿有影响的药物。

6. 单纯性念珠菌性外阴阴道病患者应首选阴道局部用药；严重或多次复发性患者应全身和局部同时用抗菌药物；多次复发性患者的抗菌药物疗程应延长，或预防性间歇用药。

【*病原治疗*】　(参见表 4.25)

宫　颈　炎

宫颈炎分急性和慢性两类。急性宫颈炎最常见的病原是淋病奈瑟球菌（以下简称淋菌）和沙眼衣原体，均为性传播疾病；也可由葡萄球菌属、链球菌属和肠球菌属引起。

【*治疗原则*】

1. 急性或慢性宫颈炎怀疑为淋菌或衣原体感染者，应取宫颈管分泌物作显微镜检及细菌培养。涂片找到细胞内革兰阴性双球菌时，可诊断为淋菌性阴道炎。沙眼衣原体感染可根据涂片中在多形核白细胞内外未见革兰阴性双球菌，高倍显微镜下每视野多形核白细胞 >15 个，或油镜下可见每视野多形核白细胞 >10 个作出初步诊断，衣原体抗原检测阳性的患者可确认为沙眼衣原体宫颈炎。

2. 治疗期间避免性生活。

3. 抗菌药物的剂量和疗程必须足够。

4. 约 50% 的淋菌性宫颈炎合并沙眼衣原体感染，应同时应用对这两种病原体有效的抗菌药物。

【*病原治疗*】　(参见表 4.26)

表 4.25 阴道感染的病原治疗

病　　原	宜选药物	用药途径	备　　注
厌氧菌或阴道加德纳菌	甲硝唑	全身和/或局部	宜单次口服大剂量（2g）
	替硝唑或	全身	宜单次口服大剂量（2g）
	克林霉素	全身或局部	
念珠菌	制霉菌素或咪康唑	局部	宜大剂量、短疗程
	克霉唑	局部	
	伊曲康唑或氟康唑	全身	

表 4.26 宫颈炎的病原治疗*

疾　　病	病原体	首选抗菌药物	可选抗菌药物
淋菌性宫颈炎	淋病奈瑟球菌	头孢曲松，大观霉素（单剂）	氟喹诺酮类，多西环素
非淋菌性宫颈炎	沙眼衣原体	多西环素，大环内酯类	氟喹诺酮类

注：* 葡萄球菌属、链球菌属和肠球菌属等感染所致宫颈炎的病原治疗参阅“盆腔炎性疾病”。

盆腔炎性疾病

盆腔炎性疾病主要包括子宫内膜炎、子宫肌炎、输卵管炎或脓肿、输卵管卵巢炎或脓肿、盆腔结缔组织炎、盆腔脓肿和盆腔腹膜炎等。常见的病原体有葡萄球菌属、链球菌属、大肠埃希菌和淋病奈瑟球菌等需氧菌，脆弱拟杆菌、消化链球菌、产气荚膜杆菌等厌氧菌，以及沙眼衣原体、解脲脲原体和病毒等。

【治疗原则】

1. 采取血、尿、宫颈管分泌物和盆腔脓液等标本做培养及药敏试验。

2. 发热等感染症状明显者，应全身应用抗菌药物。

3. 盆腔炎症大多为需氧菌和厌氧菌混合感染，应使用能覆盖常见需氧和厌氧病原菌的抗菌药物。病原检查获阳性结果后依据药敏试验结果调整用药。

4. 抗菌药物的剂量应足够，疗程宜较长，以免病情反复发作或转成慢性。初始治疗时宜静脉给药；病情好转后可改为口服。

【病原治疗】

1. 宜选药物：头孢噻肟＋多西环素，或庆大霉素＋克林霉素

2. 可选药物：氨苄西林/舒巴坦或阿莫西林/克拉维酸＋多西环素，或氟喹诺酮类＋甲硝唑

性传播疾病

常见的性传播疾病包括梅毒、淋病、非淋菌性尿道炎（或宫颈炎）、软下疳、性病性淋巴肉芽肿等，主要通过性接触传播。

梅毒根据传播途径可分为获得性（后天）梅毒和胎传（先天）梅毒；根据病程可分为早期梅毒和晚期梅毒。早期梅毒又分一期梅毒和二期梅毒，晚期梅毒又称三期梅毒；此外还有潜伏梅毒，又称隐性梅毒。早期梅毒传染性大，破坏性小，经足量规范治疗可彻底治愈；晚期梅毒传染性小，破坏性大，经治疗只能减轻症状而难以彻底治愈。

【治疗原则】

1. 明确诊断后应参照卫生部2000年颁布的《性病诊疗规范和性病治疗推荐方案》尽早开始规范治疗。

2. 治疗期间禁止性生活。

3. 同时检查和治疗性伴侣。

【病原治疗】 （参见表4.27）

深部真菌病

根据病原菌的致病力可分为致病性真菌和条件致病性真菌。致病性真菌本身具有致病性，包括组织浆胞菌、粗球孢子菌、巴西副球孢子菌、皮炎芽生菌、暗色真菌、足分枝菌和孢子丝菌等，此类真菌所致感染多呈地区流行。条件致病性真菌有念珠菌属、隐球菌属、曲霉属、毛霉属、放线菌属、奴卡菌属等，此类真菌致病性低，通常不感染正常人，但正常人大量接触后或免疫功能低下者易感染。

【治疗原则】

1. 应首先在感染部位采取标本进行涂片检查及培养，找到病原真菌时方可确诊。自无菌部位采取的标本培养阳性者为疑似病例。

2. 根据感染部位、病原菌种类选择用药。在病原真菌未明确前，可参考常见的病原真菌给予经验治疗；明确病原菌后，可根据经验治疗的疗效和药敏试验结果调整给药。

3. 疗程需较长，一般为6~12周或更长。

4. 严重感染的治疗应联合应用具有协同作用的抗真菌药物，并应静脉给药，以增强疗效并延缓耐药菌株的产生。

5. 在应用抗真菌药物的同时，应积极治疗可能存在的基础疾病，增强机体免疫功能。

6. 有指征时需进行外科手术治疗。

【病原治疗】 （参见表4.28）

表中抗真菌药的选用仅根据其抗真菌活性列出，临床应用中尚需依据患者感染部位、感染严重程度、患者基础情况以及抗真菌药物在人体内分布特点及其毒性大小，综合考虑选用不同的药物及治疗方案。

表4.27 性传播疾病的病原治疗

疾病	病原	宜选药物	可选药物	备注
梅毒	梅毒螺旋体	普鲁卡因青霉素或苄星青霉素	红霉素，多西环素	1. 用青霉素前做皮肤试验 2. 青霉素过敏者可选用红霉素或多西环素，但妊娠患者不宜用多西环素，其所生的新生儿应采用青霉素补充治疗 3. 治疗时应注意避免赫氏反应
淋病	淋病奈瑟球菌	头孢曲松或大观霉素	氟喹诺酮类，多西环素	必要时联合应用抗沙眼衣原体药
软下疳	杜克雷嗜血杆菌	阿奇霉素，头孢曲松	红霉素，氟喹诺酮类，大观霉素	
非淋菌尿道炎	衣原体或支原体	多西环素，大环内酯类	氟喹诺酮类	
性病性淋巴肉芽肿	沙眼衣原体 L_1、L_2、L_3	大环内酯类	多西环素	

表4.28 深部真菌感染的病原治疗

病原	宜选药物	可选药物
念珠菌属	两性霉素B±氟胞嘧啶，氟康唑	两性霉素B含脂制剂，制霉菌素限局部应用
隐球菌属	两性霉素B+氟胞嘧啶	氟康唑、两性霉素B含脂制剂+氟胞嘧啶
曲霉	两性霉素B	伊曲康唑，两性霉素B含脂制剂
毛霉	两性霉素B	
放线菌属	氨苄西林或青霉素	多西环素，头孢曲松，克林霉素、红霉素
诺卡菌属	复方磺胺甲噁唑	米诺环素
组织浆胞菌	两性霉素B、伊曲康唑	两性霉素B含脂制剂，氟康唑
球孢子菌	两性霉素B	酮康唑，氟康唑
皮炎芽生菌	两性霉素B	伊曲康唑，氟康唑
暗色真菌	酮康唑	两性霉素B+氟胞嘧啶
孢子丝菌属	伊曲康唑	碘化钾，两性霉素B，氟康唑

注：氟胞嘧啶不宜单用。

分枝杆菌感染

结核分枝杆菌感染

【治疗原则】

1. 贯彻抗结核化学药物治疗（以下简称化疗）的“十字方针”：

(1) 早期：应尽可能早发现和早治疗。

(2) 联合：联合应用多种抗结核病药物，提高杀菌力，防止产生耐药性。

(3) 适量：剂量适当，减少不良反应和细菌耐药性的产生。

(4) 规则：按照化疗方案，按时、规范服药。

(5) 全程：必须教育患者坚持完成全疗程治疗。

2. 化疗方案的制订与调整用药的基本原则：

(1) 按照患者不同的病变类型选用国际和国内推荐的标准化疗方案。

(2) 对获得性耐药患者的化疗方案中，至少包含有2种或2种以上患者未曾用过或病原菌对之敏感的药物。

(3) 切忌中途单一换药或加药，亦不可随意延长或缩短疗程。掌握好停药或换药的原则。

(4) 治疗过程中偶尔出现一过性耐药，无须改变正在执行的化疗方案。

(5) 合并人类免疫缺陷病毒感染或艾滋病患者避免使用利福平。

3. 痰结核菌阳性的肺结核病患者是治疗的主要对象，痰菌阴性但病灶活动者亦应予以治疗。

【病原治疗】

1. 一般分为强化治疗阶段（强化期）和巩固治疗阶段（巩固期），标准短程化疗（疗程6~9个月）方案中强化阶段以3~4种药物联合应用8~12周，巩固阶段以2~3种药物联合应用。

2. 用药方式：(1) 全程每日用药；(2) 强化期每日用药，巩固期间歇用药；(3) 全程间歇用药。

3. 治疗慢性传染性肺结核、耐多药结核病的可选药物：对氨水杨酸、丙硫异烟胺、卷曲霉素、环丝氨酸、阿米卡星、氧氟沙星等氟喹诺酮类和克拉霉素、氯法齐明等。

4. 治疗慢性传染性肺结核、耐多药结核病的疗程：强化期至少3个月，巩固期至少18个月。

非结核分枝杆菌感染

【治疗原则】

1. 不同种类的非结核分枝杆菌对药物治疗反应不一，故应尽早进行病原检查和药敏试验，选用抗菌药物。

2. 结核病用药的“十字方针”也适用于非结核分枝杆菌病，通常需联合用药，一般以3~5种药物为宜。

3. 多数非结核分枝杆菌病，疗程为6~24个月。

4. 某些快生长型非结核分枝杆菌病，可能需要同时外科手术治疗。

5. 人类免疫缺陷病毒感染或艾滋病患者合并鸟分支杆菌复合群感染者须终身用药，但应避免使用利福平。

【病原治疗】

非结核分枝杆菌病的主要病原菌有鸟分枝杆菌复合群（MAC）、龟分枝杆菌、脓肿分枝杆菌、偶然分枝杆菌、溃疡分枝杆菌等。

常用的药物有克拉霉素、阿奇霉素、异烟肼、利福平、乙胺丁醇、利福喷汀、氯法齐明、喹诺酮类、阿米卡星等，阿米卡星用药不可超过3个月。

麻风分枝杆菌感染

麻风分枝杆菌感染主要通过与麻风病患者的长期密切接触传播。

【治疗原则】

1. 明确诊断后应尽早开始规范治疗。

2. 世界卫生组织推荐用多种药物联合化疗，可提高疗效，降低复发率。

3. 应密切注意治疗药物的不良反应，用药期间应定期检查血常规和肝功能。

【病原治疗】

世界卫生组织推荐的成人麻风病患者治疗方案如下：

1. 多菌型：利福平+氨苯砜+氯法齐明，疗程24个月。

2. 少菌型：利福平+氨苯砜，疗程6个月。

白　　喉

本病为由白喉棒状杆菌引起的急性传染病。

【治疗原则】

1. 用药前，取咽喉部假膜边缘处分泌物做涂片革兰染色及细菌培养，以明确病原。

2. 涂片见到疑似白喉棒状杆菌、有白喉患者接触史或去过白喉流行区、以往未接种过白喉疫苗者，应立即予以白喉抗毒素及抗菌药物治疗。

3. 涂片找到疑似白喉棒状杆菌，即使无白喉患者接触史、未去过白喉流行区，亦需立即采取上述治疗措施，并等待细菌培养结果。

【病原治疗】

1. 抗菌药物首选青霉素。青霉素过敏的患者可用红霉素等大环内酯类或克林霉素。疗程7~10天，直至咽拭子培养阴性。

2. 同时用白喉抗毒素。青霉素不能代替白喉抗毒素。

3. 用青霉素及白喉抗毒素前均须先进行皮肤过敏试验。

百　日　咳

本病为百日咳博德特菌引起的急性呼吸道传染病。

【治疗原则】

1. 在给予抗菌药物前先取鼻咽分泌物标本做细菌培养及药敏试验，以明确病原。

2. 有百日咳接触史、典型阵发性痉咳（新生儿及幼婴可无典型痉咳，成人或年长儿可仅有干咳及长期咳嗽）、周围血象示白细胞总数增高[（20~30）$\times 10^9$/L]、分类淋巴细胞明显增加（0.60~0.80）者，百日咳临床诊断成立，应立即开始抗菌治疗。

3. 痉咳后期患者不需用抗菌药物，对症治疗即可。

【病原治疗】

1. 首选红霉素或复方磺胺甲噁唑。

2. 肝功能异常者可口服阿莫西林或阿莫西林/克拉维酸。疗程7~10天。

猩　红　热

本病主要由A组溶血性链球菌引起，极少数可由C、G组溶血性链球菌引起。

【治疗原则】

1. 开始抗菌治疗前，应先作咽拭子培养，以明确病原。

2. 有典型的猩红热临床表现者，应立即开始抗菌治疗。

3. 治疗结束后3天再进行咽拭子培养，如果仍呈阳性，应继续用药至咽拭子培养阴性。

【病原治疗】

1. 首选青霉素，疗程10天。

2. 对青霉素过敏的患者可用第一代或第二代头孢菌素（有青霉素过敏性休克史者不可用头孢菌素类），或红霉素等大环内酯类抗生素，疗程均需10天。

鼠　　疫

本病病原菌为鼠疫耶尔森菌，属甲类传染病。一旦发现，应立即向有关部门报告。

【治疗原则】

1. 患者应强制住院，住单间病房，严格按甲类传染病消毒与隔离，病房环境应达到无鼠、无蚤。

2. 禁止挤压淋巴结。

3. 早期足量应用抗菌药物。

【病原治疗】

1. 宜选药物：庆大霉素或链霉素。

2. 可选药物：多西环素或环丙沙星。

炭　　疽

本病病原菌为炭疽芽孢杆菌，属乙类传染病。一旦发现，应立即向有关部门报告。

【治疗原则】

1. 患者应强制住院，严格隔离。

2. 皮肤损害禁忌挤压及手术切开。

3. 尽早应用抗菌药物。

【病原治疗】　（参见表4.29）

破　伤　风

本病病原菌为破伤风梭菌。新生儿破伤风应按乙类传染病报告。

【治疗原则】

1. 患者应住院治疗，环境要安静，避免刺激。

2. 皮肤损害的清创应在使用抗生素、镇静剂后1小时内进行。

表4.29 炭疽的病原治疗

疾病	宜选药物	可选药物	备注
皮肤炭疽	环丙沙星	多西环素，阿莫西林	疗程60天
吸入炭疽	环丙沙星，多西环素+克林霉素±利福平	青霉素G	开始治疗时用注射剂，疗程60天

3. 及早应用抗毒素及抗菌药物。遇有较深伤口或污秽创伤时应预防注射破伤风抗毒素。

【病原治疗】

1. 抗毒素：人抗破伤风抗毒素用前不需要做皮肤试验。马抗破伤风抗血清应用前做皮肤试验，阳性者应采用脱敏疗法。

2. 抗菌药物：宜选药物为青霉素或多西环素（静脉给药）；可选药物为甲硝唑。

气性坏疽

本病病原菌为产气荚膜梭菌。一旦发现，应立即以特殊感染病例报告医院感染管理部门。

【治疗原则】

1. 患者住单间病房并实施床旁接触隔离。

2. 尽早进行清创术，清除感染组织及坏死组织。取创口分泌物做需氧及厌氧培养。必要时应截肢。

3. 早期足量应用抗厌氧菌药物，合并需氧菌感染时联合应用抗需氧菌药物。

【病原治疗】

1. 宜选药物：青霉素+克林霉素。

2. 可选药物：多西环素，氯霉素，头孢曲松或红霉素。

伤寒和副伤寒等沙门菌感染

伤寒和副伤寒是一类常见的急性消化道传染病，除病原体、免疫性各不相同外，两者在病理变化、流行病学、临床特点及防治措施等方面均相近。

【治疗原则】

1. 拟诊或确诊患者应按肠道传染病隔离，临床症状消失后，每隔5天取粪便标本做细菌培养，连续2次培养阴性可解除隔离。

2. 在给予抗菌治疗前应留取血标本或粪、尿标本进行细菌培养，获病原菌后做药敏试验。必要时可按药敏试验结果调整用药。

3. 疗程一般为10~14天。病情较重者病程初期可静脉给药，病情稳定后可改为口服给药。

4. 抗菌治疗结束后仍需随访粪、尿培养，以除外带菌状态。如为带菌者，应予治疗。

【病原治疗】

1. 首选氟喹诺酮类，但儿童和妊娠期、哺乳期患者不宜应用。

2. 头孢曲松、头孢噻肟适用于儿童和妊娠期、哺乳期患者以及耐药菌所致伤寒患者。

3. 亦可选用阿莫西林或氨苄西林、复方磺胺甲噁唑或氯霉素。新生儿、妊娠期患者及肝功能明显损害的患者避免应用氯霉素。应用氯霉素期间应定期复查周围血象，监测其血液系统毒性。

4. 伤寒带菌者治疗可选用阿莫西林或氟喹诺酮类口服，疗程6周。

布鲁菌病

本病病原菌为布鲁菌属，属乙类传染病。一旦发现，应立即向有关部门报告。

【治疗原则】

早期足量应用抗菌药物，疗程需较长，必要时可重复疗程。

【病原治疗】

1. 宜选药物：多西环素6周+庆大霉素（或链霉素）2~3周；

2. 可选药物：多西环素 联合利福平6周，或复方磺胺甲噁唑6周+庆大霉素2周。

钩端螺旋体病

本病是由各种不同型别的致病性钩端螺旋体引起的急性全身性传染病。

【治疗原则】

1. 早期发现、早期诊断、早期休息与就地治疗。

2. 尽早进行抗菌药物治疗，可杀灭钩端螺旋体、减轻病情、减少器官损害及缩短病程。

3. 为避免治疗后出现赫氏反应，初始治疗阶段抗菌药物的剂量宜小。

【病原治疗】

1. 首选青霉素。

2. 亦可选用阿莫西林、多西环素、庆大霉素、红霉素、氯霉素等治疗。

回归热

本病由回归热疏螺旋体引起，根据传播途径，可分为虱传回归热和蜱传回归热。

【治疗原则】

1. 虱传回归热和蜱传回归热抗菌治疗原则相同。

2. 初始治疗时抗菌药物的剂量不宜过大，以免出现赫氏反应。

【病原治疗】

首选青霉素，可选药物有四环素、氯霉素、红霉素、头孢曲松等。

莱姆病

本病由伯氏疏螺旋体引起，为一种可能慢性化的虫媒传染病。

【治疗原则】

在不同疾病阶段选用抗菌药物有所不同，疗程应足够，以彻底杀灭螺旋体。游走性红斑疗程10~20天；有心肌炎、脑膜炎、关节炎者疗程3~4周。

【病原治疗】 （参见表4.30）

立克次体病

【治疗原则】

立克次体为细胞内寄生微生物，抗菌药物应用必须坚持完成全疗程（7天）。

【病原治疗】 （参见表4.31）

表4.30 莱姆病的病原治疗

疾病状况	宜选药物	可选药物	备注
游走性红斑	多西环素	阿莫西林，头孢呋辛酯，红霉素	红霉素治疗者复发率较高
心肌炎	头孢曲松，头孢噻肟，青霉素	多西环素，阿莫西林	
面神经麻痹	多西环素，阿莫西林	头孢曲松	
脑膜（脑）炎	头孢曲松	头孢噻肟，青霉素	
关节炎	多西环素，阿莫西林	头孢曲松，青霉素	
孕妇	阿莫西林		青霉素过敏患者用大环内酯类

表4.31 立克次体病的病原治疗

疾病	病原体	宜选药物	可选药物	备注
流行性斑疹伤寒	普氏立克次体	多西环素	四环素，氯霉素	
地方性斑疹伤寒	莫氏立克次体	多西环素	四环素，氯霉素	
恙虫病	恙虫病东方体	多西环素	四环素，氯霉素，环丙沙星	
Q热	贝纳可克斯体	多西环素	四环素，氯霉素	慢性患者可加用利福平

卫生部关于印发《新生儿疾病筛查技术规范》的通知

卫妇社发［2004］439号

各省、自治区、直辖市卫生厅局，新疆生产建设兵团卫生局，计划单列市卫生局：

新生儿疾病筛查是提高出生人口素质、减少出生缺陷的三级预防措施之一。《母婴保健法》

及其实施办法已明确规定医疗保健机构应逐步开展新生儿疾病筛查，并将其列入母婴保健技术服务项目。我国从上世纪八十年代初开始，在北京、上海开展苯丙酮尿症和甲状腺功能减低症的筛查，到目前新生儿疾病筛查已覆盖全国30个省、自治区、直辖市。近几年来，为减少听力缺陷，我国将新生儿听力筛查也列入新生儿疾病筛查项目。为规范新生儿筛查工作，切实提高筛查质量，我部制定了《新生儿疾病筛查技术规范》，现予以发布，请遵照执行。

附件：1. 新生儿疾病筛查血片采集技术规范
2. 新生儿疾病筛查实验室检测技术规范
3. 新生儿听力筛查技术规范
4. 新生儿疾病筛查追访与管理技术规范
5. 苯丙酮尿症和先天性甲状腺功能减低症诊治技术规范

二〇〇四年十二月十五日

附件1：新生儿疾病筛查血片采集技术规范

血片采集是新生儿疾病筛查技术流程中最重要的环节。采血质量直接影响实验室检测结果，因此必须按规范要求完成血片采集工作。

一、采血机构及人员要求

（一）采血机构：取得《医疗机构执业许可证》并设有产科或儿科的医疗保健机构。

（二）采血人员：

1. 具有中专以上学历，从事临床工作2年以上。

2. 接受过新生儿疾病筛查相关知识和技能的培训，包括：新生儿疾病筛查的目的、原则、方法及网络运行；滤纸干血片采集、保存、递送的相关知识；新生儿疾病筛查有关信息、结果登记和档案管理。

二、采血机构和人员职责

1. 采血人员在实施血片采集前，应将新生儿疾病筛查的项目、条件、方式、费用等情况如实告知新生儿的监护人，并应遵循知情选择的原则。

2. 认真填写采血卡片，做到字迹清楚、登记完整。卡片内容包括：采血单位、母亲姓名、住院号、居住地址、联系电话、新生儿性别、孕周、出生体重、出生日期及采血日期等。

3. 严格按照新生儿疾病筛查采血技术程序，采集足跟血，制成滤纸干血片，并递送至筛查检测机构。

4. 因特殊情况未按期采血者，应及时预约或追踪采集血片。

5. 对可疑阳性病例应协助追访机构，及时通知复查，以便确诊或采取干预措施。

6. 做好资料登记和存档保管工作，包括掌握活产数、筛查数、新生儿采血登记信息、反馈的检测结果及确诊病例等资料，保存时间至少10年，以备查。

三、血片采集步骤

1. 采血人员清洗双手并佩带手套；

2. 按摩或热敷新生儿足跟，并用75%酒精消毒皮肤；

3. 使用一次性采血针刺足跟内或外侧，深度小于3毫米，用干棉球拭去第一滴血，取第二滴血；

4. 将滤纸片接触血滴，切勿触及足跟皮肤，使血自然渗透至滤纸背面，至少采集三个血斑；

5. 手持消毒棉轻压取血部位使其止血；

6. 将血片置于清洁空气中，避免阳光直射，自然晾干呈深褐色，并登记造册；

7. 将检查合格的滤纸干血片，置于塑料袋内，保存在2～8℃冰箱中；

8. 在规定时间内将滤纸干血片递送至新生儿疾病筛查实验室检测机构。

四、采血工作质量要求

1. 采血滤纸应与试剂盒标准、质控血片用滤纸一致。

2. 采血针必须一人一针。

3. 采血时间为出生72小时后，7天之内，并充分哺乳；对于各种原因（早产儿，低体重儿，提前出院者等）没有采血者，最迟不宜超过出生后二十天。

4. 合格滤纸干血片应为：

（1）每个血斑直径大于8毫米。

（2）血滴自然渗透，滤纸正反面血斑一致。

（3）血斑无污染。

5. 滤纸干血片应在采集后5个工作日内递送，3天内必须到达筛查检测机构。

6. 有完整的采血卡片及结果登记册。

附件2：新生儿疾病筛查实验室检测技术规范

本规范适用于承担新生儿苯丙酮尿症和先天性甲状腺功能减低症等遗传代谢性、先天性内分泌疾病实验室检测的医疗保健机构。

一、基本要求

（一）机构要求

1. 取得《医疗机构执业许可证》的医疗保健机构。

2. 获得省、自治区、直辖市卫生行政部门审查批准、取得《母婴保健技术服务执业许可证》的医疗保健机构。

3. 年筛查量达3万人以上。

（二）人员要求

1. 业务负责人：全日制医学及相关学校本科以上学历，高级职称，具有儿科或临床检验10年以上工作经验，从事新生儿疾病筛查工作5年以上，并熟悉或掌握新生儿疾病筛查网络运作和管理。

2. 实验室技术人员：中专以上学历，从事检验工作两年以上，具有技师或以上职称，接受过新生儿疾病筛查相关实验室知识和技能培训，包括：

（1）新生儿疾病筛查的目的、原则、方法及网络运行；

（2）滤纸干血片采集、保存、处理的相关知识；

（3）标记免疫检测技术的基本知识和技能操作；

（4）新生儿疾病筛查结果的定量和定性判断；

（5）实验室质量控制的基本技能；

（6）消毒隔离技术。

3. 文案人员：熟练掌握计算机操作（文字处理及统计）技术且有档案管理的工作经验。

（三）设备要求

种类	数目	用途
酶标仪或荧光酶标仪或时间分辨荧光分析仪	1台	实验检测
洗板仪	1台	实验板的冲洗
振荡器	1台	实验试剂的混匀
负压吸引器	1台	滤纸血片的吸引
空调	2台	实验室控温
计算机（包括打印机）	1台	筛查数据处理
温箱	1个	实验恒温处理
水浴箱	1个	实验恒温处理
2℃-8℃冷藏柜	2个	试剂存放
8通道加样器	2个	实验加样工具
单通道加样器	2个	实验加样工具
打孔器	5个	滤纸干血片打孔
实验室通用低值用品	适量	各类实验用

注：以上设备可与其他实验室共用

如采用细菌抑制法进行苯丙氨酸测定的实验室，另需添置：

种　类	数目	用　途
高压灭菌器	1台	试验用品消毒
超净工作台	1个	细菌抑制法试验操作
电子天平	1台	配置试剂
微波炉或加热搅拌器	1台	培养基制备
琼脂糖胶浇板模具	10个	制备琼脂糖板

（四）房屋要求

1. 实验室用房2间，共计使用面积至少40平方米以上；

2. 综合用房1间，至少15平方米以上，用于滤纸干血片的验收、计算机录入和资料登记保存；

3. 血片储藏室或冰库一间，用于滤纸干血片的长期保存。

二、实施原则及职责

1. 收到标本应在24小时内登记，不符合要求的标本应立即退回重新采集；

2. 采用国家推荐的实验方法进行滤纸干血片检测；

3. 必须参加全国新生儿疾病筛查实验室间能力验证计划，及时上报测定结果，并对回报结果进行分析；

4. 统计分析筛查技术服务的有关信息，包括筛查量、确诊阳性数和治疗数，定期向省、市卫生行政部门报告；

5. 发现漏检病例，需寻找原因，立即向卫生行政部门报告；

6. 提供可疑阳性病例的确诊和阳性病人治疗转诊联系服务；

7. 必须建立以下实验室规章制度：

（1）人员分工责任制度；

（2）各种技术操作常规；

（3）质量控制管理制度；

（4）仪器管理及校准制度；

（5）试剂材料管理制度；

（6）标本登记保存制度；

（7）消毒隔离制度。

8. 实验室检测结果登记和资料保存，包括：

（1）不符合要求退回的血片标本的信息，应注明原因及日期。

（2）每次检测结果的原始资料，包括标准曲线、质控结果、筛查结果。

（3）有关质量控制资料，包括室内质控图、实验室间能力比对检验结果反馈、失控原因、纠正方法等。

（4）可疑阳性追踪随访记录。

三、检测方法

采用国家推荐的实验方法和批准的标准试剂盒。对于2次实验结果均大于阳性切值的，需追踪确诊。

（一）苯丙酮尿症

1. 以苯丙氨酸（Phe）作为筛查指标；

2. Phe浓度阳性切值根据实验室及试剂盒而定，一般大于120μmol/L（大于2mg/dl）；

3. 推荐方法为细菌抑制法、定量酶法和荧光分析法。

（二）先天性甲状腺功能减低症

1. 以促甲状腺素（TSH）作为筛查指标；

2. TSH浓度的阳性切值根据实验室及试剂盒而定，一般为10μIU/ml－20μIU/ml间；

3. 推荐方法为酶联免疫吸附法（ELISA）、酶免疫荧光分析法（EFIA）和时间分辨免疫荧光分析法（Tr－FIA）。

四、质量控制

1. 检测机构须在接到标本5个工作日内进行检测，并出具可疑阳性报告。

2. 每月向血片采集机构反馈实验室检测结果。

3. 定期参加全国新生儿疾病筛查实验室间能力比对检验，成绩合格。

4. 滤纸干血片标本必须保存在2℃～8℃条件下至少5年，以备复查。

5. 备有完整的实验室检测信息资料，存档保留至少10年。

6. 结合卫生部指定质量控制中心定期公布

的各种试剂灵敏度和特异性的标准，对实验室的筛查方法和结果进行评估和调整。

附件3：新生儿听力筛查技术规范

新生儿听力筛查的总体目标是早期发现有听力障碍的儿童，并能给予及时干预，减少对语言发育和其他神经精神发育的影响。

一、基本要求

（一）机构设置

1. 筛查机构

（1）取得《医疗机构执业许可证》并设有产科或儿科的医疗保健机构。

（2）取得《母婴保健技术服务执业许可证》。

（3）职责：负责新生儿听力筛查，出具报告，资料登记归档并上报，对家庭进行告知并转诊，对通过筛查的高危儿要建议其定期至儿童保健网络随访。

2. 检测机构

（1）取得《医疗机构执业许可证》的综合性医院或专科医院。

（2）获得所属省、自治区、直辖市卫生行政部门许可开展新生儿听力检测的医疗保健机构。

（3）职责：负责听力障碍确诊，对疑难病例进行会诊，出具报告，资料登记归档并上报，对家庭进行告知，建议确诊患儿进入干预程序。

（二）人员要求

从事听力筛查和检测的技术人员必须省级卫生行政部门考核批准，经岗前培训，取得合格证后方可上岗。

1. 筛查人员

负责新生儿听力筛查的实施，由经过听力学专门培训的技（护）师以上职称的人员担任。

2. 检测人员

（1）业务负责人由具有高级职称的专业人员担任，负责听力诊断的业务工作。

（2）听力测试人员由从事听力学或耳鼻咽喉科临床工作3年以上的专业人员担任。

3. 文案人员

熟练掌握计算机操作（文字处理及统计）技术且有档案管理的工作经验。

（三）房屋要求

1. 筛查机构

设置1间相对比较安静的专用房间，配备诊察床和办公桌椅，面积应在15平方米以上。

2. 检测机构

（1）符合国家标准（GB/T16403、GB/T16296）的测听室2间。

（2）诊室1间，并配诊察床，面积至少在10平方米。

（3）综合用房1间。

（四）设备要求

1. 筛查

设　备	用　途
筛查型耳声发射仪和/或自动听性脑干诱发电位仪	快速筛查新生儿听力情况
计算机	登记、数据分析

2. 检测

设　备	用　途
诊断型听性脑干诱发电位仪	综合评估听力损失的性质、程度并进行鉴别诊断。
诊断型耳声发射仪	
声导抗仪	
便携式听觉评估仪、纯音听力计（具备声场及VRA）	
计算机	登记、数据分析

二、筛查

（一）对象

有条件的地方应进行普遍性筛查，不具备条件的地方应根据当地情况，至少进行听力障碍高危新生儿筛查。

听力高危因素包括：

1. 新生儿重症监护室中住院超过24小时；

2. 儿童期永久性听力障碍家族史；

3. 巨细胞病毒、风疹病毒、疱疹病毒、梅毒或弓形体等引起的宫内感染；

4. 颅面形态畸形，包括耳廓和耳道畸形等；

5. 出生体重低于1500克；

6. 高胆红素血症达到换血要求；

7. 母亲孕期曾使用过耳毒性药物；

8. 细菌性脑膜炎；

9. Apgar评分1分钟0～4分或5分钟0～6分；

10. 机械通气时间5天以上；

11. 临床上存在或怀疑有与听力障碍有关的综合征或遗传病。

（二）时间

实行两阶段筛查：出院前进行初筛，未通过者于42天内进行复筛，仍未通过者转听力检测中心。

告知有高危因素的新生儿，即使通过筛查仍应结合听性行为观察法，3年内每6个月随访一次。

（三）环境

应有专用房间，通风良好，环境噪音低于45分贝A声级（dB A）。

（四）方法

耳声发射测试和/或自动听性脑干诱发电位测试。

（五）步骤

1. 清洁耳道；

2. 受检儿处于安静状态，必要时可使用镇静剂；

3. 两耳分别测试。轻轻放入探头，仪器自行显示结果，如未通过，需重复2～3次测试。

三、诊断

复筛阳性的患儿由听力检测机构进行耳鼻咽喉科检查及声导抗、耳声发射、听性脑干诱发电位检测、行为测听及其他相关检查，并进行医学和影像学评估，一般在6月龄做出诊断。有高危因素的新生儿在随访过程中发现听力障碍应进行进一步诊断。

四、干预

1. 针对病因对可纠正性听觉障碍患儿进行相应的药物、手术治疗。

2. 听力补偿或重建：

（1）助听器选配：对永久性感音神经性听觉障碍患儿，应首选配带助听器，一般可在6月龄开始验配并定期进行调试及评估，以达到助听器效果优化。

（2）人工耳蜗植入：对双侧重度或极重度感音神经性听力障碍患儿，应用助听器效果甚微或无明显效果，要进行人工耳蜗术前评估，考虑进行人工耳蜗植入。

3. 听觉——言语训练。

4. 社区——家庭康复指导。

五、质量控制

应建立并维护新生儿听力筛查数据库，做好新生儿听力筛查的信息管理工作。数据库应包括下列内容：

1. 基础数据；

2. 听力筛查机构工作质量评估；

3. 听力检测机构工作质量评估；

4. 康复机构工作质量评估。

附件4：新生儿疾病筛查追访与管理技术规范

一、基本要求

（一）机构设置

1. 取得《医疗机构执业许可证》的医疗保健机构；

2. 取得《母婴保健技术服务执业许可证》；

3. 承担区域内妇幼保健网络的管理职能。

（二）人员要求

必须取得《母婴保健技术考核合格证》，中专以上学历，从事医疗保健工作2年以上，接受过新生儿疾病筛查相关知识和技能培训，包括：

1. 新生儿疾病筛查目的、原则、方法及网络运行；

2. 儿童保健学相关内容；

3. 心理学相关知识。

二、管理及职责

（一）追访要求

1. 依托区域内妇幼保健网络，建立追踪随访网络；

2. 接到筛查检测机构出具的可疑阳性报告，立即电话或书面等方式通知新生儿监护人，到筛查检测机构进行复查，并提供健康教育；

3. 敦促并确保可疑阳性患儿在规定时间内（遗传代谢病在7个工作日内、听力障碍按听力筛查技术规范追踪要求）至确诊治疗机构就诊，尽早给予治疗及干预；

4. 因地址不详或拒绝随访等原因而失访者，须注明原因，并告采血机构及检测机构备案；

5. 每次通知或访视均须记录，相关资料保存10年；

6. 按筛查疾病的不同诊治要求，定期访视确诊患儿，给予长期健康教育和健康促进。

（二）遗传代谢性疾病筛查检测及听力检测医疗保健机构的技术管理职责

1. 承担本省新生儿疾病筛查技术培训和继续教育，负责对开展新生儿疾病筛查的医疗保健机构的业务指导工作；

2. 对开展新生儿疾病筛查医疗保健机构进行质量控制；

3. 本省新生儿疾病筛查有关信息的收集、统计、分析、上报和反馈工作；

4. 承担省级卫生行政部门交办的其他工作。

附件5：苯丙酮尿症和先天性甲状腺功能减低症诊治技术规范

一、基本要求

（一）机构设置

1. 取得《医疗机构执业许可证》的医疗保健机构；

2. 取得《母婴保健技术服务执业许可证》；

3. 具有儿科诊疗科目，且有检验（生化和血清学标记免疫检测）、放射、营养、保健等专业技术的医疗保健机构。

（二）人员要求

1. 临床医师：1名以上在编人员，必须取得执业医师资格，并有5年以上儿科临床经验，接受过遗传代谢病及内分泌等专业及新生儿疾病筛查相关知识和技能培训，包括：

（1）新生儿疾病筛查目的、原则、方法及网络运行；

（2）常见遗传代谢性疾病及内分泌疾病的临床表现、一般进程、治疗、鉴别诊断、预后评估；

（3）新生儿疾病筛查、确诊的检测方法和临床意义；

（4）心理学的有关知识。

2. 其他医疗技术人员：检验师、放射科医师、营养师等。

二、管理及职责

（一）建立健全各项规章制度。

1. 人员职责

2. 诊疗常规

3. 建立专科档案与管理制度

4. 疑难病例会诊制度

5. 转诊制度及跟踪观察制度

（二）对可疑阳性患儿提供确诊或鉴别诊断服务。

（三）尽早为确诊阳性患儿提供治疗服务，一般不超过患儿出生后6周，并定期评估。

（四）及时将确诊数、治疗数及治疗评估反馈给检测机构及追踪随访机构。

三、诊断

（一）苯丙酮尿症（PKU）

1. 血苯丙氨酸浓度 $>120\mu mol/L$，诊断为高苯丙氨酸血症（HPA）。

2. 对高苯丙氨酸血症者均应进行鉴别诊断，以鉴别苯丙氨酸羟化酶缺乏性HPA和四氢生物蝶呤缺乏症。

3. 苯丙氨酸羟化酶缺乏性HPA，根据血苯丙氨酸浓度分为经典型PKU，中度PKU和轻度HPA。

（二）先天性甲状腺功能减低症（CH）

1. 确诊指标：血清促甲状腺素（TSH），游离三碘甲状腺原氨酸（FT_3），游离甲状腺素（FT_4）浓度。超声波检查、骨龄测定、甲状腺同位素扫描等可作为辅助手段。

2. 血TSH增高，FT_4降低，可诊断为先天性甲状腺功能减低症，包括永久性甲状腺功能减低症和暂时性甲状腺功能减低症。

3. 血TSH增高，FT_4正常者，为代偿性甲状腺功能减低症或高TSH血症，应定期随访。

四、治疗

（一）苯丙酮尿症（PKU）

1. 苯丙酮尿症治疗应由专科医生指导，在营养师配合下进行低苯丙氨酸饮食治疗；

2. 苯丙氨酸羟化酶缺乏者，血苯丙氨酸浓度持续>360μmol/L者均应给予低苯丙氨酸饮食治疗；

3. 对四氢生物蝶呤缺乏者给予四氢生物蝶呤及神经递质前质的联合治疗；

4. 低苯丙氨酸饮食治疗至少到10岁；

5. 对女性苯丙酮尿症患者，应告知怀孕之前半年起严格控制血苯丙氨酸浓度在120～360μmol/L，直至分娩；

6. 定期进行体格和智能发育评估。

（二）先天性甲状腺功能减低症（CH）

1. 采用甲状腺素替代疗法；

2. 正规治疗2～3年停药1个月，复查甲状腺功能、甲状腺B超或甲状腺同位素扫描，如为暂时性CH则停药定期随访。如为永久性甲状腺功能减低症予终身治疗；

3. 定期进行体格和智能发育情况评估。

对所有确诊患儿和监护人须进行健康教育，以树立信心，坚持长期随访。

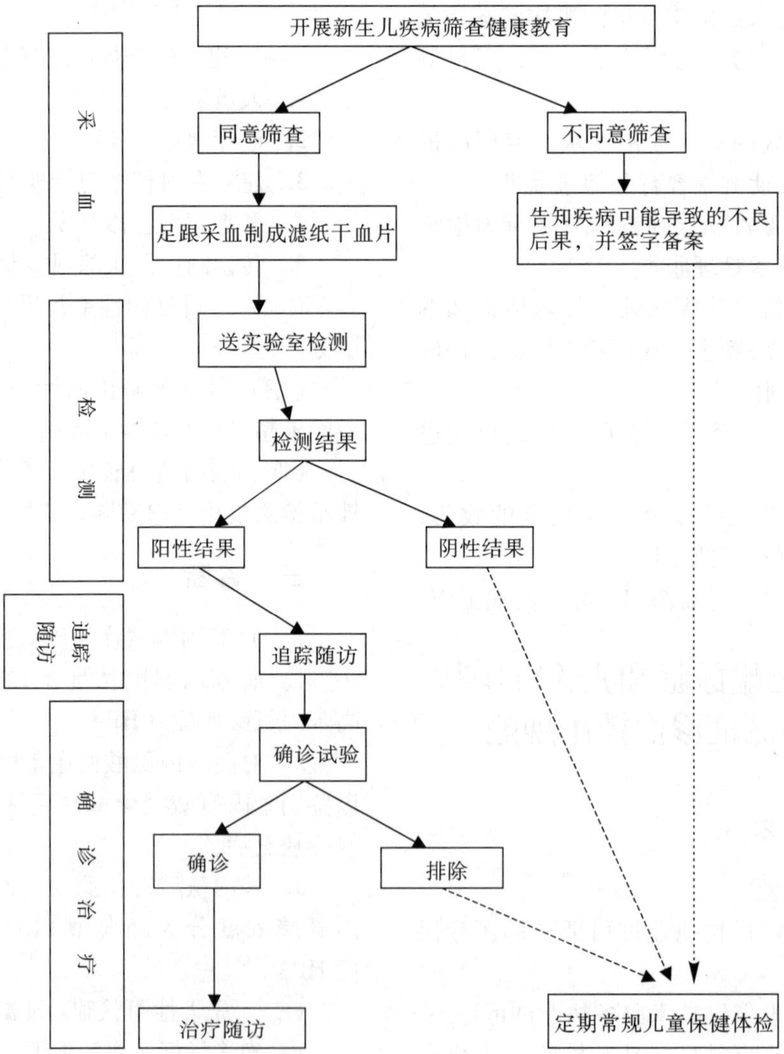

卫生部办公厅关于印发人禽流感医疗救治预案（试行）的通知

卫发电［2004］19号

各省、自治区、直辖市卫生厅局，新疆生产建设兵团卫生局：

针对当前我国部分地区出现的高致病性禽流感疫情，为有效救治可能出现的人禽流感患者和控制疫情，我部制订了《人禽流感医疗救治预案（试行）》，现印发给你们，请遵照执行。请将执行中积累的经验和遇到的问题及时报我部医政司。

附件：人禽流感医疗救治预案（试行）

二○○四年二月十一日

附件：

人禽流感医疗救治预案（试行）

人禽流感是由甲型禽流感病毒某些亚型的毒株引起的急性呼吸道传染病，目前，我国部分地区已发生禽类的禽流感疫情，为有效救治可能出现的人禽流感患者和控制疫情，特制定本预案。

一、发热门诊和定点医院的设立

各地要充分利用已设立的发热门诊和非典定点医院承担人禽流感的诊断和治疗任务。发生禽流感的地区，卫生行政部门根据防控疫情需要，可相应增设发热门诊。

各级卫生行政部门要根据人禽流感的防控要求，督导有关医疗机构进一步规范、完善发热门诊和非典定点医院，发热门诊要配备有一定临床经验的、经过非典、人禽流感和传染病知识培训的高年资内科医师，对病人进行筛查，并设立隔离观察室。定点医院成立由呼吸、感染、儿科、检验、中医、ICU等专业组成的医疗救治小组负责对人禽流感疑似和确诊病人的诊断治疗任务。

二、病人甄别与诊治

各级各类医疗机构要加强对发热、咳嗽等流感样症状就诊病人和不明原因肺炎病人的预检和筛查，实行首诊负责制，注意询问流行病学接触史，对发病前一周内曾到过或居住在禽流感疫点的流感样病例，不能排除禽流感的，转发热门诊诊治，发热门诊采取标准预防措施；接诊后应立即采集病人的呼吸道样本（如咽、鼻拭子或含漱液）和血液等标本，有条件的地区在24小时内，没有条件的地区将标本集中保存在－20℃以下冰箱内并于采样后48小时内，送省级卫生行政部门指定的检测机构进行相关实验室检测；对病人采取相应治疗措施、进行医学观察。疑似病例转至定点医院治疗，排除的患者转入普通门诊治疗。

医疗机构应及时按《人禽流感疫情报告管理方案》向卫生行政部门和疾病预防控制机构报告人禽流感疑似或确诊病例疫情；每日报告医学观察病例数量及转归情况，并按有关要求进行网络直报。

定点医院对人禽流感疑似病例和确诊病例采取隔离治疗，并采集标本送指定实验室进一步检测。重症患者进入重症监护病房救治。住院患者和医务人员采取标准预防措施；排除人禽流感病例的患者转普通门诊或病房治疗。定点医院每天向当地卫生行政部门报告病人病情和治疗情况，并向疾病预防控制部门报告病人转归情况。

流感样病例处理流程见附图。

三、病人转运

人禽流感医学观察、疑似和确诊病例的转送由接诊单位或急救中心承担，转运过程中司机和医务人员采取标准预防措施。

四、加强医院感染控制

医院要根据《医院感染管理规范（试行）》的要求做好医院感染控制工作，根据《医疗废物管理条例》做好医疗废物的处理。

五、人员培训

各级卫生行政部门要做好所辖区域内医疗机构和医务人员人禽流感防治知识的全员培训，提高医务人员对人禽流感的认识水平，掌握诊疗原则，增强自我防护能力。培训的主要内容为：人禽流感防治的基本知识；流行病学知识与病史采集技能；诊断标准、治疗原则、疫情报告的要求；消毒、隔离、防护基本技能等。

六、设立救治专家组

各省级卫生行政部门和各设区的市级卫生行政部门可参照防治传染性非典型肺炎的工作安排设立救治专家组，专家组主要由疾病控制专家和临床相关专业（呼吸科、传染病科、重症监护科、医院感染科、儿科、检验、中医（中西医结合、民族医）等）的专家组成，负责技术咨询、医疗救治指导和培训工作。

七、物资贮备

卫生行政部门要配合有关部门做好抗病毒治疗和对症治疗药品、消杀药械、防护用品等物资的储备，及时保证救治工作需求。

八、督查管理

各级卫生行政部门要高度重视人禽流感防治工作。根据《传染病防治法》、《突发公共卫生事件应急条例》和本预案对医疗机构人禽流感救治准备工作的要求进行督导检查和指导，确保各项措施的落实。

附图：

“流感样病例处理流程”

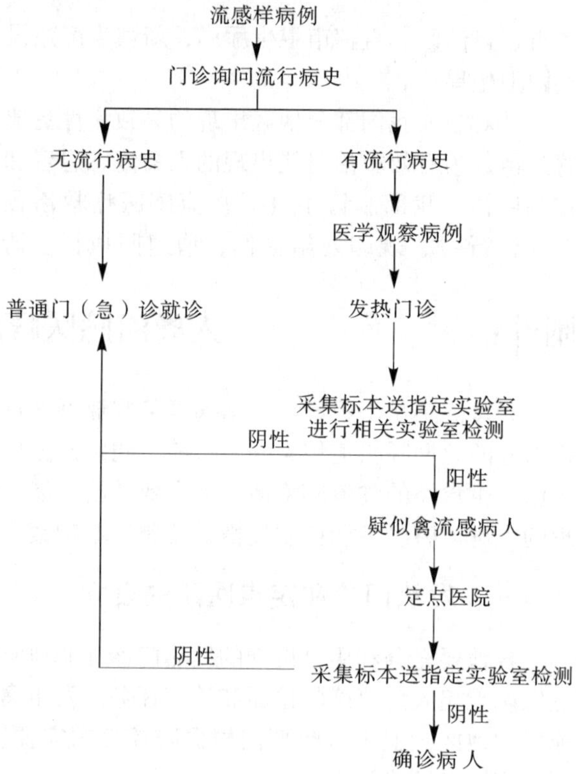

卫生部办公厅关于印发《全国不明原因肺炎病例监测实施方案（试行）》、《县及县以上医疗机构死亡病例监测实施方案（试行）》的通知

卫办疾控发［2004］93号

各省、自治区、直辖市卫生厅局，新疆生产建设兵团卫生局，中国疾病预防控制中心：

为进一步做好全国不明原因肺炎病例和医疗机构死亡病例的监测工作，在多次征求有关部门和专家意见的基础上，我部制定了《全国不明原因肺炎病例监测实施方案（试行）》、《县及县以上医疗机构死亡病例监测实施方案（试行）》，现印发给你们，请认真组织实施。中国疾病预防控制中心将具体负责提供技术指导。

各地卫生行政部门要继续加强对传染病网络直报工作的监督管理，做好对医疗机构、疾病预防控制机构有关人员的业务培训，确保不明原因肺炎及医疗机构死亡病例监测工作的顺利开展。

附件1：全国不明原因肺炎病例监测实施方案（试行）

附件2：县及县以上医疗机构死亡病例监测实施方案（试行）

二〇〇四年七月九日

附件 1：全国不明原因肺炎病例监测实施方案（试行）

为筛查可能的 SARS 病例和人禽流感病例及其他传染性呼吸道疾病，早期发出预警并采取相应的防控措施，从而防范 SARS 疫情的扩散蔓延和可能出现的人禽流感疫情，特制定本方案。

一、监测目的

1. 及时发现、控制 SARS、人禽流感及其他传染性呼吸道疾病疫情。

2. 了解不明原因肺炎报告病例数的动态变化。

二、监测内容

（一）监测医院

县及县以上各级各类医疗机构均要开展不明原因肺炎病例的监测报告。

（二）监测对象及病例定义

1. 不明原因肺炎病例

同时具备以下 4 条不能作出明确诊断的肺炎病例：

（1）发热（≥38℃）；

（2）具有肺炎或急性呼吸窘迫综合征（ARDS）的影像学特征；

（3）发病早期白细胞总数降低或正常，或淋巴细胞分类计数减少；

（4）经抗生素规范治疗 3～5 天，病情无明显改善。

2. SARS 预警指标

符合以下情况之一的不明原因肺炎病例可定为 SARS 预警病例：

（1）地市级专家组会诊不能排除 SARS 的不明原因肺炎病例；

（2）两例或以上有可疑流行病学联系的不明原因肺炎病例；

（3）重点人群发生不明原因肺炎病例：

①医疗机构工作人员中出现的不明原因肺炎病例；

②可能暴露于 SARS 病毒或潜在感染性材料的人员中出现的不明原因肺炎病例（如从事 SARS 科研、检测、试剂和疫苗生产等相关工作人员）；

③接触野生动物的人员发生的不明原因肺炎病例；

（4）不明原因的肺炎死亡病例。

3. 人禽流感预警病例：

符合以下情况之一的不明原因肺炎病例可定为人禽流感预警病例：

（1）接触禽类人员（饲养、贩卖、屠宰、加工禽类的人员、兽医、以及捕杀、处理病、死禽及进行疫点消毒的人员等）中发生的不明原因肺炎病例；

（2）可能暴露于禽流感病毒或潜在感染性材料的人员中出现不明原因肺炎病例。

（3）已排除 SARS 的不明原因的肺炎死亡病例。

三、不明原因肺炎病例的报告

医疗机构的临床医务人员发现符合不明原因肺炎定义的病例后（乡镇、社区基层医疗机构发现不明原因肺炎病例后，必须立即将其转至县级以上医院进行诊治），应立即报告医院相关部门，由医院组织本医院专家组进行会诊和排查，仍不能明确诊断的，应立即填写传染病报告卡（空白处注明“不明原因肺炎”）进行网络直报，并电话报告当地县级卫生行政部门。尚不具备网络直报条件的医疗机构，应在 6 小时内电话报告当地县级卫生行政部门，同时报至县级疾控中心，县级疾控中心应立即进行网络直报。

县级卫生行政部门接到报告后，应尽快组织本辖区内的专家进行会诊。县级专家会诊后，仍不能明确诊断的，应立即报请地市级专家组进行会诊。做出明确诊断的，由报告单位订正为诊断疾病。

地市级专家组无法排除 SARS 和人禽流感的，应做出预警病例诊断，由原报告医院在 2 小时内进行订正报告（将原报告不明原因肺炎的病例更改为 SARS 预警病例或人禽流感预警病例）。可以排除 SARS 和人禽流感的，由报告单位订正为诊断疾病或“其他不明原因疾病”。

各级医疗卫生机构对符合 SARS 预警病例定义中第 2 种、第 3 种情形的和人禽流感预警病例定义的不明原因肺炎病例，应立即作出预警病例报告。

四、预警病例的排查

发现预警病例后，县级疾控机构要立即开展

流行病学调查，并按照《传染性非典型肺炎实验室检测工作程序》或《禽流感实验室检测技术方案》采集临床标本送符合条件的地市级疾控中心、省级疾控中心（必要时，送国家疾控中心）进行相关检测。

省级卫生行政部门接到预警病例报告后，立即组织省级专家诊断小组按照卫生部下发的《传染性非典型肺炎诊疗方案》、《人禽流感诊疗方案》进行SARS或人禽流感鉴别诊断。

五、预警病例的隔离与处理

（一）预警病例的隔离治疗

对SARS和人禽流感的预警病例，应立即进行隔离治疗，直至明确排除SARS、人禽流感及其他需要隔离的传染病。

（二）预警病例的流行病学调查和密切接触者追踪

疾病预防控制机构接到SARS和人禽流感预警病例报告后，应立即对病例开展流行病学调查，同时，对SARS和人禽流感预警病例的密切接触者进行追踪和登记，告知其自我隔离并每天自行测量体温，一旦有发热、呼吸道症状，及时报告县级疾病预防控制中心。

（三）预警病例的标本采集、检测

医疗或疾控机构专业人员负责标本采集并填写标本登记表，采集标本时应按照有关规范做好个人安全防护。

1．SARS预警病例的采样：采集标本的种类应尽可能包括病例的血清、血凝块、鼻咽拭子（或咽拭子）、粪便（或肛拭子）、尿液和尸体解剖等多种标本，如条件有限，则至少应采集鼻咽拭子（或咽拭子）、粪便（或肛拭子）和血清三种标本。必要时对死亡的SARS预警病例进行尸体解剖，并送检尸检标本。

对SARS预警病例应每隔3天采集一次标本，进行病毒核酸和血清抗体检测，如果出现阳性结果，立即按卫生部有关要求进行报告和处理。如检测结果为阴性，但临床上仍无法排除SARS和禽流感的，应持续采样至病例发病后27天（病程两周后，可每隔5天采样一次），检测结果如仍为阴性，则予以排除，并解除隔离。

2．人禽流感预警病例的采样：应采集患者发病后1～3天的咽、鼻拭子或含漱液，发病后7天内的急性期血清以及死亡病例的尸检肺组织、气管分泌物，进行病毒分离、病毒核酸和血清抗体的检测。如果出现阳性结果，立即按卫生部的有关要求报告和处理，如果检测结果阴性，临床上仍无法排除人禽流感的，应采集患者发病后2～4周的血清标本，抗体仍为阴性的，则予以排除。

标本采集、保存、运送和检测参照《传染性非典型肺炎实验室检测工作程序》（暂行）和《禽流感实验室检测技术方案》的要求进行。

（四）病例的最后诊断与排除

预警病例一旦诊断为SARS疑似病例或临床诊断病例或实验室确诊病例，按照《2003－2004年度全国卫生系统传染性非典型肺炎防治工作方案》的要求开展防治工作。

排除SARS和人禽流感预警病例的，由原报告单位订正为诊断疾病或“其他不明原因疾病”，如病例显示有传染性，则继续隔离诊治。

六、职责分工与报告流程

（一）组织结构与职责

1．监测医院

• 由医院预防保健科（院内感染控制科）组织内科（呼吸）、儿科、传染科、门诊、急诊、发热门诊等相关科室按照监测方案的要求报告不明原因肺炎病例和预警病例

• 在县级疾病预防控制中心的指导下对预警病例进行标本采集或协助县级疾病预防控制中心对预警病例进行标本采集

• 协助县级疾病预防控制中心对预警病例进行流行病学调查

• 对预警病例进行隔离治疗

2．各级疾病预防控制中心

（1）县（区）级疾病预防控制中心

• 对报告的预警病例进行流行病学调查

• 对报告的预警病例的密切接触者进行追踪和医学观察

• 指导监测医院对预警病例进行隔离治疗

• 将采集到的病例标本按时送省级实验室或有条件的地市级实验室

• 及时将预警病例的实验室检测结果反馈至报告医院

• 定期对监测医院相关科室进行预警病例的主动搜索

• 定期分析、汇总辖区内的监测数据并报告监测结果，也可根据实际情况进行不定期分析

(2) 地市级疾病预防控制中心

- 定期分析、汇总辖区内的监测数据并反馈监测结果
- 定期对辖区内医院和县级疾控中心进行督导、检查和质量控制

(3) 省级疾病预防控制中心

- 开展预警病例的实验室检测工作并反馈实验结果
- 各省首例病人得出实验室阳性结果后，需将同份标本送国家参比实验室进行确认
- 定期分析、汇总、上报、反馈本省的监测结果
- 定期对监测医院、地市级和县级疾控中心进行督导、检查和质量控制

(4) 中国疾病预防控制中心

- 组织对各省监测专业人员的培训
- 组织对监测系统的督导、检查和评价
- 负责各省人禽流感和首例 SARS 病例的实验室确认工作
- 对各省实验室进行考核和质量控制
- 管理、维护全国数据库
- 定期分析、汇总、反馈全国监测结果

3. 卫生行政部门

(1) 卫生部：组织实施全国不明原因肺炎监测工作

(2) 各省卫生厅：组织实施本省不明原因肺炎监测工作

(3) 市、县级卫生局：

- 负责监测工作的组织实施、督促检查、质量评估等
- 接到预警信息后应立即组织临床、流行病学、检验等相关专家会诊、调查、分析
- 一旦出现 SARS 和禽流感疑似或确诊病例，立即组织相关专业人员按卫生部有关方案开展防治工作

(二) 诊断、报告流程

预警病例报告、诊断、处理

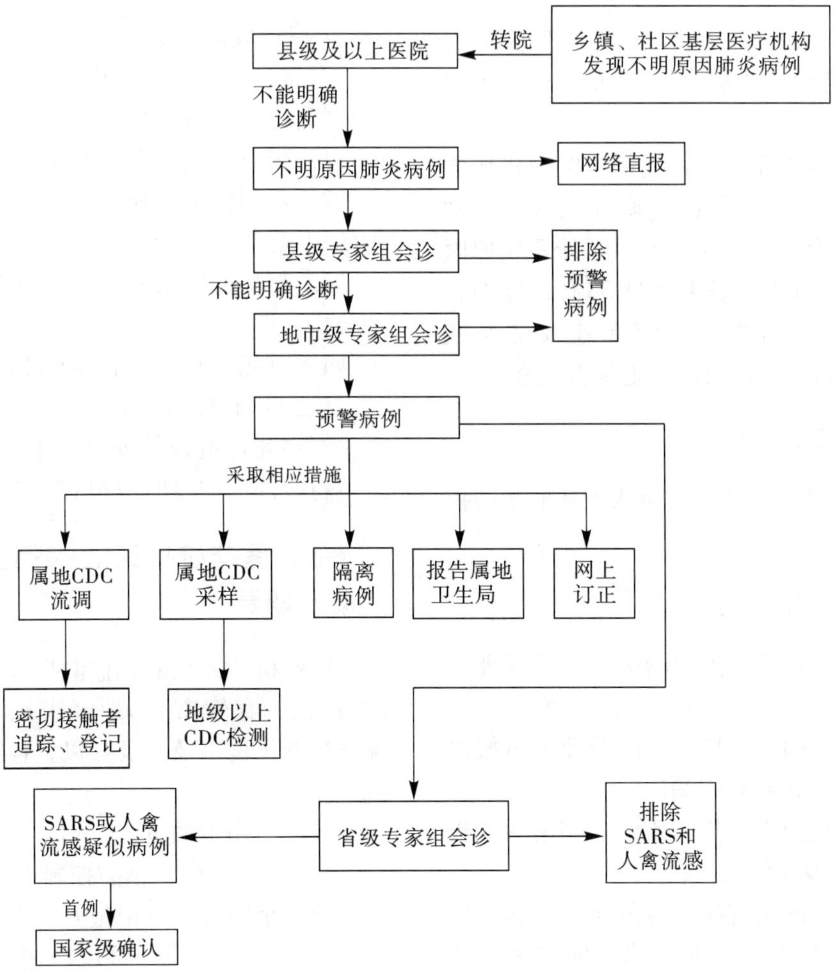

附件2： 县及县以上医疗机构死亡病例监测实施方案（试行）

为及时发现诊断不明的、可能死于传染病的病例，及早采取措施控制疫情，为传染病和新发传染病监测和预警提供基线数据，同时了解全国县及县以上医疗机构死亡病例的死因构成，分析其动态变化趋势，为制定卫生工作政策和规划提供依据，特制定本方案。

一、监测对象

县及县以上各级各类医疗机构门（急）诊及住院的死亡病例。

二、报告内容

按照《死亡医学证明书》（见附件）的格式和死因推断的有关规范，进行网络直报，报告内容包括：

（一）基本信息：姓名、性别、年龄、职业、发病日期、诊断日期、报告日期、报告单位；

（二）死亡信息：死亡日期、死亡原因（直接死因、根本死因、与传染病相关的死因及不明死因）。

（三）对于不明原因死亡病例，医疗机构要在《医学死亡证明书》背面〈调查记录〉一栏填写病人症状、体征；如果是呼吸系统不明原因死亡病例，须填写体温是否超过38℃，是否有咳嗽、呼吸困难、抗生素治疗无效及肺炎或SARS的影像学特征，以及白细胞是否正常。

三、报告单位

县及县以上各级各类医疗机构和疾病预防控制机构。

四、报告程序与时限

（一）患者死亡后，由诊治医生填写《死亡医学证明书》；

（二）医疗机构指定相关部门专业人员按照ICD－10要求统一进行死因编码；

（三）医疗机构应在开具死亡证明书后7天内完成死因编码及网络直报；

（四）不具备网络直报条件的医疗机构，应于7天内完成死因编码，并将填写完整的《死亡医学证明书》送交辖区内的县级疾病预防控制中心，县级疾病预防控制中心应在当天完成网络直报。

五、数据审核

报告单位死因编码人员应对医生填写的《死亡医学证明书》进行审核，对报告中存在的问题（项目填写不清或不完整、死因填写不规范或存在逻辑错误等）应及时向诊治医生进行核对。

县（市、区）级疾病预防控制机构应在每个工作日上网审核辖区内责任报告单位报出的死亡病例信息质量（错项、漏项、逻辑错误、死因编码等），对有疑问的卡片必须及时向责任报告单位查询与核对，确认后的卡片参与各级疾病预防控制机构的统计汇总。

六、死亡信息分析与利用

（一）数据分析

各级疾病预防控制机构按周、月、年进行动态分析，重点分析内容包括：

1. 传染病死亡在所有死亡病例中构成。

2. 不同传染病死亡在所有传染病死亡病例中的构成。

3. 聚集性传染病死亡和不明原因死亡病例的分析。

4. 对死亡和死因的异常波动进行动态分析。

（二）信息的利用

对在死亡报告数据分析中发现的异常情况，卫生行政部门应及时组织有关人员进行调查。

七、医疗机构死亡病例监测报告系统组成及职责

医疗机构死亡病例监测报告系统由国家、省（自治区、直辖市）、地（市）、县（区）疾病预防控制机构以及县及县以上各级各类医疗机构组成。

各部门职责如下：

（一）中国疾病预防控制中心

负责全国死因登记报告工作的方案制定、业务指导、技术培训、质量控制和督导。具体任

务有：

1．建立医院死亡信息报告网络直报系统，并指定专门人员进行网络维护和死亡资料分析；

2．制定、修订县及县以上医院死因登记报告工作规范、质控方案、评价方案；

3．制定死因登记报告系统人员培训计划，组织开展分级培训，提供技术指导；

4．汇总、分析死亡资料，编制死亡周报、月报和年报，上报、反馈有关部门。

5．定期开展现场督导，了解死因登记报告工作开展情况。

（二）省、地级疾病预防控制机构

负责辖区内死因登记报告工作的组织实施、业务指导、技术培训、质量控制和日常管理。具体任务有：

1．根据国家死因登记报告工作规范和有关方案，组织开展辖区内死因登记报告工作；

2．根据实际情况制定各类相关报告人员的培训计划，并组织开展培训；

3．负责日常技术指导，定期开展现场督导，了解、检查死因登记报告工作开展情况，协调解决报告工作中出现的问题；

4．制定死因登记报告质控计划，组织定期质控检查；

5．及时审核数据质量，定期分析死亡数据，提供有关部门参考利用，并向基层反馈。

（三）县（区）疾病预防控制机构

落实死因登记报告工作，负责信息的收集、汇总、审核、整理、反馈、分析、上报，组织各类监测培训，对医院死因登记报告工作进行督导、质控和考核，开展内部质控和评价。具体任务有：

1．组织辖区内的县级及以上医疗机构进行死因登记报告；

2．审核、分析、反馈死亡相关信息并及时上报，负责医疗机构送交死亡资料的管理与保存；

3．开展医疗机构死亡漏报调查；

4．定期对临床、防保等各类有关人员进行技术培训和技术指导；

5．对医院死因登记报告工作进行督导、质控和考核；

6．对辖区内医院报告死亡的异常变化进行调查，并采取相应预防控制措施。

（四）县及县以上各级各类医疗机构

1．对死亡案例进行死因医学诊断并填报《死亡医学证明书》；

2．指定专门的部门或人员对死亡原因按照ICD－10进行编码，并通过网络上报。尚不具备网络直报条件的单位应将《死亡医学证明书》按规定时限送交县级疾病预防控制机构；

3．做好原始死亡医学证明书的保存与管理；

4．协助县级疾病预防控制机构开展相关调查工作。

八、实施与监督

各级卫生行政部门对死亡报告工作进行统一的组织实施，保证监测网络的正常运行；对辖区内县级及以上医疗卫生机构、疾病预防控制机构死亡信息的报告和管理情况进行经常性的监督、检查。

要注意已开展死亡原因统计工作地区此项工作的协调。

附：《居民死亡医学证明书》

附：居民死亡医学证明书

省　　市　　区（县）　　街道（乡）　　编号：

死者姓名	性别 1. 男　2. 女	民族	主要职业及工种	身份证号码	常驻户口住址
婚姻状况 1. 未婚　2. 已婚　3. 丧偶　4. 离婚　5. 不详			文化程度 1. 文盲或半文盲　2. 小学　3. 中学　4. 大学　5. 不详		生前工作单位
出生日期　年　月　日	死亡日期　年　月　日	实足年龄	死亡地点　1. 医院　2. 急诊室　3. 家中或赴医院途中　4. 外地及其他　5. 不详		
可以联系的家属姓名		住址或工作单位			

致死的主要疾病诊断（请填写具体的病名，勿填症状体征）	发病至死亡大概时间间隔
Ⅰ.（a）直接导致死亡的疾病或情况：________	________
（b）引起（a）的疾病或情况：________	________
（c）引起（b）的疾病或情况：________	________
Ⅱ. 其他疾病诊断（促进死亡，但与导致死亡无关的其他重要情况）：	

死者生前上述疾病的最高诊断单位
1. 省级（市）医院　2. 地区级（市）医院　3. 县级（区）医院　4. 卫生院　5. 乡村医生　6. 未就诊　7. 其他及不详

死者生前上述疾病的最高诊断依据
1. 尸检　2. 病理　3. 手术　4. 临床＋理化　5. 临床　6. 死者推断　7. 不详

住院号：	医师签名：	单位盖章：	填报日期：　年　月　日

（以下由统计人员填写）根本死亡原因：　ICD编码：　统计分类号：

调查记录

死者生前病史及症状体征：							
被调查者姓　名		与死者的关系		联系地址或工作单位		电话号码	
死因推断				调查者姓　名		调查日期　年　月　日	

填表说明

1. 主要职业及工种：尽可能同时填写职业和主要从事的工作。如工人、农民、干部、学生、军人、服务行业等；还可以详细填写工种，如车工、钳工、电工、纺织工等。

2. 常驻户口地址：应按户口簿上登记的住址填写完整，包括住处的具体门牌号码。

3. 实足年龄：按照周岁填写。如为婴儿，可填写实际存活的月、日、小时。

4. 致死的主要疾病诊断可分为两部分报告：在第Ⅰ部分（a）中填写最后造成死亡的那个疾病诊断或损伤、中毒的临床表现，如肺心病、脑出血、颅内损伤（不要填写呼吸、循环衰竭等情况）；（b）中填写引起（a）的疾病或情况，如肺气肿、高血压、损伤中毒的外部原因（骑自行车与汽车相撞、跳楼自杀等）；（c）中填写引起（b）的疾病或情况，如慢性支气管炎。在第Ⅱ部分中填写那些与第Ⅰ部分无关但促进了死亡的其他疾病或情况。

5. 疾病的最高诊断单位：一般指死者主要疾病的最后诊断单位，也可填写在第Ⅰ疾病的最高一级诊断单位，如省（市）级医院包括相当于省级及以上的各类医院，其余依此类推。

卫生部办公厅关于印发《二级以上综合医院感染性疾病科工作制度和工作人员职责》和《感染性疾病病人就诊流程》的通知

卫办医发〔2004〕166号

各省、自治区、直辖市卫生厅局，新疆生产建设兵团卫生局：

为指导二级以上综合医院感染性疾病科建设，提高医院感染控制能力和水平，我部制定了《二级以上综合医院感染性疾病科工作制度和工作人员职责》和《感染性疾病病人就诊流程》，现印发给你们，请认真贯彻执行。在执行过程中发现的问题，请及时反馈我部医政司。

二○○四年十月十九日

附件：

二级以上综合医院感染性疾病科工作制度和工作人员职责

为加强二级以上综合医院的感染性疾病科建设，提高医院控制传染病能力和预防医院感染的水平，保护人民群众身体健康和生命安全，特制定《二级以上综合医院感染性疾病科工作制度和工作人员职责》。

一、感染性疾病科工作制度

（一）建立健全各项规章制度，并确保其真正得以落实。

（二）定期对科室工作人员进行有关传染病防治知识的培训，培训内容包括传染病防治的法律、法规及专业知识，如流行动态、诊断、治疗、预防、职业暴露的预防和处理等。

（三）对科室工作人员定期考核，考核合格后方可上岗。

（四）对病人进行传染病甄别，并采取及时、正确的救治措施。

（五）认真执行消毒隔离制度。科室布局、分区合理，人流、物流合理，所有物品、区域的标识与标志明确、清楚。保持室内清洁卫生，洁、污物品分开放置。

（六）严格按照《医院感染管理规范》和《消毒技术规范》对感染性疾病科的设施、设备、医用物品等进行消毒。工作人员在感染性疾病科工作区采取标准预防措施；医护人员每诊疗、护理一个病人和接触污染物品后，应严格按照手卫生规范及时进行手的清洗和/或消毒；必要时戴手套。感染性疾病科工作人员应为就诊的呼吸道发热病人提供口罩。

（七）严格执行《医疗废物管理条例》，认真做好医疗废物的分类收集、登记、转运、处理等工作。

（八）认真贯彻执行《传染病防治法》和《突发公共卫生事件应急条例》，指定专人负责传染病报告工作。感染性疾病科医务人员必须了解、掌握传染病病种及分类、不同传染病的报告时限和内容要求，及时、准确报告传染病。要及时将传染病报告卡和传染病信息报预防保健科或医院总值班室，并与医院感染管理科沟通。必要时，可直接向所在卫生行政部门和疾病预防控制机构报告。对排除传染病的，要及时修正报告。

（九）与疾病预防控制机构密切配合，开展有关传染病的宣传教育工作。

（十）医院要为工作人员提供必要的工作条件，配备必要的防护物品，尽量防止和避免职业暴露，一旦发生职业暴露，能立即采取补救措施。

二、感染性疾病科工作人员职责

（一）医师职责。

1. 认真履行医师的义务，在诊疗工作中规范执业。尊重患者的知情权和选择权，注意保护患者隐私。

2. 遵守医院各项规章制度，并能熟练掌握传染病防治的法律、法规、规章和规定。

3. 及时筛查传染病病人，正确诊疗和转诊传染病病人。

4. 认真填写传染病报告卡，并按规定的时限和内容及时、准确报告传染病。

5. 严格执行消毒隔离制度，在做好自身防护工作的同时，配合护士做好消毒隔离工作。

6. 对就诊患者进行感染性疾病的健康教育。

（二）护士职责。

1. 认真履行护士的义务，在护理工作中规范执业。尊重患者的知情权和选择权，注意保护患者隐私。

2. 遵守医院各项规章制度，熟练掌握感染性疾病护理知识、技能和传染病防治的法律、法规。

3. 负责感染疾病患者的登记工作，登记内容包括患者姓名、性别、年龄、家庭住址、联系电话、身份证号码等。

4. 帮助、指导呼吸道发热患者戴口罩，并引导患者到指定地点候诊。

5. 认真做好消毒隔离工作，熟练掌握常用消毒液的配制、使用方法和注意事项，并监督消毒隔离措施落实到位。

6. 按《医疗废物管理条例》做好医疗废物管理工作。

7. 对就诊患者进行感染性疾病的卫生宣传教育。

（三）卫生员职责。

1. 遵守各项规章制度。

2. 在护士的指导下，进行清洁、消毒工作，所用器械、工具分区使用。

3. 严格遵守医疗废物管理规定，及时按分类清运各种医疗废物。

4. 做好有关清洁、消毒工作的记录。

卫生部办公厅关于印发《急性呼吸道发热病人就诊规定》的通知

卫办发［2004］220号

各省、自治区、直辖市卫生厅局，新疆生产建设兵团卫生局：

为做好急性呼吸道发热病人的就诊工作，有效预防、控制传染性非典型肺炎、人感染高致病性禽流感等呼吸道传染病，我部医政司组织专家制定了《急性呼吸道发热病人就诊规定》，现下发给你们，请认真贯彻执行。

二〇〇四年十二月二十九日

急性呼吸道发热病人就诊规定

感染性疾病病人就诊流程

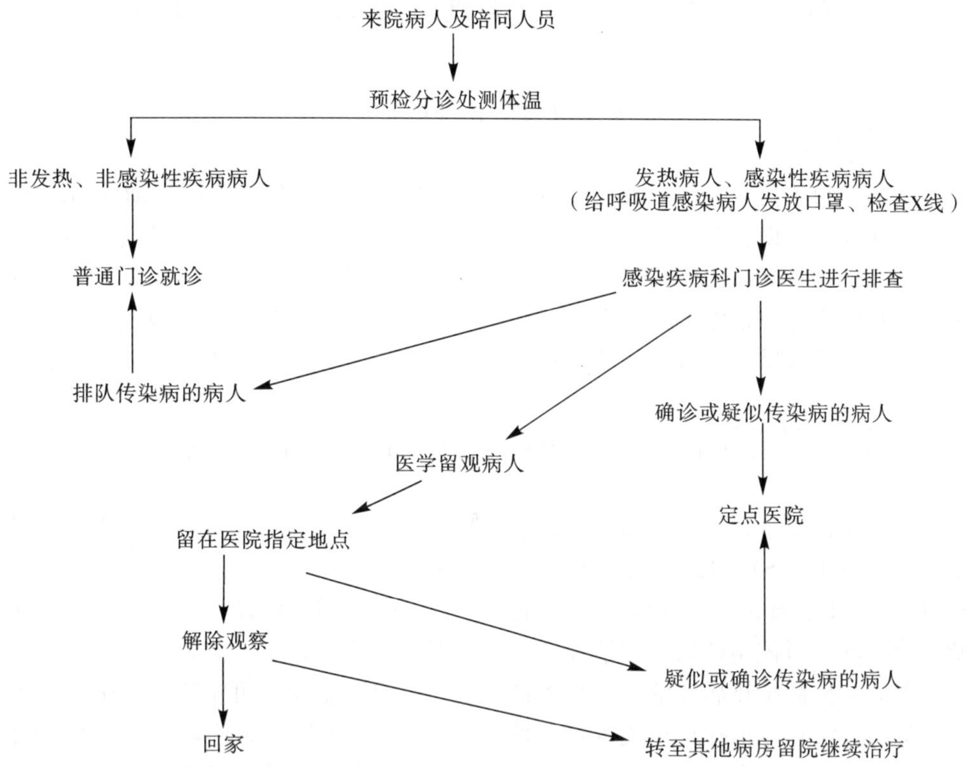

一、医师在接诊过程中，对体温≥38℃，伴有呼吸道症状（鼻塞、流涕、咳嗽、咽喉肿痛、气促、呼吸困难等）的急性呼吸道发热病人，要首先为其提供一次性外科口罩，避免交叉感染。经诊断不能排除呼吸道传染病的，要将病人转至感染性疾病科进一步明确诊断。未成立感染性疾病科的，要将病人转至相对隔离的分诊点。

二、感染性疾病科或分诊点的医师对上述来诊的急性呼吸道发热病人，特别是对白细胞正常或降低，伴有肺炎表现的病人，必须询问以下流行病学史和职业暴露史：1. 发病前 14 天内是否与同类病人有过密切接触；2. 发病前 7 天内是否接触过病、死禽类；3. 发病前 14 天内是否接触过果子狸等动物；4. 发病前是否从事过传染性非典型肺炎（以下简称非典）、人感染高致病性禽流感（以下简称人禽流感）相关的实验室工作。要综合病人的病史、症状、体征和辅助检查结果等，尽快做出临床诊断，并应当注意与非典和人禽流感等呼吸道传染病进行鉴别诊断。排除非典、人禽流感的，可转至相应的门诊就诊。

三、经询问流行病学史、职业史，并综合病人病史、临床表现，不能排除非典、人禽流感等呼吸道传染病的，应启动不明原因肺炎病例监测相关程序，并按照规定立即将病人转至定点医院进行诊治。卫生行政部门要按照规定立即组织专家组对疑似非典或疑似人禽流感的患者进行会诊，进一步明确诊断。对确诊的患者，定点医院要按照《传染性非典型肺炎诊疗方案》、《人禽流感诊疗方案（试行）》等呼吸道传染病的诊疗方案进行治疗。对疑似或确诊患者的陪同人员，疾病预防控制机构要进行流行病学调查。必要时按规定进行医学观察。

四、感染性疾病科和分诊点的医师要采取标准防护措施，并按照规定对接诊传染病或疑似传染病病人的场所进行消毒。各医疗机构要严格按照《传染性非典型肺炎防治管理办法》、《人禽流感疫情报告管理方案》和《全国不明原因肺炎病例监测实施方案（试行）》的规定做好疫情的报告工作，并根据《医院感染管理规范（试行）》、《传染性非典型肺炎医院感染控制指导原则（试行）》和《医疗废物管理条例》的有关规定做好医院感染控制和医疗废物的处理工作。

卫生部办公厅关于印发《初治涂阴活动性肺结核病人免费治疗管理指南（试行）》的通知

卫办疾控发〔2005〕23号

各省、自治区、直辖市卫生厅局，新疆生产建设兵团卫生局，中国疾病预防控制中心：

为了进一步加强结核病防治工作，在对涂阳和重症涂阴肺结核病人免费治疗的基础上，我国逐步开展初治涂阴活动性肺结核病人的免费治疗工作。为规范初治涂阴活动性肺结核病人的免费治疗管理工作，我部组织专家制定了《初治涂阴活动性肺结核病人免费治疗管理指南（试行）》，现印发各地，请遵照执行。

二〇〇五年一月二十一日

初治涂阴活动性肺结核病人免费治疗管理指南（试行）

二十世纪八十年代以来，我国实施了现代结核病控制策略（简称DOTS）。目前全国的DOTS覆盖率已达95%，对涂阳和重症涂阴肺结核病人进行免费治疗，此举对控制结核病疫情起到了积极作用。但要完全控制结核病疫情并最终消除结核病，开展涂阴肺结核的治疗也至关重要。研究表明：涂阴肺结核病人如果不予以治疗，近一半病人将转为涂阳，成为新的传染源。科学、合理的化疗可以提高治愈率，减少传染源及耐药的产生，从而减轻病人及社会的负担。多年来，国家十分重视结核病的控制工作，已将结核病列入重大疾病控制规划，从2001年起，中央财政设立了每年4000万元结核病控制专项经费；2004年又加大了经费投入，为加强结核病防治工作创造了更好的条件，使涂阴肺结核病人的免费治疗成为可能。

为了使免费治疗涂阴肺结核病人管理工作规范化和制度化，特制订本指南。由于涂阴肺结核诊断比较复杂，过诊现象较为普遍。过诊必然带来过治和误治，一方面对过治的病人带来损害，另一方面造成国家资源的浪费。为了减少过治和误治现象，要求各地严格按照国家规定的条件和实施计划，逐步实施。各地要加强层层培训和督导，严格按照本指南的诊断和治疗要求规范执行。

一、涂阴活动性肺结核病的诊断和登记

（一）诊断要点

1．必须具备的指标：

（1）至少三份痰标本涂片镜检抗酸杆菌阴性；

（2）符合活动性肺结核病变的胸部X线表现（有或无肺结核临床症状）；

（3）临床上可排除其他非结核性肺部疾患。

注：支气管肺泡灌洗液（BALF）检出抗酸杆菌或支气管或肺部组织，病理检查证实结核性改变可确诊。

2．辅助指标：

（1）结核菌素（PPD 5TU）皮肤试验强阳性；

（2）血清抗结核抗体阳性；

（3）痰结核分枝杆菌PCR加探针检测阳性；

（4）肺外组织病理检查证实结核病变。

（二）诊断程序

1．所有患者必须在结防机构进行三份痰涂片检查，确认痰涂片阴性后进入涂阴肺结核定诊程序；

2．胸片显示有与活动性肺结核相符病变时，该患者的胸片由诊断技术小组共同讨论定诊；

3．涂阴肺结核的诊断，应严格按照诊断要点进行，必须由县级或县级以上卫生行政部门确认的诊断技术小组确诊；

4．对疑似非结核性肺部炎症的病人可试行抗炎治疗，2－3周后复查胸片及再次作痰涂片检查，如果痰检为阳性则按涂阳病人治疗管理；如果痰检仍为阴性，且病变无明显改变，可由诊断小组再行定诊；

5. 结合病史、临床症状和体征以及胸片特点，不能排除活动性肺结核者，经诊断技术小组讨论同意，可免费进行诊断性抗结核治疗 1 到 2 个月，同时继续除外其他疾病，然后进行 X 线、痰菌及其他必要的检查，最后由诊断技术小组讨论确定；

6. 县级诊断技术小组难以确诊的病例，建议病人到相关医院进一步检查诊断。

（三）登记

涂阴肺结核病人的报告、登记与报表按照《中国结核病防治规划实施工作指南》的要求进行。

（四）县级涂阴肺结核病人诊断技术小组组成及职责

1. 涂阴肺结核诊断技术小组由县级卫生行政部门组织，至少应由 4 名以上医师组成，其中应包括结防所（科）、内科、检验人员和放射科中级职称（或高年资医师）及以上医师，由县结防机构医师任组长；

2. 由县级结防机构提供涂阴结核病诊断有关资料及初步诊断结果，提交诊断技术小组。诊断技术小组对所提交病例进行讨论和确诊；

3. 将每个病例的讨论结果记录在病历上。

二、涂阴肺结核病的化学治疗

（一）治疗对象

1. 免费化疗对象：

（1）本指南中涉及的治疗对象是指初治涂阴活动性肺结核病人，其中空洞、血行播散性（粟粒性）初治涂阴肺结核和单纯培养阳性病人的治疗仍按照《中国结核病防治规划实施工作指南》执行；

（2）辖区内常住居民、暂住人口及特殊人群（如大中专学校学生、管教人员和羁押人员）中的初治涂阴活动性肺结核病人，给予免费抗结核药品治疗。

2. 自费化疗对象：复治涂阴活动性肺结核病人。

3. 初、复治涂阴活动性肺结核病人的定义：

（1）初治涂阴活动性肺结核病人：

1）从未因结核病接受过抗结核药物治疗的病人；

2）因结核病接受抗结核药物化疗不足一个月的病人。

（2）复治涂阴活动性肺结核病人：因结核病接受抗结核药物治疗≥1 个月的病人。

（二）治疗方式

涂阴肺结核病人治疗，以不住院化疗为主。对少数伴有严重合并症和急症（如高热，大咯血，自发性气胸等）的涂阴肺结核病人，对抗结核药物所致的严重不良反应的病人，可住院治疗。病人出院后应按有关规定继续接受严格的治疗管理，直至疗程结束。

（三）免费范围

1. 结防机构按照国家统一的化疗方案提供免费抗结核药物；

2. 治疗前拍摄的一张胸片；

3. 治疗前及治疗期间 4 次痰涂片检查。

（四）化疗方案

1. 初治涂阴活动性肺结核病人化疗方案及有关说明：

（1）方案：$2H_3R_3Z_3/4H_3R_3$

强化期：异烟肼、利福平及吡嗪酰胺隔日 1 次，共 2 个月，用药 30 次；

继续期：异烟肼、利福平隔日 1 次，共 4 个月，用药 60 次；

全疗程共计 90 次。

（2）涂阴肺结核病人在治疗过程中，痰菌转阳，则按《中国结核病防治规划实施工作指南》的有关规定，使用相应的初、复治涂阳方案重新治疗；

（3）中断治疗或返回病人的治疗：

初治涂阴病人中断治疗（或返回）的继续治疗，见表 1；

（4）所有方案均为隔日用药，即双日服药。如有 31 日的月份，即 30 日服药，31 日和下月的 1 日不用药，2 日开始用药。

2. 复治涂阴病人根据既往用药史，制定个体化的治疗方案。

（五）药物种类剂量、用法及主要不良反应

1. 本方案抗结核药物种类：

异烟肼（Isoniazid，简写 INH，H）片剂，每片 0.1，特制 0.3；

利福平（Rifampicin，简写 RFP，R）胶囊剂，每粒 0.15，特制 0.3；

吡嗪酰胺（Pyrazinamide，简写 PZA，Z）片剂，每片 0.25，特制 0.5。

2. 剂量、用法及主要不良反应，见表 2；

表1　中断治疗<2个月的初治涂阴病人的治疗

治疗长度	中断治疗长度	是否需做涂片检查	涂片结果	治　疗
<1个月	<2周	否		继续原始初治涂阴方案*
	2~8周	否		重新开始初治涂阴方案**
1~2个月	<2周	否		继续原始初治涂阴方案
	2~8周	是	涂（+）	重新登记，开始复治涂阳方案
			涂（-）	继续原始初治涂阴方案
>2个月	<2周	否		继续原始初治涂阴方案
	2~8周	是	涂（+）	开始复治涂阳方案
			涂（-）	继续原始初治涂阴方案

注：*　所有病人必须完成2个月的强化期治疗。如果病人中断治疗前已完成1个月的强化期治疗，将再给不少于1个月的强化期治疗，而后才开始继续期治疗。

**　即从头开始初治涂阴方案，已完成的治疗不计在内。

表2　药物剂量、用法及主要不良反应

药　名	每日疗法			间歇疗法		主要不良反应
	成人（克）		儿童	成人（克）		
	<50kg	≥50kg	（mg/kg）	<50kg	≥50kg	
异烟肼	0.3	0.3	10~15	0.5	0.6	肝毒性、末梢神经炎
利福平	0.45	0.6	10~20	0.6	0.6	肝毒性、胃肠反应、过敏反应
吡嗪酰胺	1.5	1.5	30~40	1.5	2.0	肝毒性、胃肠反应、痛风样关节炎

*　如果儿童病人需要免费治疗，按照公斤体重给予适当的剂量，异烟肼总量不超过300毫克，利福平不超过450毫克。使用板式药物进行拆分。

3. 抗结核药物不良反应的处理原则：

（1）化疗前，需了解病人的药物过敏史、肝肾疾病史，必要时作肝功能及血尿常规检查。对有肝肾功能障碍的病人要根据肝肾功能情况慎重选用抗结核药物；

（2）需向病人说明服用抗结核药物可能出现的不良反应及其应对措施；

（3）口服抗结核药物应晨间空腹、顿服，如病人对药物耐受性较差，可由县（区）结防所（科）医生决定将空腹、顿服药改为饭后服用或分服；

（4）如不良反应较重，应及时报告县（区）结防所（科）或嘱病人到结防机构就诊，经临床观察停用有严重不良反应的药物，但不得自行更改化疗方案；

（5）如发生严重反应（如过敏，严重全身性皮疹等），应及时停药并报告上级部门，及时到县（区）结防所（科）门诊或转综合医疗机构诊治。

（六）治疗期间的检查

1. 痰涂片检查：用药的第2、5、6月末进行痰检（每次送1个夜痰和1个晨痰标本）；

2. X线检查：建议在疗程结束后复查胸片。

三、涂阴肺结核病人的管理

（一）管理方式

初治涂阴活动性肺结核病人采用强化期督导管理治疗，即在强化期进行由督导人员直接面视下的治疗，继续期采用全程管理。方法见《中国结核病防治规划实施工作指南》，具体内容包括：

1. 做好对病人初诊的宣教，内容包括解释病情，介绍治疗方案，药物剂量、用法和可能发生的不良反应以及坚持规则用药的重要性；

2. 强化期每次由督导人员面视下服药，并由督导人员填写肺结核病人治疗记录卡；

3. 继续期定期门诊取药，每月取药1次，建立统一的取药记录，每次取药时带已服完药的空板。误期取药者，应及时采取措施，如通过电话，家庭访视等方式及时追回病人。并加强教育，说服病人坚持按时治疗。对误期者城镇要求在3天内追回，农村在5天内追回；

4. 培训病人和家庭成员，要求达到能识别抗结核药物，了解常用剂量和用药方法，以及可能发生的不良反应，督促病人规则用药。做好痰结核菌的定期检查工作，治疗期间按规定时间送痰标本进行复查；

5. 继续期“治疗记录卡”，由病人及家庭成员填记；

6. 家庭访视：建立统一的访视记录。

基层医务人员对在强化期由非医务人员督导化疗的病人，每2周家访1次，继续期每月家访1次；

乡镇级防保人员每月访视一次；

县结防所（科）人员在强化期及继续期各访视一次；

访视内容包括健教、核实服药情况、核查剩余药品量、抽查尿液颜色、督促按期门诊取药和复查等。

（二）病程记录

病人每次来结防机构取药都应作病程记录，疗程结束时进行小结，主要内容包括：

1. 是否规律用药，如不规律用药记录其原因；

2. 病情进展情况，好转还是恶化，并说明其具体情况；

3. 痰涂片检查结果；

4. 有无药物不良反应，如有，要记录其种类、程度、持续时间和进展及处理意见；

5. 最终治疗结果；

6. 其他需要记录的信息。

四、涂阴肺结核病人化疗管理的评价、考核

1. 治疗覆盖率：指在一定地区、一定期间内接受治疗的活动性涂阴肺结核病人数，占登记活动性涂阴病人数的百分比，治疗覆盖率应达95%。

治疗覆盖率（%）

$$=\frac{\text{接受治疗的活动性涂阴病人数}}{\text{活动性涂阴病人登记数}}\times 100$$

2. 完成治疗率：指一定地区，一定期间内完成规定疗程的活动性涂阴肺结核病人数占活动性涂阴病人登记数的百分比，要求应达85%。

完成治疗率（%）

$$=\frac{\text{完成治疗的活动性涂阴病人数}}{\text{活动性涂阴病人登记数}}\times 100$$

五、涂阴肺结核病人的药品测算

（一）用于治疗涂阴肺结核病的抗结核药品必须符合中国药典规定标准。

（二）初治涂阴肺结核病人统一使用板式组合包装药品。具体组合及包装，见表3；

（三）药品需求的计算

初治涂阴肺结核病人的药品需求：

HRZ组每例病人30板；HR组每例需60板

HRZ组需求量（板）=30板×初治涂阴病人数

HR组需求量（板）=60板×初治涂阴病人数

表3　板式组合包装药品组合、剂量

强化期			继续期		
压板名称	药名	药量	压板名称	药名	药量
HRZ组合	INH RFP PZA	0.3×2# 0.3×2粒 0.5×4#	HR组合	INH RFP	0.3×2# 0.3×2粒

卫生部办公厅关于印发《肺结核病人转诊和追踪实施办法（试行）》的通知

卫办疾控发〔2005〕24号

各省、自治区、直辖市卫生厅局，新疆生产建设兵团卫生局，中国疾病预防控制中心：

加强肺结核病人转诊和追踪工作，使肺结核病人及时发现并进行治疗管理，是推进全国结核病防治规划有效实施，如期实现各项规划目标的重要措施。为进一步规范上述相关工作，我部制定了《肺结核病人转诊和追踪实施办法（试行）》，现印发各地，请遵照执行。

二〇〇五年一月二十一日

肺结核病人转诊和追踪实施办法（试行）

根据《卫生部办公厅关于进一步加强肺结核病疫情报告和病人管理的通知》（卫办疾控发［2004］92号）要求，进一步规范肺结核病人的发现、转诊及追踪程序，以提高病人发现率，特制定本办法。

一、卫生行政部门职责

卫生行政部门负责综合医院和疾病预防控制（结核病防治）机构在肺结核病人发现、转诊和追踪工作中的协调与管理，并监督该项工作的落实。

（一）将肺结核病人转诊和追踪实施情况纳入综合医院和疾病预防控制（结核病防治）机构的目标考核内容之一，至少每半年考核一次。

（二）建立例会制度，定期听取综合医院和疾病预防控制（结核病防治）机构关于转诊和追踪工作进展情况汇报，解决实施过程中出现的问题，并提出下一步工作要求。

二、综合医院职责

县及县以上综合医院分管院长负责该项工作的组织领导，感染性疾病科或其他指定科室具体负责该项工作的落实，接诊医生负责肺结核病人的登记，感染性疾病科负责肺结核病人的报告、转诊。

（一）病人发现

1. 综合医院的首诊医生要提高对肺结核可疑症状者的警觉性。

2. 对于接诊的可疑症状者进行X线检查和痰涂片检查。

3. 不具备查痰条件的综合医院，直接转送至当地疾病预防控制（结核病防治）机构进行确诊和治疗管理。

（二）转诊

1. 建立门诊登记本、放射科登记本、实验室登记本及药房抗痨药品发放登记本并认真做好相应记录以备核查。

2. 发现的肺结核病例或疑似病例，在报告的同时，填写《肺结核病人转诊单》一式三份，一份由病人携带，一份由感染性疾病科备案，一份由感染性疾病科送达疾病预防控制（结核病防治）机构，并将病人转送至疾病预防控制（结核病防治）机构，感染性疾病科每天核查报告和转诊情况。

3. 对住院病人应及时报告，出院后立即转送至当地疾病预防控制（结核病防治）机构继续治疗和管理。

三、疾病预防控制（结核病防治）机构职责

疾病预防控制（结核病防治）机构要指定专人负责，对未转诊到位的肺结核病人和疑似肺结核病人进行追踪。

（一）每周与综合医院感染性疾病科或其他指定科室联系，核查传染病网络报告信息系统、传染病报告卡和转诊登记本所报肺结核病人和疑

似肺结核病人的转诊到位情况。

（二）每天将前一天的传染病网络报告信息系统中的病人基本信息导出为表格，包括患者姓名、性别、出生日期、电话、工作单位、现住详细住址、职业、发病日期、诊断日期、填卡医生、医生填卡日期、报告单位等相关信息，以备核对到位情况使用。

（三）核对《初诊病人登记本》，避免出现重复登记情况，确定病人是否到疾病预防控制（结核病防治）机构就诊；对未就诊者予以登记，填写病人追踪通知单，进行追踪。

（四）追踪方法

1. 电话追踪：直接通过电话与病人联系，要求其到县级疾病预防控制（结核病防治）机构就诊或派出专业人员对病人进行检查。

2. 村医生追踪：无法用电话联系的病人，县级疾病预防控制（结核病防治）机构通过电话与乡级医生联系，告知病人的详细情况，由乡级医生通知村级医生，再由村级医生与病人进行联系，督促病人到疾病预防控制（结核病防治）机构就诊。

3. 巡回医疗车追踪：卫生行政部门组织县级疾病预防控制（结核病防治）机构和医疗机构专业人员利用巡回医疗车追踪病人。

（五）对已确诊的传染性肺结核病人的家庭成员及其他密切接触者进行检查。

四、考核评价

（一）卫生行政部门负责组织对县级及县级以上综合医院的疫情报告及转送病人情况和疾病预防控制（结核病防治）机构病人追踪情况进行检查。

（二）方法及内容：查阅综合医院门诊登记本、放射科登记本、药房抗结核药品发放登记本以及实验室登记本，核查漏报情况；查阅疾病预防控制（结核病防治）机构追踪登记本和初诊病人登记本，核查追踪到位情况。

附件1：医院肺结核病人及可疑者转诊登记表

附件2：非疾病预防控制（结核病防治）机构发现肺结核病人追踪情况登记表

附件3：肺结核病人追访通知单

附1：________医院肺结核病人及可疑者转诊登记表（医院预防保健科）

保健科登记日期	序号	姓名	性别	年龄	现地址	电话	诊断日期	实验室诊断分类				病人来源		报告人或诊断医生	医生报卡日期	转诊日期	备注
								涂阳	仅培阳	菌阴	未查痰	门诊	住院				

附2：______县（区）非疾病预防控制（结核病防治）机构发现肺结核病人追踪情况登记表（结核病防治指定机构）

报告医院名称	报告信息											转诊日期	追踪、到位信息																					备注
	序号	姓名	性别	现地址	电话	诊断日期	医院报告日期	报告医院诊断					追踪方法				到位情况				复核诊断情况					追踪但未到位原因						未追踪		
								涂阳	仅培阳	菌阴	未查痰		电话	村医	乡医	县结防机构	到位日期	到位方式			诊断为肺结核				非结核/非活动性	住院	查无此人	外出	拒绝就诊	死亡	其他	辖区内	辖区外	
																		主动就诊	转送	追踪	涂阳	仅培阳	菌阴	未查痰										

填表说明：1. 选择项目在相应栏目处打√，其中追踪方法一项可根据实际情况同时选择1－4项；2. 到位方式中“主动就诊”是指医院报告的病人直接到结防机构就诊；“转送”是指病人由医院转送到结防机构；“追踪”是指追踪到位的病人；3. “非结核/非活动性”是指非结核病人或不需要治疗的非活动性肺结核病人。

附3：病人追访通知单（乡镇卫生院存底）　　编号

________医院（医生）：

贵乡镇（街道）________村________病人，性别____年龄____岁，电话（手机）________。因病于200___年___月___日，到________医院检查，疑诊肺结核，但至今未到本中心就诊，请接通知后三天内对病人进行追踪调查，了解病人动态并及时动员病人到××××疾控中心结防门诊或______结核病定点医院进一步检查，接受正规治疗，并填写回执，及时反馈________疾控中心结防部门。谢谢您的配合！

××××疾控中心

日期________

病人追访通知单（反馈县疾控中心结防所）　　编号

________乡镇（街道）________村________病人，电话号码（或手机）________。

追访次数：第______次

追访方式：电话　　家访　　信访

追访成功：病人（家属）签字________

如果追访不成功，其原因是：

1. 查无此人
2. 病人已迁走
3. 病人暂时外出
4. 病人拒绝就诊：病人（家属）签字________
5. 误诊
6. 其他________

请将此结果及时反馈××××疾控中心结防部门，谢谢！

调查单位________

调查人________

日期　____年____月____日

通知单寄出日期____年____月____日　　回执收回日期____年____月____日

病人追访通知单（反馈县疾控中心结防所）　编号

________先生（女士）：

据________医院报告，您可能患有肺结核，为了您的身体健康、家庭幸福，请接到此通知后，及时携带本通知到××××疾控中心结防门诊或结核病定点医院（地址：________电话：________）做进一步检查，确诊后将给您免费治疗。谢谢您的配合！

××××疾控中心

日期________

卫生部办公厅关于印发《晚期血吸虫病人外科治疗救助项目管理办法》（试行）和《晚期血吸虫病人外科治疗救助项目技术方案》（试行）的通知

卫办疾控发〔2005〕29号

湖南、湖北、江西、安徽、江苏、四川、云南省卫生厅：

为配合执行《2004年血吸虫病防治项目管理方案》（卫规财发〔2004〕448号附件8），规范晚期血吸虫病人外科治疗救助工作，我部组织专家制定了《晚期血吸虫病人外科治疗救助项目管理办法》（试行）和《晚期血吸虫病人外科治疗救助项目技术方案》（试行）。现印发给你们，请遵照执行，执行中存在的问题请及时反馈我部疾病控制司。

附件1：晚期血吸虫病人外科治疗救助项目管理办法（试行）

附件2：晚期血吸虫病外科治疗救助项目技术方案（试行）

二〇〇五年一月二十八日

附件1：晚期血吸虫病人外科治疗救助项目管理办法（试行）

根据《国务院关于进一步加强血吸虫病防治工作的通知》（国发〔2004〕14号）关于“对生活贫困的晚期血吸虫病患者实行临时性救助措施，适当补助有关医疗费用”的精神，中央财政和地方财政分级安排专项经费，对符合外科治疗条件的晚期血吸虫病人提供医疗救助。为了保证晚期血吸虫病人外科治疗救助工作顺利开展，制定本办法。

一、原则与目标

（一）原则：认真执行《晚期血吸虫病外科治疗救助项目技术方案》（试行，见附件2），严格筛查对象，积极进行外科治疗救助，确保医疗质量和医疗安全。

（二）目标：对符合外科治疗救助条件的现症晚期血吸虫病人，通过住院治疗，明显改善临床症状，基本恢复或部分恢复劳动能力，提高生活质量。

二、定点医院的确定

为确保晚期血吸虫病人外科治疗的质量和安全，各地应选择安排定点医院开展外科治疗救助工作。

（一）定点医院条件。

1. 医院资质与资格。

应同时具备以下条件：

（1）县级以上血吸虫病防治专科医院或二级以上综合医院；

（2）具备脾切除，门、奇静脉血流阻断，脾、肾静脉分流手术经验；

（3）近两年未发生过与晚期血吸虫病外科手术有关的三级以上医疗事故。

2. 技术人员。

至少有1名具有副主任医师以上专业技术职务任职资格的外科医师，有配套的、具有资质的外科医师、麻醉医师和护理人员队伍，至少有1名具有副主任医师以上专业技术职务任职资格的消化科或心内科医师。

3. 设施与设备条件。

（1）符合要求的手术室；

（2）符合要求的外科病房及重症监护室（或抢救室）；

（3）具备开展腹部手术的器械；

（4）胃镜、肠镜；

（5）直肠镜；

（6）B超机；

（7）血液生化仪、酶标仪；

（8）呼吸机、麻醉机、心电监护仪；

(9) 有安全可靠的临床用血来源。

(二) 定点医院的确定和撤消。

1. 县级卫生行政部门按照满足手术工作量需要、合理布局、方便患者、利于管理的原则，选择辖区内2~3家符合条件的医疗机构，逐级向省卫生行政部门推荐。

2. 省级卫生行政部门组织省晚期血吸虫病人外科治疗救助专家指导小组对推荐的医疗机构进行考核评估。

3. 省级卫生行政部门根据省晚期血吸虫病人外科治疗救助专家指导小组的评估意见，确定定点医院的数量与布局，确认定点医院。

4. 省、市、县级卫生行政部门应加强对定点医院的监管，组织专家采取明查暗访等形式，定期或不定期地对定点医院进行考核，不符合条件的定点医院应及时撤消。

三、外科治疗救助对象的确定和审批

(一) 申请外科治疗救助的条件。

应同时具备以下条件者：

1. 符合《晚期血吸虫病人外科治疗救助项目技术方案》(试行) 中“晚期血吸虫病诊断标准”的晚期血吸虫病人。

2. 有手术指征。

3. 血吸虫病流行区的农民。

4. 生活贫困，经济收入低于当地乡 (镇) 平均收入水平。

(二) 外科治疗救助对象筛选与审批。

1. 患者本人向当地血防站 (卫生院) 提交外科治疗救助申请表、交验本人身份证原件并提供复印件、提交本人近期照片、所在村村委会对申请人身份和经济状况的证明。

2. 当地血防站 (卫生院) 依据晚期血吸虫病登记册等资料和《晚期血吸虫病人外科治疗救助项目技术方案》(试行) 的诊断标准，对提出申请的患者进行初步筛选，筛选符合条件的予以登记造册，将结果报县血防站 (疾病预防控制中心)。

3. 当地定点医院负责对本县经过筛选的对象进行检查和确诊。定点医院不能确诊的，邀请晚期血吸虫病人外科治疗救助专家指导小组的专家会诊。

4. 县级卫生行政部门对患者的个人资料、证明材料和定点医院的诊断结果等作进一步审核，符合条件者，应向定点医院和患者出具相关证明，作为住院外科治疗救助凭证。不符合条件的，应向患者作好解释工作。

5. 县级卫生行政部门将审批同意的晚期血吸虫病人外科治疗救助的患者名单逐级上报，由省卫生行政部门将汇总结果报卫生部。

四、住院管理

1. 患者持县级以上晚期血吸虫病外科治疗救助定点医院的诊断证明、县级卫生行政部门的证明和本人身份证原件办理入院手续。

2. 定点医院在病人办理入院手续前，向病人或家属说明有关政策和事项，病人或家属同意并签字后方可办理入院手续。

3. 根据病情合理检查、合理用药 (参照本省医疗保险管理规定和基本用药目录，原则上应用常规检查和使用甲类药)，实行“住院一日清单”制，由病人或其家属签字。

4. 不属于晚期血吸虫病外科治疗救助范围的疾病，超范围的检查和用药，事先须告知患者，征得其同意并签字，其费用全部由患者自行负担。

5. 治疗期间出现意外情况或严重并发症，要及时请晚期血吸虫病人外科治疗救助专家指导小组会诊。

6. 患者出院时，经治医生应认真交代出院后的注意事项。

五、救助经费使用及管理

1. 对晚期血吸虫病外科治疗给予救助，救助标准由省级卫生、财政部门制定，中央财政2004年按每人5000元的标准安排补助，不足部分由地方财政负担。中央财政补助资金按照《中央补助地方卫生事业专项资金管理暂行办法》(财社［2004］24号) 执行。

2. 县级卫生部门组织专家组按照《晚期血吸虫病外科治疗救助项目技术方案》(试行) 对每例外科治疗救助病人治疗的方案及实际发生的医疗费用等进行审核，并逐级上报、审核，省级卫生行政部门最终审定。按照省级卫生部门审定的费用和补助金额将补助资金及时拨付定点医院。

3. 晚期血吸虫病人外科治疗救助补助经费要严格执行本省制定的补助标准，实际治疗费用在补助标准以内的，实报实销。晚期血吸虫病病人的治疗要严格执行《晚期血吸虫病外科治疗救助项目技术方案》（试行），保证治疗质量，同时要厉行节约，杜绝不合理费用发生。

4. 省级卫生行政部门要加强对晚期血吸虫病人外科治疗救助经费的管理和监督，专款专用，任何单位和个人不得以任何理由挤占和挪用。

5. 在审核治疗方案和治疗费用时发现方案、费用不合理的，其不合理的费用由定点医院承担，已报账的，应予以扣回，不得转嫁给患者。

6. 县级卫生行政部门要采取张榜公布等形式，公示享受晚期血吸虫病人外科治疗救助的人员名单，接受广泛的社会监督。

六、资料管理

1. 定点医院必须妥善保存每一例享受晚期血吸虫病人外科治疗救助患者的诊断结果、检验检查凭证、病历、医嘱、病程记录等病案资料和县级卫生行政部门的相关证明，以备查验。要完善相关登记资料，实行计算机管理。

2. 县级血防机构（疾病预防控制机构）负责对晚期血吸虫病人外科治疗救助资料进行汇总，并逐级上报。

七、组织管理

（一）根据卫生部、财政部项目管理方案，项目省卫生、财政主管部门负责制定具体的晚期血吸虫病人外科治疗救助项目计划。对实施情况进行监督与检查。

（二）县级以上卫生行政部门负责晚期血吸虫病人外科治疗救助工作的具体实施工作，日常工作由各级血吸虫病防治工作领导小组办公室负责。省、市、县卫生行政、业务部门要明确职责，建立办事规则、办事程序等各项规章制度。

（三）省、市、县分别成立晚期血吸虫病人外科治疗救助专家技术指导小组，负责拟订技术方案、对定点医院进行评估、培训业务技术骨干、对疑难病例进行会诊和处理、对定点医院确诊的晚期血吸虫病进行抽查（核实诊断）和进行医疗质量监督。

（四）增强晚期血吸虫病外科治疗救助工作的透明度。各级卫生部门、血防机构和定点医疗机构要通过多种形式宣传晚期血吸虫病外科治疗救助的政策，使群众和患者了解政策和办事程序。

（五）有关部门和单位要通力合作，努力为晚期血吸虫病患者提供优质服务。各级血防机构要在当地政府的领导下，积极主动地做好外科治疗救助对象的组织发动工作，各定点医院要加强与基层血防、卫生院的沟通与联系，县（市、区）卫生部门要加强组织与协调，有计划、有步骤、分期分批安排病人检查和治疗，力求方便患者，减少患者的负担。

（六）加强晚期血吸虫病人外科治疗救助工作的督查。要建立明查暗访、进村入户与救助对象面对面访问核实、深入定点医院抽查等核查机制，市级组织抽查数不少于救助治疗数的20%、省级组织抽查数不少于救助治疗数的10%。核查情况须登记在案。发现服务不完善的，要及时采取措施加以改进；发现弄虚作假等违规行为的，必须严格追究责任人和主管领导的责任，并通报批评。

（七）县级以上卫生行政部门定期对晚期血吸虫病人外科治疗救助情况进行分析和总结，及时向上级主管部门和同级财政部门提交专题报告。

各项目省根据本办法制定实施办法，报卫生部备案。

附件2：

晚期血吸虫病外科治疗救助项目技术方案（试行）

一、晚期血吸虫病诊断

1. 诊断标准

应同时具备以下条件：

1.1 长期或反复的疫水接触史，或有明确的血吸虫病治疗史。

1.2 粪检找到虫卵或毛蚴，或直肠活检发现血吸虫卵，或血清免疫学检查阳性。

1.3 有肝纤维化门脉高压症，脾肿大Ⅲ级及Ⅲ级以上，或脾肿大Ⅱ级合并脾功能亢进、食道胃底静脉曲张和/或上消化道出血，临床有腹水，或严重生长发育障碍，或结肠肉芽肿临床表现。

1.4 排除其他原因所致门脉高压症、脾大、腹水。

2. 临床分型

2.1 腹水型：临床以腹水为主。

2.2 巨脾型：指脾肿大超过脐平线，或横径超过腹中线。脾肿大达Ⅱ级，伴脾功能亢进、有肝纤维化门脉高压或上消化道出血史者，亦属本型。

2.3 结肠增殖型：有结肠肉芽肿临床表现，经钡灌肠或纤维结肠镜证实者。

2.4 侏儒型：有严重生长发育障碍。

3. 鉴别诊断

3.1 肝炎肝硬化：多由乙、丙型病毒性肝炎引起，乙丙型肝炎病毒标志物呈阳性，病程进展较快，预后较差（见表1）。

表1 晚期血吸虫病肝纤维化与肝炎肝硬化鉴别要点

鉴别项目	晚期血吸虫病肝纤维化	肝炎肝硬化
血吸虫病病史	有	常无
病程	进展较慢	进展较快
病理	干线型肝纤维化	肝炎后肝硬化
乏力	较轻	较重
食欲减退	不明显	较明显
黄疸	少见（$<10\%$）	多见（$>30\%$）
肝脏	肝大以左叶为主	晚期肝脏常缩小
脾肿大	常见，巨脾症多见	巨脾罕见
蜘蛛痣	甚少见	常见
肝掌	少见	多见
男性乳房肥大	少见	多见
出血倾向	少见	多见
肝生化检查	损害较轻	损害显著
肝炎病理标志物（乙、丙）	阴性	阳性
血吸虫病原或血清学检查	阳性	阴性
预后	较好	较差

3.2 其他需鉴别的疾病：原发性肝癌，慢性疟疾，结核性腹膜炎，卵巢囊肿，慢性淋巴细胞性白血病，及心源性肝硬化、慢性心包炎、心肌病，以及各种原因引起的肝外性门脉高压症，如门静脉血栓形成，布加氏综合征等。

3.3 其他原因导致肝硬化：毒物、药物、酒精性肝病、自身免疫性肝病、遗传代谢性肝病。

3.4 结肠增厚型晚期血吸虫病应与结肠或直肠息肉、结肠直肠癌、肠结核、溃疡性结肠炎、Crohn's病等相鉴别。

4. 外科治疗救助出院标准

达到以下标准中4.1、4.2项，并分别达到各自标准时，可视为达到了外科治疗救助出院标准。

4.1 进行了有效的病原治疗。

4.2 肝生化检查基本正常。

4.3 巨脾型患者作了脾切除等手术后，伤口愈合良好，无手术并发症及腹水。

4.4 食管、胃底曲张静脉破裂出血者，经有效治疗后，出血停止，大便隐血试验阴性一周以上，血色素$>80g/L$。

4.5 结肠增殖型患者经手术治疗后，症状明显减轻或消失，经钡灌肠或纤维结肠镜检查证实肠腔病变显著改善或消失。

5. 患者转归

对进行救助治疗出院后的患者应进行定期随访，及时作出治疗转归评定，达到晚期血吸虫病临床治愈标准（卫地血发〔90〕22号）的，应从晚期血吸虫病患者人数中剔除。若以后重新出现晚期血吸虫病及其并发症的症状、体征，在排除肝炎肝硬化等其他疾病后，作为晚期血吸虫病复发处理。

二、晚期血吸虫病的病原治疗

病原治疗之前需对肝功能损害、低蛋白血症、腹水等进行对症治疗。

1. 对象

对近期粪便孵化阳性，或直肠镜检发现虫卵者，或血清免疫反应（间接血凝，环卵沉淀，酶联免疫吸附）阳性，距末次治疗 2 年以上的晚期血吸虫病人，均需进行病原治疗。

2. 方法

吡喹酮用量：肝功能代偿良好的晚期患者可用总剂量 40 ~ 60mg/kg、2 日疗法；一般情况较差，有明显夹杂症的患者可采用总剂量 90mg/kg、6 日疗法；

3. 禁忌

晚期血吸虫病腹水未消退、近期（6 个月内）有上消化道出血、活动性肝损害、严重肾功能损害、严重心力衰竭或心律紊乱、活动性精神疾患、严重活动性肺结核等不宜进行病原治疗。

三、巨脾型晚期血吸虫病外科治疗

1. 手术适应证

符合下列条件之一者：

1.1 脾肿大Ⅲ级及Ⅲ级以上者。

1.2 脾肿大Ⅱ级伴明显脾功能亢进者（WBC 在 3×10^9/L 以下，PLT 在 70×10^9/L 以下）。

1.3 门脉高压症食道胃底静脉曲张或上消化道出血者。

2. 手术条件

2.1 一般情况尚好。

2.2 无黄疸、无腹水或轻度腹水停利尿剂后稳定三个月以上者。

2.3 肝脏储备功能要求 A、B 级，详见表 2。

2.4 无心、肺、肾功能失代偿，糖尿病者血糖控制正常并稳定。

表 2　肝脏储备功能的 Child 分级标准

	分级标准		
	A	B	C
肝性脑病	无	轻	重
腹水	无	轻，可控制	大量
血清胆红素水平（mg/dl）	<2.0	2.0 ~ 3.0	>3.0
血清白蛋白（g/dl）	>3.5	3.0 ~ 3.5	<3.0
凝血酶原时间延长（秒）	<4	4 ~ 10	>10

3. 手术原则及方式

3.1 原则：择期手术为主，急诊病人以抢救患者生命为原则，情况允许时可考虑做急诊手术。

3.2 择期手术方式。

3.2.1 钡餐或胃镜检查无食管、胃底静脉曲张，可选择单纯脾脏切除术。

3.2.2 食管、胃底静脉曲张轻度以上者，选择脾切除 + 贲门周围血管离断术。

3.2.3 食管、胃底静脉曲张中度以上，无论既往有无出血史，选择脾切除 + 贲门周围血管离断术、或脾切除 + 分流术。

3.2.4 食管、胃底静脉重度曲张，既往有过曲张静脉破裂出血史者，选择脾切除 + 贲门周围血管离断术或食管横断吻合术，或脾切除 + 分流术。

3.2.5 脾切除 + 断流术和脾切除 + 分流术后再次发生上消化道出血者，经非手术治疗后择期选择其他断流术或分流术。

4. 围手术期处理

4.1 术前处理。

4.1.1 术前检查。

4.1.1.1 常规及生化检查：包括血型鉴定、血、尿、便常规、大便隐血、凝血常规检查，肝、肾功能，血糖，电解质，甲胎蛋白，乙肝血清标志物，丙肝抗体。血氨测定，血尿淀粉酶测定（根据病情选做）。

4.1.1.2　特殊检查：心电图，胸部 X 光片，胃镜或食道钡餐，肝脾超声显像。

4.1.2　术前准备：术前应尽量改善肝功能和全身状况，以提高手术耐受性，以及病人心理准备，告知手术必要性、并发症及预后，做好术前常规准备。

4.2　术中处理：手术操作参照《黄家驷外科学》第六版标准和要求进行。术中应测门脉压力，取肝组织活检（须征得病人和家属同意）。

4.3　麻醉选择：连硬外麻或全麻。

4.4　术后处理。

4.4.1　术后常规处理加对症治疗，防止术后并发症的发生。

4.4.2　血小板计数监测：脾切除术后，一般一周左右血小板回升达最高峰，如高于正常数值2倍，需进行抗凝治疗。鼓励早期下床活动，避免因血小板回升血液粘滞增加，出现肠系膜静脉血栓形成。

四、结肠增殖型晚期血吸虫病的外科治疗

1. 手术适应证

符合下列条件之一者：

1.1　因腹泻、脓血粘液便内科治疗不能控制症状者。

1.2　有出血、穿孔者。

1.3　有梗阻表现，保守治疗无效者。

1.4　非典型增生或组织活检有癌变者。

2. 手术方式的选择

根据病变部位、范围、合并症及全身情况决定手术方式。下列手术供选择：局部切除、左半结肠切除、右半结肠切除、乙状结肠切除、结肠造口术，多发性息肉视情况采用结肠镜摘除。

3. 围手术期处理

3.1　术前准备。

3.1.1　术前常规检查。

3.1.2　肠道准备：口服抗生素、缓泻剂，洗肠。

3.1.3　如有梗阻、出血、穿孔者，应纠正水、电解质酸碱平衡失调，纠正贫血、低蛋白血症。

3.2　术中处理。

3.2.1　仔细探查，注意多发病变或合并病变。

3.2.2　术中快速病理检查排除癌变可能。

3.2.3　根据病变决定手术切除范围和方式。

3.2.4　保证吻合技术，注意吻合口血运、有无张力、通畅度，防止吻合狭窄和瘘发生。

3.2.5　局部病变有粘连、组织增厚，疑癌或浸润时，应尽量切除。

3.3　术后处理：按腹部外科手术的常规处理。

五、晚期血吸虫病并发症的外科处理

晚期血吸虫病上消化道出血的外科治疗。

1.1　诊断依据及鉴别诊断。

1.1.1　诊断依据：病史症状及体征；急诊胃镜检查；选择性血管造影（有条件时做）。

1.1.2　鉴别诊断：需与胃、十二指肠球部溃疡并出血、胃癌、胆道出血、其他（食管憩食、溃疡及良、恶性肿瘤、食管裂孔症）等鉴别。

1.2　外科治疗。

1.2.1　急症手术适应证和禁忌证：

1.2.1.1　适应证：门脉高压症并上消化道大出血，经内镜等非手术治疗不能止血。病人全身情况经支持疗法尚稳定，无肝性脑病，严重黄疸，大量腹水者（肝功能 A～B 级时）。

1.2.1.2　禁忌证：年老体弱，有心、肾等脏器严重疾病、肝功能 C 级时，不宜做急诊手术。

1.2.2　手术方式选择：

1.2.2.1　急诊手术时的手术方式：急诊手术时应选择手术简单、时间短、病人能耐受且效果较为理想的胃底曲张静脉结扎术或脾切除＋门奇断流术。

1.2.2.2　择期手术时的手术方式（见巨脾型晚期血吸虫病的外科治疗）。

1.2.3　围手术期处理：

1.2.3.1　急诊手术围手术期处理：术前纠正休克，备足血源，血红蛋白提高到 70g/L 以上，纠正水电解质酸碱紊乱，其他同择期手术。术后应特别注意肝昏迷，其他同择期手术。

1.2.3.2　择期手术围手术期处理（见巨脾型晚期血吸虫病的外科治疗）。

卫生部办公厅关于印发《中国流行性感冒疫苗预防接种指导意见》的通知

卫办疾控发［2005］231号

各省、自治区、直辖市卫生厅局：

为指导各地科学、规范、有效地开展流感疫苗预防接种工作，做好流感预防控制工作，根据《传染病防治法》、《疫苗流通及预防接种管理条例》等法律、法规的有关规定，同时结合流感防治工作特点，我部组织制定了《中国流行性感冒疫苗预防接种指导意见》。现予印发，请参照执行。

二○○五年十月二十六日

中国流行性感冒疫苗预防接种指导意见

流行性感冒（简称流感）是由流行性感冒病毒（简称流感病毒）引起的急性呼吸道传染病，临床表现为发热、头痛、肌痛、乏力、鼻炎、咽痛和咳嗽，可有肠胃不适，早期与传染性非典型肺炎的鉴别诊断困难。流感能加重潜在的疾病（心肺疾患）或者引起继发细菌性肺炎或原发流感病毒性肺炎，老年人以及患有各种慢性病或者体质虚弱者患流感后容易出现严重并发症。

流感病毒传播迅速、流行广泛，抗原易变异，人群的特异性免疫状况不稳定。流感病毒分甲、乙、丙三型，其中甲型和乙型流感对人类威胁较大。流感流行具有一定的季节性，我国北方地区的流行一般均发生在冬季，南方四季都有病例发生，发病高峰在夏季和冬季。

接种流感疫苗是预防和控制流感的主要措施之一。在流感流行季节之前对人群进行流感疫苗预防接种，可以减少接种者感染流感的机会或者减轻流感症状。

为科学、规范、有效地开展流感疫苗预防接种，最大程度地发挥流感疫苗的作用，根据《疫苗流通与预防接种管理条例》，特制定流感疫苗预防接种指导意见，供各地在实施流感疫苗预防接种时参考。

一、接种流感疫苗的目的

1. 减少接种疫苗者感染流感和感染流感后发生并发症的机会，降低流感相关住院率、死亡率；

2. 保护老年人、幼儿、慢性病患者、体弱多病者等易感人群，避免与上述人群接触机会较多者感染流感病毒后，传播给这些人群。

二、流感疫苗的使用

（一）疫苗种类。

目前在我国使用的流感疫苗有三种：全病毒灭活疫苗、裂解疫苗和亚单位疫苗。每种疫苗均含有甲1亚型、甲3亚型和乙型3种流感灭活病毒或抗原组份。

（二）疫苗接种对象。

1. 重点接种人群。

（1）60岁以上人群；

（2）慢性病患者及体弱多病者；

（3）医疗卫生机构工作人员，特别是一线工作人员；

（4）小学生和幼儿园儿童；

（5）养老院、老年人护理中心、托幼机构的工作人员；

（6）服务行业从业人员，特别是出租车司机，民航、铁路、公路交通的司乘人员，商业及旅游服务的从业人员等；

（7）经常出差或到国内外旅行的人员。

省级卫生行政部门可以根据本地区实际情况对重点推荐人群和推荐人群进行适当调整。

2. 慎用人群。

怀孕3个月以上的孕妇。

3．禁止接种流感疫苗的人群。

（1）对鸡蛋或疫苗中其他成分过敏者；

（2）格林巴利综合征患者；

（3）怀孕3个月以内的孕妇；

（4）急性发热性疾病患者；

（5）慢性病发作期；

（6）严重过敏体质者；

（7）12岁以下儿童不能使用全病毒灭活疫苗；

（8）医生认为不适合接种的人员。

（三）接种疫苗的时间选择。

由于接种疫苗后人体内产生的抗体水平会随着时间的延续而下降，并且每年疫苗所含毒株成分因流行优势株不同而有所变化，所以每年都需要接种当年度的流感疫苗。

在流感流行高峰前1～2个月接种流感疫苗能更有效发挥疫苗的保护作用。推荐接种时间为9至11月份。各省可根据当地流行的高峰季节及对疫情监测结果的分析预测，确定并及时公布当地的最佳接种时间。

（四）疫苗接种反应。

全病毒灭活疫苗、裂解疫苗和亚单位疫苗的成分都没有感染性，不会引起流感，但是接种疫苗后有可能发生与疫苗接种无关的偶合性呼吸道疾病。

局部反应：注射部位短暂的轻微疼痛、红肿。

全身反应：接种后可能发生低热、不适。一般只需对症处理，不会影响疫苗效果。对鸡蛋蛋白高度过敏者可发生急性超敏反应。

（五）疫苗使用注意事项。

严格按照产品使用说明书操作。

三、预防接种的实施

（一）流感疫苗的预防接种应严格按照《疫苗流通知和预防接种管理条例》的有关规定的要求管理。

（二）县级以上地方人民政府卫生行政部门根据流感监测和预警信息，为预防、控制流感的暴发、流行，经所在地县以上人民政府批准并报上级卫生主管部门备案，可在本行政区域进行群体性预防接种。流感暴发流行时，县级以上地方人民政府或者其卫生主管部门可采取应急接种措施。县级以上人民政府或者卫生主管部门组织的群体性接种或者应急接种所使用的疫苗，由政府免费向公民提供。

除上述情况外，流感疫苗由群众自愿接种，费用自行负担或通过其他途径解决，疫苗接种应在当地卫生行政部门指定的接种单位内进行。

（三）疾病预防控制机构、接种单位及其医疗卫生人员发现预防接种异常反应、疑似预防接种异常反应或者接到相关报告的，应当依照预防接种工作规范及时处理，并立即报告所在地县级人民政府卫生主管部门、药口监督管理部门。接到报告的卫生主管部门、药品监督管理部门应当立即组织调查处理，并将异常反应及处理情况逐级上报至卫生部和国家食品药品监督管理局。

四、流感预防知识的宣传

各级卫生部门要加强面向公众的宣传和健康教育工作，使公众了解国家有关法律法规的规定及流感疫苗预防接种的有关知识。同时要做好其他流感预防知识的宣传普及，使群众养成良好的个人卫生习惯，并掌握预防流感的有关知识。

国家发展改革委办公厅、卫生部办公厅关于制定和调整大型医用设备检查治疗价格指导意见的通知

发改办价格［2005］2770号

各省、自治区、直辖市、计划单列市发展改革委、物价局，卫生厅（局）：

按照国务院办公厅转发国务院体改办等八部门《关于城镇医药卫生体制改革的指导意见》（国办发［2000］16号）和卫生部、国家发展改革委、财政部制定的《大型医用设备配置与使用管理办法》（卫规财［2004］474号）的有关要求，为合理配置大型医用设备，科学核定大

型医用设备检查治疗价格，指导地方作价行为，现就有关意见通知如下：

一、非营利性医疗机构配置的列入国务院卫生行政部门和省级卫生行政部门管理的甲、乙类品目的大型医用设备，其检查治疗价格，要综合考虑国家宏观调控政策、市场供求以及群众承受能力等因素，按照弥补合理成本、不盈利的原则，从严制定和调整。

二、制定和调整大型医用设备检查治疗价格，应按有关规定做好成本分摊测算工作，严禁列支各种不合理成本项目。财政经常性补助和药品差价收益应冲抵医疗服务成本。设备和房屋折旧年限，要严格按照《医院财务制度》（财社字［1998］148号）及有关规定执行。大型医用设备额定工作量要根据设备满负荷运行和设备本身性能等情况核定。

三、加强大型医用设备检查治疗项目规范的管理。各地价格主管部门会同卫生行政部门制定和调整大型医用设备检查治疗价格，必须明确项目内涵等具体服务内容，不得区别设备产地和型号，应根据医院不同等级，合理拉开差价，引导患者合理分流。

四、国家发展改革委会同卫生部将加强对各地定调价工作的指导，根据工作需要适时组织对大型医用设备检查治疗项目成本进行测算，并委托行业协会或中介组织公布有关平均成本，各地可参考公布的平均成本，合理制定和调整大型医用设备检查治疗价格。各地制定和调整有关项目价格后，应及时报国家发展改革委和卫生部。

五、医疗机构要合理配置和使用大型医用设备，要严格执行价格主管部门会同卫生行政部门核定的指导价格，努力减轻群众负担。各级价格主管部门要加强对大型医用设备检查治疗价格执行情况的监督检查，认真受理和及时查处群众的投诉举报。对于违反价格管理规定的，由价格主管部门依照《价格违法行为行政处罚规定》进行处罚。

国家发展改革委办公厅

卫生部办公厅

二〇〇五年十二月十五日

二、综合管理

卫生部关于印发《2005年卫生系统纠正医药购销和医疗服务中不正之风工作实施意见》的通知

卫办发［2005］162号

各省、自治区、直辖市卫生厅局，新疆生产建设兵团及计划单列市卫生局，部直属有关单位：

为贯彻落实中央纪委第五次全会、国务院第三次廉政工作会议和全国纠风工作会议精神，切实加强医德医风建设，使人民群众反映强烈的卫生行业作风得到明显的好转，我部制定了《2005年卫生系统纠正医药购销和医疗服务中不正之风工作实施意见》，现印发给你们。请根据本实施意见，结合各地区各部门的实际情况，制定具体的贯彻落实措施，并加强督导检查，务求纠风工作取得实效。

二〇〇五年四月十九日

2005年卫生系统纠正医药购销和医疗服务中不正之风实施意见

为贯彻落实2005年全国纠风工作会议的部署和要求，现提出2005年卫生系统纠正医药购销和医疗服务中不正之风工作实施意见。

一、主要任务

2005年的纠正医药购销和医疗服务中不正

之风工作，要以邓小平理论和“三个代表”重要思想为指导，深入贯彻中央纪委第五次全会和国务院第三次廉政工作会议精神，树立和落实科学发展观，以加强医德医风建设和规范药品集中招标采购为重点，以强化教育、完善制度、加强监管为手段，坚持“标本兼治、纠建并举”的方针和“谁主管谁负责”的原则，紧密结合医药卫生体制改革，探索实施治本之策，推动纠风工作深入开展，进一步遏制收受回扣、“红包”、开单提成、乱收费等损害群众利益的突出问题，减轻群众的医药费用负担，使人民群众反映强烈的卫生行业作风得到明显的好转。

（一）加强医德医风教育，提高医疗卫生队伍的思想道德素质，促使医务人员廉洁行医、诚信服务。

结合开展保持共产党员先进性教育活动，立足卫生行业的实际，丰富教育内容，创新教育形式和方法，扩大教育的覆盖面，增强教育的针对性、有效性，提高广大医务工作者自我教育、自我管理、自我约束的自觉性，营造医德医风建设的良好氛围，逐步建立医德医风建设长效机制。深入开展争创“医德医风示范医院”活动，“弘扬白求恩精神，做白求恩式的医务工作者”的宣传教育活动和“万名医师支援农村卫生工程”，切实加强职业道德、职业纪律、职业责任、职业技能教育，发扬优良传统和作风，增强职业责任感和荣誉感，使广大医疗卫生工作者牢固树立以人为本的观念，树立“以病人为中心”的服务理念，努力做到“想患者之所想，急患者之所急”，关爱病人、尊重病人、帮助病人，加强医患沟通，构建和谐的医患关系。同时加强警示教育，促使医疗机构和医务人员严格遵守“八条行业纪律”和“六不准”，自觉抵制收受回扣、“红包”、开单提成、乱收费等违法违纪行为。

（二）加强对医疗机构和医疗服务的监管，严格规范诊疗行为。

积极推进医疗卫生全行业属地化管理，严格医疗机构、大型医疗设备、重大临床技术应用以及执业医师的准入管理，打击无证行医，查处医疗机构聘用非卫生技术人员行医和出租、承包科室的行为，整顿和规范医疗服务市场。制定完善临床技术操作规范，加强临床检验工作的规范化、标准化建设，指导和规范医务人员的医疗行为。严格执行《抗菌药物临床应用指导原则》、《医疗机构处方管理办法（试行）》，逐步建立全国性的抗菌药物临床应用情况监测网络，防止因片面追求经济利益导致药物滥用问题。研究制定医师外出会诊管理规定，规范医师外出会诊行为。各级卫生行政部门要建立完善信息发布制度，定期将辖区内医疗机构的服务数量、质量、价格、单病种费用和医疗服务投诉等社会关注的热点内容，向社会发布和公示。强化监督检查，严肃行业纪律，坚决查处损害群众利益的行为，典型问题要通报、曝光。

（三）加强医疗服务项目规范和价格管理，积极探索规范医疗服务收费的新路子。

加快推进医疗服务价格项目的调整和规范工作，严格执行《全国医疗服务价格项目规范》，统一医疗服务收费项目和内容，严禁医疗机构自立项目收费、分解项目收费，继续推进医疗机构实行按病种收费的研究试点工作。要建立健全医疗机构内部价格管理和约束机制，改革医疗机构内部财务管理，实行由医疗机构财务部门统一管理各科室收费和核算的制度，坚决取消科室经济收入与医务人员个人收入直接挂钩的做法，严禁科室私设小金库。完善科室经济核算指标体系，规范奖金分配办法，建立以工作岗位性质、工作技术或风险程度、工作数量与服务质量等工作业绩为主要依据，以服务效率、服务质量和经济效率为主要内容的综合目标考核体系。实行医务公开制度，坚持和完善住院费用清单制、医疗收费及药品价格公示制和查询制度，推行计算机价格管理系统，增加医药收费透明度。

（四）继续推进和规范药品集中招标采购工作，努力做到让利于民。

严格执行《关于进一步规范医疗机构药品集中招标采购的若干规定》，规范药品集中招标采购活动，将医疗机构药品采购支出中80%以上的品种纳入集中招标采购。签订药品购销合同时，要明确采购数量。以剂型为单位进行招标、投标、评标，防止投标企业以奇异规格规避药品集中招标采购。实行以中标价为基础加规定流通差率的作价方法，合理确定中标药品的零售价格，切实做到让利于民。简化药品集中招标采购程序，逐步推行网上招投标和网上采购，减轻投标企业负担。规范药品集中招标采购代理机构的行为。认真总结高值医用耗材的集中采购试点工作，建立透明的高值医用耗材采购、使用、管理制度，协调相关政策，加强监管措施，降低高值医用耗材过高的价格。要加强调查研究，对药品招标采购和高值医用耗材集中采购中出现的新情况、新问题，及时研究解决办法。卫生行政部门加大监督管理的力度，严肃查处违规行为，保证药品招标采购的公开、公正、公平进行和中标合同的正确履行。

（五）在全国范围内深入开展“医院管理年”活动，切实提高医院管理水平。

各级卫生行政部门和医院要认真贯彻落实《“以病人为中心，以提高医疗服务质量为主题”的医院管理年活动方案》和《医院管理评价指南（试行）》，加强医疗机构内部制度建设，制订严格的用药和检查制度规范，建立药品用量动态监测及超常预警制度、医生处方评价制度、辅助检察院间认可制度、大型设备检查阳性率抽查制度等，利用计算机管理系统对科室、医生开方用药情况进行监测监督，规范财务制度、分配制度等。完善院长目标管理责任制，明确院长的主要职责是抓严格管理，抓建章立制，抓医疗质量，抓医德医风。评价医院及院领导班子的工作，主要看社会评价，看群众满意不满意。通过活动促进医院科学化管理，不断规范执业行为，改善医疗服务，提高医疗质量，确保医疗安全，提高运行绩效，促进医院健康、可持续发展。

（六）抓好深化城市医疗服务体制改革试点工作，加大源头治理力度。

选择部分城市开展深化城市医疗服务体制改革试点。坚持政府主导和引入市场机制相结合，既强调政府责任，又积极吸收社会资源，发展城市医疗服务；完善医疗机构分类管理制度，加强行业监管，促进多种所有制、医疗机构有序竞争；发展社区卫生服务，建立医院与社区卫生服务机构双向合作、双向转诊机制；控制医药费用，改革医疗机构补偿制度。通过试点，探索建立结构合理、管理规范、竞争有序、投资多元的城市医疗服务体系，为群众提供优质、方便、价格合理的基本医疗服务，满足多层次医疗卫生需求，有效降低群众医药费用负担，缓解群众“看病难、看病贵”问题。

二、主要措施

（一）加强领导，落实行风建设责任制。

各级卫生行政部门和医疗机构要充分认识纠风工作的重要意义，按照“谁主管谁负责”、“管行业必须管行风”的原则，把加强业务管理工作与行风建设工作紧密结合起来，全面落实纠风工作责任制。通过健全纠风工作领导责任制和目标管理责任制，卫生行政部门加强对卫生系统纠风专项治理工作的组织领导，主要领导亲自抓，分管业务的领导结合业务直接抓，相关部门齐抓共管，形成整体合力，使专项治理与业务管理工作同部署、同检查、同考核。根据中央、国务院的总体部署和要求，结合本地实际，制定出具体的纠风方案，明确治理的目标、措施和责任，广泛宣传发动，加强监督检查，确保各项治理措施落到实处。

（二）重视调查研究，探索源头治理新途径。

采取多种形式对各种新情况开展调研，及时了解治理工作的新动向和新问题；认真听取各方面的意见和建议，深入总结各地的好经验、好做法；掌握医药购销和医疗服务中各种不正之风表现形式，其内在联系及产生的根本原因，提出从源头上治理的新思路、新方法；整体谋划，加强多部门合作，不断完善有关规定和措施，狠抓贯彻落实，使纠正医药购销和医疗服务中不正之风的工作走上规范化、制度化的轨道。

（三）切实加大监督检查力度。

围绕专项治理的任务开展多种形式的督促检查，对发现的带有倾向性和全局性的重大问题要尽快研究对策，加以解决。发现总结正反两方面的典型，充分发挥其引导、示范和警示作用，外加压力，内启动力，切实纠正人民群众反映强烈的医德医风方面的问题，使医疗机构和医务人员以高尚的医德医风、优质规范的医疗服务、安全可靠的医疗质量，取信于民，树立新时期的崭新形象。

（四）重视案件查处，严肃行业纪律。

在加强教育，严格管理的基础上，对顶风违纪、以身试法者，要坚决依法严肃查处。重点查处药品和医疗器械购销中给予和收受回扣、医疗服务中收受甚至索要“红包”、开单提成、乱收费等违法违规行为。对给予回扣的生产经营企业，依据《医疗机构药品集中招标采购监督管理暂行办法》进行处理。对顶风违纪的医务人员，视情节给予组织纪律处分，或依法暂停其执业活动，直至吊销执业证书，使少数“害群之马”在行业内没有立足之地。对疏于管理、甚至放任不正之风盛行的医疗机构，要根据法律法规等有关规定，视情节给予通报批评、警告、取消等级、停业整顿等处理，并追究医院主要领导的责任。同时，对查实的行风典型案件要及时向社会通报，用反面典型进行警示教育。

卫生部关于印发《卫生部关于加强卫生行业作风建设的意见》的通知

卫办发〔2004〕130号

各省、自治区、直辖市卫生厅局，新疆生产建设兵团卫生局，部直属单位，国家中医药管理局：

《卫生部关于加强卫生行业作风建设的意见》已经2004年全国卫生工作会议讨论通过，现印发给你们，请结合实际，认真贯彻落实。各地在工作中有何问题和建议，请及时报告卫生部。

二〇〇四年四月二十一日

卫生部关于加强卫生行业作风建设的意见

医疗卫生行业与广大人民群众的切身利益密切相关。加强医德医风和行业作风建设，使医疗卫生工作服从于、服务于实现、发展和维护好广大人民群众的健康权益，为全面建设小康社会创造良好的社会环境，是衡量医疗卫生工作是否认真贯彻落实“三个代表”重要思想，是否坚持立党为公、执政为民宗旨的重要标志。近年来，各级卫生行政部门和医疗卫生单位不断加大职业道德教育和行风建设力度，医德医风和行业作风建设取得了积极的进展。在抗击非典的斗争中，医疗卫生行业作风建设的成果得到了充分的体现。广大卫生医务人员坚持把人民群众的身体健康和生命安全放在第一位，临危不惧、迎难而上，服从大局、勇挑重担，恪尽职守、敬业奉献，日夜战斗在防治非典的最前沿，用心血、汗水甚至生命全力救治患者，谱写了一曲群众称颂的“白衣战士”之歌，为夺取非典防治工作的阶段性重大胜利做出了突出贡献，赢得了社会的广泛赞誉。

同时，我们也要清醒地看到，目前医疗卫生行业的行风建设还存在一些亟待解决的问题，一些医疗机构和部分医务人员收受回扣、“红包”、开单提成，开大处方、滥检查、乱涨价、乱收费，以及医疗事故等损害人民群众利益的行为时有发生。这些现象虽然发生在少数医疗机构和医务人员身上，但影响很大，群众反映强烈。它直接影响了党和政府的形象，败坏了医疗卫生行业和广大医务人员的声誉，加重了群众的医药费用负担，损害了医患之间的关系，必须引起我们的高度重视。要通过宣传教育，提高认识，深化改革，加快发展，完善制度，规范管理，强化监督，严肃纪律等综合性措施，下大力气进行治理，认真加以解决。为此，现就进一步加强医疗卫生行业作风建设提出如下意见。

一、坚持以“三个代表”重要思想为指导，始终把维护人民群众的健康权益放在第一位

加强医疗卫生行业作风建设，要以邓小平理论和“三个代表”重要思想为指导，认真学习贯彻党的十六大、十六届三中全会和中央纪委三次会议精神，坚决贯彻党中央、国务院关于党风廉政建设和反腐败斗争的决策和部署，坚持立党为公，执政为民的宗旨，把实现好、维护好、发展好广大人民群众的健康权益作为卫生工作的出发点和落脚点。紧紧围绕改善服务态度、提高服务质量、控制医药费用、减轻群众负担，狠刹医务人员收受回扣、“红包”、开单提成等不正之风，标本兼治，综合治理，建立起教育、制度、监督、惩治并重的纠风工作长效机制，重点解决损害人民群众切身利益的突出问题，为广大人民群众提供质量较高、费用较低的医疗卫生服务，

努力树立行业新形象，为卫生改革发展提供坚强的保证和良好的社会氛围。

二、加强教育，弘扬正气，树立“以病人为中心”的服务理念

加强医疗卫生行业作风建设，要坚持教育先行。大力开展学习贯彻“三个代表”重要思想和保持共产党员先进性教育的活动，加强思想政治教育和理想信念宗旨教育，充分发挥卫生系统各级党组织特别是基层组织的战斗堡垒作用，发挥党员干部的先锋模范作用。广泛深入开展向为民爱民的好医生吴登云、韦加宁等先进典型的学习活动，发挥榜样的感召、激励和鼓舞作用。结合贯彻《公民道德建设实施纲要》，进一步完善落实《医务人员医德规范》，针对行业特点，强化“以病人为中心”的职业道德、职业纪律、职业责任和优良传统作风教育，加强医患沟通，建立健康和谐的医患关系。加强法制和纪律教育，认真宣传贯彻《执业医师法》、《药品管理法》、《医疗机构管理条例》和《医疗事故处理条例》等法律法规，增强各级医疗卫生机构和广大卫生医务人员遵纪守法、廉洁诚信的服务意识。把医疗卫生行风建设方面的规定和要求，作为在校医学生教育、执业医师考试和在职医学教育的重要内容。

要认真总结、广泛宣传、大力弘扬广大卫生医务人员在抗击非典斗争中表现出来的以保护人民身体健康和生命安全为己任的高尚精神品质和道德情操。抗击非典精神是广大卫生医务人员继承和发扬救死扶伤、医者仁术等优良传统的集中体现，并赋予了新的时代内涵，与白求恩精神一样都是卫生系统的宝贵精神财富。要以继承优良传统，弘扬抗击非典精神为主题，在医疗卫生机构广泛开展“如何实践‘三个代表’重要思想”、“如何维护群众利益”、“办医院为什么”、“医生职责是什么”的大讨论，紧密结合广大卫生医务人员的思想和工作实际，用事实说话、用典型引导、用群众熟悉的语言和喜闻乐见的形式开展宣传教育活动，牢固树立“群众利益无小事”和“以病人为中心”的服务理念，使尊重病人、关爱病人、服务病人、维护病人的权益，成为广大卫生医务人员的自觉行动。要把思想政治教育工作和维护医务人员合法权益结合起来，积极探索医疗机构内部运行机制和人事分配制度改革，根据工作和贡献适当拉开收入档次，调动广大医务人员的积极性，使大家自觉地遵纪守法，抵制歪风，通过丰富的知识、高超的技术、诚实的劳动和良好的服务，获得较高的待遇和报酬。

三、进一步推进医疗卫生体制改革和机制创新，促进卫生行风建设

加强卫生行风建设，必须坚持标本兼治，综合治理的方针，深入推进卫生医疗体制改革，从体制、机制、制度、管理等源头上加大预防和治理工作力度。

要深化城镇医疗服务体系和医疗机构管理体制改革，加快卫生事业发展，解决医疗资源不足、分布不合理等问题，打破公办大医院垄断医疗服务市场的局面。推进公有制实现形式多样化和办医形式多样化，积极引进社会资金兴办医疗事业，壮大医疗资源。加快社区卫生事业的发展，构建以社区卫生服务为基础的城市新型卫生服务体系，发挥社区卫生服务的基础性作用。积极推进医疗机构和卫生资源整合，通过盘活存量，扩大增量，合理布局，规范管理，鼓励竞争，不断提高医疗服务能力和水平，满足人民群众基本的和多层次的医疗卫生服务需求。同时，鼓励、引导医疗机构探索“以病人为中心”的新型医疗服务模式，方便群众就医。

采取综合措施，严格规范医疗服务行为。坚持因病施治，合理用药，合理检查，合理收费，减轻群众医药费用负担。认真执行《全国医疗服务价格项目规范》，统一和规范医疗服务项目和内容，严禁在国家规定之外擅自设立新的收费项目和分解项目收费。不断完善计算机价格管理系统，加强医疗机构收费管理，开展医疗服务价格专项检查，纠正和防止乱收费行为。鼓励开展单病种收费的探索和试点。积极协调有关部门研究出台《医疗机构药品集中招标采购若干规定》，完善价格政策，强化监督管理，降低药品费用，让利于群众。积极推动医用耗材、试剂，特别是高值医用耗材的集中采购工作，督促医疗机构逐步建立公开、透明、民主决策的大型医疗设备、高值医用耗材的采购和使用管理机制，降低大型设备检查费用。按照“总量控制、结构调整、适当降低”的原则，积极协调有关部门完善医疗机构补偿机制，落实财政补助政策，适

当提高医疗技术劳务价格，逐步改革“以药补医”机制，降低药品收入比重。有条件的地方，可选择部分大医院进行药品零加成改革试点，切断医疗机构和医务人员与药品销售之间的直接利益关系，按照医疗需要和减轻患者负担合理用药。

医疗卫生机构要全面实行办事公开制度，积极推进医务公开，广泛接受社会和群众监督。完善病人选医生、选医院、住院费用清单制、医疗收费及药品价格公示制度和查询制度，并加强监督检查。卫生行政部门要建立健全医院评价制度和信息发布制度，定期将辖区内医疗机构的服务数量、质量、价格、单病种费用和医疗服务投诉等社会关注的热点内容，向社会发布和公示，尊重群众的知情权、选择权、监督权，引导开展公平、有序的竞争。要以医德医风、服务态度、服务质量、合理收费等为重点，深入开展群众民主评议行风的活动。总结各地开展民主评议行风的经验，制订符合卫生行业特点的、科学规范的群众民主评议卫生行风的内容、方式和标准体系，建立健全民主评议行风制度，把推行办事公开、民主评议和责任追究紧密结合起来，发挥行风评议在卫生行风建设方面的监督、评价、激励、促进作用。

四、强化监督检查，严肃行业纪律，坚决查处损害群众利益的不良行为

各级卫生行政部门要进一步转变职能，转变作风，积极推进医疗卫生全行业监管，把监督医疗机构和医疗服务行为作为执法监督的重要内容。建立医疗机构和人员执业行为的日常监管制度，重点对医疗质量和收费价格实施监管，对医疗服务质量、医生开方用药、开单检查等，进行经常性的监督检查，并采取适当方式将检查情况进行通报和公示。各省、自治区、直辖市的监管情况每年向卫生部报告一次。卫生部对各地依法履行监管职责的情况进行督查和通报。发挥医疗卫生学会、协会等中介组织的监测、评价作用，建立医疗质量、医德医风动态监测、评价和反馈机制，加强行业自律管理。医院要加强内部管理，完善院长任期目标管理责任制。评价医院院长的工作，不能以医院收入多少、职工收入高低为主要标准，主要考核服务质量好坏、医疗事故多少、收费是否合规和群众是否满意，强化院长一手抓医院管理，一手抓医德医风的“一岗双责”制度。建立和完善卫生医务人员考核、激励、惩戒等管理制度。

在加强教育、严格管理的基础上，对不听劝告、继续违反以下行业纪律的，要依法依纪严肃查处。

1. 医疗机构和科室不准实行药品、仪器检查、化验检查及其他医学检查等开单提成办法。

2. 医疗机构的一切财务收支应由财务部门统一管理，内部科室取消与医务人员收入分配直接挂钩的经济承包办法，不准设立小金库。

3. 医务人员在医疗服务活动中不准接受患者及其亲友的“红包”、物品和宴请。

4. 医务人员不准接受医疗器械、药品、试剂等生产、销售企业或人员以各种名义、形式给予的回扣、提成和其他不正当利益。

5. 医务人员不准通过介绍病人到其他单位检查、治疗或购买药品、医疗器械等收取回扣或提成。

6. 医疗机构和医务人员不准在国家规定的收费项目和标准之外，自立、分解项目收费或提高标准加收费用。

7. 医疗机构不准违反国家有关药品集中招标采购政策规定，对中标药品必须按合同采购，合理使用。

8. 医疗机构不准使用假劣药品，或生产、销售、使用无生产批准文号的自制药品与制剂。

医务人员违反上述规定的，由所在单位视情节轻重，给予通报批评、取消当年评优、评职称资格或缓聘、解职待聘，直至解聘。执业医师由县级以上卫生行政部门依据《中华人民共和国执业医师法》第三十七条的有关规定，视情节轻重，给予警告、责令暂停执业活动，直至吊销其执业证书。构成犯罪的，移送司法机关依法追究刑事责任。医疗机构或科室违反规定设立开单提成的，免除其主要负责人职务，并依照有关规定，给予医疗机构相应的行政处罚。

医疗卫生机构在签订药品、器械材料等购销合同时，应明确要求医药生产、经营企业及其营销人员不得以回扣、提成等不正当手段促销，违反约定的，医疗卫生机构应予以曝光，并断绝与其经济往来。卫生行政部门依据有关规定，在系统内通报或公布有关企业的违法违规情况，商请

有关单位取消该企业2年内参加医疗机构药品集中招标采购的投标资格，并提请有关部门依法进行查处。

五、加强领导，明确责任，以求真务实精神抓好工作落实

各级卫生行政部门要切实加强对纠风工作的领导，坚决贯彻“谁主管、谁负责”和“管行业必须管行风的原则”，把加强行业管理与行风建设紧密结合起来，做到一起研究部署、一起监督检查、一起考核落实。改革过程中制定新政策、出台新措施，都要考虑行风建设的要求，把纠风工作贯穿到卫生工作的各项管理制度和工作规范之中，做到预防在先，未雨绸缪。建立健全党组（党委）统一领导，行政领导主抓，医政、监督、规财等相关职能部门各负其责，纪检监察纠风机构组织协调和督促检查的纠风工作领导体制和工作机制，实行严格的纠风工作责任制。对领导不力、监督不严、疏于管理，发生严重不正之风问题的地方和医疗机构，要按照党风廉政建设责任制的规定，追究当地卫生行政部门和医疗机构领导的责任。

加强医疗卫生行风建设是一项复杂而艰巨的任务，要统一规划，周密部署，精心组织，分步实施。各地要结合实际，抓住群众反映强烈的突出问题，研究制订具体实施方案，下力量进行专项治理。工作中的问题和建议要及时报告卫生部。卫生部将对各地工作开展情况进行督查。

一个行业的好作风是广大干部职工长期艰苦努力干出来的，更是领导带出来的。在医疗卫生行风建设中，各级卫生行政部门和医疗机构的领导班子要加强思想、作风、组织和制度建设，大兴求真务实之风，态度鲜明，目标明确，措施有力。党员领导干部要带头。要重点抓好部属、省属、市属等大型医院的作风建设，发挥大医院、老专家的示范引导和带动作用。我们相信，经过各级卫生行政部门、医疗机构和广大医务人员坚持不懈地努力，卫生医疗行业的风气一定能够取得明显的好转，一个与社会主义市场经济相适应、与社会主义法律规范相协调、与中华民族传统美德相承接的医疗卫生行业新风尚一定能够形成。让党中央、国务院满意，让广大人民群众满意，让广大卫生医务人员也满意。

卫生部关于印发《全国卫生系统开展纠正医疗服务中不正之风专项治理实施方案》的通知

卫办发〔2004〕140号

各省、自治区、直辖市、计划单列市卫生厅局，新疆生产建设兵团卫生局，部直属有关单位：

为贯彻落实中央纪委第三次全体会议和国务院第二次廉政工作会议精神，切实加强医德医风建设，纠正医疗服务领域中收受药品回扣、“红包”、“开单提成”、乱收费等不正之风，维护广大人民群众的切身利益，我部制定了《全国卫生系统开展纠正医疗服务中不正之风专项治理实施方案》。现印发给你们。请根据本实施方案，结合各地的实际情况，制定具体的贯彻落实措施，加强督导检查，务求纠风工作取得实效。

附件：全国卫生系统开展纠正医疗服务中不正之风专项治理实施方案

二〇〇四年四月二十八日

全国卫生系统开展纠正医疗服务中不正之风专项治理实施方案

为贯彻中央纪委第三次全会和国务院第二次廉政工作会议精神，加强医德医风建设，减轻人民群众医药费用负担，切实维护人民群众利益，卫生部决定，在全国范围内，开展纠正医疗服务领域中收受药品回扣、“红包”、“开单提成”、乱收费等不正之风的专项治理。现提出以下实施方案。

一、指导思想

以“三个代表”重要思想为指导，坚持立党为公，执政为民的宗旨，以对人民高度负责的态度和求真务实的精神，采取有效措施，加大工作力度，坚决纠正医疗服务领域中收受药品回扣、“红包”、“开单提成”、乱收费等不正之风，维护好人民群众的根本利益，促进医疗卫生事业健康发展。

二、目标任务

通过集中整顿和专项治理，实现一个目标，完成三项任务。

一个目标：在所有医疗机构中有效遏制收受药品回扣、“红包”、“开单提成”、乱收费等不正之风。

三项任务：

（一）弘扬正气，倡导先进，树立一批医德高尚、服务优良、医术精湛、无收受药品回扣、“红包”、“开单提成”和乱收费等不正之风的先进集体和先进个人。

（二）建立和完善一整套行风管理制度，包括负责人责任制度、医院评价制度、医务人员考核、激励、惩戒制度，社会监督制度等，形成医院、主管部门和社会群众相结合的行风监督机制。

（三）严肃纪律，追究责任，坚决查处严重违规违纪的医务人员和疏于管理、听任不正之风盛行的医院或卫生部门领导。

三、治理措施

（一）加强专项治理的组织领导

坚决纠正医疗服务领域中的不正之风，是中央纪委第三次全会和国务院第二次廉政工作会议确定的2004年纠风工作的重要任务之一，各级卫生行政部门和医疗机构都要从全面贯彻落实“三个代表”重要思想，坚持以人为本，切实维护群众切身利益的高度，提高对开展专项治理工作重要性的认识，切实加强领导，精心组织实施。

各级卫生部门要在当地党委、政府的统一领导下，成立专门的工作班子，根据党中央、国务院的总体部署和要求，结合本地实际，制定出具体的实施方案，明确治理的目标、措施和责任，广泛宣传发动，加强监督检查，确保各项治理措施落到实处。

（二）大力弘扬正气，树立先进典型

大力弘扬医务人员在抗击非典中表现出的崇高医德和无私奉献精神，认真总结宣传先进典型，倡导树立“以病人为中心”的服务理念，营造杜绝药品回扣、“开单提成”、拒收“红包”和严禁乱收费的强大舆论氛围。

各级卫生行政部门、各级各类医疗机构要深入调查，发现和树立一批自觉抵制医疗服务中不正之风的先进集体和先进个人，大力宣传表彰他们的先进事迹，加强正面引导、促进行风建设。

卫生部和各省级卫生行政部门要组织直属、直管医院向社会公开做出承诺，坚决执行有关规定，自觉抵制不正之风，严格内部管理，接受社会监督，发挥行业带头作用，争创行风先进模范。

（三）明确各项纪律和要求

各级卫生行政部门要向所属医疗机构的领导和医务人员进一步明确纠风工作的各项政策规定和纪律要求，并向社会公布。

1. 严禁医务人员收受患者及其家属的“红包”和其他馈赠。医务人员对患者馈赠钱物当时难以谢绝的，必须于24小时内上交医院指定部门，由指定部门及时退还患者。难以退还的，由医院统一处理。对无正当理由逾期不报告、不上交的，视同收受“红包”处理。

2. 严禁医务人员利用职务之便，接受医疗设备、医疗器械、药品、试剂等生产、销售企业或个人以各种名义的回扣、提成和其他不当利益。

3. 严禁医务人员通过介绍病人到其他单位检查、治疗或购买药品、医疗器械等收取回扣和提成。

4. 严禁医疗机构对药品、仪器检查、化验报告及其他特殊检查等实行“开单提成”办法，或与科室、个人收入挂钩。

5. 严禁医疗机构在国家规定的收费标准和项目之外，巧立名目乱收费。

6. 医疗机构内部一切财务收支由单位财务部门统一管理，取消科室承包的收入分成办法，科室不准设立“小金库”。

（四）加强医疗机构管理，完善各项制度和监管措施坚持防范为主、标本兼治的原则，深入剖析医疗服务中不正之风的成因，完善相关管理制度、建立合理运行机制，切实采取防范措施，铲除不正之风滋生土壤，建立纠风长效机制。

1. 强化医疗机构负责人纠风工作责任，建立院长一手抓医院管理、一手抓医德医风的“一岗双责”制度，把加强医德医风建设，规范医疗行为作为院长的重要职责。

2. 加强医疗机构管理制度建设，依照法律、法规和政策规定，完善医疗质量管理制度、人事分配制度、财务管理制度和责任奖惩制度，约束和规范医务人员的执业行为。

3. 切实加强医疗服务质量管理，牢固树立“质量第一”、“服务第一”、“病人第一”的理念，把“以病人为中心”真正落实到每一个医疗服务环节，充分尊重患者的知情权和选择权，加强医患沟通，事先将治疗方案及相关费用告知患者。树立“救死扶伤，忠于职守，爱岗敬业，满腔热情，开拓进取，精益求精，乐于奉献，文明行医”的行业风尚，自觉抵制拜金主义和损害群众利益的行为，营造让患者安全、放心的就医环境。

4. 加强医疗机构的监督，重点检查评估医疗服务质量、医疗收费行为、医生处方、开单检查情况。建立同行评价和社会评价相结合的评价制度，定期将评价和监督信息向社会公布，引导病人自主选择就医，促进医疗机构之间的良性竞争。

5. 完善医疗机构信息公开制度，制定有效防范措施。完善住院费用清单制、医疗收费及药品的价格公示制和查询制，增强医疗服务和药品收费透明度。通过“公告”、“住院须知”等形式向患者和社会宣传行风纪律规定，自觉接受患者和社会的监督。召开座谈会或书面征求患者对医德医风的意见。确定专门的部门或人员，接受患者和群众的投诉，及时核查处理。

（五）强化行政监管职责，加大执法监督力度

各级卫生行政部门要进一步转变职能，依法加强监管。设立向社会公开的举报电话和举报信箱，指定专人负责处理群众的举报，做到有诉必查，有责必究，件件有核实、有处理、有反馈。对提供证据、经核查属实的举报者，给予一定奖励。

各级卫生行政部门要会同物价、财政、监察等有关部门，加强对医疗机构医疗和收费行为的日常监督。对医务人员利用职权和工作之便收受“红包”、药品回扣、“开单提成”等违纪行为，查实一次，按《中华人民共和国执业医师法》第三十七条规定，责令暂停执业活动；重犯者，吊销其执业证书。

（六）严格纠风责任追究制度

按照“谁主管、谁负责”的原则，加大纠风责任追究力度，保证各项治理措施的落实并收到实效。对医疗机构纠风工作不力，疏于管理，医务人员顶风违纪，继续收受“红包”、药品回扣、“开单提成”、乱收费等不正之风，造成不良社会影响的，视情节轻重予以通报批评、新闻媒体公开曝光，并追究领导责任。卫生行政部门对本地区纠风工作指导不力，监督不严，不正之风盛行，群众反映强烈，或对群众举报不认真核查，不严肃处理的，要追究部门负责人的责任。

四、具体安排

2004 年的专项治理工作分以下步骤进行：

（一）开展自查自纠

各级卫生行政部门在 2004 年 6 月底前，组织所属医疗机构的医务人员认真学习党和国家关于纠正医疗服务中不正之风的部署和要求，学习有关法律、法规和政策，根据本实施方案要求，深入开展自我检查、自我纠正。对自查出来的问题，依照有关规定酌情处理，并制订切实可行的改进措施。卫生部和各省级卫生行政部门要组织各直属、直管医院带头做好自查、自纠工作。

（二）组织检查

卫生部将于 7 月初公布举报电话和信箱，接受群众举报。卫生部会同有关部门组织对部属、部管医院专项治理情况进行检查。各级卫生行政部门对辖区内专项治理情况开展检查。检查结果向社会公告。

（三）总结完善

四季度，卫生部会同有关部门对各地区纠风专项治理情况开展检查，检查情况向全国通报。2004 年年底前，各省级卫生行政部门按照专项治理责任制的要求，向卫生部报告专项治理工作进展情况。卫生部将根据各地专项治理的情况写出报告，提出 2005 年组织开展专项治理工作的意见，报告国务院和中央纪委。

卫生部、国家发展改革委、国家工商总局、国家食品药监局、国家中医药管理局、国务院纠风办关于印发《关于进一步规范医疗机构药品集中招标采购的若干规定》的通知

卫规财发〔2004〕320号

各省、自治区、直辖市、新疆生产建设兵团及计划单列市卫生厅局、发展改革委（物价局）、工商局、药监局、中医药局、纠风办：

全国推行药品集中招标采购工作以来，在各级政府的领导和支持下，有关部门积极配合，明确政策，规范运作，坚持公开、公正、公平原则，招标范围不断扩大，招标办法逐步完善。初步改变了医疗机构药品采购方式，增加了药品价格透明度，提高了优质药品的市场占有率，遏制了药品价格上涨的势头。实践证明，实行药品集中招标采购是纠正药品购销中的不正之风，减轻群众医药费负担的有力措施之一，必须坚持下去。

但是，也应清醒地看到，药品集中招标采购工作中还存在一些不容忽视的问题。一是医疗机构签订购销合同不确定药品采购数量，存在大量替代药品规避招标，甚至“中标就死”的现象；二是执行合同不严格，医疗机构不按合同采购药品、及时付款，企业不按合同及时供药；三是招标程序过于繁琐，中介机构收费过多，增加企业负担；四是有些医疗机构未按国家有关规定确定中标药品临时零售价，未将招标降价的好处大部分让利于患者；五是监督不力，对不执行药品集中招标采购规定的医疗机构、企业、中介机构等未进行严肃查处。这些问题严重影响了药品集中招标采购工作的效果，社会对此反映强烈。

为进一步完善药品集中招标采购政策，规范药品集中招标采购行为，我们在认真开展调查研究，广泛征求各方面意见的基础上，制订了《关于进一步规范医疗机构药品集中招标采购的若干规定》（以下简称《若干规定》）。现印发给你们，请认真贯彻执行。

《若干规定》对纠正当前药品集中招标采购中存在的问题作了明确规定。各地要按照《若干规定》的要求进一步完善办法，规范管理。要认真研究解决目前存在的问题，使药品集中招标采购工作在整顿药品流通秩序、规范药品价格、纠正医药购销的不正之风、降低群众医药费用负担中，发挥更大的作用。国务院有关部门对各地规范落实药品集中招标采购的情况，将定期开展检查和督导。

卫生部
国家发展改革委
国家工商总局
国家食品药监局
国家中医药管理局
国务院纠风办
二〇〇四年九月二十三日

关于进一步规范医疗机构药品集中招标采购的若干规定

为进一步完善药品集中招标采购政策，规范药品集中招标采购行为，对医疗机构药品集中招标采购工作作出如下规定：

一、规范药品集中招标采购活动。

县及县以上人民政府、国有企业（含国有控股企业）等所属的非营利性医疗机构，必须全部参加医疗机构药品集中招标采购活动。医疗机构药品集中招标采购以省或市（地）为组织单位，县（市）或单一医疗机构不得单独组织招标采购活动。省或市（地）组织的集中招标采购活动应充分考虑各级各类医疗机构的用药特点。鼓励市（地）进一步联合组织集中招标采购活动或者参加省统一组织的集中招标采购活动。每一个集中招标采购组织单位每年实施集中招标采购活动不得超过两次，以减轻医疗机构和

企业负担。

二、扩大药品集中招标采购范围。

将医疗机构药品采购支出中80%以上的品种（中药饮片除外）纳入集中招标采购。具备网上交易和监管条件的地区，应将医疗机构广泛应用、采购量大、价格高的药品全部纳入招标采购目录，实行公开招标和集中议价采购，对其他药品实行网上竞价采购。不具备网上交易和监管条件的地区，仍按药品类别将采购量大、价格高的药品纳入集中招标采购目录，防止中标药品被其他同类品种替代。按药品类别编制集中招标采购目录的地区，对价格低廉、采购数量少、临床不易滥用的药品是否纳入集中招标采购目录，由省级卫生行政部门会同有关部门规定。

三、医疗机构与中标企业签订药品购销合同时，必须明确采购数量，并严格执行。

在合同采购期内，实际采购数量与合同采购数量之间允许确定合理的浮动幅度。一个品种有几家企业中标的，必须在合同中明确向每家中标企业采购药品的数量。

四、合理确定中标药品零售价格，切实做到让利于民。

中标药品的零售价格，实行以中标价为基础顺加规定流通差价率的作价方法，由医疗机构按省级价格主管部门规定的作价办法自行核定执行，并报价格主管部门备案。

五、简化药品集中招标采购程序，减轻投标企业负担。

严格执行卫生部制订的《医疗机构药品集中招标采购和集中议价文件范本（试行）》对投标文件的规定。不得要求投标企业提交上述规定以外的证明文件，如荣誉证书、商标注册证、税务登记证、年检机构代码证、生产工艺证明、近期省级三批药检报告等。对投标企业在上一期招标中已经提交、尚在有效期内的资质证明文件和资料，不得要求重复提交；对政府有关部门的药品基础数据库和药品价格信息库等发布的企业资质、产品认证数据和价格信息，各地在药品招标时可以直接采用，不得再向企业索取。原则上不要求投标企业提交样品。

在不违背有关法律法规以及公开、公平、公正和诚实信用原则的基础上，各地要按照统一、规范、简化、高效的要求，积极探索切实减轻企业负担的有效措施。

药品生产企业可以直接参加投标，以减少药品流通中间环节，降低药品投标价格。药品批发企业投标，必须持有药品生产企业的合法授权。

六、规范药品集中招标采购代理机构行为。

药品招标代理机构必须在招标人授权范围内办理集中招标采购事宜，不得越权进行资格预审；不得要求投标企业重复提供资质证明文件；不得对资质证明文件进行重复认证；不得利用潜在投标企业的资质信息和其他招标、投标、评标信息牟取不正当利益；不得收取价格主管部门规定的标书费、代理服务费以外的任何费用；不得与行政机关、医疗机构和药品生产经营企业存在隶属关系、产权关系和其他经济利益关系，以确保招标代理机构的中立和公正。

遴选药品招标代理机构要引进竞争机制，由医疗机构通过公开竞争的方式自主选择招标代理机构。禁止行政机关为医疗机构指定招标代理机构，禁止招标代理机构以不正当方式获取集中招标采购项目的代理权。招标代理机构应确保招标过程中涉及数据的准确性、安全性，并承担相应责任。

七、严格按照《合同法》规定，履行中标药品购销合同。

市（地）级以上人民政府、国有企业（含国有控股企业）等所属的非营利性医疗机构，药品回款时间从货到之日起最长不得超过60天，其他医疗机构的回款时间严格按双方签订的合同执行。对于纳入集中招标采购目录的药品，医疗机构必须按药品购销合同明确的品种、价格和供货渠道采购药品，不得再同中标企业进行价格谈判以扩大折扣让利幅度，不得擅自采购非中标企业的药品。中标企业要保证药品的及时配送，不得转让或者分包药品购销合同，不得以任何方式对中标药品进行回扣促销。

八、以剂型为单位进行招标、投标、评标，防止投标企业以奇异规格规避药品集中招标采购。同时要避免投标企业不合理减少投标药品的规格而影响临床用药。

九、积极发展医药电子商务、物流配送等现代流通方式。

鼓励有条件的地区充分利用现代信息网络技术，进行网上招标、投标、竞价和交易，实现药品采购全过程的信息公开，便于政府和社会监督。

十、加大对药品集中招标采购的监督管理力度。

实行纠风与价格、社保、卫生、工商、药监、中医药等部门各司其职、齐抓共管的联合监督工作机制。各地应根据当地实际情况设立监督机构，公布投诉电话，及时受理、依法查处违法违规行为。各相关部门要根据各自职责，切实建立不良记录登记公布制度。各地纠风部门负责协调、督促各相关部门开展经常性的监督检查工作，通过定期开展抽查和互查，发现问题，并及时予以纠正和处理。监督检查结果要及时上报，并向社会通报有关情况。

十一、进一步强化政府对药品集中招标采购的组织领导。

各级政府和有关部门要从立党为公、执政为民的高度，充分认识规范药品集中招标采购工作对于纠正药品购销中的不正之风、减轻群众不合理医药费用负担的重要意义和作用。要统一思想，提高认识，加强对药品集中招标采购工作的组织、领导。有关部门要建立联席会议制度，及时协调、确定药品集中招标采购的具体实施政策，研究、处理出现的重大问题，对药品集中招标采购工作及时进行督导，确保药品集中招标采购工作的规范进行。

十二、本规定自下发之日起实行。

《医疗机构药品集中招标采购工作规范（试行)》及《医疗机构药品集中招标采购和集中议价文件范本（试行)》与本规定有抵触的，以本规定为准。各地区要按照本规定的要求，尽快制订具体实施办法，切实抓好药品集中招标采购工作。

卫生部、国家发展和改革委员会、财政部关于发布《大型医用设备配置与使用管理办法》的通知

各省、自治区、直辖市卫生局、发展和改革委、财政厅：

为进一步加强大型医用设备配置与使用管理，制定了《大型医用设备配置与使用管理办法》(见附件)，现印发各地，请遵照执行。

卫生部

国家发展和改革委员会

财政部

二〇〇四年十二月三十一日

附件：1. 大型医用设备配置与使用管理办法

2. 大型医用设备管理品目

附件1：大型医用设备配置与使用管理办法

第一章　总　则

第一条　为合理配置和有效使用大型医用设备，控制卫生费用过快增长，维护患者权益，促进卫生事业的健康发展，根据《中共中央、国务院关于卫生改革与发展的决定》、国务院转发的国务院体改办等八部门《关于城镇医药卫生体制改革的指导意见》及《国务院办公厅关于保留部分非行政许可审批项目的通知》制定本办法。

第二条　本办法所称大型医用设备是指列入国务院卫生行政部门管理品目的医用设备，以及尚未列入管理品目、省级区域内首次配置的整套单价在500万元人民币以上的医用设备。

第三条　大型医用设备管理品目由国务院卫生行政部门商有关部门确定、调整和公布。

第四条　大型医用设备管理品目分为甲、乙两类。资金投入量大、运行成本高、使用技术复杂、对卫生费用增长影响大的为甲类大型医用设备（以下简称甲类)，由国务院卫生行政部门管理。管理品目中的其他大型医用设备为乙类大型

医用设备（以下简称乙类），由省级卫生行政部门管理。有关分类情况见附件。

第五条 配置大型医用设备必须适合我国国情、符合区域卫生规划原则，充分兼顾技术的先进性、适宜性和可及性，实现区域卫生资源共享，不断提高设备使用率。

第六条 大型医用设备的管理实行配置规划和配置证制度。甲类大型医用设备的配置许可证由国务院卫生行政部门颁发；乙类大型医用设备的配置许可证由省级卫生行政部门颁发。

第七条 医疗机构要加强大型医用设备使用管理，严格操作规范，保证设备使用安全、有效。

第八条 本办法适用于中华人民共和国境内各级各类性质的医疗机构。

第二章 配置规划

第九条 国务院卫生行政部门会同国家发展和改革委员会，依据我国国民经济的发展、医学科学技术的进步，以及社会多层次医疗服务需求，编制甲类大型医用设备的配置规划和提出乙类大型医用设备配置规划指导意见。

第十条 省级卫生行政部门会同省级有关部门根据国务院卫生行政部门下发的乙类大型医用设备配置规划指导意见，结合本地区卫生资源配置标准制定乙类大型医用设备配置规划，报国务院卫生行政部门核准后实施。

第十一条 国务院卫生行政部门委托中介组织对大型医用设备的先进性、经济性和适宜性进行专业技术论证，定期发布阶梯配置入选机型，指导配置工作。

第十二条 国务院卫生行政部门根据大型医用设备临床使用情况，结合技术发展和我国国情适时公布淘汰机型。

第三章 配置审批

第十三条 大型医用设备的配置审批必须遵循科学、合理、公正、透明的原则，严格依据配置规划，经过专家论证，按管理权限分级审批。

第十四条 配置大型医用设备的程序是：

一、甲类大型医用设备的配置，由医疗机构按属地化原则向所在地卫生行政部门提出申请，逐级上报，经省级卫生行政部门审核后报国务院卫生行政部门审批；

二、乙类大型医用设备的配置，由医疗机构按属地化原则向所在地卫生行政部门提出申请，逐级上报至省级卫生行政部门审批；

三、医疗机构获得《大型医用设备配置许可证》后，方可购置大型医用设备。

第十五条 卫生行政部门按管理权限，从大型医用设备配置申请受理之日起60个工作日内，作出是否同意的批复。

第十六条 申请材料及主要内容

一、新增大型医用设备

1. 申请报告。主要内容包括：申请机构基本情况；拟申请设备名称、规格和主要配件；相关辅助配套设备名称、数量和使用人员取得岗位培训证书情况；

2. 可行性论证报告、需求分析。主要内容包括：申请配置的主要理由；所申请设备的技术发展前景；在临床、科研中的作用；预期使用率；人员取得岗位资质情况；购置经费来源以及经济分析等。

二、更新大型医用设备

1. 设备的更新理由、购置时间；

2. 申请更新设备的《大型医用设备配置许可证》复印件；

3. 使用情况：包括每年的检查治疗人次，开机天数，故障停机天数；

4. 对更新设备的处理意见和拟装备设备的档次。

第十七条 购置的大型医用设备必须具有国家颁发的生产或进口注册证；必须按国家规定的采购方式进行采购，政府拨款资助的设备采购必须按规定实行政府采购。

第十八条 对未经批准配置的大型医用设备，发展改革、财政部门不得安排资金。

第十九条 国务院卫生行政部门、省级卫生行政部门向社会公布大型医用设备配置年度审批情况。

第二十条 省级卫生行政部门应向国务院卫生行政部门报告大型医用设备年度审批情况。

第四章 使用管理

第二十一条 大型医用设备上岗人员（包括医生、操作人员、工程技术人员等）要接受岗位培训，取得相应的上岗资质。

第二十二条 大型医用设备必须达到计（剂）量准确，安全防护、性能指标合格后方可使用。

第二十三条 甲、乙类大型医用设备检查治疗收费项目，由国务院价格主管部门会同卫生行政部门制定，并列入《全国医疗服务价格项目规范》。国务院价格主管部门会同国务院卫生行政部门制定大型医用设备检查治疗收费的作价办法，指导地方的作价行为。具体定价办法由国务院价格主管部门会同国务院卫生行政部门另行制定。营利性医疗机构的收费实行市场调节。

第二十四条 严禁医疗机构购置进口二手大型医用设备。购置其他医疗机构更新替换下来的大型医用设备，必须按本办法规定的程序办理配置审批。

第二十五条 严禁使用国家已公布的淘汰机型。

第五章 监督管理

第二十六条 按照分级管理的原则，甲类大型医用设备配置和使用由国务院卫生行政部门及同级相关部门监管；乙类大型医用设备由省级卫生行政部门及同级相关部门监管。

第二十七条 卫生行政部门按管理权限，对大型医用设备配置和使用情况进行监督检查；对大型医用设备使用和操作规范情况以及应用质量的安全、有效、防护进行监督和评审；对大型医用设备上岗人员取得资质情况进行监督检查。

第二十八条 县以上各级价格主管部门负责对大型医用设备检查治疗时的收费价格进行监督检查。

第二十九条 发展改革、财政部门负责对政府拨款资助的大型医用设备购置的资金、投资情况进行监督检查。

第三十条 医疗机构要及时向国家有关管理部门和大型医用设备的批准部门报告大型医用设备使用过程中发生的不良应用事件。

第三十一条 对违反本办法规定，超规划、越权审批大型医用设备配置的卫生行政部门，国务院卫生行政部门应对其主要负责人、经办人通报批评，并有权撤销其批准决定。

第三十二条 对违反本办法规定，擅自购置大型医用设备的医疗机构，卫生行政部门要责令其停止使用、封存设备。处理情况应通过媒体公布。所在地价格主管部门有权没收其所获取的相应检查治疗收入，并处以相应收入5倍以下的罚款。

第三十三条 对违反本办法规定，使用淘汰机型和不合格的大型医用设备的医疗机构，卫生行政部门要及时封存该设备，吊销其《大型医用设备配置许可证》。情节严重，造成恶劣影响的，可以责令其停业整顿；所在地价格主管部门有权没收其获取的相应检查治疗收入，并处以5倍以下的罚款。

第三十四条 对违反本办法规定，聘用不具备资质人员操作、使用大型医用设备的医疗机构，卫生行政部门应及时封存其大型医用设备，并吊销《大型医用设备配置许可证》。

第六章 附 则

第三十五条 本办法颁布后，医疗机构需重新办理《大型医用设备配置许可证》。卫生行政部门依据本办法规定，按管理权限办理配置许可证。在本办法生效以前购置的大型医用设备，但因本地区配置总量限制仍不能取得《大型医用设备配置许可证》的医疗机构，发给《大型医用设备临时配置许可证》。具有《大型医用设备临时配置许可证》的医疗机构，其相应设备的诊疗收入按营利性机构纳税，该设备到期报废不得更新。

第三十六条 中国人民解放军医疗机构大型医用设备的配置和使用，由中国人民解放军卫生行政部门参照本办法实施归口管理，其配置规划和年度审批情况报国务院卫生行政部门备案。

第三十七条 《大型医用设备配置许可证》由国务院卫生行政部门印制。

第三十八条 本办法由国务院卫生行政部门负责解释。

第三十九条 省级卫生行政部门会同有关部门根据本办法制定相应的实施细则。

第四十条 本办法自2005年3月1日起施行，1995年卫生部令第43号发布的《大型医用设备配置与应用管理暂行办法》同时废止。

附件2：大型医用设备管理品目（第一批）

甲类（国务院卫生行政部门管理）

1. X线——正电子发射型电子计算机断层扫描仪（PET－CT，包括正电子发射型断层仪即PET）

2. 伽玛射线立体定位治疗系统（γ刀）

3. 医用电子回旋加速治疗系统（MM50）

4. 质子治疗系统

5. 其他未列入管理品目、区域内首次配置的单价在500万元以上的医用设备

乙类（省级卫生行政部门管理）

1. X线电子计算机断层扫描装置（CT）

2. 医用磁共振成像设备（MRI）

3. 800毫安以上数字减影血管造影X线机（DSA）

4. 单光子发射型电子计算机断层扫描仪（SPECT）

5. 医用电子直线加速器（LA）

卫生部印发《关于加强医疗机构财务部门管理职能、规范经济核算与分配管理的规定》的通知

卫规财发〔2004〕410号

各省、自治区、直辖市卫生厅（局），新疆生产建设兵团卫生局，中国医学科学院，卫生部部属（管）医院：

为深入贯彻落实《卫生部关于印发〈卫生部关于加强卫生行业作风建设的意见〉的通知》（卫办发〔2004〕130号）、《卫生部关于印发〈全国卫生系统开展纠正医疗服务中不正之风专项治理实施方案〉的通知》（卫办发〔2004〕140号）的要求，进一步加强医疗机构财务部门管理职能、规范经济核算与分配管理，我部制定了《关于加强医疗机构财务部门管理职能、规范经济核算与分配管理的规定》，现印发给你们，请认真组织落实。

请各单位严格按照规定要求，结合本单位实际，合理设置财务部门内部岗位或科室，加强和改进经济核算工作，科学制定奖金分配实施办法。我部将于2005年组织检查文件的落实情况。

二〇〇四年十一月三十日

关于加强医疗机构财务部门管理职能、规范经济核算与分配管理的规定

为深入落实《卫生部关于印发〈卫生部关于加强卫生行业作风建设的意见〉的通知》（卫办发〔2004〕130号）、《卫生部关于印发〈全国卫生系统开展纠正医疗服务中不正之风专项治理实施方案〉的通知》（卫办发〔2004〕140号）的要求，现就加强医疗机构财务管理、经济核算与分配管理等工作，作出如下具体规定：

一、强化医疗机构财务部门管理职能

医疗机构财务部门是医疗机构经济活动的管理部门，一个医疗机构只有一个财务管理部门。医疗机构的一切财务收支、核算工作必须纳入财务部门统一管理。其他任何部门、科室不得设立账外账、“小金库”。

医疗机构财务部门的主要职能及工作范围：

1. 会计核算工作。按照《会计法》、《医院会计制度》、《医院财务制度》及国家的有关规定和财经法规的要求设置会计科目，建立账簿，进行现金收付、银行结算、审核、归类、制单、复核、记账、编制报表及债权债务的核算管理工作。会计凭证及会计资料的归集、保管工作。

2. 经济核算和奖金分配核算工作。

3. 门、急诊与住院收费管理和核算工作。

4. 公费医疗、医疗保险的结算工作。

5. 物价管理工作。

6. 基本建设会计核算和财务管理工作。

7. 固定资产及对外投资的财务管理工作。

8. 医疗机构财务预、决算的编报工作；协调、编报政府（招标）采购预算工作，参与政府采购预算执行工作；国库集中支付改革试点的相关工作。

9. 依法申报纳税工作。

10. 参加医疗机构经济活动的调研、论证和经济合同的审核工作。

11. 所属二级法人单位的财务监督、检查工

作；独立核算非法人单位的财务核算管理工作，如：分支机构、招待所、职工食堂等。

12. 进行医疗机构财务活动分析。

13. 制定医疗机构内部财务管理和内部控制制度。

14. 其他财务管理工作。

各单位应根据上述职能和工作范围，在财务部门内部科学设置岗位或科室，充实和配备相应的人员，切实承担起医院会计核算、财务管理及财务分析职能。同时要不断增强管理意识，完善管理职能，提高医院经济管理水平。

二、规范医疗机构经济核算与分配工作

（一）规范医疗机构经济核算。

医疗机构要不断强化和完善经济核算工作，加强经济管理。

1. 建立科学、完善的医疗机构经济核算信息支持系统，保证经济核算数据的准确和统一。

2. 规范经济核算收入范围，按不同科室分门诊和住院两部分核算科室收入。

3. 实行科室全成本核算。具体包括各种材料费，购置费，固定资产占用费，水、电、汽费及人员经费，管理费等科室支出。

4. 对非临床医技科室也要制定科学的经济核算指标，核算其运行成本。

5. 以科室收支结余为基础，通过服务效率、服务质量和经济效率等指标，科学合理地考核科室工作绩效并核算科室奖金。

（二）规范医疗机构奖金分配。

医疗机构要坚决取消科室承包、开单提成、医务人员奖金分配与所在科室收入直接挂钩的分配办法。通过综合目标考核，提高医疗服务质量和效率，降低病人费用，提高社会效益；通过成本控制，优化资源配置，提高经济效益。逐步建立按岗取酬、按工作量取酬、按工作业绩取酬的奖金分配机制。

医疗机构的奖金分配要体现按劳分配、效率优先、兼顾公平以及奖金分配不得与药品收入挂钩的原则。以工作岗位性质、工作技术难度、风险程度、工作数量与质量等工作业绩为主要依据，具体考核指标包括服务效率、服务质量和经济效率三个方面，主要指标是：

月人均门诊量、月人均手术量、病床使用率、平均住院率等服务效率指标；治疗效果（治愈率、好转率、无菌手术感染率、主要检查项目阳性率等）、病历甲级率、护理效果（护理合格率、病区管理合格率、急救物品完好率等）、病人满意率、病人投诉率、医疗机构管理（医德医风教育、执行物价政策、劳动纪律、三级查房、死亡病例讨论、疑难病历或术前讨论、业务学习等）服务质量指标；门诊与出院病人费用（其中药品费比例、检查检验费比例）、药品收入占业务收入比例、人均业务收入、人均业务支出等经济效率指标。教学医疗机构还应增加科研、教学等方面的指标。

医疗机构应依据不同科室的业务内容、技术水平、风险程度、劳动强度等制定不同的考核内容与分配系数，建立重技术、重实效、重贡献的奖励分配机制。

工　作　进　展

2005 年卫生工作情况

一、重大疾病防治成效显著

认真落实各类重大传染病和地方病的防治措施，重点做好艾滋病、结核病、肝炎、血吸虫病等重大传染病防治工作。中央财政逐年加大艾滋病防治专项经费投入，2005 年增加到 80.1 亿元，其中 70.1 亿元通过转移支付支持地方工作。卫生部门在全国建立了 200 多个国家级、400 多个省级艾滋病监测点，大部分省份建立了行为监测点。各地组织了对重点人群的筛查和疫情监测工作。卫生部会同有关国际组织对我国艾滋病疫情进行了再次评估。2005 年，卫生部加强了鼠疫、非典等重大传染病的区域联合预防控制。全国基本实现结核病控制 100% 的现代结核病控制策略（DOTS）覆盖、70% 病人发现和 85% 以上治愈率的阶段性目标。全国设立了 198 个流感监测哨点医院和 60 多个网络实验室，开展流感监测，有效应对流感和人感染高致病性禽流感疫情；全国县级以上医疗机构实行不明原因肺炎监测和网络直报，二级以上医疗机构实行发热呼吸道病例的预检分诊制度，以早期发现和预警人感染高致病性禽流感病例。2005 年，全国共报告 7 例人感染高致病性禽流感病例，做到了及时发现、及时采取措施，努力控制疫情传播。继续进行全国重点地方病监测、病情调查，开展以县级为单位的全国碘缺乏病考核评估和西藏大骨节病病情调查，制修订碘缺乏病、地方性砷中毒、大骨节病防治标准。在做好传染病防控工作的同时，积极探索做好防治慢性非传染病的工作思路，加大以社区为基础的防治力度。

二、稳步推进农村卫生工作

党中央、国务院高度重视农村卫生工作，对新型农村合作医疗制度建设和服务体系建设作出了重大部署。2005 年 9 月 13 日，国务院召开了全国新型农村合作医疗试点工作会议，对扩大试点，完善管理等工作做了部署。截至 2005 年底，全国已有 678 个新型农村合作医疗试点县，1.79 亿农民参加了合作医疗，参合率为 75.7%，参合农民就诊率和住院率明显提高，就医经济负担有所减轻，新型农村合作医疗制度得到农民群众的欢迎。卫生部成立了合作医疗研究中心，重点研究定点医疗机构医药费用管理和医疗行为规范，加强新型农村合作医疗管理机构能力建设。卫生部、国家中医药管理局、国家发改委共同编制了《农村卫生服务体系建设与发展规划》，由中央财政、地方财政共同筹资，加强县医院、乡镇卫生院、妇幼保健院和县中医院的基本建设。2005 年，国家投资 30 亿元，安排了 7537 个建设项目，支持农村重大疾病预防控制、农村医疗卫生机构能力建设和人才队伍建设。加强农村卫生队伍建设，努力提高农村卫生服务水平。组织制定农村卫生人员培训大纲，开展乡镇卫生院院长、主检医师培训和村卫生机构人员传染病防治基本知识培训。建立城市卫生对口支援县医院和乡镇卫生院的制度，卫生部、财政部、中医药局联合启动了“城市万名医师支援农村卫生工程”，首批城市医师4000 多人奔赴受援县医院开展工作。农村初级卫生保健、改水改厕和爱国卫生运动取得新进展，适宜卫生技术在农村得到进一步推广和应用。

三、深入开展医院管理年活动，改善医院管理

为指导各类医院端正办院宗旨和办院方向，加强科学管理，提高医疗服务质量，为人民群众提供优质、安全、满意的医疗服务，卫生部、国家中医药管理局在全国开展了“以病人为中心，以提高医疗服务质量为主题”的医院管理年活动。制订《医院管理评价指南（试行)》和《中医院管理评价指南（试行)》，指导各地建立医院评价制度。颁布《医师外出会诊管理暂行规定》，对医师外出会诊程序和相关管理作出具体规定。制定发布一系列临床技术规范，对人体器官移植等特殊医疗技术临床应用提出严格管理要求。积极推动医疗机构信息公示工作，协调有关部门规范医疗广告管理。卫生部抽调了 200 多名专家，组成 16 个督导组，由部领导亲自带队，对 120 多家三级综合医院和中医医院进行了督导检查。各级医院完善管理措施，强化管理工作，提高管理水平，强化合理检查、合理用药、因病施治，行业作风建设进一步加强。对医院管理工

作中涌现出的好典型，好做法，积极进行宣传。对发现的问题，不回避，不隐瞒，查处了一批医疗机构违法违规案件，在社会上引起了很大的反响。加强血液管理，修订颁布了《血站管理办法》。全国无偿献血占临床用血的比例由1998年的22%上升到2005年的95%，血液安全管理能力明显增强。制订颁布《中国护理事业发展规划纲要（2005～2010年）》，明确了近时期护理工作发展的宗旨、方向、目标和措施。

四、积极探索医疗服务体制改革

一是研究缓解看病难、看病贵问题。卫生部认真研究、积极协调有关部门推进卫生改革，并坚持从自身做起，从现在做起，从能够做到的工作做起。卫生部提出了发挥政府主导作用，大力发展农村和社区卫生，转换医疗机构运行机制，加强医疗服务行业监管，控制医药价格和费用，加强领导和协调等改革的基本思路。二是总结推广各地缓解看病难、看病贵问题的经验做法。积极推广临床检查结果“一单通”、单病种限价收费、高值医用耗材招标采购，建立惠民、济困医院和病房等经验做法。积极规范医疗收费，杜绝乱收费行为。全国已有22个省份执行了《全国医疗服务价格项目规范》，调整了医疗服务价格。制订了大型医用设备检查治疗价格指导原则，要求按照合理弥补成本的原则定价，从严核定医用设备检查治疗价格。改革药品价格管理方式，扩大政府定价药品范围。三是大力发展社区卫生服务。2005年，卫生部与民政部等部门积极开展全国社区卫生服务示范区工作。有108个社区获得“全国社区卫生服务示范区”荣誉称号。全国已有95%以上的地级城市、86%的市辖区和一批县级市开展了城市社区卫生服务，共设置社区卫生服务中心2891个，社区卫生服务站12338个，已基本形成了覆盖全国城市的社区卫生服务网络。为了进一步明确社区卫生工作的指导思想和工作思路，卫生部将社区卫生服务作为公共卫生服务和基本医疗服务的基础，作为城市医疗服务体制改革的突破口，组织人员反复进行研究、测算、论证，召开座谈会、研讨会、论证会达20多次。会同有关部门拟订了《关于大力发展城市社区卫生服务的指导意见》。

五、强化卫生法制与监督，开展打击非法行医专项行动

加强卫生法制建设，强化对医疗卫生行业的监督管理。积极开展《初级卫生保健法》、《精神卫生法》、《艾滋病防治条例》、《护士管理条例》等法律法规的制订工作。加大卫生法制宣传和培训，积极推行依法行政。制订实施《关于卫生监督体系建设的若干规定》，积极推进卫生监督执法体系建设。制定卫生监督机构建设的指导意见，指导各地的卫生监督执法体系建设工作。建立卫生监督员准入、培训、管理的相关制度，强化卫生监督队伍的培训。贯彻落实《行政许可法》，制定下发《卫生行政执法责任制若干规定》和《卫生监督稽查工作规范》，严格规范执法行为，提高全国各地的卫生监督执法水平。组织实施加强中西部地区卫生监督机构能力建设项目和卫生监督信息化建设项目。

加强公共卫生监督执法力度。一是加强食品卫生监督管理。按照《国务院关于进一步加强食品安全工作的决定》精神，制定发布《餐饮业和学生集体用餐配送单位卫生规范》，启动全国餐饮业和学生集体用餐配送单位卫生状况调查试点工作。卫生部、教育部联合发布《学校食物中毒事故行政责任追究暂行规定》。完善健康产品卫生规范和标准。二是认真开展健康相关产品监督抽检和污染物监测工作。三是认真开展食品化妆品专项整治工作，查处一批重大案件。四是深入开展职业卫生和放射卫生监督管理工作，积极开展对《职业病防治法》及其配套规章的起草和修订工作。加强职业卫生技术服务机构的管理，规范职业卫生评价工作。加强职业病危害预防评价和控制效果评价情况的监督检查，规范职业病诊断鉴定管理工作，积极组织开展“2005年职业病防治法宣传周”和“职业卫生示范企业评选”活动。根据国务院《关于开展打击商业欺诈专项行动的通知》要求，卫生部与科技部、公安部等7部门联合制定了《打击非法行医专项行动方案》，成立全国打击非法行医专项行动领导小组和办公室，建立了联席会议、信息沟通、重大案件通报、督查督办等工作制度，深入开展打击非法行医专项行动。派出10个督查组，对河北、新疆、山东、上海等20个

省（区、市）进行工作督查，推动了打击非法行医专项行动的深入开展。全国各地共检查医疗机构、计生机构40万余户次，取缔无证行医9.5万余户次，吊销医师执业证书660人，吊销医疗机构执业许可证1700户，对181名有关卫生行政部门、违法违规医疗机构负责人和相关责任人员给予了党纪政纪处分。向公安、工商、药监等部门移送案件4066件，追究刑事责任157人。

六、加强妇幼卫生保健工作

一是扎实开展农村降低孕产妇死亡率和消除新生儿破伤风项目，惠及中西部地区22个省（区、市）的1000个县，覆盖人口超过3亿。二是深入分析在市场经济条件下政府对于妇幼卫生工作的责任，研究妇幼保健机构的功能定位，为制定妇幼保健政策奠定基础。三是将新生儿疾病筛查列入母婴保健技术服务项目，努力减少出生缺陷。四是积极推进预防艾滋病母婴传播试点和示范区工作，将预防艾滋病母婴传播工作扩展到28个省的271个县市。五是组织国家级妇幼卫生信息监测网络的培训工作，加强妇幼卫生信息管理，提高妇幼卫生管理的能力。制定下发《全国健康教育与健康促进规划纲要（2005～2010年）》，大力开展健康教育，普及健康知识，倡导健康文明的生活方式。开展全国亿万农民健康促进行动，与共青团中央联合实施农村“青年健康促进计划”，动员和发挥广大农村青年在新时期农村卫生事业发展与农村小康社会建设中的生力军作用。

七、积极推进医学科技和教育，全面推进实验室生物安全管理与认证认可工作

认真贯彻《传染病防治法》和《病原微生物实验室生物安全管理条例》，在积极促进卫生防病治病和科研工作的同时，组织制定有关病原微生物实验室生物安全管理、样本运输管理规定和人间传染病的病原微生物名录，并组织培训和检查指导。组织实施包括人感染高致病性禽流感疫苗等卫生科技项目，研究制订“十一五”卫生科技发展规划。推进卫生技术评估与管理机制建设，组织制订一系列卫生技术评估与管理规范，并开展有关医学技术应用的清理整顿工作。深入开展适宜卫生技术推广和卫生科技交流的工作。组织传染病防治知识全员培训，提高卫生技术人员重大疾病防治能力。加强部门沟通，建立部际协调机制，强化医学教育宏观管理。

八、加强行风和精神文明建设，探索建立行业纠风工作长效机制

继续深入开展行业纠风工作。积极开展药品招标采购和高值医用耗材招标采购试点，探索从源头上治理行业不正之风的机制和措施。开展创建“医德医风示范医院”活动，加强对医务人员的医德医风教育，鼓励发扬救死扶伤的优良传统。探索建立惩防并举的行业纠风工作长效机制，探索改革“以药养医”的补偿机制，引导医生根据患者病情合理检查、合理施治、合理用药。努力控制医药费用不合理增长，缓解群众看病贵问题。

（杨建立　武朋娜）

2005年全国卫生工作会议

2005年1月10～11日，全国卫生工作会议在北京召开。中共中央政治局委员、国务院副总理兼卫生部长吴仪在2005年全国卫生工作会议工作报告上做出重要批示，要求全国各级卫生部门和广大医务工作者认真学习党的十六届三中、四中全会和中央经济工作会议精神，以“三个代表”重要思想和科学发展观为指导，坚持以人为本、执政为民的宗旨，解放思想、更新观念、求真务实、开拓创新，积极推进卫生体制改革，加快卫生事业发展，为构建社会主义和谐社会，提高国民健康水平，全面实现小康社会的目标作出贡献。卫生部党组书记、常务副部长高强作题为《全面树立和落实科学发展观推进卫生事业的改革与发展》的工作报告。

会议以邓小平理论和“三个代表”重要思想为指导，认真贯彻党的十六大、十六届三中、四中全会和中央经济工作会议精神，全面总结2004年取得的成绩和经验，分析当前卫生事业面临的突出问题和矛盾，从全面树立和落实科学发展观的高度，按照党的十六届四中全会所作出的《中共中央关于加强党的执政能力建设的决

定》要求，密切结合医疗卫生工作实际，部署2005年卫生工作，并要求大力推进改革开放，加强和改善卫生行业监管，加快医疗卫生资源调整，加强公共卫生、农村卫生和社区卫生工作，紧紧抓住难得的战略机遇，促进卫生事业全面、协调、可持续发展。

（杨建立　武朋娜）

医 政 管 理

2005年医政工作

2005年，全国医政系统在卫生部领导下，坚持以科学发展观为指导，围绕全国卫生工作要点和医政工作重点，以提高医疗服务质量、保障医疗安全为主线，在推进建立和完善国家医疗质量保证与持续改进体系建设、医院管理年活动、医疗质量控制、医疗机构管理、血液安全管理、发展护理事业以及万名医师支援农村等方面，取得了突出的成绩。

一、深入开展医院管理年活动

2005年4月，卫生部和国家中医药局提出在全国开展“以病人为中心，以提高医疗服务质量为主题”的医院管理年活动，结合《医院管理评价指南》，制定了《关于开展“以病人为中心，以提高医疗服务质量为主题”的医院管理年活动方案》，专门召开工作会议进行动员和部署，全国有5500多人在主会场和分会场参加了会议，卫生部部长高强和副部长马晓伟出席会议并做重要讲话。

根据会议精神和医院管理年活动要求，各地认真贯彻落实，进行了自查和整改，围绕保证质量和安全、改善服务、降低费用出台了很多措施。为推动医院管理年活动深入开展，确保实效，掌握各地活动进展情况，同时了解我国重点医院工作现状，卫生部于2005年8月和10月先后从全国抽调了110名和144名专家，分别组成8个督导组，采取听取卫生行政部门和医院汇报、对院领导和中层干部进行法规知识测试、查阅资料、实地检查、访问患者和夜查等方式，对全国有重要影响的115家国有大型三级综合医院、中医医院进行了督导。督导组对进一步搞好医院管理年活动提出了指导性的意见和建议。各省针对督导中发现的问题，举一反三，逐项制定整改措施。许多省将督导情况在全省范围内予以通报，同时对本省三级以上医院进行拉网式督导、检查。

二、精心组织实施“万名医师支援农村卫生工程”

在总结各地卫生支农和对口支援等工作的基础上，为了进一步加强农村卫生工作，促进经济社会的协调发展，卫生部、财政部和国家中医药局决定实施“万名医师支援农村卫生工程”，计划在三年内选派城市万余名医师到县医院和乡镇卫生院开展医疗卫生服务和技术培训工作，三年后形成一项制度。2005年4月，卫生部、财政部、国家中医药局印发了《关于实施“万名医师支援农村卫生工程”的通知》和实施方案，卫生部和国家中医药局召开了电视电话会议进行动员部署，部长高强主持会议，副部长马晓伟作了动员报告。6月在北京举行了项目责任书签字仪式，部长高强到会讲话，副部长马晓伟代表卫生部、财政部、国家中医药管理局与项目省（区、市）签署了项目责任书。项目实施以来，4050名医务人员在600个国家扶贫开发工作重点县的县医院和中医院开展工作。2005年11月~12月，卫生部和国家中医药局组织了对项目工作的督导。截至到2005年12月，医疗队员诊治患者96.8万人次，培训医务人员42.2万人次，开展适宜技术2263项，建立特色专科52个，整章建制2977项。“万名医师支援农村卫生工程”的实施，方便了农村群众看病，减轻了他们的经济负担，提高了受援医院的服务能力和技术水平，锻炼了城市医疗卫生队伍，在社会上产生了积极的反响。

三、健全医政法制体系，加强医疗服务的规范和管理

一是卫生部发布了《医疗机构传染病预检分诊管理办法》、《医师外出会诊管理暂行规定》、《传染病病人或疑似传染病病人尸体解剖查验规定》、《血站管理办法》等4个部门规章。此外，陆续下发了一些规范性文件，《护士管理条例》（送审稿）再次报国务院审议。继续修订《医疗机构管理条例实施细则》和有关配套文件，组织起草《护士管理条例》配套文件。委托中华医学会和中华护理学会继续编写出版《临床诊疗指南》和《临床技术操作规范》。

二是加强医疗质量、医疗安全控制与管理，加大医疗信息公示力度。以《医院管理评价指南》和医院管理年活动为切入点，全面推进医疗质量评价、监督检查。建立抗菌药物临床应用和耐药菌监测网络。连续5年对北京市12所三级综合医院进行检查，并向社会通报检查结果。下发《卫生部关于加强"血液疗法"管理的通知》，要求各地卫生行政部门对"血液疗法"进行专项监督检查和清理整顿工作。为规范器官移植等技术临床应用，保证医疗质量和医疗安全，委托卫生部医院管理研究所组织专家赴北京、上海、天津、广东、辽宁、湖北、陕西、四川等八省市的55家医院进行三项医疗技术临床应用现场调研。对体检服务机构管理及执业基本情况进行调查。在全国各级卫生行政部门、中医药管理部门统一推广使用《医疗机构管理信息系统（管理版）》软件，建立全国医疗机构管理信息系统。

三是加大对医疗机构监管力度。积极配合工商行政部门，加强医疗广告管理，遏制了虚假违法医疗广告的蔓延势头。会同有关省、市卫生行政部门加大对在社会上引起强烈反响的重大案件查处力度，如湖北武汉九洲医院非法行医案件、山东东方肾脏病医院违法执业案件。对广西桂林市人民医院、福建连江县医院两起恶性医疗事件进行了通报。

四、做好重大传染病防治工作，完善医疗救治体系

与国家中医药局共同委托有关学会组织专家对《传染性非典型肺炎（SARS）诊疗方案》进行了再次修订，形成《传染性非典型肺炎（SARS）诊疗方案（2004版）》，并向全国推荐，以指导各地非典救治工作。印发《人禽流感诊疗方案（2005修订版）》，指导各地做好人禽流感医疗救治工作。根据艾滋病防治工作的需要，加大艾滋病医疗救治管理工作力度，成立了艾滋病防治协调小组医疗组办公室，先后下发《关于加强艾滋病抗病毒治疗工作的通知》、《关于规范合并艾滋病病毒感染和艾滋病的患者诊疗工作的通知》。在全国127个艾滋病综合防治示范区建立了艾滋病抗病毒药物治疗信息系统，启动了"儿童艾滋病抗病毒治疗试点工作"，向河南、云南等地派出专家医疗队，提供培训和技术支持。

自突发公共卫生事件医疗救治体系建设项目实施以来，有2598个项目开工，已竣工2147个，竣工率达80.5%。各地充实了应急救治队伍和专家库，建立信息通报和协调机制，加强人员培训，不断提高应急救治能力。

五、血液安全管理得到进一步加强

修订颁布《血站管理办法》，加强血站的规范化管理。加强采供血机构的质量管理，对采供血机构进行质量管理师资培训，开展血液集中化检测的试点。配合无偿献血比例公示制度，完善采供血机构统计工作。为进一步理顺原料血浆监督管理体制，向国务院上报了《卫生部关于血液制品企业所需原料血浆有关问题的请示》，对现状与问题进行了分析，并提出了具体建议。完成了《单采血浆站管理办法》的起草和征求意见工作。

继续做好无偿献血工作。2005年2月，卫生部公示了2004年全国及各省无偿献血情况，从而建立了无偿献血比例公示制度。进一步加大了无偿献血宣传力度，重点狠抓了排位后十个省、直辖市的无偿献血工作，有针对性地进行指导和敦促。2005年1月、4月和5月，从全国抽调优秀师资专门为京、津、沪、渝四个直辖市和全国自愿无偿献血占临床用血比例排序后十位以内的省及四川省的采供血机构举办了无偿献血招募者培训班，取得了实效。学员们利用所学到的知识，制订出本区域的无偿献血工作行动计划，并开发领导层、新闻媒体和相关部门，转变观念，营造无偿献血宣传的良好氛围；加强采供血机构人员

培训，为献血者提供全面服务，做好无偿献血的招募工作。2005年全国无偿献血比例达到95.56%，其中自愿无偿献血比例达到84.78%。

六、护理事业进一步发展

2005年卫生部颁布了《中国护理事业发展规划纲要（2005～2010年）》，明确了近时期护理工作发展的总目标：加强护士队伍建设，提高护士队伍整体素质，规范护士执业行为，提高护理服务质量和专业技术水平，拓展护理服务，加强护理管理，规范护理教育，促进护理事业与社会经济和医学技术的协调发展，满足人民群众的健康服务需求。

2005年8月召开了全国护理工作会议。这次会议贯彻落实《中国护理事业发展纲要（2005～2010年）》，回顾和总结了改革开放以来我国护理工作取得的成绩和经验，分析了护理工作发展面临的形势、任务以及需要解决的问题，探讨适合中国国情的护理工作发展思路，明确了近几年的工作重点和方向。副部长马晓伟出席会议，并作题为《立足国情加强管理 努力开创护理工作发展新局面》的重要讲话。

2005年7月，卫生部与中国红十字总会在人民大会堂举行了第四十届南丁格尔奖章颁奖大会，为荣获南丁格尔奖的5名护士颁奖。国家主席胡锦涛亲自为获奖同志颁奖，国务院副总理吴仪代表党中央、国务院对获奖者和广大护理工作者做出的贡献给予了充分肯定，并提出了殷切希望。

七、其他工作

做好2005年国家医师资格考试工作。为加强考务管理工作，卫生部医师资格考试委员会在总结经验的基础上，借鉴高考、司法考试等的相关规定，制定了《医师资格考试违规处理规定》，增加了对部分考试违规行为的处理，规范了对违规行为的认定和处理程序。

继续组织38家部属部管医院实施支援西部地区农村卫生项目。共举办了5期专业培训班，安排90名基层医务人员进修，组派16支医疗队赴中西部支援经济欠发达地区农村卫生工作。

继续推进防盲工作。2005年10月13日～14日，在北京召开了全国防盲工作研讨会，分析了全国防盲工作面临的形势和挑战，研究开展防盲治盲工作的重点和策略，研究制定全国防盲治盲工作规划（2006～2010年）。继续组织实施“视觉第一中国行动”项目二期，全面推动防盲治盲工作。

积极参与禁毒人民战争，建立工作机制，对全国卫生系统参与禁毒人民战争进行了部署。加强对自愿戒毒医疗机构的监督管理，对自愿戒毒医疗机构的管理情况、人员编制、医护比例、病历质量、治疗方案、收费情况等进行调研，组织起草《自愿戒毒医疗服务管理办法》及《自愿戒毒医疗机构基本标准》。进一步支持云南省加强禁毒工作。

（王　羽）

卫生部、国家中医药管理局部署开展“以病人为中心，以提高医疗服务质量为主题”的医院管理年活动

为贯彻落实党的十六大、十六届三中、四中全会精神和2005年全国卫生工作会议精神，指导各级各类医院进一步端正办院宗旨和办院方向，全面树立和落实科学发展观，切实转变服务理念，真正做到“以病人为中心”，加强科学管理，提高医疗服务质量，为人民群众提供优质、安全、满意的医疗服务，卫生部和国家中医药管理局2005年组织开展了“以病人为中心，以提高医疗服务质量为主题”的医院管理年活动。2005年4月11日，卫生部印发了《关于开展“以病人为中心，以提高医疗服务质量为主题”的医院管理年活动的通知》，确定了医院管理年活动方案，并于4月18日召开了医院管理年工作会议，卫生部部长高强、副部长马晓伟参加会议进行动员部署，全国5500人在主会场和分会场参加了会议。针对各地医院管理年活动开展不平衡等问题，卫生部医政司于2005年7月22日召开了各地医政处长参加的“医院管理年工作座谈会”，会后印发了《关于切实做好医院管理年活动各项工作的通知》，提出了进一步的工作要求。为推动医院管理年活动深入开展，确保活动取得实效，掌握各地工作进展情况，卫生部和国家中医药管理

局于2005年8月和10月分两次对31个省、自治区、直辖市和新疆生产建设兵团医院管理年活动进行了督导，极大地推动了医院管理年活动。为了及时沟通信息，交流各地开展医院管理年活动的经验和做法，卫生部在机关网站、健康报、医院报等开辟了医院管理年活动专栏，组织编辑了“医院管理年活动简报”，营造了较好的舆论氛围。按照卫生部的统一部署，各级卫生行政部门和广大医疗机构将医院管理年活动作为解决群众看病难、看病贵问题的一项重大措施，端正办院思想，围绕“质量、安全、服务、费用”，扎实开展了医院管理年活动，出台了很多措施，截止2005年底，通过医院管理年活动阶段性工作，医院执业行为得到进一步规范；医院的质量管理正在得到提高，医疗安全隐患进一步消除；医疗服务流程在一定程度得到改进，就医环境也得到一定改善；医务人员服务意识有所转变，医患沟通得到重视；财务管理得到加强，收费行为进一步规范；行业作风建设得到加强。医院管理年活动取得了阶段性成果。

（王　羽）

卫生部、国家中医药管理局在全国开展“以病人为中心，以提高医疗服务质量为主题”的医院管理年督导活动

为推动医院管理年活动深入开展，确保活动取得实效，掌握各地工作进展情况，同时了解我国重点医院工作现状，卫生部于2005年8月和10月，分两次组织近300名专家对31个省、自治区、直辖市和新疆生产建设兵团医院管理年工作进行了督导。督导组按照查实、查严、查细的原则，两次共督导95家三级综合医院和20家中医、中西医结合医院。95家综合医院中，卫生部部属（管）医院11家，其他医学院校教学医院25家，省属综合医院31家，省会城市所在地三级综合医院27家，司法部所属医院1家。此外，督导组还以夜查等方式抽查了另外11家三级医院。每个地区的督导活动结束后，督导组都在一定范围内向当地通报了情况。各省、自治区、直辖市卫生厅局均责成被督导医院制订了整改方案，落实整改措施，加大医院管理年活动的实施力度。各地认为医院管理年督导工作对深入开展医院管理年活动起到了极大的推动作用，促进医院解决了医疗管理工作中多年未解决的问题，督导组织严密、标准合理、操作规范，体现了国家水平，并对提高我国医院管理水平具有积极指导作用。2005年11月23日，卫生部医政司召集各省医政处长召开座谈会，通报了医院管理年督导工作情况，针对督导工作中发现的问题，提出了整改要求。改革开放二十多年来，卫生部首次组织开展的对全国三级甲等医院的评价、检查和督导工作，在全国医疗系统产生了极大的震动，引起了强烈的反响。

（张宗久）

卫生部印发《医院管理评价指南（试行）》

为指导各级卫生行政部门加强对医院的管理，科学、客观、准确地评价医院，促进医院加强内涵建设，不断提高医院管理水平，更好地为人民健康服务，为社会主义现代化建设服务，卫生部于2005年3月17日制定下发了《医院管理评价指南（试行）》（以下简称《指南》）。《指南》包括医院管理、医疗质量管理与持续改进、医疗安全、医院服务和医院绩效五个部分，并提出了部分统计指标和三级综合医院指标参考值。《指南》提供了对医院管理进行全面评价的依据，有利于指导各地探索建立医院评价制度。

（赵明钢）

卫生部、财政部、国家中医药局开展“万名医师支援农村卫生工程”

为贯彻落实党的十六届三中、四中全会精神，进一步加强农村卫生工作，促进农村经济社会的协调发展，根据《中共中央国务院关于进一步加强农村卫生工作的决定》，卫生部、财政部和国家中医药管理局2005年4月20日印发了《关于实

施"万名医师支援农村卫生工程"的通知》，决定实施"万名医师支援农村卫生工程"，计划在三年内选派城市万余名医师到县医院和乡镇卫生院开展医疗卫生服务和技术培训工作，三年后形成一项制度。为了积极稳妥做好这项工作，按照先试点、后总结再扩大的原则，先在国家级扶贫开发工作重点县和甘肃省部分乡镇卫生院进行试点，逐步向中西部地区和东部贫困地区扩展。

通知指出实施"万名医师支援农村卫生工程"是新时期加强城市卫生支援农村卫生的重大决策。实施好这项工程，有利于提高农村常见病、多发病的诊疗水平，为农村居民就近提供质优、价廉、便捷的医疗卫生服务，缓解农民"看病难"问题；有利于加强农村卫生人才培养，逐步建立一支为农民服务的医疗卫生队伍；也有利于新型农村合作医疗制度的建立，有利于促进城市医疗资源的合理流动，促进城乡卫生事业全面协调可持续发展。各级政府卫生行政部门、中医药管理部门要从认真实践"三个代表"重要思想和落实科学发展观的高度和卫生改革与发展的全局出发，充分认识实施"万名医师支援农村卫生工程"的重要意义和作用。

通知要求各省、自治区、直辖市卫生行政部门要加强对实施"万名医师支援农村卫生工程"的领导，科学规划，精心组织，周密部署，按照《"万名医师支援农村卫生工程"实施方案》的要求，结合本地区实际情况，制订具体实施方案和有关的管理办法，积极做好各项准备工作。各省人民政府要与卫生部签订项目责任书。项目结束后要认真组织实施项目绩效考评工作，并将项目总结报告（包括项目执行情况、目标完成情况、资金使用情况等）报卫生部、财政部和国家中医药管理局。各有关部门要明确职责，分工协作，共同努力，切实把这件事办好、办实，确保项目实施效果。特别要抓好起步工作，力争实现项目"开门红"。实施中要注意发现问题，及时改进，总结经验，加以推广，为这项工作的可持续发展奠定基础。要加强对项目实施情况的指导、监督和管理，注意收集工作信息，及时上报有关情况，大力宣传先进典型和成功做法。卫生部通过网页或简报等形式及时通报工程实施进展情况。在实施过程中如发现重大问题，请及时与卫生部、国家中医药管理局联系。

（张宗久　贾丹丹）

卫生部、国家中医药局召开动员部署"万名医师支援农村卫生工程"电视电话会议

2005年4月28日，卫生部、国家中医药管理局联合召开动员部署"万名医师支援农村卫生工程"电视电话会议。卫生部部长高强主持会议并发表重要讲话，副部长马晓伟做了动员部署报告。卫生部、国家中医药管理局领导和有关司局负责同志、财政部有关同志参加了主会场的会议。各省、自治区、直辖市卫生厅局长和中医药局长、相关处室负责人、执行项目的各三级医院（含中医院）院长、受援县医院院长约2800人在分会场参加了这次会议。其中福建、贵州、宁夏等地还将分会场延伸到地（州）市。

高强在讲话中指出，开展"万名医师支援农村卫生工程"的目的，概括起来就是为农村输送合格的医疗卫生人才，缓解农民缺医少药的状况。与以往不同，这项工作有四个特点：一是由中央和地方财政拨出经费，补助派出医院和接收医院；二是派出医师较长时间去县医院服务；三是作为一项硬任务，卫生部门必须组织完成；四是派出医师不但承担医疗技术服务，还要加强农村卫生人才培训、培养。这是一个长远之计。希望大家从落实科学发展观、加强农村卫生工作、提高农民健康水平、解决"三农"问题的高度，认识这项工作的重大意义，作为当前卫生工作的一个重点来抓。

高强强调，要发扬求真务实的作风，切实把工作落到实处。只要卫生部门与相关医院和医师统一思想，形成合力，就一定能做好这项工作。他还要求：第一，各省要抓紧制定实施方案，实事求是地确定工作目标，并确保完成；第二，加强执行情况的监督检查。检查责任书的落实情况、工作进展情况、群众反映情况等；第三，认真总结经验，逐步推广。希望各省、区、市卫生厅局的领导同志多花一点精力，关注这项工作，千万要抓落实。

马晓伟副部长作题为《广泛动员加强领导扎扎实实开展"万名医师支援农村卫生工程"》的报告，对开展"万名医师支援农村卫生工

程”进行了动员部署。指出，第一，进一步提高对实施项目重要性的认识。项目实施的第一年要特别抓好起步工作，力争实现项目“开门红”。第二，整体部署、全面推进。2005年，中央财政安排资金支持中西部地区600所县级医院，其中含10%的中医院，东部地区也要根据要求组织开展支援工作。关于具体部署，要按照总的原则，落实项目经费，统筹项目安排，选派好人员，加强经费监管。第三，广泛动员、号召医院和广大医务人员积极投入“万名医师支援农村卫生工程”。要做好学习教育和动员工作，广大医务工作者要积极行动起来，支援和受援医院要克服困难，积极创造条件，开展工作。第四，加强领导，切实使“万名医师支援农村卫生工程”取得实效。要加强组织领导，明确各自职责；建立工作制度，制定实施方案；进行总结评估，开展绩效考核；加强舆论宣传，营造良好氛围。

（张宗久　贾丹丹）

卫生部、国家中医药局举行“万名医师支援农村卫生工程”项目责任书签字仪式

2005年6月24日，卫生部和国家中医药局在京联合举行“万名医师支援农村卫生工程”项目责任书签字仪式。卫生部部长高强出席并发表重要讲话，副部长马晓伟代表卫生部、财政部、国家中医药局在项目责任书上签字，国家中医药局副局长吴刚宣读了项目责任书。中西部地区21个项目省（区、市）和新疆生产建设兵团卫生厅局长、医政处长，卫生部办公厅、人事司、规财司、政法司、农卫司、妇社司、医政司、科教司、直属机关党委、驻部监察局等司局的负责同志，卫生部、国家中医药局“万名医师支援农村卫生工程”项目办公室成员参加了签字仪式。此前，各项目省（区、市）人民政府和新疆生产建设兵团领导已经在项目责任书上签名。

签字仪式由卫生部、国家中医药局“万名医师支援农村卫生工程”项目办公室主任王羽主持，并宣布，目前已有17个项目省（区、市）启动了项目实施工作，派出了3230名医务人员分赴国家扶贫开发工作重点县的县医院和中医院，其中甘肃省是综合医院支援乡镇卫生院试点省，派出了215名医务人员到43个国扶县县医院，派出1050名医务人员到350个乡镇卫生院开展支援工作。其余各地也正在陆续派出医务人员，除个别地方外，最迟将在6月30日以前完成向受援县医院派出医务人员的任务。

（高学成　侯建红）

卫生部、国家中医药局项目办认真组织实施“万名医师支援农村卫生工程”

自2005年4月20日以来，卫生部、财政部和国家中医药局联合印发了《关于实施“万名医师支援农村卫生工程”的通知》，召开了动员部署“万名医师支援农村卫生工程”电视电话会议，为确保工作取得实效，卫生部还分别与各项目省（区、市）人民政府和新疆生产建设兵团签订了“万名医师支援农村卫生工程”项目责任书。2005年4月25日成立了卫生部、国家中医药管理局“万名医师支援农村卫生工程”项目办公室，卫生部医政司司长任项目办公室主任；医政司、规财司和农卫司以及国家中医药管理局医政司副司长任项目办公室副主任；成员单位包括卫生部办公厅、人事司、规财司、政法司、农卫司、医政司和国家中医药管理局医政司。办公地点设在卫生部医政司。医政司：负责项目办公室的日常工作。拟定项目实施方案，明确项目的指导原则、工作目标，指导各省（自治区、直辖市）项目工作的组织实施，协调并组织有关部门对项目进行绩效评估。办公厅：负责向中办、国办报送信息、简报和新闻宣传工作。规财司：负责项目中央财政资金的落实、管理，包括协助落实省级财政配套经费。确保项目经费专款专用。政法司：负责与项目有关的政策评估工作。农卫司：负责项目的考核、监管。负责甘肃省“二级以上综合医院支援乡镇卫生院”试点落实工作；研究并做好与新型农村合作医疗制度的衔接问题。国家中医药管理局医政司：负责项目中支援中医医院部分实施方案的提出，配

合有关部门做好项目的绩效评估工作。

2005年5月20日，卫生部、国家中医药管理局“万名医师支援农村卫生工程”项目办公室主任王羽主持召开项目办第一次全体会议。会议认真学习了卫生部部长高强和副部长马晓伟在动员部署“万名医师支援农村卫生工程”电视电话会议上的讲话，通报了各项目省（区、市）工作进展情况、各地执行方案初审情况，讨论通过了《万名医师支援农村卫生工程项目办公室工作制度》、《万名医师支援农村卫生工程执行方案审核办法》，研究了责任书签字仪式和今后一个时期的工作安排等。

根据部领导指示精神，为落实项目办公室第一次全体会议精神，加强与各项目省（区、市）的沟通，研究解决工作中的实际问题，扎实推进“万名医师支援农村卫生工程”，卫生部、国家中医药管理局项目办公室于2005年5月25日召开了中西部项目省（区、市）医政处处长座谈会。会议传达了部领导的指示精神，交流了各地工作开展情况，着重对工作中发现的问题进行了研究讨论。会议对有关工作进行了部署。

针对各地在制定“万名医师支援农村卫生工程”执行方案中反映的问题，2005年5月27日，卫生部、国家中医药管理局项目办公室印发了《关于制定“万名医师支援农村卫生工程”执行方案有关问题的通知》，通知要求：一、统一各地的项目名称。各地报送执行方案的名称统一为“××省（区、市）‘万名医师支援农村卫生工程’执行方案”。项目名称也统称为：“××省（自治区、直辖市）‘万名医师支援农村卫生工程’”。二、严格按照《关于实施“万名医师支援农村卫生工程”的通知》要求制定本地的执行方案。按照要求派出医务人员；执行派驻医师连续工作一年后可以轮换的规定；要制定派驻医师考核办法。三、确定支援和受援医院名单，保证受援医院中中医院的比例达到10%；支援、受援医院要签订切实可行的支援协议，明确支援工作的任务、目标和各自职责与义务。四、落实配套经费。五、卫生部将同各项目省（区、市）人民政府签订项目责任书。六、确定项目办组成人员和负责人，建立工作制度，并报卫生部备案。七、在安排好“万名医师支援农村卫生工程”项目的同时，本着务求实效的原则，统筹安排卫生下乡、对口支援、定点帮扶等卫生支农工作。

2005年6月8日，卫生部、国家中医药局“万名医师支援农村卫生工程”项目办公室召开第二次全体会议。按照《关于实施“万名医师支援农村卫生工程”的通知》（以下简称《通知》）和《关于制定“万名医师支援农村卫生工程”执行方案有关问题的通知》要求，在初审的基础上，项目办公室全体成员集中对各项目省（区、市）报送的“万名医师支援农村卫生工程”执行方案逐一进行了审核。经认真研究，对各地执行方案提出了修改完善意见。会后项目办与有关省（区、市）沟通情况，并正式拟函回复。

为了方便各省（区、市）和新疆生产建设兵团交流组织实施“万名医师支援农村卫生工程”项目工作中的做法，要求各地项目办公室上报本地“万名医师支援农村卫生工程”执行方案，汇编成册后，发往各地项目办公室。下发了《关于上报“万名医师支援农村卫生工程”项目派驻医师和支援、受援医院有关情况的通知》，委托中国医师协会建立了“万名医师支援农村卫生工程”数据库。

为配合“万名医师支援农村卫生工程”项目深入开展，中国学术期刊（光盘版）电子杂志社和清华同方知网（北京）技术有限公司通过卫生部、国家中医药管理局“万名医师支援农村卫生工程”项目办公室，向各地项目办公室和所有受援县县（中）医院赠送了658套《中国医院知识仓库》光盘，价值约600万元人民币，体现了社会各界对“万名医师支援农村卫生工程”项目和卫生支农工作的高度关注，也为国家扶贫开发工作重点县县（中）医院的医务人员提供了更加便利的学习途径。

（贾丹丹　王春玉）

卫生部、国家中医药局对“万名医师支援农村卫生工程”进行督导

2005年11月23日，卫生部、国家中医药管理局“万名医师支援农村卫生工程”项目办公室印发了《关于对“万名医师支援农村卫生

工程”项目进行督导的通知》。为了开展好这次督导活动，项目办公室成员在6月项目全面启动后，先后赴河北、陕西、湖北、四川、云南等省进行了调研，获取了一手资料。根据总体安排，卫生部、中医药管理局项目办公室于11月24日召开全国电视电话会议，项目办主任王羽出席会议，对“万名医师支援农村卫生工程”项目督导活动进行动员部署。

2005年11月下旬至12月中旬，卫生部、国家中医药管理局“万名医师支援农村卫生工程”项目办公室组织督导组，对各地项目实施情况进行了督导。本次督导采取两种组织形式：一是由卫生部、国家中医药管理局项目办公室主任、副主任带队，项目办成员和相关同志、有关专家参加，分别组成5个督导组，先后对山西、吉林、黑龙江、江西、湖南、广西、海南、重庆、贵州、甘肃、青海等11个省（区、市）进行了督导；二是其余11个项目省（区）和新疆生产建设兵团按行政区划就近分为三片，每片四个省（区、兵团），由地方卫生厅局医政处处长、项目办公室有关人员和专家组成督导组，以省（区、兵团）为单位进行连环检查。

督导主要采用以下几种方式：听取省（区、市、兵团）卫生厅局关于项目工作开展情况的汇报；召开有卫生行政部门、支援和受援医院参加的座谈会；查阅行政部门和医疗机构有关“万名医师支援农村卫生工程”的文件、资料；在每个省份到2家受援县医院实地考察（在吉林、黑龙江、四川各考察了1个受援县中医院），听取县医院情况汇报，与支援医师和所在科室、医院有关人员座谈，检查派驻医师在受援医院工作开展情况，实地查看派驻医师生活安排情况；最后督导组向省级卫生行政部门进行督导情况反馈。

项目启动以来，中西部22个省、自治区、直辖市和新疆生产建设兵团的4050名城市医院医师奔赴600个国家扶贫开发工作重点县和甘肃省350个乡镇卫生院，为农民群众提供医疗卫生服务。据开展工作近6个月的不完全统计，医疗队员共诊治门诊患者968278人次，收治住院病人33895人次，临床检验61369人次；开展教学查房23532次，手术示教40623次，护理示范655项；组织疑难病例和死亡病例讨论16237次，学术讲座10174次；培训医务人员422122人次，免费进修培训人员2346人次；申报适宜农村的技术科研项目7项，因地制宜开展适宜技术2263项，建立特色专科52个，整章建制2977项；义诊1040人次，健康咨询及宣教近70万人次；赠送医疗设备和其他物品数千万元，取得了明显的社会效益：方便了农村群众看病，减轻了他们的医药费用负担；受援单位的服务能力和管理水平得到了提高；加强了受援医院专业技术人员的培养，医疗技术水平不断提高；医疗队员得到了锻炼，加强了对国情的认识，对农民群众的感情不断深化，为农民群众提供医疗服务的意识不断加强。

通过“万名医师支援农村卫生工程”项目的实施，体现了党和国家对农民群众的关心，探索了政府主导、中央和地方财政支持，利用城市优势卫生人力资源支持农村卫生工作的方法和为农民提供良好医疗服务的新路子，在社会上产生了积极反响，受到了农民群众的欢迎。同时锻炼了城市卫生队伍，培养和提高了农村卫生人员业务能力和管理水平，已产生初步成效。同时，也发现了项目实施中存在的一些问题，主要是部分省份对项目工作的支持力度不够，部分贫困县医院基础医疗设施和基本医疗服务能力需要尽快完善和提高。

（高学成　王春玉）

卫生部加强“血液疗法”管理

为维护人民群众健康权益和经济利益，规范各种“血液疗法”，卫生部于2005年3月11日下发了《卫生部关于加强“血液疗法”管理的通知》。通知要求对于已通过国内外基础研究及临床研究评价，证明临床应用安全有效的“血液疗法”，可以在明确适应证的前提下规范应用；对于已通过基础研究，但临床应用的安全性和有效性评价不明确、尚存在争议的“血液疗法”，应当首先经省级以上卫生行政部门批准，在有条件的医疗机构进行科学的、有组织的临床研究，不得作为临床服务项目向患者提供；对于既无基础研究结论，又未经过临床研究的“血液疗法”，一律停止临床应用。根据要求，各级卫生行政部门进行了对“血液疗法”的专项监督检查和清理整顿工作。

（李大川）

卫生部开展器官移植等三项医疗技术临床应用情况调查

为了解掌握三项特殊医疗技术临床应用情况，规范器官移植等三项医疗技术临床应用，保证医疗质量和医疗安全，卫生部委托卫生部医院管理研究所组织专家于2005年5~6月份组织四个调研组分赴北京、上海、天津、广东、辽宁、湖北、陕西、四川等八个省市55家医院进行现场调研。通过此次调研基本掌握了三项技术在我国应用的基本情况，包括发展历史、现状和存在的主要问题，为下一步规范管理提供了依据。

（焦雅辉）

卫生部、国家中医药管理局通报河南省新郑市中医院遗弃并导致患者死亡事件

2003年11月，河南省新郑市中医院发生一起遗弃患者并导致患者死亡的恶性事件。卫生部、国家中医药管理局对此高度重视，责成河南省卫生厅、河南省中医药管理局进行查处。河南省有关部门和司法机关根据事件调查结果，对相关责任人给予了党纪、政纪和司法处理。卫生部、国家中医药管理局于2005年6月20日对河南新郑市中医院导致患者死亡事件进行了全国通报，要求各级卫生行政部门、中医药管理部门以及各级各类医疗机构要努力实践“三个代表”重要思想，加强对医疗机构管理者和医务人员的法制教育和职业道德教育，严格规范医务人员的诊疗行为。通报强调对于片面追求经济利益、严重损害人民群众利益的行为要坚决纠正，并严肃追究医疗机构负责人的责任。

（赵明钢）

卫生部医师资格考试委员会发布2005年医师资格考试成绩合格线

卫生部医师资格考试委员会于2005年12月16日发布2005年医师资格考试成绩合格线。2005年医师资格考试医学综合笔试合格线分数为：临床执业医师：335；临床执业助理医师：173；口腔执业医师：341；口腔执业助理医师：181；公共卫生执业医师：312；公共卫生执业助理医师：154；具有规定学历的中医执业医师：378；具有规定学历的中医执业助理医师：212；师承或确有专长的中医执业医师：378；师承或确有专长的中医执业助理医师：212；具有规定学历的蒙医执业医师：300；具有规定学历的蒙医执业助理医师：143；师承或确有专长的蒙医执业医师：300；师承或确有专长的蒙医执业助理医师：143；具有规定学历的藏医执业医师：294；具有规定学历的藏医执业助理医师：138；师承或确有专长的藏医执业医师：294；师承或确有专长的藏医执业助理医师：138；具有规定学历的维医执业医师：301；具有规定学历的维医执业助理医师：169；师承或确有专长的维医执业医师：301；师承或确有专长的维医执业助理医师：169；中西医结合执业医师：367；中西医结合执业助理医师：177。

（李大川）

卫生部通报广西桂林市人民医院鲍光蛇事件和福建省连江县医院郑铿弟医疗事件

2005年7月25日，广西桂林市人民医院发生一起因规章制度执行不力、急诊危重患者抢救不及时，医院管理存在漏洞，导致患者鲍光蛇死亡的事件；2005年8月2日，福建省福州市连江县医院发生一起因医院首诊负责制落实不到位，接诊医师没有采取有效治疗措施，导致患者郑铿弟死亡的事件。对两起事件，卫生部非常重视，分别责成广西

壮族自治区卫生厅和福建省卫生厅根据调查结果对相关医疗机构及责任人做出了严肃处理，并于2005年12月23日对两起事件进行了全国通报。通报要求各级卫生行政部门要进一步加强医院管理，各级医疗机构要严格执行医院各项规章制度和人员岗位责任制度、切实加强急诊科（室）建设，确保急救绿色通道畅通、强化医疗机构主要负责人的医疗管理职能，保障医疗安全。

（张宗久）

卫生部医师资格考试委员会修订、下发《医师资格考试违规处理规定》

为组织好医师资格考试，做好医师资格考试考务管理工作，卫生部医师资格考试委员会在总结几年医师资格考试考务管理工作经验的基础上，借鉴高考、司法考试等相关规定，经广泛调研和充分论证，对《医师资格考试违规处理暂行规定》进行了修改，制定了《医师资格考试违规处理规定》，并于2005年9月7日下发。修订后的《医师资格考试违规处理规定》增加了部分考试违规行为的处理，并突出了对违规行为的认定和处理程序。

（赵明钢）

卫生部加强艾滋病治疗管理工作

根据艾滋病防治工作的需要，卫生部在2005年加大了艾滋病医疗救治管理工作力度。卫生部成立了艾滋病防治协调小组医疗组办公室，先后下发了《关于加强艾滋病抗病毒治疗工作的通知》、《关于规范合并艾滋病病毒感染和艾滋病的患者诊疗工作的通知》。为帮助当地开展规范化治疗和医务人员培训等工作，卫生部向云南省、河南省派遣艾滋病防治医疗队。为加强儿童艾滋病抗病毒治疗管理工作，在河南、云南、安徽、湖北、广西、山西启动了儿童艾滋病抗病毒治疗试点工作。卫生部同时加强了医务人员培训工作力度，下发了《艾滋病临床治疗及相关知识培训教材》的光盘，在8个国家级艾滋病临床进修基地及北京、安徽、河南、云南、贵州、四川等地共举办了20期艾滋病诊疗培训班，安排进修和培训1300人，同时委托中国疾病预防控制中心开展了大量针对性的人员培训。

（樊 静）

卫生部印发艾滋病治疗相关技术文件

为规范艾滋病诊疗工作，卫生部向全国推荐中华医学会和中华中医药学会等制定的《艾滋病诊疗指南》、《中医药治疗艾滋病临床技术方案》（试行）。同时为配合国家艾滋病抗病毒治疗工作，向艾滋病病毒感染者和艾滋病病人提供全面、规范的医疗救治服务，卫生部于2005年10月下发了《复方新诺明预防艾滋病主要相关机会性感染技术指南》。

（樊 静）

卫生部推荐《传染性非典型肺炎（SARS）治疗方案（2004版）》

为进一步科学、规范地做好非典救治工作，根据2004年非典疫情的特点，在认真总结国内以及其他国家和地区非典防治经验并综合最新研究进展的基础上，卫生部和国家中医药管理局共同委托中华医学会和中华中医药学会组织相关专家对2003修订的《传染性非典型肺炎（SARS）诊疗方案》进行了再次修订，形成了《传染性非典型肺炎（SARS）诊疗方案（2004版）》，并于2005年2月发出通知，将该方案向全国推荐，以指导各地非典救治工作。

（李大川）

卫生部制定《人禽流感治疗方案（2005版修订版）》

根据国际经验和我国人禽流感救治的基本情

况，为提高医疗机构做好人禽流感的诊疗工作，提高防控人感染禽流感的能力和水平，卫生部组织专家对2004年制订的《人禽流感诊疗方案》进行了修订，形成了《人禽流感诊疗方案（2005年版修订版）》，并于11月下发。

（焦雅辉）

卫生部印发麻醉药品、精神药品管理有关规定

为贯彻实施《麻醉药品和精神药品管理条例》，加强对医疗机构购用麻醉药品和第一类精神药品的管理，防止麻醉药品和第一类精神药品流入非法渠道，保证医疗需求，卫生部于2005年11月相继制订下发了《麻醉药品、第一类精神药品购用印鉴卡管理规定》、《医疗机构麻醉药品、第一类精神药品管理规定》、《麻醉药品、精神药品处方管理规定》和《关于做好麻醉药品、第一类精神药品使用培训和考核工作的通知》。通知与规定保证了《麻醉药品和精神药品管理条例》的顺利实施，相关职能的平稳交接。

（焦雅辉）

卫生部建立抗菌药物临床应用及细菌耐药监测网

针对当前我国很多医疗机构不合理应用抗菌药物和细菌耐药的现象逐步增多，为掌握抗菌药物临床应用现状，及时发布细菌耐药信息，以指导临床并规范抗菌药物应用，卫生部、国家中医药管理局和总后卫生部委托中华医院管理学会药事管理专业委员会和北京大学临床药理研究所组建了包括109家医院的抗菌药物临床应用监测网和细菌耐药监测网，并完成了二次试点性抗菌药物临床应用监测和一次抗菌耐药情况监测。卫生部将在试点基础上逐步建立覆盖全国的监测网络，及时发布检测结果和细菌耐药信息，并根据监测结果采取措施，推进了合理用药工作。

（李大川）

卫生部办公厅转发湖北省卫生厅对武汉九州中西医结合医院等实施行政处罚的通报

2005年7月29日，卫生部下发《卫生部办公厅转发湖北省卫生厅关于对武汉市九州中西医结合医院和武汉广德妇科医院实施吊销医疗机构执业许可证行政处罚的通报的通知》（以下简称《通知》）。2005年4月，武汉九州中西医结合医院和武汉广德妇科医院违法违规执业事件被曝光后，湖北省卫生厅和武汉市卫生局迅速组织专案调查组进行了认真深入的调查。调查认定：武汉九州中西医结合医院使用多名非卫生技术人员从事医疗活动；武汉广德妇科医院未经卫生行政部门批准，擅自开展人类辅助生殖技术。针对违法事实，武汉市卫生局依法吊销了武汉九州中西医结合医院和武汉广德妇科医院的《医疗机构执业许可证》。湖北省卫生厅对此发出通报。

《通知》要求，各级卫生行政部门要结合“以病人为中心，以提高医疗服务质量为主题”的医院管理年活动，切实改善服务态度，提高医疗质量，确保医疗安全；积极开展打击非法行医专项行动，加大对无证行医、医疗机构聘用非卫生技术人员行医、医疗机构出租承包科室、非法从事性病诊疗活动、利用B超非法鉴定胎儿性别和选择性别的终止妊娠手术等违法违规行为的查处力度，加强对医疗机构的监管和对医疗行为的规范。各级医疗机构要牢固树立法制观念和意识，严格依法执业，规范服务，加强医院自身管理，提高医疗服务水平。坚持把社会效益和群众健康权益放在第一位，构建和谐的医患关系，倡导规范的医疗行为。

（高光明　李文婧）

卫生部医政司对部分省、市体检服务机构管理及执业基本情况进行调查

为加强体检服务管理，进一步规范体检服务行为，2005年7月，卫生部医政司下发《关于开展部分省市体检服务情况调查的函》，对陕

西、广东、山西、云南、辽宁、北京、上海等11个省、市的体检服务基本情况进行问卷调查。调查对象包括专门体检医疗机构、医疗机构内设体检科室，以及有关省级和地（市）级卫生行政部门。共反馈636份调查表；涉及开展体检服务的医疗机构597家；其中，医疗机构内设体检科室556家，专门体检机构41家。

10月份，在问卷调查的基础上，医政司下发《关于对部分省、市体检机构基本情况进行调研的函》，组织专家对四川、辽宁等省的体检机构进行实地调查研究，围绕当地体检服务现况和体检机构管理情况，广泛听取了卫生行政部门和医疗机构管理人员等方面的意见和建议。

调研结果显示，2005年，我国体检服务主要分为两类：一是健康体检，包括干部保健、企事业单位职工体检和个人体检等。医疗机构内设的体检科室和专门体检机构均都开展了此类服务。二是由政府相关部门指定的体检，包括招生体检、征兵体检、驾驶员体检和特殊行业从业人员体检等。一般由公立的医疗机构内设体检科室或专门体检机构完成。

（高光明　李文婧）

卫生部委托中华医院管理学会进行医疗广告民意调查

为全面了解社会公众对医疗广告的认识和态度，探索加强医疗广告管理的有效措施，2005年5月，卫生部医政司发函委托中华医院管理学会开展社会公众对医疗广告认可度的调查。

调查组选择在北京、成都、沈阳、西安四个城市进行抽样调查，最终完成了1800人次的深入访谈。调查结果显示，公众对医疗广告的满意度较低，90%以上的被调查对象认为医疗广告市场亟需规范和加强管理。被调查对象认为：政府应健全有关政策法规；加强对医疗广告经营者和发布者的管理，把好审核关；加大对虚假违法医疗广告的处罚和打击力度；应进行公众教育，加强公众鉴别虚假违法医疗广告的能力。

（高光明　李文婧）

卫生部、国家中医药管理局建立全国医疗机构管理信息系统

为贯彻落实《医疗机构管理条例》及其实施细则，及时、准确掌握医疗机构管理相关信息，推动医疗服务信息公示，加强医疗服务市场监管，卫生部办公厅、国家中医药管理局办公室于2005年9月27日联合下发了《关于统一使用〈医疗机构管理信息系统〉软件的通知》，决定在全国各级卫生行政部门、中医药管理部门统一推广使用《医疗机构管理信息系统（管理版）》软件，建立全国医疗机构管理信息系统。

通知要求：各省级卫生行政和中医药管理部门对本辖区医疗机构信息审核、汇总后分别报卫生部医政司和国家中医药管理局医政司。卫生部拟于2006年第三季度开始在卫生部网站提供全国医疗机构信息检索，并逐步实行医疗机构电子政务管理。自2006年开始，各地市、区县级地方卫生行政部门要及时将医疗机构信息变更情况逐级上报至省级卫生行政部门和中医药管理部门。省级卫生行政部门和中医药管理部门要对本辖区医疗机构信息进行审核、汇总，于每季度开始的第一个月内分别报卫生部医政司和国家中医药管理局医政司。

（高光明　李文婧）

《血站管理办法》修订颁布

1998年制定的《血站管理办法（暂行）》已经实施6年，对全国血站的管理起到了积极的作用。随着社会发展，近年来，全国血站状况发生较大变化，如采供血机构规划设置、血站采供血范围的管理、血液的质量保证等，使原《血站管理办法》不能满足血液管理和执法监督要求。因此，对《血站管理办法（暂行）》进行修订。在修订过程中，充分考虑我国血液管理现状，借鉴国际输血服务机构发展规划调整的趋势，研究和探讨我国血液事业发展的方向，征求了各省、自治区、直辖市意见，同时通过卫生部网站向社会广泛征求意见。新修订的《血站管理办法》加强了采供血机构设置规划和调整，

取消了基层血站设置；将原办法中卫生部对血液中心的执业许可权下放到省级卫生行政部门；完善了执业审核制度建设；加强血站的规范化管理，增加对血站的注销和吊销条款。新的《血站管理办法》经部务会讨论通过，将于2006年3月1日起正式实施。

（衣 梅 胡 翔）

6.14世界献血者日宣传活动

世界献血者日是由红十字会和红新月会国际联合会，世界卫生组织、献血者组织国际联合会以及国际输血协会一起联合发起的，并得到全球192个国家、181个国家红十字会和红新月会积极响应和参与。2005年世界卫生大会已经通过决议，将每年的6月14日定为世界献血者日，以感谢那些献血者为拯救生命所做出的努力和贡献。2005年的主题是：庆祝您血液的礼物。为了大力宣传6.14“世界献血者日”，弘扬无偿献血的高尚行为，进一步提高公民的无偿献血意识，推动无偿献血的发展，卫生部与中国红十字会总会联合在北京市血液中心举办世界献血者日感谢活动，并推出杨澜、濮存昕做卫生部无偿献血形象大使，希望更多的健康适龄人群加入到无偿献血队伍中来，推动我国无偿献血事业的发展。

（衣 梅 胡 翔）

《采供血设置规划指导原则》发布

为指导各地采供血机构设置，根据《中华人民共和国献血法》、《血液制品管理条例》和《血站管理办法》，卫生部制定发布了《采供血设置规划指导原则》（以下简称《指导原则》）。各省级卫生行政部门应遵照《指导原则》制定本地区的《采供血设置规划》（以下简称《规划》）。《指导原则》包括采供血机构分类、目标和原则、设置标准、省（自治区、直辖市）《规划》内容与权限、采供血机构的调整和《规划》的修订等内容。《指导原则》规定《规划》每三年修订一次。

（衣 梅）

卫生部印发《血液透析器复用操作规范》

为保证血液透析质量和医疗安全，降低患者经济负担，卫生部组织专家制订下发了《血液透析器复用操作规范》（以下简称《规范》），《规范》包括血液透析器的标识、复用、使用前检测、使用中监测以及复用人员资格与培训等12条。2005年8月11日卫生部下发《卫生部关于印发<血液透析器复用操作规范>的通知》，通知要求医疗机构及其医务人员使用经国家食品药品监督管理局批准的可以重复使用的血液透析器应当遵照本《规范》执行；经批准的一次性血液透析器不得重复使用。

（焦雅辉）

《中国护理事业发展规划纲要（2005~2010年）》颁布实施

为更好地适应人民群众日益增长的健康需求和社会经济发展、医学技术进步的形势，促进护理事业全面、协调、可持续发展，提高护理质量和专业技术水平，维护人民群众健康，在开展专题研究和调查的基础上，卫生部制订颁布了《中国护理事业发展规划纲要（2005~2010年）》。《规划纲要》明确近时期护理工作发展的总目标是：加强护士队伍建设，提高护士队伍整体素质，规范护士执业行为，提高护理服务质量和专业技术水平，拓展护理服务，加强护理管理，规范护理教育，促进护理事业与社会经济和医学技术的协调发展，满足人民群众的健康服务需求。具体目标和工作任务包括：（一）颁布实施《护士管理条例》，完善护士准入制度，依法加强护士队伍建设，维护护士合法权益；（二）增加临床一线护士总量，实现护士人力资源的合理配置，到2007年，全国的三级医院的编制护士应达到护士的配备标准，到2010年，全国85%的二级医院的编制护士应达到护士的配备标准；（三）合理调整临床护士队伍结构，提高护士队伍整体素质，到2010年，护士中具有大专及以上学历者应不低于30%，三级医院工作的护士中具有大专及以上学历者应不低于50%，二级医院工作的护士中具有大专及以上学历者应不低于30%；（四）树立“以病人为中心”的服务理念，提高医院临床护理服务质量，到2007年，全国85%的三级医院应达到评价标准；到2010年，全国100%的三级医院应达到评价标准，85%的二级医院应达到评价标准；（五）根据临床专科护理领域的工作需要，有计划地培养临床专业化护理骨干，建立和发展临床专业护士；（六）加强护理管理，提高护理管理人员的管理水平和能力，到2010年，全国100%的三级医院护理部主任完成岗位培训；（七）发展社区护理，拓展护理服务；（八）推进护理教育改革与发展，到2010年，各层次护理教育的招生数量比例应达到中专占50%、大专占30%、本科及以上占20%的结构目标；（九）发展中医护理；（十）加强护理领域的国际交流与合作。《规划纲要》要求各省、自治区、直辖市卫生行政部门要充分认识促进护理事业发展的重要性、紧迫性，切实加强对护理工作的领导，并依据本《规划纲要》，结合当地实际，制定具体实施方案并组织实施；要注重抓示范点的建设，总结经验，逐步推广，发挥示范点的指导作用，带动本地区护理工作分步骤达到《规划纲要》的各项目标；各省、各地区间要加强护理工作的交流，共同提高；要加强督导，保证效果。

（郭燕红　孟　莉）

2005年全国护理工作会议召开

根据部务会讨论通过的2005年全国性会议计划，2005年8月3日~5日在辽宁省大连市召开了全国护理工作会议。这次会议是继1986年首届全国护理工作会议的十九年之后，又一次专门讨论研究和部署护理工作的全国性大会。会议的主要任务是：回顾和总结改革开放以来我国护理工作中取得的成绩和经验，分析护理工作发展面临的形势、任务以及需要解决的问题，探讨适合中国国情的护理工作发展思路，明确近几年内的工作重点和方向，贯彻落实卫生部颁布的《中国护理事业发展规划纲要（2005～2010年）》。卫生部副部长马晓伟出席会议并作重要讲话，辽宁省副省长滕卫平、大连市副市长贺旻在会议开幕式上致辞。参加会议的有卫生部办公厅、人事司、妇社司、科教司等有关司局的同志；国家中医药管理局、总后卫生部有关领导和负责同志；各省、自治区、直辖市卫生厅局、新疆生产建设兵团卫生局分管厅局长、医政处处长和负责护理工作的同志；卫生部直属单位的领导；原部属医科大学医院管理处处长；部分医院院长、护理部主任及中华护理学会、中华医院管理学会的负责同志共计284人。会议由卫生部医政司司长王羽主持。副部长马晓伟在会议上作了题为《立足国情加强管理 努力开创护理工作发展新局面》的重要讲话。副部长马晓伟的讲话在充分肯定护理工作成绩的基础上，客观分析了目前存在的实际问题和面临的形势与任务，明确了护理工作发展的方向和重点。副部长马晓伟在讲话中强调以下几点：（一）我国医疗卫生事业的发展必须坚持走适合中国国情的发展道路，护理工作的发展同样要适应中国的国情，不能一味盲目照搬国外的模式，在服务内涵、服务方式和人力配备方面要适应病人和临床实际工作的需要，探讨适合中国国情的护理工作发展模式；（二）护理工作直接服务于病人，担负着救死扶伤、治病救人的责任，因此，护理工作的发展必须坚持全心全意为人民健康服务的宗旨，把“以病人为中心”的服务理念实实在在地落实到服务于病人的各项工作中；（三）要把护理工作作为医院内涵建设和综合实力建设的重要组成部分，促进医院临床护理工作与医疗工作的协调发展；（四）科学统筹护士人力资源，着力解决临床一线护士配备不足的问题，提高护士队伍素质和专业技术水平，提高护理质量，保证病人安全；（五）传承并弘扬护理工作的光荣传统，树立关爱病人、勤勉敬业的职业风尚。马晓伟副部长在讲话中要求各地卫生行政部门、医院领导、管理人员要认真学习和贯彻《中国护理事业发展规划纲要》，结合当地实际情况，认真研究落实护理工作的发展思路，研究落实为病人、为社会提供优质、安全医疗护理服务的具体措施，抓住当前机遇，促进护理工作发展，务求取得实际效果，为维护人民群众的健康权益、保障人民群众的健康，为构建社会主义和谐社会做出更大贡献。为充分交流工作经验，会议安排了江苏、山东、天津、安徽、湖南等省市卫生厅局与大连医科大学附属第一医院、北京协和医院、北京天坛医院、四川大学华西医院、重庆医科大学附属儿童医院进行了大会交流，实地参观了大连医科大学附属第一医院。代表们对于会议评价很高，一致强烈反映这次会议非常有成效，召开这次全国护理工作会议非常必要，充分体现了卫生部对护理工作的重视。大家纷纷表示要积极抓好落实工作，贯彻好这次会议精神，并根据《中国护理事业发展规划纲要》结合实际情况，尽快制定实施方案并组织实施，使护理工作有一个新起点、新面貌、新效果。

（郭燕红　孟　莉）

卫生部与全国妇联共同举办“全国卫生系统护理专业巾帼文明岗、巾帼建功标兵”表彰活动并召开表彰大会

2005 年“5·12”国际护士节之际，卫生部与全国妇联共同举办“全国卫生系统护理专业巾帼文明岗、巾帼建功标兵”表彰活动，并在人民大会堂召开了表彰大会，全国人大常委会副委员长、全国妇联主席顾秀莲、原全国人大常委会副委员长、现中国红十字会会长、全国妇联名誉主席、中华护理学会名誉会长彭珮云、卫生部部长高强、总后卫生部部长李建华等领导到会并发表重要讲话。卫生部副部长王陇德主持了大会，全国妇联常务主席黄晴宜宣读奖励决定，大会表彰了 224 个“巾帼文明岗”集体、149 名“巾帼建功”标兵个人。先进集体代表北京佑安医院“爱心家园”护理组护士长福艳、先进个人代表北京协和医院基本外科护士长史东雷在会上发言。

（郭燕红　孟　莉）

卫生部与中宣部、中国红十字总会、中华护理学会联合举办“南丁格尔奖章获得者先进事迹巡回报告”活动

为进一步弘扬南丁格尔奖章获得者爱岗敬业和无私奉献的精神，在全国卫生系统掀起“学习南丁格尔精神，平凡岗位献爱心”的活动高潮，卫生部与中宣部、中国红十字总会、中华护理学会联合举办了“南丁格尔奖章获得者先进事迹巡回报告”活动。首场报告会于 2005 年 9 月 23 日在人民大会堂举行。此外，巡回报告又相继在山东省和甘肃省各举办一场。

（孟　莉　郭燕红）

第四十届南丁格尔奖章颁奖大会举行

卫生部与中国红十字总会于 2005 年 7 月 12 日在人民大会堂举行了第四十届南丁格尔奖章颁奖大会，对 2005 年 5 名荣获南丁格尔奖的护士进行颁奖。国家主席胡锦涛亲自为获奖的同志颁奖，国务院副总理吴仪代表党中央、国务院对获奖者和广大护理工作者做出的贡献给予了充分肯定，并提出了殷切希望。

（孟　莉　郭燕红）

《医疗机构口腔诊疗器械消毒技术操作规范》颁布实施

为进一步规范医疗机构口腔诊疗器械的消毒工作，保障医疗质量和医疗安全，卫生部组织有关专家制定并发布《医疗机构口腔诊疗器械消毒技术操作规范》，要求各级各类医疗机构必须高度

重视口腔诊疗器械消毒工作，将口腔诊疗器械消毒质量纳入医疗质量和医疗安全管理。要求有关的医院感染管理人员、从事口腔诊疗服务和口腔诊疗器械消毒工作的医务人员应当接受相应培训，正确掌握消毒灭菌技术。按照《医疗机构口腔诊疗器械消毒技术操作规范》，对开展口腔科诊疗科目服务的医疗机构、从事口腔诊疗服务和口腔诊疗器械消毒工作的医务人员、口腔诊疗器械的消毒或者灭菌方法的选择作了基本要求；明确了口腔诊疗器械消毒工作程序及要点；要求医疗机构应当对口腔诊疗器械消毒与灭菌的效果进行监测，确保消毒、灭菌合格。各级卫生行政部门要加强对医疗机构口腔诊疗器械消毒工作的监督管理。

（郭燕红　孟　莉）

卫生部召开2005年全国防盲工作研讨会

为了分析全国防盲工作面临的形势和挑战，研究开展防盲工作的重点和策略，研究制定2006～2010年全国防盲工作规划，卫生部于2005年10月13日～14日在北京召开2005年全国防盲工作研讨会。各省（自治区、直辖市）卫生厅局医政处主管领导和防盲办主任及全国防盲技术指导组委员近百人参加大会，会议特邀世界卫生组织（WHO）、国际奥比斯等国际非政府组织和香港盲人辅导会参加。卫生部医政司司长在报告中总结了防盲治盲工作取得的成绩，同时也指出了我国防盲治盲工作面临的困难和问题。一是白内障手术数量还比较低；二是专业人才缺乏与分布不平衡；三是基层医院眼科服务能力有待提高；四是防盲服务系统不够完善；五是防盲信息系统不完善，盲情底数不清。指出今后一段时间的工作重点是：第一，进一步提高对防盲工作重要性的认识。第二，坚持政府主导，加强防盲工作的合作。第三，抓紧有利时机，加强防盲治盲能力建设，提高眼科技术服务水平。第四，以农村为重点，针对重点治盲原因开展工作。第五，做好防盲规划的制定和落实工作。第六，加强宣传教育，提高公众眼保健意识。第七，不断总结经验，加强督促检查。会议对《全国防盲治盲工作规划（2006～2010年）》进行了讨论。

（高学成　匡绍华）

“视觉第一中国行动”卫生部项目办公室认真组织实施项目工作

2005年3月，“视觉第一中国行动”项目二期召开第三次管理委员会会议，国际狮子会、卫生部医政司、中国残联康复部有关人员参加。会议通报了“视觉第一中国行动”项目进展情况、取得的成绩和我国防盲治盲工作的现状和面临的挑战，就中期评估安排、人员培训、县（地市）级医院眼科建设等问题进行了研究。

为进一步做好培训工作，卫生部项目办公室于2005年8月在西安召开区域培训中心培训工作座谈会，交流了各地人员培训工作经验，对下一步工作进行了部署。2005年10月，在长沙举行项目二期财务人员培训班，重申了财务管理规定，规范了财务报账程序，督促各地合理使用项目经费，及时报账。

2005年度，全国31个省（自治区、直辖市）和新疆生产建设兵团共培训12000余名眼科医务工作者和管理人员。卫生部项目办公室援建了全国63家县（地市）级医院眼科，配备设备价值530余万元。为便于各省项目管理人员工作，编印了自项目开展以来的文件汇编。同时，将2003年度全国眼科医疗机构现状分析报告印刷成册。

根据卫生部项目办公室统一部署，各省（自治区、直辖市）和6个区域培训中心开展了项目自查工作。卫生部项目办公室派人员对人员培训和受援县（地市）级医院眼科工作开展情况进行了抽查，为中期评估作好准备。

（高学成　匡绍华）

“视觉第一中国行动”卫生部项目办公室第二期援建县（地市）级医院眼科

在2004年度援建43家县（地市）级医院眼科的基础上，“视觉第一中国行动”卫生部项目办公室2005年度继续安排援建21个省（自治区）和新疆生产建设兵团63家县（地市）级医院眼科。在各省（自治区）项目办公室申报的基础上，卫生部项目办公室组织专家进行了论证，确定了63家县（地市）级医院眼科为2005年度援建单位，采购了价值530余万元的眼科设备，装备受援单位。

（高学成　匡绍华）

医疗保险管理

2005年城镇职工基本医疗保险工作

2005年，各级劳动保障部门全面贯彻落实《国务院关于建立城镇职工基本医疗保险制度的决定》精神，以完善政策、稳步扩面、强化管理为重点，努力推进灵活就业人员、混合所有制和非公有制经济组织从业人员参保，着力解决关闭破产国有企业退休人员参保资金来源问题，积极探索进城务工人员参保办法，不断加强医疗保险基金收支管理和医疗保险医疗服务管理，全面完成了医疗保险各项工作任务，为“十五”时期医疗保险制度改革画上了圆满的句号。

一是适应我国社会主义市场经济体制改革的需要，实现了公费劳保医疗制度向城镇职工基本医疗保险制度的平稳转轨。截止2005年底，除个别地区外，全国所有城镇都建立了基本医疗保险制度，覆盖人数达到13783万人，较2004年底增加1379万人，增长11.12%，比“九五”期末增长了两倍多。原公费劳保医疗覆盖人群中的绝大多数参加了医疗保险。

二是适应就业形式和所有制结构的调整变化，不断完善政策，扩大医疗保险覆盖范围。近几年来，劳动保障部陆续下发了有关文件，不断加大推动力度，使医疗保险制度政策覆盖范围从国有单位扩大到了非公经济组织，从正规就业人员扩大到了灵活就业人员，从城镇从业人员扩大到了进城务工人员。截止2005年底，灵活就业等其他人员参保807万，比2004年底增加269万人，增长50%；进城务工人员参保489万人。

三是认真研究历史遗留问题，着力解决国有困难、破产企业职工和退休人员的医疗保障问题。通过加大政策研究和协调力度，争取多渠道筹集资金，努力帮助关闭破产企业退休人员和困难企业职工及退休人员参加医疗保险，重点解决他们的大病医疗保障问题。2005年，约有50%的关闭破产企业退休人员和困难企业职工参加了医疗保险。

四是以基本医疗保险为主，兼顾不同医疗需求，初步构建了多层次医疗保障体系。在建立基本医疗保险制度的同时，各地普遍实行大额医疗费用补助办法，多数地区落实公务员医疗补助措施，部分效益好的企业建立补充医疗保险，一些地方还在社会医疗救助方面进行了探索，初步形成了以基本医疗保险为主、各类补充保障措施为辅的多层次医疗保障体系。

五是医疗保险管理不断完善和加强，有效遏制了医疗费用的不合理增长，实现了医疗保险基金收支平衡、略有结余的预期目标。医疗保险基金征缴和稽核进一步加强，医疗保险的医疗服务“三二一”管理机制进一步完善，定点医疗服务机构信用等级和分类管理制度逐步建立，医疗保险运行管理机制不断完善，保证了医疗保险制度的平稳运行。截止2005年底，2005年医疗保险基金收入1405.30亿元，比2004年增加264.29亿元，增长23.16%；支出1079.24亿元，比2004年增加2170.3亿元，增长25.17%。

六是坚持不懈抓队伍建设和能力建设，初步建立健全了医疗保险社会化管理系统。各地普遍建立了专门的医疗保险管理机构，建立了一支政治过硬、业务精干、作风优良的专业管理队伍，建立健全了各项管理制度和操作规范，大多数统筹地区建立了比较先进的信息系统，对参保人员实行网络管理，对医疗服务实行实时监控，对医疗费用实行直接结算。

（曹　霞）

社会和劳动保障部办公厅印发关于推进混合所有制企业和非公有制经济组织从业人员参加医疗保险的意见

根据《中共中央关于完善社会主义市场经济体制若干问题的决定》关于进一步改革城镇职工基本医疗保险制度的精神，为进一步扩大医疗保险覆盖面，完善医疗保险制度，社会和劳动保障部办公厅2004年5月印发《关于推进混合所有制企业和非公有制经济组织从业人员参加医疗保险的意见》（劳社厅发〔2004〕5号），就推进混合所有制企业和非公有制经济组织从业人员参加医疗保险工作提出如下意见：

一、统一思想认识，明确工作重点

（一）随着经济体制改革进一步深化，国有企业向混合所有制企业转制的进程加快，个体、私营等非公有制经济组织迅速发展，混合所有制企业和非公有制经济组织成为我国城镇新增劳动力、下岗失业人员和农村进城务工人员就业的主要渠道。推进混合所有制企业和非公有制经济组织从业人员参加医疗保险，是贯彻党的十六届三中全会精神、坚持和落实以人为本的科学发展观的重要任务，是进一步深化国有企业改革、完善社会主义市场经济体制的迫切要求，是改善经济环境、促进就业和再就业的重要措施，是提高医疗保险保障能力、确保医疗保险制度稳健运行和可持续发展的客观需要。当前要采取切实措施，加大推进混合所有制企业和非公有制经济组织从业人员参加医疗保险的工作力度，促进基本医疗保险事业全面协调可持续发展。

（二）推进混合所有制企业和非公有制经济组织从业人员参加医疗保险，要以做好在职职工医疗保险关系接续和解决退休人员医疗保险资金为重点，巩固和扩大国有企业转制为混合所有制企业后的参保面。要以私营、民营等非公有制企业为重点，提高中小企业参保率。要以与城镇用人单位建立了劳动关系的农村进城务工人员为重点，积极探索他们参加医疗保险的有效途径和办法。要以大中城市为重点，加强工作指导，妥善处理各方面关系，梯次推进。

二、坚持基本原则，进一步完善政策

（一）对混合所有制企业和非公有制经济组织从业人员，要坚持权利和义务相对应、缴费水平与待遇水平相挂钩的原则，通过建立统筹基金和参加大额医疗费用补助办法将他们纳入医疗保险范围，重点解决大额医疗费用风险。对门诊等未纳入医疗保险支付范围的医疗费用，用人单位应给予适当补助。

（二）逐步将与用人单位形成劳动关系的农村进城务工人员纳入医疗保险范围。根据农村进城务工人员的特点和医疗需求，合理确定缴费率和保障方式，解决他们在务工期间的大病医疗保障问题，用人单位要按规定为其缴纳医疗保险费。对在城镇从事个体经营等灵活就业的农村进城务工人员，可以按照灵活就业人员参保的有关规定参加医疗保险。

（三）切实保障参保人员的医疗保险权益。统一执行基本医疗保险定点管理、医疗服务项目支付范围和标准等医疗服务管理政策和办法，及时结算医疗费用，保证待遇落实。在坚持医疗保险待遇支付基本政策的同时，可以根据不同的保障方式，采取待遇支付标准与连续缴费年限挂钩、建立最低缴费年限制度等办法，鼓励用人单位和各类从业人员连续参保。

三、强化医疗保险管理，提高经办服务水平

（一）加强参保登记、缴费基数核定和基金征缴。对灵活就业人员、个体经济组织业主及其从业人员、外来务工人员以及规模较小的企业等难以准确核定缴费基数的，可以参照当地上年度职工平均工资确定。

（二）根据混合所有制企业和非公有制经济组织用工制度灵活、人员流动性大的特点，充分发挥街道社区劳动保障工作平台的作用，将医疗保险管理服务延伸到街道社区。充分利用银行、

邮局等社会窗口，委托办理缴费手续，为参保人员提供方便快捷的服务。

四、加强统筹协调，精心组织实施

（一）各级劳动保障部门要在当地党委和政府的领导下，加大宣传力度，加强部门协调，积极争取工商、税务等部门的支持配合，为推进混合所有制企业和非公有制经济组织从业人员参加医疗保险工作创造良好条件。

（二）各地要在认真调研的基础上，制定重点突出、措施得力的具体方案。加大督促检查力度，及时了解有关情况，分析和研究工作中出现的新情况、新问题，不断总结经验，完善政策和管理措施，积极稳妥地将混合所有制企业和非公有制经济组织从业人员逐步纳入医疗保险范围。

（周中华　摘）

劳动和社会保障部下发关于落实艾滋病抗病毒治疗政策的通知

为了贯彻落实《国务院关于切实加强艾滋病防治工作的通知》（国发〔2004〕7号）精神，采取有效措施落实艾滋病救治政策，切实保证参加基本医疗保险的艾滋病患者及其感染者获得必要的治疗，劳动和社会保障部2004年5月下发《关于落实艾滋病抗病毒治疗政策的通知》（劳社部发〔2004〕17号）。通知如下：

一、各地推行城镇职工基本医疗保险制度时，要保证参加基本医疗保险的艾滋病患者及艾滋病病毒感染者与其他疾病患者一样，能够平等地参加基本医疗保险并公平地享受基本医疗保险待遇。不允许对参保的艾滋病患者及感染者采取任何歧视性的政策。

二、将卫生部、财政部《关于印发艾滋病抗病毒治疗和自愿咨询检测办法的通知》（卫疾控发〔2004〕107号）中公布的《艾滋病免费抗病毒治疗药品名单》，调整列入《国家基本医疗保险药品目录》（具体名单附后），以保证参加基本医疗保险的艾滋病患者及其感染者能获得有效的抗病毒药物治疗。

三、各地要将参加基本医疗保险的艾滋病患者及感染者抗病毒药物治疗的费用列入统筹基金支付范围，以切实减轻这部分人群的个人医疗费用负担。

附件：

列入《国家基本医疗保险药品目录》的艾滋病抗病毒治疗药品名单

分类		药品名称	规格	剂型
抗病毒药	核苷类逆转录酶抑制剂	齐多夫定	100mg	胶囊
			300mg	片剂
		司它夫定	15mg	胶囊
			20mg	胶囊
		去烃基苷	167mg	散剂
			250mg	散剂
			100mg	散剂
			100mg	片剂
			100mg	咀嚼片
			25mg	咀嚼片
			50mg	颗粒
		拉米夫定	150mg	片剂
	非核苷类逆转录酶抑制剂	奈维拉平	200mg	片剂
			200mg	胶囊
	蛋白酶抑制剂	茚地那韦	200mg	片剂
			200mg	胶囊

（傅　捷　摘）

劳动和社会保障部下发关于国家基本医疗保险和工伤保险药品目录的通知

根据《国务院关于建立城镇职工基本医疗保险制度的决定》（国发［1998］44号）和《工伤保险条例》的要求，劳动和社会保障部按照《城镇职工基本医疗保险用药范围管理暂行办法》（劳社部发［1999］15号），经过专家评审，会同有关部委2004年9月制定了《国家基本医疗保险和工伤保险药品目录》（劳社部发［2004］23号）（以下简称《药品目录》）。有关问题通知如下：

一、制定《药品目录》是建立和完善社会保险制度的要求，是保障参保人员基本用药需求和适应医药科技进步的客观需要。各省（自治区、直辖市）劳动保障部门要提高认识，按照基本医疗保险和工伤保险的规定，认真贯彻执行《药品目录》。《药品目录》在2000年《国家基本医疗保险药品目录》的基础上进行了以下调整：一是险种适用范围从基本医疗保险扩大到工伤保险。二是在保持用药水平相对稳定与连续的基础上，增加了新的品种。三是调整了《药品目录》的分类，对部分剂型进行了归并，明确了部分药品准予支付费用的限定范围。四是在《药品目录》中增加“凡例”，对《药品目录》进行解释和说明。

二、各省（自治区、直辖市）要认真做好《药品目录》乙类药品的调整工作。要精心组织，搞好部门协调，制定科学的评审方案，严格评审程序，广泛听取意见，完善专家评审机制，充分尊重专家意见。不得要求企业申报，不得以任何名目向企业收取费用。调整工作要在2004年年底前完成。对各统筹地区执行《药品目录》要提出明确的时间要求。

各省（自治区、直辖市）对国家《药品目录》甲类药品不得调整，乙类药品调入与调出的数量总和控制在国家《药品目录》乙类药品总数的15%以内。民族药的调整不受比例限制，增加的品种应有国家食品药品监督管理局正式颁布的民族药标准。调入《药品目录》的乙类药品，除工伤保险用药可以特殊考虑血浆蛋白类制品以及中成药的酒类制剂外，均要符合基本医疗保险用药范围管理规定。药品名称和剂型严格执行国家《药品目录》的规范，不得使用或标注商品名。对《药品目录》中部分药品所规定的支付限定范围可以进行调整，但不得取消。调整的乙类药品品种要上报我部审核。

三、各统筹地区要严格执行本省基本医疗保险、工伤保险药品目录，不得调整或另行自定。参保人员使用《药品目录》中的西药与中成药所发生的费用，应由工伤保险基金支付的，不分甲、乙类；应由基本医疗保险基金支付的，甲类药品严格按照基本医疗保险规定支付，乙类药品由各统筹地区根据实际确定个人自付比例。对《药品目录》限定适应证的药品，各统筹地区要制定相应的审核支付办法，加强对使用这部分药品临床依据的审核。对《药品目录》中的非处方药品，要允许基本医疗保险参保人员不用医师处方直接到定点零售药店购买，费用由个人账户支付。各统筹地区要根据实际，适当放宽紧急抢救期间用药的范围并制定相应的支付管理办法。

各统筹地区社会保险经办机构要及时更新医疗、工伤保险计算机信息管理系统，做好药品通用名称与商品名、异名对应工作，不得对《药品目录》的药品用商品名进行限制。

对省级药品食品监管部门批准的治疗性医院制剂，统筹地区要在征求卫生、中医药、食品药品监管等部门及有关专家意见的基础上，制定纳入基本医疗保险、工伤保险支付范围的医院制剂目录，明确支付办法，并纳入定点协议的范围。

四、各地要做好新旧《药品目录》使用和管理的衔接，加强与有关部门的协调配合，严格基本医疗保险、工伤保险用药管理，保障职工的基本用药需求，控制药品费用支出。各省（自治区、直辖市）要加强对药品目录执行情况的监督检查。如有重大问题，及时报告社会劳动保障部。

（李莉莎　摘）

劳动和社会保障部下发《国家基本医疗保险和工伤保险药品目录》凡例

《国家基本医疗保险和工伤保险药品目录》(简称《药品目录》)是基本医疗保险、工伤保险基金支付药品费用的标准。临床医师根据病情开具处方及参保人员购买和使用药品不受《药品目录》的限制。“凡例”是《药品目录》的组成部分，是对《药品目录》中药品的分类与编号、名称与剂型、使用范围限定等内容的解释和说明。

一、目录构成

(一)《药品目录》中的药品分西药、中成药和中药饮片三部分。其中，基本医疗保险、工伤保险基金准予支付费用的西药品种分别为1027个和1031个，中成药品种823个，民族药品种47个。医疗保险、工伤保险基金不予支付费用的中药饮片127种及1个类别，其中，单方不予支付的有99种，单、复方均不予支付的有28种和1个类别。

(二)基本医疗保险药品分甲、乙类。西药部分甲类品种有315个，乙类品种有712个；中成药部分的甲类品种有135个，乙类品种有688个。工伤保险药品不分甲、乙类。

二、编排与分类

(一)西药、中成药、民族药分别按药品品种编号，不同剂型的同一品种只编一个号，重复出现时标注“★”，并在括号内标注该品种编号。药品编号的先后次序无特别涵义。

(二)西药主要依据临床药理学和临床科室用药分类，中成药主要依据临床科室用药和功能主治分类。临床各科医师依据病情用药，不受《药品目录》分类的限制。

三、名称与剂型

(一)除在“备注”一栏标有“◇”的药品外，西药名称采用中文通用名和英文国际非专利药名(INN)中表达化学成分的部分，未包括命名中的盐基、酸根部分，剂型单列。

中成药名称采用药品标准中的正式品名。为使编排简洁，在甲乙分类、给药途径相同的情况下，对正式品名相同但剂型不同的药品并列。如藿香正气丸、藿香正气颗粒、藿香正气胶囊、藿香正气软胶囊、藿香正气片、藿香正气滴丸、藿香正气口服液7个品种表达为藿香正气丸(颗粒、胶囊、软胶囊、片、滴丸、口服液)。

(二)西药剂型在《中国药典》(2000年版)“制剂通则”规定的基础上进行归类处理，未归类的剂型以《药品目录》标注的为准。

归类后标注的剂型所包含的具体剂型见下表。

(三)《药品目录》中所有剂型标注为“注射剂”的药品，均不包括含有非溶媒药品且溶媒容积大于100ml的静脉输液剂型。如阿奇霉素注射剂不包括容积大于100ml的阿奇霉素葡萄糖注射液、阿奇霉素氯化钠注射液等含药输液剂型。

紧急抢救与特殊适应证用药各统筹地区有规定的除外。

(四)有关名称与剂型的解释：

1. 通用名称中主要化学成分部分与《药品目录》中名称一致且剂型相同，而商品名或规格不同的西药，属于《药品目录》的药品。

2. 通用名称中主要化学成分部分与《药品目录》中的名称一致且剂型相同，而不同酸根或不同盐基的西药，属于《药品目录》的药品。

3. 正式品名中剂型前的部分与《药品目录》中名称剂型前的部分一致且剂型相同，而商品名或规格不同的中成药，属于《药品目录》的药品。

(五)“备注”栏标有“◇”的药品，因其组成和适应证类似而进行了归类，所标注的名称为一类药品的统称。具体如下：

1. 西药部分第171号“动物骨多肽注射制剂”包括骨肽注射剂和鹿瓜多肽注射剂。

2. 西药部分第178号“缓解感冒症状的复方OTC制剂”，是指2003年12月31日之前国家食品药品监督管理局公布的第一至六批非处方药目录中呼吸系统用药范围的成人用复方制剂，包括的具体品种见下表(复方成份及剂量参见非处方药目录)。

标注的剂型	包含的剂型
口服常释剂型	普通片剂（片剂、肠溶片、包衣片、薄膜衣片、糖衣片、浸膏片、分散片、划痕片）、硬胶囊、软胶囊（胶丸）、肠溶胶囊
缓释控释剂型	缓释片、缓释包衣片、控释片；缓释胶囊、控释胶囊
口服液体剂	口服溶液剂、口服混悬剂、口服乳剂、胶浆剂、口服液、乳液、乳剂、胶体溶液、合剂、酊剂、滴剂、混悬滴剂
丸剂	丸剂、滴丸
颗粒剂	颗粒剂、肠溶颗粒剂
口服散剂	散剂、药粉、粉剂
外用散剂	散剂、粉剂、撒布剂、撒粉
软膏剂	软膏剂、乳膏剂、霜剂、糊剂、油膏剂
贴剂	贴剂、贴膏剂、膜剂、透皮贴剂
外用液体剂	外用溶液剂、洗剂、漱口剂、含漱液、胶浆剂、搽剂、酊剂、油剂
硬膏剂	硬膏剂、亲水硬膏剂
凝胶剂	乳胶剂、凝胶剂
涂剂	涂剂、涂膜剂、涂布剂
栓剂	栓剂、肛门栓、阴道栓
滴眼剂	滴眼剂、滴眼液
滴耳剂	滴耳剂、滴耳液
滴鼻剂	滴鼻剂、滴鼻液
吸入剂	喷剂、气雾剂、喷鼻剂、喷粉剂、喷雾剂、雾化吸入剂、雾化混悬液、雾化溶液剂、雾化吸入液、吸入性粉剂、干粉剂、干粉吸入剂、粉末吸入剂、干粉吸剂、吸入性溶液剂、吸入性混悬液
注射剂	注射剂、注射液、注射用溶液剂、静脉滴注用注射液、注射用混悬液、注射用无菌粉末、静脉注射针剂、水针、注射用乳剂、粉针剂、针剂、无菌粉针、冻干粉针

以上药品，若今后国家食品药品监督管理局从非处方药目录中调整删除，则自动从该表中调出。

3. 西药部分第 7.2 类下的氨基酸型肠内营养剂、短肽型肠内营养剂、整蛋白型肠内营养剂和疾病特异型肠内营养剂 4 类药品，包括符合条件的各个品种。

4. 西药部分第 318 号的“动物源胰岛素”包括：短效胰岛素（如普通胰岛素）、中效胰岛素（如低精蛋白锌胰岛素）、长效胰岛素（如鱼精蛋白锌胰岛素）及预混胰岛素。

5. 西药部分第 319 号的“重组人胰岛素”包括：短效胰岛素、中效胰岛素（如低精蛋白锌重组人胰岛素）和不同比例预混人胰岛素（如混合重组人胰岛素）。不包括重组人胰岛素类似物（如门冬胰岛素、甘精胰岛素、赖脯胰岛素）。

6. 西药部分第 354 号“α-干扰素”包括经国家食品药品监督管理局在 2003 年 12 月 31 日之前批准的所有 α-干扰素及其亚型。

7. 西药部分第 665 号“缓解消化道不适症状的复方 OTC 制剂”，是指 2003 年 12 月 31 日之前国家食品药品监督管理局公布的第一至六批非处方药目录中消化系统用药范围的成人用复方制剂。具体品种见下表（复方成份与剂量请参照非处方药目录）：

序号	药品名称	序号	药品名称
1	氨酚咖黄烷胺片	50	复方桔梗麻黄碱糖浆（Ⅱ）
2	氨酚美伪滴剂	51	复方桔梗远志麻黄碱片Ⅰ
3	氨酚美伪麻片	52	复方桔梗远志麻黄碱片Ⅱ
4	氨酚美伪麻片与苯酚伪麻片	53	复方氯丙那林鱼腥草素钠片
5	氨酚那敏三味浸膏胶囊	54	复方麻黄碱糖浆
6	氨酚烷胺咖敏胶囊	55	复方枇杷氯化铵糖浆
7	氨酚烷胺那敏胶囊	56	复方氢溴酸右美沙芬胶囊
8	氨酚伪麻胶囊	57	复方氢溴酸右美沙芬糖浆
9	氨酚伪麻咀嚼片	58	复方忍冬藤阿司匹林片
10	氨酚伪麻颗粒剂	59	复方锌布颗粒剂
11	氨酚伪麻美那敏片	60	复方盐酸伪麻黄碱缓释胶囊
12	氨酚伪麻那敏胶囊	61	复方银翘氨敏胶囊
13	氨酚伪麻那敏胶囊（夜用）	62	复方愈创木酚磺酸钾口服溶液
14	氨酚伪麻那敏咀嚼片	63	复方愈酚喷托那敏糖浆
15	氨酚伪麻那敏片	64	咖酚伪麻片
16	氨酚伪麻那敏溶液	65	科达琳
17	氨酚伪麻片	66	柳酚咖敏片
18	氨金黄敏颗粒	67	美尔伪麻溶液
19	氨咖黄敏胶囊	68	美酚伪麻片
20	氨咖黄敏片	69	美敏伪麻口服液
21	氨咖麻敏胶囊	70	美扑伪麻口服液
22	氨咖愈敏溶液	71	美扑伪麻片
23	贝敏伪麻片	72	美息伪麻片
24	布洛伪麻分散片	73	美愈伪麻胶囊
25	布洛伪麻胶囊	74	美愈伪麻口服溶液
26	布洛伪麻颗粒剂	75	美愈伪麻口服液
27	布洛伪麻片	76	喷托维林氯化铵片
28	酚咖麻敏胶囊	77	喷托维林氯化铵糖浆
29	酚咖片	78	扑尔伪麻片
30	酚麻美敏胶囊	79	双分伪麻胶囊
31	酚麻美敏片	80	双分伪麻片
32	酚麻美软胶囊	81	双扑口服液
33	酚美愈伪麻口服液	82	双扑伪麻分散片
34	酚明伪麻片	83	双扑伪麻胶囊
35	复方氨酚美沙糖浆	84	双扑伪麻颗粒
36	复方氨酚那敏颗粒	85	双扑伪麻片
37	复方氨酚葡锌片	86	双扑伪麻片
38	复方氨酚葡锌片	87	伪麻那敏胶囊
39	复方氨酚烷胺胶囊	88	伪麻那敏片
40	复方氨酚烷胺颗粒	89	锌布片
41	复方氨酚烷胺片	90	右美沙芬愈创甘油醚糖浆
42	复方北豆根氨酚那敏片	91	愈创维林那敏片
43	复方贝母氯化铵片	92	愈酚喷托异丙嗪颗粒
44	复方布洛伪麻缓释片	93	愈酚维林片
45	复方酚咖伪麻胶囊	94	愈酚伪麻颗粒
46	复方甘草氯化铵糖浆	95	愈酚伪麻片
47	复方甘草麻黄碱片	96	愈美胶囊
48	复方甘草浙贝氯化铵片	97	愈美颗粒剂
49	复方桔梗麻黄碱糖浆	98	愈美片

序号	药品名称	序号	药品名称
1	铋镁豆蔻片	25	复方消化酶胶囊
2	铋镁碳酸氢钠片	26	复方溴丙胺太林铝镁片
3	车前番泻复合颗粒	27	复方延胡索氢氧化铝片
4	复方丙谷胺西咪替丁片	28	复方胰酶散
5	复方颠茄铋镁片	29	复合乳酸菌胶囊
6	复方颠茄氢氧化铝片	30	盖胃平片
7	复方颠茄氢氧化铝散	31	甘镁颠茄片
8	复方淀粉酶口服溶液	32	海藻酸铝镁颗粒
9	复方甘铋镁片	33	硫糖铝小檗碱片
10	复方碱式硝酸铋片	34	龙胆碳酸氢钠片（健胃片）
11	复方雷尼替丁胶囊	35	龙胆碳酸氢钠散
12	复方龙胆碳酸氢钠片	36	铝镁颠茄片
13	复方芦荟维U片	37	铝镁混悬液
14	复方铝酸铋胶囊	38	铝镁加混悬液
15	复方铝酸铋片	39	鞣酸蛋白酵母散
16	复方铝酸铋片	40	神黄钠铝胶囊
17	复方木香铝镁片	41	鼠李铋镁片
18	复方木香小檗碱片	42	碳酸钙甘氨酸胶囊
19	复方尿囊素片	43	维U颠茄铝胶囊
20	复方嗜酸乳杆菌片	44	维U颠茄铝胶囊Ⅱ
21	复方碳酸钙咀嚼片	45	维U颠茄铝镁胶囊
22	复方维U颠茄铋镁片	46	维U颠茄铝镁片
23	复方维生素U胶囊	47	维U颠茄铝镁片Ⅱ
24	复方胃蛋白酶颗粒		

以上药品，若今后国家食品药品监督管理局从非处方药目录中调整删除，则自动从该表中调出。

8. 西药部分第1021号的“抗蛇毒血清注射制剂”包括：抗蝮蛇毒血清注射剂、抗眼镜蛇毒血清注射剂、抗银环蛇毒血清注射剂、抗五步蛇毒血清注射剂、抗蝰蛇毒血清注射剂、抗蛇毒血清注射剂等。

9. 中成药部分第291号的“三七皂苷注射制剂”包括：血塞通注射液、血栓通注射液、注射用血塞通（冻干）、注射用血栓通（冻干）。

10. 中成药部分第304号“三七皂苷口服制剂”包括：血塞通胶囊、血塞通软胶囊、血塞通片、血栓通胶囊、三七通舒胶囊。

11. 中成药部分第349号的“薯蓣皂苷口服制剂”包括：地奥心血康胶囊、薯蓣皂苷片。

12. 中成药部分第352号的“银杏叶口服制剂”包括：杏灵颗粒、银杏叶胶囊（片、口服液）、银杏叶提取物胶囊（片、滴剂）、银杏叶标准化萃取物片（口服液）、银杏蜜环口服溶液、复方银杏叶标准化萃取物胶囊。

13. 中成药部分第353号的“银杏叶注射制剂”包括：银杏叶提取物注射液、注射用银杏叶提取物、舒血宁注射液（银杏叶注射液）、银杏达莫注射液（杏丁注射液）。

14. 中成药部分第360号的“灯盏细辛注射制剂”包括：灯盏细辛注射液、灯盏花素注射液、注射用灯盏花素。

15. 中成药部分第470号的“雷公藤口服制剂”包括：雷公藤多苷片、雷公藤片、雷公藤双层片。

16. 中成药部分第621号的“虫草菌发酵制剂”包括：百令胶囊、金水宝胶囊、至灵胶囊、宁心宝胶囊。

四、限定支付范围

（一）“备注”一栏标有“△”的药品，为限定在门诊使用时由基本医疗保险基金按规定支付的药品。工伤保险用药不受此限定。

（二）“备注”一栏标为“限工伤保险”的药品，是仅限于工伤保险基金支付的药品，不属于基本医疗保险基金支付范围。未作此限定的药品，既属于基本医疗保险基金支付范围，也属于工伤保险基金支付范围。

（三）“备注”一栏标注了适应证的药品，是指基本医疗保险、工伤保险的参保病人，在出现符合适应证限制范围的情况下，使用该药品所发生的费用可以按规定支付。

《药品目录》对部分药品适应证的限制，不是对该药品法定说明书的修改，临床医师应依据病情需要，按照药品法定说明书用药。具体说明如下：

1. 标注了适应证的药品，应有相应的临床体征、实验室和辅助检查证据，以及相应的临床诊断依据。

2. 标注为“限二线用药”的药品，应有使用《药品目录》一线药品无效或不能耐受的依据。

（刘　丹　摘）

劳动和社会保障部下发关于完善城镇职工基本医疗保险定点医疗机构协议管理的通知

为进一步完善基本医疗保险定点医疗机构协议管理，在总结各地实践经验的基础上，社会和劳动保障部2003年5月下发《完善城镇职工基本医疗保险定点医疗机构医疗服务协议的若干要点》（劳社厅函〔2003〕258号），并就有关问题通知如下：

一、高度重视协议管理，及时完成协议补充完善工作

城镇职工基本医疗保险定点医疗机构医疗服务协议，是明确社会保险经办机构和定点医疗机构双方权利与义务，规范双方行为的具有法律约束力的文本，是处理双方关系，尤其是考核定点医疗服务质量和结算医疗保险费用的重要依据。强化协议管理对于全面落实基本医疗保险制度各项政策规定，确保参保人员的基本医疗保障权益，改进医疗服务，提高基本医疗保险基金的使用效益，实现基金收支平衡，促进基本医疗保险制度健康有效运行具有重要意义。

各地要从完善社会保障体系和依法行政的高度，充分认识强化协议管理的重要性和紧迫性，切实抓好这项工作的落实。各省、自治区、直辖市劳动保障行政部门和社会保险经办机构要加强对各统筹地区工作的指导，督促其及时完成协议的签订与完善工作，并定期进行检查。各统筹地区劳动保障行政部门和社会保险经办机构的负责同志要亲自研究部署并定期督促检查协议管理工作。目前尚未与定点医疗机构签订年度协议的，必须于6月底前签订；已经签订协议的，要参照附件所列完善要点，以签订补充协议的方式对协议进行完善。请各省、自治区、直辖市于7月底前将本省、区、市协议签订和补充完善情况报送我部社会保险事业管理中心。

二、完善协议内容，明确协议管理的重点

当前要着重从落实基本医疗保险医疗服务管理规定，改进费用结算办法，控制参保人员个人负担，加强定点服务考核监督等方面，充实和完善协议内容。要制定和控制基本医疗保险药品目录内药品备药率、使用率及自费药品费用占参保人员用药总费用的比例。要加强诊疗项目管理，重点对新增诊疗项目、大型设备检查和一次性医用材料的使用进行控制。要不断完善基本医疗保险费用结算办法，健全费用控制与医疗服务质量保证机制。可以根据定点医疗机构的级别、专科特点与定点服务内容等，在总额控制的前提下，明确具体的结算方式与标准，并确定审核检查及费用控制的指标。要树立以人为本的理念，简化就医结算流程，努力提高医疗保险管理服务水平。要围绕完善服务内容、提高服务质量和加强费用控制等方面，确定考核监督办法，并对违规行为和违规费用明确违约责任。

各地要针对协议管理中出现的新情况和新问

题，不断总结经验，并根据管理需要，确定管理重点，适时调整完善协议内容。要依据有关部门制定的管理标准和服务规范，细化协议指标，并积极协同有关部门抓紧制订医疗保险管理急需的技术性规范和标准。

三、健全工作制度，提高协议管理的科学性和公正性

社会保险经办机构要以高度负责的态度，健全完善工作制度，确保协议全面、顺利、切实地履行。在确定定点医疗机构的过程中，要本着方便参保人员就医，促进充分竞争的原则，打破垄断，取消各种不合理限制，逐步扩大定点范围。确定定点医疗机构必须与之签订协议。建立与定点医疗机构的协调机制，劳动保障行政管理部门也要与卫生行政管理部门加强沟通和协调，对协议签订与执行过程中的问题要及时协调解决。要注重发挥专家作用，聘请专家为协议管理提供咨询，并对医疗服务管理中的技术性问题提出意见和建议，提高协议管理的科学性和公正性。

四、强化考核监督，确保协议的执行

各级经办机构要按协议中规定的指标和考核办法，加强考核监督。考核结果要向社会公布，并与医疗费用结算标准相挂钩。要探索建立定点医疗机构信用等级制度，依据考核情况，每年评定定点医疗机构执行协议的信用等级：对考核结果优异、参保人员满意率高的定点医疗机构，经办机构可简化审核结算程序，并以适当形式通告公众；对考核中发现问题较多、参保人员满意率不高的定点医疗机构，要严格审核，加强管理和监督；对问题严重、考核结果较差、参保人员满意率很低的定点医疗机构，经办机构应依据协议追究其违约责任甚至终止协议，必要时报劳动保障行政部门取消其定点资格。要注重发挥参保人员和新闻媒体等社会力量的监督作用。劳动保障行政管理部门要加强对协议签订和执行情况的监督与指导。

各省、自治区、直辖市要加强对各级统筹地区经办机构的指导和督促检查，不断总结经验，以典型引路的方式推动和完善协议管理工作。今年下半年部里将组织力量对各地协议落实情况进行全面检查。各地在执行中遇到的问题，请及时向我部医疗保险司和社会保险事业管理中心报告。

附件：

完善城镇职工基本医疗保险定点医疗机构医疗服务协议的若干要点

一、就医管理与信息系统建设

（一）社会保险经办机构（以下简称甲方）和定点医疗机构（以下简称乙方）要共同致力于优化医疗保险服务，简化参保人员就医手续，不断提高医疗保险管理服务水平，努力为广大参保人员提供优质高效的医疗保险服务。

（二）乙方要通过设置医疗保险宣传栏、公布医疗保险咨询与联系电话、设置导医服务台等方式，为参保人员就医提供咨询服务。要公布门诊和住院流程，方便参保人员就医购药。要公布主要医疗服务项目和药品的名称和价格，提供医疗费用结算清单和住院日费用清单，保证参保人员的消费知情权。各种清单要及时、清晰、准确、真实。

（三）对明确列入统筹基金支付范围的门诊特殊病种，乙方要根据甲方管理要求，如实向甲方提供参保人员检查诊断和治疗等有关资料，协助甲方做好参保人员门诊特殊病种审核支付工作。

（四）乙方应根据医疗保险信息系统建设的有关要求，配备相关设备，做好网络衔接。要按医疗保险管理规定按时、准确录入并传输有关信息，保证信息的准确与完整，协助甲方建立和完善各种基础数据库，及时完成信息的变更和维护等工作。乙方医疗保险计算机管理系统的运转和维护以及信息传输情况，要列入定点医疗机构考核内容。

二、医疗服务项目管理

（一）甲方要及时通报基本医疗保险用药管理政策，乙方要保证基本医疗保险药品目录内药品的供应，并提供基本医疗保险药品备药清单，包括药品商品名、通用名和剂型等详细资料。甲方要根据乙方提供的资料，及时对医疗保险药品信息库进行变更和维护。

（二）甲方要根据乙方级别与专科特点，具体明确乙方目录内药品备药率、使用率及自费药品费用占参保人员用药总费用的比例。

（三）乙方要控制参保人员药品费用支出占医疗总费用的比例，其中：三级医疗机构要控制

在××%以下，二级医疗机构××%以下，一级医疗机构××%以下。

（四）甲方按当地劳动保障行政部门的规定和乙方业务开展情况，明确乙方业务范围内的基本医疗保险诊疗项目。乙方要向甲方提供其业务开展范围内的诊疗项目清单及收费标准。遇有新增价格项目或提高收费标准时，乙方要依据物价部门的批复文件及时向甲方提供资料。

（五）乙方要严格按照医疗服务价格项目规范及相应的收费标准记帐、收费、申报。超项目规范及费用标准的，甲方有权不予支付。

（六）甲乙双方要加强对一次性医用材料的使用管理，共同议定费用控制措施。

（七）乙方已开展并经甲方同意纳入基本医疗保险基金支付范围内的诊疗项目目录，乙方已列入基本医疗保险用药范围的内部制剂清单，可作为定点协议附件。

三、参保人员个人负担控制

（一）乙方提供需参保人员自付的超基本医疗保险支付范围的医疗服务时，必须按知情同意原则，事先征得参保人员或其家属同意并签字。否则，参保人员有权拒付相关自负费用。

（二）乙方要将所有住院参保人员超基本医疗保险基金支付范围的医疗费用控制在其医疗总费用的××%以内；将所有住院参保人员的医疗费用个人总负担控制在其医疗总费用的××%以内。

四、费用结算

（一）甲方要在协议中明确对乙方的结算方式、标准、时间以及审核检查和费用控制的主要指标。参保人员就医发生的各项医疗费用，乙方要按要求统一申报，不得遗漏。对按规定应由基本医疗保险基金支付的医疗费用，甲方要按约定的结算办法及时足额给付，不得无故拖欠和拒付。

（二）要加强出入院管理，保证需要住院的参保人员能够得到及时治疗，同时及时为符合临床治愈标准的参保人员办理出院手续。不能诱导参保人员住院，也不得强行让未治愈的参保人员出院。乙方出入院管理情况列入考核内容。

（三）甲方要在协议中明确乙方基本医疗保险基金支付的总额控制指标。甲方要根据对乙方的结算方式，确定审核检查重点。实行按项目付费的，要重点从防止大处方、重复检查、延长住院、分解收费等提供不必要的医疗服务方面来确定控制指标。采取按服务单元付费的，要重点防止出现推诿病人、分解服务次数等现象，强化对住院率、转院率和二次返院率等指标的考核和控制。

（四）对于因乙方原因而发生的不符合基本医疗保险管理规定的医疗费用（如因乙方管理不严出现诈骗保险费等情况），甲方有权不予支付，乙方也不得另行向参保人员收取。已经支付或收取的，经审核查实，甲方有权追回或在下月结算时扣除，并按协议规定进行处理。

（傅　杰　摘）

劳动和社会保障部制定城镇灵活就业人员参加基本医疗保险的指导意见

随着我国经济体制改革的进一步深化和产业结构的调整，以非全日制、临时性和弹性工作等灵活形式就业的人员（以下简称灵活就业人员）逐步增加，这部分人的医疗保障问题日益突出。为解决灵活就业人员的医疗保障问题，落实《中共中央国务院关于进一步做好下岗失业人员再就业工作的通知》（中发〔2002〕12号）关于抓紧制定以灵活形式就业的下岗失业人员社会保障配套办法的要求，社会和劳动保障部2003年5月制定《城镇灵活就业人员参加基本医疗保险的指导意见》（劳社厅发〔2003〕10号）。指导意见如下：

一、统一认识，积极将灵活就业人员纳入基本医疗保险制度范围

（一）灵活就业人员参加基本医疗保险是解决他们医疗保障问题的重要措施，也是促进就业和再就业与完善社会保障体系的本质要求。各级劳动保障部门要从全面实践“三个代表”重要思想的高度出发，重视灵活就业人员的医疗保障问题，积极将灵活就业人员纳入基本医疗保险制度范围。

（二）结合经济发展水平和医疗保险管理能力，在区分灵活就业人员的人群类别、充分调查分析其基本医疗需求的基础上，针对不同类别的人群，制定相应政策和管理办法。

（三）灵活就业人员参加基本医疗保险要坚

持权利和义务相对应、缴费水平与待遇水平相挂钩的原则。在参保政策和管理办法上既要与城镇职工基本医疗保险制度相衔接，又要适应灵活就业人员的特点。

二、明确政策，规范灵活就业人员参保方式、激励措施和待遇水平

（一）已与用人单位建立明确劳动关系的灵活就业人员，要按照用人单位参加基本医疗保险的方法缴费参保。其他灵活就业人员，要以个人身份缴费参保。

（二）可从建立基本医疗保险统筹基金起步，首先解决灵活就业人员住院和门诊大额医疗费用的保障问题，也可为有条件的部分灵活就业人员同时建立个人帐户和实行大额医疗补助。

（三）灵活就业人员参加基本医疗保险的缴费率原则上按照当地的缴费率确定。从统筹基金起步的地区，可参照当地基本医疗保险建立统筹基金的缴费水平确定。缴费基数可参照当地上一年职工年平均工资核定。灵活就业人员缴纳的医疗保险费纳入统筹地区基本医疗保险基金统一管理。

（四）采取措施，促使灵活就业人员连续足额缴费。可根据灵活就业人员的缴费水平和缴费时间，参照当地基本医疗保险的待遇水平，确定相应的医疗保险待遇，并明确医疗保险待遇与缴费年限和连续缴费相挂钩的办法。对首次参加医疗保险的灵活就业人员，可规定其参加基本医疗保险到开始享受相关医疗保险待遇的期限。要考虑灵活就业人员收入不稳定等特点，明确中断缴费的认定和处理办法。

（五）灵活就业人员按照基本医疗保险的规定选择定点医疗机构和定点药店，严格执行基本医疗保险用药、诊疗项目和医疗服务设施标准的有关规定。要指导和协助参保的灵活就业人员选择定点医疗机构和定点药店。

三、加强管理，切实做好灵活就业人员的医疗保险管理服务工作

（一）针对灵活就业人员就业形式多样、工作地点和时间不固定等特点，完善医疗保险的业务管理办法，制定相应的个人申报登记办法、个人缴费办法和资格审核办法。鼓励灵活就业人员通过劳动保障事务代理机构或社区劳动保障服务机构等实现整体参保。

（二）经办机构要开设专门窗口，方便灵活就业人员个人直接缴费参保和医疗费用的结算。要进一步提高社会化管理服务水平，做到社会保险经办机构与定点医疗机构和定点药店的直接结算，减轻参保灵活就业人员的事务性负担。

（三）做好参保灵活就业人员的医疗保险信息管理工作。进一步完善缴费个人基础档案资料的主要项目，建立完整的个人基础档案资料，做好个人缴费记录。根据灵活就业人员就业形式的变化，及时调整或更改个人信息，做好灵活就业人员的医疗保险关系变更服务。对灵活就业人员的缴费收入、医药费用支出等信息，要单独进行统计分析。

四、精心组织，稳妥推进灵活就业人员参保工作

（一）各级劳动保障部门要努力争取党委和政府的支持，加大宣传力度，为做好灵活就业人员参加基本医疗保险创造良好的氛围。要主动与工商、税务等相关部门沟通，争取支持。

（二）各统筹地区劳动保障部门要在认真调查和测算的基础上，制定和完善各类灵活就业人员参加基本医疗保险办法，精心组织实施。要及时分析和研究出现的新问题，不断完善政策和管理措施，确保制度平稳运行。

（周中华　摘）

国务院办公厅转发卫生部等部门关于建立新型农村合作医疗制度意见的通知

经国务院同意，卫生部、财政部、农业部2003年1月制定《关于建立新型农村合作医疗制度的意见》（国办发［2003］3号）。

附件：

关于建立新型农村合作医疗制度的意见

建立新型农村合作医疗制度是新时期农村卫

生工作的重要内容，是实践“三个代表”重要思想的具体体现，对提高农民健康水平，促进农村经济发展，维护社会稳定具有重大意义。根据《中共中央、国务院关于进一步加强农村卫生工作的决定》（中发〔2002〕13号），提出以下意见。

一、目标和原则

新型农村合作医疗制度是由政府组织、引导、支持，农民自愿参加，个人、集体和政府多方筹资，以大病统筹为主的农民医疗互助共济制度。从2003年起，各省、自治区、直辖市至少要选择2~3个县（市）先行试点，取得经验后逐步推开。到2010年，实现在全国建立基本覆盖农村居民的新型农村合作医疗制度的目标，减轻农民因疾病带来的经济负担，提高农民健康水平。

建立新型农村合作医疗制度要遵循以下原则：

（一）自愿参加，多方筹资。农民以家庭为单位自愿参加新型农村合作医疗，遵守有关规章制度，按时足额缴纳合作医疗经费；乡（镇）、村集体要给予资金扶持；中央和地方各级财政每年要安排一定专项资金予以支持。

（二）以收定支，保障适度。新型农村合作医疗制度要坚持以收定支，收支平衡的原则，既保证这项制度持续有效运行，又使农民能够享有最基本的医疗服务。

（三）先行试点，逐步推广。建立新型农村合作医疗制度必须从实际出发，通过试点总结经验，不断完善，稳步发展。要随着农村社会经济的发展和农民收入的增加，逐步提高新型农村合作医疗制度的社会化程度和抗风险能力。

二、组织管理

（一）新型农村合作医疗制度一般采取以县（市）为单位进行统筹。条件不具备的地方，在起步阶段也可采取以乡（镇）为单位进行统筹，逐步向县（市）统筹过渡。

（二）要按照精简、效能的原则，建立新型农村合作医疗制度管理体制。省、地级人民政府成立由卫生、财政、农业、民政、审计、扶贫等部门组成的农村合作医疗协调小组。各级卫生行政部门内部应设立专门的农村合作医疗管理机构，原则上不增加编制。

县级人民政府成立由有关部门和参加合作医疗的农民代表组成的农村合作医疗管理委员会，负责有关组织、协调、管理和指导工作。委员会下设经办机构，负责具体业务工作，人员由县级人民政府调剂解决。根据需要在乡（镇）可设立派出机构（人员）或委托有关机构管理。经办机构的人员和工作经费列入同级财政预算，不得从农村合作医疗基金中提取。

三、筹资标准

新型农村合作医疗制度实行个人缴费、集体扶持和政府资助相结合的筹资机制。

（一）农民个人每年的缴费标准不应低于10元，经济条件好的地区可相应提高缴费标准。乡镇企业职工（不含以农民家庭为单位参加新型农村合作医疗的人员）是否参加新型农村合作医疗由县级人民政府确定。

（二）有条件的乡村集体经济组织应对本地新型农村合作医疗制度给予适当扶持。扶持新型农村合作医疗的乡村集体经济组织类型、出资标准由县级人民政府确定，但集体出资部分不得向农民摊派。鼓励社会团体和个人资助新型农村合作医疗制度。

（三）地方财政每年对参加新型农村合作医疗农民的资助不低于人均10元，具体补助标准和分级负担比例由省级人民政府确定。经济较发达的东部地区，地方各级财政可适当增加投入。从2003年起，中央财政每年通过专项转移支付对中西部地区除市区以外的参加新型农村合作医疗的农民按人均10元安排补助资金。

四、资金管理

农村合作医疗基金是由农民自愿缴纳、集体扶持、政府资助的民办公助社会性资金，要按照以收定支、收支平衡和公开、公平、公正的原则进行管理，必须专款专用，专户储存，不得挤占挪用。

（一）农村合作医疗基金由农村合作医疗管理委员会及其经办机构进行管理。农村合作医疗经办机构应在管理委员会认定的国有商业银行设立农村合作医疗基金专用账户，确保基金的安全和完整，并建立健全农村合作医疗基金管理的规章制度，按照规定合理筹集、及时审核支付农村合作医疗基金。

（二）农村合作医疗基金中农民个人缴费及乡村集体经济组织的扶持资金，原则上按年由农村合作医疗经办机构在乡（镇）设立的派出机构（人员）或委托有关机构收缴，存入农村合作医疗基金专用账户；地方财政支持资金，由地方各级财政部门根据参加新型农村合作医疗的实际人数，划拨到农村合作医疗基金专用账户；中央财政补助中西部地区新型农村合作医疗的专项资金，由财政部根据各地区参加新型农村合作医疗的实际人数和资金到位等情况核定，向省级财政划拨。中央和地方各级财政要确保补助资金及时、全额拨付到农村合作医疗基金专用账户，并通过新型农村合作医疗试点逐步完善补助资金的划拨办法，尽可能简化程序，易于操作。要结合财政国库管理制度改革和完善情况，逐步实现财政直接支付。关于新型农村合作医疗资金具体补助办法，由财政部商有关部门研究制定。

（三）农村合作医疗基金主要补助参加新型农村合作医疗农民的大额医疗费用或住院医疗费用。有条件的地方，可实行大额医疗费用补助与小额医疗费用补助结合的办法，既提高抗风险能力又兼顾农民受益面。对参加新型农村合作医疗的农民，年内没有动用农村合作医疗基金的，要安排进行一次常规性体检。各省、自治区、直辖市要制订农村合作医疗报销基本药物目录。各县（市）要根据筹资总额，结合当地实际，科学合理地确定农村合作医疗基金的支付范围、支付标准和额度，确定常规性体检的具体检查项目和方式，防止农村合作医疗基金超支或过多结余。

（四）加强对农村合作医疗基金的监管。农村合作医疗经办机构要定期向农村合作医疗管理委员会汇报农村合作医疗基金的收支、使用情况；要采取张榜公布等措施，定期向社会公布农村合作医疗基金的具体收支、使用情况，保证参加合作医疗农民的参与、知情和监督的权利。县级人民政府可根据本地实际，成立由相关政府部门和参加合作医疗的农民代表共同组成的农村合作医疗监督委员会，定期检查、监督农村合作医疗基金使用和管理情况。农村合作医疗管理委员会要定期向监督委员会和同级人民代表大会汇报工作，主动接受监督。审计部门要定期对农村合作医疗基金收支和管理情况进行审计。

五、医疗服务管理

加强农村卫生服务网络建设，强化对农村医疗卫生机构的行业管理，积极推进农村医疗卫生体制改革，不断提高医疗卫生服务能力和水平，使农民得到较好的医疗服务。各地区要根据情况，在农村卫生机构中择优选择农村合作医疗的服务机构，并加强监管力度，实行动态管理。要完善并落实各种诊疗规范和管理制度，保证服务质量，提高服务效率，控制医疗费用。

六、组织实施

（一）省级人民政府要制订新型农村合作医疗制度的管理办法，本着农民参保积极性较高，财政承受能力较强，管理基础较好的原则选择试点县（市），积极、稳妥地开展新型农村合作医疗试点工作。试点工作的重点是探索新型农村合作医疗管理体制、筹资机制和运行机制。县级人民政府要制定具体方案，各级相关部门在同级人民政府统一领导下组织实施。

（二）要切实加强对新型农村合作医疗的宣传教育，采取多种形式向农民宣传新型农村合作医疗的重要意义和当地的具体做法，引导农民不断增强自我保健和互助共济意识，动员广大农民自愿、积极参加新型农村合作医疗。农民参加合作医疗所履行的缴费义务，不能视为增加农民负担。

建立新型农村合作医疗制度是帮助农民抵御重大疾病风险的有效途径，是推进农村卫生改革与发展的重要举措，政策性强，任务艰巨。各地区、各有关部门要高度重视，加强领导，落实政策措施，抓好试点，总结经验，积极稳妥地做好这项工作。

国务院办公厅转发卫生部等部门关于进一步做好新型农村合作医疗试点工作的指导意见

经国务院同意，卫生部、民政部、财政部、农业部、发展改革委、教育部、人事部、人口计生委、食品药品监管局、中医药局、扶贫办

2004年1月联合制定《关于进一步做好新型农村合作医疗试点工作的指导意见》（国办发［2004］3号）。

附件：

关于进一步做好新型农村合作医疗试点工作的指导意见

全国农村卫生工作会议以来，各地区、各有关部门认真贯彻落实《中共中央国务院关于进一步加强农村卫生工作的决定》和会议精神，按照国务院办公厅转发卫生部等部门《关于建立新型农村合作医疗制度的意见》，积极组织开展新型农村合作医疗试点工作，取得了初步进展，受到了农民的欢迎。一些试点地区在实践中摸索出一些有效的做法，同时也发现了一些问题。为保证新型农村合作医疗试点工作顺利进行，现提出以下指导意见。

一、充分认识开展新型农村合作医疗试点工作的重要性和艰巨性

建立新型农村合作医疗制度，是新形势下党中央、国务院为切实解决农业、农村、农民问题，统筹城乡、区域、经济社会协调发展的重大举措，对于提高农民健康保障水平，减轻医疗负担，解决因病致贫、因病返贫问题，具有重要作用。建立新型农村合作医疗制度是一项十分复杂、艰巨的工作。各地区、各有关部门一定要从维护广大农民根本利益出发，因地制宜，分类指导，精心组织，精心运作，务求扎实推进试点工作，为新型农村合作医疗健康发展奠定良好基础。

二、明确试点工作的目标任务

建立新型农村合作医疗制度是一项复杂的社会系统工程，必须先行试点，逐步完善和推广。试点工作的主要目标任务是，研究和探索适应经济发展水平、农民经济承受能力、医疗服务供需状况的新型农村合作医疗政策措施、运行机制和监管方式，为全面建立新型农村合作医疗制度提供经验。各地区在试点期间不要定指标，不要赶进度，不要盲目追求试点数量，要注重试点质量，力争试点一个成功一个，切实让农民得到实惠。各地区试点工作多是在2003年下半年开始启动的，为有充分时间扎实做好试点工作，2004年原则上不再扩大试点数量。

三、必须坚持农民自愿参加的原则

开展新型农村合作医疗试点，一定要坚持农民自愿参加的原则，严禁硬性规定农民参加合作医疗的指标、向乡村干部搞任务包干摊派、强迫乡（镇）卫生院和乡村医生代缴以及强迫农民贷款缴纳经费等简单粗暴、强迫命令的错误做法。各地区要加强督查，发现这些问题，必须及时严肃查处，坚决予以纠正。

四、深入细致地做好对农民的宣传和引导工作

新型农村合作医疗制度真正受到农民的拥护，是这项制度不断发展的基础。地方各级人民政府必须高度重视，切实做好对农民的宣传教育和引导工作。要深入了解和分析农民对新型农村合作医疗存在的疑虑和意见，有针对性地通过典型事例进行具体、形象、生动的宣传，把新型农村合作医疗的参加办法、参加人的权利与义务以及报销和管理办法等宣传到千家万户，使广大农民真正认识建立新型农村合作医疗制度的意义和好处，树立互助共济意识，自觉自愿地参加新型农村合作医疗。

五、切实加强组织管理

各省、自治区、直辖市及试点地（市）人民政府要尽快成立由卫生、财政、农业、民政、发展改革、审计、食品药品监管、中医药、扶贫等部门组成的新型农村合作医疗协调领导小组，协调相关政策，加强工作指导和督查。合作医疗协调领导小组在同级卫生行政部门设办公室，负责有关具体工作。卫生部成立专家技术指导组，重点做好吉林、浙江、湖北、云南四省试点工作的跟踪指导、评估和全国省级业务骨干人员培训工作。各省、自治区、直辖市也要成立省级专家技术指导组，指导试点县（市）的工作。

试点县（市）要成立县级新型农村合作医疗管理委员会，建立经办机构，负责新型农村合作医疗的业务管理；在乡（镇）可设立派出机构（人员）或委托有关机构管理。县、乡经办

机构的设立要坚持精简、高效的原则，合理配备人员，保证工作需要，编制由县级人民政府从现有行政或事业编制中调剂解决。经办机构的人员和工作经费列入同级年度财政预算，予以保证，不得从新型农村合作医疗基金中提取。地方各级人民政府要为试点县（市）开展新型农村合作医疗工作适当提供启动经费。

六、慎重选择试点县（市）

新型农村合作医疗试点县（市）原则上由省级人民政府确定，根据以下四个方面综合考虑：一是县（市）人民政府特别是主要负责人高度重视，积极主动地提出申请；二是县（市）财政状况较好，农民有基本的支付能力；三是县（市）卫生行政部门管理能力和医疗卫生机构服务能力较强；四是农村基层组织比较健全，领导有力，农民参加新型农村合作医疗积极性较高。暂不具备条件的县（市）先不要急于开展试点，可在总结试点经验的基础上逐步推进。

七、认真开展基线调查

各省、自治区、直辖市要组织有关专家，制订统一的基线调查方案，重点对试点县（市）的经济发展水平、医疗卫生机构服务现状、农民疾病发生状况、就医用药及费用情况、农民对参加新型农村合作医疗的意愿等进行摸底调查。已正式启动新型农村合作医疗试点工作，但尚未开展或未按要求开展基线调查的试点县（市），要抓紧时间，尽快完成这项工作，减少试点工作的盲目性。

八、合理确定筹资标准

要根据农民收入情况，合理确定个人缴费数额。原则上农民个人每年每人缴费不低于10元，经济发达地区可在农民自愿的基础上，根据农民收入水平及实际需要相应提高缴费标准。要积极鼓励有条件的乡村集体经济组织对本地新型农村合作医疗给予适当扶持，但集体出资部分不得向农民摊派。中央财政对中西部除市区以外参加新型农村合作医疗农民平均每年每人补助10元，中西部地区各级财政对参加新型农村合作医疗农民的资助总额不低于每年每人10元，东部地区各级财政对参加新型农村合作医疗农民的资助总额应争取达到20元。地方各级财政的负担比例可根据本地经济状况确定。地方各级人民政府要根据《民政部、卫生部、财政部关于实施农村医疗救助的意见》制订实施细则，尽快建立农村医疗救助制度，资助贫困农民参加新型农村合作医疗，并对患大病的贫困农民提供一定医药费用补助，对患特种传染病的农民按有关规定给予补助；要注意把建立新型农村合作医疗制度同扶贫和医疗救助等工作结合起来，共同推进和发展。

九、进一步完善资金收缴方式

要改进农民个人缴费收缴方式，可在农民自愿参加并签约承诺的前提下，由乡（镇）农税或财税部门一次性代收，开具由省级财税部门统一印制的专用收据；也可采取其他符合农民意愿的缴费方式。各地区应将新型农村合作医疗资金运作周期与财政年度一致起来。地方各级财政要在农民个人缴费到位后，及时下拨补助资金，不得弄虚作假，套取上级财政补助资金，一旦发现要严肃查处。

十、合理设置统筹基金与家庭账户

各试点县（市）要在坚持大病统筹为主的原则下，根据实际情况，确定新型农村合作医疗的补助方式，鼓励基层积极创新。要积极探索以大额医疗费用统筹补助为主、兼顾小额费用补助的方式，在建立大病统筹基金的同时，可建立家庭账户。可用个人缴费的一部分建立家庭账户，由个人用于支付门诊医疗费用；个人缴费的其余部分和各级财政补助资金建立大病统筹基金，用于参加新型农村合作医疗农民的大额或住院医疗费用的报销。个人缴费划入家庭账户的比例，由各地区合理确定。

十一、合理确定补助标准

各试点县（市）要坚持以收定支、量入为出、逐步调整、保障适度的原则，在充分听取农民意见的基础上，根据基线调查、筹资总额和参加新型农村合作医疗后农民就医可能增加等情况，科学合理地确定大额或住院医药费用补助的起付线、封顶线和补助比例，并根据实际及时调整，既要防止补助比例过高而透支，又不能因支付比例太低使基金沉淀过多，影响农民受益。在基本条件相似、筹资水平等同的条件下，同一省（自治区、直辖市）内试点县（市）的起付线、封顶线和补助比例差距不宜过大。各地区根据实际确定门诊费用的报销比例，引导农民合理使用家庭账户。家庭账户节余资金，可以结转到下一年度使用。

十二、探索手续简便的报账方式

农民在县（市）、乡（镇）、村定点医疗机构就诊，可先由定点医疗机构初审并垫付规定费用，然后由定点医疗机构定期到县（市）或乡（镇）新型农村合作医疗经办机构核销。新型农村合作医疗经办机构应及时审核支付定点医疗机构的垫付资金，保证定点医疗机构的正常运转。新型农村合作医疗经办机构在审核诊疗项目和费用账目时，如发现定点医疗机构有违反新型农村合作医疗制度相关规定的情况，不予核销，已发生费用由定点医疗机构承担。农民经批准到县（市）级以上医疗机构就医，可先自行垫付有关费用，再由本县（市）新型农村合作医疗经办机构按相关规定及时审核报销。

十三、严格资金管理，确保基金安全

各省、自治区、直辖市财政等部门要组织制订新型农村合作医疗基金管理办法和基金会计制度，按照公开、公平、公正的原则管好、用好基金，不得挤占挪用。一旦发现有挪用或贪污浪费基金等行为的，要依法严处。省级新型农村合作医疗协调领导小组办公室应采取统一招标方式，选择网点覆盖面广、信誉好、服务质量高、提供优惠支持条件多的国有商业银行作为试点县（市）基金代理银行。可由财政部门在代理银行设立基金专用账户。所有新型农村合作医疗资金全部进入代理银行基金专户储存、管理。县（市）新型农村合作医疗经办机构负责审核汇总支付费用，交由财政部门审核开具申请支付凭证，提交代理银行办理资金结算业务，直接将资金转入医疗机构的银行账户。做到银行管钱不管账，经办机构管账不管钱，实现基金收支分离，管用分开，封闭运行。

十四、加强基金监管

新型农村合作医疗经办机构要定期向社会公布新型农村合作医疗基金的具体收支、使用情况，保证农民知情、参与和监督的权利，并接受有关部门的监督。试点县（市）要把基金收支和管理情况纳入当地审计部门的年度审计计划，定期予以专项审计并公开审计结果；县（市）、乡（镇）人民政府可根据本地实际，成立由相关部门和参加新型农村合作医疗的农民代表共同组成的新型农村合作医疗监督委员会，定期检查、监督基金使用和管理情况；各行政村要把新型农村合作医疗支付情况作为村务公开的重要内容之一，至少每季度张榜公布一次，接受村民的监督。

十五、努力改善农村卫生服务条件，提高服务质量

各地区要将试点工作同农村卫生改革与发展有机结合起来，大力推进县（市）、乡（镇）、村三级农村医疗卫生服务网的建设，改善基础设施条件，提高医疗服务水平，坚持预防为主，做好农村预防保健等公共卫生服务。要积极推进县、乡医疗卫生机构内部改革，推动乡（镇）卫生院上划县级卫生行政部门管理的工作，实行全员聘用制。鼓励县、乡、村卫生机构间的纵向合作，使县级医疗机构的技术服务向乡（镇）延伸，乡（镇）医疗卫生机构的技术服务向村延伸，同时鼓励发展民办医疗机构，让农民不出村、乡就能享受到较好的卫生服务。要制定引导医学院校大学毕业生到农村工作锻炼的政策，加大城市卫生支农工作力度，加强基层卫生人员培训，多方面提高农村卫生人员素质。县级卫生行政部门要合理确定新型农村合作医疗定点医疗服务机构，制订和完善诊疗规范，实行双向转诊制度，切实加强监管，严格控制医疗收费标准，不断提高医疗服务质量，向农民提供合理、有效、质优、价廉的医疗卫生服务。乡（镇）、村医疗卫生机构要转变观念，转变作风，立足于为民、便民、利民，端正医德医风，严格执行诊疗规范和新型农村合作医疗用药规定，深入到农民家庭开展预防保健和基本医疗服务，千方百计为农民节约合作医疗经费，使有限的资金发挥最大的效益。充分发挥中医药作用和优势，积极运用中医药为农民提供服务。

十六、加强农村药品质量和购销的监管

食品药品监管部门要加强农村药品质量的监管，严格药品批发企业、零售企业标准，规范农

村药品采购渠道，切实加强对农村药品质量的监管力度，保证农民用药有效、安全。价格主管部门要加强对农村医疗卫生机构、药店销售药品的价格监督，严厉查处价格违法违规行为。卫生行政部门要规范医疗卫生机构用药行为，各省、自治区、直辖市卫生行政部门要制订新型农村合作医疗基本药物目录。推行农村卫生机构药品集中采购，也可由县级医疗卫生机构或乡（镇）卫生院为村卫生室代购药品，严格控制农村医药费用的不合理增长，减轻农民医药费用负担。关于加强药品质量和购销监管的具体办法，由食品药品监管局商有关部门另行制订。

地方各级人民政府要加强对新型农村合作医疗试点工作的领导，按照本指导意见提出的要求，加强调查研究和检查指导，结合本地区试点工作实际，不断调整和完善试点方案，扎扎实实地做好试点工作。

（傅雪华　摘）

中医医政管理

2005年中医药工作

2005年是“十五”时期的最后一年，我国社会主义现代化建设取得了新的进展，中医药行业广大干部职工，按照全国卫生工作的总体要求和部署，团结奋斗、狠抓落实、不断进取，各项工作都取得了新的成绩。

一、中医药应对突发公共卫生事件能力建设得到加强，防治重大疾病水平有所提高

2004年10月，国家中医药管理局印发了《全国中医药系统应对突发公共卫生事件工作方案》，中医药系统应对突发公共卫生事件应急处置工作有了基本规范。全国重点建设了16家中医、中西医结合防治传染病临床基地，安排了县级中医医院急诊急救能力建设项目165个、感染性疾病科建设项目65个。对1.3万名中医医院专业技术骨干进行了传染病防治知识和技能的培训。组织行业相关人员进行了《病原微生物实验室生物安全管理条例》的学习。

积极开展人感染高致病性禽流感的防控工作，修订了《人感染高致病性禽流感诊疗方案》中医药诊疗部分，制定了流感、人感染高致病性禽流感中药储备目录，成立了中医药防治流感、人感染高致病性禽流感专家组，对各省（区、市）的中医药管理及相关技术人员进行了强化培训。组织开展了中医药防控人感染高致病性禽流感的科学研究。

全面实施《中医药防治艾滋病工作计划（2004～2005）》。在中国中医科学院建立了艾滋病中医药防治中心，在河南、北京等省市建立了6个中医药防治艾滋病基地，初步形成了中国中医科学院艾滋病中医药防治中心、中医药治疗艾滋病临床基地和主要高发区中医医疗点相结合的三级协作网络。与卫生部联合下发了《中医药治疗艾滋病临床技术方案（试行）》，与科技部联合开展了全国中医药治疗艾滋病现状调研工作。11个中医药治疗艾滋病试点项目省工作进展顺利，接受中医药治疗的艾滋病患者达3500人；还有19个省份的93家医疗机构应用中医药治疗艾滋病患者2305人；有9个省份15家科研机构开展了中医药治疗艾滋病的临床科研，共观察患者868人。部分地区将中医药防治艾滋病纳入到艾滋病综合防治示范区工作中。实践证明中医药对改善艾滋病的常见临床症状、治疗某些机会性感染、减轻抗病毒药毒副作用、提高病人生活质量有明显作用。

二、中医药在农村卫生工作和社区卫生服务中的作用初步显现

认真贯彻落实2005年全国新型农村合作医疗试点工作会议精神，国家中医药管理局与卫生

部联合下发了《关于在新型农村合作医疗试点工作中充分发挥中医药作用的意见》，组织召开了全国落实新型农村合作医疗试点工作暨农村中医药工作会议，在全国进行了专项督查活动。截止2005年9月，全国671个试点县有县级中医医院510所，符合条件的509所均被确定为定点医疗机构，各试点县都将适宜的中医药服务项目纳入补助范围，将常用中药纳入了基本用药目录。

会同卫生部、国家发改委编制并启动《农村卫生服务体系建设与发展规划》，将中西部国贫县、省贫县、少数民族自治县、边境县等四类地区的县级中医医院建设纳入中央重点支持范围，并先期在云南、吉林等7个省进行试点，安排了50多个县级中医医院建设项目。在农村中医药服务能力建设项目中，开展农村医疗机构中医特色专科（专病）建设，共安排项目125个。

继续推进全国农村中医工作先进县建设。北京市房山区等10个县（市、区）被批准为全国农村中医工作先进县（市、区），浙江省绍兴市等10个县（市、区）被批准为全国农村中医工作先进县建设单位。2005年，全国有24个省（区、市）积极开展了省级农村中医工作先进县建设，建设数量已达310个。上海市开展了农村中医工作先进县二期建设，四川省新都区等地开展了农村中医工作先进乡镇建设。通过建设，农村中医药服务条件得到改善，服务能力和水平有了明显提高。与建设前相比，床位数提高了24.5%，门诊量提高了15.3%，病床使用率普遍上升；设中医科的乡镇卫生院增加了10.7%；能够提供中医药服务的村卫生室增加了15.8%，村卫生室能提供中医药服务的乡村医生人数提高了22.4%。

加强农村中医药人才培养。对4000名乡镇卫生院中医临床技术人员进行了系统的中医药知识和临床业务技能培训；招收近万名乡村医生开展中医专业中等学历教育；在全国遴选出310名农村基层优秀中医，组织总结他们的成才规律、临床经验和诊疗技术。

在河北省承德市等18个地区开展农村中医药适宜技术推广示范地区建设。各地结合本地区的实际情况，采取多种措施，积极开展农村中医药适宜技术推广工作，取得了好的经验。

与卫生部、财政部共同实施了“万名城市医师支援农村卫生工程”，全国54家三级中医医院派出医师171名，赴57家受援中医医院开展工作。同时，实施局直属（管）医院支援西部地区中医医院人才培养工程，派出8支医疗队到8个省（区）开展了巡回医疗及现场带教，举办了各种专科、专题培训班，并免费接受基层中医医院人员进修。

努力发挥中医药在社区卫生服务中的作用，创建了25个有中医药特色的全国社区卫生服务示范区。示范区中所有的社区卫生服务中心都能够提供中医药服务，44.7%的社区卫生服务站以提供中医药服务为主。

三、中医药特色优势得到进一步发挥，中医药科学研究与人才培养取得新的进步

近年来，国家中医药管理局在保持发挥中医药特色优势方面做了大量的工作，取得了一定的成效，保持发挥中医药特色优势有了较好的政策环境和基础条件，制定了一系列保持发挥中医药特色优势的指导性文件和技术规范，组织实施了一批重大项目。保持发挥中医药特色优势工作2005年又取得了新的进展。

一是组织调研，从医、教、研、管理等方面开展研究。2004年12月，召开了保持发挥中医药特色优势工作经验交流会，较好地总结了各地的经验，明确了中医药特色优势的内涵和外延，通过认真查找存在的问题，深入剖析产生的原因，理清了突出特色优势的思路。

二是加强中医重点学科与专科建设。完成了重点学科中期评估工作，在中医基础、中医临床、中药方面形成了一批研究方向稳定、学术水平较高、队伍结构比较合理、管理比较规范的中医重点学科。在重点专科（专病）建设中，有112家中医、中西医结合医院的160多个项目纳入建设范围，涵盖20多个主要临床专科。通过建设，多数专科（专病）规模明显扩大，服务量显著增加，中医特色突出，优势得到发挥。许多地方实施了中医“名院、名科、名医”工程，四川省组织开展了精品中医医院建设试点工作，江苏、湖南等省组织开展了地方中医名医评选工作。

三是继续做好老中医药专家学术经验继承工作。组织了第三批全国老中医药专家学术经验继

承工作的中期评估，开展了全国老中医药专家学术经验继承工作的回顾调研，实施了“十五”科技攻关课题计划“名老中医学术思想、经验传承研究”。17个省（区、市）开展了省级名老中医药专家学术经验继承工作，遴选导师878人次，培养1322名继承人。上海、江西、吉林等省还建立了名老中医工作室。

四是开展优秀中医临床人才培养。214名学员研读经典书籍582书次，写出了学习体会1953篇；拜名师学习，撰写了学习体会689篇；整理病案6636份，发表相关论文400余篇，临床诊疗水平不断提高。

五是加强中医药科学研究。在基础研究方面，中医理论基础研究首次列入国家重点基础研究计划（“973”计划），着重从中医基础理论、络病学说与针灸理论、方剂配伍规律等三个方面进行研究；远程异地古籍整理与数字化研究平台已经投入运行，并建成了200余种本草古籍数据库。在临床研究方面，重点探索符合中医特点的临床疗效评价关键技术和科学阐明中医药安全性基本问题。在中药研究方面，重点对中药安全性、中药材种子种苗质量、名贵珍稀动物药的代用品等问题开展研究，完成了“十五”重大科技项目“中医药现代化研究与产业化开发”的研究任务，部分成果已经推广应用。

六是组织完成了中国传统医药申报世界非物质文化遗产计划草案及有关文件的起草工作。

四、中西医结合和民族医药工作继续得到加强

对全国11所重点中西医结合医院、27个中西医结合重点专科（专病）建设项目进行了中期评估。会同总后卫生部开展了军队医院中西医结合重点学科建设试点。

通过农村卫生服务体系建设，一批基层民族医医疗机构建设得到加强。藏、蒙、维等民族医重点学科建设取得一定成效。14个民族医重点专科（专病）建设进展顺利，进入了验收阶段。完成了傣医医师资格考试开考试点的准备。启动了7门傣医药本科教材的编写工作，组织开展了20部民族医药文献的整理，出版了《中华本草（民族卷）》藏药卷、蒙药卷及《羌族医药》、《中国朝医学》、《中国彝族医学》等36部民族医药文献。

五、中医药法制建设全面推进，监督管理得到加强

中医药立法工作取得新进展。在全国人大、国务院有关部门和领导的支持下，传统医药立法工作全面启动，进展顺利，已经完成了草案的初稿和大部分调研论证工作，并列入了国务院法制办2006年的立法计划。为了更好地在相关法律法规中体现中医药的内容和特点，加强了与有关部委的沟通与协调，积极参与卫生立法。通过与国家食品药品监督管理局协调，解决了医疗机构中药制剂委托配制问题。

中医药标准化建设进程加快。完成了21项中医药标准起草工作，《国家标准——腧穴定位》等10项标准通过了专家审查。

积极开展中医药发展的战略研究。在完成了国家中医药管理局重点专项“中医药传统知识保护研究”的基础上，国家中医药管理局牵头承担了国家知识产权战略研究第12专题“中医药知识产权保护与利用研究”，开展了中医现代化等一批重大理论与实践问题的研究。

与卫生部联合开展了“以病人为中心，以提高医疗服务质量为主题”的医院管理年活动，制定颁发了《中医医院管理评价指南（试行）》，对20个省（区、市）的中医医院管理进行了督查。各省级中医药管理部门积极行动，广泛动员，制定了具体的实施方案，组织开展了对中医医院的评估。各中医医院按照医院管理年活动的主要目标和工作任务，认真进行自查自纠，健全管理制度，规范执业行为，提高医疗服务质量，保证医疗安全，改进服务流程，改善就医环境，加强财务物价管理和行业作风建设。

与卫生部等6部委局联合开展了打击非法行医专项整顿工作。截止2005年11月底，全国打击非法行医专项行动办公室共接到涉及中医的案件181件，各地已查处并报送调查结果的有104件，国家中医药管理局对其中一些重点案件进行了督办。通过整顿活动，有力地打击了无证行医、出租和承包科室、聘用非卫生技术人员行医等违法行为。与国家工商行政管理总局等11部委局联合开展了治理整顿虚假违法中医医疗广告工作，各地加强了中医医疗广告审查工作的管理，积极配合工商行政管理部门，加大了对虚假违法中医医疗广告的打击力度。北京市中医管理

局共向同级工商行政管理部门移送虚假违法中医医疗广告案件90件，配合工商行政管理部门查处虚假违法中医医疗广告案件50件。通过与各级工商、卫生行政管理部门的共同努力，虚假违法中医医疗广告蔓延的势头得到有效控制。与卫生部联合下发了《关于中医推拿按摩等活动管理中有关问题的通知》，进一步规范医疗机构中医推拿及非医疗机构按摩等活动。

紧紧围绕纠正医疗购销和医疗服务中的不正之风，认真查处群众反映强烈的收红包、乱收费等违法违纪问题，积极研究标本兼治、综合治理的办法，进一步规范管理，促进了行业作风建设。

六、中医药对外及港澳台合作交流不断进展，呈现出良好的发展态势

中医药对外交流与合作的层次进一步提高，范围进一步扩大。2005年与6个国家和地区新签了专门的中医药双边合作协议，拓展了政府间在传统医药法制建设、市场准入、标准化建设等方面的交流与合作。

与世界卫生组织的合作进一步加强，合作举办了“药用植物采集与栽培管理规范”、“药前生产质量管理规范”地区间研讨会及“2006年传统医药政府论坛预备会”。

七、认真开展保持共产党员先进性教育活动，加强行业精神文明建设和新闻宣传工作

通过开展保持共产党员先进性教育活动，中医药行业广大共产党员进一步提高了践行“三个代表”重要思想和落实科学发展观的自觉性，坚定了理想信念，明确了为人民服务的宗旨。各级党组织进一步增强了凝聚力和战斗力。新形势下加强党的建设、保持共产党员先进性的长效机制正在逐步形成，为促进中医药的改革与发展提供了有力的组织保证和政治保证。

组织开展“弘扬白求恩精神，做白求恩式的医务工作者”的宣传教育活动，大力宣传以广东省中医院、郭春园同志为代表的先进典型，提高中医药行业人员的职业道德水平，努力构建和谐医患关系。不少中医医院在加强精神文明建设中荣获全国文明单位、卫生系统先进集体等光荣称号。

进一步加大了新闻宣传工作的力度。组织开展了以“继承发展、再创辉煌”为主题的全国中医药行业文艺汇演活动，共有500余家中医药单位参加演出。组织实施“中医药品牌战略宣传推广活动”，在中央电视台开设了“中医药名院、名科、名医巡览”专栏。

（陈　伟）

2005年全国中医药工作会议召开

2005年全国中医药工作会议于2005年1月6~7日在北京召开。卫生部党组书记、常务副部长高强出席会议并作了重要讲话。卫生部副部长兼国家中医药局局长佘靖作了题为《以“三个代表”重要思想为指导，全面落实科学发展观，促进中医药事业全面、协调、可持续发展》的工作报告，国家中医药管理局副局长李振吉作了会议总结讲话。

此次会议以邓小平理论和“三个代表”重要思想为指导，深入学习贯彻党的十六大、十六届三中、四中全会和中央经济工作会议精神，全面落实科学发展观，认真总结了2004年中医药工作，分析了中医药工作面临的形势，并对2005年中医药工作作了全面部署。

会议认为，按照2004年全国卫生工作、全国中医药工作会议的总体要求，深入贯彻实施《中医药条例》，加强中医药应对突发公共卫生事件能力建设和重大疾病防治工作，积极参与新型农村合作医疗试点，稳步推进中医药社区卫生服务，加快中医药科学研究和人才培养，扎扎实实地推动中医药事业发展，各方面取得了显著的进展。

会议提出了2005年中医药工作的总体要求：以邓小平理论和“三个代表”重要思想为指导，认真贯彻十六大和十六届三中、四中全会精神，全面落实科学发展观，以维护和增进人民健康为目标，以满足人民群众对中医药服务的需求为导向，进一步提高领导能力、管理能力和统筹发展能力，继续贯彻《中医药条例》，发挥中医药特色与优势，积极参与公共卫生体系建设，加强中医药应对突发公共卫生事件能力建设，加强重大疾病防治，加强农

村中医药工作，加快科技创新和人才培养，促进中医药事业全面、协调、可持续发展。

会议明确了2005年全国中医药工作重点：

一、加快中医药应对突发公共卫生事件能力建设，加大中医药防治重大疾病工作力度

全面实施中医药应对突发公共卫生事件能力建设项目，根据实际需要，在全国遴选若干具有一定条件的医疗机构，作为中医、中西医结合防治传染病临床基地加强建设；全面落实《中医药防治艾滋病工作计划（2004～2005）》，贯彻中央确定的“四免一关怀”政策，进一步加强中医药治疗艾滋病试点项目的实施和中医药防治艾滋病基地建设，培养一支中医药治疗艾滋病的专业骨干队伍，优化中医、中西医结合治疗方案，制定中医药治疗艾滋病疗效评价标准，组织开展艾滋病中医辨证论治规律的基础性研究和中医药防治艾滋病的临床研究。整合全国中医药科技、医疗资源，组织协作攻关，继续开展对重大疾病的中医药防治研究，积极探索中医药在地方病防治中的作用。

二、加强农村中医药工作，提高为农民健康服务的水平

认真贯彻落实国务院办公厅转发的《关于进一步做好新型农村合作医疗试点工作的指导意见》和2004年全国新型农村合作医疗试点工作会议精神，制定了《在新型农村合作医疗试点工作中充分发挥中医药作用的指导意见》。落实《中国农村初级卫生保健发展纲要（2001～2010年）》中中医药指标的要求，对各地组织实施情况进行检查督导，适时组织经验交流活动。组织中西部地区县级中医医院急诊急救能力建设和感染性疾病科建设、中西部地区农村医疗机构中医特色专科（专病）建设、乡镇卫生院中医临床技术骨干培训、乡村医生中医专业中专水平教育项目的实施。组织实施《农村卫生服务体系发展规划》中县级中医医院建设项目。在实施“城市医师支援国家扶贫开发工作重点县县医院”项目中，精心组织三级甲等中医医院支援国家扶贫开发工作重点县中医医院的工作。继续组织中医诊疗技术整理与研究项目的实施。摸索、总结推广农村中医药适宜技术的管理经验。制定《乡村医生中医药知识与技能基本要求》、《乡村医生中医药知识与技能培训大纲》和《乡村中医药技术人员自种、自采、自用中草药管理办法》。组织优秀乡村医生（中医技术为主）成才经验的总结工作。

三、积极参与城市医疗服务体制改革试点，加强中医医疗机构管理

加大城市中医药服务结构调整，优化资源配置，大力发展中医药社区卫生服务。组织对有中医药特色全国社区卫生服务示范区试点单位进行复核评估，组织制定社区全科医师（中医）培训大纲和教材编写工作。积极参与国务院深化城市医疗服务体制改革试点工作，并结合中医药行业特点，加强对中医医院管理体制和补偿机制、中医药服务价格等相关政策措施的研究。进一步加强中医医院的建设和管理，探索办好中医医院的各种模式和方法，形成一批中医特色突出、技术能力强、服务质量好、管理水平高的“名院”。继续加强国家中医药管理局“十五”重点专科（专病）项目建设和省级、市（地）级重点中医专科建设，完成国家中医药管理局“十五”重点专科（专病）项目建设的中期评估，逐步形成一批中医特色优势显著、技术创新能力较强的“名科”。完善中医医疗机构管理的规章制度，修订医疗机构中药饮片质量管理办法。加强医疗质量监测，并向社会公布监测信息。

四、进一步加强中西医结合和民族医药工作

加强重点中西医结合医院建设，加强医疗质量监测，开展项目建设中期评估。加强重点中西医结合专科建设，开展中西医结合治疗优势单病种的研究。总结中西医结合人才培养经验，研究提出相关激励政策和措施，鼓励西医人员离职学习中医。加强中西医结合学科带头人和学科骨干的培养。加强与国家有关部门的协调，进一步完善中西医结合学历教育。提出进一步发展民族医药的思路及措施。加强民族医医院基本条件和能力建设。提高藏、蒙、维民族医药重点学科建设质量，组织傣医医师资格考试试点工作。加强民族医药文献研究，进一步总结整理藏、蒙、维、

傣及其他民族医药的基础理论、学术经验、特色疗法和特色药物，组织藏、蒙、维、傣等民族医药的教材编写工作。

五、加强中医药科技创新、人才培养，促进中医药现代化

组织制定《中医药科学研究发展纲要（2005～2010年）》。组织国家基础研究发展计划（973）中医药专项的评审和实施，组织国家科技计划攻关重大项目的落实，抓好国家中医药管理局重点科技专项的组织实施。改善中医古典文献整理的支持条件，初步建立文献数字化研究平台，加快中医文献数据库建设。组织制定民间献方献药管理办法和筛选研究方案。组织开展中药资源调查和编目的准备工作。举办两期中医药知识产权保护培训班。

落实国家中医药管理局所属科研机构科技体制改革方案，分步推进中国中医研究院科技体制改革。加强中医药科技管理制度建设，组织修订《国家中医药管理局科技项目管理办法》和《国家中医药管理局实验室分级评审办法和分级标准》，制定《国家中医药管理局重点研究室管理办法及建设标准》。贯彻实施《病原微生物实验室生物安全管理条例》，组织开展全国6个片区的培训工作。

做好中医药继续教育工作。继续实施优秀中医临床人才研修项目。做好第三批全国老中医药专家学术经验继承工作的中期评估。启动名老中医学术思想、临证经验和传承模式研究项目。研究制定中医药继续教育基地建设标准，建设一批中医药继续教育基地。总结中医药现代远程教育试点工作。与教育部共同研究制定中医药高等教育改革发展纲要。组织制定中医药教育机构设置标准、中医药专业设置标准和临床教学基地设置标准等标准。总结中医药重点学科建设经验，完成中期评估工作。

六、推进依法行政，加强中医药行业监督管理

继续加强《中医药条例》的学习和宣传，加强与政府有关部门沟通协调，切实把条例中有关保障和规范中医药事业发展的政策与措施落到实处。推进中医药标准化建设，积极参与卫生法制建设和执法监督体系建设。进一步加强中医执法监督管理，规范中医医疗行为。严格审批中医医疗机构的设置和中医从业人员的资格准入，加强中医执业医师的注册管理。配合有关部门，进一步加强中医医疗市场监管，整顿中医医疗市场秩序，严厉打击非法行医，严肃查处违法违规行为。

七、进一步扩大中医药国际及港澳台交流与合作

继续推进《中医药对外交流与合作十年规划》，加强与国外政府间的交流与合作，重点落实已签署的中医药领域双边协议或备忘录。举办区域政府论坛，推进中医药立法、教育、医疗服务、科学研究等方面的交流。巩固并发展与世界卫生组织、世界贸易组织等国际组织在传统医药方面的合作，支持世界卫生组织在我国设立的传统医学合作中心开展工作。组织落实中医药“引智”和境内外培训工作，提高质量，注重实效。加强中医药对外宣传，有计划选择和推荐一批反映中医药优势和特色的项目向海外传播。加强对各国传统医药法规政策的研究。坚持走出去和引进来相结合，巩固和发展中医药教育、医疗、科研等方面的国际民间交流与合作。进一步加强与港澳台地区的交流与合作。逐步完善《内地与港澳更紧密经贸关系安排》有关中医药内容的相关配套政策。加强内地与港澳台地区在中医药政策、学术交流、人才培养、中医药科研成果转化以及开拓中医药国际市场等方面的合作。

八、加强行业医德医风建设，做好中医药新闻宣传工作

加强中医药行业作风建设，一是强化职业道德、职业纪律、职业责任和优良传统作风教育，配合保持共产党员先进性教育活动，在全国建设一批中医药行业医德医风教育基地。二是完善各项制度和监管措施，严格规范医疗服务行为，坚持因病施治、合理用药、合理检查、合理收费，切实减轻群众医药费用负担。三是开展对医药购销和医疗服务中不正之风的专项治理，积极探索构建纠正和防范不正之风体系。四是严肃查处违背职业道德、违反法律法规和职业纪律、损害人民群众利益的行为。

进一步做好中医药新闻宣传工作。强化中医药行业新闻宣传意识，建立中医药新闻宣传各项

制度，培训中医药行业宣传专兼职人员。做好舆论引导工作，宣传党的中医药政策，宣传中医药的科学性以及在保障人民群众健康方面的地位、作用和优势。

九、组织制定中医药发展“十一五”规划，加强发展战略研究

组织做好中医药发展“十一五”规划和2020年远景规划的编制工作，加强中医药发展战略研究。以邓小平理论和“三个代表”重要思想为指导，坚持科学发展观，全面总结“十五”计划执行情况，深入了解全国和当地经济社会发展存在的差距，全面分析中医药在新形势下面临的机遇和挑战，以深化改革、继承创新、求真务实的理念和精神，确定“十一五”期间中医药事业发展的基本目标、重点任务、主要措施及项目需求。

（闫　冰）

国家中医药管理局成立中医药防控人感染高致病性禽流感工作领导小组，积极组织中医药防控人感染高致病性禽流感有关工作

2005年10月，我国部分地区出现高致病性禽流感疫情以来，国家中医药管理局高度重视，严密部署，成立了中医药防控人感染高致病性禽流感工作领导小组，认真按照全国防控高致病性禽流感指挥部和卫生部有关工作部署和要求，结合中医药特点和优势，积极组织中医药防控人感染高致病性禽流感有关工作。

一、召开多次会议，布置相关防控工作，并启动了综合组、防控组、技术支持组、宣传与对外联络组等相关工作小组。

二、组织专家研究制订了人禽流感防治中药储备目录，供有关部委在开展药物储备工作时参考使用。

三、组织专家拟定了禽流感密切接触者预防用处方，并已推荐在辽宁的禽流感疫点使用，同时组织开展安全性评价和药效学研究。

四、了解各地中医药防控人禽流感情况，并调整充实了国家中医药管理局及各地中医药防控人禽流感专家组名单。

五、组织各地中医药管理部门相关负责同志召开了专题会议，传达国务院和卫生部相关会议精神，布置下一步中医药防控工作。

六、积极组织开展中医药防控人禽流感其他相关科研工作。

（一）启动了基于名老中医防治疫病经验基础上的“中医药防控人禽流感专项研究”科研课题，以集成中医专家群体治疗疫病的学术经验，提出针对人禽流感的预防和辨治方案，并为药物筛选、临床研究提供依据和指导。

（二）组织并启动了“防治人禽流感中成药和中药饮片的筛选研究”、“人禽流感中医药预防方案的研究”、“流感的中医辨治与疗效评价的研究”等研究项目。

（三）启动了国家中医药管理局防控人禽流感新药开发专项。

（闫　冰）

盘点“十五”，中医药事业发展呈现良好态势

在各级党委和政府的领导和支持下，中医药事业在各个方面都取得了较大的发展，为我国人民健康和社会主义现代化建设作出了应有的贡献，也为中医药事业在新的历史时期的全面、协调和可持续发展奠定了比较坚实的基础。

一、中医药机构建设得到加强，服务能力和水平有较大的提高

“十五”期间，中医药事业发展规模进一步扩大，内涵建设不断增强。截止2004年底，在医疗方面，全国有中医医院（包括中西医结合医院、民族医医院）2973所，有中医类执业资格的医师45万，90%以上的综合医院设立了中医科，约75%的县建有中医院。在教育方面，全国有高等中医药院校32所，新建校区占地面积1.3万亩，经费投入70余亿元；中等中医药学校45所；52所综合院校和184所卫生学校开设了中医专业。在科研方面，政府举办的中医药科研机构达100余所，其他各类中医药科研机构蓬勃发展。2004年与“九五”期末（2000年）

相比，中医医院床均固定资产由8.7万元上升为13.5万元，病床使用率由50.7%上升为62.7%，平均每一职工全年负担的住院床日数由115日上升为141日，中医医院门急诊人次数由1.89亿人次上升为2.12亿人次，全国医院总门急诊人次数的比例由16%上升为17%。

二、中医药应对突发公共卫生事件、防治重大疾病取得明显进展

2003年我国部分地区SARS暴发流行，据不完全统计，内地非典确诊病例中中医药参与治疗的占58.3%，取得了明显效果，为抗击非典斗争的重大胜利作出了贡献，得到了世界卫生组织的认可，显示了中医药抗击重大疫病的能力。2005年，根据国务院的统一部署，积极开展了中医药防控人禽流感工作。根据国家提出的建立和完善突发公共卫生事件医疗救治体系的要求，加强了中医药应对突发公共卫生事件的能力建设。截止2005年底，已有12915名中医药人员接受了应对突发公共卫生事件能力的培训；在全国开展了16家中医、中西医结合传染病临床基地建设，安排县级中医医院急诊急救能力建设项目278个，县级中医医院感染性疾病科建设项目179个，累计投资1亿多元。2003年开始实施的中医中药治疗艾滋病试点项目已对5个省2700名艾滋病患者进行了中医药治疗，取得了较为满意的效果，2005年已扩大到11个省。针对脑中风、糖尿病、老年性痴呆等重大疾病、疑难疾病的中医药优化诊疗方案和规范初步形成。国家中医药管理局在“十五”期间实施的160个重点专科建设成效显著，与2002年建设初期相比，专科床位数增长了5.8%，门诊量增长了17.77%，收治病人数增长26.63%。14个民族医特色专科（专病）基本完成建设任务。172个农村医疗机构中医特色专科（专病）建设项目投资5000余万元，目前进展顺利。11所重点中西医结合医院建设已完成中期评估。

三、农村中医药工作成效显著

“十五”期间，县级中医医院发展较快，服务能力和服务水平都有明显提高，2004年与“九五”期末相比，全国县级中医医院由1395所发展到1488所，床位数由101405张发展到109207张，县级中医医院诊疗病种的范围不断扩大，专科建设普遍开展，一批中医专科已经成为当地农民就医的首选。2005年，全国70%乡镇卫生院设立了中医科，40%乡村医生采用中医或中西医两种方法为患者治病。村卫生室基本上都配备了中成药，有些还配有中药饮片，并开展了针灸、推拿等中医非药物疗法。截止2005年底，已经建成全国农村中医工作先进县和先进市（地级）137个，正在建设的有106个；24个省（区、市）还开展了省级农村中医工作先进县建设工作，建设数量达310个。中医药西部大开发技术支持项目为西部地区县中医医院培养了600余名中医专科技术骨干人才，并支持了130余所中医医院的技术条件改造。100余项规范的中医临床诊疗技术在农村和基层推广应用。“十五”期间，国家实施了乡村医生中医专业中专学历教育项目，在全国28个省招收了以中医药知识与技能为主的在岗乡村医生1万人；实施乡镇卫生院中医临床技术骨干培训项目，对全国4000名乡镇卫生院中医临床技术人员进行了系统的中医药知识和临床业务技能培训。开展了农村基层优秀中医成才规律与临床经验总结及推广项目，对310名长期工作在农村基层，中医基础理论扎实、临床经验丰富、诊疗效果突出的优秀中医的成才规律和临床经验进行总结、推广。各地贯彻落实《关于农村中医药人才培养和队伍建设的实施意见》，结合当地实际，采取多形式、多渠道开展农村中医药人才培养工作，取得了成绩，积累了经验。

四、中医药在社区和新型农村合作医疗中发挥越来越重要的作用

“十五”期间，中医药在社区和新型农村合作医疗试点工作中的优势和作用得到体现，并发挥着越来越重要的作用。已有80%的社区卫生服务中心和超过50%的社区卫生服务站能够提供中医药服务，中医药的适宜技术得到了较好的应用。25个有中医药特色的全国社区卫生服务示范区的建设，对全国中医药社区卫生服务工作产生了积极的示范带动作用。在新型农村合作医疗试点工作中，设有县级中医医院的试点县均将中医医院纳入了新型农村合作医疗定点医疗机构，所有的试点县均将适宜的中医药诊疗项目纳入新型农村合作医疗报销范围，各地制定的新型农村合作医疗药品目录均将中药纳入其中。中医药以其相对低廉的价格，安全、有效和便捷的服

务，受到了参合农民的欢迎，同时也对新型农村合作医疗制度的建立发挥着重要作用。

五、中医药科技取得重大进展

围绕中医药现代化，开展了中医现代化发展、中医药传统知识保护、中药现代化产业推进、中药产业国际化等一系列战略研究，为国家制定政策及规划提供依据。2002 年《中药现代化发展纲要》发布，明确了我国中药产业作为战略性产业的发展目标和重点任务。中医药科技投入加大。国家有关部门在中医药科学研究、技术开发和产业化方面实施系列专项，发改委、财政部、科技部、自然基金委和国家中医药管理局共投入研究开发资金 14 亿元，有力地促进科技与临床、生产相结合，推动学术发展和技术创新。18 项科技成果获得国家科技进步奖，其中“血瘀证与活血化瘀研究”获得一等奖，“通里攻下法在腹部外科疾病中的应用与基础研究”等获得二等奖。中医药继承和理论研究得到加强。国家重点基础研究发展计划（973 计划）首次设立“中医理论基础研究专项”，启动研究型继承工作，开展对名老中医学术思想和临证经验的传承研究。建立中医古籍数据加工平台与知识库管理系统及相应的技术规范，200 余种中医药古籍文献收入数据库。《中华本草》藏、蒙、维、傣医药卷出版发行。涉及 19 个民族的 83 部民族医药文献整理完成。中医药创新能力不断提高。中医药科技队伍在突发公共卫生事件中发挥了积极作用，中医临床研究和药物筛选研究在防治非典中取得明显效果，得到世界卫生组织肯定。符合中医药特点的方法学研究不断深入，防治疾病的技术、手段进一步规范和丰富。中医药技术标准研究取得成果并得到应用。科技推动中药产业快速发展。14 个省建立了中药现代化科技产业基地，中药科技平台和国家中药研究工程中心在集成创新中发挥作用，一批中药工业生产与质量控制关键共性技术得到熟化，并在生产中广泛应用。一批濒危和道地药材繁育及规范化种植技术得到推广。中药标准规范研究取得成效。创制了一批具有自主知识产权的中药新药。

六、中医药人才培养力度进一步加大

“十五”期间，中医药教育以提高中医药队伍的整体素质为目标，积极探索中医药人才的培养模式，加大培养力度，中医药教育得到较快发展。中医药院校教育有较大发展，改革初见成效。2004 年与“九五”期末相比，全国高等中医药类在校生人数由 7.7 万人增加到 22.7 万人，中等中医药类在校生由 5.6 万人增加到 22.9 万人。研究生教育蓬勃发展，现有一级学科博士授权单位 14 个，新增临床医学专业学位试点单位 12 个，在校硕士研究生 8953 人，博士研究生 2090 人，开展了非医学类专业本科毕业生攻读中医博士学位研究生试点工作和七年制教育。中医药学科和课程体系进一步完善，国家中医药管理局与教育部联合开展了中医药院校更名工作，促成了 6 所中等中医药学校独立升格为中医药高等专科（高职）学校，制定了高等中医药教育机构设置标准、专业设置标准等 7 个标准。中医药教材建设工作进一步规范，编写、出版了“新世纪高等中医药院校规划教材”46 门课程，其中有 34 门被确定为“十五”国家级规划教材，编写出版中等职业教育国家规划教材 15 门、中等中医药教育规划教材 24 门。我国第一套藏医药本科规划教材已编写、出版 25 门课程，蒙、维、傣医药本科规划教材正在编写中。中医药继续教育得到较大发展。2002 年召开了全国中医药继续教育工作会议，制定了《中医药继续教育规定》等相关文件，为中医药继续教育在“十五”期间的大力发展提供了保障。2001 年，第二批全国老中医药专家学术经验继承工作顺利完成，有 710 名继承人出师，2002 年启动了第三批师承工作，遴选出指导老师 586 名，继承人 942 名。2004 年实施了优秀中医临床人才研修项目，对在全国选拔的 215 名中青年中医主任医师进行重点培养。国家级中医药继续教育项目全面展开，中医药远程教育进展顺利，2001 年以来，共举办国家级中医药继续教育项目 1245 项。加强了中医药重点学科建设。启动了 24 个学科 78 个建设点的局级中医药重点学科建设工作和 12 个西部地区中医药重点学科建设。各学科建设点以提高中医临床疗效为核心，不断继承和发扬中医药的特色与优势，在梳理本学科历史文献、研究本学科内涵与外延的基础上，凝练了本学科的学科研究方向，明确了本学科学术发展的目标，构建了一批稳定的、具有创新意识的学科队伍，探索和研究了制约中医药发展的关键科学问题，促进了中医药的学术进步。

七、中医药法制化与标准化建设取得新的成就

中医药立法工作取得显著成效。2003 年 10 月 1 日《中华人民共和国中医药条例》正式实施，是我国第一部专门的中医药行政法规，标志着中医药法制化建设步入了新的阶段。全国各地广泛开展学习宣传活动，积极贯彻落实《条例》。在全国 15 个省份出台中医药地方性法规基础上，“十五”期间，又有内蒙古、山西、北京、安徽、湖北、宁夏、青海、陕西、贵州等 9 省份颁布了地方性法规。大力加强依法行政。单独制定及联合制定了 50 多项规范性文件；积极推进行政审批制度改革，有 72 项行政审批项目取消或改变管理方式，保留行政审批项目 5 项；加强中医医疗机构的设置和从业人员资格的准入管理，“十五”时期 66900 余人通过了中医类执业医师资格考试，70700 余人通过了中医类执业助理医师资格考试；严格中医医疗广告审批（或出证）工作，严厉打击非法行医，严肃查处违法违规行为，维护了中医医疗服务秩序。中医药标准化建设稳步推进。“十五”期间，开展了中医药标准化建设规划的编制，在基础标准、技术标准和管理标准方面，启动了 40 多项中医药标准化项目，开展了 6 项国家标准的修订工作。积极开展重大政策研究。通过组织开展《中医现代化发展战略研究》、《十省市中医医疗需求与服务调查》、《中医医疗服务模式的研究》等 30 余项政策研究项目，积极探索中医药发展的理论与实践问题，为中医药行政管理部门科学决策服务。

八、中医药国际化进程加快

“十五”期间，中医药对外交流与合作取得新进展，水平和效益不断提高，中医药的国际传播更为广泛。中医药对外交流与合作的渠道和领域进一步拓宽，初步形成了多形式、多渠道、多层次的交流与合作格局。与世界卫生组织、世界贸易组织、联合国教科文组织等国际组织开展了在传统医药战略制定和实施方面的合作。“十五”期间，国家中医药管理局与 16 个国家和地区签订了专门的中医药双边合作协议，截止 2005 年底，我国已与世界上 70 多个国家和地区政府卫生部门签订了包含中医药合作内容的合作协议。巩固和发展了与世界各国中医药学术团体的交流与合作，促成了世界中医药学会联合会的建立，发展了世界针灸学会联合会。积极以多种形式向世界各国传播了中医药科学与文化。中医药国际医疗服务合作与科技研发合作项目明显增加。国际中医药本科学历教育合作有了新的进展，研究生教育合作也正在兴起。我国中药产品已出口到五大洲 135 个国家，出口总额年均增长 12%，出口产品结构进一步优化。我国派驻发展中国家援外医疗队中的中医药工作得到加强。内地与香港特区和澳门特区间的中医药合作促进了三地中医药的共同发展。海峡两岸在中医药管理、中药产品质量标准方面加强了交流与合作。

（武　东　刘群峰）

农村卫生服务体系县中医医院建设专项试点实施

2005 年，国家发改委、卫生部、国家中医药管理局联合制定了《农村卫生服务体系建设与发展规划》，《规划》强调了县级中医医院是农村卫生服务体系的重要组成部分，并将县级中医医院建设纳入中央重点投资范围，明确了总体投资规模。根据《规划》总体部署，国家发改委社会司、国家中医药局办公室印发了《关于组织申报 2005 年农村卫生基础设施建设（中医医院专项）项目中央预算内专项资金投资计划的补充通知》，中央财政在 2005 年农村卫生基础设施建设项目中安排专项补助资金 1 亿元，先在河北、吉林、福建、湖北、云南、甘肃、新疆等中西部 7 个省（区）国贫县、省贫县、少数民族自治县、边境县四类地区进行试点建设，资助 50 余所县级中医医院完成业务用房改扩建任务。

（武　东　刘群峰）

财政部、国家中医药管理局继续组织实施农村中医药服务能力建设项目

2005 年，国家中医药管理局和财政部联合，安排专项资金 1.5 亿元继续组织开展农村中医药服务能力建设项目，其中安排农村医疗机构中医特色专科（专病）建设项目 125 个，县级中医

医院急诊急救能力建设项目165个，县级中医医院感染性疾病科建设项目65个，乡村医生中医专业中专学历教育14700名，乡镇卫生院中医临床技术骨干培训6000名。通过项目持续实施，引导地方政府更加重视加强农村中医药工作，各地县级中医医院专科（专病）建设及急诊急救能力普遍得到了加强，不少地区对县级中医医院急诊设施进行了改造，县级中医医院应对突发公共卫生事件的能力不断提高，农村中医药人才的培养进入有计划、分层次的阶段，整体促进了中医药在新型农村合作医疗试点工作以及农村卫生服务中发挥积极和应有的作用。

（武　东　刘群峰）

完成《中医医院建设标准》（征求意见稿）

国家中医药管理局为使中医医院的建设决策走上科学化、规范化和标准化的轨道，委托五洲工程设计研究院主编《中医医院建设标准》。《中医医院建设标准》的研究制定工作得到建设部同意列入年度计划并上报发改委。

工作情况：根据工作计划安排，国家中医药管理局成立了《中医医院建设标准》课题组，开展了大量工作：根据建设标准内容，广泛听取各有关方面的意见，收集相关的基础资料并进行研究分析；组织问卷调查工作，向全国各大地区有代表性的中医医院、中西结合医院及民族医医院发出问卷调查表70余份；邀请京内外重点中医医院等领导和专家，多次召开专家评议会；为获得科学和可靠的调研资料数据，课题组与有关专家积极开展实地调研工作；利用局网络及邮件，广泛征求全国部分省、市、自治区中医药主管部门、不同类型的中医院及有关专家的书面反馈意见并进行修订。通过各方努力，已完成《中医医院建设标准》（征求意见稿）。

（王建中　王振宇）

制定《中医医院管理评价指南（试行）》

2005年4月，国家中医药管理局为加强中医医院管理，科学、客观、准确的评价中医医院，组织制定了《中医医院管理评价指南（试行）》。

《中医医院管理评价指南（试行）》从医院管理、医疗质量管理与持续改进、医疗安全、医院服务等几个方面做出了具体的规定，设计了评价的指标。特别强调了要突出中医药特色、发挥中医药优势，涉及的相关指标共有52条。《中医医院管理评价指南（试行）》的制定对于指导中医院树立正确的办院宗旨，坚持以中医为主的办院方向，促使中医院不断提高医疗质量、保障医疗安全、发挥中医特色优势，不断满足人民群众日益增长的医疗卫生和中医医疗保健需求具有重要意义。

（严华国）

加强对中医推拿按摩等活动的管理

2005年9月5日，卫生部、国家中医药管理局联合下发了《卫生部、国家中医药管理局关于中医推拿按摩等活动管理中有关问题的通知》，对医疗机构和非医疗机构开展推拿按摩活动都做出了明确的规定，医疗机构开展推拿、按摩、刮痧、拔罐等活动，应当由在本机构执业的卫生技术人员实施；非医疗机构开展推拿、按摩、刮痧、拔罐等活动，在机构名称、经营项目名称和项目介绍中不得使用“中医”、“医疗”、“治疗”及疾病名称等医疗专门术语，不得宣传治疗作用。

根据文件精神，福建省、重庆市等省（区、市）的卫生和中医药管理部门迅速采取行动，开展专项检查，加强对中医推拿按摩等活动的管理。福建省各市、县卫生局共出动457人次，突击检查了医疗（含计生）机构167家，非医疗机构145家，检查中发现在个别中医门诊部中存在着尚未取得医师资格的卫校或理疗专业毕业的中专生从事中医推拿按摩等活动；在非医疗机构中有36家推拿、按摩等休闲场所使用“中医”、“医疗”等术语进行宣传，对于存在上述问题的单位均责令其立即整改；对2家从事以治疗疾病为目的，按照中医理论和诊疗规范开展中医推拿、按摩、刮痧等活动的非医疗机构，已立案处理；对12个违规医疗广告进行了清理、拆除。

（严华国）

乡村医生中等中医专业学历教育和乡镇卫生院中医临床技术骨干培训全面实施

为切实加强农村中医药队伍建设和人才培养工作，不断提高农村中医药人员学历层次和业务水平，充分发挥中医药在农村医疗保健服务中的作用，中央财政安排专项资金，与国家中医药管理局共同实施了乡村医生中医专业中专学历教育项目和乡镇卫生院中医临床技术骨干培训项目。

学历教育项目实施的目标是：在全国对一万名在岗无学历、45岁以下、具有乡村医生执业资格的以中医药（民族医药）知识与技能为主及应用中西医两法的乡村医生，实施中医专业中专学历教育，使他们系统掌握中医药的基本理论、基本知识和临床技能，提高中医药服务能力和水平，取得普通中专学历，获得参加执业助理医师考试资格。国家中医药管理局负责该项目的总体实施和宏观管理，并与教育部共同制订了《乡村医生中等中医专业教学指导方案》，要求各省教育行政部门负责配合做好“乡村医生中医专业学历教育”的学籍注册、学员毕业后颁发普通中专学历证书、实行弹性学制等政策保障工作。

各省中医药管理部门负责组织项目具体实施，确定招生学校，负责学员报名资格审查，组织招生等。乡镇卫生院中医临床技术骨干培训项目实施的目标：是对全国4000名乡镇卫生院中医临床技术人员进行系统的中医药知识和临床业务技能培训，培训时间为半年，理论学习和临床进修各3个月。国家按每人2500元标准予以补助。省级中医药管理部门负责项目的具体实施与日常管理，包括确定培训基地，制定培训大纲，遴选培养对象等。通过培训，提高他们的中医临床诊疗水平，使其成为乡镇卫生院中医临床技术骨干，带动乡镇卫生院中医科室建设，全面提高农村地区中医药服务水平。截止2005年底，乡村医生中医专业中专学历教育项目全国共招生17000人，乡镇卫生院中医临床技术骨干培训项目共完成3940人的培训。

（徐金香）

医药价格管理

国家发展改革委印发《药品差比价规则（试行）》

为进一步提高药品定价科学性和透明度，规范药品价格行为，促进企业公平竞争，国家发展改革委员会2005年1月制定《药品差比价规则（试行）》（发改价格［2005］9号），并要求各地应加紧研究制定具体实施细则，并最迟于2005年3月底以前执行。

《药品差比价规则（试行）》执行后，价格主管部门在制定调整药品价格，以及医疗机构在制定中标的政府定价和政府指导价药品零售价格时，须按照《药品差比价规则（试行）》执行。

对于发改委已制定公布的药品价格，将在重新制定和调整价格时，按照《药品差比价规则（试行）》进行调整。地方已制定公布的补充剂型规格品价格，各地可结合本地实际情况进行调整。

药品差比价规则（试行）

第一条 为规范药品定价行为，提高药品定价科学性和透明度，制定本规则。

第二条 本规则适用于政府定价、政府指导价药品（指药品制剂）。

第三条 本规则对政府定价、政府指导价药品，按照价格管理的需要进行了归类。

实行政府定价或政府指导价的西药，凡中文通用名或英文国际非专利药名（INN）中表达的化学成分相同的药品制剂，归类为同种药品（化学成分相同，命名中的盐基、酸根及溶媒不同的，归类为同种药品）；

实行政府定价或政府指导价的中成药，国家标准规定的正式品名中剂型前部分的名称相同且国家标准规定的处方相同的药品制剂，归类为同种药品（处方相同正式品名不同的，归类为同种药品）。

第四条 本规则所称的剂型、规格及药用包装材料定义，以国家食品药品监督管理局有关规定为依据。

第五条 本规则所称药品差比价，是指同种药品因剂型、规格或包装材料的不同而形成的价格之间的差额或比值。

第六条 本规则所称代表品，是指同种药品中临床常用的剂型、规格品种。

第七条 确定药品差比价关系考虑的主要因素为：平均生产成本、生产技术水平、临床应用效果、使用方便程度以及治疗费用等。

第八条 剂型差比价，是指同种药品在单位含量相同的前提下，不同剂型之间价格的差额或比值。未标识有效成份含量的中成药剂型，以相同日服用数量为前提计算剂型差比价。常用剂型差比价见附表一。

第九条 规格差比价，是指同种药品同一剂型由于规格（包括含量、装量、重量、包装数量或药品性状等）不同而形成的价格差额或比值。

（一）本规则所称含量，是指一种药品制剂中包含的国家标准规定的有效成分的数量。

（二）本规则所称装量，是指单位容器内药品制剂的容量。

（三）本规则所称重量，是指最小计量单位的药品的重量。

（四）本规则所称包装数量，是指零售包装内包含的按最小计量单位计算的药品制剂数量；零售包装指最小零售包装（不包括医院住院药房拆零出售的包装）。

（五）本规则所称药品性状，是指药品制剂的物理特性或形态。

第十条 规格差比价中的含量差比价关系

以代表品价格为基础，其他条件相同，含量增加1倍（或减少50%），价格相应乘以（或除以）1.7。两种以上有效成份的含量变化幅度，以有效成分的市场平均价格为权重加权平均计算。

非整倍数关系的含量差比价计算公式为：$K=1.7\log 2\ X$（K＝比价值，X＝待定规格品含量÷代表规格品含量）。

葡萄糖、氯化钠等调节电解质类的输液，暂不适用上述含量比价。

第十一条 规格差比价中的装量或重量差比价关系

以代表品价格为基础，其他条件相同，装量或重量增加1倍（或减少50%），价格相应乘以（或除以）1.9。

非整倍数关系的装量（重量）差比价计算公式为：$K=1.9\log 2\ X$（K＝比价值，X＝待定规格品装量或重量÷代表规格品装量或重量）。

有含量标识的注射液，溶液（剂）装量在10ml（含10ml）以下的，在价格上不予区分；10ml以上的，溶液（剂）装量每增（减）10ml，价格加（减）00.5元。

第十二条 规格差比价中的包装数量差比价关系

以代表品价格为基础，其他条件相同，包装数量增加1倍（或减少50%），价格相应乘以（或除以）1.95。

非整倍数关系的包装数量差比价计算公式为：$K=1.95\log 2\ X$（K＝比价值，X＝待定规格品包装数量÷代表规格品包装数量）

常用含量、装量、重量和包装数量差比价系数见附表二。

第十三条 规格差比价中的药品性状差比价关系

注射剂型中，在其他条件相同情况下，普通粉针在小水针基础上每支加1元，冻干粉针、溶媒粉针价格在小水针价格基础上每支加3元（中成药注射剂暂不适用）。

药品其他性状，原则上不考虑差比价。

第十四条 包装材料差比价，是指同种药品相同剂型和规格，因使用不同的包装材料而形成的价格之间的差额或比值。本规则所称包装材料，是指药品最小零售单位的药用包装材料。

盒装（指内包装为板装的）口服固体制剂，在价格上不区分包装材料差异；瓶装口服固体和液体制剂，在价格上不区分容器类型和材料差别；颗粒剂在价格上不区别包装袋材料差别。

小容量注射液在价格上不区分容器类型和材料差别；大容量注射液，以同容量规格玻璃瓶为基础，塑料瓶最高加2元，软袋最高加4元。

第十五条 按差比价计算零售价格时，尾数按以下原则取舍：百元以上零售价格尾数保留到元；百元以下、一元以上零售价格尾数保留到角；一元以下零售价格尾数保留到分。

第十六条 本规则未明确规定具体差比价系数的，可由省级价格主管部门按本规则确定的有关原则制定差比价并暂行，同时抄报国家发展改革委。

第十七条 国家发展改革委将根据市场和技术发展变化情况，不定期调整、补充有关差比价系数。

本规则由国家发展和改革委员会负责解释。

附表一：常用西药剂型差比价表

名称类别		编号	计算单位	差比价计算公式	差价或比价值	说明
片剂	普通片	(1)	每片	——	1	不单独区分素片、糖衣或薄膜衣
	肠溶片	(2)	每片	(2) ÷ (1)	1.1	
	分散片	(3)	每片	(3) ÷ (1)	1.3	
胶囊剂	普通硬胶囊	(4)	每粒	(4) —— (1)	0.02元	每粒单价超过1元时，不考虑与片的差价
	肠溶胶囊	(5)	每粒	(5) ÷ (4)	1.1	
颗粒与溶液剂	颗粒（可溶、混悬）	(6)	每袋	(6) ÷ (1)	1.2	
	口服溶液	(7)	每支	(7) ÷ (6)	0.9	
	口服干混悬剂	(8)	每瓶	(8) ÷ (6)	1.3	
注射剂	小容量注射液	(9)	支（10ml以下）	——	1	
	大容量注射液	(10)	每瓶（100ml）	(10) - (9)	5元	

常用中成药剂型差价比价表

名称类别		编号	计算单位	差比价计算公式	差价或比价值	说明
丸剂	蜜丸（小蜜丸）	(1)	平均日服用量	——	1	
	水蜜丸	(2)	平均日服用量	(2) ÷ (1)	1.2	
	水丸	(3)	平均日服用量	(3) ÷ (1)	1.3	
	浓缩丸	(4)	平均日服用量	(4) ÷ (1)	1.4	
片剂	糖衣片	(5)	平均日服用量	——	1	
	素片	(6)	平均日服用量	(6) ÷ (5)	0.9	
	薄膜衣片	(7)	平均日服用量	(7) ÷ (5)	1.1	
胶囊剂	硬胶囊	(8)	平均日服用量	(8) —— (5)	0.02元（每粒）	每粒单价大于1元时，不考虑与片的差价。
	软胶囊	(9)	平均日服用量	(9) ÷ (8)	1.5	
颗粒与溶液剂	颗粒剂	(10)	平均日服用量	(10) ÷ (5)	1.25	无糖型可比含糖型加价10%
	合剂（口服液）	(11)	平均日服用量	(11) ÷ (10)	0.9	
	糖浆剂	(12)	平均日服用量	(12) ÷ (10)	0.8	

附表二：常用含量、装量、重量和包装数量差比价系数

倍数（待定规格 ÷ 代表规格）	含量比价	装（重）量比价	包装数量比价
0.125	0.20	0.15	0.13
0.25	0.35	0.28	0.26
0.5	0.59	0.53	0.51
1	1.00	1.00	1.00
1.5	1.36	1.46	1.48
2	1.70	1.90	1.95
2.5	2.02	2.34	2.42
3	2.32	2.77	2.88
3.5	2.61	3.19	3.34
4	2.89	3.61	3.80

（周中华　摘）

国家发展改革委办公厅下发关于贯彻执行药品差比价规则（试行）有关问题的通知

为保证《药品差比价规则（试行）》（以下简称《规则》）顺利实施，国家发展改革委办公厅2005年3月下发《关于贯彻执行药品差比价规则（试行）有关问题的通知》（发改办价格[2005]605号）。就《规则》执行过程中的有关问题补充通知如下：

一、关于《规则》的实施步骤

《规则》实施后，对原来已公布价格的药品，要按照差比价关系逐步调整价格。我委已公布价格或价格指导意见的药品，我委将组织力量分批公布代表品，并按《规则》规定理顺差比价关系，在此之前暂时维持现行价格；各地制定新的补充剂型规格品价格时，可在我委已公布价格的药品剂型规格中，按照剂型规格相邻或相近的原则确定临时代表品。各地已公布价格的增补剂型规格品，除注射剂外，其他剂型规格品价格可暂时保持不动；各地增补的粉针、冻干粉针、溶媒结晶粉针和大容量注射液，应于今年6月底以前按照《规则》规定重新调整价格。

我委尚未公布价格或价格指导意见的品种，以及地方增补的定价品种，其差比价关系调整时间由各地根据实际情况确定。

对新定价的药品，各地要严格按照《规则》的规定制定药品价格，保持合理的差比价关系。

二、关于《规则》的适用范围

《规则》所称的药品差比价，是指同种药品因剂型、规格或包装材料不同而形成的价格之间的差额或比值（见《规则》第五条），不是指因药品质量等因素形成的GMP与非GMP药品之间，原研制、单独定价或优质优价药品与统一定价药品之间的差比价关系。但原研制药品不同剂型规格之间、同企业生产的单独定价药品或优质优价药品同剂型不同规格之间，原则上应按《规则》保持合理差比价关系。

《规则》中装（重）量差比价系数，适用于规格中未标识有效成份含量的药品。规格中既有含量标识又有装（重）量标识的药品，应先按含量计算差比价关系，其装（重）量差别暂由各地根据具体情况确定差比价（注射剂除外）。

集中招标采购药品的零售价格，同生产企业同品种不同剂型规格间应保持合理比价关系；议标剂型规格品，与同品种中标剂型规格品中最高价格相比，应保持合理比价关系。

三、关于差比价关系的计算顺序

按照差比价关系计算药品价格时，应按照剂型、规格、包装材料的顺序计算。

对与代表品剂型、规格、包装材料均不同的非代表品，应先按《规则》附表一规定剂型差

比价关系，计算出与代表品同规格、同包装材料的不同剂型价格；再以此为基础按规格、包装材料差比价计算出非代表品价格。

对与代表品剂型相同但规格、包装材料不同的非代表品，应按照含量、装（重）量、包装数量和包装材料的顺序计算价格。

对注射剂中既有性状区别又有其他规格和包装材料区别的非代表品，应在代表品价格上先加（减）性状差价额，再以此为基础计算其他规格、包装材料差比价。

四、关于少数特例情况的处理

由于药物本身特殊性等原因（如难溶药物的水针比粉针成本高、水针向粉针转化中国家规定质量标准明显提高、因剂型规格不同导致适应证不同等），不宜按《规则》规定差比价关系执行的，可暂由各地征询专家意见后酌情处理，并将有关情况报国家发改委（价格司）备案。

（傅　杰　摘）

国家发展改革委下发《国家发展改革委定价药品目录》

根据《中华人民共和国价格法》、《中华人民共和国药品管理法》、《药品管理法实施条例》、《血液制品管理条例》等法律法规的规定，国家发展改革委重新修订了《国家发展改革委定价药品目录》。

一、国家发展改革委定价的药品范围

（一）列入2004年版《国家基本医疗保险和工伤保险药品目录》（以下简称《医保目录》）的西药，按标明的药品中文名称划分品种（第178、665号除外），各品种属于处方药的剂型，含属于处方药但未列入《医保目录》的剂型，均纳入我委定价范围。

（二）列入《医保目录》的中成药（不含民族药），按标明的药品名称和剂型划分品种，属于处方药的剂型，纳入我委定价范围。

（三）《医保目录》以外的麻醉药品（包括按麻醉药品管理的药品，下同）、一类精神药品、按国家指令性计划生产并由国家统一收购的避孕药具和计划免疫药品、处于中国药品物质专利保护期内的药品，纳入我委定价范围。

（四）《医保目录》以外的血液制品（指各种人血浆蛋白制品），纳入我委（会同卫生部）定价范围。

二、国家发展改革委定价药品的定价形式和内容

（一）列入国家发展改革委定价目录的麻醉药品、一类精神药品、避孕药具、计划免疫药品，实行政府定价形式，定价内容为出厂（口岸）价格。

（二）列入国家发展改革委定价目录的其他药品实行政府指导价形式，定价内容为零售价格。具体定价形式为最高零售价格，即经营者可以向下浮动价格，幅度不限，上浮幅度为零。

三、省、自治区、直辖市价格主管部门定价的药品范围、定价形式和内容

（一）《医保目录》内属于非处方药的剂型，以及各地调剂进入地方医疗保险报销范围的品种，纳入省、自治区、直辖市价格主管部门定价范围。定价形式为政府指导价，定价内容为零售价格。具体定价形式为最高零售价格。

非处方药剂型，以国家食品药品监督管理局公布的非处方药品目录为准。为便于价格管理，对既可作为非处方药品又可作处方药品（“双跨”）的剂型，以及部分规格属于非处方药、部分规格属于处方药的剂型，其所有规格品纳入各省、自治区、直辖市价格主管部门定价范围。

（二）麻醉药品、一类精神药品的批发价格、零售价格，由各省、自治区、直辖市价格主管部门按照规定办法制定公布。

（三）医院制剂、《医保目录》所列民族药和中药饮片，由各省、自治区、直辖市价格主管部门根据本地情况确定具体定价权限、形式和内容。

四、其他有关问题

（一）对国家发改委定价的药品，国家发改委或省、自治区、直辖市价格主管部门已制定公布过价格的，可继续按公布价格执行。未制定公布价格的政府指导价药品，在国家发改委定价前，暂授权各省、自治区、直辖市价格主管部门

制定公布在本地执行的临时价格；在各省、自治区、直辖市价格主管部门未制定公布价格前，经营者可暂按市场实际价格执行。

在国家发改委制定政府指导价的药品中，凡在国内首次上市销售、尚无市场价格的品种或剂型，生产（进口代理）企业应在上市销售前向当地省、自治区、直辖市价格主管部门申报价格。在价格主管部门未制定公布价格前，申报企业可按价格主管部门公布的药品差比价规则自行制定价格执行；价格主管部门没有规定具体差比价关系的，可由生产经营者制定试销价格。生产经营者应及时将自定的新产品价格报送当地省、自治区、直辖市价格主管部门，并由省、自治区、直辖市价格主管部门抄报国家发改委。

（二）国家发改委定价范围内实行政府指导价的药品，在国家发改委重新调整价格前，各省、自治区、直辖市价格主管部门可根据本地市场实际购销价格等情况，本着公正合理，有利于减轻群众负担的原则，报经国家发改委同意后，临时降低在本地执行的最高零售价格。

（三）对列入国家发改委定价范围的药品，国家发改委将根据价格管理的需要，适时调整定价内容。定价内容是指生产流通各环节的价格，分为出厂（口岸）价格、批发价格或零售价格等。

（四）国家发改委将根据国家食品药品监督管理局公布的处方药与非处方药转换情况，每年公布一次由省、自治区、直辖市价格主管部门定价的非处方药品目录。

（五）对列入省、自治区、直辖市价格主管部门定价范围的药品，国家发改委不再提出价格指导意见。《医保目录》内同品种非处方药剂型应与处方药剂型保持合理差比价关系，地区之间价格矛盾比较突出时，国家发改委将进行必要的协调。

（六）各省、自治区、直辖市价格主管部门制定或修订本地药品定价目录后，应及时上报国家发改委审定。国家发改委在20个工作日内未予正式答复的，视为审定同意。

（七）未列入国家发改委和各省、自治区、直辖市价格主管部门定价范围的药品，由经营者自主制定价格。

（八）《医保目录》品种范围发生变化时，相关药品自动进入或退出价格主管部门的定价目录。进入或退出定价目录的具体时间，以价格主管部门公布的日期为准。

（张晓春　摘）

国家发展改革委下发关于对部分药品从出厂环节制定价格进行试点的通知

为进一步加强和改进药品价格管理，从源头抓起，降低药品零售价格，规范药品购销行为，减轻群众药费负担，国家发展改革委2005年11月2日下发《关于对部分药品从出厂环节制定价格进行试点的通知》（发改价格［2005］2542号）。通知如下：

一、纳入试点范围的品种，为国家发改委定价目录内实行政府指导价的维生素及矿物质类缺乏症用药，具体品种见附表。纳入试点范围的药品，将从目前制定公布最高零售价格，改为制定公布最高出厂价格（或口岸价格，下同）和最高零售价格。不同出厂价格所对应的不同档次流通差价率，按照《药品政府定价办法》的有关规定执行。

二、生产企业可低于规定的最高出厂价格供应药品。生产企业降低出厂价格后，零售单位的实际零售价格要相应降低。具体零售价格不得超过按生产企业实际出厂价格顺加对应档次流通差价率计算的价格水平。在上述差价范围内，药品经营单位的批发价格，由药品供需双方协商确定。

三、药品实际出厂价格为扣除各种折扣后的含税出厂价格。生产企业销售药品时，实际出厂价格低于规定最高出厂价格的，应根据实际出厂价格加相应档次流通差价率计算出实际零售价格，以书面等形式告知相关购货单位。药品零售单位在销售药品时，应向供货单位索取相关零售价格信息。

四、各省、自治区、直辖市价格主管部门应根据本地区实际情况，在综合考虑药品批发企业和医疗机构经营成本的基础上，本着有利于规范购销行为、维护公平竞争，有利于降低药品价格、减轻群众负担的原则，降低医疗机构对试点药品的实际加价率。

五、本通知发布后，对纳入试点范围的品种，国家发改委在重新制定或调整价格时，将按上述有关规定公布其最高出厂价格和最高零售价格。在此之前，继续按现行零售价格和有关规定执行。

六、制定公布出厂价格后，各级价格主管部门要加强监督检查。既要强化日常监督，又要适时组织专项检查。对生产企业超过规定最高出厂价格供应药品的、零售单位超过实际出厂价加规定流通差价率作价销售的，按价格违法行为予以处罚。

附表：制定公布出厂价格试点的药品品种

序　号	中文名称	剂　型
1	维生素 A	处方剂型
2	维生素 B_1	处方剂型
3	维生素 B_2	处方剂型
4	维生素 B_6	处方剂型
5	维生素 B_{12}	处方剂型
6	维生素 C	处方剂型
7	维生素 D_2	处方剂型
8	维生素 D_3	处方剂型
9	β－胡萝卜素	处方剂型
10	复合维生素 B	处方剂型
11	水溶性多种维生素	处方剂型
12	脂溶性多种维生素	处方剂型
13	干酵母	处方剂型
14	烟酸	处方剂型
15	烟酰胺	处方剂型
16	葡萄糖酸钙	处方剂型
17	氯化钙	处方剂型
18	碳酸钙	处方剂型
19	维生素 D_3 碳酸钙	处方剂型
20	硒酵母	处方剂型
21	混合微量元素	处方剂型

（王　名　摘）

部分省（区、市）药品和医疗服务价格专项检查工作会在海南省召开

为全面掌握全国药品和医疗服务价格专项检查开展情况，研究有关问题的检查处理政策，探讨解决群众看病贵、药品价格高问题的对策建议，部署下一阶段检查工作，推动医药专项检查的深入开展，2005 年 12 月 6～7 日，国家发展改革委价格监督检查司在海南省召开了部分省（区、市）药品和医疗服务价格专项检查工作会。

与会代表汇报了本地开展检查的总体情况；执行医药价格政策存在的主要问题；医药价格违法行为的主要表现形式，以及近年来出现的新动向、新特点；本地现行的医药价格管理政策及国家发展改革委《关于降低头孢呋辛等 22 种药品零售价格的通知》（发改价格［2005］1762 号）的贯彻落实情况等内容，交流了医药价格专项检查工作的经验，分析了当前医药价格监管工作面

临的形势，提出了加强医药价格监管的具体建议，并着重针对各地反映的医药价格检查中发现的问题，结合当地医药价格管理政策，重点研究了有关政策处理意见。

会上，国家发展改革委有关司局领导在讲话中指出，国家发展改革委领导非常重视全国药品和医疗服务价格专项检查，多次指示要切实抓好这项工作，并对开好这次工作会议和搞好全国医药价格专项检查提出了明确要求。从“面对形势和要求，工作有难度；加强组织领导，工作有特点；加大查处力度，工作有成效；树立坚定信心，检查有认识；全面抓好落实，工作有要求”五个方面对2005年的专项检查工作进行了总结。肯定了近几年来全国药品和医疗服务价格专项检查情况和取得的进展和成效。指出，2005年开展的医药专项检查与往年开展的专项检查相比，面对的形势、工作内容、要求、承担的任务和重点均有所不同，可以说情况更新，时间更紧，任务更重，难度更大，要求更高。各级价格主管部门在新形势和新要求下，按照国家发改委统一部署，结合本地实际，加强组织领导，开展了卓有成效的工作，2005年各地的检查工作呈现出组织有序、措施得力、方法创新、工作扎实、处罚力度大、社会反映好等新特点。在2005年的医药专项检查中，各级价格主管部门面对新的困难与挑战，集中时间和力量，提高检查水平，创新检查方式，加大查处力度，揭露出越来越多价格违法问题。

国家发展改革委有关司局领导指出，经过多年的专项治理，医药价格监管虽然取得一定进展，但是药品和医疗行业存在的价格问题仍然比较突出，群众反映的看病贵的问题还没有得到根本缓解。各级价格主管部门要正确认识群众看病贵的原因，正确认识医药检查难的问题。要从机制和体制以及市场监管多方面全面剖析群众看病贵的原因，客观地认识医药价格检查难的问题将会长期存在，价格监督检查工作任重道远。会议强调，整顿医药价格秩序，规范医药价格行为，减轻群众医药负担，是一项复杂而艰巨的工作，也是一项长期的任务，不能一蹴而就，特别是在体制和机制问题无法在短期内改革到位的情况下，加强价格监管，加大监督检查力度，就成为必然和必须的选择。各级价格主管部门要进一步增强责任感和使命感，坚定信心、知难而进，以对人民群众高度负责的精神，继续扎实推进医药价格专项检查工作。同时，要树立常抓不懈，一抓到底的思想，切实抓出实效。为此：一是提高认识，坚定信心；二是要注重协调配合，形成检查合力；三是要创新方式，务求实效；四是要提高素质，依法行政；五是要改善监管，标本兼治。

会议要求各地价格主管部门认真解决检查进展不平衡的问题；加大处罚力度、加快案件审理；认真做好专项检查总结，顺利完成2005年的药品和医疗服务价格专项检查工作。

（周中华　摘）

国家发展改革委印发《集中招标采购药品价格及收费管理暂行规定》

为进一步规范药品集中招标采购价格及收费行为，促进药品招标采购工作健康发展，2004年9月国家发改委制定《集中招标采购药品价格及收费管理暂行规定》（发改价格［2004］2122号）。规定内容如下：

一、为规范药品集中招标采购价格及收费行为，根据《中华人民共和国价格法》、《中华人民共和国招标投标法》等有关法律、法规，制定本规定。

二、药品集中招标采购的招投标双方，应遵循诚实信用、公平竞争的原则进行招标投标活动。禁止价格欺诈和低价倾销等不正当价格行为。

三、中标药品要保持不同质量层次、不同剂型、规格、包装之间的合理比价。

四、中标药品的零售价格，由招标人按当地省级价格主管部门规定的作价办法自行核定，并按照省级价格主管部门规定的时间执行。招标采购的医疗机构，应在其服务场所的显著位置，对中标药品零售价格进行公示。

五、药品招标采购的经办机构，必须及时将中标价格抄报省级价格主管部门和当地价格主管部门。价格主管部门应加强对招标人核定中标药品零售价格行为的监督检查，发现违反规定的，应及时予以纠正。对于拒不纠正的，由价格主管部门依法查处。

六、中标药品零售价格的核定，实行以中标价为基础顺加规定流通差价率的作价方法。属于政府定价范围的药品，中标零售价格不得超过价格主管部门制定公布的最高零售价格。

中标药品零售价格核定公式为：中标药品零售价格 = 中标价 ×（1 + 规定的流通差价率）。

七、流通差价率实行差别差价率，价格高的品种顺加低差率，价格低的品种顺加高差率。具体差价率由省级价格主管部门确定。招标人可低于规定差价率核定中标药品零售价格。

八、招标人或其委托的代理机构可以向投标人收取招标文件费；招标文件费每份（套）最高不得超过150元。

九、药品招标代理机构可向中标人收取代理服务费。代理服务费按中标企业单个中标品种合同总金额的一定比率收取。计算单个中标品种合同总金额时，要以药品通用名称或正式名称划分品种，不以剂型、规格划分。

十、代理服务费率为最高费率，由国家发展改革委确定。在不超过规定最高费率的前提下，招投标各方可以协商确定具体执行的费率标准。

十一、除招标文件费和代理服务费，严禁招标人或其委托的代理机构向投标人收取任何其他与招投标有关的服务费用。药品招投标管理部门或其授权、委托的经办机构要求招投标当事人履行登记、审批、备案及其他手续的，一律不得收费。

十二、有下列行为之一的，由价格主管部门依法给予行政处罚：

（一）不按规定办法核定并调整中标药品零售价格的；

（二）超过核定的中标药品零售价格执行的；

（三）不按中标价格签订中标药品采购合同的；

（四）不按规定向价格主管部门备案价格的；

（五）违反明码标价规定的；

（六）操纵投标价格或进行价格欺诈，损害其他经营者或消费者合法权益的；

（七）自立收费项目、擅自提高收费标准、扩大收费范围、强制或变相收费的；

（八）其他价格违法行为。

十三、开展药品集中招标采购工作的县及县以上人民政府、国有企业（含国有控股企业）等所属非营利性医疗机构，均须按本规定执行。军队、武警部队医疗机构参照本规定执行，中国人民解放军卫生主管部门另有规定的除外。

十四、议价或竞价采购的药品零售价格的核定方法，按照本规定执行。议价或竞价采购的品种，在同品种其他剂型规格有中标价格时，其成交价格应与中标剂型规格品种保持合理比价关系。

十五、本规定自2004年12月1日之日起执行。《国家计委关于集中招标采购药品有关价格政策问题的通知》（计价格［2001］88号）、《国家计委办公厅关于确定集中招标采购药品价差分配比例问题的通知》（计办价格［2001］250号）、《国家计委关于药品招标收费有关问题的通知》（计价格［2001］1849号）与本规定有抵触的，以本规定为准。

十六、本规定由国家发展和改革委员会负责解释。

附：招标代理服务费的最高费率

单个生产企业单个中标品种合同金额	最高代理服务费率
100万元以下（含100万元）	0.5%
100万元~500万元（含500万元）	0.3%
500万元~1000万元（含1000万元）	0.2%
1000万元以上	0.1%

（傅　捷　摘）

国家发展改革委、卫生部下发关于进一步加强医药价格监管减轻社会医药费负担有关问题的通知

为进一步治理整顿医药市场价格秩序、规范医药购销行为，制止医疗服务乱收费，切实将各项价格政策落到实处，现将加强医药价格监管、减轻群众医药费负担有关问题，国家发展改革委、卫生部2004年10月下发《关于进一步加强医药价格监管减轻社会医药费负担有关问题的通知》（发改价格［2004］2190号）。通知如下：

一、继续降低政府定价药品价格。降低药品价格，压缩流通领域不合理的赢利空间，是纠正医药购销不正之风，减轻群众医药费负担的重要措施。对于政府定价的药品，价格主管部门要进一步健全成本调查和审核制度，充分发挥成本制约机制作用，及时根据成本和供求变化等情况，降低价格偏高的药品零售价格。同时，要积极探索鼓励临床必需、价格低廉、购买困难的常用药品生产销售的相关政策。政府制定药品价格时，要充分考虑药品之间的替代作用，保持品种剂型规格间的合理比价关系，抑制企业不合理地改换药品剂型规格等行为，维持市场公平的价格竞争环境。

二、规范企业自主定价药品和医用耗材的价格行为。对企业自主定价的药品和医用耗材，在尊重企业自主定价权的同时，价格主管部门应加强对市场价格行为的监督。要通过加强市场价格监测，及时发现价格矛盾和问题。在价格过高时，价格主管部门要及时通过价格公示、公开曝光和劝谕等方式，引导企业规范市场价格行为；必要时应依法采取措施予以干预。对企业自主定价药品和医用耗材价格的干预，要充分利用和发挥招标采购竞价作用，通过规定流通差价率等方式，压缩中间环节的价格空间。没有实行招标采购的药品和医用耗材，可通过依法限定差价率、利润率，依法实行提价备案、提价申报等方式规范企业价格行为，抑制市场价格的不合理上涨。

三、建立健全医疗机构内部价格管理制度。强化医疗机构价格管理责任制，医疗机构主要负责人要对价格管理负总责。各级各类医疗机构要严格执行医药价格管理的各项法律、法规和规定，自觉纠正不合理的价格行为；要建立健全医院内部价格行为的奖惩制度，把价格管理工作纳入医院科室综合目标考核内容。要进一步建立医院病历记录和收费清单审核制度，没有病历记录的医疗服务项目，不得收取费用；建立费用审查制度，定期对患者费用清单进行审查，发现问题，及时纠正。继续抓好医疗机构价格公示和医疗费用清单制度，自觉接受社会各方面的监督。

四、加强医生用药管理。医疗机构要依照临床诊疗指南和药物临床应用指导原则，制定医生合理用药办法，规范医生用药行为。医疗机构应定期公布各科室和医生用药情况，并将合理用药作为考评以及医生晋级的重要依据和条件。医生开具处方时的药品名称，要严格按照《处方管理办法（试行）》的有关规定执行。医师利用计算机开具普通处方时，必须同时打印纸质处方。除医疗用毒性药品、精神药品、麻醉药品及戒毒药品，任何医疗、预防、保健机构不得限制就诊人员持处方到其他医疗、预防、保健机构和零售药店购药。

五、加快推进医疗服务价格项目规范和价格调整工作。各地价格主管部门和卫生行政部门要密切配合，加快推行医疗服务价格项目的规范工作。尚未按照《全国医疗服务价格项目规范》执行的地区，要尽快制定落实工作的计划和时间进度表，在2004年底以前执行《全国医疗服务价格项目规范》；个别有困难的地区，最迟不得超过2005年5月1日。各地在规范医疗服务价格项目的同时，要按照“总量控制、结构调整”的原则，合理调整医疗服务价格水平，适当提高手术、床位、诊疗、护理等项目的价格，降低过高的大型医疗设备检查费收费标准，适度放宽特需医疗服务价格，理顺医疗服务比价关系。对新增医疗服务项目，各地价格主管部门和卫生行政部门要制定新增项目的申报审批办法，明确审批程序、审批期限等。

六、积极研究探索医疗付费方式改革。为有效控制医疗费用不合理上涨，调动医疗机构自觉控制费用的积极性，价格主管部门和卫生行政部门要积极研究探索医疗服务付费方式的改革，有条件的地区可试行常见病按病种付费等新的付费方式。通过改革，转变医疗机构诊治行为，促进医疗机构合理用药、合理检查，合理施治。

（李莉莎　摘）

药品监督管理

2005 年药品监督管理工作

一、加大 GMP 监督检查力度

在各地加强常规检查和一般跟踪检查的基础上，对药品生产企业实行飞行检查，强化动态监管，及时查处严重违规行为；加强了特殊药品和血液制品生产企业的重点监管。坚持换发药品生产许可证与 GMP 认证工作相结合，截至 2005 年 11 月底，已换发生产许可证 4160 个，对达不到 GMP 要求的近 700 家企业未予换证。

二、药品分类管理工作稳步推进

加大工作力度，明确了 2006 年 1 月 1 日起基本实现分类管理的要求和措施。不断规范处方药与非处方药评价转换工作。加强流通领域药品分类的监管，监督检查各地执行抗菌药物凭处方销售规定的情况，引导消费者改变用药习惯，促进合理用药。加强执业药师资格制度建设，截止 2005 年底，全国已有执业药师近 13 万人。

三、农村药品“两网”建设工作继续深入

截止 2005 年底，全国 80% 以上的行政村建立了药品监督网，并实现了药品统一配送。各地坚持“两网”建设与新型农村合作医疗（以下简称“新农合”）试点工作相结合，因地制宜，积极探索。有的地方依托农村三级医疗服务和计生网络构建农村药品供应网络；有的地方引导药品连锁经营向农村发展和延伸。农村药品市场秩序有所好转，农民用药安全状况有所改善。

四、药品专项整治工作取得实效

开展药品、医疗器械、保健食品广告专项整治，严格审查，加强监测，加大曝光力度；结合保护知识产权活动，打击假冒名优新药品的违法犯罪活动；联合有关部门，开展了打击邮寄假劣药品、非法回收药品的专项整治行动；针对安徽泗县甲肝疫苗事件和特殊药品流弊案，进行专项督查，加强对疫苗、特殊药品的监管；开展中药材专业市场的评价性抽验和监督检查工作；开展医疗器械说明书、标签和包装标识专项检查。

截至 2005 年 11 月，全国共查处药品案件 25.87 万件，涉案总值 4.30 亿元，没收金额 1.50 亿元，罚款金额 4.29 亿元，取缔无证经营户 1.14 万个，捣毁制假窝点 461 个，停业整顿 171 户，吊销许可证 66 件，移交司法机关 189 件，刑事处罚 34 人；全国共查处医疗器械案件 4.20 万件，涉案总值 0.69 亿元，罚款总额 0.93 亿元，没收金额 0.29 亿元，取缔无证经营户 2704 个，捣毁制假窝点 74 个，停业整顿 7 户，移交司法机关 18 人；移送工商查处的药品违法广告 2.39 万份。

五、其他各项工作顺利进展

药品、医疗器械、保健食品的审评注册工作稳步进行。落实“创新药物研发早期介入计划”，已批准抗艾滋病新药“二咖啡酰奎尼酸”等具有自主知识产权的药物进入临床试验。2005 年版《中国药典》如期颁布执行。药品、医疗器械不良反应监测和再评价工作进一步加强。按照国务院关于制定和实施知识产权战略的部署，积极开展了药品领域的相关研究。食品药品国际交流与合作卓有成效。

（陈宪保　摘）

国务院部署开展打击商业欺诈专项行动

2005 年 3 月 30 日，国务院办公厅下发了

《国务院办公厅关于开展打击商业欺诈专项行动的通知》（以下简称《通知》），决定在全国范围内开展打击商业欺诈专项整治行动，虚假违法广告特别是药品、保健品、化妆品及医疗服务中的虚假违法广告是集中整治重点。

《通知》要求各省（区、市）人民政府、国务院各部委、各直属机构对虚假违法广告等关系群众切身利益、社会危害严重的商业欺诈行为进行集中整治。加强对广告行业的管理，健全广告监管制度，规范广告市场秩序；严禁以新闻报道的形式发布广告；严禁未经审批擅自发布和篡改审批内容发布保健食品、药品广告；严禁在保健食品、药品、化妆品和医疗服务广告中使用任何人包括社会公众人物的形象，以消费者、患者、专家的名义作证明；严禁在保健食品广告中宣传疗效和在药品、化妆品、美容服务广告中夸大功能，以及在医疗服务广告中宣传保证治愈；严禁在互联网上发布虚假广告和不实信息。

《通知》指出，整治虚假违法广告，由国家工商总局牵头，工商总局要负责组织专项检查以及与有关部门的协调工作，依法查处虚假违法广告；对发布未经审批广告的媒体，依法停止其广告发布业务；对发布虚假违法广告、造成恶劣社会影响、情节严重的媒体，依法停止其广告发布业务，直至取消广告发布资格；会同有关部门建立广告监管公告制度，建立广告活动主体市场退出机制。新闻出版总署和广电总局要加强对报刊出版单位和广播电视等新闻媒体刊登、发布广告行为的管理，建立领导责任追究制。国家食品药品监管局要依法做好对保健食品、药品广告的审查；对篡改审批内容或发布虚假广告情节严重的，主管部门要撤销广告批准文号，并在一年内不受理其广告审查申请。卫生部、中医药管理局要做好对化妆品标签、标识宣传内容的监管，配合工商总局整治医疗机构非法发布医疗广告的行为。信息产业部要配合工商总局对发布虚假广告的互联网信息和电信服务提供者依法进行处理。

《通知》对打击非法行医等欺诈行为也进行了具体部署。

《通知》要求各省（区、市）人民政府、国务院各部委、各直属机构标本兼治地开展工作，结合专项整治，完善打击商业欺诈的法律法规和执法体系，实现联合监管和信息共享，倡导诚信兴商、守法经营的社会风尚，提高企业、消费者和患者自主维权的意识和能力，逐步形成政府监管、行业自律、舆论监督、群众参与的反商业欺诈长效机制。

（周中华　摘）

11 部门联合整治虚假违法广告

2005 年 4 月 21 日，工商总局、中宣部、公安部、监察部、国务院纠风办、信息产业部、卫生部、广电总局、新闻出版总署、食品药品监管局、中医药局等 11 部门联合下发了《虚假违法广告专项整治工作方案》（以下简称《方案》），对惩治虚假违法广告工作进行了部署。

此次专项整治的重点，包括在保健食品、药品、化妆品和医疗广告中使用消费者、患者、专家名义和形象做证明，保健食品广告宣传治疗作用或夸大功能，以及药品广告夸大功能、保证疗效等六类虚假违法广告行为。

《方案》指出，各部门要明确职责，密切配合，做好专项整治工作，其中，食品药品监管部门要加强对药品广告的审查工作，进一步完善药品、保健食品广告审查电子政务系统，将所有审批通过的广告，在国家食品药品监管局网站上公布。对违反法律法规发布虚假药品广告情节严重，被撤销广告批准文号的，应当严格执行有关法律法规，一年内不受理其广告审查申请。要加强对医疗机构生产销售医院制剂的管理，严厉打击非法生产销售医院制剂的行为。

国家将采取五项措施严打虚假违法广告：一是建立由工商牵头，公安、卫生、药监等十部门参加的联席会议制度；二是建立新闻媒体领导责任追究制，明确新闻媒体主要负责人对其媒体发布广告承担领导责任，对发布虚假违法及不良广告问题严重，或放弃广告终审权而导致广告发布出现导向错误的媒体，对有关责任人予以处分或调离工作岗位，必要时追究主管负责人的领导责任；三是建立违法广告公告制度，对工商部门查办的虚假违法及不良广告典型案件，由工商部门会同广播影视、药监等部门联合发布公告；四是建立广告市场信用监管体系，对诚实守信、守法经营的广告主、广告经营者给予通报表彰，对把关不严、违法违规现象突出的广告主、广告经营者，降低其信用等级并向社会公布；五是建立广告活动主体退出广告市场机制，对发布虚假违法广告造成恶劣社会影响的广告主，可在一定时期内暂停其发布广告，对负有责任的广告公司，限制直至取消其广告经营资格，对负有责任的媒体，可暂停其部分类别商品或服务广告发布业务，直至取消其广告经营资格。

食品药品监管局将结合本部门工作特点，既要突出重点，狠抓药品、保健食品广告监管等工作，又要加强与有关部门的配合，争取通过专项整治行动还消费者一个干净的广告市场。

（陈伟一　摘）

国家食品药品监督管理局下发关于对特殊药品和血液制品生产企业实施重点监管的通知

为进一步加强对特殊药品和血液制品生产的日常监管，根据国务院办公厅印发的《2005年全国食品药品专项整治工作安排》的要求，2005年6月16日，国家食品药品监督管理局下发《关于对特殊药品和血液制品生产企业实施重点监管的通知》（国食药监安［2005］288号），决定自2005年起对特殊药品和血液制品生产企业实施重点监管。各省、自治区、直辖市食品药品监督管理局（药品监督管理局）应当对本行政区域内列入重点监管的企业进行重点监督和检查，指导企业依法生产、经营。

各省级食品药品监督管理局应确定一名局领导和一名负责特殊药品和血液制品监管的工作人员联系企业，并组织企业所在地设区的市级食品药品监督管理局共同参与，对企业执行有关法律、法规情况及特殊药品和血液制品生产、销售等情况定期进行检查，发现问题及时予以纠正，确保特殊药品合法需求，杜绝流入非法渠道。加强对原料血浆来源和质量的监管，防止血液制品生产的交叉污染。

建立监管责任制，要将监管任务和职责予以分解，落实到人；同时明确设区的市级食品药品监督管理局的监管职责，共同做好重点监管企业的监督管理工作。

可参照本通知的要求，结合本辖区特殊药品监管的具体情况，确定其他重点监管的特殊药品生产、经营企业，加强日常监管，提高监管水平。同时加强对辖区内的血液制品生产企业的监管，对企业的投料、纯化和制剂生产实行月报表制度。

各省、自治区、直辖市食品药品监督管理局要根据监督检查情况，建立重点监管企业信用信息档案。

（傅　杰　摘）

医用缝合针等18项医疗器械行业标准

YY0043－2005《医用缝合针》等18项医疗器械行业标准于2005年7月审定通过，该行业标准的编号、名称及实施日期如下：

一、强制性行业标准

1. YY0043－2005《医用缝合针》（替代YY0043－1991）

2. YY0075－2005《泪道探针》（替代YY0075－1992）

3. YY0167－2005《非吸收性外科缝线》（替代YY0167－1998）

4. YY0174－2005《手术刀片》（替代YY/T0174－1994，YY0293－1997）

5. YY0175－2005《手术刀柄》（代替YY/T0175－1994）

6. YY0569－2005《生物安全柜》

7. YY0570－2005《医用电气设备第二部分：手术台安全专用要求》

8. YY0571－2005《医用电气设备第二部分：医院电动床安全专用要求》

9. YY0572－2005《血液透析和相关治疗用水》

10. YY0573. 3－2005《一次性使用无菌注射器第3部分：自毁型固定剂量疫苗注射器》

二、推荐性行业标准

1. YY/T0177－2005《组织钳》（替代 YY/T0177－1994）

2. YY/T0173．4－2005《手术器械唇头钩唇头齿锁止牙蛋形指圈》（替代 YY/T0173．4－1994，YY/T0173．5－1994，YY/T0173．6－1994，YY/T0173．8－1994）

3. YY/T0179－2005《丁字式开口器》（替代 YY/T0179－1994）

4. YY/T0249．1－2005《外科器械金属材料第 1 部分：不锈钢》（替代 YY/T0294．1－1997）

5. YY/T0295．1－2005《医用镊通用技术条件》（替代 YY/T0295．1－1997）

6. YY/T1000．1－2005《医疗器械行业标准的制定第 1 部分：阶段划分、代码和程序》

7. YY/T1000．2－2005《医疗器械行业标准的制定第 2 部分：工作指南》

8. YY/T1021－2005《拔牙钳》（替代 YY91021－1999，YY91022－1999）

以上标准自 2006 年 6 月 1 日起实施。

外科植入物超高分子量聚乙烯第 1 部分：粉料等 7 项医疗器械国家标准

经国家质量监督检验检疫总局、国家标准化管理委员会批准（中华人民共和国国家标准批准发布公告 2005 年第 6 号），GB/T19701．1－2005《外科植入物超高分子量聚乙烯第 1 部分：粉料》等 7 项医疗器械国家标准现予以公布。标准编号、名称及实施日期如下：

（一）GB/T19701．1－2005《外科植入物超高分子量聚乙烯第 1 部分：粉料》

（二）GB/T19701．2－2005《外科植入物超高分子量聚乙烯第 2 部分：模塑料》

以上标准自 2005 年 9 月 1 日起实施。

（三）GB/T15812．1－2005《非血管内导管第 1 部分：一般性能试验方法》（代替 GB/T15812－1995）

（四）GB/T16886．10－2005《医疗器械生物学评价第 10 部分：刺激与迟发型超敏反应试验》（代替 GB/T16886．10－2000）

（五）GB/T16886．12－2005《医疗器械生物学评价第 12 部分：样品制备与参照样品》（代替 GB/T16886．12－2000）

（六）GB/T19702－2005《体外诊断医疗器械生物源性样品中量的测量参考测量程序的说明》

（七）GB/T19703－2005《体外诊断医疗器械生物源性样品中量的测量参考物质的说明》

以上标准自 2005 年 12 月 1 日起实施。

关于做好处方药与非处方药分类管理实施工作的通知

为积极推进处方药与非处方药分类管理，根据《中共中央、国务院关于卫生改革与发展的决定》（中发〔1997〕3 号）精神和《中华人民共和国药品管理法》的规定，2004 年 7 月国家食品药品监督管理局下发《实施处方药与非处方药分类管理 2004～2005 年工作规划》（以下简称《规划》）。按照《规划》确定的药品分类管理工作指导思想、基本原则和阶段性目标要求，为做好处方药与非处方药分类管理实施工作，国家食品药品监督管理局 2005 年 8 月下发《关于做好处方药与非处方药分类管理实施工作的通知》（国食药监安［2005］409 号），对 2005 和 2006 年药品分类管理工作提出如下要求：

一、明确目标和要求，切实推进处方药与非处方药分类管理

实施药品分类管理，就是要通过严格处方药的管理，规范非处方药的管理，保证公众用药安全。2005 和 2006 年，要以加强对公众自我药疗存在安全隐患、易造成滥用处方药的管理为重点，进一步消除群众用药隐患，切实推进药品分类管理。从 2006 年 1 月 1 日起，药品分类管理工作必须达到以下要求：

（一）麻醉药品、放射性药品、一类精神药品、终止妊娠药品、蛋白同化制剂、肽类激素

(胰岛素除外)、药品类易制毒化学品、疫苗，以及我国法律法规规定的其他药品零售企业不得经营的药品，在全国范围内药品零售企业不得经营。

（二）注射剂、医疗用毒性药品、二类精神药品、上述（一）以外其他按兴奋剂管理的药品、精神障碍治疗药（抗精神病、抗焦虑、抗躁狂、抗抑郁药）、抗病毒药（逆转录酶抑制剂和蛋白酶抑制剂）、肿瘤治疗药、含麻醉药品的复方口服溶液和曲马多制剂、未列入非处方药目录的抗菌药和激素、以及我局公布的其他必须凭处方销售的药品，在全国范围内做到凭处方销售。

（三）其他药品的分类管理实施工作，由各省（区、市）药品监督管理部门根据本地社会和经济的发展情况，以及群众就医用药的实际，提出本地区具体的实施要求。对需要长期使用固定药物控制和治疗的慢性疾病用药，以及急症、急救用药，各地可采取一定措施，在保证群众用药安全的前提下，方便群众用药，促进药品分类管理工作的开展。

二、加大流通领域药品分类管理的推进力度，确保药品分类管理相关工作落实到位

各级药品监督管理部门要按照流通领域药品分类管理工作要求，结合药品零售企业 GSP 认证和《药品经营许可证》换、发证工作，积极促进药品零售企业达到药品分类管理要求。要根据零售企业驻店执业药师配备及在岗情况、处方审核制度的落实情况、处方药与非处方药分柜摆放情况、专有标识的规范情况、凭处方销售工作的执行情况、以及药品流通管理的相关要求，做好药品零售企业的药品分类管理工作。各地在《药品经营许可证》换、发证工作中，对达不到药品分类管理要求的零售药店，可按规定核减《药品经营许可证》中的经营范围，只能销售非处方药。在执业药师配置比例较高、条件较为成熟的地区，在流通领域可将处方药的销售与执业药师的配置紧密结合，进一步保障人民群众的用药安全有效，促进合理用药。

三、完善药品分类管理法规，保障处方药与非处方药分类管理制度的实施

2005 和 2006 年，我局将积极推动《处方药与非处方药分类管理条例》的立法工作，争取尽早出台。同时，还将结合处方药与非处方药分类管理实施工作制定相关配套管理规定，建立健全药品监督管理的法规体系，适应处方药与非处方药分类管理推进需要。各地要积极配合我局立法工作安排，做好相关调研、征求意见工作，进一步完善我国药品分类管理政策法规。

四、进一步规范非处方药管理，促进药品的合理使用

我局公布转换为非处方药的品种名单及其说明书范本之后，其药品生产企业应到所在地的省（区、市）药品监督管理部门进行非处方药的审核登记。审核登记后的非处方药品种，使用非处方药包装、标签、说明书，按非处方药进行管理；除“双跨”品种外，非处方药品种在审核登记 6 个月后，其药品生产企业应停止使用原包装、标签和说明书。各省（区、市）药品监督管理部门应按照我局规定的审核登记范围、要求进行审核登记工作，未按规定进行的非处方药审核登记，应予以纠正。

非处方药生产企业必须按照我局有关规定，使用非处方药包装、标签和说明书，非处方药的适应证、用法用量须与我局公布的非处方药说明书范本一致，禁忌证、注意事项、不良反应不得少于范本内容，不得以任何形式扩大适应证范围。已公布非处方药品种说明书的变更，涉及适应证增加、用法用量改变，应按药品注册补充申请办理，须经我局审核批准。

近期，我局将根据 2005 版《中国药典》发布的情况，对非处方药说明书范本内容作出部分修订，药品生产企业要及时变更非处方药说明书内容。

五、开展积极有效的宣传和引导，提高社会各界的认识

各级药品监督管理部门要提高对实施药品分类管理重要性和必要性的认识，要充分认识到实施处方药与非处方药分类管理是药品监督管理的一项重要工作，也是保障人民群众身体健康和用药安全的最基本要求。加快药品分类管理推进速度，是我国社会发展的需要，也是党中央、国务院对我们工作的要求。各级药品监督管理部门要

认真履行职责、切实做好工作，把保障广大人民群众用药安全有效放在工作的首位，确保药品分类管理工作的推进。

各地要广泛动员社会各方面力量，采取多种形式，有计划、有步骤地在辖区范围内，开展积极有效的宣传活动。要使社会各界和广大人民群众充分认识到实施处方药与非处方药分类管理在保证公众健康和用药安全上的重要作用和地位，使人民群众都能关心理解药品分类管理，支持并配合相关工作的开展。各级药品监督管理部门要加强对药品生产、经营企业的指导，有效引导药品经营企业通过调整经营结构、开展药学服务等配合药品分类管理工作的推行。各相关学会、协会也必须站在维护公众健康的立场上，配合药品监督管理部门推进药品分类管理工作的实施。

六、加强监督检查，促进处方药与非处方药工作的开展

各级药品监督管理部门要加强对处方药与非处方药分类管理工作的监督检查，促进药品分类管理相关工作的实施。

（一）加强药品零售企业处方药与非处方药分柜摆放情况和专有标识的规范情况的检查，积极促进药品零售企业达到药品分类管理要求。

（二）加强驻店执业药师配备及在岗情况，以及处方审核制度的落实情况的检查。结合GSP认证工作，进一步完善驻店执业药师配备制度和处方审核制度。

（三）对已明确药品零售企业不得经营的药品，要加强监督检查。对违规经营的，按《药品管理法》、《药品管理法实施条例》等有关法律法规的规定进行处理。

（四）对已经明确必须凭处方销售的药品，要加强对药品零售企业执行凭处方销售规定情况的检查。对药品零售企业违规销售处方药的行为，要及时予以纠正，并依据《药品流通监督管理办法》给予警告处罚；情节严重或经警告后仍违规销售的，除给予警告外，要并处罚款。

（五）各级药品监督管理部门要结合医疗和药品广告的整顿工作，加强对处方药和非处方药广告的监督和检查，特别要加大处方药在大众媒体违规发布广告和非处方药在大众媒体扩大宣传的检查力度。

国家食品药品监督管理局将在2005年底至2006年初，在全国范围内对药品分类管理阶段性目标的准备情况和落实情况实施专项检查，力争在2006年使我国药品分类管理工作上一个新台阶。

（何金海　摘）

关于免疫吸附器等产品分类界定的通知

为适应各地对医疗器械监督管理工作的需要，国家食品药品监督管理局2005年8月下发《关于免疫吸附器等产品分类界定的通知》（国食药监械［2005］410号），通知如下：

（一）免疫吸附器：由琼脂糖凝胶悬液及外壳组成，用于去除人体血液中的蛋白或蛋白原。作为Ⅲ类医疗器械管理。

（二）细胞分选微珠：与细胞分选系统配合使用，用于在体外去除人体血液或骨髓中的肿瘤细胞，从而达到净化骨髓或外周血、脐带血的目的。作为Ⅲ类医疗器械管理。

（三）斑点试验芯室：由医用透气性外科胶带、带有粘性的聚乙烯泡沫塑料芯室和合成纤维滤纸组成，用作斑点试验待测物质的载体。作为Ⅰ类医疗器械管理。

（四）隐血珠：由医用空心胶囊、医用脱脂棉、棉线组成，用于提取胃液作隐血检查。作为Ⅱ类医疗器械管理（医用空心胶囊必须是有证企业生产）。

（五）多功能熏蒸床：用作药物熏蒸治疗的载体，病人躺、卧或坐在熏蒸床上。作为Ⅱ类医器械管理。

（六）耳温仪探头套：作为Ⅰ类医疗器械管理。

（七）放射性粒子植入防护枪：用于对操作者进行术中防护及粒子的消毒防护。作为Ⅰ类医疗器械管理。

（八）手术管件：可重复使用的手术器械，用于眼内抽吸、灌注、穿刺及固定等。作为Ⅰ类医疗器械管理。

（九）固定器械：用于固定脱落的视网膜、或起填塞作用等，可重复使用。作为Ⅰ类医疗器械管理。

（十）眼内异物去除器械：可重复使用。作

为Ⅰ类医疗器械管理。

（十一）视网膜玻璃体手术用角膜接触镜：做手术时缝在病人的眼皮上，通过该镜观察和做手术，可重复使用。作为Ⅱ类医疗器械管理。

（十二）急慢性软组织损伤药物导入治疗仪（不含药）：采用低频调制中频脉冲点刺激和加热电极板的温热作用两种物理因子进行药物离子导入治疗。作为Ⅱ类医疗器械管理。

（十三）液氮储存系统：用于实验室样本的冷冻保存，作为Ⅰ类医疗器械管理；用于保存人体移植用脏器等，作为Ⅱ类医疗器械管理。

（十四）红外线遥控团体心理测验仪：用于对团体人群同时进行心理测验。不作为医疗器械管理。

（十五）加样枪、保湿剂、滤光器、（微量）样品杯、混合杯、高密度脂蛋白胆固醇磁性试管、吸头、热敏打印纸、适配器：生化分析仪的配套消耗品。不作为医疗器械管理。

（十六）手术显微镜消毒罩：用于手术过程中包裹手术显微镜，避免术者接触手术显微镜。不作为医疗器械管理。

（十七）可高温消毒的硅胶消毒盒：用于放置需消毒的手术器械，本身不具有消毒功能。不作为医疗器械管理。

（十八）术后护理眼睛：用于眼睛手术患者术后使用，不与眼睛接触。不作为医疗器械管理。

（十九）假牙洁美片：泡腾型片剂，用于清洗活动义齿和基托。不作为医疗器械管理。

（二十）样本管理和传输系统：用于向生化分析仪或免疫分析仪输送病人样本，本身不具有检测功能。不作为医疗器械管理。

（二十一）医用胶片储藏柜：不作为医疗器械管理。

上述凡界定为医疗器械的产品，从2006年1月1日起执行调整后的类别。从发文之日起，有关食品药品监督管理部门可受理该类产品的注册申请。

（周子臣　摘）

国家食品药品监督管理局关于印发《预防用疫苗临床前研究技术指导原则》等6个技术指导原则的通知

为规范疫苗研发行为，指导疫苗研究单位科学地开展研究工作，根据《药品管理法》、《药品管理法实施条例》及《药品注册管理办法》，2005年10月14日，国家食品药品监督管理局制定了《预防用疫苗临床前研究技术指导原则》、《生物制品生产工艺过程变更管理技术指导原则》、《联合疫苗临床前和临床研究技术指导原则》、《多肽疫苗生产及质控技术指导原则》、《结合疫苗质量控制和临床研究技术指导原则》和《预防用疫苗临床试验不良反应分级标准指导原则》（国食药监注［2005］493号）6个技术指导原则。

（陈　希　摘）

国家食品药品监督管理局、公安部、卫生部公布麻醉药品和精神药品品种目录

根据《麻醉药品和精神药品管理条例》第三条的规定，国家食品药品监督管理局、公安部、卫生部2005年9月联合下发《关于公布麻醉药品和精神药品品种目录的通知》国食药监安［2005］481号，公布麻醉药品和精神药品品种目录，自2005年11月1日起施行。

麻醉药品品种目录

1. 醋托啡	Acetorphine
2. 乙酰阿法甲基芬太尼	Acetylalphamethylfentanyl
3. 醋美沙朵	Acetylmethadol

4. 阿芬太尼	Alfentanil
5. 烯丙罗定	Allylprodine
6. 阿醋美沙朵	Alphacetylmethadol
7. 阿法美罗定	Alphameprodine
8. 阿法美沙朵	Alphamethadol
9. 阿法甲基芬太尼	Alphamethylfentanyl
10. 阿法甲基硫代芬太尼	Alphamethylthiofentanyl
11. 阿法罗定	Alphaprodine
12. 阿尼利定	Anileridine
13. 苄替啶	Benzethidine
14. 苄吗啡	Benzylmorphine
15. 倍醋美沙朵	Betacetylmethadol
16. 倍他羟基芬太尼	Betahydroxyfentanyl
17. 倍他羟基－3－甲基芬太尼	Betahydroxy－3－methylfentanyl
18. 倍他美罗定	Betameprodine
19. 倍他美沙朵	Betamethadol
20. 倍他罗定	Betaprodine
21. 贝齐米特	Bezitramide
22. 大麻与大麻树脂	Cannabis and Cannabis resin
23. 氯尼他秦	Clonitazene
24. 古柯叶	Coca Leaf
25. 可卡因*	Cocaine
26. 可多克辛	Codoxime
27. 罂粟秆浓缩物*	Concentrate of poppy straw
28. 地索吗啡	Desomorphine
29. 右吗拉胺	Dextromoramide
30. 地恩丙胺	Diampromide
31. 二乙噻丁	Diethylthiambutene
32. 地芬诺辛	Difenoxin
33. 二氢埃托啡*	Dihydroetorphine
34. 双氢吗啡	Dihydromorphine
35. 地美沙朵	Dimenoxadol
36. 地美庚醇	Dimepheptanol
37. 二甲噻丁	Dimethylthiambutene
38. 吗苯丁酯	Dioxaphetyl butyrate
39. 地芬诺酯*	Diphenoxylate
40. 地匹哌酮	Dipipanone
41. 羟蒂巴酚	Drotebanol
42. 芽子碱	Ecgonine
43. 乙甲噻丁	Ethylmethylthiambutene
44. 依托尼秦	Etonitazene
45. 埃托啡	Etorphine
46. 依托利定	Etoxeridine
47. 芬太尼*	Fentanyl

48. 呋替啶	Furethidine
49. 海洛因	Heroin
50. 氢可酮	Hydrocodone
51. 氢吗啡醇	Hydromorphinol
52. 氢吗啡酮	Hydromorphone
53. 羟哌替啶	Hydroxypethidine
54. 异美沙酮	Isomethadone
55. 凯托米酮	Ketobemidone
56. 左美沙芬	Levomethorphan
57. 左吗拉胺	Levomoramide
58. 左芬啡烷	Levophenacylmorphan
59. 左啡诺	Levorphanol
60. 美他佐辛	Metazocine
61. 美沙酮*	Methadone
62. 美沙酮中间体	Methadone intermediate
63. 甲地索啡	Methyldesorphine
64. 甲二氢吗啡	Methyldihydromorphine
65. 3－甲基芬太尼	3－methylfentanyl
66. 3－甲基硫代芬太尼	3－methylthiofentanyl
67. 美托酮	Metopon
68. 吗拉胺中间体	Moramide intermediate
69. 吗哌利定	Morpheridine
70. 吗啡*	Morphine
71. 吗啡甲溴化物及其他五价氮吗啡衍生物	Morphine Methobromide and other pent－avalent nitrogen morphine derivatives
72. 吗啡－N－氧化物	Morphine－N－oxide
73. 1－甲基－4－苯基－4－哌啶丙酸酯	MPPP
74. 麦罗啡	Myrophine
75. 尼可吗啡	Nicomorphine
76. 诺美沙朵	Noracymethadol
77. 去甲左啡诺	Norlevorphanol
78. 去甲美沙酮	Normethadone
79. 去甲吗啡	Normorphine
80. 诺匹哌酮	Norpipanone
81. 阿片*	Opium
82. 羟考酮*	Oxycodone
83. 羟吗啡酮	Oxymorphone
84. 对氟芬太尼	Parafluorofentanyl
85. 1－苯乙基－4－苯基－4－哌啶乙酸酯	PEPAP
86. 哌替啶*	Pethidine
87. 哌替啶中间体A	Pethidine intermediate A
88. 哌替啶中间体B	Pethidine intermediate B
89. 哌替啶中间体C	Pethidine intermediate C
90. 苯吗庚酮	Phenadoxone

91．非那丙胺	Phenampromide
92．非那佐辛	Phenazocine
93．非诺啡烷	Phenomorphan
94．苯哌利定	Phenoperidine
95．匹米诺定	Piminodine
96．哌腈米特	Piritramide
97．罂粟壳*	Poppy Shell
98．普罗庚嗪	Proheptazine
99．丙哌利定	Properidine
100．消旋甲啡烷	Racemethorphan
101．消旋吗拉胺	Racemoramide
102．消旋啡烷	Racemorphan
103．瑞芬太尼*	Remifentanil
104．舒芬太尼*	Sufentanil
105．醋氢可酮	Thebacon
106．蒂巴因*	Thebaine
107．硫代芬太尼	Thiofentanyl
108．替利定	Tilidine
109．三甲利定	Trimeperidine
110．醋氢可待因	Acetyldihydrocodeine
111．布桂嗪*	Bucinnazine
112．可待因*	Codeine
113．复方樟脑酊*	Compound Camphor Tincture
114．右丙氧芬*	Dextropropoxyphene
115．双氢可待因*	Dihydrocodeine
116．乙基吗啡*	Ethylmorphine
117．尼可待因	Nicocodine
118．尼二氢可待因	Nicodicodine
119．去甲可待因	Norcodeine
120．福尔可定*	Pholcodine
121．丙吡兰	Propiram

注：1．上述品种包括其可能存在的盐和单方制剂；2．品种目录有*的麻醉药品为我国生产及使用的品种。

精神药品品种目录

第一类

1．布苯丙胺	Brolamfetamine（DOB）
2．卡西酮	Cathinone
3．二乙基色胺	DET
4．二甲氧基安非他明	2，5 – dimethoxyamfetamine（DMA）
5．（1,2 – 二甲基庚基）羟基四氢甲基二苯吡喃	DMHP
6．二甲基色胺	DMT

7. 二甲氧基乙基安非他明	DOET
8. 乙环利定	Eticyclidine
9. 乙色胺	Etryptamine
10. 麦角二乙胺	(+) –Lysergide
11. 二亚甲基双氧安非他明	MDMA
12. 麦司卡林	Mescaline
13. 甲卡西酮	Methcathinone
14. 甲米雷司	4 – methylaminorex
15. 甲羟芬胺	MMDA
16. 乙芬胺	N – ethyl，MDA
17. 羟芬胺	N – hydroxy，MDA
18. 六氢大麻酚	Parahexyl
19. 副甲氧基安非他明	Parametoxyamphetamine (PMA)
20. 赛洛新	Psilocine
21. 赛洛西宾	Psilocybine
22. 咯环利定	Rolicyclidine
23. 二甲氧基甲苯异丙胺	STP，DOM
24. 替苯丙胺	Tenamfetamine (MDA)
25. 替诺环定	Tenocyclidine
26. 四氢大麻酚（包括其同分异构物及其立体化学变体）	Tetrahydrocannabinol
27. 三甲氧基安非他明	TMA
28. 4 – 甲基硫基安非他明	4 – methylthoamfetamine
29. 苯丙胺	Amfetamine
30. 安非拉酮	Amfepramone
31. 安咪奈丁	Amineptine
32. 2，5 – 二甲氧基 – 4 – 溴苯已胺	4bromo – 2，5 – dimethoxyphenethlamine (2 – CB)
33. 丁丙诺啡 *	Buprenorphine
34. 右苯丙胺	Dexamfetamine
35. 二甲基安非他明	Dimethylamphetamine
36. 芬乙茶碱	Fenetylline
37. 氯胺酮 *	Ketamine
38. 左苯丙胺	Levamfetamine
39. 左甲苯丙胺	Levomethamphetamine
40. 马吲哚 *	Mazindol
41. 甲氯喹酮	Mecloqualone
42. 去氧麻黄碱	Metamfetamine
43. 去氧麻黄碱外消旋体	Metamfetamine Racemate
44. 甲喹酮	Methaqualone
45. 哌醋甲酯 *	Methylphenidate
46. 莫达非尼	Modafinil
47. 苯环利定	Phencyclidine
48. 芬美曲秦	Phenmetrazine

49. 司可巴比妥 *	Secobarbital
50. δ－9－四氢大麻酚及其立体化学变体	Delta－9－tetrahydrocannabinol and its stereochemicalvariants
51. 三唑仑 *	Triazolam
52. 齐培丙醇	Zipeprol

第二类

53. 异戊巴比妥 *	Amobarbital
54. 布他比妥	Butalbital
55. 布托啡诺及其注射剂 *	Butorphanol and its injection
56. 咖啡因 *	Caffeine
57. 去甲伪麻黄碱 *	Cathine
58. 安钠咖 *	CNB
59. 环已巴比妥	Cyclobarbital
60. 地佐辛及其注射剂 *	Dezocine and its injection
61. 右旋芬氟拉明	Dexfenfluramine
62. 芬氟拉明	Fenfluramine
63. 氟硝西泮	Flunitrazepam
64. 格鲁米特	Glutethimide
65. 呋芬雷司	Furfennorex
66. 喷他佐辛 *	Pentazocine
67. 戊巴比妥	Pentobarbital
68. 丙己君	Propylhexedrine
69. 阿洛巴比妥	Allobarbital
70. 阿普唑仑 *	Alprazolam
71. 阿米雷司	Aminorex
72. 巴比妥 *	Barbital
73. 苄非他明	Benzfetamine
74. 溴西泮	Bromazepam
75. 溴替唑仑	Brotizolam
76. 丁巴比妥	Butobarbital
77. 卡马西泮	Camazepam
78. 氯氮䓬 *	Chlordiazepoxide
79. 氯巴占	Clobazam
80. 氯硝西泮	Clonazepam
81. 氯拉䓬酸	Clorazepate
82. 氯噻西泮	Clotiazepam
83. 氯噁唑仑	Cloxazolam
84. 地洛西泮	Delorazepam
85. 地西泮 *	Diazepam
86. 艾司唑仑 *	Estazolam
87. 乙氯维诺	Ethchlorvynol
88. 炔己蚁胺	Ethinamate
89. 氯氟䓬乙酯	Ethyl Loflazepate

90. 乙非他明	Etilamfetamine
91. 芬坎法明	Fencamfamin
92. 芬普雷司	Fenproporex
93. 氟地西泮	Fludiazepam
94. 氟西泮 *	Flurazepam
95. γ－羟丁酸 *	γ－hydroxybutyrate（GHB）
96. 哈拉西泮	Halazepam
97. 卤沙唑仑	Haloxazolam
98. 凯他唑仑	Ketazolam
99. 利非他明	Lefetamine
100. 氯普唑仑	Loprazolam
101. 劳拉西泮 *	Lorazepam
102. 氯甲西泮	Lormetazepam
103. 美达西泮	Medazepam
104. 美芬雷司	Mefenorex
105. 甲丙氨酯 *	Meprobamate
106. 美索卡	Mesocarb
107. 甲苯巴比妥	Methylphenobarbital
108. 甲乙哌酮	Methyprylon
109. 咪达唑仑 *	Midazolam
110. 纳布啡及其注射剂 *	Nalbuphine and its injection
111. 尼美西泮	Nimetazepam
112. 硝西泮 *	Nitrazepam
113. 去甲西泮	Nordazepam
114. 奥沙西泮	Oxazepam
115. 奥沙唑仑	Oxazolam
116. 匹莫林 *	Pemoline
117. 苯甲曲秦	Phendimetrazine
118. 苯巴比妥 *	Phenobarbital
119. 芬特明	Phentermine
120. 匹那西泮	Pinazepam
121. 哌苯甲醇	Pipradrol
122. 普拉西泮	Prazepam
123. 吡咯戊酮	Pyrovalerone
124. 仲丁比妥	Secbutabarbital
125. 替马西泮	Temazepam
126. 四氢西泮	Tetrazepam
127. 乙烯比妥	Vinylbital
128. 唑吡坦 *	Zolpiden
129. 扎来普隆 *	Zaleplone
130. 麦角胺咖啡因 *	ENC

注：1. 上述品种包括其可能存在的盐和单方制剂（除非另有规定）；2. 上述品种包括其可能存在的化学异构体及酯、醚（除非另有规定）；3. 品种目录有 * 的药品为我国生产及使用的品种。

（周中华　摘）

规划财务管理

2005年规划财务管理工作

2005年是"十五"规划最后一年，也是中央财政补助地方专项资金最多的一年。卫生项目多，任务重。为配合国家发改委、财政部做好各项资金安排，督促项目执行进度，卫生部规划财务司加快工作节奏，全面推动各项工作的开展。确保各级政府资金投入尽快见到实效，力争让人民群众早日享受到国家卫生经济政策带来的益处。

一、注重调查研究，为科学制定卫生经济政策提供依据

按照建立学习型社会的要求，面对新形势、新任务，卫生部规划财务司充分发挥卫生部卫生经济研究所、中国卫生经济网络、中国卫生经济学会的作用，针对一批卫生改革与发展中的重大理论和实践问题开展研究。一些课题的研究成果，对于制定卫生经济政策起到了理论支持作用。一批实用型研究成果为政府决策提供了参考。

2005年，围绕卫生部党组的中心工作，卫生部规划财务司先后安排75人次（其中司局级领导22人次），参与了中办、国办、国务院税改办、卫生部统一组织的"落实农村卫生决定"、"农村税费改革"、"新农合试点"、"医院管理年"和"艾滋病防治"等多项调研活动。经过认真分析问题成因，形成了15份调研报告，提出了针对群众看病贵问题，积极采取降低药品费用、严格控制医疗器械采购、加强医疗收费管理、开展全成本核算等措施，努力降低医疗成本，减轻患者负担等若干意见和建议，为探索对医院实施有效监管与绩效评估，形成了工作思路。

二、主动争取，反复协调多部门，卫生投入逐年增加

经过积极争取，多次与国家发改委和财政部协调、沟通，2005年中央卫生投入达到120.5亿元，其中，国家发改委投入资金57.5亿元，财政部投入资金63亿元。资金除本级拨款、投入外，用于全国公共卫生体系建设和专项补助的资金达89亿元，主要包括公共卫生服务体系建设、医疗救治体系建设、新型农村合作医疗试点和重大疾病的预防控制等。

积极参与人禽流感防控工作。卫生部规划财务司作为全国防控高致病性禽流感指挥部保障组的成员单位和卫生部防控人感染高致病性禽流感工作领导小组后勤保障组成员，根据党中央、国务院和卫生部领导的指示精神，卫生部规划财务司及时研究提出了各项保障措施，制定了《中央财政补助人禽流感防控项目方案》，向全国防控高致病性禽流感指挥部报送了《卫生部关于申请人禽流感防控工作经费的请示》，经与财政部多次协调、争取，中央财政追加人禽流感防控专项经费1.27亿元，大力支持了全国的人禽流感防控工作。

认真落实吴仪副总理在2004年11月17日听取卫生部、财政部、国家发改委关于补助地方卫生事业专项资金汇报会上的要求和部长办公会议决定，卫生部规划财务司与部内相关业务司局研究制定了2005～2007年中央补助地方卫生事业专项资金项目规划，组织专家审查论证。经过反复沟通和协调，2005年补助地方卫生专项资金预算分配方案及资金已下达地方。

积极协调国家发改委，争取中央专项投资34.9亿元。用于支持北京协和医院门急诊楼及手术科室楼；卫生部心血管病防治研究中心及阜外心血管病医院扩建工程；医学生物学研究所昆明高等级生物安全灵长类动物实验中心；中日友

好医院手术楼；北京大学第三医院扩建工程5个重大项目建设。此外，还落实了国家专项投资计划7.9亿元，用于支持其他部属（管）单位建设项目。

三、"十一五"期间卫生事业发展规划纲要的研究和编制工作进展顺利

根据国家总体安排，在2004年完成《卫生事业"十一五"规划思路》的基础上，卫生部规划财务司按照落实科学发展观，坚持以人为本，树立全面、协调、可持续的发展观，促进经济社会和人的全面发展的规划编制原则，认真研究编制了《卫生事业"十一五"规划纲要》（以下简称《规划纲要》），确定了指导思想、总体目标、发展战略和主要任务。

《规划纲要》明确了今后五年卫生工作的重点发展领域是：加快公共卫生体系建设，提高应对突发公共卫生事件能力；加强对重大传染病、重点疾病的预防控制；加强农村卫生建设，提高农民健康水平；深化城市医疗体制改革试点，大力发展社区卫生服务；切实加强医院管理，提高医疗服务质量。

四、加强监督指导，公共卫生体系建设初见成效

完善疾病预防控制体系建设，加快突发公共卫生事件医疗救治体系建设。为了进一步完善全国疾病预防控制体系和加快医疗救治体系建设（以下简称"两个体系"）进度，确保"两个体系"按照党中央、国务院的总体部署按期建成并发挥作用，根据卫生部和国家发改委的工作计划安排，2005年8月30日至9月12日，卫生部规划财务司派6人参加了由卫生部和国家发改委联合组织的"两个体系"督察组，抽调部分省市卫生厅局、发改委、高等院校以及疾控、医疗救治机构的相关人员和专家组成10个联合督查组，分赴28个省（市、区）对全国"两个体系"建设项目进行了督导检查和预评估。

督查组采用听取汇报、现场检查、核对数据、访谈、查阅资料等方式，重点对项目的建设管理、工程进度、质量、配套资金落实情况、设备配置以及配套措施落实情况进行了检查。检查项目中省级项目必检，抽查一个地级市和两个县级的建设项目。每个省督导结束后，督导组均及时向省卫生厅、发改委反馈意见和建议，加快了项目建设进度，促进了地方工作。

在完善突发公共卫生事件医疗救治体系建设中，还编制、论证完成了《化学中毒与核辐射医疗救治基地建设方案》、《医疗救治信息系统建设方案》和《全国麻风病院村改造建设方案》。

农村卫生服务体系建设规划方案已经完成，试点工作普遍展开。根据中共中央、国务院关于农村卫生体系建设的总体安排，从2003年下半年起，卫生部、国家中医药局、国家发改委共同开始编制《农村卫生服务体系建设与发展规划》（以下简称《规划》）。在一年多的《规划》编制工作中，三部委（局）进行了多次专项调研，认真分析了我国农村卫生现状，对建设方向、投资安排等进行了仔细研究和测算，在充分听取专家学者、地方及有关部门意见建议基础上，结合2004、2005两年投资40亿元进行试点的情况，吸收了财政、教育、劳动等部门对《规划》稿的修改意见，并于2005年9月15日上报国务院审批。

规划方案中建设项目总投资216.84亿元，其中安排中央专项147.73亿元，其余69.11亿元由地方安排解决。卫生部规划财务司从立项、测算到编制规划做了大量前期准备工作。《规划》批准实施后也将承担重要的管理任务。

2005年8月30日~9月10日，规划财务司选派中央和部分省市项目主管及卫生经济专家组成10个督查组，对全国28个省（市、区）及新疆生产建设兵团2003年和2004年的专项资金安排及使用情况进行了督导和检查。通过采取听取汇报、现场察看、资料查阅和个人访谈等形式，全面检查项目资金管理情况和项目执行进度，以确保项目资金专款专用，加快项目执行进度，促进更好地实现项目目标，发挥项目实施效益。

五、积极参与试点，重点加强新农合基金监管

2005年，卫生部规划财务司协商财政部，落实对属于国家扶贫开发工作重点县的12个县级市辖区的新型农村合作医疗试点补助政策，联

合下发《关于将中西部地区部分市辖区纳入新型农村合作医疗中央财政补助范围的通知》。审核各地试点情况，积极协商财政部安排2005年度新型农村合作医疗中央财政补助资金。对商业保险公司参与新型农村合作医疗试点开展调研，配合卫生部农卫司做好新型农村合作医疗培训方案和培训讲义的制定，加强农村合作医疗基金的使用管理。根据国务院第101次常务会议精神，积极协商财政部研究对东部地区合作医疗的补助政策。

六、研究经济政策，完善制度

结合制定卫生事业投入规划，深入研究公共卫生财政经费保障机制，完善长效投入机制，明确中央与地方政府的责任，落实中央提出的新增卫生事业经费主要用于县以下的比例不低于70%的要求。

根据吴仪副总理主持召开的全国城市社区卫生服务工作会议要求，卫生部规划财务司与有关部门和有关司局沟通，共同研究起草《社区卫生服务事业补助政策的意见》。为加强医疗机构财务管理，保证经济业务活动的有序进行，制定了《医疗机构内部财务控制规定》。

为加强对中央补助地方卫生专项资金的管理，卫生部、财政部先后下发了《中央补助地方卫生事业专项资金管理暂行办法》等相关文件，为项目顺利实施提供了制度保证。

卫生部规划财务司加大对国务院税改办、纠风办，建设部、药监局、审计署、海关总署、教育部和中医局等部门的“协调频率”与“协调力度”，先后联合制订印发了《大型医疗设备的价格指导意见》和《调整公民临床用血价格》等政策性文件。为规范各地医疗收费价格，降低患者不合理医疗费用负担起到了一定作用。

七、规范医疗收费，杜绝乱收费行为

继续推动各地加快医疗服务价格项目规范工作。截止2005年底，全国已有22个省、市执行了《全国医疗服务价格项目规范》，调整了医疗服务价格。医疗服务价格项目规范的出台，有效地规范了医疗机构价格行为，优化了医疗机构收费结构，初步完善了医疗机构补偿机制。

积极协调国家发改委研究制定了《大型医用设备检查治疗价格指导原则》。要求各地认真测算成本，按照不以营利为目的、合理弥补成本的原则，从严核定大型医用设备检查治疗价格。

积极配合国家发改委，改革药品价格的管理方式，扩大政府定价药品范围。建议在现有政府定价药品范围的基础上，将涉及群众基本医疗范围的所有处方药品，全部纳入政府定价范围。进行药品价格机制改革试点，选择部分政府定价药品进行价格核定方式的改革，对部分药品试行制定出厂价格并制定药品的合理流通差率。

按照卫生部部长高强关于研究患者是否真正受益的要求，卫生部规划财务司委托有关研究人员分别在上海、天津和武汉的10家医院，对使用高值医用耗材患者的费用和耗材加成问题进行研究，弄清了耗材价格下降后患者医疗总费用的变化情况。在此基础上，并积极建议国家发改委逐步扩大政府价格管理，将高值医用耗材纳入国家价格管理，从源头上解决价格过高问题。

八、加强财务资产管理工作

积极做好项目预算评审工作，提高项目预算编制水平。在2006年部门预算申报工作中，邀请部分部属（管）单位、其他卫生事业单位和专业咨询评审机构的20位专家对部属（管）单位申报的128个项目，从项目立项的充分性、目标的合理性、组织实施的能力与条件、预期社会和经济效益、项目预算支出的合理性等方面进行了专业评审。按照重要且急需的原则，进行项目排序，确定预算，充分发挥财政资金导向作用。

进一步做好政府采购工作。为保证2004年中央补助地方公共卫生专项资金项目集中招标工作进度和质量，经卫生部领导同意，成立了卫生部中央补助地方公共卫生专项资金项目集中招标领导协调小组，先后制定了《集中招标领导协调小组及组成部门的职责分工》、《2004年中央补助地方公共卫生专项资金项目集中招标工作流程及职责分工》和集中招标工作计划。基本完成2003、2004年招标收尾工作。卫生部的政府采购工作得到了财政部等有关部门的充分肯定，推荐卫生部在2005年中央单位政府采购工作会议上介绍经验。

开展财务专项监督检查。为贯彻落实中央纪委第五次全会和国务院第三次廉政工作会议精神，针对审计发现部分京内医院“小金库”问题，印发了《卫生部关于对部属（管）医院开展“小金库”专项清理检查的通知》，并组织力量对西安、长沙和北京的8家部属（管）医院进行了重点检查。

根据中办和国办通知要求，开展了部属（管）单位津贴补贴清理工作和清理核查工作。根据财政部、监察部的要求，完成了对部属（管）单位2004年党政领导干部拖欠公款清缴工作。

管好、用好机关住房基金。为了加强住房公积金、住房补贴及已售住房公共维修基金的管理，在为职工建立住房公积金、住房补贴个人账户的基础上，完成了2005～2006年度机关职工住房公积金的核定工作；为28名职工发放住房补贴96万元；先后为29名职工办理了个人住房公积金和住房补贴的支取工作。

完成了已售住房公共维修基金两项使用计划。为和平里小区配电改造、净土寺小区钢窗更换和楼道粉刷项目，申请、支付维修基金39万元。同时向国管局申请昌平丽水园小区基础设施改造项目经费30万元，项目实施后极大改善了小区职工的居住环境。

为了加强卫生部部属（管）单位基本建设管理，确保工程质量与安全，有效地使用好建设资金，提高投资效益。规划财务司牵头制订了《卫生部部属（管）单位基本建设管理办法（试行）》和《卫生部卫生建设咨询专家管理办法》，目前正在审定中。

九、不断完善审计制度，做好审计工作

根据《审计署关于内部审计工作的规定》，结合卫生工作实际，重新修订了《卫生系统内部审计工作规定》。根据《中央纪委、中央组织部、监察部、人事部、审计署关于进一步做好经济责任审计工作的意见》以及有关规定，起草了《医院法定代表人任期经济责任审计评价指南》。

完善基本建设审计业务归口管理制度，逐步加大基本建设项目审计范围，提高了审计工作质量，特别是从事后审计向事前、事中审计发展，实施基本建设全过程监督检查，严把基本建设项目审计关，使建设项目按照国家招投标法的规定，公开、公平、公正地进行。

卫生部规划财务司先后对协和医院戚克名等5个单位的法定代表人实施了任期经济责任审计。通过审计，发现单位内部没有建立科学的重大经济事项决策程序、投资管理程序不健全、会计基础工作不规范、内部控制不严密等方面的问题，并针对问题提出了审计意见和建议。

完成了中国疾病控制中心原营养与卫生所“小金库”专项审计；根据审计署给10家医院出具的审计决定，卫生部规划财务司对10家医院整改情况进行了追踪检查，督促医院落实整改；针对医疗机构存在的乱加价、乱收费的问题，提出了进一步加强医疗机构价格管理的意见。

十、科学制定标准，合理配置卫生资源

注重基本建设规范管理，加快标准研究制定。在建设部等部门的大力支持下，卫生部规划财务司协调部内有关业务司局、相关研究单位和中介机构，组织卫生管理、临床医技、建筑设计和经济管理等多领域的专家、学者，广泛调查研究，反复论证，制定的《综合医院建设标准》等已报送建设部审核批准；《综合医院建筑设计规范》、《乡镇卫生院建设标准》、《急救中心建设标准》和《传染病医院建设标准》已完成送审稿；《疾病预防控制中心基本设施建设标准》已完成征求意见稿；《疾病控制中心建筑设计规范》已完成了讨论稿。

加强大型医用设备配置管理。由规划财务司牵头，卫生部与国家发改委、财政部联合颁发的《大型医用设备配置与使用管理办法》已于2005年3月1日起施行。根据《大型医用设备配置与使用管理办法》规定，卫生部与国家发改委于2005年3月印发了《全国乙类大型医用设备配置规划指导意见》。各地依据《全国乙类大型医用设备配置规划指导意见》编制《乙类大型医用设备配置规划》，并进行了充分论证，各地乙类规划正在修改完善中。按照政务公开原则，卫生部规划财务司积极推动大型医用设备配置审批改革。为方便社会监督，卫生部规划财务司建立了大型医用设备配置网上审批系统，并逐步完成网上审批的操作培训。

编制部属（管）医院总体建设规划，支持重大项目建设。从2005年4月开始，由卫生部规划财务司牵头编制了《在京部属管医院总体

发展建设规划》（以下简称《规划》）。《规划》充分考虑了在京所有医疗卫生资源的整合和各医院的现状及科学发展，对合理控制医院的发展规模，安排政府投入提供了依据。京外部属管医院总体发展建设规划已安排布置，于2006年6月完成编制工作。

十一、针对重点问题，突出理论培训，强化依法执政

为进一步加强部属（管）医院经济管理工作，提高院长（法人）的经济管理水平和依法理财意识，结合京内部分医院2003年度财务收支审计情况和卫生部开展医院质量管理年活动要求，举办了38家部属（管）医院院长经济管理培训班和部属（管）医院财务处长培训班。与此同时，卫生部规划财务司还先后举办了全国规划财务处长与审计处长等9个培训班，基本达到了针对重点问题，突出理论培训，强化依法执政的目的。

十二、表彰先进，推动三峡对口支援工作

自1994年全国开展对口支援三峡库区的工作以来，各省、自治区、直辖市卫生行政部门以高度的政治责任感和使命感，积极参与三峡库区的移民和卫生系统搬迁工作，各地按照分工，克服各种困难，采取多种形式开展对口支援，确保三峡工程移民和卫生系统搬迁工作的顺利开展。

经卫生部三峡工程移民对口支援领导小组研究决定，对在三峡工程移民对口支援工作中做出显著成绩的北京市卫生局等10个单位予以表彰，并授予“全国卫生系统三峡工程移民对口支援先进单位”称号。

（赵自林）

编制卫生事业第十一个五年规划纲要

根据全面建设小康社会的奋斗目标和科学发展观的要求，结合卫生改革和发展思路，在《卫生事业“十一五”规划思路》基础上，编制了《卫生事业“十一五”规划纲要》（以下简称《规划纲要》）。

2005年5月，为交流各地卫生事业“十一五”规划编制情况，召开了全国卫生“十一五”规划编制工作座谈会。会上通报了卫生部《规划纲要》编制进展，各地卫生厅局介绍了各地的编制情况，并对卫生部《规划纲要》提出了修改建议。为进一步做好信息交流工作，委托卫生部卫生经济研究所开通了“十一五”规划编制工作网站，以便各地互相学习，互相借鉴，互相促进，共同做好“十一五”规划编制工作。

2005年下半年，按照《中共中央关于制定国民经济和社会发展第十一个五年规划的建议》和《国务院关于加强国民经济和社会发展规划编制工作的若干意见》要求，组织有关人员研究修改《规划纲要》。2005年，形成的《规划纲要》包括五部分内容：“十五”期间卫生事业发展状况、“十一五”期间卫生事业面临的形势和任务、“十一五”期间卫生事业发展总目标、重点卫生工作及对策措施、重点投入项目等。

（庄　宁）

医疗服务价格改革工作

2005年，全国医疗服务价格改革工作继续推进。继青海、河南等15个省（自治区、市）后，黑龙江、山西、湖北、云南、江西、浙江、宁夏、江苏以及青岛等9个省（自治区、市）执行了项目规范。并按照“总量控制、结构调整”的原则，调整了不合理的医疗服务价格，降低了大型医疗设备检查治疗收费标准。如湖北省大型设备平均降价幅度在50%以上，其中磁共振由1200元降到550元；普通CT平扫由300元降到150元；头部伽玛刀由16800元降到9000元；体部伽玛刀由20000元降到9000元；直线加速器由200元降到80元；彩超由180元降到90元等。山西省对磁共振、CT、彩超、核医学、自动生化检查系列、直线加速器放疗、体外震波碎石等项目的降价幅度平均为30%。江苏省对磁共振扫描、CT扫描、彩色多普勒超声特殊检查等大型设备检查项目的平均降价幅度达到49%。

为进一步推进医疗服务价格项目规范，完善新增医疗服务价格项目审批管理工作，2005年

11月，国家发展改革委价格司与卫生部规划财务司联合下发了“关于调查了解医疗服务价格项目有关情况的函”，对《全国医疗服务价格项目规范》(2001年版）执行情况、执行过程中存在的问题以及新增项目的申报和审批情况进行了调查。依据各地情况，将研究提出进一步规范医疗服务价格的具体措施。

为积极探索新的医疗服务收费方式，2005年11月，卫生部规划财务司对山东省济宁市济宁医学院附属医院的单病种收费工作进行了调研。初步计划选择部分医疗机构，推广济宁医学院附属医院单病种限价管理的经验，控制医药费用不合理增长。

（朱佩慧）

药品集中招标采购与药品价格改革协调工作

2005年，卫生部下发《关于进一步规范医疗机构药品集中招标采购的若干规定》以来，针对药品集中招标采购工作中的问题，各地积极探索，不断完善各项措施，药品集中招标采购工作取得积极成效。

2005年12月，卫生部和国务院纠风办在成都召开了部分省市药品集中招标采购工作座谈会。卫生部副部长陈啸宏出席会议并作了重要讲话，介绍了药品招标采购工作基本情况，并分析了看病难、看病贵问题的成因，要求各地要围绕解决看病难、看病贵问题，进一步研究规范、改进药品集中招标采购工作，努力解决群众看病贵的问题。

四川、天津、吉林、浙江和云南等省（市）代表分别介绍了药品集中招标采购的工作情况。四川省改革招标采购方式，实行全省统一采购，依据国家发展改革委药品《差比价规则》，直接实行网上采购，组建了全省统一的交易监管平台；天津市率先尝试按“剂型”招标，防止以奇异规格规避招标；吉林省拟建立全省（招标）药品交易中心，实现医疗机构药品（耗材）网上招标、网上交易、调剂配送、网上结算等一体化；浙江省以地市为单位进行网上集中招标采购，积极建设“医药电子商务系统”平台；云南省推行了市（地）药品价格执行省级中标（成交）价格的采购方式，解决了基层医疗机构使用低价药的问题等。这些有益的探索，为进一步规范药品集中招标采购工作提供了可借鉴的经验。会议还分别听取了药品生产、经营企业和中介代理机构对药品集中招标采购工作的意见和建议。

监察部副部长、国务院纠风办副主任屈万祥作了总结讲话，归纳总结了六方面经验，领导重视部门配合、以省为单位统一组织实施、充分运用现代信息技术、按差比价规则核定价格、对招标采购全过程监控、将招标价格辐射到基层等，要求各地要学习、借鉴并推广这些经验。

2005年，卫生部积极配合国家发展改革委，研究改革药品价格的管理方式，联合向国务院上报了《关于贯彻落实温家宝总理对医院收受药品回扣和药价过高问题重要批示情况的报告》，提出了控制医药价格的基本思路。一是改革药品价格管理方式，选择部分政府定价药品进行价格核定方式的改革：首先从出厂环节开始控制药品价格，根据社会平均成本和利润率合理确定出厂价格；其次，通过限定流通环节综合加价率，确定药品最高零售价格。二是提高医疗服务价格，加大政府投入，完善医疗机构补偿机制。三是推进药品流通体制改革，鼓励有条件的大型药品生产企业直接参与药品集中招标采购，将药品直接销售给医院，以减少流通环节，降低药品价格。

（庄　宁）

关于调整公民临床用血收费标准

2005年11月，依据《中华人民共和国献血法》和《中华人民共和国价格法》，在多次成本调研、广泛听取地方卫生部门、价格部门和相关专家意见的基础上，卫生部和国家发展改革委联合下发了《关于调整公民临床用血收费标准的通知》（卫规财发〔2005〕437号，以下简称《通知》）。与1998年制订的血液价格相比较，此次血液价格调整总的原则是稳中有降。

关于血站向医疗机构供应血液的价格。为便于异地还血，《通知》将全血价格统一定为每200毫升220元。对成分血价格制定了最高供应价格，具体标准为：手工分红细胞悬液每单位

(200 毫升全血制备）从 240 元降到 210 元；手工分浓缩血小板每单位（200 毫升全血制备）从 240 元降到 100 元；手工分冰冻血浆仍维持原来的每 100 毫升 40 元；机采血小板每治疗量（$\geq 2.5\times10^{11}$ 个血小板）维持不变，仍是 1400 元。各省、自治区、直辖市卫生行政部门会同同级价格主管部门根据当地实际情况，在不超过最高供应价格的前提下制定当地的血站供应价格。此外，滤除白细胞的红细胞悬液每袋可加收 20 元。其他新增血液项目和收费标准暂由各省、自治区、直辖市卫生行政部门会同同级价格主管部门根据当地的实际情况制定和公布。《通知》还要求各地必须严格按照实际成本和合理的比价关系核定新增血液项目收费标准，并报卫生部和国家发展改革委备案。

关于医疗机构对公民临床用血的收费。公民临床用血的收费包括血站供应价格、配血费和储血费。《通知》要求配血项目的收费标准执行当地医疗服务价格。同时要求各地要从严核定配血项目收费标准，切实减轻患者负担。为了鼓励医疗机构储存必需的血液，各地可根据当地实际情况决定是否设立储血费，具体标准由各地价格主管部门会同同级卫生行政部门核定。

（朱佩慧）

制定和调整大型医用设备检查治疗价格的指导意见

按照国务院办公厅转发国务院体改办等八部门《关于城镇医药卫生体制改革的指导意见》（国办发［2000］16 号）和卫生部、国家发展改革委、财政部联合下发《大型医用设备配置与使用管理办法》（卫规财［2004］474 号）的有关要求，为合理配置和有效使用大型医用设备，科学核定大型医用设备检查治疗价格，指导地方作价行为，现就有关意见通知如下：

一、非营利性医疗机构配置的列入国务院卫生行政部门和省级卫生行政部门管理的甲、乙类品目的大型医用设备，其检查治疗价格，要综合考虑国家宏观调控政策、市场供求以及群众承受能力等因素。按照弥补合理成本、不盈利的原则，从严制定和调整。

二、制定和调整大型医用设备检查治疗价格时，应按有关规定做好成本分摊测算工作，严禁列支不合理成本项目。财政经常性补助和药品差价收益应冲抵医疗服务成本。设备和房屋折旧年限要严格按照《医院财务制度》（财社字［1998］148 号）及有关规定执行。大型医用设备额定工作量要根据设备满负荷运行和设备本身性能等情况核定。

三、加强大型医用设备检查治疗项目规范的管理。各地价格主管部门会同卫生行政部门制定和调整大型医用设备检查治疗价格，必须明确项目内涵等具体服务内容，不得区别设备产地和型号，应根据医院不同等级，合理拉开差价，引导患者合理分流。

四、国家发展改革委会同卫生部将加强对各地定调价工作的指导，根据工作需要适时组织对大型医用设备检查治疗项目成本进行测算，并委托行业协会或中介组织公布有关平均成本，各地可参考公布的平均成本，合理制定和调整大型医用设备的检查治疗价格。各地制定和调整有关项目价格后，应及时报国家发展改革委和卫生部。

五、医疗机构要合理配置和使用大型医用设备，要严格执行价格主管部门会同卫生行政部门核定的指导价格，努力减轻群众负担。各级价格主管部门要加强对大型医用设备检查治疗价格执行情况的监督检查，认真受理和及时查处群众的投诉举报。对于违反价格管理规定的，由价格主管部门依照《价格违法行为行政处罚规定》进行处罚。

（朱佩慧）

在京部（局）属（管）医院总体发展建设规划编制工作

为加强在京医院规划建设管理，合理引导在京医院的发展建设，卫生部和国家中医药管理局委托卫生部卫生经济研究所和中元国际工程设计研究院编制《在京部（局）属（管）医院总体发展建设规划》（以下简称《规划》）。

2005 年 3 月，编制组在大量调查研究的基础上开始《规划》编制工作。规划贯彻全面、协调、可持续的科学发展观和我国卫生改革与发展的总体思路，依据北京市区域卫生规划，本着“存量底数要清、自身特点要明、发展定位要准、预测规划要科学”的要求，按照填平补齐，改善条件，提高质量，控制建设规模的原则，确定在京医院的总体发展建设思路，制定整体发展建设规划。规划目的是通过整体发展建设规划的编制与实施，科学、合理地配置卫生资源，控制总体建设规模，避免重复建设，整合在京医院的卫生资源，实现在京医院之间以及与北京市地方医疗机构之间的优势互补，改善医教研条件。

2005年6月，完成《规划》初稿，2005年7月、10月、12月编制组邀请国家发展改革委、卫生部、国家中医药局以及在京部（局）属（管）医院代表召开了3次评审会。编制组根据有关意见进行了仔细修改，2005年《规划》已基本完成。

（吴翔天）

大型医用设备配置与使用管理工作

根据卫生部、国家发改委、财政部《大型医用设备配置与使用管理办法》规定，依照《2005～2006年全国PET/CT配置规划》，卫生部分别于2005年5月和11月组织召开了两次专家论证会，对全国25家医疗机构的PET/CT配置申请进行评审，共批准配置18台PET/CT。经过数轮专家论证，卫生部制定了《2006～2008年全国头部立体定向放射外科治疗系统（头部伽玛刀）配置规划（征求意见稿）》和《医疗机构配置头部立体定向放射外科治疗系统基本标准（征求意见稿）》。

为进一步贯彻实施大型医用设备分类管理的要求，卫生部和国家发展改革委联合制定了《全国乙类大型医用设备配置规划指导意见》，用于指导各地编制《2005～2007年乙类大型医用设备配置规划》。2005年10月31日～11月4日卫生部和国家发展改革委组织专家对各省区市规划进行了审定，各地根据专家意见进一步修改和完善规划。在规划核准后，卫生部将依照各省区市的规划数量下发统一印制的大型医用设备配置许可证，进行规范化管理。

（李　军）

全国疾病预防控制体系和突发公共卫生事件医疗救治体系建设

全国疾病预防控制体系和突发公共卫生事件医疗救治体系建设（以下简称“两个体系”）是党中央、国务院建立健全公共卫生服务体系的战略举措。为了进一步加快全国两个体系建设进度，确保两个体系按照总体部署按期建成并发挥作用，卫生部、国家发展和改革委员会组成10个联合督查组于2005年8月30日至9月12日对全国28个省、自治区、直辖市以及新疆生产建设兵团和黑龙江农垦总局的两个体系建设进展情况进行了现场督导检查。

根据督查前各地上报情况汇总，截至2005年7月底，全国疾病预防控制体系建设项目2416个，已竣工1752个，占73%；有72个尚未开工，占3%。在医疗救治体系建设项目中，传染病院建设项目2302个，已竣工1069个，占46%；有173个未开工，占8%。紧急救援中心建设项目347个，已竣工142个，占41%；有36个未开工，占10%。

督查组共抽查建设项目279个，其中：疾控项目120个，传染病院（区）项目109个，紧急救援中心项目50个。疾控项目已竣工85个，预计今年底完工32个，合计占检查数的98%；未开工3个，占总检查数的2%；传染病（院区）项目已竣工42个，预计今年底完工57个，合计占检查数的91%；未开工10个，占总检查数的9%；紧急救援中心项目已竣工18个，预计今年底完工26个，合计占检查数的88%；未开工6个，占总检查数的12%。

总体上看，在各级政府的高度重视下，相关部门通力协作，建设单位积极努力，两个体系建设进展顺利。湖南省全部完成了疾控体系和紧急救援中心项目建设任务，吉林、山西省全部完成了疾控体系项目建设任务。广东、江苏等省采取各种措施，积极落实项目建设配套投资；许多地方严格按照国家的标准和规范，组织项目的设计，如四川、云南省对传染病院区设计方案采取集中论证的方式严把设计质量关。各地均能按照两个体系建设的要求和有关规定，认真落实项目法人负责制、项目招投标制、工程建设监理制和工程合同管理制，有力地保证了建设质量和工程进度。在中央财政公共卫生专项资金的支持下，各地积极开展人员培训工作，人员的业务素质得到了较大提高。广西壮族自治区、海南省人员培训工作比较突出。部分地方积极健全保障机制，以确保建成后的项目尽快发挥效应。如山东省对急救中心实行全额事业单位编制，青海省对传染病医院和疾病控制中心进行全额拨款。

（王　斐）

农村卫生服务体系建设与发展规划编制完成

按照国务院的总体安排，从2003年下半年开始，卫生部和国家发展改革委共同编制并启动《农村卫生服务体系建设与发展规划》（以下简称《规划》）项目。《规划》以改善农村特别是贫困地区卫生基础设施条件为目的，以提高农村服务能力为核心，以乡镇卫生院建设为重点，健全县、乡、村三级卫生服务网络，从整体上为提高农民的健康水平提供保障条件。项目规划至2010年，对政府举办的乡镇卫生院、县医院、县妇幼保健机构和县中医院，以及部分村卫生室的业务用房进行改扩建，配置基本医疗设备，使其达到预防保健和基本医疗服务条件。

《规划》确定，中央重点支持中西部地区的乡镇卫生院以及贫困县、民族自治县、边境县中的部分县医院、县中医（民族医）医院和县级妇幼保健机构的基础设施建设，同时安排少量引导资金兼顾东部部分困难地区。中央支持范围外的项目，由地方根据实际情况，参照规划提出的标准，制定建设规划，确定投资规模，落实建设资金，完成建设任务。

《规划》提出了相关改革政策、措施，主要包括深化管理体制和运行机制改革，改革乡镇卫生院的管理体制和运行机制，完善农村新型合作医疗制度，加强农村卫生服务队伍建设，建立稳定的农村卫生经费保障机制等。目前规划已上报国务院审定。

2005年，在2004年国家安排10亿元专项投资用于新型农村合作医疗试点县、艾滋病防治重点县和血吸虫病防治重点县的3787个乡镇卫生院建设试点，启动了农村卫生服务体系建设项目的基础上，安排中央专项投资30亿元进一步扩大建设试点工作，用于7116个乡镇卫生院、265个县医院、99个县妇幼保健站和57个县中医院建设。

（任西岳）

化学中毒与核辐射医疗救治基地项目立项建设

改革开放以来，我国经济建设进入了快速发展阶段，化学品越来越多进入人们的生产和生活，放射源和射线装置的应用也增长很快。与此同时，化学品、放射源和放射装备设施对人民群众身体健康的威胁和直接危害也日渐突出，我国化学中毒和核辐射医疗应急救治能力已经不能适应新的形势，亟待加强。2003年，国务院批准的《突发公共卫生事件医疗救治体系建设规划》中包括了化学中毒和核辐射医疗救治基地建设的内容。国家发改委和卫生部的有关司局于2005年3月共同组织制定了《化学中毒与核辐射医疗救治基地建设方案》。该项目计划通过加强基地设施建设，完善运行机制，全面提高应急救治能力和水平，建立符合国情、反应迅速、具备应对各类重大突发中毒与核辐射事故能力的救治体系。

两个基地确定的建设项目共49个，总投资约6.59亿元，其中：化学中毒医疗救治基地共32个建设项目，包括1个国家级项目和31个省级项目；核辐射医疗救治基地共17个建设项目，包括2个国家级项目和15个省级项目。

（王　斐）

农村巡回医疗车（Ⅱ期）投入使用

为解决边远贫困地区农民看病难问题，卫生部与国家发展改革委启动了“国家农村巡回医疗车项目”。在2003年项目Ⅰ期顺利完成的基础上，卫生部与国家发展改革委利用国债资金，再次招标采购767辆巡回医疗车，配备至中西部地区以及新疆生产建设兵团的县级医疗机构。目前，767辆巡回医疗车已陆续到位，分配到各县。

农村巡回医疗车项目Ⅱ期车型分为普通平原、普通山区、寒冷平原和寒冷山区型四种车型。每辆巡回医疗车配置心电图、便携式B超、手提式高压蒸汽消毒器、生物显微镜、尿液分析仪、洗胃机和手术器械包。

巡回医疗车主要开展一些免费和按成本收费的服务项目，如：定期巡诊，为辖区农民开展体检、常见病及多发病诊疗和一般的小手术；对传染病网络直报的肺结核病人进行随诊和登记管理；指导边远地区农村开展艾滋病、血吸虫病等重大传染病、地方病的防治工作，及时报告巡诊中发现的传染病；参与突发公共卫生事件应急处置和紧急救援任务；加强对当地群众的健康教育，普及卫生知识。

农村巡回医疗车项目Ⅱ期的顺利实施，对于加强农村地区医疗卫生服务网络建设，有效缓解贫困边远地区农村看病难问题具有重要作用。

（李　军）

麻风病院村改造建设方案编制工作

2005年初，卫生部为了贯彻落实党的十六届四中、五中全会精神，坚持以人为本，努力构建社会主义和谐社会，针对麻风病院村房屋条件差的现状，组织编制《麻风病院村改造建设方案》。

该方案计划通过1～2年的时间，以中央专项支持为主，对全国现有麻风院村合并和改扩建，改善现有麻风病院村麻风病愈后人员居住及生活条件，体现党对麻风病人这一弱势群体的关爱。初步计划依托现有交通方便、设施比较完善、自然条件较好的麻风院村改，对生活用房和基本医疗、康复用房进行改扩建，并配置必要的基本医疗设备和康复器材。在建设的同时，要求各地做好相应配套保障工作，确保建立麻风病院村有效的管理和运行机制。

2005年，《麻风病院村改造建设方案》已经完成初稿，正在征求有关部门的意见，待完善后报送国家发改委审批。

（任西岳）

做好人禽流感防控后勤保障工作

认真贯彻国务院常务会议、全国防控高致病性禽流感指挥部会议和卫生部全国防控高致病性禽流感电视电话会议精神，在全国防控高致病性禽流感指挥部统一领导下，积极做好人感染高致病性禽流感防控有关工作。作为全国防控高致病性禽流感指挥部保障组成员单位和卫生部防控人感染高致病性禽流感领导小组后勤保障组，规划财务司积极配合相关部门和部内有关司局做好保障工作，落实各项防控措施；根据防控工作形势和需要，适时制定《中央财政补助人禽流感防控项目方案》，向全国防控高致病性禽流感指挥部报送了《卫生部关于申请人禽流感防控工作经费的请示》，积极协调财政部研究安排人禽流感防控工作专项经费12789万元，支持国家疾病预防控制中心及全国31个省、自治区、直辖市和新疆生产建设兵团重点地区增加人禽流感监测点、完善人禽流感监测系统、组织开展人感染高致病性禽流感应急演练、开展重点地区高危人群血清H5N1抗体水平调查工作；开展健康教育宣传等工作；督促地方加快项目执行工作，加强资金监督管理；会同国家发展改革委研究落实流感防治药物和疫苗的研发、生产和储备问题。

（王　辉）

2005年中央财政继续加大对公共卫生、农村卫生的投入

为进一步落实中央提出关于加快公共卫生体系建设的要求，提高公共卫生服务水平和突发公共卫生事件应急能力，建立健全公共卫生信息网络体系、疾病预防控制体系、医疗救治体系、卫生监督体系，在2003、2004年基础上，2005年中央财政安排补助地方卫生事业专项资金38亿元。

一、项目安排总体目标

进一步建立健全突发公共卫生事件应急机制、疾病预防控制体系和卫生执法监督体系；用更长一段时间，完善农村卫生体系、城市基本医疗服务体系、财政经费保障体系，切实把卫生工作的重点放到农村，加强农村医疗机构建设。

二、预算安排原则

（一）突出重点，选准项目。围绕实现项目目标，按照“集中力量办大事”的原则，支持的重点领域是公共卫生、卫生执法监督、农村卫生和重点疾病预防控制。

（二）整合资源，提高效益。统筹安排财政预算资金与其他资金，避免交叉重复，提高资金使用效益。

（三）加强中西部，面向全国。加强能力建设的项目重点支持中西部地区、新疆生产建设兵团和老工业基地辽宁省；重大疾病防治的项目面向全国，向中西部倾斜。

（四）合理划分和明确中央与地方事权与财权，发挥中央和地方两个积极性。

三、项目支持领域

2005 年，专项资金支持领域主要分为“公共卫生”、“卫生执法监督”、“农村卫生”和“重大疾病预防控制”四个领域 20 个项目。

1. 公共卫生项目 50 674 万元，共 6 个项目，分别是：中西部地区省级突发公共卫生事件应急指挥决策系统建设项目（11 400 万元）、加强中西部地区基层卫生机构实验室生物安全能力建设项目（3 000 万元）、加强中西部地区县医院及少数民族自治州盟医院医疗救治能力项目（31 914 万元）、中西部地区城市社区卫生能力建设和重点工作项目（2 160 万元）、健康教育和烟草控制项目（1 200 万元）和医院管理督导项目（1 000 万元）。

2. 卫生执法监督项目 41 616 万元，共 1 个项目，即中西部地区卫生监督机构能力建设项目。

3. 农村卫生项目 123 308 万元，共 6 个项目，分别是：中西部地区农村卫生人员培训及新型农村合作医疗管理能力建设项目（45 251 万元）、万名医师支援农村卫生工程项目（13 500 万元）、农村改水改厕项目（12 500 万元）、降低孕产妇死亡率和消除新生儿破伤风项目（46 187 万元）和中西部地区儿童先天性残疾救治和白内障复明项目（5 870 万元）。

4. 重大疾病预防控制项目 164 402 万元，共 8 个项目，分别是：艾滋病防治项目（70 101 万元）、结核病防治项目（26 154 万元）、血吸虫病防治项目（20 000 万元）、鼠传疾病防治项目（4 500 万元）、地方病防治项目（12 000 万元）、计划免疫项目（24 447 万元）、乙肝防治项目（1 200 万元）和其他重点疾病与重性精神病防治项目（6 000 万元）。

此外，为加强人禽流感防控工作，经申请，财政部追加重点省份人禽流感防控工作经费 10551 万元。

（王　辉）

2005 年卫生部中央本级预算执行工作

根据《财政部关于批复 2005 年部门预算的通知》、有关财政预算管理规定、国库集中支付制度和《卫生部中央本级财政专项资金管理办法》等要求，卫生部继续加快 2005 年中央本级预算执行工作，加大监督管理力度。

1. 进一步细化预算：为进一步细化预算，规划财务司与卫生部相关业务司局反复协调、沟通，将涉及多个司局的预算项目明确分配到相关司局，并认真研究细化“艾滋病防治项目”等重点项目预算。

2. 统一支出管理，规范支出行为：为使业务司局更好地细化预算、执行预算，进一步加强卫生部专项资金支出管理、加快预算执行进度，适应财政部国库集中支付改革要求和卫生部专项资金集中统一管理要求，陆续统一了经费开支或工作补助参考标准、统一对外签订协议（合同）、统一定点印刷、统一京内会议地点、统一协议（合同）文本格式和内容、统一预算支出审批的程序和格式等。

为进一步明确中央财政本级预算中全国卫生事业费项目政府采购工作流程和职责分工，提高政府采购工作效率，我们还与相关业务司局研究制定了“卫生部中央本级财政专项资金项目政府采购工作流程及职责分工”。

3. 认真做好财政国库集中支付准备工作，切实保证预算执行资金支付：根据财政部国库集中支付改革要求，并结合卫生部在资金支付方面的实际情况、支付特点和业务工作要求，提出有关意见和建议。

4. 加快预算执行进度：采取切实措施加快预算执行进度，主要包括：规划财务司按月向有关业务司局提供项目资金执行进度表；预算申请部门提前一个月报送预算执行计划；规划财务司及时与有关业务司局沟通、通报执行情况，了解预算执行中的问题和建议；编制预算管理软件，实现信息化管理等。

5. 加强培训工作：为做好预算执行工作，组织有关司局同志进行专门培训，讲解预算管理制度和有关规定、国库集中支付制度改革和《政府采购法》及相关规定。

6. 建立健全绩效考核制度：绩效考核是反映项目目标完成情况和资金使用情况的重要措施和环节之一，在有关绩效考核的政策尚未出台前，为加强卫生部的项目管理，在预算编制过程中，卫生部就要求项目申请单位和部门根据项目的特点和情况设立可考核的项目目标，项目目标要尽可能的量化，便于考核。在项目执行过程中，进行了定期和不定期的评估与检查，发现情况及时研究分析，发现问题及时解决，发现偏差及时纠正，确保项目目标顺利完成和预算资金发挥最大的效益。如“结核病防治项目”，根据项目执行情况，邀请多位专家分别进行中期评估、项目完成时总结评估等重要阶段绩效考核工作，同时，还定期和不定期地邀请专家进行督导检查，必要的时候还采取了暗访的形式，目的就是确保项目目标完成和资金使用发挥最大效益。

（王　辉）

加强新型农村合作医疗基金管理

2005 年，新型农村合作医疗试点工作稳步推进，新型农村合作医疗基金管理逐步完善，在政策协调、资金落实、监督管理等方面开展了以下工作：

1. 完善补助政策：积极协商财政部，研究新型农村合作医疗财政补助政策，提高补助标准，扩大补助范围，进一步加大财政支持力度。年初，为帮助和扶持属于国家扶贫开发工作重点县的市辖区（县级）建立新型农村合作医疗制度，完善对属于国家扶贫开发重点县的 12 个市辖区（县级）的新型农村合作医疗试点补助政策，与财政部联合下发《关于将中西部地区部分市辖区纳入新型农村合作医疗中央财政补助范围的通知》（财社〔2005〕2 号）。根据国务院第 101 次常务会会议决定，从 2006 年起，中央财政对中西部地区除市区以外的参加新型农村合作医疗的农民每人每年补助提高到 20 元，地方财政也要相应提高补助标准，同时，将东部困难地区也纳入中央财政补助范围。

2. 审核拨付补助资金：依据中央财政补助资金拨付办法，协调财政部审核安排中西部 22 个省、自治区、直辖市 2005 年新型农村合作医疗制度试点中央财政补助资金 5.4 亿元，保证参加合作医疗的和农民及时受益，保障试点工作顺利运行。

3. 强化监督管理：研究完善新型农村合作医疗基金运行机制，探索建立稳定的筹资机制，加强对合作医疗基金的监管，做到专户存储，专款专用，严格实行基金封闭运行。协同组织完成对试点地区的督导检查评估工作，总结经验，发现问题，促进整改。为探索基金管理的有效形式，增加商业保险公司参与新型农村合作医疗运行的调查研究，总结商业保险公司参与新型农村合作医疗的主要形式和运行情况，分析对基金管理存在的利弊，提出政策建议。配合做好新型农村合作医疗管理培训工作，规范农村合作医疗基金的资金管理。

（李　鑫）

2004～2006 年临床学科重点项目卫生部集中招标采购工作顺利进行

根据《政府采购法》规定，认真组织实施

卫生部2004～2006年部属（管）医院临床重点学科实验室装备和医疗设备集中招标采购工作。该项目最终确定的招标采购品目有70个，其中实验室仪器49个，医疗器械21个。根据采购品目的金额和产品特性，依据国家相关规定，对单价金额在100万元以下的68个品目采取了政府招标采购，对单价在100万元以上的2个进口仪器，采取了机电产品国际招标。截止2005年12月30日，经过招标代理公司选择、集中招标采购品目确定、招标文件审查和公告、合同文本签订等阶段，共采购117台仪器设备，采购金额约为2 700多万元人民币，涉及22家医院，39位学科专家负责人。

（赵树理）

举办部属（管）医院院长和财务处长经济管理培训班

为进一步加强部属（管）医院经济管理工作，提高院长的依法理财意识和经济管理水平，2005年6月23～25日，卫生部在北京举办了2005年部属（管）医院院长经济管理培训班。38家部属（管）医院的院长参加了培训。

卫生部部长高强与参加培训班的院长进行了座谈。高强部长肯定了部属（管）医院作为“国家队”，在维护群众健康权益、提高医疗技术水平、规范医院管理、培养医疗卫生人才等方面发挥的重要作用；强调，卫生医疗机构必须从维护人民群众的利益出发，坚持走适应我国基本国情的医疗卫生发展道路，努力满足人民群众的基本医疗需要；要求，部属（管）医院在推进医院管理体制和运行机制改革、提高医疗技术、加强医德医风建设、健全医院经济管理、缓解群众“看病难、看病贵”等方面，为全国医疗机构作出表率；提出，要深化城市医疗服务体制改革，通过试点总结经验，探索建设适应我国经济发展水平和人民群众健康需求的医疗服务体系的新路子；希望，院长们将主要精力放在医院医疗服务质量管理和经济管理上，认真履行职责，健全管理制度，加强医德医风建设，维护群众利益，为促进部属（管）医院的改革与发展多做贡献。

通过培训，院长们增强了依法治院、依纪理财的观念，增长了经济管理知识，强化了经济管理意识，提高了政策水平，坚定了进一步深化医院改革的决心与信心。

2005年4月，卫生部还在上海举办了部属（管）医院财务处长培训班，部属（管）单位和业务骨干财务处长参加了培训。培训班的举办，对于规范部属（管）医院经济管理，促进部属（管）医院健康、有序发展将发挥重要作用。

（赵树理）

部属（管）医院开展“小金库”专项清理检查

卫生部为贯彻落实中央纪委第五次全会和国务院第三次廉政工作会议精神，深入开展医院管理年活动，结合审计发现的部分京内医院“小金库”问题，下发了《卫生部关于对部属（管）医院开展“小金库”专项清理检查的通知》，要求在部属（管）医院中全面开展“小金库”专项清理检查。清理检查采取自清自查与重点检查相结合的方式。自清自查：根据国办发［1995］29号和财监字［1995］29号文件规定，凡违反国家财经法规及其他有关规定，侵占、截留国家和单位收入，未列入本单位财务会计部门帐内或未纳入预算管理，私存私放的各项资金均属“小金库”，医院都要自行清理检查。重点检查：卫生部组织人员重点检查了北京、西安和长沙的8家部属（管）医院自清自查情况、整改情况、严禁设置“小金库”制度建设情况等。通过开展“小金库”专项清理检查，进一步规范了部属（管）医院财务管理工作，使医院科室人员树立了严禁设立“小金库”意识，有效预防了经济犯罪。

（赵树理）

部属（管）单位开展津贴补贴清理及调研核查工作

根据《中共中央办公厅国务院办公厅转发

〈中央纪委、中央组织部、监察部、人事部、审计署关于做好清理规范津贴补贴工作的意见〉的通知》（中办发［2005］21 号）和《财政部、人事部关于印发行政事业单位津贴补贴清理审核报表的通知》（财综［2005］36 号）要求，组织部机关及有关部属（管）事业单位开展了津贴补贴清理及调研核查工作。明确要求在开展津贴补贴清理过程中，各单位一律不准以任何借口、任何名义、任何方式，在国家统一工资政策之外新设津贴、补贴、奖金项目，一律不准提高现有津贴、补贴、奖金的标准和水平，一律不准以现金或其他任何形式发放新的福利。如发现问题，卫生部将依据有关规定严肃处理。

（赵树理）

修改医疗机构事业支出目级科目表

根据预算管理和改革的要求，财政部下发了《2004 年政府预算收支科目》（简称《收支科目》）。为了保证核算口径的一致性，卫生部根据医院会计核算的特点，对《收支科目》中“一般预算支出目级科目”的核算内容进行了补充和调整，并及时将修改后的“医疗机构事业支出目级科目表”印发给部属（管）医院，由各单位据此对医疗支出（411）、药品支出（412）及管理费用（415）科目的目级科目进行设置。另外，为保证决算报表口径的一致性，还对医疗机构事业支出目级科目与 2004 年决算报表中“社会保障医疗机构支出明细表”（财决社补 03 表）中各目级科目进行了对应归并。

（赵树理）

医疗卫生行业国有资产管理系统软件在部属（管）事业单位统一使用

医疗卫生行业是典型的资产密集型行业，资产种类繁多，行业特性鲜明，管理复杂。各级各类医院和其他卫生机构、研究所都需要充分利用现有资产，降低成本、提高使用效率和服务水平，同时各级卫生主管部门也需要对所属卫生机构资产进行监管。为了提高对医疗卫生行业国有资产的监管水平，适应卫生事业的改革与发展，2004 年 8 月卫生部规划财务司委托中国医学装备协会、北京中普友通软件技术有限公司组成研发小组，开发《医疗卫生行业国有资产管理系统》应用管理软件。该系统包括网络版和单机版两种版本，适用于各级卫生行政管理部门、医疗卫生单位的资产日常管理和资产状况数据的逐级汇总、分析、上报，是一套全面的医疗行业全生命周期资产管理解决方案。

该系统包括了一般设备、专业设备、房屋建筑物、土地管理、交通工具、图书、文物及陈列品、其他固定资产、高值耗材、低值耗材和统计报表等 12 个模块，涵盖了国管局和卫生部所要求的所有类别国有资产的管理，并提供了财务对账、上报国有资产年度报表等接口模块。

系统基于 C/S 模式，设计运用面向对象的设计和组建化编程技术，采用了最新网络和数据库技术，全面支持 XML，支持 SQL 数据库；采用了国家标准“固定资产分类与代码”（GB/T 14885－1994）；卫生行业标准“全国卫生行业医疗器械、仪器设备（商品、物资）分类与代码”（WS/T 118－1999）和国务院机关事务管理局下发的《中央国家机关固定资产管理系统》［2002－02－06］，并对行业中易混淆的概念进行统一定义，很好地满足了医疗卫生行业资产密集、专业性强的特点。

系统在以下方面具有鲜明的特点：第一，从全行业的视角对医疗卫生行业的资产管理的标准和定义进行了规范。第二，实现了医疗行业国有资产的全生命周期管理，即实现了从资产采购到报废的全生命周期管理、监控。第三，实现了国有资产监管机构和具体资产占有使用单位的资产管理需求的集成，既满足主管部门掌握按类别、按单位、按人员等的资产分布状况和汇总、分析、查询、上报的需求，又满足使用单位资产入库、领用、使用情况的查询、打印、统计、财务对账等需求。第四，实现了各类统计报表的参数化和个性化定制，满足各类统计报表的设计生成需要。第五，集成了条码打印、扫描、盘点等功能，大幅提高用户的资产清查效率和准确性。第六，网络版实现了同一单位，不同资产管理部门之间的资源共享和上下级单位之间的网上报送。

该系统曾在北京部分部属（管）医院、科研单位进行了试用。2005 年 12 月初，该应用管理软件在北京通过了相关部门的专家鉴定。

（刘　莉）

全国规划财务工作座谈会在京召开

2005 年 11 月 25 日～26 日，全国卫生规划财务工作座谈会在京召开。座谈会的主要议题是：讨论全国卫生事业第十一个五年发展规划纲要；研究卫生服务体系发展建设事宜；研究中央财政补助地方卫生事业专项资金的管理和使用情况。

会上，高强部长解读了十六届五中全会精神，并讲到：中央《关于制订国民经济和社会发展第十一个五年规划的建议》中，有六处提到了医疗卫生方面的问题，编制卫生事业发展规划，要符合中央提出的精神，要体现基本原则、指导思想，突出重点。农村重点建设好医疗卫生服务体系和疾病预防控制网络，要把加强农村卫生人才队伍建设作为一个重点，要稳步推进新型农村合作医疗，按照经济发展水平，重新构建科学合理的社区卫生服务体系，要把社区卫生服务基础打牢，改善条件，提高水平，不要再让医院“大马车拉小马车”。针对各地正在编制的“十一五”卫生事业发展规划，高强部长强调：各地在编制中要广泛听取各方面意见，要注意将卫生事业专项规划和总体规划相衔接，与已经实施的区域卫生规划相衔接，与上级政府部门制订的专项规划相衔接，避免出现“各管各的，谁跟谁都不搭界”的现象。为了做好明年乃至“十一五”期间的规划财务管理工作，高强部长对大家明确提出：第一，必须树立全局观念。第二，提高协调能力。第三，加强服务意识。第四，提高监督水平。第五，关注药品价格的控制和药品集中招标采购的管理；关注如何转换公立性医疗机构运行机制问题。

为了使与会代表了解“十一五”期间规划财务工作的重点工作，卫生部规划财务司有关处长分别介绍了“卫生事业第十一个五年规划纲要”、“中央财政补助地方卫生事业专项资金投入情况”、“全国疾病预防控制体系和突发公共卫生事件医疗救治体系建设督查情况”、“农村卫生服务体系建设与发展规划”和“‘十一五’期间卫生服务体系建设重点”。

卫生部规划财务司负责人在座谈会的总结中指出：全国卫生规划财务队伍历来具有默默无闻、甘于奉献的好传统，相信大家一定能够树立信心，知难而上，抓住当前卫生事业改革与发展的大好历史机遇，放眼全局，立足本职，在我们平凡的岗位上，为我国的卫生改革与发展再建新功。为了贯彻、落实高强部长的讲话精神，做好“十一五”期间的规划财务工作；并要求全体规划财务工作者，认真学习、理解高强部长的讲话精神，明确工作思路，转变观念、转变职能，运用法律、政策、规划、准入、信息发布等行政手段，用科学的发展观统领规划财务工作。具体工作要求是：第一，认真学习，树立大局观念。第二，提高协调能力。第三，增强服务意识。第四，依据“十一五”规划编制原则，注重上下衔接。第五，做好实施农村规划的充分准备。第六，强化管理职能，加强卫生专项资金管理。第七，建立健全资金下达限期与信息上报制度。第八，切实加强医院经济管理，降低医院运行成本，缓解“看病难、看病贵”问题。第九，加强大型医疗设备的监督管理。第十，探索科学的药品采购方式。第十一，加强内部审计工作，健全内部审计制度。第十二，不断加强学习，提高自身素质，提高执政能力。

（孙学军）

医院管理年

卫生部和国家中医药管理局召开医院管理年工作会议

2005年4月18日，为全面推动“以病人为中心，以提高医疗服务质量为主题”的医院管理年活动，卫生部和国家中医药管理局在京召开了医院管理年工作会议。

卫生部党组书记、常务副部长高强在会上指出，医务工作者要认清医疗服务工作的形势和任务，医疗卫生工作面临着新的特点和趋势。首先，医疗资源总体不足且配置结构不合理并存，医疗服务水平在城乡之间、地区之间和不同人群之间差距很大，这方面的矛盾越来越突出。第二，缩小医疗服务的差距，促进医疗卫生事业全面、协调、可持续发展任务重。第三，人民群众的健康需求不断提高，群众自我保护的意识也在增强，医疗保健知识增加，不同人群的医疗服务需求多样化。第四，医疗体制改革进入了关键时期，改革的推进会更加困难。第五，医疗服务领域各种思想观念相互激荡，甘于奉献、救死扶伤的精神是主流，但也存在诸多不正之风、消极腐败现象。高强指出，与这些新特点和新趋势相对应，医疗卫生工作中存在着以下一些问题：医疗卫生发展思路与科学发展观不协调；医院存在单纯追求经济利益的现象。2000年全国诊疗人数为114973万人，到2003年下降为109577万人，但是医院总收入却增长了70%；医疗费用过高，超过群众的承受能力；医患矛盾突出；医疗监管薄弱。

为了解决医疗卫生工作中存在的问题，高强说，在这次医院管理年活动中，医院要从以下几个方面加强管理：端正办院宗旨；明确发展思路；明确院长职责；加强道德建设；加强人才培养；严格管理制度。高强在会上特别强调，各级卫生行政部门要利用这个契机，年年抓下去，要有所作为，讲求实效。

卫生部副部长马晓伟在会上作了题为《以人为本，求真务实——确保医院管理年活动取得实效》的报告。

在报告中，马晓伟通过对改革开放以来医院管理工作的简要回顾，阐述了开展医院管理年活动的重要性、必要性和紧迫性。改革开放20多年来，医院工作以改革开放为动力，以发展为主题，以加强管理为主线，在初步建立起覆盖城乡的医疗服务体系的同时，注重加强医院内涵建设，先后开展了创建文明医院活动、医院分级管理和评审工作，以病人为中心优质服务百佳医院活动。为使医院工作规范化、标准化和法制化，制定了《医疗机构管理条例》等规章制度；《中共中央国务院关于卫生改革与发展的决定》、《关于城镇医药卫生体制改革的指导意见》等文件为卫生工作指明奋斗目标、指导思想和改革重点，促使医院工作由粗放型管理向集约化、科学化管理转化。在充分肯定成绩的同时，还要看到医院工作中存在着一些亟待解决的问题，卫生工作现状与党中央、国务院的要求和人民群众的期望还存在着很大的差距，要通过开展医院管理年活动，重点解决医疗行业内存在的问题。在报告中，马晓伟全面阐述了开展医院管理年活动的指导思想、目的和要解决的突出问题。马晓伟提出，开展医院管理年活动的指导思想是：以邓小平理论和“三个代表”重要思想为指导，树立和落实科学发展观，“以病人为中心，以提高医疗服务质量为主题”，坚持把社会效益，维护群众利益，构建和谐医患关系放在第一位，健全医院的“质量、安全、服务、费用”等多项管理制度，探索建立医院科学管理的长效机制，使医疗服务更加贴近群众、贴近社会，不断满足人民群众日益增长的医疗服务需要。开展医院管理年活动的目的是加强医院管理，改善服务态度，规范医疗行为，提高医疗质量，确保医疗安全，全面提升医院管理水平。马晓伟要求，通过深入开展医院管理年活动要重点解决九个方面的突出问题：一是加强对医院的指导监督，提高各级卫生行政部门的监管能力；二是坚持人民健康服务的办院宗旨，不断提高医院的管理水平；三是努力提高基础医疗质量，保证医疗安全；四是深化“以病人为中心”的服务观念，提高医疗服务水平；五是加强医患沟通，构建和谐的医患关系；六是严格收费管理，杜绝不合理收费；七是加强财务管理，控制医疗成本，降低医疗费用；八是建立信息公示制度，拓宽社会监督渠道；九是加强医德医风建设，纠正行业不正之风。

马晓伟副部长对开展医院管理年活动提出要求：一是要加强领导，狠抓落实。各级卫生行政部门和各级各类医院要高度重视此项工作，端正思想、明确目标，加强领导。二是要加强教育，做好宣传。要结合保持共产党先进性教育活动，在全国医疗卫生系统广泛深入开展“弘扬白求恩精神，做白求恩式的医务工作者”的宣传教育工作，使尊重病人、关爱病人和服务病人成为全体医务人员共同的行动准则。使广大医疗工作者牢固树立以人为本的观念，树立“以病人为中心”的服务观念，积极投身到医院管理年活动的各项工作中去。要充分运用报刊、电视、广播、互联网等媒体，大力宣传开展医院管理年活动的重大意义、先进典型、成功经验和做法。三是从严要求，重在实效。各级卫生行政部门要在医院管理年活动中加强对医疗机构和医务人员职业行为的监督管理，将管理年活动与打击非法行医、清理整顿医疗服务市场结合起来，对在管理年活动中发现的违法违纪行为，要及时严肃处理。省级卫生行政部门要组织开展医院间的横向比较，医院要进行自身工作改进情况的纵向比较，总结切实有效的好思路、好做法，建立机制，形成制度。

（周中华　摘）

通过“全国民营医院诚信自律规范”倡议　启动“全国诚信民营医院”创建活动

由中华医院管理学会民营医院管理分会、卫生部医院管理研究所及广东省医院管理学会共同主办的《2005全国民营医院年会暨民营医院诚信发展论坛》于2005年6月17～19日在广州召开。来自全国的140多家优秀民营医院投资者、管理者的200余名代表参加了会议。卫生部医政司、广东省卫生厅、湖南省卫生厅、中华医院管理学会、卫生部医院管理研究所、湖南医院管理协会、中华医院管理学会民营医院管理分会全体理事等出席了会议。同时，还有新华社、人民日报、人民政协报等近20家中央、地方新闻媒体的记者与会并对会议进行了跟踪报道。

卫生部副部长马晓伟在会上作了以《诚信为本，自律为先，促进我国民营医院健康发展》为题的书面讲话。希望民营医院从长远发展的实际和大局出发，积极投身到“以病人为中心，以提高医疗服务质量”为主题的医院管理年活动中来，并且结合民营医院自身管理、建设和发展中的实际及特点，下大力气解决好医院管理中存在的要害问题。其核心是加强自律、树立诚信，这是民营医院发展的根本。民营医院只有狠下功夫抓住这个根本不放松，坚持自律自强、依法执业、规范管理，才能达到树诚信、促发展的目的。

会议通过了《全国民营医院诚信自律规范》，启动了创建《全国诚信民营医院》的工作。对依据卫生部医院管理年的精神和要求，又结合我国民营医院的实际和特点所起草的《全国民营医院诚信自律规范》倡议和创建“全国诚信民营医院”的活动，经民营医院管理分会一届三次理事会讨论，又征求全体代表意见，大会现场有东莞东华等100家医院，作为发起单位签名向全国民营医院发出此倡议，并且决定启动和参加“全国诚信民营医院”的创建活动。

大会要求各单位要认真贯彻此次会议精神，学习、领会、宣传和落实“规范”的十条要求，并与卫生部医院管理年活动结合在一起，制定自己医院的实施方案。要以创建“全国诚信民营医院”活动为载体或机制促进“规范”落到实处，取得实效，真正“以病人为中心”，为患者营造和提供优质安全满意的医疗服务。

（傅　捷　摘）

卫生部、国家中医药管理局印发开展“以病人为中心，以提高医疗服务质量为主题”的医院管理年活动的通知

为贯彻落实党的十六大、十六届三中、四中全会精神和2005年全国卫生工作会议精神，指导各级各类医院进一步端正办院宗旨和办院方向，努力实践“三个代表”重要思想，全面树立和落实科学发展观，切实转变服务理念，真正做到“以病人为中心”，加强科学管理，提高医疗服务质量，为人民群众提供优质、安全、满意的医疗服务，卫生部和国家中医药管理局决定，今年在全国各级各类医院开展“以病人为中心，以提高医疗服务质量为主题”的医院管理年活动。2005年4月8日，卫生部和国家中医药管理局联合印发开展“以病人为中心，以提高医疗服务质量为主题”的医院管理年活动的通知。

《通知》提出，开展“以病人为中心，以提高医疗服务质量为主题”的医院管理年活动，是坚持以人为本，构建和谐社会，用科学发展观指导卫生工作的具体体现，是将保持共产党员先进性教育活动与医院实际工作相结合的有效方式，也是全面提高各级各类医院的管理水平，更好地为人民群众健康服务的重大举措。开展好医院管理年活动，对于医院进一步转变服务理念，不断加强各项管理制度建设具有重要的意义。各级卫生、中医行政部门和各级各类医院要以高度的政治责任感和使命感积极投身于医院管理年活动，把深入开展医院管理年活动作为推动医院建设与长远发展的大事切实抓紧、抓好、抓实。通过加强医院的内部管理，做到“向管理要质量，向管理要秩序，向管理要人才，向管理要纪律，向管理要效率，向管理要效益”。

《通知》要求，各省、自治区、直辖市卫生行政部门和中医行政部门要切实加强对医院管理年活动的领导和指导，按照《“以病人为中心，以提高医疗服务质量为主题”的医院管理年活动方案》的要求，结合本地实际对医院管理年活动做出安排和部署。要深入动员，广泛发动，精心组织，周密部署，积极做好各项工作，确保活动方案的重点要求得到有效落实，工作目标得以实现，同时，推动《医院管理评价指南（试行）》和《中医医院管理评价指南（试行）》的实施，并建立健全医院管理的长效机制，不断提高我国医院的管理水平。要注意总结先进单位开展医院管理年活动的经验，并及时加以推广。对活动中存在的问题要认真分析、进行有针对性地指导。要注意收集信息，及时上报有关情况。卫生部和国家中医药管理局将通过网站或简报等形式及时通报各地医院管理年活动的开展情况。

（刘　丹　摘）

卫生部印发《医院管理评价指南（试行）》

2005年3月17日，卫生部印发了《医院管理评价指南（试行）》，全文如下：

为加强医院管理，科学、客观、准确地评价医院，指导医院坚持“以病人为中心”，端正办院方向，牢固树立为人民服务的宗旨，把社会效益放在首位，遵循社会主义市场经济和医疗卫生事业发展的内在规律，提高医院管理水平，把持续改进医疗质量和保障医疗安全作为医院管理的核心内容，为人民群众提供优质、高效、安全、便捷和经济的医疗服务，不断满足人民群众日益增长的医疗卫生需求，根据卫生管理法律、法规、规章等有关规定，制定本指南。医院据此加强内涵建设，卫生行政部门据此对医院管理进行指导、评价、检查和监督。

一、医院管理

认真贯彻执行国家有关法律、法规和规章制度，健全医院各项工作制度，加强科学管理，保障医院正常执业活动，不断提高医疗质量，确保医疗安全，改善医疗服务，提高运行绩效，促进医院健康、可持续发展。

评价指标

（一）依法执业

考核内容：

1. 严格执行医疗卫生管理法律、法规和规章。

2. 建立健全各项规章制度和岗位责任制。

3. 加强各科室服务能力建设，提供与其功

能任务相适应的医疗服务。

4. 按照卫生行政部门核准的诊疗科目执业，严禁使用非卫生技术人员从事诊疗活动。

5. 专业技术人员具备相应岗位的任职资格，不得超范围执业。

6. 医务人员严格遵守医疗卫生管理法律、法规、规章、诊疗护理规范和常规。

（二）组织机构和管理

考核内容：

1. 医院管理组织机构设置满足医院各项管理工作需要，合理、高效。

2. 医院实行院长负责制，院级领导把主要精力用于医院管理工作。积极推进医院管理职业化进程。

3. 院级领导接受设区的市级以上卫生行政部门组织的医院管理专业知识培训，了解和掌握国家有关卫生管理法律、法规和规章以及有关卫生政策。

4. 建立院、科两级管理责任制，落实奖惩制度。

5. 制定年度工作计划和中、长期发展规划并组织实施。

6. 职工对医院管理组织机构和领导工作满意。

（三）人力资源管理

考核内容：

1. 各科室人力资源配备合理并满足工作需要，专业技术人员应当具备相应岗位的任职资格。

2. 各管理部门负责人应当接受相应管理和法律、法规、规章等管理知识培训。

3. 建立卫生专业技术人员梯队建设制度、继续教育制度并组织实施。

4. 聘用的三级医师结构合理。

5. 护理人员的数量与梯队（含年龄和学历层次）结构合理，满足保证护理质量的需要（综合考虑收治患者的数量、病种、床位的使用率和周转率等）。

6. 医技人员的学历和专业知识结构合理。

7. 加强重点专科的学科建设和人才培养，人才结构合理。

8. 学科带头人的专业技术水平领先。

9. 实行岗位职务聘任制。

10. 有相应的卫生专业技术人员配置、聘用与实际服务能力评价的制度和程序。

（四）医疗、医技、药事、输血和护理管理

考核内容：

1. 建立健全医疗质量、病案、药事、感染、输血等管理组织及其工作制度，明确职能，履行职责。

2. 医疗管理职能部门应当加强对临床科室、医技科室、药学部门质量管理、评价和监督工作。

3. 建立医疗风险预警机制，增强反应和处理能力。

4. 职能部门能够及时、妥善处理医疗纠纷，协调医患关系。

（五）应急管理

考核内容：

1. 制定突发事件（包括突发公共卫生事件、灾害事故等）应急预案并组织演练。

2. 承担突发公共卫生事件和灾害事故的紧急医疗救援任务。

3. 能够及时、妥善处理医院内部发生的突发事件。

（六）信息系统

考核内容：

1. 能够系统、及时、准确地收集、整理、分析和反馈有关医疗质量、安全、服务、费用和绩效的信息。

2. 信息系统满足医院管理和临床工作需要。

3. 医院信息系统（HIS）符合《医院信息系统基本功能规范》的规定，与其他医疗机构、卫生行政部门能够实现信息共享。

4. 信息系统运行稳定、安全。

（七）财务管理

考核内容：

1. 只能设置一个财务管理部门，并按工作需要科学设置会计岗位。医院的一切财务收支、核算工作必须纳入财务部门统一管理。

2. 按照《会计法》、《医院会计制度》和《医院财务制度》及国家有关规定，设置会计科目，建立账簿，进行会计核算、编制会计报表及债权债务的核算。

3. 按照《预算法》和财政部门关于预算管理的有关规定，科学、合理、真实、完整地编制医院收支预算，并严格执行预算。

4. 建立医院内部财务管理和内部稽核、控制制度。加强医院成本核算，降低运行成本。

5. 建立规范的经济活动决策机制和程序，重大项目集体讨论后按规定程序报批。实行重大经济事项领导负责制和责任追究制，责任到人。

6. 建立医院奖金分配综合目标考核制度。

7. 严格执行国家价格政策，严格管理医疗服务收费和药品价格。

(八) 建设、设备和后勤保障管理

考核内容:

1. 发展建设应当符合区域卫生规划和医疗机构设置规划。

2. 建筑布局应当体现“以病人为中心”的服务理念，满足医疗服务流程需要。

3. 按国家法律、法规、规定组织实施基本建设项目。

4. 对设备实行科学管理，购置大型设备必须经过严格的可行性论证。属于《大型医用设备配置与使用管理办法》规定的甲、乙类品目的大型医用设备，按照规定申请配置许可。

5. 建立健全医疗设备采购、保养、维修与更新制度，设备处于完好状态。

6. 加强大中型医疗设备合理应用情况分析。

7. 后勤保障满足临床工作需要。向住院患者提供治疗饮食，其种类、质量能够满足患者治疗需要。

8. 职工对医疗器械和设备的维修服务满意；医务人员及患者对后勤服务满意。

二、医疗质量管理与持续改进

医疗质量管理是医院管理的核心内容和永恒的主题，是不断完善、持续改进的过程。医院应当建立医疗质量管理体系。要建立健全医疗质量管理组织，严格执行规章制度、技术操作规范、常规、标准，加强基础质量、环节质量和终末质量管理，建立和完善可追溯制度、监督评价和持续改进机制，提高医疗服务能力，为患者提供优质、安全的医疗服务，提高医院核心竞争力。

评价指标

(一) 建立健全院、科二级质量管理组织

考核内容:

1. 医疗质量管理组织人员结构合理，院、科二级质量管理组织分工明确，协作机制健全。

2. 院长作为医院医疗质量管理第一责任人，领导医疗质量管理工作。

3. 医疗质量管理职能部门行使指导、检查、考核、评价和监督职能。

4. 科室主任全面负责本科室医疗质量管理工作。

5. 医疗质量管理实行责任追究制。

(二) 实施全程医疗质量管理与持续改进考核内容

1. 制定医疗质量管理和持续改进方案并组织实施。

2. 认真执行医疗质量和医疗安全的核心制度，如首诊负责制度、三级医师查房制度、疑难病例讨论制度、会诊制度、危重患者抢救制度、手术分级制度、术前讨论制度、死亡病例讨论制度、分级护理制度、查对制度、病历书写基本规范与管理制度、交接班制度、临床用血审核制度等，有效防范、控制医疗风险，及时发现医疗质量和安全隐患。

3. 加强医疗质量关键环节、重点部门和重要岗位的管理。

4. 加强全员质量和安全教育，牢固树立质量和安全意识，提高全员质量管理与改进的意识和参与能力，严格执行医疗技术操作规范和常规。医务人员“基础理论、基本知识、基本技能”必须人人达标。

5. 通过检查、分析、评价、反馈等措施，持续改进医疗质量。

(三) 医疗技术管理

医院的医疗技术服务应与其功能、任务和业务水平相适应。开展的医疗技术应当是其执业诊疗科目内的成熟医疗技术，符合国家有关规定，并且具有相应的专业技术人员、支持系统，能确保技术应用的安全、有效。

考核内容:

1. 医疗技术管理符合国家有关规定。建立健全并认真贯彻落实医疗技术准入、应用、监督、评价制度，并建立完善医疗技术损害处置预案。建立医疗技术风险预警机制，并组织实施。

2. 具有与开展的技术或项目相适应的技术力量、设备与设施，以及确保患者安全的方案。当技术力量、设备和设施发生改变，可能影响到医疗技术的安全和质量时，应当中止该技术。按规定进行评估后，符合规定的，方可重新开展。

3. 对新开展的医疗技术的安全、质量、疗效、费用等情况进行全程追踪管理和评价，及时发现医疗技术风险，并采取相应措施，以避免医疗技术风险或将其降到最低限度。

4．建立新开展的医疗技术档案，以备查。

5．进行医疗技术科研，必须符合伦理道德规范，按规定审批。在科研过程中，充分尊重患者的知情权和选择权，并注意保护患者安全。同时，不得向患者收取相关费用。

6．不得应用未经批准或安全性和有效性未经临床实践证明的技术。

（四）主要专业部门质量管理与持续改进

1．非手术科室质量管理与持续改进

考核内容：

（1）住院患者均有适宜的诊疗计划。

（2）持续提高诊断、治疗质量，包括：诊断准确，治疗安全、及时、有效、经济。

（3）加强运行病历的监控与管理，重点检查与医疗质量和患者安全相关的内容。

（4）重点考核卫生行政部门规定的单病种和本科前5位住院病种。

2．手术科室质量管理与持续改进

考核内容：

（1）住院患者均有适宜的诊疗计划。

（2）持续提高诊断、治疗质量，包括：诊断准确，治疗安全、及时、有效、经济。

（3）实行手术分级管理制度，重大手术报告、审批制度。

（4）严格执行大中型手术术前讨论制度，重点是：术前诊断、手术适应证、术式、麻醉与输血选择、预防性应用抗菌药物等。

（5）围手术期管理措施到位。术前：诊断、手术适应证明确，术式选择合理，患者准备充分，与患者签署手术和麻醉同意书、输血同意书等。手术查对无误；术中：意外处理措施果断、合理，术中改变术式等及时告知家属或代理人等；术后：术前诊断与病理诊断相符，并发症预防措施科学，术后观察及时、严密，早期发现并发症并妥善处理。

（6）麻醉安全管理：麻醉工作程序规范，术前麻醉准备充分，麻醉意外处理及时、正确，输血正确，麻醉复苏实施全程观察等。

（7）采取有效措施，缩短择期手术患者术前平均住院日。

（8）加强运行病历的监控与管理，重点检查与医疗质量和患者安全相关的内容。

（9）重点考核卫生行政部门规定的单病种和本科前5位住院病种。

3．门诊工作质量管理与持续改进

考核内容：

（1）依据工作量及需求，合理安排专业技术人员，提高门诊确诊能力，保证门诊诊疗质量。

（2）医疗文书书写规范。

4．急诊质量管理与持续改进

考核内容：

（1）急诊专业设置合理，人员相对固定。值班医师能够胜任急诊抢救工作。

（2）建立急诊、入院、手术“绿色通道”，急诊服务及时、安全、便捷、有效。急诊留观时间平均不超过72小时。重点检查急诊检验、放射、输血、药房、会诊、留观、手术、住院、转诊等环节。

（3）急诊抢救工作及时，由上级医师进行指导或主持。急危重症患者抢救成功率较高。

（4）加强运行病历的监控与管理，重点检查与医疗质量和患者安全相关的内容。

（5）急救设备齐备完好，满足急救工作需要。医护人员能够熟练、正确使用。

5．重症监护病房质量管理与持续改进

考核内容：

（1）设置符合效益原则，人力资源配置专业化，保证临床工作需要。重点考核专业技术人员的业务水平。

（2）医务人员坚守岗位，严密观察患者病情变化。

（3）严格执行患者入、出重症监护病房标准。

（4）加强运行病历的监控与管理，重点检查与医疗质量和患者安全相关的内容。

（5）设备、设施以及相关医技科室的服务能够保证临床工作需要。

6．传染病管理

考核内容：

（1）严格执行传染病防治的法律、法规、规章和技术操作规范、常规。建立健全规章制度并组织实施，有效预防和控制传染病的传播和医源性感染。

（2）有专门部门或人员负责传染病疫情报告工作，并按照规定报告；具备网络直报条件的医院按照规定进行网络直报。

（3）感染性疾病科或传染病科建设符合规定。

（4）定期对工作人员进行传染病防治知识和技能的培训。

7．临床检验质量管理与持续改进

考核内容：

（1）贯彻落实《病原微生物实验室生物安全管理条例》等有关规定。

（2）临床检验实验室集中设置，统一管理，资源共享。实验室管理统一标准，统一质控，保证质量。

（3）临床检验实验室布局与流程应当安全、合理，并符合医院感染控制和生物安全要求。

（4）临床检验项目满足临床需要，并能提供24小时急诊检验服务。

（5）落实全面质量管理与改进制度，按照规定开展室内质控、参加室间质评。没有质控的临床检验项目或科研项目，不得以创收为目的，不得向临床出具检验报告。

（6）检验报告及时、准确、规范，有审核制度。

（7）遵守检验项目和检测仪器操作规程，定期校准检测系统，并及时淘汰经检定不合格的设备与试剂。

（8）患者、医师与护理人员对检验部门服务满意。

8．病理质量管理与持续改进

考核内容：

（1）病理工作能够满足临床工作需要。

（2）建立并执行标本核对制度。

（3）病理报告及时、准确、规范，有审核制度。

（4）冰冻切片与石蜡切片的诊断符合率较高。

（5）病理切片、蜡块保存符合规定。

（6）患者、医师与护理人员对病理部门服务满意。

9．医学影像质量管理与持续改进

考核内容：

（1）专业设置及其设备、设施满足临床需要，能提供24小时急诊检查服务。

（2）执行技术操作规范，实行科学的质量控制标准，开展临床随访，定期进行质量评价。

（3）医学影像资料质量符合临床工作要求。

（4）报告及时、准确、规范，有审核制度。

（5）环境保护与个人防护达到标准。

（6）患者、医师与护理人员对医学影像部门服务满意。

10．药事质量管理与持续改进

考核内容：

（1）贯彻落实《药品管理法》、《医疗机构药事管理暂行规定》、《抗菌药物临床应用指导原则》和《处方管理办法（试行）》等有关规定。

（2）药学部门布局合理，管理规范，能为患者提供安全、及时、人性化的服务。

（3）药品供应满足临床需要。建立突发事件药品供应与药事管理机制。

（4）药学部门要建立“以病人为中心”的药学管理工作模式，开展以合理用药为核心的临床药学工作。制定、落实药事质量管理规范、考核办法并持续改进。

（5）药学专业技术人员负责合理用药的监督、指导、评价，开展药物安全性监测，特别是对用药失误、滥用药物的监测。指导医师开展药物不良反应监测和报告，开展抗菌药物临床应用监测，协助临床做好细菌耐药监测。为患者提供合理用药的咨询服务，积极推广个体化给药方案。禁止非药学专业技术人员从事药学技术工作。

（6）开展临床药学工作，建立临床药师制。临床药师数量合理，负责临床药物遴选、处方审核，参与查房、会诊等。

（7）加强对特殊管理药品的管理，包括毒性药品、麻醉药品、精神药品、放射药品购置、使用与安全保管。

（8）患者与医师、护理人员对药学部门服务满意。

11．输血质量管理与持续改进

考核内容：

（1）落实《献血法》和《临床用血管理办法》、《临床输血技术规范》等有关规定。医院严禁非法擅自采血。

（2）具备为临床提供24小时供血服务的能力，满足临床需要。

（3）建立质量监测、考核和信息反馈制度。

（4）制定、实施控制输血感染的方案，严

格执行输血技术操作规范。

（5）落实临床用血申请、登记制度，履行用血报批手续，执行输血前检验和核对制度。完善输血反应及输血感染疾病的登记、报告和调查处理制度。

（6）掌握输血适应证，科学、合理用血。

12．医院感染管理与持续改进

考核内容：

（1）根据国家有关的法律、法规、规章和规范、常规，制定并落实医院感染管理的各项规章制度。

（2）医院的布局、设施和工作流程符合医院感染预防与控制的要求。

（3）落实医院感染的监测、诊断和报告制度。

（4）加强对医院感染控制重点部门的管理，包括感染性疾病科、口腔科、手术室、重症监护室、新生儿病房、产房、内窥镜室、血液透析室、导管室、临床检验部门和消毒供应室等。

（5）医务人员严格执行无菌技术操作、消毒隔离工作制度、手卫生规范。

（6）按规定可以重复使用的医疗器械，应当进行严格的消毒或者灭菌。

（7）合理使用抗菌药物，开展耐药菌株监测。

13．病案质量管理与持续改进

考核内容：

（1）贯彻落实《医疗事故处理条例》、《病历书写基本规范（试行）》和《医疗机构病历管理规定》等有关规定。

（2）医疗文书书写及时、准确、完整、规范。

（3）建立、健全病历全程质量监控、评价、反馈制度，提高甲级病历率。

（4）建立病案管理制度并组织落实。

（5）为医疗、教学、科研提供相关服务；按规定为患者或其代理人、卫生行政部门、医学会、保险机构、公安、司法等部门复印或复制病历资料，并按规定保护患者隐私。

（五）护理质量管理与持续改进

1．医院有健全的护理管理组织体系，责任明确

考核内容：

（1）根据医院的功能任务，建立完善的护理管理组织体系。

（2）护理管理部门实行目标管理责任制，职责明确。

（3）护理管理部门结合医院实际情况，制定护理工作制度，并有相应的监督与协调机制。

（4）设置有护理质量管理委员会进行护理质量管理。

2．护理人力资源管理

考核内容：

（1）对护士的管理有明确的规定。

（2）对各级各类护士的资质、各岗位的技术能力有明确要求。

（3）对各护理单元护士人力的配置有明确的原则与标准，确保满足实施等级护理的质量与患者安全的需要，病房护士与床位比至少达到0.4∶1，重症监护室护士与床位比达到2.5～3∶1，医院护士总数至少达到卫生技术人员的50%。

（4）有紧急状态下对护理人力资源调配的方案。

（5）有各级各类护士的在职培训计划。

3．建立健全护理工作制度、护士的岗位职责和工作标准、各科疾病的护理常规和技术操作规程

考核内容：

（1）有健全的护理工作制度、岗位职责、护理常规、操作规程等文件或手册，并保证实施。

（2）护士知晓并落实相关护理工作制度、岗位职责、护理常规、操作规程。

（3）各护理岗位护士明确岗位职责和工作标准。

4．制定并落实护理质量考核标准、考核办法和持续改进方案

考核内容：

（1）建立并实施基础护理质量评价标准。

（2）建立并实施专科护理质量标准。

（3）建立质量可追溯的机制，定期与不定期对护理质量标准进行效果评价，并体现在持续改进的过程中。

（4）按照《病历书写基本规范（试行）》进行护理文件书写，有定期的质量评价。

（5）有重点护理环节的管理、应急预案与处理程序。

5．临床护理工作以病人为中心，为患者提

供基础护理服务和护理专业技术服务，密切观察患者病情变化，正确实施各项治疗、护理措施，提供康复和健康指导，保障患者安全和提高护理工作质量。

考核内容：

（1）临床护理工作体现人性化服务，要体现患者知情同意与隐私保护的责任。

（2）基础护理与等级护理的措施到位。

（3）护士对住院患者的用药、治疗提供规范服务。

（4）对实施围手术期护理的患者有规范的术前访视和术后支持服务制度与程序。

（5）提供适宜的康复和健康指导。

（6）各种医技检查的护理措施到位。

（7）密切观察患者病情变化，根据要求正确记录。

6. 保证对危重症患者的护理质量

考核内容：

（1）对危重患者有护理常规，措施具体，记录规范完整。

（2）护理管理部门对急诊科、重症监护病房、手术室、血液净化等部门进行重点管理，定期检查、改进。

（3）能够保证监护仪的有效使用。

（4）保证对危重患者实施安全的护理操作。

（5）保证呼吸机使用、管路消毒与灭菌的可靠性。

（6）建立与完善护理查房、护理会诊、护理病例讨论制度。

7. 制定并实施护理差错报告和管理制度

考核内容：

（1）建立与实施护理差错报告和管理制度。

（2）完善专项护理质量管理制度，如各类导管脱落、患者跌倒、压疮等。

（3）能够应用对护理差错评价的结果，改进相应的运行机制与工作流程、工作制度。

8. 手术室与中心供应室的管理

考核内容：

（1）手术室与中心供应室工作流程合理，符合预防和控制医院感染的要求。

（2）制定并实施相关的工作制度、程序、操作常规。

（3）与临床保持良好的沟通机制，满足住院患者的需要。

三、医疗安全

医院应当采取有效措施，加强医疗服务全程的安全监督管理，保障就诊者、工作人员以及其他来院人员的安全。特别是要有效预防医疗事故以及其他意外事故造成的人身损害。

评价指标

（一）医疗服务安全

考核内容：

1. 加强医疗服务安全管理，坚持“严格要求、严密组织、严谨作风”，开展医疗服务安全监督、评价、改进工作。

2. 开展全员医疗服务安全教育，树立医疗服务安全意识。

3. 定期开展医疗质量和医疗服务安全分析，努力减少医疗安全隐患。

4. 制定重大医疗过失行为和医疗事故防范预案，及时报告、分析、处理重大医疗过失行为和医疗事故。

5. 有防范非医疗因素引起的意外伤害事件的措施。

6. 有保护医务人员职业安全的措施。

（二）建筑、设备、设施安全

考核内容：

1. 建筑应当符合《综合医院建筑设计规范》。

2. 设备、设施安全运转，防止漏电、漏气、漏水等。

3. 消防通道畅通，无障碍。消防设备齐全，标志醒目，专人管理，设有消防预警系统。有火灾事故的应急预案并定期演练。遇紧急状态时有与外界通讯联络的可靠方式和安全畅通的疏散路线。

4. 具有双路供电系统和自备发电配送能力，保证手术室、导管室、产房、重症监护病房、急诊科、血液透析室、输血科（血库）等重点部门的用电需要。

5. 医疗废物及污水处理符合有关规定。

（三）危险物品及要害部门安全

考核内容：

1. 建立医用放射性物质、剧毒试剂等危险物品的安全管理制度并认真落实。

2. 有处理放射事故等意外事件的预案。

3. 加强对放射科、检验科、医用氧舱、同位素室、氧气供应室、危险品仓库、配电室、压力容器及电梯等重要部门的安全管理。

四、医院服务

坚持“以病人为中心”，树立良好的服务理念和意识，加强职业道德和医德医风建设，充分体现尊重患者、关爱患者、方便患者、服务患者的人文精神。要不断改善服务态度，转变服务作风，做到服务形式多样化和规范化，服务流程合理、便捷，医疗收费合理、透明，并持续改进。尊重和维护患者的合法权益，构建和谐的医患关系，不断满足患者的医疗服务需求。

评价指标

（一）维护患者合法权益

考核内容：

1. 能够提供多层次的医疗护理服务，满足患者不同层次的需求。

2. 尊重和维护患者的知情同意权、隐私权、选择权等权利。按照法律、法规、规章等有关规定，进行临床试验、药品试验、医疗器械试验、手术、麻醉、输血以及特殊检查、特殊治疗等，应当获得患者的书面知情同意。进行医患沟通时，应当使用患者及其家属易于接受的方式和理解的语言。在医疗服务过程中，应当保护患者的隐私。

3. 适时发布有关医疗服务信息，如单病种平均住院日、单病种费用等。

4. 建立并落实医患沟通制度。

5. 及时、妥善处理和反馈患者的投诉。

6. 尊重患者的民族风俗习惯及宗教信仰。

（二）服务行为和医德医风

考核内容：

1. 贯彻落实法律、法规、规章等有关规定。尊重、关爱患者，主动、热情、周到、文明服务患者。

2. 有医德医风建设的制度、奖惩措施并认真落实。

3. 严禁使用无批号、过期、变质、失效药品，或者擅自生产、销售、使用未经批准的制剂。

4. 不得索要、收受患者红包、物品、有价证券和谋取其他不正当利益。

5. 不得索要、收受医疗器械、药品、试剂等生产、销售企业或人员以各种名义、形式给予的回扣、统方费、开单提成等。

6. 严禁通过介绍患者到其他单位检查、治疗或购买药品、医疗器械等收取回扣或提成。

7. 严禁利用回扣或提成以及其他不正当手段诱使其他医疗机构及其医务人员转诊患者。

8. 严禁推诿、拒诊患者。

9. 患者和社会对医疗服务比较满意。

（三）服务环境和服务流程

考核内容：

1. 门诊应当提供就诊咨询、导诊以及其他便民服务。

2. 服务环境和设施清洁、舒适、温馨，服务标识规范、清楚、醒目。

3. 入院与出院、诊断与治疗、转科与转院等连续性服务流程合理、便捷。

4. 优化流程，简化环节。挂号、划价、收费、取药、采血等服务窗口的数量、布局合理，缩短患者等候时间。

5. 采取有效措施，提高医技科室工作效率，缩短出具检验、检查报告时间。

6. 会诊医师按规定及时到位。

（四）严格价格管理，杜绝不合理收费

考核内容：

1. 因病施治，合理检查、合理用药、合理收费。无自定收费项目、超标收费、重复收费、分解收费和比照项目收费等现象。

2. 不得设立账外账和“小金库”。严禁将医务人员的收入与科室经济效益挂钩。

3. 执行国家有关药品、高值耗材集中招标采购政策规定，对中标药品、高值耗材按照合同采购，合理使用。

4. 不得向患者收取有关临床试验、药品试验、医疗器械试验以及为评价试验效果进行的相关检验、检查费用。

5. 实行医疗服务价格公示制度。向社会公开收费项目和标准，建立完善价格公示制、查询制、费用清单制，提高收费透明度。能够及时答复患者的费用查询。

6. 费用结算方式便捷。

五、医院绩效

医院应当遵循社会主义市场经济和医疗卫生事业发展的内在规律，始终把社会效益放在首位，履行社会责任和义务。加强科学、规范管理，建立良好的激励与约束机制，开源节流，加强成本核算，充分利用现有资源，不断提高医院的效率，保障人民健康。

评价指标

（一）社会效益

考核内容：

1. 在医疗服务过程中，始终把社会效益放在首位，履行相应的社会责任和义务。

2. 认真完成卫生下乡、支农、对口支援贫困地区、组派救灾医疗队等政府指令性任务，积极参加政府组织的社会公益性活动。

3. 承担突发公共卫生事件和重大灾害事故紧急救治任务。

4. 积极开展健康教育、科普宣传，普及防病知识，不断提高公民健康意识。

（二）工作效率

考核内容：

1. 医院年门诊人次、急诊人次、急诊抢救人次、手术人次、入出院人次。

2. 医师人均每日担负诊疗人次，医师年均出院人次，医师人均每日担负住院床日。

3. 平均住院日、平均开放病床数、实际开放总床日数、实际占用总床日数、出院者占用总床日数、病床使用率、病床周转次数。

4. 门诊患者人均医疗费用、门诊患者人均药品费用、住院患者人均医疗费用、住院患者人均药品费用、住院床日平均费用、门诊处方人均费用，与上年度的比较。

（三）经济运行状态

考核内容：

1. 药品收入及占总收入的百分比，药品进销差价收入及占总收入的百分比，与上年度的比较。

2. 单价在2000元以上的一次性耗材收入占医疗收入的百分比。

3. 医疗服务收入占业务收入的百分比及与上年度的比较。

4. 百元业务收入的业务支出、每职工平均业务收入、人员经费占业务支出比例。

5. 资产负债率、固定资产净值率、固定资产增长率、净资产增长率、固定资产收益率、流动资产收益率。

6. 流动比率和速动比率。

7. 成本核算。

六、部分统计指标

法定传染病报告率

重大医疗过失行为和医疗事故报告率

临床试验、药品试验、医疗器械试验、手术、麻醉、特殊检查、特殊治疗履行患者告知率

完成政府指令性任务比例

入出院诊断符合率

手术前后诊断符合率

临床主要诊断、病理诊断符合率

CT检查阳性率（无此设备的不做要求）

MRI检查阳性率（无此设备的不做要求）

大型X光机检查阳性率（无此设备的不做要求）

急危重症抢救成功率

无菌手术切口甲级愈合率

无菌手术切口感染率

麻醉死亡率

尸检率

医院感染率

医院感染漏报率

临床检验室内质控、室间质评项目及结果

普通门诊具有主治医师以上专业技术职务任职资格的本院医师比例

院内急会诊到位时间

急诊留观时间

急救物品完好率

甲级病历率处方合格率

开展成分输血比例

全血和成分输血适应证合格率

医疗事故发生件数、等级、责任程度

挂号、划价、收费、取药、采血等服务窗口等候时间

检验、心电图、超声、影像常规检验检查项目

自检查开始到出具结果时间

术中冰冻病理自送检到出具结果时间

平均住院日

择期手术患者术前平均住院日

同一病例七日内再住院率

病床使用率

病床周转次数

药品收入占业务收入比例

基础护理合格率

危重患者护理合格率
医疗器械消毒灭菌合格率
病房床位与病房护士比例
职工对医院管理组织机构和领导工作满意度
患者、医师与护理人员对检验科服务满意度
患者、医师与护理人员对医学影像部门服务满意度
患者与医师、护理人员对药学部门服务满意度
患者、医务人员对医院后勤服务满意度
社会对医疗服务满意度

七、三级综合医院指标参考值

法定传染病报告率100%
重大医疗过失行为和医疗事故报告率100%
临床试验、药品试验、医疗器械试验、手术、麻醉、特殊检查、特殊治疗履行患者告知率100%
完成政府指令性任务比例100%
年门（急）诊患者中外埠患者比例≥15%
年出院患者中外埠患者比例≥30%
入出院诊断符合率≥95%
手术前后诊断符合率≥95%
临床主要诊断、病理诊断符合率≥60%
CT检查阳性率≥70%
MRI检查阳性率≥70%
大型X光机检查阳性率≥70%
急危重症抢救成功率≥80%
疑难病症好转率≥90%
无菌手术切口甲级愈合率≥97%
无菌手术切口感染率≤0.5%
麻醉死亡率≤0.02%
尸检率≥15%
医院感染率≤10%
医院感染漏报率≤10%
临床化学室间质评全年平均及格（VIS≤120）
血液学室间质评全年平均及格（改良偏离指数DI≤2）
免疫室间质评全年平均成绩在全国平均水平以上
细菌室间质评全年鉴定正确率≥80%
普通门诊具有副主任医师以上专业技术职务任职资格的本院医师比例≥60%
院内急会诊到位时间≤10分钟
急诊留观时间≤48小时
急救物品完好率100%
甲级病历率≥90%
处方合格率≥95%
开展成分输血比例≥85%
全血和成分输血适应证合格率≥90%
挂号、划价、收费、取药等服务窗口等候时间≤10分钟
大型设备检查项目自开具检查报告申请单到出具检查结果时间≤48小时
检验、心电图、影像常规检验检查项目自检查开始到出具结果时间≤30分钟
超声自检查开始到出具结果时间≤30分钟
术中冰冻病理自送检到出具结果时间≤30分钟
平均住院日≤16天
择期手术患者术前平均住院日≤3天
病床使用率≥90%
病床周转次数≥19次/年
药品收入占总收入比例≤45%
基础护理合格率≥90%
危重患者护理合格率≥90%
医疗器械消毒灭菌合格率≥100%
病房床位与病房护士比例1:0.4
职工对医院管理组织机构和领导工作满意度≥80%
患者、医师与护理人员对检验科服务满意度≥90%
患者、医师与护理人员对医学影像部门服务满意度≥90%
患者与医师、护理人员对药学部门服务满意度≥90%
患者、医务人员对医院后勤服务满意度≥90%
社会对医疗服务满意度≥90%

注：部分统计指标计算方法及说明

病床使用率：指“实际占用总床日数”与“实际开放总床日数”之比。

病床周转次数：指“出院人数”与“平均开放床位数”之比。

平均住院日：指“出院者占用总床日数”与“出院人数”之比。

实际开放总床日数：指年内医院各科每日夜晚

12点钟开放病床数之总和，不论该床是否被患者占用，都应计算在内。包括因故（如消毒、小修理等）暂时停用的病床，不包括因医院病房扩建、大修理或粉刷而停用的病床及临时增设的病床。

实际占用总床日数：指医院各科每日夜晚12点钟实际占用病床数（即每日夜晚12点钟的住院人数）之总和。包括实际占用的临时床位，患者入院后于当晚12点钟以前死亡或因故出院所占用的床位。

平均开放病床数：即实际开放总床日数/本年日历日数（365）。

出院者占用总床日数：指出院者（包括正常分娩、未产出院、住院经检查无病出院、未治出院及健康人进行人工流产或绝育手术后正常出院者）住院日数的总和。

急危重症抢救成功率：指急危重患者抢救成功人次数与抢救总人次数之比。

入出院诊断符合率：诊断符合患者数/（出院患者数－疑诊患者数）×100%

手术前后诊断符合率：指手术前后诊断符合人数与手术患者总人数之比。

CT检查阳性率：指CT检查中检出阳性的人次数与CT检查总人次数之比。

药品收入占总收入比例：指药品收入与总收入之比。

总收入：指单位为开展业务及其他活动依法取得的非偿还性资金。总收入包括财政补助收入、上级补助收入、医疗收入、药品收入和其他收入等。

药品收入：指医疗机构在开展医疗业务活动中所取得的中、西药品收入。

门诊患者人均医疗费用：又称每诊疗人次医疗费用。即（医疗门诊收入＋药品门诊收入）/总诊疗人次数。住院患者人均医疗费用：又称出院者人均医疗费用。即（医疗住院收入＋药品住院收入）/出院人数。

医师人均每日担负诊疗人次：即诊疗人次数/平均医师人数/251。

医师人均每日担负住院床日：指实际占用总床日数/平均医师人数/365。

法定传染病报告率：指医疗机构在某一时期内法定传染病报告病例数占总病例数（漏报病例数＋已报告病例数）的百分比。

（傅雪华　摘）

关于开展“以病人为中心，以提高医疗服务质量为主题”的医院管理年活动方案

为贯彻党的十六大和十六届三中、四中全会精神，坚持“以人为本”的科学发展观，促进医院端正办院方向，牢固树立“以病人为中心”的服务理念和为人民服务的宗旨，加强医院管理，改善服务态度，规范医疗行为，提高医疗质量，确保医疗安全，着力解决人民群众反映强烈的热点和难点问题，根据全国卫生工作会议精神，卫生部和国家中医药管理局决定，在全国开展“以病人为中心，以提高医疗服务质量为主题”的医院管理年（以下简称“医院管理年”）活动，以推进医院管理的科学化、规范化和标准化建设。

一、指导思想

以邓小平理论和“三个代表”重要思想为指导，树立和落实科学发展观，“以病人为中心，以提高医疗服务质量为主题”，坚持把追求社会效益，维护群众利益，构建和谐医患关系放在第一位，健全医院的“质量、安全、服务、费用”等项管理制度，探索建立医院科学管理的长效机制，不断提高医疗服务质量和水平，使医疗服务更加贴近群众，贴近社会，不断满足人民群众日益增长的医疗服务需求。

二、活动范围

全国各级各类公立医院按照属地化管理原则，全部参加医院管理年活动，同时，指导各类民营医疗机构参加医院管理年活动。

三、工作目标和重点要求

（一）提高医疗质量，保障医疗安全，保证和巩固基础医疗和护理质量，提高医疗服务的安全性和有效性。

重点要求：

1. 严格贯彻执行医疗卫生管理法律、法规、规章以及诊疗护理规范、常规，做到依法执业，行为规范。

2. 健全并落实医院规章制度和人员岗位责任制度，特别是医疗质量和医疗安全的核心制度，包括首诊负责制度、三级医师查房制度、分级护理制度、疑难病例讨论制度、会诊制度、危重患者抢救制度、术前讨论制度、死亡病例讨论制度、查对制度、病历书写基本规范与管理制度、交接班制度、技术准入制度等。

3. 严格基础医疗和护理质量管理，强化“三基三严”训练。

4. 合理检查、合理用药、因病施治。重点是贯彻落实《抗菌药物临床应用指导原则》，坚持抗菌药物分级使用，逐步建立药品用量动态监测及超常预警制度。

5. 加强急诊科（室）能力建设，做到专业设置、人员配备合理，抢救设备设施齐备、完好。急诊科（室）医务人员相对固定，值班医师胜任急诊抢救工作。实现急诊会诊迅速到位，急诊科（室）、入院、手术“绿色通道”畅通，提高急危重症患者抢救成功率。

6. 加强临床实验室室内质量控制和室间质量评价工作。

7. 加强科学合理用血，保证血液安全，杜绝非法自采自供血液。

8. 规范消毒、灭菌、隔离与医疗废物管理工作，有效预防和控制医院感染。

9. 医院领导定期专题研究提高医疗质量和保证医疗安全工作。

（二）改进服务流程，改善就诊环境，方便病人就医。

重点要求：

10. 优化流程，简化环节，布局合理并增加服务窗口，缩短病人等候时间。

11. 科室标识规范、清楚、醒目。

12. 为病人提供清洁、舒适、温馨的就诊环境和便民服务措施，做到有导诊咨询台、有候诊椅，大中型医院要有饮水设施、有轮椅、有电话等。

13. 缩短各种等候和各项检查预约、报告时间。创造条件，开展预约挂号服务。

14. 提供私密性良好的诊疗环境。

（三）提高服务意识，改善服务态度，增进医患沟通，转变服务作风，注重诚信服务，构建和谐的医患关系，为病人提供温馨、细心、爱心、耐心的服务。

重点要求：

15. 自觉维护病人的权利，充分尊重病人的知情权和选择权。

16. 服务态度良好，服务用语规范，杜绝生、冷、硬、顶、推现象。

17. 建立、完善医患沟通制度，主动加强与病人的交流，耐心向病人交代或解释病情，并使用通俗易懂的语言。

18. 建立、完善病人投诉处理制度，公布投诉电话号码，及时受理、处理病人投诉。

19. 定期收集病人对医院服务中的意见，并及时改进。

（四）加强财务管理、依法规范经济活动，完善经济核算与分配办法，提高经济管理水平，控制医疗成本，降低医药费用。

重点要求：

20. 医院财务坚持“统一领导、集中管理”的原则，一切财务收支活动必须纳入财务部门统一管理。严禁医院的部门、科室设立账外账、“小金库”。

21. 建立规范的经济活动决策机制和程序，实行重大经济事项领导负责制和责任追究制，重大项目集体讨论后按规定程序报批，分清级次，责任到人。

22. 加强药品、材料、设备等物资的管理，严格实行医院内部成本核算制度，加强管理、堵塞漏洞，努力降低医疗服务成本和药品、材料消耗。

23. 完善收入分配办法，既要打破平均主义，又要防止收入过分悬殊。严禁将医疗服务收入直接与个人收入挂钩，严禁科室承包。

（五）严格医药费用管理，杜绝不合理收费。

重点要求：

24. 严格执行国家药品价格政策和医疗服务收费标准，严格执行药品收支两条线。禁止在国家规定之外擅自设立新的收费项目，严禁分解项目、比照项目收费和重复收费。

25. 向社会公开收费项目和标准。完善价格公示制、查询制、费用清单制，提高收费透明度。及时向患者提供费用查询服务，及时处理患者对违规收费的投诉。

26. 主动接受社会和病人对医疗费用的监督，减少医疗收费投诉。

27. 及时向社会公示医疗机构的单病种费用、单病种平均住院日。

（六）大力弘扬白求恩精神，加强职业道德和行业作风建设，树立良好医德医风，发扬救死扶伤，治病救人的优良传统。

重点要求：

28. 树立全心全意为人民服务的宗旨，在工作中坚持发扬救死扶伤的人道主义精神，并在医务人员中开展评优、学习活动。

29. 加强医德医风教育和制度教育，树立忠于职守、爱岗敬业、乐于奉献、文明行医的卫生行业新风尚，并与执业医师考核、护士执业证书再次注册相结合。

30. 严禁医务人员收受、索要病人及其家属的“红包”和其他馈赠；严禁医务人员接受医疗设备、医疗器械、药品、试剂等生产、销售企业或个人以各种名义给予的回扣、提成和其他不正当利益。

31. 严禁对药品、仪器检查、化验报告及其他特殊检查等实行“开单提成”等办法，严禁医院向科室或个人下达创收指标。

32. 严禁医疗机构使用回扣、提成及其他不正当手段从其他医疗机构招揽病人。

33. 严禁发布虚假医疗广告误导患者，欺骗群众。

对违反上述规定者，卫生行政部门和医院要坚决追查严肃处理。

四、实施步骤

（一）动员部署阶段（2005年4月）

完成医院管理年活动的准备、动员和组织发动工作，主要开展以下工作：

1. 下发本方案，对医院管理年活动进行全面部署；同时下发《医院管理评价指南（试行）》和《中医医院管理评价指南（试行）》，作为卫生、中医行政部门加强医院管理和评价工作的依据。

2. 召开全国医院管理工作会议，对开展医院管理年活动的背景、意义和总体要求进行部署。

（二）组织实施阶段（2005年5～12月）

1. 医院自查与改进工作。医院要以贯彻方案为重点，根据医院管理年工作目标和重点要求，进行全面自查，同时推动《医院管理评价指南（试行）》、《中医医院管理评价指南（试行）》的落实，要结合医院实际，提出各项改进措施，并狠抓落实。医院在自查与改进工作阶段，要注重发挥医务人员的积极性和创造性，学习先进做法和经验，通过自查和改进工作，逐步实现医院管理年活动目标。

2. 省级卫生、中医行政部门按照职能进行指导、评价和监督检查。在医院全面自查和改进工作的基础上，省级卫生、中医行政部门要对医院开展医院管理年活动进行指导，对工作要求的落实情况进行评价和监督检查。卫生、中医行政部门要注意收集和总结医院管理年活动中的好经验、好做法和好典型，及时推广。各级卫生、中医行政部门要建立、完善信息公示制度，定期将社会关注的医院服务信息向社会公示。

各省级卫生、中医行政部门要将本省开展医院管理年活动的进展情况和检查结果分别上报卫生部和国家中医药管理局。

3. 卫生部、国家中医药管理局组织抽查。在医院自查和省级卫生、中医行政部门指导、评价、监督检查的基础上，卫生部、国家中医药管理局将围绕医院管理年活动的工作目标和重点要求进行抽查，并通报抽查结果。

（三）总结阶段（2006年1～3月）

召开全国医院管理经验交流会议，交流各地开展医院管理年活动，加强医院制度建设，提高医疗质量，保证医疗安全，改进医疗服务的经验。同时，总结和树立一批管理好、服务好、社会反映好、效益好的先进典型，进行宣传报道。同时，研究部署下一年推动医院管理深入开展的有关工作。

五、工作要求

（一）提高认识，加强领导。开展医院管理年活动是医疗卫生系统贯彻“以人为本”，坚持科学发展观，切实维护广大人民群众的健康权益的一项重大措施。各级卫生、中医行政部门和各级各类医院要高度重视，统一思想，明确目标，加强组织领导。要切实抓好医院领导班子建设，明确院长为医院管理年的第一责任人。要将医院管理年活动与保持共产党员先进性教育活动紧密结合起来，充分发挥共产党员的先锋模范作用，坚持先进性教育和医院管理年活动两不误，两促进。

（二）地方负责，分级指导。省级卫生、中医行政部门在医院管理年活动中要充分发挥对辖区内医院的管理、指导与监督作用，并负责组织实施。按照分级指导的原则，省级卫生、中医行政部门重点负责三级医院的“医院管理年”活动，市、县（区）级卫生、中医行政部门分别负责二级和一级医院的医院管理年活动。省级卫生、中医行政部门要加强对下级卫生、中医行政部门工作的指导和监督检查，在“医院管理年”活动中充分发挥中介组织作用。卫生部和国家中医药管理局对全国医院管理年活动进行总体部署、指导并进行必要的检查。卫生部部属、部管医院参加所在地省级卫生行政部门组织的医院管理年活动；国家中医药管理局局属、局管医院参加所在地省级中医行政部门组织的医院管理年活动。

（三）突出重点，结合实际。本方案提出的重点要求是对医院在医院管理年活动中的基本要求，各地、各医院要结合实际确定本地、本医院的具体要求和工作措施。工作中要以方案为重点，同时推动《医院管理评价指南（试行）》和《中医医院管理评价指南（试行）》的落实，尽可能制订一些操作性强的量化管理指标。卫生和中医行政部门不仅要抓好对综合医院的指导、监督和检查，还要加强对专科医院的检查指导，促进医院管理水平的整体提高。

（四）深入宣传，广泛动员。要加强舆论宣传，营造注重患者、注重管理、注重质量、注重安全的舆论氛围。健康报、中国中医药报、医院报、《中国医院》等媒体要开辟专栏或专版充分报道，卫生部和国家中医药管理局分别在各自网站开辟专栏，对医院管理年活动进行动态报导和评论。卫生部和国家中医药管理局定期协调中央各主要媒体报导各地开展医院管理年活动的动态信息，交流各地在医院管理年活动中的做法和经验。

（五）发现问题，严肃处理。各级卫生、中医行政部门在医院管理年活动中要加强对医疗机构和医务人员的监督管理，对发现的违法违纪行为，要及时严肃处理，并予以通报和曝光。

（六）总结经验，巩固成果。医院管理年活动结束后，各级卫生、中医行政部门和各级各类医院要对全年工作进行认真总结，省级卫生行政部门可组织开展医院间的横向交流，医院要进行自身改进情况的总结，建立机制，健全制度，为今后继续加强医院管理奠定基础。

附：有关指标：

1. 医疗纠纷、重大医疗过失行为和医疗事故报告率
2. 临床检验室内质量控制、室间质量评价项目及结果
3. 院内急会诊到位时间
4. 急诊留观时间
5. 急救物品完好率
6. 急危重症抢救成功率
7. 医疗事故发生件数、等级、责任程度、赔偿金额
8. 成分输血率
9. 挂号、划价、收费、取药、采血等服务窗口等候时间
10. 辅助检查自预约到出具检查结果时间
11. 检验、心电图、超声、影像常规检验检查项目自开始检查到出具结果时间
12. 术中冰冻病理自送检到出具结果时间
13. 平均住院日
14. 危重症病人护理合格率
15. 药品毛收入、纯收入分别占总收入比例
16. 每100张处方使用抗菌药物的比例
17. 医疗器械消毒灭菌合格率
18. 患者和社会对医疗服务满意度
19. 门诊病人人均医疗费用中药费所占比例
20. 出院病人人均医疗费用中药费所占比例

（王　名　摘）

国家中医药管理局印发《中医医院管理评价指南（试行）》的通知

2005年4月1日，国家中医药管理局印发《中医医院管理评价指南（试行）》，全文如下：

为加强中医医院（含中西医结合医院，下同）管理，科学、客观、准确地评价医院，指导中医医院坚持“以病人为中心”，树立正确的办院宗旨，确立以中医为主的办院方向，把社会效益放在首位，遵循社会主义市场经济和医疗卫生事业发展的内在规律，以不断提高医疗质量、

保障医疗安全、改进服务、发挥中医特色优势、尊重和保护病人的合法权益作为医院管理的核心内容，提高医院管理水平，不断满足人民群众日益增长的医疗卫生和中医医疗保健需求，根据党和国家的中医药政策以及卫生、中医药管理法律、法规、规章，制定本指南，以进一步加强中医医院管理和内涵建设。中医药管理部门据此对中医医院管理进行指导、评价、检查和监督。

一、医院管理

认真贯彻执行国家有关法律、法规和规章制度，健全医院各项工作制度，加强科学管理，保障医院正常执业活动，不断提高医疗质量，确保医疗安全，改善医院服务，提高运行绩效，充分发挥中医特色优势，促进医院健康、可持续发展。

［评价指标］

（一）依法执业

考核内容：

1. 严格执行医疗卫生及中医药管理法律、法规和规章。

2. 建立、健全各项规章制度和岗位责任制。

3. 加强各科室服务能力建设，提供与其功能任务相适应的医疗服务。

4. 按照卫生行政部门、中医药管理部门核准的诊疗科目执业，依法聘任和使用专业技术人员，严禁使用非卫生技术人员从事诊疗活动。

5. 专业技术人员具备相应岗位的任职资格，不得超范围执业。

6. 医务人员严格遵守医疗卫生及中医药管理法律、法规、规章、诊疗护理规范和常规。

（二）组织机构和管理

考核内容：

1. 医院管理组织机构设置精简、合理，运行高效，并满足医院各项管理工作的需要。

2. 医院实行院长负责制，院级领导应把主要精力用于医院管理工作，积极推进医院管理职业化进程。

3. 院级领导接受设区的市级以上中医药管理部门或卫生行政部门组织的医院管理专业知识培训，了解掌握国家有关卫生及中医药管理法律、法规、规章和有关卫生及中医药政策。

4. 建立院、科两级管理责任制及有效的考核评价机制，落实奖惩制度。

5. 制定年度工作计划和中、长期发展规划，以及中医药继承发展与创新的保障措施并组织实施，保证中医医院功能任务的实现。

6. 职工对医院管理组织机构和领导工作满意。

（三）人力资源管理

考核内容：

1. 人力资源配备应合理并满足需要，不断优化管理人员和专业技术人员的结构，专业技术人员应当具备相应岗位责任的任职资格，聘用的三级医师结构应合理。中医药专业技术人员应达到规定的比例。

2. 各管理部门负责人应当接受相应法律、法规、部门规章、卫生及中医药政策、管理知识培训，并贯彻执行。

3. 按照中医医院建设要求，合理配备中医药专业技术人员，建立专业技术人员梯队建设制度以及中医人才培养、老中医经验继承、西医人员学习中医等继续教育制度，并组织实施。

4. 学科带头人的专业技术水平领先。

5. 护理人员的数量与梯队结构合理，满足护理质量保证的需要。

6. 医技、药事人员的学历和专业技术职务满足业务工作的需要。

7. 实行岗位职务聘任制。

8. 有相应的卫生专业技术人员配置、聘用与实际服务能力评价的制度和程序。

（四）医疗、药事、护理和医技管理

考核内容：

1. 建立健全医疗护理质量、病案、药事、感染、输血等管理组织及其工作制度，明确职能，履行职责。

2. 医疗管理职能部门应当加强对临床科室、药学部门、医技科室质量管理、评价和监督工作。

3. 建立医疗风险预警机制，增强快速反应和处理能力。

4. 职能部门能够及时、妥善处理医疗纠纷，协调医患关系。

5. 中医特色科室的建设及运行状况良好。

6. 能充分、合理应用中医诊疗技术和中药。

（五）应急管理

考核内容：

1. 制定突发事件（包括公共卫生事件、灾害事故等）应急预案，并组织演练。

2. 承担突发公共卫生事件和灾害事故的紧急救援任务。

3. 能够及时妥善处理医院内部突发事件。

4. 在应急预案和紧急救援措施中，应保障中医药的充分参与。

（六）信息系统

考核内容：

1. 能够系统、及时、准确地收集、整理、分析和反馈有关医疗质量、安全、服务、费用和绩效的信息。

2. 制定信息系统安全保障措施，确保信息系统运行稳定、安全。

3. 信息系统满足医院管理和临床工作需要。

4. 医院信息系统（HIS）应符合《中医医院信息化建设基本规范（试行）》的规定，与其他医疗机构、卫生行政部门、中医药管理部门能够实现信息共享。

（七）财务管理

考核内容：

1. 只能设置一个财务管理部门，并按工作需要科学设置会计岗位。医院的一切财务收支、核算工作必须纳入财务部门统一管理。

2. 按照《会计法》、《医院会计制度》、《医院财务制度》及国家有关规定，设置会计科目，建立账簿，进行会计核算及债权债务的核算，编制会计报表。

3. 按照《预算法》和财政部门关于预算管理的有关规定，科学、合理、真实、完整的编制医院收支预算，并严格执行预算。

4. 加强中医专项经费筹集、管理与使用。

5. 建立医院内部财务管理和内部稽核、控制制度。加强医院成本核算，降低运行成本。

6. 建立规范的经济活动决策机制和程序，重大项目集体讨论后按规定程序报批。实行重大经济事项领导负责制和责任追究制，责任到人。

7. 建立医院奖金分配综合目标考核制度。

8. 严格执行国家价格政策，严格管理医疗服务收费和药品价格。

（八）建设、设备和后勤保障管理

考核内容：

1. 医院发展建设应当符合区域卫生规划和医疗机构设置规划。

2. 医院建筑布局应当体现“以病人为中心”的服务理念，满足医疗服务流程需要。

3. 按国家法律、法规、规定组织实施基本建设项目。

4. 对设备实行科学管理，购置大型设备必须经过严格的可行性论证。属于《大型医用设备配置与使用管理办法》规定的甲、乙类品目的大型医用设备，按照规定申请配置许可。

5. 建立健全医疗设备采购、保养、维修与更新制度，设备处于完好状态。

6. 加强大中型医疗设备合理应用情况分析。

7. 后勤保障应满足临床需要。向住院患者提供治疗饮食，其种类、质量能够满足患者治疗需要，能够提供中医食疗服务。

8. 职工对医疗器械、设备维修服务满意；医务人员及患者对后勤服务满意。

二、医疗质量管理与持续改进

医疗质量是医院管理的核心内容，医院应当建立医疗质量管理体系，建立健全医疗质量管理组织，严格执行规章制度、技术操作规范、常规、标准，加强基础质量、环节质量和终末质量管理，建立和完善可追溯制度、监督评价和持续改进机制，提高医疗服务能力，为患者提供优质、安全的医疗服务，将中医特色转化为技术优势，提高医院核心竞争力。

[评价指标]

（一）建立健全院、科两级质量管理组织

考核内容：

1. 医疗质量管理组织人员结构合理，院、科二级质量管理组织分工明确，协作机制健全。

2. 院长作为医院医疗质量管理第一责任人，领导医疗质量管理工作。

3. 医院医疗质量管理职能部门行使指导、检查、考核、评价和监督职能。

4. 科室主任全面负责本科室医疗质量管理工作。

5. 医疗质量管理实行责任追究制。

（二）实施全程医疗质量管理与持续改进

考核内容：

1. 制定医疗质量管理和持续改进方案并组织实施。

2. 认真执行医疗质量和医疗安全的核心制度，如首诊负责制度、三级医师查房制度、疑难病例讨论制度、中医病例讨论制度、会诊制度、危重患者抢救制度、手术分级制度、术前讨论制度、死亡病例讨论制度、分级护理制度、查对制度、病历书写基本规范与管理制度、交接班制度、临床用血审核制度等，有效防范、控制医疗风险，及时发现医疗质量和安全隐患。

3. 加强医疗质量关键环节、重点部门和重要岗位的管理。

4. 加强全员质量和安全教育，牢固树立质量和安全意识，提高全员质量管理与改进的意识和参与能力。按照有关要求，严格执行中医、中西医结合等有关医疗技术操作规范和常规。医务人员“基础理论、基本知识、基本技能”必须人人达标。

5. 通过检查、分析、评价、反馈等措施，充分发挥中医特色优势，持续改进医疗质量。

6. 不断提高中医辨证论治水平、理法方药应用水平。

（三）医疗技术管理

医院的医疗技术服务应与其功能、任务和业务水平相适应。开展的医疗技术应当是其执业诊疗科目内的成熟医疗技术，符合国家有关规定，并且具有相应的专业技术人员、支持系统，能确保技术应用的安全、有效。

考核内容：

1. 医疗技术管理符合国家有关规定。建立健全并贯彻落实医疗技术准入、应用、监督、评价制度，建立完善医疗技术损害处置预案。建立医疗技术风险预警机制，并组织实施。

2. 具有与开展的技术或项目相适应的技术力量、设备与设施，以及确保患者安全的方案。当技术力量、设备和设施发生改变，可能影响到医疗技术的安全和质量时，应当中止该技术。按规定进行评估后，符合规定的，方可重新开展。

3. 对新开展的医疗技术的安全、质量、疗效、费用等情况进行全程追踪管理和评价，及时发现医疗技术风险，并采取相应措施，以避免医疗技术风险或将其降到最低限度。

4. 建立新开展的医疗技术档案，以备查。

5. 进行医疗技术科研，必须符合伦理道德规范，按规定审批。在科研过程中，充分尊重患者的知情权和选择权，并注意保护患者安全。同时，不得向患者收取相关费用。

6. 医院应当鼓励对中医药传统疗法的继承与发扬，积极探索临床诊疗新技术，不得应用未经批准或安全性和有效性未经临床实践证明的技术。

（四）重点中医专科质量管理与持续改进

考核内容：

1. 制定专科建设发展规划、工作计划，并组织实施。

2. 学术（科）带头人及人才梯队应能满足专科中医内涵建设需要。

3. 制定发挥中医特色的具体措施，并组织实施。

4. 制定并不断完善常见病及特色病种诊疗常规，并在临床工作中执行。

5. 提高处理本专科急危重症的能力和诊疗质量，在急危重症救治中积极应用中医药。

6. 提高特色病种的辨证论治水平、诊断与鉴别诊断水平，提高检查与治疗的适宜性以及药物使用的安全性、合理性。

7. 提高重点专科中医治疗率。

8. 发挥重点中医专科的特色优势，积极研发能显著提高临床疗效的医疗机构中药制剂。

（五）主要专业部门质量管理与持续改进

1. 非手术科室质量管理与持续改进

考核内容：

（1）制定、完善常见病及特色病种中医、中西医结合诊疗常规并执行。

（2）持续提高诊断、治疗质量，包括：住院患者均有适宜的诊疗计划，诊断及中医辨证论治准确，治疗安全、及时、有效、经济。

（3）加强运行病历的监控与管理，重点检查与医疗质量和患者安全相关的内容。

（4）加强对卫生行政部门、中医药管理部门规定的单病种和本科前三位住院病种的质量管理。

（5）建立健全科室内的质量、安全管理制度及应急机制并执行。

（6）提高特色科室中医治疗率和其他科室中医、中西医结合治疗率。

2. 手术科室质量管理与持续改进

考核内容：

（1）持续提高诊断、治疗质量，包括：住院患者均有适宜的诊疗计划，诊断及中医辨证论治准确，治疗安全、及时、有效、经济，积极开展特色中医药疗法。

（2）实行手术分级管理，落实重大手术报

告、审批制度。

（3）严格执行大中型手术术前讨论制度，重点是：术前诊断、手术适应证、术式、麻醉与输血选择、预防性应用抗菌药物等。

（4）围手术期管理措施到位：

术前：诊断、手术适应证明确，术式选择合理，患者准备充分，与患者签署手术和麻醉同意书、输血同意书等。手术查对无误。

术中：意外处理措施果断、合理，术中改变术式等及时告知家属或代理人等。

术后：术前诊断与病理诊断相符，并发症预防措施科学，术后观察及时、严密，早期发现并发症并妥善处理。

围手术期充分发挥中医药作用，以提高临床疗效，促进患者康复。

（5）麻醉安全管理：麻醉工作程序规范，术前麻醉准备充分，麻醉意外处理及时、正确，输血正确，麻醉复苏实施全程观察等。

（6）采取有效措施，缩短择期手术患者术前平均住院日。

（7）制定、完善常见病及特色病种中医、中西医结合诊疗常规并执行。

（8）加强运行病历的监控与管理，重点检查与医疗质量和患者安全相关的内容。

（9）加强卫生行政部门、中医药管理部门规定的单病种和本科前三位住院病种的质量管理。

（10）提高特色病种中医治疗率和其他病种中西医结合治疗率。

3. 门诊工作质量管理与持续改进

考核内容：

（1）依据工作量及需求，合理安排专业技术人员，提高门诊确诊能力，保证门诊诊疗质量。

（2）规范门诊医疗文书书写。

（3）规范医疗证明文件管理。

（4）建立门诊疑难病例会诊制度，并组织实施。

4. 急诊质量管理与持续改进

考核内容：

（1）急诊专业设置合理，人员相对固定。值班医师能够胜任急诊抢救工作。

（2）建立急诊、入院、手术“绿色通道”，急诊服务及时、安全、便捷、有效。急诊留观时间平均不超过 72 小时。重点检查急诊检验、放射、输血、药房、会诊、留观、手术、住院、转诊等环节。

（3）急诊抢救工作及时，由上级医师进行指导或主持。急危重症患者抢救成功率较高。

（4）加强运行病历的监控与管理，重点检查与医疗质量和患者安全相关的内容。

（5）急救设备齐备完好，满足急救工作需要，医护人员能够熟练、正确使用。急诊专业医护人员熟练掌握中、西医急诊知识和技能，并能正确应用。

（6）建立并不断完善中医、中西医结合急诊诊疗常规，并加以落实。

（7）提高急诊中医药使用率。

5. 重症监护病房质量管理与持续改进

考核内容：

（1）设置符合效率原则，人力资源配置专业化，保证临床工作需要。重点考核专业技术人员的业务水平及运用中医药知识技术的能力。

（2）医务人员坚守岗位，严密观察病情变化。

（3）严格执行患者入、出重症监护病房标准。

（4）加强运行病历的监控与管理，重点检查与医疗质量和患者安全相关的内容。

（5）提高中医药在重症抢救过程中的参与程度。

（6）设备、设施以及相关医技科室的服务能够保证临床工作需要。

6. 传染病管理

考核内容：

（1）严格执行传染病防治的法律、法规、规章和技术操作规范、常规，建立健全规章制度并组织实施，有效预防和控制传染病的传播和医源性感染。

（2）有专门部门或人员负责传染病疫情报告工作，并按照规定报告；具备网络直报条件的医院按照规定进行网络直报。

（3）感染性疾病科或传染病科建设符合规定。

（4）定期对工作人员进行传染病防治知识和技能的培训。

7. 临床检验质量管理与持续改进

考核内容：

（1）贯彻落实《病原微生物实验室生物安全管理条例》等有关规定。

（2）临床检验实验室集中设置，统一管理，资源共享。实验室管理统一标准，统一质控，保证质量。

（3）临床检验实验室布局与流程应当安全、合理，并符合医院感染控制和生物安全要求。

（4）临床检验项目满足临床需要，并能提供临床需要项目的24小时急诊检验服务。

（5）落实全面质量管理与改进制度，建立并执行标本核对制度，按照规定开展室内质控、参加室间质评。没有质控的临床检验项目或科研项目，不得以创收为目的，不得向临床出具检验报告。

（6）检验报告及时、准确、规范，有审核制度。

（7）遵守检验项目和检测仪器操作规程，定期校准检测系统，并及时淘汰经检定不合格的设备与试剂。

（8）患者、医师与护理人员对检验部门服务满意。

8．病理质量管理与持续改进

考核内容：

（1）病理工作能够满足临床工作需要。

（2）建立并执行标本核对制度。

（3）病理报告及时、规范、准确，有审核制度。

（4）冰冻切片与石蜡切片的诊断符合率较高。

（5）病理切片、蜡块保存符合规定。

（6）患者、医师与护理人员对病理部门服务满意。

9．医学影像质量管理与持续改进

考核内容：

（1）专业设置及其设备、设施满足临床需要，能提供临床需要项目的24小时急诊检查服务。

（2）执行技术操作规范，实行科学的质量控制标准，开展临床随访，定期进行质量评价。

（3）医学影像资料质量符合临床工作要求。

（4）报告及时、准确、规范，有审核制度。

（5）环境保护与个人防护达到标准。

（6）患者、医师与护理人员对医学影像部门服务满意。

10．药事质量管理与持续改进

考核内容：

（1）贯彻落实《中华人民共和国药品管理法》、《医疗机构药事管理暂行规定》、《抗菌药物临床应用指导原则》和《处方管理办法（试行）》、《医疗机构中药饮片质量管理办法》等有关规定。

（2）药学部门布局合理，管理规范，具有提供中药服务的设备、设施，能为患者提供安全、及时、人性化的服务。

（3）药品供应满足临床需要。建立突发事件药品供应与药事管理机制。

（4）药学部门要建立“以病人为中心”的药学管理工作模式，开展以合理用药为核心的临床药学工作。制定、落实药事质量管理规范、考核办法并持续改进。

（5）药学专业技术人员负责合理用药的监督、指导、评价，开展药物安全性监测，特别是对用药失误、滥用药物的监测。指导医师开展药物不良反应监测和报告，开展抗菌药物临床应用监测，协助临床做好细菌耐药监测。为患者提供合理用药的咨询服务，积极推广个体化给药方案。

（6）药事部门的人力资源配置合理，能适应中医医院业务需要。禁止非药学专业技术人员从事药学技术工作。

（7）开展临床药学工作，建立临床药师制。临床药师数量合理，负责临床药物遴选、处方审核，参与查房、会诊等。

（8）加强对特殊管理药品的管理，包括毒性药品、麻醉药品、精神药品、放射药品购置、使用与安全保管。

（9）加强中药饮片采购的质量管理；严格中药饮片调剂、煎煮及医疗机构中药制剂的质量控制。

（10）患者与医师、护理人员对药学部门服务满意。

11．输血质量管理与持续改进

考核内容：

（1）落实《中华人民共和国献血法》有关规定，执行《临床输血管理办法》、《临床输血技术规范》。医院严禁非法擅自采血。

（2）具备为临床提供24小时供血服务的能力，满足临床需要。

（3）建立质量监测、考核和信息反馈制度。

（4）制定、实施控制输血感染的方案，严格执行输血技术操作规范。

（5）落实临床用血申请、登记制度，履行用血报批手续，执行输血前检验和核对制度。完善输血反应及输血感染疾病的登记、报告和调查处理制度。

（6）掌握输血适应证，科学、合理用血。

12. 医院感染质量管理与持续改进

考核内容：

（1）根据国家有关的法律、法规、规章和规范、常规，制定并落实医院感染管理的各项规章制度。

（2）医院的布局、设施和工作流程符合医院感染预防与控制的要求。

（3）落实医院感染的监测、诊断和报告制度。

（4）加强对医院感染控制重点部门的管理，包括感染性疾病科、口腔科、手术室、重症监护室、新生儿病房、产房、内窥镜室、血液透析室、导管室、临床检验部门和消毒供应室等。

（5）医务人员严格执行无菌技术操作、消毒隔离工作制度、手卫生规范。

（6）按规定可以重复使用的医疗器械，应当进行严格的消毒或者灭菌。

（7）合理使用抗菌药物，开展耐药菌株监测。

13. 病案质量管理与持续改进

考核内容：

（1）贯彻落实《医疗事故处理条例》、《医疗机构病历管理规定》、《中医、中西医结合病历书写基本规范（试行）》等有关规定。

（2）医疗文书书写及时、准确、完整、规范。

（3）建立、健全病历全程质量监控、评价、反馈制度，提高甲级病历率。

（4）建立病案管理制度并组织落实。

（5）为医疗、教学、科研提供相关服务；按规定为患者或其代理人、卫生行政部门、中医药管理部门、医学会、保险机构、公安司法等部门复印或复制病历资料，并按规定保护患者隐私。

（六）护理质量管理与持续改进

1. 健全护理管理组织体系

考核内容：

（1）根据医院的功能任务，建立完善的护理管理组织体系。

（2）护理管理部门实行目标管理责任制，职责明确。

（3）护理管理部门结合医院实际情况，制订护理工作制度，并有相应的监督与协调机制。

（4）设置有护理质量管理委员会进行护理质量管理。

（5）有院内紧急意外事件的应急预案。

2. 护理人力资源管理

考核内容：

（1）对各级各类护士的资质、各岗位的技术能力有明确要求。对各护理单元护士人力的配置有明确的原则与标准，确保满足实施等级护理的质量与病人安全的需要。

（2）有紧急状态下对护理人力资源调配的方案。

（3）西医院校毕业的护士应接受至少100学时的中医基础知识与技能培训。

（4）有各级各类护士的在职培训计划。

（5）实施对护士的绩效考核和工作评价。

3. 建立健全护理管理与业务工作制度

考核内容：

（1）有健全的护理工作制度、护理常规、操作规程等文件或手册，并有执行与监督的体制。

（2）各护理岗位护士明确岗位职责和工作标准。

（3）落实相关护理工作制度、护理常规、操作规程。

4. 制定并落实护理质量考核标准、考核办法和持续改进方案

考核内容：

（1）建立并实施基础护理质量评价标准。

（2）建立并实施专科护理质量标准。

（3）建立质量可追溯的机制，定期与不定期对护理质量标准进行效果评价，并能体现在持续改进的过程中。

（4）按照《病历书写基本基本规范（试行）》进行护理文件书写，有定期的质量评价。

（5）有重点护理环节的管理、应急预案与处理程序。

5. 以病人为中心，开展基础护理服务和护

理专业技术服务

考核内容：

（1）临床护理工作体现人性化服务，体现患者知情同意与隐私保护的责任。

（2）基础护理与等级护理的措施到位。

（3）护士对住院患者的临床用药、治疗提供规范服务。

（4）对围手术期的患者有规范的术前访视和术后支持服务制度与程序。

（5）提供适宜的康复和健康指导。

（6）各种医技检查的护理措施到位。

（7）严格执行医嘱，密切观察病情，根据要求正确记录。

6．中医护理开展情况及质量管理

考核内容：

（1）开展整体护理与辨证施护。

（2）建立完善专病中医护理常规与中医护理技术操作规程，并加以执行。

（3）在专科（专病）中开展中医特色护理。

7．急危重症患者的护理质量

考核内容：

（1）对急危重患者有护理常规，措施具体，记录规范完整。

（2）护理管理部门对急诊科、重症监护病房、手术室、血液净化等部门进行重点管理，定期检查、改进。

（3）能够保证监护与抢救仪器设备使用中的有效性和消毒与灭菌的可靠性。

（4）保证对危重患者实施安全的护理操作。

（5）建立并完善护理查房、护理会诊、护理病例讨论制度。

8．护理差错报告和管理制度

考核内容：

（1）建立与实施护理差错报告和管理制度。

（2）完善专项护理质量管理制度，如各类导管脱落、病人跌倒、压疮等。

（3）能够应用对护理差错评价的结果，改进相应的运行机制与工作流程、工作制度。

9．手术室与中心供应室的管理

考核内容：

（1）手术室与中心供应室工作流程合理，符合预防和控制医院感染的要求。

（2）制订并实施相关的工作制度、程序、操作常规。

（3）主动配合临床工作，满足临床需要。

三、医疗安全

医院应当采取有效措施，加强医疗服务全程的安全监督管理，保障就诊者、工作人员以及其他来院人员的安全，特别是要有效预防医疗事故以及其他意外事故所造成的人身损害。

［评价指标］

（一）医疗服务安全

考核内容：

1．加强医疗服务安全管理，坚持“严格要求、严密组织、严谨作风”，开展医疗服务安全监督、评价、改进工作。

2．开展全员医疗服务安全教育，树立医疗服务安全意识。

3．定期开展医疗质量和医疗服务安全分析，努力减少医疗安全隐患。

4．研究、分析重大医疗过失行为和医疗事故，改进医疗服务质量、提高医疗服务安全。

5．有防范非医疗因素引起的意外伤害事件的措施。

6．有保护医务人员职业安全的措施。

（二）建筑、设备、设施安全

考核内容：

1．医院的建筑应当符合有关规范的规定。

2．医院设备、设施安全运转，防止漏电、漏气、漏水等。

3．消防通道畅通，无障碍。消防设备齐全，标志醒目，专人管理，设有消防预警系统。有火灾事故的应急预案并定期演练。遇紧急状态时应有与外界通讯联络的可靠方式和安全畅通的疏散路线。

4．具有双路供电系统和自备发电配送能力，保证手术室、导管室、产房、重症监护病房、急诊科、血液透析室、输血科（血库）等部门的用电需要。

5．医疗废物及污水处理符合有关规定。

（三）危险物品及要害部门安全

考核内容：

1．建立医用放射性物质、剧毒试剂等危险物品的安全管理制度并认真落实。

2．有处理放射事故等意外事件的预案。

3．加强对放射科、检验科、医用氧舱、同位素室、氧气供应室、危险品仓库、配电室、压力容器及电梯等重要部门的安全管理。

四、医院服务

坚持“以病人为中心”，树立良好的服务理念和意识，加强职业道德和医德医风建设，充分体现尊重患者、关爱患者、方便患者、服务患者的人文精神。要不断改善服务态度，转变服务作风，做到服务形式多样化和规范化，服务流程合理、便捷，医疗收费合理、透明，并持续改进。尊重和维护患者的合法权益，构建和谐的医患关系，不断满足患者的医疗服务需求。

[评价指标]

（一）维护患者合法权益

考核内容：

1. 能够提供多层次的医疗护理服务，满足患者不同层次的需求。

2. 尊重和维护患者的知情同意权、隐私权、选择权等权利。按照法律、法规、规章等有关规定，进行临床试验、药品试验、医疗器械试验、手术、麻醉、输血以及特殊检查、特殊治疗等，应当事先获得患者的书面知情同意。进行医患沟通时，应当使用患者及其家属易于接受的方式和理解的语言。在医疗服务过程中，应当保护患者的隐私。

3. 适时发布有关医疗服务信息，如单病种平均住院日、单病种费用等。

4. 建立并落实医患沟通制度。

5. 及时、妥善处理和反馈患者的投诉。

6. 尊重患者的民族风俗习惯及宗教信仰。

（二）服务行为和医德医风

考核内容：

1. 贯彻落实法律、法规、规章等有关规定。尊重、关爱患者，主动、热情、周到、文明服务患者。

2. 有医德医风建设的制度、奖惩措施并认真落实。

3. 严禁使用无批号、过期、变质、失效药品，或者擅自生产、销售、使用未经批准的制剂。

4. 不得索要、收受患者红包、物品、有价证券和谋取其他不正当利益。

5. 不得索要、收受医疗器械、药品、试剂等生产、销售企业或人员以各种名义、形式给予的回扣、统方费、开单提成等。

6. 严禁通过介绍患者到其他单位检查、治疗或购买药品、医疗器械等收取回扣或提成。

7. 严禁利用回扣或提成以及其他不正当手段诱使其他医疗机构及其医务人员转诊患者。

8. 严禁推诿、拒诊患者。

9. 患者和社会对医疗服务比较满意。

（三）服务环境和服务流程

考核内容：

1. 门诊应当提供就诊咨询、导诊以及其他便民服务。

2. 服务环境和设施清洁、舒适、温馨，服务标识规范、清楚、醒目。

3. 入院与出院、诊断与治疗、转科与转院等连续性服务流程合理、便捷。

4. 优化流程，简化环节。挂号、划价、收费、取药、采血等服务窗口的数量、布局合理，缩短患者等候时间。

5. 采取有效措施，提高医技科室工作效率，缩短出具检验、检查报告时间。

6. 会诊医师按规定及时到位。

（四）严格价格管理，杜绝不合理收费

1. 因病施治，合理检查、合理用药、合理收费。无自定收费项目、超标收费、重复收费、分解收费和比照项目收费等现象。

2. 不得设立账外账和“小金库”。严禁将医务人员的收入与科室经济效益挂钩。

3. 执行国家有关药品、高值耗材集中招标采购政策规定，对中标药品、高值耗材按照合同采购，合理使用。

4. 不得向患者收取有关临床试验、药品试验、医疗器械试验以及为评价试验效果进行的相关检验、检查费用。

5. 实行医疗服务价格公示制度。向社会公开收费项目和标准，建立完善价格公示制、查询制、费用清单制，提高收费透明度。能够及时答复患者的费用查询。

6. 费用结算方式便捷。

五、医院绩效

医院应当遵循社会主义市场经济和医疗卫生事业发展的内在规律，始终把社会效益放在首位，履行社会责任和义务。加强科学、规范管理，建立良好的激励与约束机制，开源节流，加强成本核算，充分利用现有资源，不断提高医院的效率，保障人民健康。

［评价指标］

（一）社会效益

考核内容：

1. 在医疗服务过程中，始终把社会效益放在首位，履行相应的社会责任和义务。

2. 认真完成卫生下乡、支农、对口支援贫困地区、组派救灾医疗队等政府指令性任务，积极参加政府组织的社会公益性活动。

3. 承担突发公共卫生事件和重大灾害事故紧急救治任务。

4. 积极开展健康教育、科普宣传，普及防病知识，不断提高公民健康意识。

（二）工作效率

考核内容：

1. 医院年门诊人次、急诊人次、急诊抢救人次、手术人次、入出院人次。

2. 医师人均每日担负诊疗人次，医师年均出院人次，医师人均每日担负住院床日。

3. 平均住院日、平均开放病床数、实际开放总床日数、实际占用总床日数、出院者占用总床日数、病床使用率、病床周转次数。

4. 门诊患者人均医疗费用、门诊患者人均药品费用、住院患者人均医疗费用、住院患者人均药品费用、住院床日平均费用、门诊处方人均费用，与上年度的比较。

（三）经济运行状态

考核内容：

1. 药品收入及占总收入的百分比，其中中药收入占药品收入比例，中药饮片收入占药品收入比例，院内中药制剂收入占药品收入比例。药品进销差价收入及占总收入的百分比，与上年度的比较。

2. 单价在2000元以上的一次性耗材收入占医疗收入的百分比。

3. 医疗服务收入占业务收入的百分比及与上年度的比较。

4. 百元业务收入的业务支出、每职工平均业务收入、人员经费占业务支出比例。

5. 资产负债率、固定资产净值率、固定资产增长率、净资产增长率、流动资产收益率、固定资产收益率。

6. 流动比率和速动比率。

7. 成本核算。

六、中医医院部分评价指标

（一）一般指标

1. 卫生技术人员占职工人数的比例。

2. 中医类医师占医师的比例。

3. 中药专业技术人员占药剂人员总数比例。

4. 重点中医专科数量，其门诊量占全院门诊量的比例。

5. 中医特色专病门诊数量，其门诊量占全院门诊量的比例。

6. 开展中医诊疗技术的项目数。

7. 医院感染率。

8. 医院感染漏报率。

9. 无菌物品灭菌率。

10. 消毒物品合格率。

11. 医疗事故发生件数、等级、责任程度。

12. 法定传染病报告率。

13. 重大医疗过失行为和医疗事故报告率。

14. 挂号、划价、收费、取药、采血等服务窗口等候时间。

15. 临床试验、药品试验、医疗器械试验、手术、麻醉、特殊检查、特殊治疗履行患者告知率。

16. 完成政府指令性任务比例。

17. 病人对医院的满意度。

18. 职工对医院管理组织机构和领导工作满意度。

19. 患者、医师与护理人员对检验科服务满意度。

20. 患者、医师与护理人员对医学影像部门服务满意度。

21. 患者与医师、护理人员对药学部门服务满意度。

22. 患者、医务人员对医院后勤服务满意度。

23. 社会对医疗服务满意度。

（二）临床科室质量管理指标

1. 入出院诊断符合率。

2. 平均住院日。

3. 择期手术患者术前平均住院日。

4. 病床使用率。

5. 病床周转次数。

6. 药品收入占总收入比例。

7. 手术前后诊断符合率。

8. 无菌手术切口甲级愈合率。
9. 无菌手术切口感染率。
10. 麻醉死亡率。
11. 临床主要诊断、病理诊断符合率。
12. 甲级病历率。
13. 辨证论治优良率。
14. 中成药辨证使用率。
15. 中医治疗率。
16. 中西医结合治疗率。
17. 提供24小时急诊服务的二级临床学科。
18. 急诊应用中医诊疗技术项目数量。
19. 急危重症抢救成功率。
20. 急重症中医治疗率。
21. 急危重症中西医结合治疗率。
22. 急救物品完好率。
23. 普通门诊具有主治医师以上专业技术职务任职资格的本院医师比例。
24. 院内急会诊到位时间。
25. 急诊留观时间。

(三) 病案管理指标

1. 住院病案提取正确率。
2. 病案借阅归还率。
3. 住院病案及时归档率。

(四) 护理指标

1. 护理人员中具备大专及以上学历者占护理人员总数的比例。
2. 西医院校毕业的护理人员系统学习中医的比例。
3. 护理继续教育合格率。
4. 每床护士人数。
5. 基础护理合格率。
6. 危重患者护理合格率。
7. 医疗器械消毒灭菌合格率。
8. 护理技术操作考核合格率。
9. 年压疮发生率。

(五) 医技科室指标

1. 大型X光机检查阳性率。
2. CT检查阳性率。
3. MRI检查阳性率。
4. 辅助检查自预约到出具检查结果时间。
5. 检验、心电图、超声、影像常规检验检查项目自检查开始到出具结果时间。
6. 术中冰冻病理自送检到出具结果时间。
7. 成份输血率。
8. 全血和成分输血适应证合格率。
9. 临床检验室内质控、室间质评项目及结果。

(六) 药剂管理指标

1. 麻醉处方合格率。
2. 门诊处方(西药、中成药、汤药)合格率。
3. 急诊中药调剂煎煮时间。
4. 门诊中药饮片处方数占门诊量的比例。
5. 中药饮片调剂质量。

七、三级中医医院指标参考值(二级中医医院指标参考值由各地自行制定)

(一) 一般指标

1. 卫生技术人员占总人数≥70%。
2. 中医类医师占医师的比例≥70%。
3. 中药专业技术人员占药剂人员总数≥70%。
4. 重点中医专科≥3个。
5. 中医专病门诊≥30个。
6. 开展中医诊疗技术项目数≥22项。
7. 医院感染率≤10%。
8. 医院感染漏报率≤20%。
9. 物品消毒合格率,100%。
10. 法定传染病报告率,100%。
11. 重大医疗过失行为和医疗事故报告率,100%。
12. 挂号、划价、收费、取药、采血等服务窗口等候时间≤10分钟,中药饮片调剂等候时间≤20分钟。
13. 临床试验、药品试验、医疗器械试验、手术、麻醉、特殊检查、特殊治疗履行患者告知率,100%。
14. 完成政府指令性任务比例,100%。
15. 病人对医院的满意度≥85%。
16. 职工对医院管理组织机构和领导工作满意度≥80%。
17. 患者、医师与护理人员对检验科服务满意度≥90%。
18. 患者、医师与护理人员对医学影像部门服务满意度≥90%。
19. 患者与医师、护理人员对药学部门服务满意度≥90%。

20. 患者、医务人员对医院后勤服务满意度≥90%。

21. 社会对医疗服务满意度≥90%。

（二）临床科室质量管理指标

1. 入、出院诊断符合率≥90%。

2. 平均住院日≤21天。

3. 择期手术患者术前平均住院日≤3天。

4. 病床使用率≥90%。

5. 病床周转次数≥17次/年。

6. 药品收入占总收入比例≤55%。

7. 手术前后诊断符合率≥95%。

8. 无菌手术切口甲级愈合率≥97%。

9. 无菌手术切口感染率≤0.5%。

10. 麻醉死亡率≤0.02%。

11. 临床主要诊断、病理诊断符合率≥60%。

12. 甲级病历率≥90%。

13. 辨证论治优良率≥90%。

14. 中成药辨证使用率≥90%。

15. 中医治疗率（各省根据本地情况及不同科室自行制定）。

16. 中西医结合治疗率（各省根据本地情况及不同科室自行制定）。

17. 提供24小时急诊服务的二级临床学科≥4个。

18. 急诊应用中医诊疗技术≥3项。

19. 急危重症抢救成功率≥80%。

20. 急重症中医治疗率（各省根据本地情况及不同科室自行制定）。

21. 急危重症中西医结合治疗率≥30%。

22. 急救物品完好率100%。

23. 普通门诊具有主治医师以上专业技术职务任职资格的本院医师比例≥60%。

24. 院内急会诊到位时间≤10分钟。

25. 急诊留观时间≤48小时。

（三）病案管理指标

1. 住院病历提取正确率100%。

2. 病案借阅归还率100%。

3. 住院病案及时归档率100%。

（四）护理指标

1. 护理人员中具备大专及以上学历者占40%。

2. 西医院校毕业的护理人员中系统学习中医护理人员的比例≥95%。

3. 护理继续教育合格率100%/每年。

4. 病房0.4名护士/床，ICU病房1.5－2名护士/床。

5. 基础护理合格率≥90%。

6. 危重患者护理合格率≥90%。

7. 医疗器械消毒灭菌合格率100%。

8. 护理技术操作考核合格率≥95%。

9. 年压疮发生率≤1%。

（五）医技科室指标

1. 大型X光机检查阳性率≥70%。

2. CT检查阳性率≥70%。

3. MRI检查阳性率≥70%。

4. 检验、心电图、超声、影像常规检验检查项目自检查开始到出具结果时间≤30分钟。

5. 术中冰冻病理自送检到出具结果时间≤30分钟。

6. 成份输血率≥85%。

7. 全血和成份输血适应证合格率≥90%。

8. 临床检验室内质控、室间质评项目及结果。

临床化学室间质评全年平均及格（VIS≤120）。

血液学室间质评全年平均及格（改良偏离指数DI≤2）。

免疫室间质评全年平均成绩在全国平均水平以上。

细菌室间质评全年鉴定正确率≥80%。

9. 大型设备检查项目自开具检查报告申请单到出具检查结果时间≤48小时。

（六）药剂管理指标

1. 麻醉处方合格率100%。

2. 门诊处方（西药、中成药、汤药）合格率≥95%。

3. 急诊中药调剂煎煮≤2小时。

4. 门诊中药饮片处方占门诊量的比例≥30%。

5. 中药饮片调剂分剂量误差≤±5%。

注：部分统计指标计算方法及说明

病床使用率是指“实际占用总床日数”与“实际开放总床日数”之比。

病床周转次数是指“出院人数”与“平均开放床位数”之比。

平均住院日是指“出院者占用总床日数”与“出院人数”之比。

实际开放总床日数指年内医院各科每日夜晚12点钟开放病床数之总和，不论该床是否被患者占用，都应计算在内。包括因故（如消毒、小修理等）暂时停用的病床，不包括因医院病房扩建、大修理或粉刷而停用的病床及临时增设的病床。

实际占用总床日数指医院各科每日夜晚12点钟实际占用病床数（即每日夜晚12点钟的住院人数）之总和。包括实际占用的临时床位，患者入院后于当晚12点钟以前死亡或因故出院所占用的床位。

平均开放病床数即实际开放总床日数/本年日历日数（365）。

出院者占用总床日数指出院者（包括正常分娩、未产出院、住院经检查无病出院、未治出院及健康人进行人工流产或绝育手术后正常出院者）住院日数的总和。

急危重症抢救成功率指急危重患者抢救成功人次数与抢救总人次数之比。

入出院诊断符合率诊断符合患者数/（出院患者数－疑诊患者数）×100%。

手术前后诊断符合率指手术前后诊断符合人数与手术患者总人数之比。

CT检查阳性率指CT检查中检出阳性的人次数与CT检查总人次数之比。

药品收入占总收入比例指药品收入与总收入之比。

总收入指单位为开展业务及其他活动依法取得的非偿还性资金。总收入包括财政补助收入、上级补助收入、医疗收入、药品收入和其他收入等。

药品收入指医疗机构在开展医疗业务活动中所取得的中、西药品收入。

门诊患者人均医疗费用又称每诊疗人次医疗费用。即（医疗门诊收入＋药品门诊收入）/总诊疗人次数。

住院患者人均医疗费用又称出院者人均医疗费用。即（医疗住院收入＋药品住院收入）/出院人数。

医师人均每日担负诊疗人次即诊疗人次数/平均医师人数/251。

医师人均每日担负住院床日是指实际占用总床日数/平均医师人数/365。

法定传染病报告率指医疗机构在某一时期内法定传染病报告病例数占总病例数（漏报病例数＋已报告病例数）的百分比。

（周中华　摘）

卫生部办公厅、国家中医药管理局办公室对2005年全国医院管理年活动的督导情况

根据卫生部、国家中医药管理局2005年4月18日召开的“以病人为中心，以提高医疗服务质量为主题”的医院管理年工作会议精神和有关部署，为推动医院管理年活动深入开展，保证实效，掌握各地进展情况，同时了解我国重点医院工作现状，卫生部和国家中医药管理局组织专家分别于2005年8月16～28日和10月18～30日对全国31个省、自治区、直辖市和新疆生产建设兵团的医院管理年活动进行了督导。督导情况如下：

一、督导对象

两次督导包括了31个省、自治区、直辖市和新疆生产建设兵团，共督导95家三级综合医院和20家中医、中西医结合、民族医医院。95家综合医院中，卫生部部属部管医院11家，其他医学院校教学医院25家，省属综合医院31家，省会城市所在地三级综合医院27家，司法部所属医院1家。此外，督导组还以夜查等方式抽查了另外11家三级医院。

二、督导内容和督导方法

督导的主要内容是各地卫生行政部门贯彻落实医院管理年工作会议精神和《“以病人为中心，以提高医疗服务质量为主题”的医院管理年活动方案》的情况以及医疗机构落实医院管理年活动工作目标、主要要求所采取的措施和取得的效果。同时，督导组收集了被督导医院2005年工作状态的有关数据。

为做好督导工作，卫生部和国家中医药管理局分别从全国抽调了110名和144名专家，组成了8个督导组。每组分为管理、临床、护理、药事、感染、财务、行风建设等7个小组，其中北京、上海、浙江和广东地区增加了检验组；第二

次督导时增加了物价组和中医组。督导组在各地按照查实、查严、查细的原则，采取听取卫生行政部门和医院汇报、进行医院领导和中层干部法规知识测试、查阅资料、实地检查、访问患者和夜查等方式对卫生行政部门、医院进行督导，并根据《医院管理年活动督导方案（试行）》给被督导医院评分。督导结束后，督导组向当地卫生行政部门和医院反馈督导结果，在充分肯定成绩的同时，逐一点名列举了各医院存在的问题，并对进一步搞好医院管理年活动提出了意见和建议。

三、督导结果

督导表明，大多数卫生行政部门按照今年全国卫生工作会议和医院管理年工作会议精神及时安排部署，认真组织落实，被督导的很多医院结合自身实际，深入广泛开展医院管理年活动，取得了初步成效。

（一）各地主要作法

全国大多数省、自治区、直辖市卫生行政部门对医院管理活动高度重视，将其列入重要议事日程，建立组织，加强领导，并召开了动员电视电话会议进行部署，明确目标和要求。如河南省以省政府名义于2005年7月召开全省医院工作会议，省长李成玉、副省长王菊梅同志出席会议并做报告；9月省政府再次召开医院管理座谈会，省长李成玉、副省长王菊梅同志就切实加强医院管理年工作提出明确要求。很多地区通过多种方式加大医院管理年活动的宣传力度，营造积极的舆论氛围。各地结合自身实际，按照卫生部医院管理年活动的总体要求，制订了活动实施方案或医院管理评价细则，部分地区还开展了医院管理年相关主题活动；卫生行政部门组织了对辖区内开展医院管理年活动情况的督导和检查。如四川省卫生厅通过明察暗访相结合的方式对部分市（州）医院管理年活动的开展情况进行了严格的督导和检查，并根据督导结果召开全省管理年活动现场会，省政府秘书长出席会议并讲话，有力地促进了医院管理年工作措施的落实。部分省加大了对医院和医务人员违反法律、法规、规章制度等的依法处理力度，以规范医疗执业行为。

（二）取得的初步成效

1．强化医院内部管理，医疗质量得到提高。很多医院通过建立并落实医疗质量和医疗安全的核心制度，提高了医疗服务的安全性和有效性；通过严格执行诊疗护理常规，强化了合理检查、合理用药、因病施治的临床诊疗要求，医疗质量进一步得到保障。如湖南省医院管理年活动的阶段总结表明，该省医疗质量明显提高，医疗纠纷大幅减少，且处理难度明显降低，仅岳阳市2005年的医疗纠纷数量较2004年下降30%。湖北省人民医院和南京市口腔医院2005年接待的投诉也分别较2004年下降了30%和29%。河南、广西、天津等省区市还对辖区医院进行抗菌药物使用情况的定期检查分析，并公示结果，促进合理用药工作。

2．改进医疗服务流程，就医环境得到改善。很多医院在医院管理年活动中，努力改善就医条件，优化就医流程，规范院内标识，方便患者就诊，并推出多项便民措施，开展了诸如导诊服务、电话预约、网上预约、简易门诊、夜间门诊、午间门诊等项目，方便患者就医。如上海市各级医院在管理年活动中，共推出了方便病人就医举措3000余项。四川大学附属华西医院推行“医生跟着病人走”管理模式，缩短病人住院、治疗和手术等待时间。重庆市第三人民医院和西安交通大学第一医院在院内开通电瓶车，免费为病人服务，方便了患者就医。

3．改善医疗服务态度，医患沟通得到加强。很多医院建立了医患沟通制度、投诉处理制度，加强患者权益，保护各项制度的落实。如昆明医学院第一附属医院制定了“医患沟通日报表”，建立了重点病人服务质量每日追踪随访制度，“生、冷、硬、顶、推”的现象逐渐减少，因服务态度导致的医疗投诉和纠纷大幅下降。哈尔滨医科大学一院在全院实行医患沟通制度，明确了医患沟通的时间、内容、方式、方法以及沟通记录要求，并将医患沟通纳入医院医疗质量考核体系，减少了医患纠纷。

4．加强医院财务管理，医疗收费行为逐步规范。医院通过公开收费标准，实行费用清单制，取消不合理收费项目和“检查套餐”；清理和纠正一次性医用耗材重复使用、重复收费等措施减轻患者医疗费用负担。上海、天津、江西、河南、江苏、杭州、济南等地在严格质控和标准化管理的基础上，实行部分检查结果互认，减少不必要的重复检查，减轻患者医疗经济负担。上述措施使很多地区的患者感受到了实实在在的效果。如湖南省肿瘤医院、中南大学附属湘雅医院住院床日费用与2004年同比分别下降14.15%、48.52%；陕西省杨凌示范区医院门诊和住院处方平均费用与2004年同比分别下降49%和43%，药品收入比2004年同期减少了112万元，但门诊、住院、手术病人分别增长16%、14%和16%，医院的社会效益和经济效益同步发展。

5. 强化依法监管，医疗执业行为进一步规范。各级卫生行政部门通过加强医院管理者和医务人员的法制教育，并加大监管力度，重点查处了无证行医，医院对外承包、租赁科室，聘用无资质人员从事医疗护理工作，非法采供血以及违规开展器官移植等特殊诊疗技术等行为。河南省对26起医疗事故责任单位及31名责任人作了严肃处理，并在媒体上公示处理结果，起到了很好的警示作用。

6. 行业作风建设得到加强。各地卫生系统结合保持共产党员先进性教育活动和创建医德医风示范医院活动，认真开展医德医风教育，加大纠风工作力度，促进广大医务人员廉洁行医、诚信服务。如广东省在各级医疗机构中开展了“三规范（规范药品集中招标采购行为、规范医疗服务行为、规范医疗收费行为）、一推进（推进医德医风建设）、一营造（营造和谐医患关系）”活动，坚持典型引路，纠建并举，取得了一定成效，在行风评议中得到了社会的肯定。

（三）督导中发现的问题。

在督导中，督导组也发现有的医院在工作中不同程度地存在一些问题，如存在片面追求经济利益的倾向，注重硬件建设，个别医院基础医疗质量管理薄弱，医疗安全存在隐患；有的医院管理人员和医务人员法律法规知识缺乏，依法管理意识不强，执业行为不规范；有的医院在一定程度上还存在不合理检查、不合理治疗、不合理用药的情况；病人就医不十分方便，有的医院医护人员主动服务意识不足，医患沟通不到位；有的医院财务和收费管理不规范，行风建设措施落实不够；还有的医院对医院管理年活动重视程度不够，工作起步晚、进展缓慢、缺乏针对性的措施，存在管理层与执行层思想不够统一、“上热下冷”或者发展不平衡的问题。

四、各地对督导工作的反映

医院管理年督导工作在各地引起极大反响，各地给予了积极评价和充分肯定，认为督导工作推动了医院管理年活动的深入开展，促使医院解决了医疗管理工作中多年未解决的问题，而且对提高我国医院管理水平具有积极指导作用。卫生行政部门借医院管理年督导之机加大了对医疗机构的监管力度，医疗机构也积极主动地加强了医院内涵建设，强化了管理，医疗质量和医疗安全进一步得到保障。

（刘　丹　摘）

打击非法行医专项行动

全国打击非法行医专项行动动员部署暨非法采供血专项整治工作总结电视电话会议召开

2005年4月13日，卫生部、科技部、公安部、监察部、国家人口计生委、国家食品药品监管局、国家中医药管理局、总后勤部卫生部、武警总部后勤部卫生部等部门在京联合召开了全国打击非法行医专项行动动员部署暨非法采供血专项整治工作总结电视电话会议，总结了2004年非法采供血专项整治工作情况，动员、部署全国打击非法行医专项行动工作。

会议由卫生部党组书记、常务副部长高强主持，科技部副部长刘燕华、卫生部副部长马晓伟、国家人口计生委副主任赵炳礼、国家食品药品监管局副局长邵明立、国家中医药管理局副局长吴刚、监察部执法监察室主任朱振生、公安部治安管理局副局长吴明山、总后勤部卫生部副部长张雁灵、武警总部后勤部卫生部副部长侯冬虹参加了会议，全国整顿和规范市场经济秩序领导小组办公室（以下简称全国整规办）主任、商务部副部长张志刚应邀出席会议。高强、张志刚、马晓伟、赵炳礼和吴刚分别对打击非法行医专项行动作了重要讲话，马晓伟还代表全国非法采供血液和单采血浆专项整治工作领导小组通报了2004年非法采供血专项整治工作情况。

全国整规办主任张志刚在讲话中指出，打击商业欺诈作为2005年全国整顿和规范市场经济秩序的三项重点工作之一，重点打击虚假违法广告、非法行医和商贸活动中的欺诈行为。打击非法行医是一项关系人民群众切身利益的重要工作，各地要提高认识，明确目标；全面落实打击非法行医专项行动的工作安排，突出重点，狠抓落实；以求真务实的态度，加强领导，精心组织，密切配合，形成专项行动的强大合力。全国整规办将充分发挥协调、督促和检查的作用，大力支持由卫生部牵头组织的这次专项行动，加强与有关部门的沟通协调，积极推进全面工作。地方整规办要提高对这项工作重要性的认识，积极主动地配合地方卫生、科技、公安、监察、计生等部门，做好协调工作，确保专项行动取得明显成效。

国家人口计生委副主任赵炳礼在讲话中强调，各级人口计生部门要高度重视专项行动，领导要亲自挂帅，按照会议部署，认真组织实施；要加强与卫生、公安、司法和监察等有关部门的联系，密切合作，形成信息共享机制。要按照国务院的要求和整体部署，因地制宜，积极探索、完善对计划生育技术服务市场监管的有效模式和方法，建立长效的监督管理机制，规范计划生育技术服务行为。

国家中医药管理局副局长吴刚在讲话中要求，各地中医药管理部门主要领导要亲自抓好此项工作，在各地打击非法行医专项行动领导小组的统一领导下，精心部署，周密安排，明确职责，落实到人；在当地政府的统一领导下，与各地整规办、卫生、科技、监察、公安、人口计生等部门密切配合，形成合力，进一步加大执法监督的力度，完成中医药管理部门所承担的各项任务。

卫生部副部长、全国非法采供血专项整治工作领导小组组长马晓伟通报了全国非法采供血专项整治总结，以及对全国打击非法行医专项行动进行了动员和部署。指出，2004年5月以来，在全国范围内组织开展的非法采供血专项整治工作有效打击了非法采供血违法犯罪活动，采供血秩序得到明显好转，采供血机构管理工作得到进一步加强。专项整治工作达到了预期的目标，取得了阶段性成效。但是，保证血液安全是一项复杂的，具有长期性、艰巨性的系统性工作。在专项整治高压严打的态势下，一些违法违规行为可能转入地下或者手段更为隐蔽，专项整治结束后有些违法活动极有可能重新抬头或出现反弹。同时，血液安全管理中有些深层次问题也不可能通过一次专项整治彻底得到解决。2005年，我们在重点做好打击非法行医专项行动的同时，还要继续保持对非法采供血的高压严打态势，巩固整治成果，要像抓生产安全一样抓血液安全。进一步强调，在2004年开展打击非法行医专项整治工作的基础上，国务院决定2005年进一步将打击非法行医纳入全国整顿和规范市场经济秩序，打击商业欺诈专项行动。各地要根据《国务院办公厅关于开展打击商业欺诈专项行动的通知》和卫生、科技、公安、监察、人口计生委、中医药管理、总后卫生部等部门印发的《打击非法行医专项行动方案》的统一部署与安排，切实加强领导，要做到思想高度重视，工作重点突出，协调配合有力，措施落实到位；要逐级落实责任，认真组织实施，不留死角；要突出重点，加大案件查办力度；要精心组织，周密部署；要标本兼治，探索建立长效监管机制；要加强宣传教育，形成社会监督和高压严打氛围。通过专项行动，要做到整改措施落实到位、案件查处到位、责任追究到位、长效机制建立到位。

卫生部党组书记、常务副部长高强在会议总结时进一步从践行“三个代表”的高度强调了专项行动的重要性，并要求各地卫生部门将专项行动作为2005年重点工作认真加以部署，要加强与有关部门的配合，以求真务实的态度真抓实干，做好各项工作。各级政府及有关部门要认真贯彻落实电视电话会议精神，加强组织领导，精心组织，统筹安排，打建并举，整顿与规范相结合，实施综合治理。要巩固非法采供血专项整治工作成果，建立长效监管机制，继续狠抓血液管理，继续大力推进无偿献血，认真做好血液安全工作。

全国整规办、卫生部、科技部、公安部、监察部、国家人口计生委、国家食品药品监管局、国家中医药管理局、总后勤部卫生部、武警总部后勤部卫生部有关负责同志及北京市整规办、北京市卫生局、北京市公安局、北京市监察局和北京市食品药品监管局的有关同志在北京主会场出席会议，各省、自治区、直辖市有关厅局的负责同志在各分会场出席了会议。

（傅　捷　摘）

全国打击非法行医专项行动领导小组成立并建立工作制度

为认真贯彻落实《国务院办公厅关于开展打击商业欺诈专项行动的通知》（国办发〔2005〕21号）精神，加强部门间的协调配合，全国打击非法行医专项行动领导小组及办公室于2005年4月成立。专项行动领导小组下设综合协调组、整顿规范组、宣传教育组、监督检查和案件查处组4个专门小组。

为规范和加强全国打击非法行医专项行动领导小组及办公室工作，2005年4月27日，全国打击非法行医专项行动领导小组下发了《全国打击非法行医专项行动领导小组及办公室工作制度》（以下简称《工作制度》）。《工作制度》明确了联席会议制度、公文办理制度、信息沟通和重大案件通报制度、督查制度、举报电话值守及处理制度和投诉举报处理程序。《工作制度》规定通过建立联席会议制度，要形成各专门小组向办公室负责、办公室向领导小组负责的责任机制。《工作制度》强调要加强信息沟通和重大案件通报，各专门小组之间要加强信息沟通和配合，在工作中发现的需要其他小组配合解决的问题，要及时通报其他小组，并提出意见和建议；各部门在专项行动中要加强协调配合，积极主动地做好有关职责范围内的工作；对发现的重大案件和线索，应及时向专项行动领导小组及办公室汇报，并通报各成员单位，对需要移送的案件应及时移送，加强协调，联合行动。各部门要加强对各自职责范围内专项行动落实情况、案件查处情况等的督查，狠抓本行业专项行动的落实；领导小组适时组织由各成员单位组成的联合督查组，对各地贯彻落实专项行动情况进行联合督查。《工作制度》规定举报电话处理值守人员要以高度的责任心和使命感认真、耐心接听每一个举报电话，对举报内容进行整理，提出分类处理意见和建议。《工作制度》还明确了投诉举报处理程序，强调对投诉举报要做到有回音，有着落。

（冯　光　摘）

专项行动领导小组召开第一次会议

2005年4月20日，全国打击非法行医专项行动（以下简称专项行动）领导小组组长、卫生部副部长马晓伟主持召开了专项行动领导小组第一次会议。专项行动领导小组成员出席会议，办公室成员列席会议。会议介绍了《打击非法行医专项行动方案》（以下简称《方案》），审议了《全国打击非法行医专项行动领导小组及办公室工作制度》（以下简称《工作制度》），对下一步工作进行了研究部署。

专项行动领导小组组长、卫生部副部长马晓伟首先宣布了领导小组和办公室及各专门小组组成人员名单。会议还对下一步工作进行了讨论，大家认为，必须切实加强对专项行动的组织领导，各专门小组要制定切实可行的工作计划，加强对各地落实情况的督促检查，落实责任，加大案件的查办力度，加大宣传力度，使专项行动始终保持高压态势。

专项行动领导小组组长、卫生部副部长马晓伟在会议总结时针对下一步工作强调五点要求：

一、进一步提高认识，切实加强对专项行动的领导。非法行医是多年来形成的顽疾且愈演愈烈，是人民群众关注的焦点问题。这次专项行动比非法采供血专项整治工作更艰巨，难度更大，要充分认识专项行动的重要性和紧迫性，加强领导，精心部署，周密安排，抓出实效。这次打击非法行医专项行动在工作水平上，要比往年有所提高。

二、加大宣传力度。打击非法行医专项行动是国务院部署的重要工作，从一开始宣传攻势就要处于强势，及时将专项行动进展、重大案件查处情况进行通报，震慑不法分子。还要营造强大声势，动员全社会共同监督。宣传教育组要制定每一阶段的详细宣传计划，充分发挥媒体的舆论导向作用。

三、做好阶段性总结、通报工作。专项行动要有总结、有评比、有奖惩，要通过开片会、通报会等方式及时通报各地、各部门专项行动进展情况，研究专项行动形势，及时制定工作计划，部署阶段性工作目标，稳步推进专项行动。在查处违法违规行为的同时，要严肃追究有关责任人员的责任。对执法不严、打击不力、存在严重地方保护主义和部门保护主义的地区和部门，也要严肃追究有关领导责任并给予通报，保证专项行动抓出成效，打出信心。

四、加强政策研究，为专项行动提供法律和政策依据。打击非法行医涉及范围广，政策性强。最高人民法院和最高人民检察院正在起草关于非法行医和非法采供血适用法律的司法解释，整顿规范组要积极配合有关工作，争取早日出台。同时，整顿规范组要研究一些相应的办法和改革措施，还要结合专项行动，进一步研究标本兼治、打建并举的政策与措施，积极探索长效监管机制。

五、各专门小组要尽快研究制定各自具体工作方案和工作制度，落实责任制，持续推进工作。专项行动要做到有始有终，不能虎头蛇尾。

（周中华　摘）

专项行动领导小组办公室举行新闻通报会

2005年8月25日，全国打击非法行医专项行动领导小组办公室受领导小组委托在卫生部举行新闻通报会，领导小组办公室副主任、监督检查和案件查处组组长苏志就全国打击非法行医专项行动开展4个月以来的工作情况、下一步工作安排以及典型案例的查处情况，向记者作了通报并回答了记者们的提问。通报会由领导小组办公室副主任、宣传教育组组长毛群安主持，来自中央及地方媒体的30余名记者参加了新闻通报会。

专项行动开展以来，各地、各部门在政府的统一领导下，按照全国打击非法行医专项行动方案确定的职责分工和工作重点，认真组织，周密部署，采取积极有效的措施，严厉打击非法行医，专项行动取得了阶段性成果。据不完全统计，截至7月20日，全国共出动执法人员45.8万余人次，出动车辆7万余台次；检查医疗机构、计生机构15.7万余户次，取缔无证行医3.4万余户次，查处聘用非卫生技术人员行医的医疗机构、计生机构9394户，清理出租、承包科室医疗机构1220户，查处擅自开展性病诊疗机构1021户，查处非法鉴定胎儿性别和选择性别终止妊娠手术的机构246户，查处计生机构超范围开展诊疗活动162户，查处医疗机构和计生机构其他违法行为1.3万余户；没收药品、器械7万余箱（件），没收违法所得1695万余元，罚款4428万余元，警告、责令改正2万余户，吊销医师执业证书223人，吊销医疗机构执业许可证387户，暂停机构执业2801户，暂停人员执业6097人；向公安、工商、药监等部门移送案件878件；追究刑事责任33人；对69名有关卫生行政部门、违法违规医疗机构负责人和相关责任人员给予了行政警告、记过、记大过等党纪政纪处分。

专项行动存在的主要问题是，有的地方对专项行动重视不够，部分地区的工作力度、深度和广度达不到要求，个别地方对案件查办不够及时、调查不够深入、处理不够到位，对违法违规者还没有形成应有的震慑作用等。针对上述问题，全国打击非法行医专项行动领导小组要求各地、各部门要进一步提高认识，加强领导，密切配合，继续加大案件查办力度，严厉打击违法行为和犯罪分子，动员和发挥社会监督作用，形成专项行动的强大声势，使非法行医者无藏身之处，切实保障人民群众的身体健康。

通报会上，还通报了河南省煤炭总医院等8家医疗机构、河北省雄县中医院、新疆维吾尔自治区红十字会医院、山东省德州市人民医院、吉林省公主岭市中心医院出租承包科室，湖北省武汉九州中西医结合医院、湖南省常德市第三人民医院、陕西渭南市皮肤泌尿专科医院、重庆市涪陵区皮肤泌尿专科医院和万州区皮肤泌尿专科医院使用非卫生技术人员从事诊疗活动，湖南省湘潭县中路铺卫生院非法施行选择性性别终止妊娠，安徽省马鞍山市宫亚玲无证行医、非法鉴定胎儿性别，江苏省宜兴市甘四雄、黄利容夫妇非法行医，武汉市广德妇科医院未经卫生行政部门批准擅自开展人类辅助生殖技术等典型案例。

（周中华　摘）

全国打击非法行医专项行动领导小组对北京、山东等20个省区市专项行动开展情况进行督查

为督促各地落实专项行动工作，了解各地工作进展情况以及时发现问题并进行整改，全国打击非法行医专项行动领导小组分别于2005年6月24日~7月8日、8月19日~9月11日派出两批10个督查组，分别对河北、新疆、广东、安徽、北京、福建、江西、江苏、湖南、宁夏、上海、山东、辽宁、吉林、甘肃、山西、贵州、海南、四川、湖北等20个省、自治区、直辖市打击非法行医专项行动工作情况进行了专项督查。了解了各地开展专项行动的工作思路、意见、建议以及存在的主要问题，提出了整改措施和下一步工作要求。全国专项行动领导小组组长、卫生部副部长马晓伟亲自带队对上海、河北、新疆等地工作情况进行了督查。

督查发现，各地认真贯彻落实国务院的有关部署，领导重视、部门配合、行动迅速、措施得力、真抓实干，专项行动开局良好，并正在有序地展开。各地对专项行动工作中存在的主要问题找得也比较准，下一步工作思路清晰、重点明确。部分地区的专项行动已初显成效。但督查也发现，少数地方政府特别是基层对打击非法行医专项行动重要性、紧迫性和艰巨性的认识还需要进一步统一和提高；专项行动开展情况还不平衡，一些地方力度不够强，声势不够大；个别行政部门查办案件的决心、速度和力度还不够，还没有达到专项行动的要求；一些地区宣传力度仍不够，尚未在社会上形成高压严打的态势。在督查中，各地也反映了目前打击非法行医专项行动中存在的主要问题：一是黑诊所、游医、假医量大、面广，执法成本高，违法成本低，打击难度大，手段单一，屡打不死、根深蒂固；二是医疗机构出租、承包科室等违法违规行为更加隐蔽，违法行为不易查实，取证困难，对相关的政策界定不清，增加了执法的难度；三是法律法规滞后，操作性不强，特别是处罚力度不够，一些设定有禁止性规定的，却未设定处罚，从而降低了医政执法力度。

针对督查中发现的问题，要求各地充分认识打击非法行医工作的长期性、艰巨性和复杂性，进一步落实责任，加大力度，抓好专项行动的落实，特别是基层专项行动的落实，不留死角，加大执法力度，将专项行动引向深入，确保打击非法行医专项行动取得更大成效。打击非法行医专项行动与加强医院管理密切相关，为督促医疗机构和医务人员做到依法执业，将进一步加大对医疗机构负责人法律法规的培训，督促医疗机构特别是民营医疗机构进一步加强对医务人员的卫生法律法规等方面的宣传教育，促进其规范自身的执业行为。同时，进一步完善法律法规，健全责任追究制度，建立长效监管机制。

（段冬梅　冯　光）

专项行动领导小组监督检查和案件查处组召开第五次会议

2005年11月23日，全国打击非法行医专项行动领导小组监督检查和案件查处组召开了第五次会议。会议通报了近期投诉举报受理和案件调查工作情况，研究、分析了典型案例和案件查处工作中的问题，并确定了下一步工作重点和计划。

截至2005年11月20日，全国专项行动领导小组办公室已接到投诉举报电话和信件2000余件，受理1311件，投诉举报案件线索涉及全国31个省、自治区、直辖市。其中：反映无证行医的528件，占投诉举报案件线索的40%；反映医疗机构出租、外包科室及聘用非卫生技术人员行医的670件，占投诉举报案件线索的51%；反映利用B超非法鉴定胎儿性别的23件，占投诉举报案件线索的1%；反映行政不作为等其他问题的共90件，占投诉举报案件线索的8%。在反映无证行医、医疗机构出租承包科室、聘用非卫生技术人员行医的案件线索中还有相当一部分同时反映行政机关不作为、乱审批等问题。近期，投诉举报呈现几个特点，一是大部分

投诉举报是反映医疗机构违法违规问题的；二是投诉举报行政部门不作为、地方保护、乱审批等问题的有所增加；三是投诉举报与医疗纠纷纠缠在一起，主要是反映实习学生单独执业或乡村医生在卫生院执业发生医疗纠纷，当地已进行医疗事故技术鉴定并按照医疗事故处理，但是患方要求按非法行医处理。

全国专项行动领导小组办公室已转请地方核查案件线索1114件，其中要求反馈结果的705件。在已到反馈时限的313件中，地方已上报核查结果的有208件。从反馈结果来看，群众投诉举报属实的占89%，不属实的案件线索多为匿名举报。

卫生部副部长陈啸宏针对案件查处工作批示：要特别注意涉及行政机关不作为、乱审批的问题，这是2005年存在的对案件处理力度小、行政处罚不到位、很少对违法责任人进行责任追究等问题的一个根子。行政部门必须依法行政，为民执政，要对社会负责任，要促进各级有关行政部门负起责任。这也是建立长效机制的一个重要方面。

（傅雪华　摘）

卫生部等7部门制定打击非法行医专项行动方案

为认真贯彻落实《国务院办公厅关于开展打击商业欺诈专项行动的通知》（国办发〔2005〕21号）精神，根据《中华人民共和国执业医师法》、《中华人民共和国母婴保健法》、《中华人民共和国人口与计划生育法》、《医疗机构管理条例》、《中医药条例》、《乡村医生从业管理条例》、《计划生育技术服务管理条例》、《护士管理办法》等法律法规，结合各部门工作职责，卫生部、科技部、公安部、监察部、国家人口计生委、国家中医药局、总后勤卫生部于2005年4月19日联合制定打击非法行医专项行动方案。

一、工作目标

通过专项行动，打击非法行医违法犯罪活动，医疗服务市场秩序得到明显好转，进一步加强医疗机构的规范化管理。

（一）严厉打击各种非法行医行为，依法取缔无证行医，严惩非法行医违法犯罪活动，对犯罪分子起到震慑作用。

（二）加大对医疗服务市场的监管力度，规范医疗机构执业行为，提高医疗质量，保障医疗安全。

（三）依纪依法严肃追究有关违法违规行为责任人员的法律责任。

（四）探索建立完善专项行动和日常监管相结合的长效机制和措施，切实维护人民群众健康权益。

二、工作内容和重点

（一）严厉打击无证行医行为。重点打击未取得《医疗机构执业许可证》擅自开展诊疗活动的“黑诊所”，打击无任何行医资格的游医、假医，以及借助虚假宣传招摇撞骗，或打着医学科研、军队、武警的幌子误导和欺骗患者，严重危害人民群众身体健康和生命安全的非法行医活动。

（二）严肃查处医疗机构聘用非卫生技术人员行医的违法行为，清除医疗机构中的假医生。

（三）严肃查处医疗机构出租、承包科室的行为。重点查处医疗机构将科室或房屋出租、承包给非本医疗机构人员或者其他机构，打着医疗机构的幌子利用欺诈手段开展诊疗活动的行为。

（四）严肃查处非法从事性病诊疗活动的行为。重点查处未取得《医疗机构执业许可证》擅自开展诊疗活动的“地下性病诊所”和未经审批擅自从事性病诊疗活动的医疗机构。

（五）严肃查处利用B超非法鉴定胎儿性别和选择性别的终止妊娠手术的行为。重点查处医疗机构和计划生育技术服务机构的工作人员非法为他人进行胎儿性别鉴定或选择性别的终止妊娠手术的行为。

三、职责分工

（一）由卫生、中医药行政部门负责组织专项检查，查处无《医疗机构执业许可证》和无任何行医资格擅自开展诊疗活动的行为；查处医疗机构聘用非卫生技术人员行医的行为；查处医疗机构出租、承包科室的行为；查处非法从事性病诊疗活动的行为；查处非法为他人进行胎儿性别鉴定或选择性别的终止妊娠手术的行为；查处未经备案核准的义诊活动。

（二）由人口和计划生育、卫生行政部门负责查处未经批准，擅自从事计划生育技术服务的行为；查处计划生育技术服务机构未经批准、擅自增加计划生育服务项目和未取得医疗机构执业许可、擅自开展《计划生育技术服务管理条例》规定以外的其他临床医疗服务项目的行为；查处计划生育技术服务机构聘用非卫生技术人员行医的行为；查处计划生育技术服务机构出租、承包科室的行为；查处非法为他人进行胎儿性别鉴定或选择性别的终止妊娠手术的行为。

（三）由科技行政部门负责在职责范围内规范医学科研机构的设立审核工作，配合卫生行政部门查处违法从事诊疗活动的科研机构。

（四）由公安机关负责，卫生、人口和计划生育、中医药管理等部门配合，依法严厉打击非法行医的犯罪行为；查处暴力抗法行为，对拒绝、阻碍有关部门依法执行公务的人员，要依法予以查处。对构成犯罪的，依法追究其刑事责任。

（五）由监察机关会同卫生、科技、人口和计划生育、中医药管理等部门，对贯彻法律法规和政策不力，违法违规审批，造成人民群众反映强烈、医疗秩序混乱、非法行医问题严重的地区，要依纪依法严肃追究有关部门和地方行政领导的责任；对本次专项行动中，推诿扯皮，行政不作为的案件线索，以及医疗机构等的违法违规行为，要依纪依法追究有关人员的责任。涉嫌犯罪的，移交司法机关追究其刑事责任。

（六）解放军各大单位卫生部门和武警后勤部卫生部参照本方案同步执行。

四、组织领导分工及主要任务

（一）全国打击非法行医专项行动领导小组。

组　长：马晓伟（卫生部副部长）

副组长：吴刚（国家中医药管理局副局长）

成　员：张世琨（国家人口计生委）、孙塑伦（国家中医药管理局）、吴明山（公安部）、杨春玲（监察部）、李普（科技部）、吕吉云（总后卫生部）、侯冬虹（武警后勤部卫生部）、赵同刚、王大方、毛群安、王苏阳、汪建荣、张朝阳、苏志、张宗久、郝阳、王玉洵、张德英、于修成、南俊华（卫生部）。

（二）全国打击非法行医专项行动领导小组办公室。

主　任：赵同刚（卫生部）

副主任：毛群安（卫生部）

张世琨（国家人口计生委）

许志仁（国家中医药管理局）

张宗久（卫生部）

苏　志（卫生部）

成　员：王巧梅（国家人口计生委）、刘文武（国家中医药管理局）、魏峥（公安部）、段春曦（监察部）、翟立新（科技部）、李芳（总后卫生部）、张咏（武警后勤部卫生部），关跃进、邓海华、于世利、赵宁、王雪涛、王斌、段冬梅、孙新华、刘小波、高光明、刘爽、吕荷叶（卫生部）

办公室设在卫生部，主要负责综合协调和信息汇总、上报、交流等日常工作。

（三）专门小组。

专项行动领导小组下设4个专门小组，各专门小组参加单位和主要任务如下：

第一组：综合协调组。卫生部、国家人口计生委、国家中医药管理局、科技部参加。主要任务：

1. 拟定专项行动计划和总结，综合协调办公室工作。

2. 拟定领导小组和办公室工作制度，建立完善联席会议制度、信息沟通和协调通报制度等。

3. 组织领导小组及办公室会议，负责文件运转。

4. 收集各地和各专门小组工作进展信息，编发专项行动简报。

5. 协调各部门开展对各地专项行动情况的监督检查。

第二组：整顿规范组。卫生部、国家人口计生委、国家中医药管理局参加。主要任务：

1. 对专项行动中遇到的有关问题给予政策性指导，完善相关法律、法规、规章。

2. 配合最高人民法院、最高人民检察院做好关于查办非法行医等刑事案件具体应用法律问题的司法解释工作。

3. 加强对源头的治理，规范审批行为，开展对医疗机构的整顿规范工作；探索建立整顿规范医疗市场、打击非法行医的长效管理机制。

4．配合工商总局整治医疗机构非法发布医疗广告的行为。

5．加强医疗机构和计划生育技术服务机构信用建设，加强管理，完善信用制度建设，弘扬诚实守信的良好行风。

第三组：宣传教育组。卫生部、国家人口计生委、国家中医药管理局参加。主要任务：

1．利用电视、广播、报纸、网络等新闻媒体，深入宣传执业医师法、母婴保健法、人口与计划生育法、医疗机构管理条例等法律法规，增强自觉守法意识，形成社会监督氛围。

2．及时向新闻媒体通报专项行动进展情况、典型案例查处情况，加大曝光力度。

3．开展有关医学常识的科普宣传。

第四组：监督检查和案件查处组。卫生部、公安部、监察部、科技部、国家人口计生委、国家中医药管理局参加。主要任务：

1．组织开展对地方政府及其相关部门落实专项行动情况的监督检查，及时发现问题，研究提出改进措施和规范管理工作的建议，加强对专项行动的指导。

2．做好群众举报投诉受理工作，采取明察暗访等方式，对人民群众反映强烈、医疗秩序混乱、问题严重的地区进行重点督查。

3．围绕专项行动工作内容、重点和职责分工，组织开展对医疗机构、计划生育技术服务机构和医学科研机构等的监督检查，严肃查处违法违规行为。

4．抓住案件线索，做好案件查办工作。行政违法案件由有关行政主管部门负责；违纪违法行为，需要依纪依法追究责任的，由监察机关负责查处；涉嫌构成犯罪的，由公安机关立案侦查，其他部门做好案件移送等调查配合工作。重点案件要挂牌督办，一抓到底。

五、实施步骤和工作安排

专项行动分为三个阶段实施。

第一阶段（2005年4～5月）为动员部署阶段。各地组成专项行动领导小组，建立工作机制，结合本地区实际制定具体实施方案，对本辖区内开展专项行动进行全面动员部署和自查工作。

2005年5月底以前，各省、自治区、直辖市要将贯彻落实国办发〔2005〕21号通知及电视电话会议情况、有关领导批示、组织机构建设情况、联系人和联系电话等上报全国专项行动领导小组办公室。

第二阶段（2005年5月～2006年5月）为组织实施阶段。各地要按照专项行动方案确定的职责分工和工作部署，认真组织落实专项行动工作，开展自查自纠，针对突出问题和薄弱环节，采取有效措施，全面坚决取缔无证行医，严肃查处违法违规行为，建立完善长效监管机制。各地专项行动牵头单位要组织有关部门采取明察暗访等方式，对专项行动开展和自查自纠等情况进行监督检查；卫生部会同有关部门组成督查组对地方落实情况进行督查。

各省、自治区、直辖市自5月开始，要及时将有关信息编发简报上报全国专项行动领导小组办公室，并于每月底向全国专项行动领导小组办公室报告当月工作进展情况（包括专项行动开展情况、存在的主要问题、案件查办、责任追究情况等）；各省、自治区、直辖市分别于2005年9月、12月底以前将打击非法行医专项行动汇总表（见表1、2、3）随同阶段性总结一并报全国专项行动领导小组办公室。

第三阶段（2006年6月）为总结检查阶段。自查和整改结束后，各省、自治区、直辖市要做到整改措施落实到位、案件查处到位、责任追究到位、长效机制建立到位，同时认真做好工作总结，并于2006年5月底前将本省的工作总结（包括专项行动开展情况、存在的主要问题、整改措施、案件查办、责任追究和下一步工作安排等）和汇总表一式三份上报全国专项行动领导小组办公室。全国专项行动领导小组将对重点地区进行联合督查，检查专项行动开展情况，完成专项行动总结工作。

六、工作要求

（一）提高认识，切实加强对专项行动的领导。

开展打击非法行医专项行动，是落实“三个代表”重要思想、体现以人为本理念的具体体现，是规范医疗执业行为、打击非法行医的重大举措。各地区、各部门一定要从保障人民群众身体健康和生命安全的高度，从立党为公、执政为民的高度和讲政治、保稳定、促发展的高度，充分认识打击非法行医专项行动的重要性和紧迫性。各级政府主管领导要亲自挂帅，将打击非法行医专项行动作为一项民心工程列入政府重要议事日程，设立专项行动领导机构，加强领导，精心部署，周密安排，运用法律、行政等手段，切实抓紧、抓细、抓出实效。

（二）分工协作，明确专项行动责任。

要按照“全国统一领导，地方政府负责，部门指导协调，各方联合行动”的工作要求，迅速开展打击非法行医专项行动。各级政府要本着求真务实的态度，按照属地化管理的原则，逐级落实责任，将打击非法行医专项行动作为当前整顿和规范市场经济秩序的一项重要工作真正落到实处。打击非法行医专项行动是一项社会系统工程，各有关部门必须充分发挥各自职能作用，相互支持，主动配合，齐抓共管，加强联合执法。要加强工作中的联系、协调与配合，建立定期联席会议制度、信息通报和沟通制度、案件移送制度等。要加强各级专项行动工作机构之间的联系，加强部门间、地区间的沟通配合，形成上下联动、部门联动、地区联动的综合整治局面和强大的整治合力。

（三）突出重点，狠抓专项行动的落实。

方案中确定了本次专项行动的内容和重点，各地、各有关部门要紧紧围绕职责分工，认真组织落实。各地还要根据当地实际情况制定具体实施方案，着力解决当地医疗服务市场存在的突出问题、群众关注的热点问题以及社会危害严重的问题，实现专项行动的目标。各级政府及其相关部门在加大监督执法工作力度，严厉打击犯罪，严肃查处违法违规行为的同时，还要加强对下一级政府及其相关部门专项行动落实情况的监督检查，使各项任务真正落到实处，保证不走过场。要及时掌握工作进展情况，发现并解决工作中遇到的问题，确保专项行动取得实效。

（四）加大执法力度，依法严肃查处违法违规行为。

各地要严格按照法律法规规定，加强监督执法检查，特别要做好对重点地区、重点环节的突击检查，及时发现问题，责令限期整改，依法严肃处理。要重点查处大案要案。在加强有关行政部门之间的联系，做好案件移送的同时，有关行政部门还要将发现的涉及行政监察对象违纪违法的案件及时移送监察机关。对违反有关法律法规的责任人和单位、对存在严重地方保护主义和部门保护主义的地区和部门领导，各级监察机关要依纪依法严肃处理，涉嫌犯罪的要移送司法机关。各地要认真执行国务院关于《行政执法机关移送涉嫌犯罪案件的规定》和最高人民检察院关于《人民检察院办理行政执法机关移送涉嫌犯罪案件的规定》，对需要移送的案件，要做好部门间移送工作，特别要加强行政执法与刑事司法的衔接，决不能以罚代刑。各有关部门在案件查处过程中和结案之后，要及时向当地专项行动领导小组办公室通报有关案件情况。各省、自治区、直辖市专项行动领导小组办公室要及时向全国专项行动领导小组办公室报送有关案件的具体情况和查处结果。对不认真做好案件查办工作和不及时报告情况的，将严肃追究主管领导和相关责任人员的责任。

（五）标本兼治，建立完善长效监管机制。

要按照整顿与建设并举，打击非法行医专项行动与加强医疗机构审批和规范化管理相结合、日常监督执法与开展专项行动相结合的原则，立足建立健全长效监管机制。完善法律法规，加强制度建设。各地要从源头把关，按照当地区域卫生发展规划合理规划、设置医疗机构；规范审批行为，清理整顿不符合设置标准的医疗机构；加强对医疗机构及其从业人员的规范化管理。各地要加快卫生综合执法的步伐，建立健全综合执法组织机构，积极探索、完善对医疗服务市场监管的有效模式和方法，提高卫生执法监督工作水平，加强对医疗服务行业的日常监管。要通过专项行动，认真总结经验教训，查找根源，强化依法行政意识，完善监督管理措施。

（六）加强宣传工作，形成高压严打的舆论氛围。

要充分发挥媒体的舆论导向作用，大力宣传、普及卫生法律法规和医学科普知识，增强医疗机构和医务人员依法执业的自觉性，提高人民群众的自我保护意识，引导群众正确择医。同时要加大曝光力度，及时将专项行动进展、重大案件查处情况等进行通报，震慑不法分子。要营造强大声势，动员全社会共同监督。全国打击非法行医专项行动领导小组设立举报电话：010－84023775（卫生），010－62046622－2531（计生）。各级打击非法行医专项行动领导小组也要设立举报电话，建立举报受理制度，动员全社会的力量监督医疗服务市场。

（常　识　摘）

科技部、卫生部对科研机构开展涉医活动进行检查

为贯彻落实《国务院办公厅关于开展打击商业欺诈专项行动的通知》（国办发［2005］21号）精神，根据卫生部、科技部等七部门联合制定的《打击非法行医专项行动方案》提出的关于科技行政部门要规范医学科研机构的设立审核，配合卫生行政部门查处违法从事诊疗活动的科研机构的要求，科技部和卫生部于2005年10月部署开展科研机构涉医行为检查工作。

一、科技行政部门要配合卫生行政部门，认真清理和查处科研机构未获得卫生行政部门许可擅自开展诊疗的行为。对于下列非法行医行为予以纠正：

1. 科研机构未取得《医疗机构执业许可证》擅自开展诊疗活动；

2. 医学科研单位及其附属医疗机构将医疗场所和科室出租、承包给非本医疗机构个人和其他机构开展诊疗活动，聘用非卫生技术人员行医；

3. 医学科研机构及其附属医疗机构超出核定的诊疗范围执业，或者未经审批擅自开展“义诊”和刊播医疗广告；

4. 医学科研机构所属医疗机构虽取得《医疗机构执业许可证》，但其名称不符合《医疗机构管理条例》规定；

5. 其他非法行医活动。

二、设立从事医学科研和服务的民办非企业医学科研机构，应具备开展相关工作的必备条件，并征得同级卫生行政部门同意，设立后纳入同级卫生行政管理部门监管范围，其基本信息需向社会公开，接受社会监督。

三、请各部门和地方科技行政部门将通知转发至相关医学科研机构，各科研机构要严格按照以上规定，对本机构执业活动开展自查自纠，对存在的问题进行彻底整改，规范执业活动，维护人民群众的合法权益和医疗安全。对拒不整改，仍然违法违规从事诊疗活动且造成严重后果的科研机构，在卫生行政部门依法查处的同时，科技行政部门会同监察部门依纪依法严肃追究相关责任人员和主管领导的责任。

四、科技、卫生行政部门要结合这次打击非法行医专项行动，根据现行规定，对已经设立的医学科研机构进行一次审查，规范业务活动，坚决取缔非法行医行为。对于新设立的机构要严格审批，建立长效监管机制。

五、各级科技、卫生行政部门要以对人民群众身体健康高度负责的态度，充分认识对科研机构涉医行为进行检查的重要性。各级科技、卫生行政部门要充分发挥各自职能、相互支持、精心组织，切实做好此项工作。

（刘　丹　摘）

卫生部制定打击非法行医专项行动责任追究的意见

经全国打击非法行医专项行动领导小组研究决定，为认真贯彻落实《国务院办公厅关于开展打击商业欺诈专项行动的通知》（国办发［2005］21号）精神和卫生部等七部委印发的《打击非法行医专项行动方案》要求，加大打击非法行医工作力度，按照依法行政、守法执业，执法必严、失职必究的原则，建立权责明确、行为规范、监督有力的医疗服务市场监管长效机制，切实保障人民群众的健康权益和生命安全，依据国家有关法律、行政法规及相关规定，卫生部对在打击非法行医专项行动中严肃追究有关人员行政过错责任提出意见。主要内容如下：

一、追究原则

（一）坚持依法依纪、实事求是、客观公正，准确认定错误性质、责任大小，区别不同情况进行处理。做到惩处与责任相适应，教育与惩处相结合。

（二）坚持分清集体责任和个人责任，直接责任、主要领导责任和重要领导责任，按照干部人事管理权限和干部任免处理权限进行处理。不得以集体责任代替个人责任。

二、追究对象及行为

对各级卫生行政部门、卫生监督机构及其工

作人员，政府举办的医疗机构及其由国家机关任命的工作人员不履行或不正确履行法定职责，给人民群众的健康权益和生命安全造成隐患和损失的行为，应查明责任，予以追究。

（一）医疗机构负责人对医疗机构规范执业负有领导责任，其主要负责人是第一责任人。对有下列行为之一的，在依法对医疗机构作出行政处罚的同时，还应当对政府举办的医疗机构及其相关人员追究责任：

1. 违反《医疗机构管理条例》等法律法规，超出《医疗机构执业许可证》核准登记范围开展执业活动的；

2. 聘用非卫生技术人员开展诊疗活动的；

3. 出卖、转让、出借《医疗机构执业许可证》的；

4. 非法开展胎儿性别鉴定或选择性别终止妊娠手术的；

5. 违反国家打击非法行医专项行动有关要求，有令不行、有禁不止的；

6. 其他应当追究责任的行为。

（二）各级卫生行政部门、卫生监督机构对医疗机构负有监管责任。各级卫生行政部门、卫生监督机构及其工作人员在医疗机构日常监管工作中有下列行为之一的，应当追究责任：

1. 不认真按照有关要求开展医疗机构日常监管工作，失职、渎职或有其他不作为行为的；

2. 对医疗机构执业或医师执业等事项的行政许可不认真履行职责、滥用职权、玩忽职守、徇私舞弊的；

3. 对有确切线索的群众投诉举报压案不查、瞒案不报或受理后不认真进行查办的；

4. 对涉嫌违反党纪政纪规定的案件，不按规定移送纪检监察机关的；

5. 对涉嫌犯罪的案件，不依法移送司法机关的；

6. 有其他违法违纪行为的。

三、有下列行为之一的，应当从重处理

（一）在打击非法行医专项行动中自查自纠不认真，没有及时发现问题或有问题不及时进行处理上报，经上级部门督查发现的；

（二）对上级卫生行政部门转办的投诉件以及辖区外要求协查、协办的案件拒不办理、故意拖延、影响查处的；

（三）12 个月内经两次以上责令改正而拒不改正其违法违纪行为的；

（四）包庇、袒护问题，干扰对其责任进行调查、处理的；

（五）在调查、处理期间仍违反规定，弄虚作假的；

（六）对控告、揭发、检举其过错行为的知情人进行打击报复的。

四、有下列情节之一的，可以从轻、减轻或免于责任追究

（一）对已出现的问题能及时正确认识，并采取有效措施整改，积极挽回损失或制止危害结果扩大的；

（二）通过自查自纠发现、及时整改、尚未造成损失的；

（三）主动交代本人违法违纪行为及揭发他人违法违纪行为的。

五、追究形式

对单位责任追究以通报批评的方式进行；对个人责任追究按照组织处理、纪律处分、追究刑事责任进行：

（一）组织处理的形式为：

1. 通报批评；

2. 诫勉谈话；

3. 调离原工作岗位；

4. 取消两年内晋升职称、职务资格；

5. 责令辞职、降职、免职等。

（二）纪律处分依据党纪、政纪有关规定进行。

（三）刑事责任依法追究。

六、追究工作程序

在打击非法行医专项行动中，凡发现卫生行政部门、卫生监督机构以及医疗机构存在有本意见第二条所列行为的，在依法对机构进行行政立案调查处理的同时，应建立追究行政过错责任的移送、追究相关联系制度，及时将相关材料移送相关部门追究相关人员责任。

（一）直接管理的机构或人员涉嫌违规违纪的，由人事部门或纪检监察部门按相关程序进行调查处理；涉嫌违法的，移送司法机关依法

处理。

（二）对其他违规违纪违法责任人员，卫生行政部门应及时向有处理权的有关单位提出处理建议书，并移送相关证据资料；建议有关单位及时进行调查核实，并依纪依法做出处理。

（三）对责任追究的各种处理决定、记录等存入个人人事档案。处理决定报上级卫生行政部门的人事和纪检监察部门备案。

七、工作要求

（一）转变观念，提高认识。在打击非法行医专项行动中实行行政过错责任追究工作，是推进依法行政、建设法治政府的需要，是贯彻落实国务院关于开展打击商业欺诈专项行动的具体要求，是保证打击非法行医工作目标得以实现的重要举措。各级卫生行政部门一定要从全面推进打击非法行医专项行动工作，切实维护人民群众健康权益，巩固医疗服务市场良好秩序的高度认识开展此项工作的必要性和紧迫性，牢固树立责权一致、权为民用的思想观念，认真落实责任追究工作。

（二）加强组织领导，稳妥推进。各级卫生行政部门要按照本意见的要求，认真做好责任追究工作。要建立一把手负总责，分管领导具体抓，监督部门、人事部门、纪检监察部门密切配合，层层抓落实的工作机制。开展责任追究既要态度坚决，又要慎重稳妥，做到宽严有度，保证责任追究工作有效推进。

（三）加强沟通，争取支持。各级卫生行政部门要加强与政府及有关部门的协调和沟通，及时向当地政府领导汇报，争取当地政府的支持和重视。要加强与纪检监察机关、司法机关的衔接，保证追究的时效性。

（四）加强监督检查，确保工作落到实处。上级卫生行政部门要加强对下级卫生行政部门工作的监督指导，对应当追究责任的要及时向下级卫生行政部门提出追究建议，对下级卫生行政部门不按要求实行责任追究或对上级卫生行政部门的追究建议不予采纳又不书面说明理由的，可依法依纪向监察机关提出对下级卫生行政部门有关领导进行责任追究的建议，并抄送当地人民政府。

（周子理　摘）

全国打击非法行医专项行动领导小组加强案件查处工作

为严厉打击各种非法行医行为，各级打击非法行医专项行动领导小组积极行动，认真受理群众投诉举报，依法严肃查处了一批大案要案并公开曝光，震慑了不法分子。

截至2005年12月31日，31个省级专项行动领导小组办公室共受理投诉举报1万余件，全国专项行动领导小组办公室直接受理投诉举报1481件。全国专项行动领导小组办公室直接受理的投诉举报中反映无证行医的518件，占投诉举报总数的35%；反映医疗机构出租承包科室、聘用非卫生技术人员行医的843件（其中反映中医医疗机构的135件，占16%），占投诉举报总数的56%；反映非法鉴定胎儿性别的23件，占投诉举报总数的2%；反映医疗纠纷、行风、行政不作为、违法审批等问题的共97件，占投诉举报总数的7%。反映医疗机构出租承包科室、聘用非卫生技术人员行医和无证行医是投诉举报的主要内容，占91%。全国专项行动领导小组办公室直接受理的投诉举报涉及31个省、自治区、直辖市和新疆生产建设兵团，其中河南、北京、河北、山东排在前四位，这四个省均超过百件。从各地反馈的355件转办案件调查处理情况看，群众投诉举报属实的为281件，属实率为79%。

各地对全国专项行动领导小组转办和自己受理的群众投诉举报及时处理，认真核查，基本做到了群众投诉举报案件线索件件有卷宗，案案有着落、有回音。根据群众投诉举报线索，各地先后查处了山东省德州市人民医院出租承包科室案等一批有影响的大案要案。

山东省德州市人民医院自2002年开始以合作的名义，将皮肤科、口腔科出租给北京健神医院投资有限公司。北京健神医院投资有限公司聘请的3名从事性病诊疗的人员中，存在未取得《医师资格证书》或未经注册取得《医师执业证书》擅自行医的行为，在性病诊疗过程中存在欺骗行为。山东省卫生厅依据有关法律法规，按照行政处罚法定程序，对德州市人民医院作出没收非法所得34.6万元并处罚款3000元的处罚；

对北京健神医院投资有限公司作出责令停止执业活动，没收非法所得395.2万元，没收使用的药品、医疗器械并罚款5000元的行政处罚。

公主岭市中心医院存在转让、出借《医疗机构执业许可证》（与徐州忠诚科技有限公司联合开办“血疗中心”，使用医院的名称、房舍，公司出医疗器械并负责管理，向医院交承包费用）；未经卫生行政部门批准，擅自设立、悬挂“脑外伤、脑出血手术治疗中心”等26个诊疗中心和风湿病协作医院牌匾；使用非卫生技术人员；乱收费，私设小金库，使用过期药品等违法违规行为。针对有关违法违规行为，四平市卫生局依法作出没收违法所得7900元、罚款6000元和限期整改的行政处罚决定。公主岭市有关部门对公主岭市中心医院有关违规违纪人员进行了行政处分和相应的经济处罚，给予市中心医院院长行政记大过处分，并在全系统内进行通报批评。公主岭市卫生局深刻认识到在本次事件中有着不可推卸的领导及管理责任，已向市政府做出检讨，并通过电视台向全市人民做出深刻检查。

黑龙江省齐齐哈尔医学院附属第二医院自1999年3月起，与南昌华跃科技实业有限公司（以下简称公司）合作开设“性病专科”，公司每年向医院交纳房租及管理费用，并负责科室所有人员的工资及费用，性病专科自行收费、发药和化验。2004年3月，齐齐哈尔市卫生局及卫生监督所在检查中曾发现该院出租科室行为，并按照有关规定对该院作出了责令改正、罚款6000元的行政处罚。但是，该院并未按照要求解除与公司的合同，仍然在违规出租科室等违法违规行为。根据有关违法事实，黑龙江省卫生厅当场决定摘下齐齐哈尔医学院附属第二医院三级甲等医院的牌子；依法对齐齐哈尔医学院附属第二医院作出了责令整改、罚款5000元的行政处罚；对泌尿性病专科2名医师分别给予罚款5000元，吊销《医师执业证书》的行政处罚。对医院存在的违法违规及管理混乱等问题，以及齐齐哈尔市卫生局监管不到位问题，省卫生厅给予了通报批评。

各级打击非法行医专项行动领导小组还依法查处了河南省煤炭总医院等8家医疗机构、河北省雄县中医院、新疆维吾尔自治区红十字会医院出租承包科室，湖北省武汉九州中西医结合医院、湖南省常德市第三人民医院、陕西渭南市皮肤泌尿专科医院、重庆市涪陵区皮肤泌尿专科医院和万州区皮肤泌尿专科医院使用非卫生技术人员从事诊疗活动，湖南省湘潭县中路铺卫生院非法施行选择性性别终止妊娠，安徽省马鞍山市宫亚玲无证行医、非法鉴定胎儿性别，江苏省宜兴市甘四雄、黄利容夫妇非法行医，武汉市广德妇科医院未经卫生行政部门批准擅自开展人类辅助生殖技术等典型案例。

（苏　志　段冬梅）

卫生部与中央电视台联手开展打击非法行医飓风行动

各级打击非法行医专项行动领导小组充分利用报刊、广播、电视、信息网络等媒体，积极开展了形式多样、内容丰富的宣传教育活动，广泛宣传卫生法律法规和卫生知识，增强了人民群众的自我保护意识，提高了医疗机构和医务人员的守法意识。同时，通过报道非法行医典型案件的查处情况，保持专项行动的声势，震慑不法分子。全国打击非法行医专项行动领导小组办公室于2005年8月25日在卫生部举行新闻通报会，介绍全国打击非法行医专项行动开展以来的工作情况、下一步工作安排以及典型案例的查处情况。在各地的支持和配合下，从2005年8月23日起，全国专项行动领导小组办公室与中央电视台《生活》栏目共同制作打击非法行医系列电视节目——飓风行动，报道有关典型案例和各地查处情况，截至2005年底已播出了50余期。节目先后报道了湖北省襄樊市第二人民医院等医院被托管后违法执业、云南省昆明市阳光医院违法违规执业、江苏省扬州市淮海专家门诊部违法违规执业和湖南省中医学院第一附属医院出租承包科室等案例。

（冯　光　邢路徽）

卫生部副部长马晓伟率督查组赴新疆督查打击非法行医专项行动工作

2005年7月3～8日，全国打击非法行医专项行动领导小组组长、卫生部副部长马晓伟率督查组对新疆维吾尔自治区和新疆生产建设兵团打击非法行医专项行动工作以及有关卫生工作情况进行检查和调研。自治区副主席库热西·买合苏提和兵团副司令员阿勒布斯拜·拉合木分别代表自治区人民政府和兵团向马晓伟副部长一行汇报了打击非法行医专项行动的工作情况。随后，督查组对乌鲁木齐市、阿勒泰地区、石河子市、布尔津县、奎屯市等地、县开展了检查，听取了当地打击非法行医专项行动工作汇报，对部分医疗机构进行了检查，并针对群众举报的自治区红十字会医院出租、承包科室案等进行了督办。

马晓伟副部长对自治区卫生工作给予了充分肯定，指出：自治区党委和政府高度重视卫生事业，认真贯彻中央的有关政策，在卫生工作中思路清晰，发展方向正确。自治区推进农村合作医疗的建设，利用中央的政策充分调动农民的积极性，得到了农民的好评；在国家政策引导下，切实加强农村三级卫生服务网络基本建设，为农村的医疗服务提供了有力的保障；在财政比较困难的情况下，自治区仍然保证了疾病预防控制机构、乡镇卫生院、妇幼保健机构和卫生监督机构的工资100%，稳定了队伍，基层工作的同志们精神面貌、工作态度积极向上。这充分表明了自治区党委和政府在卫生工作中坚持“政府主导、公益为主、尊重规律、扎实推进、城乡统筹、健康发展”的目标和方向是正确的。

自治区和兵团在打击非法行医专项行动中加强领导，统一认识，组织机构落实，充分发挥领导小组的组织、协调、指挥、决策作用，工作措施得力。各部门之间协调配合，初步形成了专项行动工作合力。打击非法行医专项行动工作重点突出，认真调查举报投诉案件线索，严肃查处违法违规行为，特别是对全国打击非法行医专项行动领导小组交办的案件线索，采取明察暗访等方式，积极开展调查核实、取证等工作，认真进行处理。打击非法行医专项行动正在有序地展开。

同时，马晓伟副部长也对下一步如何深入开展打击非法行医专项行动提出了要求。

一要进一步提高对打击非法行医专项行动重要性、长期性和艰巨性的认识，切实加强对专项行动的领导；二要加大监督执法和责任追究，狠抓违法违规案件的查处。对专项行动中发现的违法违规医疗机构负责人，以及牵扯到的卫生行政部门有关人员，该处理的都要依纪依法严肃处理，决不能手软，决不能走过场；三要加强宣传和社会曝光力度，营造全社会监督的氛围。要充分发挥媒体的舆论导向作用，营造强大的宣传攻势，宣传既要体现强度，也要体现深度；宣传要有思想性、政策性和导向性；四要进一步规范医疗机构的设置审批和管理，整顿和规范医疗服务市场；五要进一步采取标本兼治的措施，狠抓专项行动的落实。同时，要进一步提高卫生监督队伍的执法水平和办案能力，强化执法手段，积极探索对医疗机构监管的有效模式和方法，严厉打击非法行医。

（魏汉卿　摘）

卫生部副部长马晓伟率督查组赴上海督查打击非法行医专项行动工作

2005年8月19~22日，全国打击非法行医专项行动督查组对上海市进行了督查。督查组在听取政府汇报的基础上，对嘉定区、长宁区、浦东新区、普陀区、黄浦区有关医疗机构进行了检查，并对黄浦区鼓楼中医门诊部存在的虚假宣传、管理不善等问题进行了检查。

上海市政府领导对打击非法行医专项行动高度重视，各部门密切配合，做到了认识到位、组织到位、责任到位，通过开展以“严厉打击无证行医、规范医疗市场秩序”为主题的“卫监二号”和“坚决制止医疗机构擅自改变医疗执业行为、聘用非卫生技术人员执业、出租承包科室等违法行为”为主题的“卫监四号”行动，以及集中整治“医托”的专项行动，将日常监督和集中整治有机结合，有效震慑了非法行医的不法分子和规范了医疗执业行为，专项行动取得了明显成效。自专项行动开始以来，截止2005年7月25日，上海市共出动人员总数5503人次，其中卫生部门4779人次，公安部门476人次，监察部门118人次，其他部门130人次，出动车辆693次。共取缔无证行医点968个；处罚199件，罚款27.19万元，没收违法所得69.47万元，收缴器械10288件、药品2471箱，案件移送5件；追究刑事责任3件、3人。共检查医疗机构1550户次，其中三级55户次，二级173户次，一级156户次，民办305户次，其他（村卫生室、个体诊所等）861户次；共发现有违法行为133家，其中聘用非卫生技术人员51家，擅自开展性病诊疗17家，其他违法行为（擅自开展母婴保健技术服务、擅自改变诊疗科目等）65家；依法责令改正94家，警告47家，罚款38.27万元，没收非法所得3.54万元。

上海市卫生、公安、计生、科技、监察等部门密切配合，是专项行动取得阶段性成果的重要原因。2005年1月份以来，上海市公安机关受理非法行医案件40起，立案39起，破案20起，共处理违法犯罪人员28名，上网追逃2名，提高了打击非法行医工作力度。市人口计生部门与卫生部门在资源整合的基础上，对全市开展计划生育技术服务的医疗机构场地、设施、人员资质和服务范围进行了全面督查，在禁止非医学需要的胎儿性别鉴定和选择性别的人工终止妊娠的专项督查中，各区县执行情况良好，未发现违规情况。市科委重申了对涉及药品和医疗器械的科研项目需报国家有关部门审批后才能用于临床，经查未发现在研的项目有违规情况。同时，市监察委积极参与，通过事前协调、事中监督、事后总结认真履行监察职能，目前专项行动中尚未发现有监察对象违纪情况。

为贯彻全国打击非法行医专项行动的精神，切实维护医疗服务市场的正常秩序和患者的健康权益，针对群众反映集中的“医托”现象，市卫生局下发了《关于进一步做好严厉打击“医托”专项整治工作的通知》。通过依法查处违法违规医疗机构或个人，并予公示和通报，其中对雇佣“医托”系组织行为的严肃追究各相关领导责任；对雇佣“医托”系医师个人行为的，依法予以警告，暂停执业活动直至吊销执业证书，并对法定代表人实施责任追究制；加强舆论宣传，曝光典型案例，发布“就医警示”；通过卫生助医网和助医热线等方式提供正确的导医信息等五项具体措施，逐步铲除“医托”生存的空间。仅7月份，公安机关就对从事“医托”行为的违法人员实施行政拘留33人，治安警告1人。特别是杨浦和宝山公安分局积极与卫生部门配合，查处医院雇佣“医托”案件，取得较好的社会反响。在查处涉嫌雇佣“医托”的医疗机构违法、违规执业行为的同时，还督促有关医疗机构清退相关医疗费用，挽回病人经济损失。其中，宝山区淞宝医院雇佣“医托”欺骗病人，市卫生局在及时查处的同时，还移送其部队上级主管部门处理，并责令医院关闭雇佣“医托”的中医科。据不完全统计，在专项行动开展后半个月时间内，仅市卫生局卫生监督所就处理相关举报8起，清退医疗费用计34600元，各区县也在辖区内开展多次专项整治，仅宝山区海淞医院一家清退就涉及20人次和4万余元的医疗费用。

针对群众反映比较集中的医师多地点执业等热点问题，市卫生局及时下发了《关于加强本市公立医疗机构医师外出执业管理的通知》（沪卫医政〔2005〕58号），对公立医疗机构在职医师外出执业的管理予以明确。提出五项具体管理措施：一是要求公立医疗机构保证日常医疗救治力量及双休日、节假日的值班力量和急救力量；二是要求公立医疗机构在职医师外出执业必须经所在医疗机构同意并按执业范围开展，原则上应具备副高以上任职资格，外出执业每周不得超出1个工作日；三是要求公立医疗机构医师外出执业必须与本单位及聘用单位签订协议；四是要求公立医疗机构医师未经同意不得擅自外出执业，违者严肃处罚；五是要求公立医疗机构制定本单位医师外出管理的具体制度和配套措施。此外，市卫生局在充分调研的基础上下发了《关于本市实行医务人员佩卡上岗制度的通知》（沪卫医政〔2005〕61号），拟在试点的基础上，在本市各级各类医疗机构全面实施。同时，卫生部门也已将打击“医托”、医院科室承包和严格医师多地点执业等纳入年度卫生系统精神文明和行风建设的专项督查。在加强行政监督执法的同时，卫生部门还通过上海市大众卫生报、上海卫生信息网等媒介对医疗机构的医疗服务质量、均次费用、万人问卷调查满意率、定性的医疗事故信息、医政类行政处罚情况和群众投诉举报等情况向社会公示。通过加强医疗服务信息公示，增加群众的知情选择权，强化行业自律和社会监督，规范医疗执业行为。

通过检查和调研，全国打击非法行医专项行动领导小组组长、卫生部副部长马晓伟对上海的卫生工作给予充分肯定，对打击非法行医专项行动取得的阶段性成果给予高度评价。马晓伟副部长指出：上海市委、市政府高度重视卫生事业，认真贯彻中央的有关政策，在卫生改革与发展中思路清晰，措施有力，希望上海继续勇于探索，为全国摸索出带有普遍意义的宝贵经验。督查组就上海市存在的基层卫生监督执法人员较少、力量较为薄弱，上海市各级政府如何进一步指挥各有关部门将打击非法行医专项行动引向深入等问题与上海市政府交换了意见。

（杜 娟 摘）

专项行动培训班在北京举办

为全面贯彻落实《国务院办公厅关于开展打击商业欺诈专项行动的通知》和卫生部等七部委制定的《关于印发〈全国打击非法行医专项行动方案〉的通知》精神，提高地方开展打击非法行医专项行动的能力，保证专项行动的顺利进行，全国打击非法行医专项行动领导小组办公室于2005年7月20~22日在北京举办了2005年全国打击非法行医专项行动培训班。各省、自治区、直辖市和新疆生产建设兵团卫生厅局直接承担打击非法行医专项行动任务的医政处、法监处、卫生监督所的领导和同志共计120余人参加了培训。

全国打击非法行医专项行动领导小组办公室有关领导以“如何进一步做好打击非法行医专项行动”为题对专项行动有关情况进行了回顾和介绍，传达了全国打击非法行医专项行动领导小组组长、卫生部副部长马晓伟近期的指示；着重强调了下一步工作要求：一是要统一思想，提高认识。把思想认识统一到贯彻落实国务院部署的专项行动上；把思想认识统一到维护人民群众的根本利益上；把思想认识统一到抓住机遇、整顿和规范医疗秩序上；把思想认识统一到建立标本兼治的长效机制上；把思想认识统一到尊重医学科学规律、弘扬职业道德上。二是要加强领导，落实责任。各地卫生行政部门要加强领导，当好牵头人，做好组织协调，建立责任制，分工负责，求真务实、注重实效，发现问题，总结经验。三是要注重查办案件。要高度重视群众的投诉举报，充分运用法律和政策，依法及时查办案件，提高办案效率。坚决反对地方、部门保护主义。要严肃追究有关人员责任。注重典型案件的办理，建立地区间办案的协调机制。四是要加强监督检查，注重整治实效。要经常对下一级组织机构的工作进行监督指导，加强对重点地区、重点环节的突击检查，检查办案情况和督办重大案件。五是要加大宣传曝光力度。加强与新闻媒体的沟通，通过舆论监督促进执法监督工作。注重案件的主动曝光，保持打击非法行医专项行动的高压态势，震慑违法犯罪分子。加强法制教育，增强医疗机构和医务人员的法律意识和依法执业的自觉性，教育群众自觉抵制非法行医行为。

卫生部医政司有关领导就如何加大专项行动力度，做好案件查处工作作了报告。提出案件查处要突出重点，紧紧围绕专项行动的目标，加大打击力度，抓好投诉举报，充分运用现有法律法规规章和规范性文件，做好案件查处工作。各部门之间要加强配合，联合协作办案，发挥各部门的优势，加强案件移送工作，尤其是向司法机关的移送。要进一步规范投诉举报受理和调查处理工作，强化证据意识，注重打击非法行医专项行动证据的收集与应用，提高依法行政能力和水平。地区之间要加强案件协查协办工作，各地要报送案件查处的详细情况。要充分发挥纪检监察作用，加大责任追究力度。加强与媒体的沟通和曝光力度。把握法律政策界线，加强案件查处工作中的请示和答复工作。要注意总结经验，探索建立长效监管机制。

培训班上，卫生部医政司、政策法规司，国家中医药管理局医政司，北京市高级人民法院行政庭，公安部治安管理局有关领导，分别就医政监督管理的有关法律适用、调查取证和行政案件处理中应注意的问题等内容进行了讲授，进一步明确了专项行动严厉打击的内容、法律依据以及卫生部对有关问题的答复和批复。四川、上海、北京等省市作了医政执法经验介绍。

卫生部医政司有关领导在培训班总结时提出几点具体要求：一是请各省的代表回去后立即向厅领导汇报，希望大家进一步提高认识，尽快将思想和认识统一到国务院和部党组的要求上来，将打击非法行医专项行动扎扎实实、轰轰烈烈地开展起来。二要突出重点，加大案件查办工作力度，从重从快处理一批案件。打击非法行医涉及范围广，政策性强，难度大，但是不能有畏惧心理，不能有畏难情绪。各地既要把握好政策、法律界限，提高办案质量，依法查处违法违规行为，又要用好用足政策，加大处理力度，提高办案效率，不要太过于纠缠细枝末节，防止久拖不决。对各地查办的典型重大案件和全国专项行动领导小组交办的案件线索、要求上报结果的，要及时报全国专项行动领导小组办公室。三要进一步加强宣传发动工作，上海等地的做法非常值得借鉴。通过强大的舆论监督和宣传攻势，震慑违法犯罪分子，教育广大人民群众和医务工作者。四是各地一定要加强月报工作。如不能及时按要求上报，全国专项行动领导小组将分析原因，适时给予通报和督办。五要加强法规政策研究。各地也要注意总结，对地方可以解决的问题，各地要多想办法研究解决，对地方难以解决的，该请示的要请示，同时提出意见和建议。四川、上海、河南等省市的宝贵经验各地要学习和借鉴。六是专项行动中一方面要严格执法，另一方面要注重程序和依法行政，增强自我保护意识，增强证据意识、程序意识。要通过抓大案要案和有计划地组织几次专项行动或战役，掀起专项行动的高潮。适当的时候，全国专项行动办还要开展经验交流，案例研讨，提高执法水平和能力。

监督部门要与医政部门密切联系，加强信息沟通，充分利用现有的法律法规的规定，共同做好医疗服务市场的监管工作。

（彭　莹　摘）

公安机关重拳出击成功破获两起非法行医案件

全国打击非法行医专项行动开展以来，各级公安机关在公安部的统一部署下，在卫生、计生等部门配合下，依法严厉打击非法行医的犯罪行为，对犯罪分子起到了震慑作用。安徽省和江苏省公安机关近期率先侦破了两起非法行医案件。

安徽省马鞍山市公安局金家庄分局根据卫生部门提供的线索，迅速抽调精干警力成立专案组，主动出击，抓获涉案人员5人，对主要犯罪嫌疑人宫亚玲、李玉振二人予以刑事拘留。经查，2003年以来，犯罪嫌疑人宫亚玲伙同李玉振等人，在其暂住地非法开办私人诊所，以收费标准远远低于一般医院为条件，吸引他人就诊，并多次从事替人接生、引产、取环、非法鉴定胎儿性别、非法选择性别终止妊娠等违法犯罪活动，非法获利10万余元。

江苏省宜兴市公安局治安大队近期对甘四雄、黄利容夫妇涉嫌非法行医、销售假药开展侦查，先后查实受骗人员达250余名，快速侦结全案。犯罪嫌疑人甘四雄、黄利容被依法移送起诉。经查，2003年11月至案发，犯罪嫌疑人甘四雄、黄利容夫妇在未取得医生执业资格的情况下，长期租用宜兴市樱花招待所208房间，甘四雄对外宣称自己为祖传中医，包治各种皮肤病、风湿病等，以普通常见药物假冒所谓“特效药”、“祖传秘方”销售，非法获利5万余元。

（李莉莎　摘）

各地打击非法行医专项行动取得阶段性成果

2005年，各地打击非法行医工作取得了一定的阶段性成果。

一、领导重视，精心部署

各级政府和有关部门高度重视打击非法行医专项行动，在全国动员部署电视电话会之后，按照“全国统一领导，地方政府负责，部门指导协调，各方联合行动”的工作要求，迅速部署开展打击非法行医专项行动。各地及时成立了专项行动领导小组及办公室，设立了投诉举报电话，制定了联席会议、信息沟通、重大案件通报、督查督办等制度，切实加强了对专项行动的组织领导。河南省李成玉省长、王菊梅副省长、四川省刘晓峰副省长、天津市张俊芳副市长、上海市杨晓渡副市长等省市领导多次听取专项行动工作汇报并作出批示；广东省雷于蓝副省长、甘肃省李膺副省长等政府主管领导出席动员会议部署专项行动工作；广西壮族自治区刘新文副主席、重庆市政府副秘书长和一些地市、县政府主管领导亲自担任专项行动领导小组组长；广东、青海、山西、江西、湖南、黑龙江、内蒙古、四川、安徽、甘肃、江苏、新疆、天津、陕西、宁夏、北京等16个省（区、市）和新疆生产建设兵团专项行动领导小组由卫生厅局主要负责人担任组长；云南省举行了全省专项行动统一启动仪式；河南、广东省政府分别划拨100万元和150万元的专项行动经费。

各地结合当地实际，针对存在的突出问题和薄弱环节，制定并下发了专项行动实施方案，进一步明确了工作重点，提出了工作措施和安排。湖南省制定了分阶段的工作目标和整治重点；为避免由于组织实施阶段时间跨度长而可能出现的松懈、厌战情绪，四川省将组织实施阶段细化为自查清理、集中执法检查、整改复查和重点督查4个阶段，针对不同阶段提出具体工作要求；河北省增加了“查处医师超出执业范围行医和未经备案核准的义诊活动”等内容；宁夏回族自治区将“医托”以及借助“社会义诊”进行虚假宣传、推销药品、保健品和医疗器械的行为作为治理整顿内容；贵州省增加了严肃清理医疗机构周边就医环境、严厉打击“医托”诈骗行为等内容，提出各地卫生行政部门对在辖区内注册的民营医疗机构抽查率不得低于40%；上海市卫生局开展了打击“医托”专项整治工作。

二、加强监督检查，狠抓落实

为了解工作进展情况，保证各项措施落实到位，全国打击非法行医专项行动领导小组派出了两批10个督查组，分别对上海、山东、辽宁、吉林、甘肃、山西、贵州、海南、四川、湖北、河北、新疆、广东、安徽、北京、福建、江西、江苏、湖南、宁夏等20个省、自治区、直辖市打击非法行医专项行动工作情况进行了专项督查。了解了各地开展专项行动的工作思路、意见、建议以及存在的主要问题，提出了整改措施和下一步工作要求。全国专项行动领导小组组长、卫生部副部长马晓伟亲自带队对上海、河北、新疆等地工作情况进行了督查。

为加强对基层工作的监督检查，各省、自治区、直辖市也分别组织开展了不同形式的督查工作。针对督查中发现的问题，各地认真总结并采取有针对性的整改措施，同时对重点地区、重点问题做到重点督办，有力地促进了工作的开展。山东、江苏等省专项行动领导小组成员单位分管领导分别带队督查；四川、山西等省领导小组组长实地检查专项行动工作情况，四川的公开督查和暗访督导已覆盖全省19个市（州）、40多个县；广东省每月开展一次有针对性的专项督查工作，针对个别地方存在的保护主义和政府不作为问题，广东省纪委、公安等部门领导亲自参加督查，通过现场办公方式，责令改正；陕西省对督查中发现的韩城市卫生行政部门查处不力和周至县卫生防疫站执法违法问题进行了处理；吉林省对行动迟缓和工作不力的地区进行了重点督查，并专题下发了督查通报。

三、部门密切配合，形成工作合力

专项行动中，各部门明确责任，协同作战，确保打击非法行医不留死角。各地科技部门、卫生部门按照《科技部、卫生部关于对科研机构开展涉医活动进行检查的通知》，组织开展了对医学科研机构的监督检查；人口与计划生育、卫生、公安等部门联合行动，加强了对非法鉴定胎儿性别和选择性别终止妊娠手术的打击力度；公安、卫生、中医药管理部门在重点打击非法行医的基础上，还联合开展了严厉打击“号贩子”、“医托”专项执法行动；纪检监察和卫生等部门密切配合，加强了对违法违规机构以及行政主管部门行政不作为、乱作为的责任追究；广东、浙江等省军地联手，有力打击了以军队、武警为幌子的非法行医活动，取得了一定的效果。北京市公安局出动警力1200余人次配合卫生部门打击非法行医30余次，拘留了号贩子166人，警告了203人。上海市公安机关受理非法行医案件40起，立案39起，破案20起，共处理违法犯罪人员28名，上网追逃2名。江西省卫生部门积极配合公安部门，破获了一个以治疗疑难杂症为名诈骗102人、非法获利107万元的犯罪团伙，该案已移送检察机关提起公诉。山西省卫生部门与科技部门配合，检查了132家有涉医活动的科研机构。广东省、吉林省长春市监察、公安、计生部门专门抽调部分工作人员到省（市）打击非法行医办公室协助工作。

四、加大执法力度，严肃查处违法违规行为

各地围绕专项行动工作内容和重点，在辖区范围内组织开展了全面监督检查，集中力量，严厉打击非法行医行为，震慑了违法犯罪分子。上海市在全市范围内集中开展了“卫监二号”、“卫监四号”和“卫监六号”行动；河南省在对全省医疗机构进行普查，逐一建档备案，摸清医疗机构底数的基础上，对各类医疗机构进行了拉网式排查，并开展了“基因疗法治乙肝”、医疗

美容、性病诊疗等专项执法检查；浙江省对全省牙科门诊执业活动进行了专项监督检查；湖南、湖北省开展了清理医疗机构出租承包科室统一行动；云南省开展了由省、市、区三级卫生、公安、计生、药监、科技等部门组成的联合执法大检查；山西省在全省范围内开展了打击无证行医的突击行动，采取取缔一家、公示一家的办法，共发布“取缔公示”1969个；四川省针对西南联合医院非法性病诊疗行为案，先后召开4次专题会议，组织开展了“6.15”专案统一行动，集中执法力量对50家性病诊疗机构进行检查，成功查处43家违法机构并通报全省，同时举一反三，以点带面，促进工作。

各地重视群众投诉举报，基本做到了群众投诉举报案件线索件件有卷宗，案案有着落、有回音。根据群众投诉举报线索，查办了新疆维吾尔自治区红十字会医院、山东省德州市人民医院、黑龙江省齐齐哈尔医学院附属第二医院、吉林省公主岭市中心医院出租承包科室，湖北省武汉九州中西医结合医院违法违规开展性病诊疗活动，重庆市涪陵区皮肤泌尿专科医院和万州区皮肤泌尿专科医院聘用非卫生技术人员行医等一批典型案件，依法抓获了一批非法行医违法犯罪分子，取缔了一批无证行医者，查处了一批违法违规医疗机构和计生服务机构，处理了一批违反党纪政纪的责任人员。

据不完全统计，截止2005年12月31日，各地共出动执法人员110万人次，出动车辆22.7万台次；检查医疗机构、计生机构40万户次，取缔无证行医9.5万户次，查处聘用非卫生技术人员行医的医疗机构、计生机构3万户，清理出租、承包科室医疗机构3369户，查处擅自开展性病诊疗机构2732户，查处非法鉴定胎儿性别和选择性别终止妊娠手术的机构522户，查处超范围开展诊疗活动的计生机构492户，查处医疗机构和计生机构其他违法行为4.6万户；没收药品、器械22万箱（件），没收违法所得4558万元，罚款1.17亿元，警告、责令改正7.7万户，吊销医师执业证书660人，吊销医疗机构执业许可证1700户，暂停机构执业1.2万户，暂停人员执业2.7万人；向公安、工商、药监等部门移送案件4066件；追究刑事责任157人；对181名有关卫生行政部门、违法违规医疗机构负责人和相关责任人员给予了党纪政纪处分。

五、严肃法纪，严格责任追究

为保证专项行动各项措施真正落到实处，杜绝办人情案，做到依法行政，落实责任制和责任追究制，经全国专项行动领导小组研究，卫生部制定了《关于打击非法行医专项行动责任追究的意见》，对卫生行政部门、卫生监督机构及其工作人员、违法违规医疗机构及其有关人员的责任追究作了明确规定。各地也积极探索，出台了一系列责任制和责任追究制度，保证了专项行动的效果。吉林省制定了层层落实的五个工作责任制；四川省将严肃查处和追究违规行政审批和包庇、纵容非法行医活动的相关人员责任作为工作重点内容之一；河南省制定了《打击非法行医专项整治问责工作暂行办法》，明确了专项行动职责、问责范围、方式、程序，并对15人实行了责任追究；海南省对工作不力的卫生行政部门进行了通报批评，并对有关责任人员进行了严肃处理。

六、加强宣传，营造良好的社会氛围

各省（区、市）充分发挥媒体作用，采用多种形式积极开展普法宣传，普及卫生法律法规和卫生知识，引导群众正确就医；一些省（区、市）邀请媒体参加执法行动，主动曝光违法违规查处行为；有些省印发了打击非法行医专项行动宣传材料，组织现场宣传咨询活动；还有个别地方划拨专款设立投诉举报奖，激发群众参与专项行动的热情，为打击非法行医提供了有用的线索，提高群众抵制非法行医的自觉性，增强了全社会打击非法行医的信心和决心，对非法行医违法犯罪分子起到了一定的震慑作用，为专项行动营造了良好的社会氛围。湖南、广西、江苏等省（区）召开了阶段性新闻通报会；吉林全省统一规范、印制了公告，张贴在各级各类医疗单位入口处，共张贴了3.6万份；湖北省武汉市总结出非法行医者惯用的“五大陷阱”、“十二种骗术”等欺骗患者的常用手段，刊登在新闻媒体上，教育广大市民增强就医安全意识；北京市制作了6万张主题宣传画、1万张打击医托宣传画印发全市，选择175部公交车37条线路发布打击医托、号贩子公益广告；上海市政府发言人作为领导小组成员，定期向社会通报专项行动进展情况，曝光典型案例，及时向市民发布就医警示。

七、标本兼治，探索长效监管机制

在专项行动中，各省（区、市）本着打击与规范并重，监督与管理并举的原则，积极探索建立“事前防范、事中制止、事后查处”的长效监管机制。上海市下发了《关于加强本市公立医疗机构医师外出执业管理的通知》，规范了医务人员多地点执业行为；内蒙古自治区起草了《个体诊所管理办法》，从许可准入、服务规范、监督检查等方面规范个体医疗机构及其从业人员的管理；四川省下发了《省卫生厅关于进一步加强医疗卫生机构日常监督工作的通知》，明确规定了医政监督的范围、任务、方式和频次等，将医疗机构依法执业情况纳入医院管理年活动考核；福建省出台了《关于对医疗机构执业违规行为实行记分管理的暂行规定》，增强医疗机构医疗服务质量和自律意识；湖南省建立了民营医疗机构例会制度，增强民营医疗机构负责人依法经营的意识；河南、湖北等省将违法违规的非法行医者和医疗机构列入“黑名单”，实行社会监督；广东省注重综合治理和日常监管，立足源头治理。

（周中华　摘）

2005年专项行动典型案件查处情况

一、广东省东莞市取缔四个无证行医窝点和查处一个违法医疗机构

2005年6月22～23日，根据全国打击非法行医专项行动领导小组提供的线索，在广东省打击非法行医专项行动领导小组的指挥下，东莞市采取果断措施，一举取缔了虎门仁爱（海健）医疗门诊部、虎门中山门诊、东坑初坑社区医疗门诊及黄江裕元医疗中心四个非法行医窝点，并查处了违法执业的东莞市老科技工作者协会虎门门诊部，共收缴药品器械28卡车，价值约160万元人民币。

二、江苏省宜兴市甘四雄、黄利容夫妇非法行医

根据卫生行政部门提供的线索，经江苏省宜兴市公安局治安大队查实，从2003年11月开始，甘四雄、黄利容夫妇在未取得医生执业资格的情况下，对外宣称自己是祖传中医，包治各种皮肤病、风湿疼痛等病症，以普通药物假冒所谓“特效药”、“祖传秘方”销售，非法获利5万余元，受骗人员达250余名。犯罪嫌疑人甘四雄、黄利容已被依法移送审查起诉。

三、河南省煤炭总医院等8家医疗机构出租承包科室

根据群众举报，河南省卫生厅责成省卫生监督所对河南省煤炭总医院、焦作市轻工医院、漯河市中心医院第二分院、濮阳中原肛肠病医院、周口福音医院、平顶山市民政医院、商丘商电铝业集团有限公司职工医院等7家医疗机构出租承包科室的违法行为进行了查处。经查，河南省煤炭总医院等7家医疗机构以收取管理费为目的，将肝病科、肿瘤科、男性生殖科出租承包经营，并向社会发布虚假医疗广告，违法销售药品，牟取不正当利益。该案已查明的非法收入共计1400万元，7家医疗机构收取的管理费共计122.7万元。河南省卫生厅依照《医疗机构管理条例》的有关规定，对上述7家医疗机构做出了处理决定：责令立即停止非法执业活动；限期整改1个月，经省、市卫生监督机构验收合格后方可继续执业，验收达不到要求者，吊销其执业许可证；分别给予3000～43000元的罚款，共计10.5万元；依法封存药品3698盒，各种医疗器械16台。河南省卫生厅对7家医疗机构的违法行为在全省范围内予以通报。

河南省打击非法行医专项行动领导小组在组织开展执法检查时发现，汝州市第二人民医院与山西省大同市天隆医药器械有限责任公司签定协议，将皮肤性病男性科对外出租承包，超出诊疗科目范围开展性病诊疗活动，使用非卫生技术人员从事医疗卫生技术工作。根据《医疗机构管理条例》的规定，河南省卫生厅责令其停止性病诊疗活动，没收非法所得14.4万元，罚款9000元。有关部门依纪依法给予汝州市第二人民医院院长行政记过处分，给予汝州市卫生局副局长行政警告处分，对局长进行诫勉谈话并责令其写出书面检查。

四、河北省雄县中医院出租承包科室

根据群众举报，卫生部和国家中医药管理局与河北省卫生厅组成联合调查组对雄县中医院非法出租科室案进行调查。经查，河北省雄县中医院自2003年8月开始，将“风湿科”（另挂“颈肩腿痛科”）出租承包给个体医疗器械商踪某，每月收取出租费2300元。踪某在不具备执业资格情况下，非法开展诊疗活动。雄县卫生局于2004年12月7日对踪某作出了“责令停业、没收器械、罚款10000元”的行政处罚。但是，雄县卫生局主管副局长擅自同意踪某只交了3000元罚款，并将已扣押的设备又退还本人。2005年3月，经新任院长批准，雄县中医院再次与踪某合作。2005年4月29日，卫生局对此案进行了查处，责令雄县中医院立即改正，并对雄县中医院作出了“罚款4500元”的行政处罚，但未执行到位。

联合调查组立即责成保定市卫生局和雄县卫生局切实落实对雄县中医院和科室承包人踪某已作出的行政处罚决定，追究县卫生局和县中医院相关人员的责任。目前，对雄县中医院4500元的罚款已经落实，对踪某所欠的7000元罚款，已申请雄县人民法院强制执行。给予雄县卫生局主管副局长行政警告处分，给予雄县中医院原院长行政警告处分，给予雄县卫生局该案办案人员停止工作、深刻检查的处理。

五、湖南省常德市第三人民医院聘用非卫生技术人员从事诊疗活动、湘潭县中路铺镇中心卫生院非法施行选择性别终止妊娠

2005年3月23日，常德市纺织机械厂职工姜某因患颈椎疾患到常德市第三人民医院小针刀室就诊，该院冒名进修医生“龙安国”在没有带教医师现场指导的情况下，为姜某进行小针刀治疗，在实施利多卡因局部麻醉过程中，姜某出现严重反应，随后血压下降，呼吸心跳停止，经抢救无效死亡。经专家会诊，诊断为“麻醉意外，利多卡因过敏性休克”，死亡原因为“过敏性休克，多器官功能衰竭”。湖南省卫生厅责成省卫生监督所和常德市卫生局进行调查。经查，“龙安国”真实姓名为龙安明，系安乡县农民，没有经过任何医学院校医学专业学习培训，曾到省内外流动非法行医。后盗走其堂弟龙安国医师资格证书和医师执业证书复印件，遂即到常德市第三人民医院提出进修申请。该院在龙安明未出具医师资格证书和医师执业证书原件的情况下，接受龙安明进修，并单独执业达10个月之久。常德市卫生局依据《医疗机构管理条例》责令常德市第三人民医院限期改正，并罚款4000元。该院院长、主管副院长负有领导责任，经武陵区卫生局报监察局决定，给予常德市第三人民医院院长行政警告处分，给予副院长行政记过处分；人事科科长和医务科科长在接受卫技人员进修时没有严格执行接受医生进修和临床处方管理制度，负有直接责任，经武陵区卫生局决定，分别给予行政记过处分。龙安明违法事实清楚，情节严重，已涉嫌犯罪，移送公安机关处理。

据群众举报，湘潭市卫生局查明，湘潭县中路铺镇中心卫生院妇产科主任于2000年至2004年期间，利用工作之便，非法为他人施行选择性别人工终止妊娠手术5例，其所得收入250元全部归已。依据有关法律法规，湘潭县卫生局吊销了医师执业证书，撤销其主治医师技术职务，没收违法所得250元；对该案负有领导责任的中路铺镇中心卫生院院长予以警告处分，对分管负责人予以行政记过处分。湘潭市人口和计划生育委员会分别给予中路铺镇中心卫生院和王伏莲罚款3万元。

六、重庆市涪陵区皮肤泌尿专科医院和万州区皮肤泌尿专科医院聘用非卫生技术人员从事医疗卫生技术工作、出具虚假实验室检验报告

根据群众举报线索，全国打击非法行医专项行动领导小组与重庆市卫生局组成联合调查组分别于2005年6月8日~11日和17日对四川西南联合医院管理投资有限责任公司投资的重庆市涪陵区皮肤泌尿专科医院和万州区皮肤泌尿专科医院进行了检查。

经查，涪陵区皮肤泌尿专科医院主要存在以下问题：该院妇科、泌尿科、性病科、皮肤科聘用非卫生技术人员从事医疗卫生技术工作；出具虚假实验室检验报告；该院性病科检验人员未经过相关专业培训，不熟悉性病诊疗的一般常规；性病实验室不具备基本检验设备，使用不符合国

家标准的试剂；超范围行医。依据《医疗机构管理条例实施细则》、《中华人民共和国执业医师法》的有关规定，涪陵区卫生局已吊销其《医疗机构执业许可证》，并给予罚款 8000 元。对涪陵区皮肤泌尿专科医院涉嫌诈骗、药品虚高定价、发布虚假广告的问题，分别移送至重庆市公安局、重庆市物价局和重庆市工商局处理。

万州区皮肤泌尿专科医院主要存在以下问题：聘用非卫生技术人员从事医疗卫生技术工作；医院检验室出具虚假检验报告。依据《医疗机构管理条例实施细则》、《中华人民共和国执业医师法》的有关规定，万州区卫生局已吊销其《医疗机构执业许可证》，没收违法所得 111889 元，罚款人民币 4500 元。

对涪陵区卫生局违规审批专科医院、没有向原发证机关核对情况下违规发放《医师执业证书》等问题；对万州区卫生局违规审批专科医院、对医疗机构监管不力等问题，重庆市卫生局分别给予涪陵区卫生局和万州区卫生局全市通报批评。按照行政执法责任制的有关要求，进一步追究有关人员的责任。

七、四川西南联合医院管理投资有限责任公司四川西南联合医院聘用非卫生技术人员从事诊疗活动

根据群众举报，四川省卫生厅责成成都市卫生局对四川西南联合医院管理投资有限责任公司四川西南联合医院涉嫌聘用非卫生技术人员行医、超范围执业等问题进行了调查。经查，四川西南联合医院聘用了 1 名内科医师从事皮肤科诊疗活动，5 名医师未办理执业地点变更注册手续从事执业活动；该院未经许可开展超声诊断及 X 光透视拍片等医学影像专业诊疗活动，未经许可开展母婴保健技术服务及性病诊疗活动，执业活动超出了《医疗机构执业许可证》核准登记的诊疗科目；违规发布医疗广告。成都市锦江区卫生局依法对西南联合医院作出没收违法所得 14028 元，罚款 8000 元，吊销《医疗机构执业许可证》的行政处罚；并对该院未经变更执业地点从事诊疗活动的 5 名医师责令改正，并将该院违规发布医疗广告问题移送工商部门依法查处。

八、陕西渭南市皮肤泌尿专科医院聘用非卫生技术人员从事医疗卫生技术工作

根据全国打击非法行医专项行动领导小组办公室的要求，陕西省卫生厅组织省卫生监督所和渭南市卫生局对四川西南联合医院管理投资有限责任公司投资的渭南市皮肤泌尿专科医院进行了联合执法检查。经查，渭南市皮肤泌尿专科医院聘用了 5 名无护士执业证书的护理人员从事护理工作，聘用了 3 名未更改执业地点的医师，还有 1 名超范围执业的医师，该院还存在超范围执业、未经审批发布医疗广告等问题。渭南市卫生局依法对该院作出没收非法所得 13206 元，罚款 5000 元，并吊销《医疗机构执业许可证》的行政处罚。

九、湖北省武汉市九州中西医结合医院和广德妇科医院违法违规执业

2005 年 4 月 1 日晚，中央电视台二频道曝光了湖北省武汉市九州中西医结合医院性病科误导患者、谋取不正当利益等问题，卫生部与湖北省卫生厅立即组成联合调查组进行调查。

经查，武汉九州中西医结合医院主要存在以下违法行为：擅自设立了小儿科、小儿外科、肝病治疗中心、不孕不育中心、男性疾病诊疗中心、女性疾病诊疗中心等诊疗科目，在诊疗科目设置上违反了有关规定；8 名医生有《医师资格证书》，但未经注册取得《医师执业证书》，属医疗机构使用非卫生技术人员；检验科对性病检测不规范，检测阳性率明显偏高，所出具的检测结果存在欺诈；医疗广告内容存在明显的夸大和虚假宣传。武汉市卫生局根据《医疗机构管理条例》、《医疗机构管理条例实施细则》有关规定，给予该院罚款 5000 元，吊销《医疗机构执业许可证》的行政处罚。对该院涉嫌欺诈的违法行为，武汉市卫生局已于 2005 年 5 月 17 日移送武汉市工商局江岸分局进行处理。

经查，武汉市广德妇科医院未经卫生行政部门批准，擅自开展人类辅助生殖技术。自 2004 年 6 月 19 日至 2005 年 5 月 15 日期间，擅自使用来源不明的精子，为 32 名患者实施人工授精。武汉市卫生局对广德妇科医院处以吊销《医疗机构执业许可证》的行政处罚。

十、新疆维吾尔自治区红十字会医院出租承包科室

新疆自治区和乌鲁木齐市领导对全国打击非法行医专项行动领导小组办公室转办的投诉举报案件线索高度重视，乌鲁木齐市卫生局成立专案调查组，对群众举报的自治区红十字会医院进行了监督检查。2005 年 7 月 3 日，卫生部副部长马晓伟率督查组对新疆自治区打击非法行医专项行动督查期间，还对此案进行了督办。

经查，该院存在以下违法事实：2003 年起该院陆续将肝病科、静脉曲张科、皮肤科出租给他人经营，收取执业保证金；该院前列腺科、外科、内六科、中医二科、检验科等科室有从业人员持假《医师资格证书》或无《医师资格证书》从事诊疗活动；未经批准擅自开展终止妊娠手术及 B 超检查。针对以上违法行为，乌鲁木齐市卫生局依法作出了吊销《医疗机构执业许可证》，罚款人民币 3 万元的行政处罚。

十一、安徽省马鞍山市宫亚玲无证行医、非法鉴定胎儿性别

2003 年以来，犯罪嫌疑人宫亚玲伙同李玉振等人，在其暂住地非法开办私人诊所，以收费标准远远低于一般医院为条件，吸引他人就诊，并多次从事替人接生、引产、取环、非法鉴定胎儿性别、非法选择性别终止妊娠等违法犯罪活动，从中获利达 10 万余元。安徽省马鞍山市公安局金家庄分局根据卫生行政部门提供的线索，抓获涉案人员 5 人，对主要犯罪嫌疑人宫亚玲、李玉振二人予以刑事拘留。

十二、江西省丰城市中山门诊部违法违规执业

全国打击非法行医专项行动领导小组对江西省督查期间，根据群众举报，督查组会同江西省卫生厅对江西省丰城市中山门诊部进行了检查。检查发现，该门诊部存在擅自从事皮肤性病诊疗活动、擅自开展母婴保健专项技术服务、聘用非卫生技术人员行医等问题。由于丰城市卫生监督所所长兼该门诊部法定代表人，从而造成执法不严、监管不力等问题。对此问题，卫生部、江西省卫生厅和江西省打击非法行医专项行动领导小组高度重视。省卫生厅党组要求有关设区市、有关部门和单位必须坚决贯彻卫生部领导批示精神，对执法不严、玩忽职守，造成非法行医泛滥的执法监督人员依法追究其不作为的责任。针对丰城市中山门诊部存在的严重问题，丰城市卫生局依法吊销了中山门诊部的《医疗机构执业许可证》；对中山门诊部法定代表人、丰城市卫生监督所所长进行了责任追究：责令其在全市打击非法行医专项行动再动员大会上公开检讨，市卫生局下发了《关于对张建民同志所犯错误的情况通报》，给予行政记过处分，并建议丰城市委、市政府将其调离卫生监督所。

十三、山东省德州市人民医院出租承包科室

根据群众举报，全国打击非法行医专项行动领导小组会同山东省卫生厅对山东省德州市人民医院涉嫌出租承包科室问题进行了调查。经查，自 2002 年开始，该院以合作的名义，将皮肤科、口腔科出租给北京健神医院投资有限公司；北京健神医院投资有限公司聘请的 3 名从事性病诊疗的人员中，存在未取得《医师资格证书》或未经注册取得《医师执业证书》擅自行医的行为；在性病诊疗过程中存在欺骗行为。山东省卫生厅依据有关法律法规，按照行政处罚法定程序，拟对德州市人民医院作出没收非法所得 55 万元并处罚款 3000 元的处罚；拟对北京健神医院投资有限公司作出责令停止执业活动，没收非法所得 571 万元，没收其购买使用的药品、医疗器械并罚款 1 万元的行政处罚。目前，两单位已终止了原先签定的合作协议。有关的处理正在进行中。

十四、吉林省公主岭市中心医院出租承包科室

根据群众举报，吉林省打击非法行医专项行动领导小组办公室责成四平市卫生局和公主岭市卫生局成立专案组对公主岭市中心医院涉嫌违法违规行为进行调查。经查，公主岭市中心医院存在以下问题：出租出借《医疗机构执业许可证》；未经卫生行政部门批准，擅自设立并悬挂“脑外

伤、脑出血手术治疗中心”等26个诊疗中心牌匾和风湿病协作医院牌匾；聘用未注册人员从事非本专业类别的医疗工作，聘用中医师资格的人员从事妇产科专业诊疗活动并造成严重的医疗事故；以及乱收费、私设小金库、使用过期药品等行为。四平市卫生局对公主岭市中心医院作出没收违法所得、罚款和限期整改等决定，吉林省卫生厅已要求公主岭市卫生局对在上述违法行为中负有领导责任的有关人员追究行政责任。

（傅　捷　摘）

卫生部、公安部、工商总局、国家中医药局四部门联合开展严厉打击“号贩子”、“医托”专项执法行动

2005年9月23日晚，中央电视台《焦点访谈》栏目以《医院门口的“牛皮癣”》为题报道了“号贩子”、“医托”在北京协和医院活动猖獗，严重扰乱医疗秩序的问题。国务院领导指示有关部门要依法严厉打击谋财坑害病人的不法分子，并予以曝光。《焦点访谈》报道的问题在其他地方尤其是医疗资源相对集中的大城市也不同程度的存在，严重破坏了医疗服务秩序，不仅使病人蒙受经济损失，还延误了疾病的诊治，严重损害患者身体健康和生命安全。为落实国务院领导的指示精神，进一步整顿规范医疗服务市场秩序，维护人民群众的健康权益，卫生部、公安部、国家工商总局、国家中医药管理局决定在全国范围内组织开展严厉打击“号贩子”、“医托”专项执法行动，作为推进和深化整顿规范市场经济秩序、打击商业欺诈、打击非法行医专项行动和医院管理年活动的一项具体措施，并于2005年10月5日联合下发了《关于开展严厉打击“号贩子”、“医托”专项执法行动的通知》（以下简称《通知》）。

《通知》要求，各地卫生、公安、工商、中医药管理部门要高度重视，密切配合，在当地党委、政府的领导下，采取有效措施，尽快部署开展严厉打击“号贩子”、“医托”专项执法行动。要从维护社会稳定，促进构建和谐社会的高度出发，充分体现保持共产党员先进性教育活动取得的成果，本着对人民高度负责的态度，切实加强对打击“号贩子”、“医托”专项执法行动的领导。各地、各部门要将严厉打击“号贩子”、“医托”专项执法行动作为近期内的一项重要工作，结合当地实际制定具体措施，将专项执法行动与整顿规范市场经济秩序工作结合起来，与打击商业欺诈、打击非法行医专项行动和医院管理年活动结合起来，依法严厉打击“号贩子”、“医托”，进一步整顿和规范医疗服务市场秩序。

《通知》规定，本次专项执法行动由卫生、公安、工商、中医药管理部门共同部署，形成工作合力，加大执法力度。各地要按照职责分工，逐级落实责任。要加强部门间协调配合和信息沟通，做好案件移送工作，依法严惩违法犯罪行为和不法分子，决不手软，切实将专项执法行动抓好、抓出实效。各级公安机关要大力整治医疗机构周边的治安秩序，指导医疗机构保卫部门加强内部管理，维护好医疗秩序。对倒卖医疗机构挂号凭证、充当“医托”行骗和其他扰乱医疗机构正常医疗秩序的行为，要依法予以查处；构成犯罪的，依法追究刑事责任。对“号贩子”、“医托”活动频繁的医疗机构，公安机关可根据需要设置警务工作室，依法打击扰乱医疗秩序的违法犯罪活动。各级卫生、中医药管理部门要加大对医疗机构的监管和打击非法行医工作力度。对存在违法违规行为的医疗机构或个人，要依据《中华人民共和国执业医师法》、《医疗机构管理条例》等法律法规依法予以处罚，并公开通报。对有关责任人员，要依纪依法严肃追究责任。要按照医院管理年活动的有关要求，指导医院尤其是三级医院合理配备医疗技术力量，安排好专家门诊，进一步规范和简化就医流程，增加门诊服务窗口，采取有效措施方便病人就医。各级工商行政管理部门要加强对从事医疗咨询服务机构的监督管理，依法严肃查处“号贩子”、“医托”等经营行为。

《通知》要求，各级卫生、中医药管理部门、公安机关要指导医疗机构尤其是三级医院加强院内保卫力量的配备，积极采取各项措施防范“号贩子”、“医托”的诈骗活动，要在医疗机构醒目位置放置警示牌、粘贴防范标语、进行广播宣传，不断提醒患者谨防“号贩子”、“医托”的行骗行为。有条件的可通过门诊大厅电子显示屏滚动宣传。各地要积极主动与宣传部门联系，切实加大

打击“号贩子”、“医托”的舆论宣传力度。对无证行医、违法违规从事诊疗活动的医疗机构、对“号贩子”、“医托”等违法分子要建立处罚记录并及时互通信息。对典型案例要在大众媒体上曝光，揭露骗术骗局，教育群众加强自我防范，谨防上当受骗。并要求各地于2005年12月底前将本部门工作情况分别上报主管部（局）。

《通知》指出，“号贩子”、“医托”问题由来已久，治理难度大，工作任务艰巨，是一项长期的工作。各地要积极探索建立长效机制，立足从源头上加以治理。要建立工作机制，形成制度，今后每年都要不定期地开展联合打击行动，进一步加大日常执法力度，使“号贩子”、“医托”无可趁之机、无立足之地。

根据通知精神，2005年9月29日，公安部治安局在北京协和医院召开现场会，部署打击“号贩子”、“医托”工作。公安部治安管理局、卫生部办公厅、医政司、执法监督司，北京市公安局治安管理总队、文化保卫处的主要负责同志以及东城、西城、崇文、朝阳、海淀公安分局有关负责同志参加了会议。会上学习了中央领导同志的指示，观看了中央电视台《焦点访谈》9月23日播出的报道，北京协和医院和东城公安分局分别介绍了有关工作情况。公安部治安管理局、卫生部办公厅领导就认真贯彻落实中央领导指示精神，严厉打击扰乱医院医疗秩序，侵害患者利益的“号贩子”、“医托”违法犯罪活动提出了要求。

会议要求，北京市各级公安机关要高度重视此项工作，要从实践“三个代表”重要思想，促进构建和谐社会，维护社会稳定的高度出发，本着对人民群众利益高度负责的态度，下大决心，进行彻底的整治。公安机关要在原有工作基础上，进一步强化工作措施，加大工作力度，大力整治医疗机构周边的治安秩序，指导医院保卫部门加强内部治安管理。对倒卖医疗机构挂号凭证（“号贩子”）、充当“医托”行骗和其他扰乱医疗机构正常医疗秩序的行为，要依法予以查处，构成犯罪的，要追究刑事责任。对“号贩子”、“医托”背后的黑恶势力，要重点打击，坚决铲除。对“号贩子”、“医托”活动频繁的医疗机构，公安机关要根据需要设置警务工作室。公安机关要加强与医疗机构的联系，建立长效工作机制，定期分析、研究出现的问题，依法严厉打击各种扰乱医疗秩序的违法犯罪活动，为人民群众创造安全、良好的医疗服务环境。

（周中华　摘）

卫生部要求各地加强医疗机构和执业医师信息系统管理做好政务公开

为使群众和卫生监督人员能够快速甄别真假医师，加大对医师队伍的监管力度，有效打击非法行医的“假医生”，经过各级卫生行政部门的通力合作，卫生部在《医师执业注册网络管理系统软件》统计信息的基础上，已将有关医师执业注册信息在卫生部网站（www. moh. gov. cn）公布。

同时，为及时、准确掌握医疗机构管理相关信息，推动医疗服务信息公示，加强医疗服务市场监管，卫生部决定在全国各级卫生和中医药行政部门统一推广使用《医疗机构管理信息系统（管理版）》软件，建议各级医疗机构使用《医疗机构管理信息系统（机构版）》软件。卫生部计划于2006年第三季度开始提供全国医疗机构信息检索，并逐步推行医疗机构电子政务管理。

（周中华　摘）

国家中医药局副局长吴刚率督查组赴广东省督查打击非法行医专项行动工作

2005年6月24～28日，全国打击非法行医专项行动领导小组副组长、国家中医药管理局副局长吴刚同志率督查组对广东省打击非法行医专项行动工作进行了督查。广东省卫生厅党组书记黄小玲代表省打击非法行医专项行动领导小组向吴刚副局长一行汇报了全省打击非法行医专项行动的工作情况。随后，督查组对广州市、惠州市、惠阳区、东莞市、虎门镇等市、区、镇开展了工作检查，听取了当地打击非法行医专项行动工作汇报，对部分医疗机构进行了检查，并针对群众举报的东莞市虎门镇无证行医现象严重案和广州市第一人民医院出租、承包科室案等进行了督办。

吴刚副局长对广东省打击非法行医专项行动工作给予了充分肯定，指出：广东省在打击非法行医专项行动中领导重视，及时动员部署；迅速制定工作方案，建立组织机构；各部门之间协调配合，初步形成了专项行动工作合力；充分发挥领导小组的组织、协调、指挥、决策作用，点面结合，重点打击，工作措施得力。广东省打击非法行医专项行动领导小组认真分析存在的问题，突出重点，严厉打击无证行医，严肃查处违法违规行为，并积极发展社区卫生服务，保证医疗服务的有效供给，使非法行医逐步失去生存空间。全省打击非法行医专项行动正在有序地展开。

督查组在向广东省政府反馈时，也对下一步如何深入开展打击非法行医专项行动提出了要求：一是省打击非法行医专项行动领导小组要进一步加强督导，及时解决基层遇到的问题；二要进一步突出重点，加强对广州、东莞、深圳等重点地区、重点案件的检查和查办力度；三要继续加强部门间的协调配合，注重发挥综合整治和联合打击的效果；四要加强宣传发动工作，注重对典型案件的及时曝光；五要注意“打击”、“整规”和“建设”的有机结合，在严厉打击的同时，要充分考虑外来务工人员集中地区的医疗服务需求，加大建设力度。

（王　名　摘）

非法采供血和单采血浆专项整治

卫生部召开部分省区市非法采供血液和单采血浆专项整治工作会议

2005年2月17日，卫生部为进一步深化非法采供血专项整治工作，规范采供血工作秩序，切实保障临床用血安全和原料血浆质量，在北京召开部分省市非法采供血液和单采血浆专项整治工作会议。卫生部副部长马晓伟、中纪委驻卫生部纪检组组长张凤楼出席会议并讲话。会议通报了38家非法自采自供的医疗机构和24家违法违规的采供血机构，要求有关省区市加大责任追究工作力度，妥善处理好已立案的案件责任追究工作。马部长还指出，今后血液监督管理工作要重点抓好“四个结合”：坚持专项整治与经常性监管相结合，坚持规范建设与加强综合管理相结合，坚持宣传教育与执法督导相结合，坚持政府组织与群众参与相结合。

（段冬梅　邢路微）

卫生部印发关于对违法违规采供血液（浆）的有关人员依法追究责任的通知

卫生部为加强非法采供血液和单采血浆专项整治案件查办工作，加大对有关违法违规单位主要负责人和相关人员的责任追究工作力度，确保对非法采供血液（浆）违法犯罪活动的打击力度和效果，于2005年3月下发了《卫生部关于对违法违规采供血液（浆）的有关人员依法追究责任的通知》。

《通知》要求有关部门根据《献血法》、《行政监察法》等法律法规的规定，对违法违规自采自供血液的医疗机构，以及不按规定进行体检、化验或者违法违规超量、频繁采集血液（浆）或者与违法组织他人卖血者串通采集冒名顶替者血液（浆）的采供血机构的主要负责人和相关人员，要严肃追究责任，给予行政处分。造成艾滋病等疾病传播和社会影响较大，涉嫌构成犯罪的，要及时移送公安、司法机关追究刑事责任。同时要求，对医疗机构或采供血机构存在违法违规自采自供血液或采集血液（浆）等问题处理不力，整改不及时、不到位等负有直接监管责任的卫生行政部门分管领导和有关人员也要追究责任，给予行政处分；对造成疾病传播严重后果的，要追究上一级卫生行政部门分管领导和责任处室负责人的失职责任。《通知》指出，各地要注意掌握政策界限，原则上对自查自纠中发现、及时整改、并且已经处理到位的，不再重复处理；对自查自纠不认真、没有及时发现问题，由群众举报、上级部门督查发现或有问题不及时上报的给予从重处理，原处理不到位的案件要再审查，进行回头清理，严格依法办事。为使各地研究好政策界限，《通知》以附件形式的转发了《四川省血液管理行政责任追究办法（试行)》和《四川省卫生行政执法过错责任追究办法（试行)》，供各地参考。

（段冬梅）

全国非法采供血液和单采血浆专项整治工作圆满结束

自2004年5月～2005年4月，各地根据《国务院办公厅关于印发非法采供血液和单采血浆专项整治工作方案的通知》和卫生部、公安部、监察部、国家食品药品监管局《关于印发非法采供血液和单采血浆专项整治工作实施方案的通知》要求，加强领导，周密部署，在全国范围内开展了非法采供血液和单采血浆专项整治工作。经过近一年的努力，专项整治工作取得明显成效，圆满结束。

卫生部、公安部、监察部、国家食品药品监管局领导高度重视，成立了全国专项整治工作领导小组，下发了专项整治工作实施方案和有关指导性文件，召开了两次电视电话会议，对全国专项整治工作进行全面动员部署和推进。各地围绕专项整治工作三大目标和六项重点任务，以求真务实的态度，组织开展了对采供血机构、临床用血医疗机构和血液制品生产企业的全面自查自纠和拉网式检查，查找采供血液和单采血浆工作中的问题，研究落实整改措施。据不完全统计，全国共出动执法检查人员104110人次，检查采供血机构2727户次，检查临床用血医疗机构54281户次。在专项整治工作中，查办了浙江临安、上海普陀等地“血头”、“血霸”非法组织他人卖血案件、广西大化单采血浆站违规采浆、西安瑞克生物制品公司使用阳性血浆违法生产血液制品等案件106件。其中行政案件95件，包括采供血机构违法违规采供血案件30件；医疗机构违规自采自供血液案件40件；血液制品生产企业违规案件1件；其他血液（浆）储存、使用管理不规范等行政案件24件。依法查处冒名顶替献血单位13家，依法吊销、注销了9家采供血机构《执业许可证》和1家血液制品生产企业《药品生产许可证》。查办刑事案件11件，抓获犯罪嫌疑人33人，其中15人已被判刑。在专项整治中还依纪依法对102名采供血机构、医疗机构和卫生行政部门主要负责人和相关人员进行了责任追究，其中给予开除党籍、开除公职留用察看处分的2人，给予行政撤职处分的11人、给予其他党内或行政处分的85人次，免职、调离工作岗位的15人。在整治过程中坚持“三个不放过”，即违法采供血行为不纠正不放过，行政处罚不到位不放过，责任追究不到位不放过。为准确评价专项整治工作效果，各地对采供血机构、医疗机构自查自纠和整改情况进行了全面验收，以达到“三个清楚、三个到位”，即采供血机构和临床用血医疗机构底数清楚，管理中存在的问题清楚，整改措施清楚；自查自纠工作到位，案件查处到位和责任追究到位。

通过近一年的工作，有效打击了非法采供血违法犯罪活动，采供血秩序明显好转，采供血机构管理工作得到了进一步加强。首先，各级政府和相关部门对血液安全工作的重视程度空前提高，部门联动、齐抓共管的工作格局基本形成。其次，通过专项整治工作，违法违规采供血现象明显减少。第三，血液资源配置和利用得到进一步优化，采供血行为得到进一步规范，采供血秩序明显改善。第四，宣传普及了《献血法》等相关血液管理法律法规，群众的血液安全意识明显提高，靠卖血（浆）致富的观念得到转变，推动了全国无偿献血工作的发展。2004年自愿无偿献血较2003年提高10.3个百分点，个别省提高了近20个百分点。第五，推进了卫生综合执法，采供血的长效监管机制逐步形成。各级卫生行政部门进一步理顺职能，明确职责，探索了综合执法与联合执法的经验和做法，执法队伍得到了锻炼，监督能力得到提高，为今后加强血液监督工作积累了经验，强化了依法管理血液的意识。

（苏　志　段冬梅　冯　光）

卫生部通报黑龙江省黑河市北安建设农场医院非法采供血液案等案件

2005年，卫生部通报了黑龙江省黑河市北安建设农场医院非法采供血案、贵州省贞丰县人民医院等医疗机构非法采供血案、西安瑞克生物制品有限责任公司非法制作供应血液制品案等案件的调查处理情况，以增强采供血机构和医疗机构自觉守法意识，形成社会监督氛围。

建设农场医院于1999年至2004年期间非法自采自供临床用血17人次，存在不按法定项目检测血液、采供血登记与输血记录不完整、应急采血后不向上级和当地卫生行政部门报告，以及从未开展对固定供血者的体检等问题。上述问题造成了5人经血感染疾病和4人继发二代感染的严重后果，严重违反了《中华人民共和国献血法》的有关规定，扰乱了临床用血安全秩序，危害了人民群众的身体健康，造成了极其恶劣的社会影响。事件发生后，建设农场医院被责令立即停止违法采供血活动，并受到罚款等行政处罚；农垦北安分局卫生局和北安市卫生局受到通报批评。农垦北安分局卫生局主持全面工作的副局长，原农垦北安分局卫生局局长，建设农场场长，建设农场党委书记，建设农场主管卫生的调研员，建设农场卫生科科长等领导受到了警告、降级、撤职等党纪处分和行政处分。同时，建设农场医院院长、化验室主任和化验员等5人也受到了开除党籍，开除公职、留用察看等党纪处分和行政处分。对涉嫌触犯刑律的有关责任者已移交司法机关立案侦查，进一步追究其刑事责任。

贞丰县人民医院于2002年1月至2005年5月期间，非法自采自供血液178250毫升，计600人次。尤其是在全国非法采供血液和单采血浆专项整治工作期间，该院仍顶风作案，非法自采自供血液达25030毫升，计73人次，直至2005年6月才停止了非法采供血活动。贞丰县中医院于2001年11月20日至2004年9月底，非法自采自供血液达22060毫升，计113人次。贞丰县电力医院也曾于2001年10月发生过非法自采自供血液现象。调查还发现，贞丰县人民医院和中医院内部管理混乱，未建立献血员档案，不按国家规定对献血员进行身份核实、登记、体检和血液检测；两所医院均未配备储血专用冰箱，缺乏必要的检测设备，检验人员素质和输血管理达不到有关要求。贞丰县电力医院还存在13名从事诊疗活动的人员未能提供执业证书等问题。根据调查结果，贞丰县卫生行政部门依法对贞丰县人民医院作出了没收违法所得40880元、罚款6万元的行政处罚；并分别对贞丰县中医院和电力医院作出行政处罚，依法吊销了电力医院的《医疗机构执业许可证》。同时，贞丰县监察局依纪依法对有关人员进行了责任追究，撤销了县人民医院院长、副院长的职务，给予县卫生局局长、分管副局长、县中医院院长、副院长行政记过处分，对县人民医院、中医院检验科等相关责任人也分别给予了相应的处理。

2004年7月初，陕西省卫生厅根据群众举报，在对瑞克公司下设的临潼单采血浆站（已于2004年吊销执业许可证）进行执法检查时，获悉瑞克公司涉嫌将15批87份检测呈阳性的原料血浆被违法分13批次投料生产人血白蛋白产品61044瓶，已销售60248瓶的线索。陕西省卫生厅与公安、药监等有关部门通力合作、密切配合，克服了调查与反调查、诬陷与反诬陷、侦查与反侦查、建立攻守同盟作伪证，以及证据搜集、主要嫌疑人负罪潜逃、案件定性等重重困难，最终将5名罪犯送上了刑事审判庭。2005年9月，公司法定代表人被判处有期徒刑3年，宣告缓刑3年，并处罚金150万元；公司质保部部长、公司血浆库库管员等3人也被判处有期徒刑并处罚金。卫生部通报表扬了陕西省卫生厅在该案的调查处理过程中发挥的良好作用。

2005年8月，山西省卫生厅、江苏省卫生厅分别查实太原市红十字血液中心、常熟市白茆单采血浆站存在频繁采集血液（浆）等问题。山西省卫生厅对太原市红十字血液中心予以全省通报批评，太原市卫生局对太原市红十字血液中心作出了限期整改、罚款10万元的行政处罚。常熟市卫生局对常熟市白茆单采血浆站作出了责令限期整改、罚款8万元的行政处罚，并给予站长、原副站长行政记过处分，给予血源管理科科长行政警告处分。

卫生部在通报有关案件的同时，要求各级卫生行政部门要进一步完善血液管理体制与运行机制，切实加强对采供血机构和医疗机构临床用血的管理；要结合打击非法行医专项行动工作，组织开展一次重点针对医疗机构临床用血的监督检查工作，严厉打击医疗机构非法自采自供血液行为；要加大血液安全监督管理力度，严肃查处违法采供血行为；要落实责任，加大责任追究的力度。

（苏　志　冯　光）

万名医师支援农村卫生工程

2005年卫生部等单位组织项目督导情况

2005年11月下旬~12月中旬，卫生部、国家中医药管理局“万名医师支援农村卫生工程”项目办公室组织督导组，对各地项目实施情况进行了督导。从本次督导情况来看，“万名医师支援农村卫生工程”确实体现了党和国家对农民群众的关心，探索了政府主导、中央和地方财政支持，利用城市优势卫生人力资源支持农村卫生工作、为农民提供良好医疗服务的新路子，在社会上产生了积极反响，受到了农民群众的欢迎。同时锻炼了城市卫生队伍，培养和提高了农村卫生人员业务能力和管理水平。

本次督导采取两种组织形式：一是由卫生部、国家中医药管理局项目办公室主任王羽、副主任张宗久、查德忠等同志带队，项目办成员或相关同志、有关专家参加，分别组成5个督导组，先后对山西、吉林、黑龙江、江西、湖南、广西、海南、重庆、贵州、甘肃、青海等11个省（区、市）进行了督导；二是其余11个项目省（区）和新疆生产建设兵团按行政区划就近分为三片，每片4个省（区、兵团），由地方卫生厅局医政处处长、项目办公室有关人员和专家组成督导组，以省（区、兵团）为单位进行连环检查。

督导主要采用以下几种方式：听取省（区、市、兵团）卫生厅局关于项目工作开展情况的汇报；召开有卫生行政部门、支援和受援医院参加的座谈会；查阅行政部门和医疗机构有关“万名医师支援农村卫生工程”的文件、资料；在每个省份到2家受援县医院实地考察（在吉林、黑龙江、四川各考察了1个受援县中医院），听取县医院情况汇报，与支援医师和所在科室、医院有关人员座谈，检查派驻医师在受援医院工作开展情况，实地查看派驻医师生活安排情况；最后督导组向省级卫生行政部门进行督导情况反馈。

为了开展好这次督导活动，项目办公室成员在2005年6月份项目全面启动后，先后赴河北、陕西、湖北、四川、云南等省进行了调研，获取了第一手资料。10月~11月，项目办多次专题研究项目督导工作，在广泛征求地方卫生厅局项目办公室（医政处）和有关方面意见的基础上，制定了《“万名医师支援农村卫生工程”项目督导提纲》。根据总体安排，卫生部、中医药管理局项目办公室于11月24日召开全国电视电话会议，对“万名医师支援农村卫生工程”项目督导活动进行动员，部署提出了督导要求。同时，以项目办名义下发了《关于对“万名医师支援农村卫生工程”项目进行督导的通知》，要求各督导组对照《关于实施“万名医师支援农村卫生工程”的通知》和《“万名医师支援农村卫生工程”实施方案》，参照《“万名医师支援农村卫生工程”项目督导提纲》，认真开展督导活动，及时提交督导报告。

截止2005年12月20日全部督导活动顺利完成。

（周中华　摘）

各地实施“万名医师支援农村卫生工程”情况

工程启动以来，各地按照卫生部和国家中医药管理局的动员部署，积极落实项目责任书的要求，推动工程顺利开展。

一、认识到位，组织落实

各地认为，实施“万名医师支援农村卫生工程”是贯彻落实党的十六届三中、四中全会精神，促进农村经济社会协调发展的重要举措，是新时期城市卫生支援农村卫生、加强农村卫生工作的重大决策。县医院是农村三级预防保健网的龙头，是县域的医疗服务中心，实施“万名医师支援农村卫生工程”，有利于切实加强县医院的能力建设，提高县医院医疗服务能力和水平，加强农村常见病、多发病和重大疾病医疗救治，使农民就近得到较高水平的医疗服务，缓解看病难问题。这次在国家财政的大力支持下，卫生部、国家中医药局决定在三年内组织城市万余名医师对口支援农村县医院，抓住了问题的关键。

2005年上半年，各地根据全国卫生工作会议的精神和卫生部《关于实施万名医师支援农村卫生工程的通知》要求，组建项目领导小组和办事机构，研究制定项目执行方案，召开会议进行动员部署。甘肃省政府建立了万名医师支援农村卫生工程县乡联动项目联席会议制度，负责人为李膺副省长，省发改委副主任、省财政、人事、卫生厅副厅长和兰州军区联勤部卫生部部长任成员，全面负责项目的组织实施工作。河北、山西、江西、湖北、湖南、广西等省区成立了以卫生厅主要负责人为组长的领导小组。在卫生部、国家中医药局召开动员部署电视电话会议和召开项目责任书签字仪式前后，各地纷纷举行项目启动仪式，陕西、河北、广西、江西、湖北等地的省领导亲自到会并讲话，为医疗队授旗。在项目实施过程中，甘肃省委书记苏荣、省长陆浩就实施“万名医师支援农村卫生工程”分别做出重要批示，提出了工作要求，省长陆浩还深入支农一线看望了医疗队员。黑龙江省委、省政府十分重视这项工程的实施，把这项工程明确列为省委2005年10项利民行动任务目标和省长2005年度责任制目标，作为省政府督办项目，定期听取汇报。

部分地方按照要求，落实了补助经费，制定了项目经费管理办法，并对使用情况进行了监督。四川省按照1:1给予配套资金，单独为项目办下拨了工作经费。甘肃省财政给予500万元配套经费。河北省财政给予60万元配套经费；云南省财政部门安排84万元配套经费；湖南省财政部门给予省级单位安排配套经费50万元；宁夏回族自治区财政部门给予配套资金15万元；山西省长治市财政2005年7月投资364万元为51个专家组购置了卫生支农专用车，10月份又预拨卫生支农人员补助经费26.8万元。

二、卫生行政部门建章立制，明确责任，推动项目深入开展

各地根据卫生部、国家中医药局项目办的统一要求，制定下发了本地《“万名医师支援农村卫生工程”执行方案》及配套文件，完善了有关规章制度和工作手册。甘肃省项目办公室组织专家制定了《甘肃省万名医师支援农村卫生工程工作手册》、《农村医疗卫生适宜技术指导手册》；江西省制定了《江西省“万名医师支援农村卫生工程”项目管理办法》；陕西、黑龙江等省制定了《“万名医师支援农村卫生工程”医疗队纪律》；内蒙古自治区制定了《内蒙古自治区“万名医师支援农村卫生工程”人员管理考核办法》，下发了《工程工作进度统计表》。

各省（区、市）卫生厅局和新疆生产建设兵团卫生局结合各自工作实际，明确了工作职责，并以多种形式落实责任。甘肃、河北等地卫生厅局与支援医院、支援医院与受援医院、支援和受援医院与支援医师等层层签订责任书，明确目标、任务、措施。制定了项目绩效考核办法，重点从项目的执行情况、实施效果和社会效益三方面分别对各地卫生行政部门、支援医院、受援医院和派驻医师进行考核；按照项目执行方案，采取措施，认真组织实施。江西省卫生厅在与各支援医院签订的项目责任书中提出具体要求：“项目工作周期内，支援医院领导亲自到受援医院督查不少于4次”。

在确定对口支援关系时，各地项目办公室坚持“统筹规划、精心组织、积极稳妥、注重实

效”的原则，反复与各地卫生局和支援医院沟通，了解各受援医院的基本情况，充分考虑双方的基础条件和专业特点，合理安排对口支援关系，尽最大可能充分利用双方现有资源。

三、支援医院服从安排，倾力支援

项目全面启动以来，来自支援医院的4050名医师远离家乡和亲人奔赴受援医院，在600个国家扶贫开发工作重点县和甘肃省350个乡镇卫生院为农民群众提供医疗卫生服务。各支援医院按照“万名医师支援农村卫生工程”的总体目标和任务要求，分别与本省的项目办公室签订了项目责任书，从加强组织领导、年度工作任务、经费管理、考核评估等方面做出了承诺。许多支援医院以求真务实的态度深入基层开展调研工作，了解受援医院发展状况和当地农民需求，根据受援医院和基层实际情况，确定援助目标和帮扶项目，有针对性地派出专业技术人员，明确了双方职责和义务，使对口支援工作更加贴近实际、贴近基层需要。同时支援医院保证了派出人员原有的工资、津贴福利待遇不变。支援医院的领导帮助医疗队员解决家庭困难，解除他们的后顾之忧，使其全身心地投入支援工作。有的支援医院为了不给受援医院增加负担，医疗队员的住宿也由支援医院安排。

河北医科大学第二医院领导四次带队到赤城县考察调研，组织人事处、医务处、护理部等部门研究具体的实施意见和落实措施；河北医科大学第四医院结合自身优势，选派重点专科的科主任到南皮县医院用一个月的时间了解情况，选准目标，确定重点帮扶项目，然后再有针对性地派出长期援助的医务人员。

各支援医院除提供人才支援外，还向受援医院提供了仪器、设备等硬件的支持，帮助改善受援医院的医疗条件。贵州省支援医院向受援医院赠送器械1137件。山西省长治市人民医院针对受援县医院医疗设备老化等具体情况，捐赠了西门子CT、纤维结肠镜、纤维胃镜、高频电刀、血库专用冰箱以及办公桌椅等。宁夏回族自治区石嘴山市第一人民医院对口支援原州区人民医院，无偿援助CT机和眼科综合治疗机各1台。

四、受援医院真诚欢迎，为支援医师发挥作用创造条件

受援医院充分认识到派驻专家对促进县医院建设、帮助提高贫困地区医疗技术水平的重要意义，抓住这一难得的机遇，真诚欢迎派驻医务人员深入县医院帮助开展工作，尽力为他们提供便利的生活和工作条件，解决工作和生活中遇到的困难。许多受援医院为保障派驻人员的生活起居，为派驻人员配备了生活必需品，尽力协助做好后勤保障服务。让派驻人员尽可能住得舒适、吃得放心、工作顺心。一些受援医院领导利用双休日休息时间，适当为派驻人员安排休闲活动，既联络了感情，又丰富了业余生活。

江西省吉安县人民医院，紧紧抓住这次机会，结合县医院自身能力建设，确立了重点建设学科，并制定了三年帮扶规划。为了配合第一阶段（2005年7月至2006年6月）重点专科——微创外科（腹腔镜技术）和糖尿病专科的建设，受援医院专门购置了一台腹腔镜，固定专人跟班学习，完成腹腔镜手术30余例，包括胆囊摘除、肾囊肿、宫外孕手术等，不少打算去省城看病的患者就近在县医院诊治。同时县医院还配合派驻专家建立了内分泌资料库，更新了一批内分泌专业书籍，成立了糖尿病人联谊会。

湖北省麻城县医院积极采纳派驻专家的建议，克服经费困难，一次购买80台空调，解决高温容易导致术后伤口感染等问题。

江西省宁都县人民医院积极创造条件配合项目工作，投资116万元增添C型臂X光机、高压氧仓、放免仪、双极电仪、牙科综合治疗仪等器械设备，其中放免仪、双极电仪、牙科综合治疗仪现已到位。同时，医院投资66万元改善外一科、外二科病房条件。

受援医院还建立了派驻医师考勤、考核等制度，加强对派驻人员的日常管理。甘肃省制定下发了《医疗队员工作制度》、《医疗队员考勤制度》和《医疗队员守则》等从请销假、奖惩、巡回医疗、检查督导等方面做出了详细的规定。

五、派驻人员珍惜机会，积极工作

派驻医务人员积极响应国家号召，无私奉献，踊跃奔赴国家扶贫开发工作重点县，以帮助受援县医院提高业务水平和服务能力为目标，充

分发挥主观能动性，创造性地开展工作。他们到达受援医院后，工作认真负责、精益求精，严格遵守医院的规章制度。能根据县医院的实际情况和自身的专业特长，制定业务培训内容，组织教学查房，开展疑难病例和死亡病例讨论，指导医务人员书写病历，帮助扶持重点专科的建设，为提高受援医院的管理水平建言献策。他们克服远离家庭、生活条件艰苦等诸多困难，有爱心、动真情，讲责任、重实效，满怀激情地投入到项目工作中，以精湛的技术位当地群众群众，受到县医院和当地老百姓的欢迎。

山西省太原钢铁公司总医院派驻朔州市右玉县的张良玉总护士长，帮助医院完善护理规章制度，带领全院护士为患者提供亲情服务，促使右玉县医院护理质量和卫生面貌发生很大变化。右玉县医院党支部在全院开展了“向张良玉同志学习”的决定，右玉县委、县政府号召全县人民向太钢医疗队学习。

重庆市第六人民医院心血管内科张青副主任医师在武隆县人民医院工作期间，父亲病重入院，她顾不上请假回家照顾父亲，依然在县医院积极组织抢救危重患者。当患者脱离危险时，她的父亲却离开了人世。

六、大力宣传，营造良好的舆论氛围

为增强项目的社会效应，多数省份高度重视项目宣传工作，充分发挥报纸、电视、广播在宣传中的主阵地作用。2005年10月7日的人民日报头版头条对甘肃省“万名医师支援农村卫生工程”进行了报道。甘肃省卫生厅领导还专门对支农信息反馈等工作提出了具体要求。中央电视台、中央人民广播电台、人民日报记者深入江西、甘肃、陕西等省医疗卫生单位进行了采访报道，《健康报》对项目实施情况进行了报道。《江西日报》、《甘肃日报》等地方主流媒体及时报道了项目的实施情况，甘肃、贵州、山西、江西、重庆、河南、新疆生产建设兵团等地还编印了工作简报，对有关政策规定、项目实施的一些做法及医疗队员的突出事迹都进行了及时宣传。贵州省提出在项目实施中注重“五个结合”，重视宣传工作和信息报送工作。

许多项目医院还在本地的卫生报上开辟栏目，及时总结、交流项目实施工作。各受援医院通过电视、邮政信息、电子屏幕、咨询、医院简报等多种形式，加大组织动员力度，大力宣传项目的重大意义，宣传支援医院专家的专业特长。广泛的宣传工作取得了“四个满意”的效果：一是群众满意，受援地区的群众及时了解医疗服务信息；二是派驻医务人员满意，充分发挥了自身专长，甚至比在城市医院更能实现自身价值；三是受援医院满意，项目实施带来了良好的社会效益和经济效益；四是支援医院满意，提高了支援医院在当地的声誉和影响力，与受援医院建立了长期的双向转诊关系。

（杜　娟　摘）

项目工作初显成效

据对22个省（区、市）和新疆生产建设兵团开展项目工作情况的统计，项目启动5个多月以来，派驻医师共诊治门诊患者968278人次，收治住院病人33895人次，临床检验61369人次；开展教学查房23532次，手术示教40623次，护理示范655项；组织疑难病例和死亡病例讨论16237次，学术讲座10174次；培训医务人员422122人次，免费进修培训人员2346人次；申报适宜农村的技术科研项目7项，因地制宜开展适宜技术2263项，建立特色专科52个，整章建制2977项；义诊29040人次，健康咨询及宣教近70万人次；赠送医疗设备和其他物品数千万元。项目工作取得了明显的社会效益：

一、方便了农村群众看病，减轻了他们的经济负担

项目实施以来，一些原来在城市医院才能治疗的疾病，如今在当地就可以得到解决，不仅极大方便了群众就医，而且节省了医疗费用。提高了受援医院的服务能力和技术水平。

甘肃省43个受援县的350所乡镇卫生院门诊量2005年6~10月份比1~5月份平均增加了14.02%，住院病人增加了15.86 %，业务收入增长了13.27%。项目地区农民有病应就诊未就诊率下降了6.5个百分点。2005年6~12月份医疗队员共做手术7400余例，平均每例手术节省费用近千元，仅此一项就直接为当地群众节约700多万元，加上交通及陪员生活费等支出，减轻农民就医负担1000余万元。内蒙古医学院第

二附属医院对口支援商都县人民医院，派驻专家从县医院的薄弱处入手，重点扶持县医院骨科的发展。5个月来，指导骨科开展各类手术50余例，提高了骨科多发病诊疗水平，门诊人次由原来的160人次/日，增加到200人次/日；平均每月增加手术10余例。

河北省卫生厅在充分调研的基础上，确定河北医科大学第四附属医院对口支援南皮县人民医院。根据受援县医院的需要，该院派出由肿瘤内科、耳鼻喉科、胸外科、妇科4名博士及新生儿护理专业1名硕士组成的年富力强的专家组。2005年诊疗门诊患者21.5万人次，比2004年增加17.5%；出院患者1.35万人次，比2004年增加35%；完成手术例数4300人次，比2004年增加30%，经济效益也随之增加。湖南省岳阳市第一人民医院支援平江县第一人民医院，截止10月底，住院患者增加400余人次，手术患者增加195人次，病床使用率从2004年的61%增长到64.7%。

二、受援医院的服务能力和管理水平得到了提高

在医疗队员的带动下，受援医院不同程度地开展了新的临床适宜技术，扶持重点专科的建设，业务工作得到进一步拓展。派驻人员结合“医院管理年”活动，把加强医院基础管理，尤其是落实医疗质量与安全核心制度作为医院管理的重点，帮助受援医院建立了一系列诊疗技术规范；提高医疗文书书写质量；规范护理服务程序等，不断强化医院管理；不少受援医院为更好地发挥派驻专家的作用，采取挂职等方式，请派驻专家直接参与医院管理。

江西省105名派驻人员共开展适宜技术276项，其中填补当地空白的技术253项，占91.7%；贵州省遵义医学院附属医院小儿外科主治医师金燕同志被中共石阡县委组织部任命为石阡县人民医院副院长，直接介入医院的管理工作；湖北省大悟县人民医院派驻的5位专家分别担任支援科室的副主任，参与科室管理；内蒙古自治区人民医院支援的察右后旗县蒙医医院，缺少学科带头人，任命医疗队队长为业务副院长，其他队员分别担任科室主任。他们为蒙医院建立了三年规划，提出合理化建议9条，其中6条已得到落实，有效地提高了医院的管理水平。

三、加强了受援医院专业技术人员的培养，医疗技术水平不断提高

支援医院、受援医院和派驻医师根据工作任务和目标，开展了形式多样的临床带教和培训活动。进一步规范了受援医院的临床诊疗工作，提高了受援医院的专业诊治疑难病症的能力，做到“医疗队员人走了，医疗技术留下了”。各地还通过“送出去”的方式加强受援医院人才培养。河北、江西等地的支援医院，根据受援医院的需求，免费接收受援医院的医务人员进修。

据不完全统计，甘肃省举办疾病预防控制、妇幼保健、专科疾病诊治等相关专业培训班500余期，培训人员12万余人次。江西省开展学术讲座328次、教学查房1680次、手术示教720次、施行手术（主刀）1860台，组织死亡病历讨论104次、疑难病例讨论736次，参与疑难病例会诊410次。河北省南皮县人民医院完成教学查房98次、手术示教390次、疑难病例讨论60次、开展讲座30次、

四、医疗队员得到了锻炼，加强了对国情的认识，对农民群众的感情不断深化，为农民群众提供医疗服务的意识不断加强

到达受援地区以后，广大医疗队员对贫困地区缺医少药的状况有了深刻的认识，普遍感到深受教育，得到了锻炼。从过去对农民感情淡漠、服务态度不好，转变到现在有了感情、同情和热情；从过去习惯于仪器和检查、重于诊治专科疾病，转变到从检查设备少、服务对象经济困难等现实情况出发，为受援地区群众着重采用适宜技术，提供优良服务。他们还把这次支农看成是一次难得的学习机会，主动向基层同志学习、向群众学习、向实践学习，全面提高自己。有的队员利用下乡机会积极开展当地疾病普查，进行流行病、地方病调研，积极撰写科研报告；有的针对农村常见病、多发病，创造简、便、廉、验的治疗办法；有的深入学校、田间地头、家庭院落开展健康教育、卫生宣传。

重庆市肿瘤医院派驻医师熊慧生在巫溪县中梁乡发生严重山体滑坡的情况下，在第一时间带领抢险队奔赴滑坡现场，投入到抢险工作中。历

时3天，吃方便面，睡在旷野中谷草铺垫的帐篷里，使20多位受伤人员得到及时救治，无一例死亡。

湖南省岳阳市第一人民医院骨科任洛夫教授面对一位腰椎骨折，不尽快治疗就可能瘫痪的安徽民工，在无C臂X光机的条件下，决定进行手术复位。他根据多年的临床经验，精心操作，手术获得成功。任教授还掏出500元现金资助病人，病人非常感动，将一面写着“医德高尚，为民解难”的锦旗送到受援县医院。

云南省第三人民医院派驻医务人员为洱源县受灾小学捐款550元。“八一”前夕，吉林省医疗队员和民政部门的同志一道，为退伍老兵和优抚对象送医送药，到各地乡镇巡回义诊。

（武朋娜　摘）

卫生部下发实施“万名医师支援农村卫生工程”的通知

为贯彻落实党的十六届三中、四中全会精神，进一步加强农村卫生工作，促进农村经济社会的协调发展，根据《中共中央国务院关于进一步加强农村卫生工作的决定》，卫生部、财政部和国家中医药管理局决定实施“万名医师支援农村卫生工程”，计划在三年内选派城市万余名医师到县医院和乡镇卫生院开展医疗卫生服务和技术培训工作，三年后形成一项制度。为了积极稳妥做好这项工作，按照先试点、后总结、再扩大的原则，先在国家级扶贫开发工作重点县和甘肃省部分乡镇卫生院进行试点，逐步向中西部地区和东部贫困地区扩展，2005年4月卫生部下发《关于实施“万名医师支援农村卫生工程”的通知》（卫医发〔2005〕165号）。通知要求：

实施“万名医师支援农村卫生工程”是新时期加强城市卫生支援农村卫生的重大决策。实施好这项工程，有利于提高农村常见病、多发病的诊疗水平，为农村居民就近提供质优、价廉、便捷的医疗卫生服务，缓解农民“看病难”问题；有利于加强农村卫生人才培养，逐步建立一支为农民服务的医疗卫生队伍；也有利于新型农村合作医疗制度的建立；有利于促进城市医疗资源的合理流动，促进城乡卫生事业全面协调可持续发展。各级政府卫生行政部门、中医药管理部门要从认真实践“三个代表”重要思想和落实科学发展观的高度和卫生改革与发展的全局出发，充分认识实施“万名医师支援农村卫生工程”的重要意义和作用。

各省级卫生行政部门要加强对实施“万名医师支援农村卫生工程”的领导，科学规划，精心组织，周密部署，按照《“万名医师支援农村卫生工程”实施方案》的要求，结合本地区实际情况，制订具体实施方案和有关的管理办法，积极做好各项准备工作。各省人民政府要与卫生部签订项目责任书。项目结束后要认真组织实施项目绩效考评工作，并将项目总结报告（包括项目执行情况、目标完成情况、资金使用情况等）报卫生部、财政部和国家中医药管理局。各有关部门要明确职责，分工协作，共同努力，切实把这项工作做好抓实，确保项目实施效果。特别要抓好起步工作，力争实现项目“开门红”。实施中要注意发现问题，及时改进，总结经验，加以推广，为这项工作的可持续发展奠定基础。要加强对项目实施情况的指导、监督和管理，注意收集工作信息，及时上报有关情况，大力宣传先进典型和成功做法。卫生部将通过网站或简报等形式及时通报工程实施进展情况

（王海英　摘）

“万名医师支援农村卫生工程”实施方案

根据《中共中央国务院关于进一步加强农村卫生工作的决定》，为进一步做好城市支援农村卫生工作，提高农村医疗服务水平，方便农村患者就近得到较好医疗服务，减轻农民经济负担，卫生部、财政部和国家中医药管理局决定实施“万名医师支援农村卫生工程”，并于2005年4月制定了项目实施方案。主要内容摘要如下：

一、项目目标

提高县医院医疗服务能力和水平，加强农村常见病、多发病和重大疾病医疗救治，使农民就近得到较高水平的基本医疗服务，缓解看病难问题；加强农村卫生人才培训，提高基层医院管理水平。努力做到派出一支队伍、带好一所医院、

服务一方群众、培训一批人才。在三年内，组织城市万余名医师对口支援农村县医院，并逐步形成一项制度。

二、实施原则

（一）中央指导、地方实施。卫生部、财政部、国家中医药管理局负责规划指导，提出工作目标和要求，安排中央财政补助经费。各项目省（区、市）卫生行政部门、中医药管理部门、财政部门具体组织实施并负责管理及落实地方补助经费。

（二）统筹规划、整体安排。将项目实施与对口支援、定点帮扶、卫生下乡工作结合起来，与医务人员职称晋升前下派锻炼和新毕业学生下乡服务结合起来，统一组织，统筹安排。

（三）因地制宜、精心组织。从受援地区农村居民医疗需求和县医院工作需要出发，结合派出医院专业特长，选准学科，派出骨干，专业对口，保证条件，确保派出医生发挥作用。

（四）积极稳妥、注重实效。按照项目实施方案要求，认真准备，稳步推进，保证实现工作目标，杜绝形式主义。对实施过程中出现的新情况、新问题，要及时研究解决，让农民得到实实在在的好处。

三、项目范围与内容

（一）项目范围。

1. 中央财政2004年安排资金支持中西部地区592个国家扶贫开发工作重点县县医院、西藏自治区4所县医院和新疆生产建设兵团4所团场医院，共计600所县医院（其中含10%的县中医院）。

2. 东部各省、直辖市和其他省（区、市）根据本方案要求，结合本地区具体情况，组织三级医院开展对本省、市卫生工作基础较差的县医院的支援工作。

3. 在总结经验的基础上，第二、三年逐步扩大到其他县医院。

（二）项目内容。

1. 中西部各项目省省级卫生行政部门、中医药管理部门组织本行政区域内三级医院（综合医院为主）每年向本省国家扶贫开发工作重点县的每个县医院派驻5名（中医院派3名）副主任医师以上人员或高年资主治医师，根据需要也可以派遣一名护理管理人员。每名派驻人员连续工作一年后可以轮换。

2. 派驻医师条件：思想作风好、业务水平高、管理能力强、身体健康、能够指导县医院医务人员开展工作。

3. 主要工作内容：承担农村常见病、多发病、疑难病症的诊疗服务，提高县医院的技术水平；开展临床教学和技术培训，通过组织查房、手术示教、疑难病例和死亡病例讨论等各种临床带教形式培训县医院医务人员，提高其业务素质；对县医院的管理工作提出建议；充分发挥中医药特色与优势，提高农村中医药服务水平。

四、经费保障与管理

（一）实施“万名医师支援农村卫生工程”所需工作补助经费的标准，由各省级财政、卫生行政部门根据实际需要和当地支出水平以及财力情况等合理核定。所需补助经费由中央、省、市（地）财政共同负担，列入卫生经费预算。中央财政2004年按照每名派驻医师每年2.4万元对中西部地区给予补助，以后年度补助标准，根据实际考评情况核定。东部地区开展工作所需经费由省级财政部门根据本地区情况研究安排。

（二）各级财政安排的补助经费，主要用于补助支援医院为派出医师支付的工资、津贴和适当的工作补贴等。支援医院要保证派出医师原有的工资、津贴福利待遇不变，派出医师不得收取受援医院的任何补贴和奖金。

（三）省级财政、卫生行政部门要制定开展此项工作的项目经费管理办法，包括补助资金来源、标准、使用范围、内容、要求和绩效考评办法等。有关部门和项目单位应严格执行项目方案及有关经费管理办法的规定，不得挤占挪用项目资金。省级卫生、财政部门要加强经费使用情况的监督管理，定期对项目资金使用情况进行检查和绩效考评。

五、组织领导

（一）明确部门职责。卫生部、国家中医药管理局负责项目方案的制定、提出工作目标、项目实施的指导和监督。财政部负责安排中央财政补助经费并对使用情况进行监督。

省级卫生行政部门、中医药管理部门负责制定本省具体执行方案并组织实施。省级财政部门负责安排补助经费并对使用情况进行管理和监督。

（二）卫生部、国家中医药管理局和各项目省（区、市）要建立工作制度，定期讨论项目工作中出现的情况，及时解决存在的问题，检查项目实施情况，确保各项工作及时有效地落实。

（三）制定方案。省级卫生行政部门、中医药管理部门要根据本实施方案的总体要求，结合当地具体情况，统筹安排并制定切实可行的执行方案。明确支援医院及各支援医院派驻地点、任务和目标；明确支援与受援医院双方的责任与义务。做到既确保工程的顺利开展，又不影响支援医院医疗工作的正常进行。各项目省（区、市）制订的执行方案，应报卫生部、国家中医药管理局审核。

（四）签订责任书。各项目省人民政府应与卫生部签订项目责任书。

（五）签订支援协议。支援医院在省级卫生行政部门、中医药管理部门的组织安排下，由院领导带队到受援医院进行考察和调研，在双方共同讨论协商的基础上，提出具体工作任务，并与受援县医院签订支援协议，明确双方的职责与义务。支援医院负责保证派驻人员的各项工资福利待遇，解决交通等费用；受援医院要协助为派驻人员提供生活便利，统一安排派驻人员的业务工作并对派驻人员的工作进行考核评价。

（六）启动时间。各项目省（区、市）应于2005年6月底前向受援医院派驻人员。

（七）参加对口支援的高年资主治医师在县医院工作时间作为晋升职称时在农村服务时间计算。

（八）支援医院派驻人员应把维护农民群众健康放在首位，发扬优良作风和光荣传统，努力用比较低廉的费用提供比较优质的医疗服务，杜绝大处方、滥检查等行业不正之风。

六、监督管理与总结评估

（一）监督管理。受援医院对派驻医务人员要严格管理。支援医院对拒绝参加支援工作的，要根据有关规定严肃处理。支援工作结束时，受援医院要对派驻人员的工作情况进行考核，考核结果反馈支援医院，作为医务人员年终考核和职称晋升考评的重要内容。对派驻期间违纪的人员，受援医院要通报支援医院，由支援医院严肃处理，并及时上报上级卫生行政部门和中医药管理部门。

省级卫生行政部门、中医药管理部门要加强监督，对协议执行情况进行监督检查。对工作成绩突出的要予以表彰，对问题严重的要及时处理。

卫生部、国家中医药管理局要对各项目省（区、市）的执行情况进行不定期抽查。

（二）考核评估。2005年底，受援医院和支援医院要共同向省级卫生行政部门、中医药管理部门报送书面总结。省级卫生行政部门、中医药管理部门要对全省项目进行年度考核评估。考核评估内容以项目执行情况、实施效果、受援医院的评价和政府、社会及群众的评价反映为重点。考核对象包括支援医院、受援医院和派出医务人员。具体内容包括：派出人员到位情况、职称情况、相关待遇情况、派出人员在受援医院工作时间情况、临床工作开展情况、在受援医院开展培训教学等工作情况、受援医院对派出人员的评价、受援地区患者对派出人员的评价等。各项目省（区、市）卫生行政部门、中医药管理部门在第二年3月底之前将考核结果形成年度评估报告上报卫生部和国家中医药管理局。

（三）卫生部负责汇总各地的年度总结和评估报告，对项目实施情况进行抽查并总体评价。

（四）宣传工作。大力开展宣传，发现并树立一批城市支援农村卫生工作的先进典型，营造良好的舆论氛围，树立医疗卫生行业的良好形象。

（傅　捷　摘）

"万名医师支援农村卫生工程"项目责任书

为了增强县级医院医疗服务能力，提高县级医院医务人员的医疗技术水平，根据《2004年中央补助地方公共卫生专项资金项目管理方案》（卫规财发〔2004〕448号）的要求，为保证《"万名医师支援农村卫生工程"实施方案》的顺利实施，确保各项工作能够按规定实现项目预期目标，要求各项目省（自治区、直辖市）人民政府承诺以下内容：

一、根据《"万名医师支援农村卫生工程"

实施方案》的目标要求，结合当地实际情况，统筹考虑并制定切实可行的本省（自治区、直辖市）的具体实施方案，通过卫生部、国家中医药管理局审核后组织实施。

二、各级人民政府应按照中央和本省（自治区、直辖市）制定的实施方案，统一领导，精心组织，全面实施。卫生部成立“万名医师支援农村卫生工程”项目办公室。为了保证项目的落实，各省（自治区、直辖市）也要成立项目办公室，确定负责人，并报卫生部、国家中医药管理局备案。

三、根据当地实际需要和支出水平、财力状况等因素，合理确定实施“万名医师支援农村卫生工程”工作经费补助标准，足额安排专项经费，并制定项目经费管理办法，定期或不定期对项目资金使用情况进行检查，任何单位和个人不得挤占、挪用项目资金。

四、支援医院和受援医院双方要签订为期一年的协议，明确支援医院及各支援医院派驻地点、工作任务及年度目标，明确支援与受援医院双方的权利与义务。要求在2005年6月底前基本完成向受援医院派驻人员工作。

五、加强对项目实施全过程的监督检查，包括审查派驻医师的资格、支援医院对派驻医师相关政策的落实、派驻医师在受援医院开展工作、中央和地方财政资金的使用等情况。年度支援工作结束时，要以项目执行情况和实施效果为重点，从支援医院、受援医院和派驻医务人员的角度，结合社会及人民群众的评价，对项目进行总结和考核评估。年度总结和考核评估报告上报卫生部。

六、根据考核评估结果，对工作中成绩突出的要给予表彰，对工作存在严重问题的要予以处理。

（傅雪华　摘）

“万名医师支援农村卫生工程”项目办公室成立

2005年4月卫生部下发《关于成立“万名医师支援农村卫生工程”项目办公室的通知》（卫办医发［2005］86号）。

一、办公室组成单位和人员

项目办公室设在卫生部医政司，成员单位包括卫生部办公厅、人事司、规财司、政法司、农卫司、医政司和国家中医药管理局医政司。办公室组成人员如下：

主　任：王　羽（卫生部医政司司长）

副主任：张宗久（卫生部医政司副司长）

何锦国（卫生部规财司副司长）

张朝阳（卫生部农卫司副司长）

查德忠（国家中医药管理局医政司副司长）

成　员：高学成（卫生部医政司综合处处长）

邓海华（卫生部办公厅新闻办主任）

刘小波（卫生部人事司人才处副处长）

刘殿奎（卫生部规财司财资处处长）

龚向光（卫生部政法司政研一处负责人）

姚建红（卫生部农卫司卫生服务规划处副处长）

刘文武（国家中医药管理局医政司一处处长）

贾丹丹（卫生部医政司综合处副主任科员）

二、办公室成员单位职责

办公室的日常工作由卫生部医政司负责，各成员单位具体分工如下：

医政司：负责项目办公室的日常工作。拟定项目实施方案，明确项目的指导原则、工作目标，指导各省（自治区、直辖市）项目工作的组织实施，协调并组织有关部门对项目进行绩效评估。

办公厅：负责向中办、国办报送信息、简报和新闻宣传工作。

规财司：负责项目中央财政资金的落实并加强管理，协助落实省级财政配套经费。

政法司：负责与项目有关的政策评估工作。

农卫司：负责项目的考核、监管。指导甘肃省“二级以上综合医院支援乡镇卫生院”试点工作；研究做好与新型农村合作医疗制度的衔接问题。

国家中医药管理局医政司：负责项目中支援中医医院部分实施方案的提出，配合有关部门做好项目的绩效评估工作。

（李莉莎　摘）

项目办公室规范各地制定“万名医师支援农村卫生工程”执行方案

针对各地在制定“万名医师支援农村卫生工程”执行方案中反映的问题，项目办公室于2005年5月联合印发了《关于制定“万名医师支援农村卫生工程”执行方案有关问题的通知》。通知要求：

一、统一各地的项目名称。各地报送执行方案的名称统一为“××省（区、市）‘万名医师支援农村卫生工程’执行方案”。项目名称也统称为：“××省（自治区、直辖市）‘万名医师支援农村卫生工程’”。

二、严格按照《关于实施“万名医师支援农村卫生工程”的通知》要求制定本地的执行方案。一是按照要求派出医务人员；二是执行派驻医师连续工作一年后可以轮换的规定；三是要制定派驻医师考核办法。

三、确定支援和受援医院名单，保证受援医院中中医院的比例达到10%；支援、受援医院要签订切实可行的支援协议，明确支援工作的任务、目标和各自职责与义务。

四、落实配套经费。合理核定开展“万名医师支援农村卫生工程”所需补助经费标准，落实省、市（地）两级补助经费。要制定项目经费管理办法，包括资金来源、标准、使用范围、内容、要求和绩效考评办法等。要专款专用，确保中央财政经费的使用方向，不得挪用。

五、卫生部将同各项目省（区、市）人民政府签订项目责任书。各地报送的执行方案将作为项目责任书的重要组成部分，也是今后进行绩效考评的重要依据。

六、确定项目办组成人员和负责人，建立工作制度，并报卫生部备案。

七、在安排好“万名医师支援农村卫生工程”项目的同时，本着务求实效的原则，统筹安排卫生下乡、对口支援、定点帮扶等卫生支农工作。

（刘　丹　摘）

项目办公室审核各地“万名医师支援农村卫生工程”执行方案

2005年6月8日，卫生部、国家中医药局“万名医师支援农村卫生工程”项目办公室召开第二次全体会议。

按照《关于实施“万名医师支援农村卫生工程”的通知》（以下简称《通知》）和《关于制定“万名医师支援农村卫生工程”执行方案有关问题的通知》要求，在初审的基础上，项目办公室全体成员集中对各项目省（区、市）报送的“万名医师支援农村卫生工程”执行方案逐一进行了审核，提出了原则意见和需要修改完善的地方。

审核中发现的比较突出的问题有：

第一，大部分项目省（区、市）在执行方案中未明确省、市级配套补助经费。对此，会议要求各地要根据实际需要和当地支出水平以及财力情况等合理核定补助经费标准，积极争取财政部门的支持。

第二，有的方案中提出了经济效益方面的要求。对此，会议指出，实施“万名医师支援农村卫生工程”要把社会效益放在首位，使农民就近得到较高水平的基本医疗服务，缓解农民“看病难”、“看病贵”的问题。支援医院要严格要求派驻医师，加强派驻医务人员的医德医风教育，各级卫生行政部门要加大监督力度。今后在进行考核评估时，要把农民受益情况作为一项重要内容。

（聂莎莎　摘）

2005年部属部管医院支援西部地区农村卫生工作座谈会召开

2005年6月17日，卫生部医政司在西安组织召开了“2005年部属部管医院支援西部地区农村卫生工作座谈会”，总结2004年部属部管医院支援西部地区农村卫生工作，部署2005年工作。

受援的内蒙古、重庆、陕西等中西部15省（区、市）和新疆生产建设兵团卫生厅局医政处长或项目负责人，承担支援任务的北京大学医学部等原卫生部属医科大学医院管理处负责同志和北京医院、北京大学第一医院等34所部属部管医院的代表，共约80人参加了会议。

2004年，卫生部安排中国医学科学院、北京大学、复旦大学等共组派19支医疗队，分别赴青海、西藏等14个省（区、市），开展为期一个月的医疗服务工作，这些医疗队根据受援地区和单位的需要，为受援医院捐赠了部分医疗设备、器械和药品；中南大学湘雅医学院、四川大学华西医学中心举办了内科、外科和急诊急救培训班，每期30人，共有90人参加培训；各部属部管医院共接收了100名县级医院医师前来进修。

会议代表对2005年支援工作项目实施方案（讨论稿）进行了讨论，提出了一些建设性意见和建议。会议代表表示，部属部管医院派出高水平的医师到西部农村地区开展服务工作，对缓解所去地区群众看病难问题发挥了积极作用，产生了良好的社会效益，受到了受援地区卫生行政部门、医院和广大群众的欢迎，希望卫生部多组织这样的活动，形成一项制度。各部属部管医院要在卫生部领导下，充分发挥“国家队”的作用，克服困难，勇挑重担，切实履行义务，把支援西部农村卫生工作任务完成好。

2005年，卫生部仍采用举办专业培训班、组派医疗队、接受进修生等支援形式，对西部省（区、市）卫生工作进行支援。

（常　识　摘）

“万名医师支援农村卫生工程”项目责任书签字仪式在京举行

2005年6月24日，卫生部和国家中医药局在京联合举行“万名医师支援农村卫生工程”项目责任书签字仪式。卫生部部长高强出席并发表重要讲话，卫生部副部长马晓伟代表卫生部、财政部、国家中医药局在项目责任书上签字，国家中医药局副局长吴刚宣读了项目责任书。中西部地区21个项目省（区、市）和新疆生产建设兵团卫生厅局长、医政处长，卫生部办公厅、人事司、规财司、政法司、农村司、妇社司、医政司、科教司、直属机关党委、驻部监察局等司局的负责同志，卫生部、国家中医药局“万名医师支援农村卫生工程”项目办公室成员参加了签字仪式。此前，各项目省（区、市）人民政府和新疆生产建设兵团领导已经在项目责任书上签名。

签字仪式由卫生部、国家中医药局“万名医师支援农村卫生工程”项目办公室主任王羽主持。会上，王羽宣布，该项目实施以来，截至2005年6月24日，已有17个项目省（区、市）启动了项目实施工作，派出了3230名医务人员分赴国家扶贫开发工作重点县的县医院和中医院，其中甘肃省是综合医院支援乡镇卫生院试点省，派出了215名医务人员到43个国扶县县医院，派出1050名医务人员到350个乡镇卫生院开展支援工作。其余各地也正在陆续派出医务人员，除个别地方外，最迟将在2005年6月30日以前完成向受援县医院派出医务人员的任务。

（王　名　摘）

中国医师协会发出倡议书支持“万名医师支援农村卫生工程”

中国医师协会向全国医师发出倡议书，支持“万名医师支援农村卫生工程”。内容摘要如下：

“万名医师支援农村卫生工程”自2005年6月份在全国范围内全面启动以来，首批支援农村的4000名医师已奔赴农村第一线，战斗在600个国家扶贫开发工作重点县为农民群众服务。中国医师协会谨代表全国186万执业医师向他们致以崇高的敬意和亲切慰问。感谢他们响应国家号召，为提高我国农村医疗卫生服务水平率先行动，带头承担农村卫生人才队伍的培养工作。

作为全国医师队伍的行业组织，我们将认真履行职责，密切配合“万名医师支援农村卫生工程”项目的实施，积极行动起来，做“万名医师”的坚强后盾，同时向全国各级医疗机构的广大医师发出如下倡议：

1．以首批派驻医师为榜样，学习他们勤恳

工作、吃苦耐劳、服务群众的实干精神；学习他们勤勉敬业、开拓进取的创新精神；学习他们恪尽职守、忘我工作的奉献精神，以高度的责任感、使命感，积极投身于“万名医师支援农村卫生工程”。

2. 在本职工作岗位上努力实践“三个代表”的重要思想，切实转变服务理念，弘扬新世纪的医师专业精神，坚持以病人为中心，技术精益求精，提高医疗服务质量，真正减轻患者经济负担，为人民群众提供优质、安全、满意的服务。

3. 时刻准备着，在支援农村卫生工作需要的时候，伸出援助之手，志愿提供技术咨询、经验交流及其他的服务与帮助。

倡议书指出：中国医师协会受卫生部委托，已建立“万名医师支援农村卫生工程”数据库，同时设立“万名医师支援农村卫生工程服务中心”，号召并要求中国医师协会各职能部门、二级专科医师分会和地方医师分会各尽所能，采取多种形式和实际措施，切实履行行业职责，为支援医师和受援医院提供更多专业服务。

（刘　丹　摘）

军队医政管理工作

2005年军队医政管理工作

2005年，军队医政管理工作认真落实全军卫生工作部署和国家医院管理年活动要求，取得新的成绩。

一、为部队服务工作

一是组织全军医院开展为部队服务达标创先活动。各单位认真落实为部队服务制度和措施，积极适应医疗保障制度改革、体制编制调整改革要求，较好地完成了医疗保障任务，涌现出一批先进典型，25所先进医院和33位优秀医院领导受到总政治部、总后勤部联合表彰。二是组织全军21所医院为部队服务工作抽查。通过从部队看医院、从伤病员看医院、从数据看医院的视角，以医院服务方向、医德医风、医疗质量和保障程度为重点，察看现场300多处，召开座谈会61个，调阅了2004年度医疗数质量、财务和卫生经济有关数据资料，同时组织了12800名伤病员参加的问卷调查。对于军队医院把握正确办院方向，更好地为部队服务起到了积极的促进作用。三是加强海潜、空勤人员医疗保障工作。组织全军医院海潜空勤科建设研讨，明确了加强海潜空勤科建设的任务；加强海潜空勤人员医疗保障法规建设，制定下发了《军队飞行、潜艇和潜水人员医疗管理规定》，《军队医院和疗养院海潜空勤科建设标准》。四是推进军队医疗机构医德医风建设。认真贯彻《军队医疗机构医德医风建设规定》，在全军卫生系统组织开展“人民军医如何对待病人”大讨论，在《人民军医》杂志连续5期开设讨论专栏，共刊登22篇讨论文章。

二、医疗管理和学科技术建设

一是组织全军医院参加国家医院管理年活动。下发了《关于军队医院参加医院管理年活动的通知》，组织举办了全军医院院长培训班，积极参加“百姓放心示范医院”活动，不断提高为军民医疗服务的质量和水平。二是加强对外医疗有偿服务管理工作。作为领导小组成员单位，与七部委联合下发了《打击非法行医专项行动的通知》，与国家和北京市有关部门建立了信息互通、协助查办案件机制，我部与国家和地方交换案件8件，调查处理完成5件。各大单位查处了数十个非法行医窝点。三是加强机关院校门诊部管理。组织全军机关院校门诊部管理软件测评，确定了门诊部管理软件推广版。组织全军机关院校门诊部达标建设，48个门诊部被总后卫生部评为先进门诊部，举办了门诊部主任培训班，组织了门诊部适宜技术推广，组织编写了全军机关院校门诊抢救预案。四是加强学科技术建设。组织制定军队医学专科中心建设标准和评分细则，组织对原有医学专科中心和新申报专科中心进行集中评审，首次构建起由研究所、专科中心和专病中心共同组成的全军医学专科中心体系。研究起草了《军队临床高新技术重大项目建设管理办法》，完成了2005年度临床高新技术重大项目申报材料整理和形式审查工作，组织对新申报的3项临床新技术进行论证评估，批准开展临床试验或进入临床使用。

三、中医药管理工作

一是成功召开全军中医药工作会议。总结了“十五”期间军队中医药工作，部署了今后一个时期的工作，交流了中医药建设经验，表彰了30个先进单位和55名先进个人，讨论修改了《关于加强军队中医药工作的意见》和《“十一五”期间军队中医药发展计划》，组织了中医药成果展览和中医特色技术演示。二是启动首批中医师承研究生培养工作。确定解放军总医院为中医师承研究生培养单位，聘任全军16名名老中医专家为博士或硕士导师，录取了首批中医师承研究生14名，这项工作是对传统中医师承培养工作的重要突破，得到了国家中医药管理局等有关部门的充分肯定。三是加强中医药重点学科建设。会同国家中医药管理局对军队7个中医药重点学科进行了中期检查评估，评审推荐了9个新增重点学科建设单位。遴选推荐中华中医药学会和中国中西医结合学会科学技术奖各9项，获得中华中医药学会科学技术一、二等奖各2项。举办了全军中医药骨干培训班。

四、护理管理和血液管理工作

一是组织召开“纪念‘5.12’国际护士节座谈会”，围绕“适应形势，深化改革，开创军队护理工作新局面”的主题，分析形势，交流经验，提出了加强护理工作的意见和建议。二是表彰一批护理先进集体和个人。军队19个“巾帼文明岗”、15名“巾帼建功”标兵受到国家卫生部、全国妇联联合表彰。护士节期间，为近700名护士颁发了三十年护龄荣誉证书和证章。成都军区西藏总医院护理部主任万琪荣获第40届南丁格尔奖，成为我军第6位获此殊荣的护士。三是加强临床护理基础建设和管理。组织了临床护理示范基地建设的论证工作，确定建设3个临床护理示范基地。四是加强护士执业管理。组织762名军队护士参加了2005年全国护士资格考试，军队考生的通过率比全国总通过率高13个百分点。组织了护士注册工作。五是做好血液供应管理工作。各级献血管理机构认真贯彻落实《献血法》、《军队献血管理规定》和国家关于血液管理的各项规定，会同国家和地方有关部门，充分发挥军地结合的血液供应体制，较好地保障了军队医疗机构临床用血和地方突发事件的血液需要。组织有关专家完成了血液检测试剂、耗材和血浆病毒灭活、白细胞滤器遴选方案的论证。组织了设立军队人员献血保险的可行性论证，与保险公司协商并初步达成了意向。

五、评残、执业医师管理和医疗事故技术鉴定工作

制定下发了《军人残疾等级评定管理办法》。举办了全军评残管理工作骨干培训班。组织为全军24619名伤残人员换发了新式残疾军人证，卡掉假证近两万个。为总后直属单位306名人员进行了医师资格认定，对541人进行了执业注册，为整体移交院校和转业、复员、移交地方安置的1400余名医师出具了换领地方《医师资格证书》证明。组织全军6000名医务人员参加了2005年度执业医师资格考试。正式启动医疗事故技术鉴定办公室工作。编印了医鉴工作《文书汇编》、《程序文件》。举行了首次医疗事故技术鉴定。协调有关单位完成5起医疗争议的调解工作。指导成都军区医鉴办开办和首次鉴定工作。指导沈阳军区总医院完成“军队医学会信息管理系统”的改进工作。

六、支援西部贫困县医院工作

继续组织军队100所医院对口支援105所西部县医院工作。据不完全统计，2005年各医院共派出医疗队156批次836人次，诊治患者85376人次，手术3188人次；开展新业务新技术376项；合作开展科研课题研究82项；举办讲座138次，接收进修生432名，支援医疗仪器188台件，价值1247万元。

（总后卫生部医疗管理局）

全军一批先进医院和优秀医院领导受到解放军总部表彰

“十五”以来，全军医院坚持以邓小平理论和“三个代表”重要思想为指导，按照科学发展观和构建社会主义和谐社会的要求，践行全心全意为人民服务的宗旨，在解决人民群众看病难、看病贵问题，应对突发公共卫生事件，抢险救灾，加强医德医风建设，促进医学科技发展和积极参加医院管理年活动中，做出了突出成绩，涌现出一大批先进单位和先进个人。总政治部、总后勤部联合发出通报，表彰25个先进医院和33位优秀医院领导。

附件：

先进医院和优秀医院领导名单

一、先进医院 25 个

沈阳军区总医院
沈阳军区第二一一医院
北京军区总医院
北京军区白求恩国际和平医院
兰州军区兰州总医院
兰州军区第四七四医院
济南军区第八十九医院
济南军区第一五〇医院
南京军区南京总医院
南京军区福州总医院
南京军区第一八〇医院
广州军区武汉总医院
广州军区第一八一医院
成都军区西藏军区总医院
成都军区第五十九医院
空军总医院
第二炮兵总医院
总装备部第五一三医院
总参谋部第三〇五医院
第二军医大学第一附属医院
第三军医大学第一附属医院
第四军医大学第三附属医院
解放军总医院
武警西藏自治区总队医院
武警新疆维吾尔自治区总队医院

二、优秀医院领导 33 名

沈阳军区第二〇二医院院长　赵炜
沈阳军区第二〇三医院院长　孙景海
沈阳军区第二一〇医院院长　王晓波
沈阳军区第三二一医院院长　袁本峋
北京军区第二五一医院院长　王景明
北京军区第二五四医院院长　曹盘松
北京军区第二六四医院院长　潘书文
兰州军区兰州总医院院长　樊俊杰
兰州军区乌鲁木齐总医院政委　张龙飞
兰州军区第十一医院院长　刘德全
济南军区总医院院长　龚志兴

济南军区第八十八医院院长　吴复元
济南军区第一五二医院院长　卜祥振
南京军区第一〇一医院院长　周仲贤
南京军区第一〇五医院院长　姜管徐
南京军区第四五四医院院长　宫丽莉
广州军区广州总医院院长　黄始振
广州军区第一六三医院院长　樊光辉
广州军区第一八八医院院长　林光义
成都军区总医院院长　李明利
成都军区昆明总医院院长　吴殿源
成都军区第四五二医院院长　张　聪
第二炮兵第五三二医院院长　侯冠成
第二炮兵第五三五医院院长　张春民
总装备部第三〇六医院院长　邹德威
总装备部第五一八医院政委　康秀芳
第二军医大学第三附属医院院长　吴孟超
第三军医大学第三附属医院院长　黄旭东
第四军医大学第一附属医院院长　张英志
总后勤部第三〇二医院院长　吕占秀
武警北京市总队第二医院院长　蒋均远
武警第六十三师医院院长　郑学奇
武警总医院院长　王发强

（总后卫生部医疗管理局）

省、自治区、直辖市医政管理工作

北京市医政工作

医疗机构基本情况 2005年，北京市各级各类医疗机构4818个，比2004年减少17个，其中医院519个，比2004年增加16个；床位总数79077张，比2004年增加1922张，其中医院床位总数72329张，比2004年增加2479张。卫生人员总数156969人，比2004年增加3602人；其中卫生技术人员119943人，比2004年增加3305人；卫生技术人员占卫生人员总数的76.41%；乡村医生3792人，比2004年增加226人。执业医师总数50642人，护士总数42897人。全市平均每千人口拥有医院床位6.65张，执业医师4.32人，护士3.66人。2005年政府办医疗机构平均每一门诊人次医疗费用234.08元，平均每一出院病人医疗费用13013.81元。

2005年，北京市卫生事业费189119万元，与2004年比增长40.51%。卫生系统固定资产883202万元。

一、医院管理年

开展“创建人民满意医院”活动 北京市卫生局为配合卫生部医院管理年活动，根据卫生部《医院管理年活动方案》和《医院管理评价指南》，结合北京市实际，开展创建人民满意医院活动，并制定了《医院管理年和创建人民满意医院考评标准》（以下简称考评标准）。《考评标准》采用“千分制”考评办法。内容涉及医院管理、医疗和服务质量、医疗安全、医德医风、医院财务和物价管理等不同方面，涵盖了卫生部医院管理年活动的6大方面和33项大指标。在此基础上又增设了2大方面，分别是否决指标和加分指标。共设计了一类指标130项（含核心制度12项）；另设单项否决指标10项、加分指标10项。目的是要通过《考评标准》的实施，全面加强医院的管理，促进医疗服务质量的提高。涌现出更多的人民满意医院。

北京市卫生局要“敞开大门正医风”。2004年6月15日正式上线运行的“医院服务社会评估”专题栏目，到8月底已被点击访问166087次，共收到有效答卷8385份。收到市民留言600余条，已经分期向相关医院反馈。市卫生局将把社会评估的群众满意度作为医院管理年和创建人民满意医院评选的基础指标，使其成为医院评价的重要参考。医院管理年和创建人民满意医院活动，不仅是各级医院的工作任务，更是各级卫生行政部门执政能力和执政水平的硬指标。

北京协和医院等29所医院响应卫生部医院管理年活动发起倡议 在中华医院管理学会第八届全国大型医院院长高级研修班上，通过了北京协和医院等29所医院向全国各级各类医院发出的《积极推进医院管理年活动，排解百姓看病难、看病贵困扰，为创建和谐医患关系、和谐医院、和谐社会作出贡献》倡议书，其主要内容是：

（一）医院管理年活动，院长作为直接责任人，以身作则，亲自领导、亲自主持自我评价，亲自组织建章立制，亲自抓经验、抓先进、抓典型，聚精会神把“管理年”活动不断引向深入并抓出成效。

（二）围绕“质量、安全、服务、管理、费用”，加强内涵建设，不断满足人民群众日益增长的多层次医疗服务需求。

（三）认真处理好“基础质量与技术创新”、“社会效益与经济效益”、“医院管理与改革”等关系，不断建立与完善医院管理的长效机制。

（四）落实和建立规章制度、人员岗位责任制和技术规范，特别注重建立与落实关系到医疗质量和医疗安全的基础制度。

（五）缩短病人各项等候时间，创造清洁、舒适、温馨的私密性良好的就医环境。自觉维护病人权力，完善医患沟通、投诉处理制度。

（六）要因病施治、因病用药、因病做检查。把医疗收费建立在科学、公正的水平上，努力排解看病贵看病难的问题。

（七）增强职业责任感和使命感，严肃纪律，坚决纠正医药购销中的不正之风，切实解决损害人民群众利益突出的问题。

（八）培养和造就一批懂医院善管理的管理者，建立健全适应社会主义市场经济、适应现代医学模式的医疗体系。

二、打击非法行医专项行动

打击号贩子、医托专项执法行动初见成效 按照公安部、卫生部等四部局《关于开展严厉打击“号贩子”、“医托”专项执法行动的通知》要求，北京市公安局于2005年10月1日开始，在城八区开展了集中清理整治行动，共出动警力1390人次，抓获“号贩子”和“医托”183人，其中拘留54人，教放129人。取缔无证行医1161户次，查处案件677件，罚款近12万元，没收医疗器械4802件，没收药品845箱，移送案件79件。完成卫生部和市卫生局年度抽检计划，抽检各类产品4.4万余件。

北京市公安局、卫生局等部门及有关医院领导高度重视，精心组织是专项执法行动取得初步成效的重要原因。为确保工作取得成效，各单位成立了专项打击领导小组，在认真分析“医托”、“号贩子”违法犯罪活动特点的基础上，积极研究打击对策，制定工作方案。东城区委书记率领有关负责同志专程到协和医院现场调研，确立了“内外结合，多管齐下，抓住源头，从根本上解决问题”的总体原则。朝阳公安分局针对中国医学科学院肿瘤医院附近存在的散发小广告和无照游商等突出问题，召开会议分析原因、研究对策，联合街道办事处综治办、城管和工商等部门，成立了专项整治工作领导小组，制定了工作方案，在医院及周边地区开展不间断的区域和专项整治工作。

确定重点，精确打击是专项执法行动取得实效的突破口。为严厉打击扰乱医院正常就医秩序的违法人员，确保广大群众的良好的就医环境，各区公安分局采取调整工作时间，公秘结合、内外结合的办法，在门诊挂号高峰时间段对不法人员进行严厉打击整治。2005年10月10日，崇文公安分局会同天坛医院保卫处对天坛医院候诊大厅内活动的“号贩子”采取行动，当场抓获7名“号贩子”。10月14日凌晨，西城公安分局组织警力在中国医学科学院阜外心血管病医院一举抓获“号贩子”9人，严厉打击了违法犯罪分子的嚣张气焰。

建立联合执法，综合治理的机制是专项执法行动的重要目标。为有效地铲除医院门口的“号贩子”和“医托”，公安局、卫生局等部门互相配合，开展联合执法，统一行动，进行深入打击，取得了较好效果。海淀公安分局与海淀区卫生局组成联合检查组，对雇佣“医托”的违规医院、诊所进行执法检查，共批评教育24人，警告6人。11月1日，东城公安分局在协和医院门前召开打击“号贩子”公开处理大会，对张双喜等10名扰乱医疗机构秩序的“号贩子”处以行政拘留14天的处罚。

北京市卫生局等部门还加大打击“号贩子”、“医托”专项执法行动的宣传力度，印发了宣传画，在公交车上作了有关公益广告，与北京城市管理广播电台“城市零距离”栏目共同制作了专题节目，以揭露骗术骗局，教育群众加强自我防范，谨防上当受骗。在前一阶段工作基础上，北京市还专门召开了有卫生局、公安局及协和医院、同仁医院、北大医院等医院领导参加的打击“号贩子”、“医托”工作经验交流会。各大医院保卫部门介绍了工作经验，并初步建立了处理信息共享、信息交流等机制。协和等医院还采取了加强门诊管理，扩大挂号数量；改进挂号流程，实行分段候诊；压缩办公用房，扩大门诊空间；加强导医宣传，引导病人有序就诊一系列有效措施，努力为患者提供更多、更方便地医疗服务。

三、其他医政工作

血液管理 完成了对宣武医院、人民医院、朝阳医院、北医三院、天坛医院、积水潭医院等17家医院的绩效评审工作。血液管理实现了献血模式由高度计划为主向自愿无偿献血为主的历史性转轨。2005年全市用血总量约40万袋（80吨），血液自给率达到100%。街头设置自愿无偿献血点35个，街头自愿无偿献血占临床用血的80%；全市医疗机构临床用血的自体输血率达到16%，位居全国第一；成分输血达到90%以上。开展奥运医疗救治体系建设工作。与北京奥组委医疗卫生部门建立了密切合作的工作机制。组织20家大型医院和北京市紧急医疗救援中心与北京奥组委医疗卫生部签署了“北京2008年奥运会定点医院服务合同”。

医疗行风建设 结合“医院管理年”、“创建人民满意医院”、“弘扬白求恩精神，做白求恩式的首都医务工作者”等主题开展了一系列精神文明创建活动。向社会推出了“赴印度洋海啸灾区中国卫生救援队”和“时代先锋”姜淑清、魏文斌、张立兴等一系列先进典型，宣传他们无私奉献、救死扶伤的先进事迹。2005年底，市统计局以暗访形式对全市50家三级医院进行了患者满意度调查，结果显示平均满意度为82%。

以加强领导、落实纠风工作责任制为重点，认真贯彻落实卫生部《2005年卫生系统纠正医药购销和医疗服务中不正之风工作实施意见》，进一步完善“三级”承诺机制。制定《北京市卫生系统行风建设方案》。重拳出击，专项治理乱收费。要求全市各级医疗机构加强价格管理，实行“住院费用清单制”。建立健全了市价格主管部门和卫生行政主管部门对医疗机构价格执行情况的监督检查机制。组织全市卫生行政系统对全市医疗机构进行医疗服务收费检查。完善民主评议政风行风工作机制。认真办理群众来信、来访，积极处理医疗事故和调解医疗纠纷，坚决查处违法违纪案件，狠抓院务公开，全系统政风、行风有了明显改善。进一步规范药品和医用耗材集中招标采购工作，全年药品集中招标采购总金额达105亿元，预计共可向患者让利11亿元。

（李新平　曲新丽）

天津市医政工作

一、医院管理年

实行临床检查项目报告 医院间互认制度迈出第一步 2005年，为贯彻落实医院管理年活动的要求，方便群众就医，减轻患者负担，天津市卫生局在市医疗机构间实行部分检验项目、放射检查结果报告相互认可制度。

首批检验项目报告相互认可的单位有：天津医科大学总医院、市肿瘤医院、市第一中心医院、市人民医院、市第三中心医院、市第四中心医院、中国医学科学院血液病医院、市儿童医院、天津中医学院第一附属医院、市胸科医院共10所医院。首批相互认可的检验项目有：肝功能、肾功能、血常规、尿常规、部分免疫项目、血脂、血糖七大项目。

首批放射学检查诊断结果确定相互认可单位有天津医科大学总医院、天津医科大学第二医院、市第一中心医院、市人民医院、市第三中心医院、市第四中心医院、市天津医院、市肿瘤医院、市环湖医院、天津中医学院一附院、泰达国际心血管病医院、解放军254医院、武警医学院附属医院共13所医院。实施相互认可的检查项目有：普通X线摄影、CR检查、CT检查、MRI检查。

天津市卫生局在保证医疗质量、切实方便患者、减轻患者负担的前提下，严格质量控制和标准化管理，对确定医院实行动态管理，对检查不合格的单位取消确定资格，对符合相互认可条件的医院，纳入到确定医院范围之中，逐步扩大确定医院范围，把检验项目和放射检查结果报告相互认可制度深入开展下去。

开展医院管理年活动抓热点 重实效 天津市卫生局在医院管理年活动中紧扣“质量、安全、服务、管理、费用”的主题，成立领导小组并下设办公室，制定了《天津市医院管理评价指南实施细则（试行）》。

为推动医院管理年活动的开展，切实解决老百姓看病难的问题，天津市卫生局提出“五要五不得”的具体要求：1. 对住院患者的检验标本和检验报告，要由医院安排专人按照有关规定进行送取，不得让住院患者或家属自行送取；2. 对需要到检查科室进行检查的住院患者，要由病房安排专人陪送，对危重患者要由医护人员全程陪护，不得由患者自行到有关科室进行检查；3. 对转科的住院患者，要由转出病区派专人护送到转入病区并做好各项交接工作，不得由患者自行转科；4. 对住院患者临时医嘱及贵重药品要由医务人员领取，不得让患者及家属自行领取；5. 对需要到其他科室或院外会诊的住院患者，要由医务人员陪护，不得让患者自行前去会诊。

发布《医院管理评价指南实施细则（试行）》 为配合医院管理年活动的开展，天津市卫生局出台了《天津市医疗机构医院管理评价指南实施细则》。该细则集中并改进了过去对医院管理的零散规定，首次对各级医院的整体管理进行了系统、科学而全面的规定，并首次提出依法管理的医院管理理念。

细则具体内容包括医院软硬件管理、医疗质量管理与持续改进、医疗安全、医院服务、医院社会绩效和经济运行状态等方面。

细则从人性化服务、保证医疗质量以及降低医疗费用的角度进行了一系列新规定。如住院医师每天查房不少于2次，上级医师每天查房不少于1次。每个病人外科手术时要选用最适宜的麻醉方法。细则同时对各级医院的医疗服务辐射能力进行了规定。

细则特别强调了对新的医疗技术使用安全的跟踪制度，同时对用药安全尤其是抗菌素的使用进行了严格规定。提出对于一些价格贵、特殊使用的抗菌药物，经抗感染或有关专家会诊同意，处方需经具有高级专业技术职务任职资格医师签名才能使用。对于危重症病人的治疗，细则要求医院有重症监护病房医师准入制度，资格认证后才能独立管理危重病人。

细则首次对护理人员的学历和职称进行了严格要求，三级医院护理人员中具有大专及以上学历者占40%，护理部主任具有副高级以上职称。

细则要求医院必须实行医疗服务相关信息公示制度，包括药品价格，单病种平均住院日，单病种费用，门诊患者人均费用等。

控制医疗费用，方便群众就医 加强对合理用药、控制一次性医用耗材的监督考核。加强医务公开，增加收费透明度，相继推出了“一单通”、“五要五不得”“五坚持、五制止”等服务措施。2005年，市直属、附属医院每门诊人次费用负担为174.05元，比2004年的增幅下降了7.11个百分点；每住院床日住院费用负担为633.31元，比2004年的增幅下降了5.8个百分点，是五年来两项指标增幅最低的年份。

二、打击非法行医专项行动

高度重视 全面启动打击非法行医专项行动 为全面贯彻落实《国务院办公厅关于开展打击商业欺诈专项行动的通知》和卫生部等七部委制定的《关于印发〈全国打击非法行医专项行动方案〉的通知》精神，天津市政府高度重视，精心组织，召开天津市打击非法行医专项行动动员大会，全面启动打击非法行医专项行动。

全国打击非法行医专项行动动员部署电视电话会议之后，天津市政府张俊芳副市长专门听取了天津市卫生局关于打击非法行医专项行动的目标、内容、重点、有关部门职责、实施步骤、具体措施、工作要求和启动等各项准备情况的详细汇报，并对有关工作作了书面指示。根据张俊芳副市长的指示，2005年5月26日，市卫生局局长主持召开了打击非法行医专项行动联席会。市科委、教委、人口计生委、公安局、监察局、天津警备区后勤部、武警天津总队后勤部等七个部门主管领导出席会议。会议审议并通过了《天津市打击非法行医专项行动实施方案》和《打击非法行医专项行动联席会制度》等八个专门工作制度。会议一致同意天津警备区后勤部和武警天津总队后勤部的提议，中国人民解放军和武警部队对社会提供医疗服务的驻津医疗机构统一参加驻地区县的专项行动，接受地方行政部门的监督检查。

2005年6月3日，天津市卫生局、科委、教委、人口计生委、公安局、监察局、天津警备区后勤部、武警天津总队后勤部等八个部门联合召开“天津市打击非法行医专项行动动员大会”，全面启动打击非法行医专项行动。动员大会上，张俊芳副市长从提高认识，增强责任感，突出重点、创造安全诚信的就医环境，落实责任、确保专项行动取得成效等方面，作了重要指示。市整顿和规范市场经济秩序领导小组办公室主任从提高认识、明确责任和精心组织、密切安排两个方面就开展打击非法行医专项行动提出了要求。市打击非法行医专项行动联席会主任、领导小组组长从充分认识打击非法行医，建设良好医疗服务市场秩序的紧迫性、艰巨性和长期性；

要进一步提高认识，切实加强对打击非法行医专项行动的领导；要全面落实打击非法行医专项行动政府、部门、单位三级责任制，把各项工作落到实处；要突出重点，加大执法力度，依法严肃查处违法违规行为，狠抓专项行动的落实；以科学发展观为指导，正确处理各种关系，加强协作、形成合力，保证专项行动的远期效果；加强宣传教育，提升行业和公众法律意识，形成高压严打的社会氛围等六个方面作了动员讲话。市人口计生委、公安局领导也作了重要讲话。市打击非法行医专项行动联席会成员、领导小组副组长代表联席会和领导小组进行了具体部署。大会要求各区县、各部门、各单位立即召开领导班子会，传达会议精神；结合各自的职责、任务，立即制定落实会议精神和实施方案的具体措施；各区县政府要立即召开区县专项行动动员会，并建立工作机构、制定具体工作方案；各部门、各单位要立即召开本单位自查自纠动员会，全面启动打击非法行医专项行动。

打击非法行医专项行动工作进展 全市18个区县全部成立了打击非法行医专项行动领导小组和联席会，确定了工作机构和专门工作人员，制定了本区县打击非法行医专项行动的实施方案、工作制度和具体行动措施，按照市打击非法行医专项行动实施方案开展了工作。规范医疗服务市场秩序，查办了聘用非卫生技术人员65件、出租承包科室68件，取缔非法行为15户，暂停执业活动3户，查处各类非法行医574件。

三、其他医政工作

加快医疗资源调整 2005年投资6.75亿元，重点加强了公共卫生、医疗救治等建设项目，完成建筑面积21.86万平方米。其中，市传染病医院门诊楼、海河医院SARS楼、市疾病预防控制中心、120医疗急救指挥中心、医大总医院一期、四中心急救综合楼和医学高等专科学校等项目已竣工并投入使用，一中心器官移植中心、医大总医院二期、一中心东院、市妇儿保健中心、公共卫生监督所和医学信息所等正在加紧建设。“十五”期间，针对天津市医疗资源不适应群众健康需求的问题，在全国率先启动了卫生资源调整。创造了“发展两头、调整中间”的经验，一头抓上水平，根据需求重新整合医院布局，按照学科重组，努力使市医疗水平走在全国前列；另一头抓社区卫生服务和农村卫生改革，使广大群众享受方便、快捷、优质的基本医疗服务。相继投入了33亿元迁建、扩建了21个天津市医疗卫生机构，通过合并精简了19个医疗卫生机构。大力发展社区卫生服务，健全了农村三级医疗预防服务网络。城区形成了健全的社区卫生服务网络，构筑起了由9个社区卫生服务指导中心、74个社区卫生服务中心、471个社区卫生服务站为主体的社区卫生服务网络，开展了“六位一体”的卫生服务。城市卫生院基本完成向社区卫生服务中心转轨转型。

加强血液管理 加大无偿献血工作力度，成立天津市无偿献血工作领导小组。制定了《凭证用血办法》、《用血返还办法》和《无偿献血经费管理办法》。成立天津市血液质量控制小组，制定采供血机构、医疗机构血液管理工作制度，规范质控标准。建立无偿献血新的招募体系，对全市采供血机构进行整合。督促指导各区县献血办做好无偿献血宣传和组织发动工作，做好血液征集、招募、培训等项工作。完成对全市采供血机构和医疗机构的采供血监督检查。启动应急血库建设。发动全市公务员参加无偿献血，为无偿献血人提供意外伤害保险，成立无偿献血志愿者之家。无偿献血率由2004年的16.1%上升到64.2%，扭转了血液供应被动局面。

医疗行风建设 加强医德医风建设。进一步加强医务公开，向社会公布医疗卫生服务信息。规范部分医疗服务项目收费标准，取消了11项医疗收费项目，对28项医疗收费项目内涵予以明确及规范。完成《天津市医疗服务项目价格规范》的归并及整理工作，现有医疗项目4003项，总体价格降低0.02个百分点。

在全行业开展诚信医疗服务，1278个科室通过了诚信考核，命名了268名诚信标兵和6049名诚信个人，三中心医院、宝坻医院被命名为“和谐示范医院”。纠正医药购销和医疗服务中的不正之风，完成了2005年药品招标采购。树立先进典型，全行业掀起了“向李维廉学习、做李维廉式好医生”热潮。据天津市城调队2005年对全市卫生行业作风满意度的入户调查，综合满意度为84.11%，比2004年提高了12.4个百分点。

（孙毓华　孟　欣）

河北省医政工作

一、医院管理年

按照卫生部开展医院管理年活动的统一部署和要求，河北省积极行动，精心组织，周密安排，建立领导组织，制定相关方案，明确工作目标、要求，进行层层发动，步步落实，扎实推进，2005年已取得了阶段性成效。

（一）加强组织领导，制定了实施方案和细则　国家关于开展医院管理年活动部署后，卫生厅党组高度重视，召开专门会议进行研究，把医院管理年活动作为全省医院工作的头等大事和全省卫生工作重点，狠抓落实。迅速成立了一把手任组长的河北省医院管理年活动领导小组，形成了由厅主要领导负总责，分管领导具体组织领导，相关处室各司其职、齐抓共管的工作格局，全面负责医院管理年活动的组织领导、方案及细则制定、督导检查、分析评价和信息通报等工作。根据卫生部、国家中医药管理局《关于开展“以病人为中心，以提高医疗质量为主题”的医院管理年活动方案》，结合河北省的特点，4月份，河北省研究制定了《河北省医院管理年活动实施方案》，明确了活动目标和重点工作要求，对医院管理年活动进行了具体安排部署，将医院管理年活动纳入省厅对各市卫生局和省直医疗机构医政工作的重要考核内容。各市卫生局也都成立了相应的领导组织机构，制定了适合本地的《医院管理年活动实施方案》，明确了具体工作要求和措施。

根据卫生部《医院管理评价指南》，结合河北省实际，组织制定了《河北省医院管理评价实施细则》，充分体现了河北省的特点，突出强调了加强医院内涵建设、基础质量管理、社会效益优先、持续医疗质量改进、医院文化建设等方面内容，对各级医院的整体管理进行了系统、科学和全面的规定。领导组织机构的建立和实施方案、细则的制定，为扎实、有效地开展此项活动奠定了扎实基础。

（二）广泛发动，充分调动广大医疗机构和医务工作者的积极性　卫生部、国家中医药管理局召开医院管理年工作电视电话会议后，河北省于2005年5月初，召开了全省医院管理年工作电视电话会议，对河北省医院管理年活动进行了动员部署，提出了明确的工作要求。电视电话会议在省会设立了主会场，在各市设立了分会场，全省各市、县卫生局和各级各类医院的院长及相关中层干部等共计2000余人参加了会议。会议及时将国家开展医院管理年活动的要求直接传递到基层卫生行政部门和医疗机构，使全省各级各类医院能迅速将工作重心及时转移到开展医院管理年活动上，保证了工作上下联动，及时有效开展。

各市和各级各类医院也都召开了专门会议或动员大会，进行了宣传发动和工作部署。为把医院管理年活动搞出声势，抓出实效，在各级各类媒体（新闻报刊、广播电视、网络信息等）广泛宣传报道医院管理年活动情况，努力营造关注患者、关注服务、关注管理、关注质量、关注安全的良好舆论氛围。医院还利用板报、电子屏幕、内部报纸等形式，深入宣传医院管理年活动的目的、意义和工作要求。通过宣传，充分调动了广大医疗机构和医务工作者的积极性，使其更加自觉地投身于医院管理年活动中。

（三）强化基础，突出重点，解决群众关心的突出问题　在开展医院管理年活动中，以落实医院管理年方案提出的6大目标、33条重点要求和评价指南、细则为主要抓手，抓住“巩固基础医疗质量，保障医疗安全”和“全面落实以病人为中心的服务理念，构建和谐医患关系”两个关键环节，有重点地开展工作。

1. 狠抓医疗质量管理：一是进一步建立健全了关系到医疗质量和医疗安全的一系列制度，如首诊负责制度、三级医师查房制度、疑难病例讨论制度、会诊制度、危重患者抢救制度、术前讨论制度、病历书写基本规范与管理制度等，合理划分医院各科室和各部门的职能，明确工作程序和要求，明晰责任归属，用制度来规范和约束医院工作。二是加强制度的落实，树立制度的权威性，实行责任追究，尾数淘汰。各级各类医院通过完善医疗质量和医疗安全的控制体系，落实医疗质量和安全的责任制、责任追究制，严防医疗事故发生，全力保障医疗安全。

2. 全面落实“以病人为中心”的服务理念：医院把“以病人为中心”的服务理念具体化、措施化、制度化。主要措施：①将人文文化融入医院管理之中，努力打造服务品牌，塑造医院文化，提高医疗服务的人性化；②合理调整布局，科学改变流程，解决门诊“三长一短”问题；③加强财务管理、控制医疗成本，降低医药费用。医院通过依法规范医院经济活动，完善经济核算与分配办法，提高经济管理水平，达到了控制医疗成本，降低医药费用，减轻群众经济负担的目的。

（四）加强培训和指导，积极提高医务人员业务素质　为提高管理以及医务人员的法律法规知识和业务素质，促进医院管理年活动扎实有效开展，适时举办了《医院管理评价指南》、《医院管理评价实施细则》、《医疗事故处理条例》、抗菌药物使用与管理、麻醉药品管理、医院感染、医学影像等培训班，组织开展了全省护理技能比赛。各地各单位也举办了不同形式和内容的学习班、培训班，积极加强基础业务培训考核，进行岗位练兵，使医院基础医疗和护理质量得到进一步巩固和提高。省厅还加强了临床病理、麻醉、医学影像等11个临床专业质量管理与控制中心的建设与管理，并列专款保证其工作开展，充分发挥专家指导作用和专业组织的管理作用，对医疗机构的进行技术指导和检查评估。

（五）严格自查和督查，在检查中发现问题、解决问题　各级各类医院按照医院管理年活动要求，特别是对照《医院管理评价指南》和《河北省医院管理评价实施细则》开展了全面自查，认真深入梳理，揭摆问题和不足，制定各项改进措施，并狠抓落实。在自查与改进过程中，充分发挥医务人员的积极性和创造性，通过自查和改进，逐步实现医院管理年活动工作目标和各项要求。组织精干力量，采取明查与暗访相结合的方式，对各市和省直医院医院管理年活动开展情况进行督导检查，提出整改意见，并对整改情况进行了跟踪检查，各地卫生行政部门也加强了对辖区内医院的检查指导。2005年底，抽调50余人组成五个督导组，对全省医院管理年活动进行了督导检查，并将督导检查结果在全省通报。2005年10月26～29日，卫生部医院管理年活动督导组一行18人对河北省医院管理年活动进行了督导检查，对河北省医院管理年活动以及取得的成效给予了充分肯定，同时也指出了问题和不足。河北省针对医院管理年活动中发现和暴露出来的问题和不足召开了专题会议，认真进行研究、科学谋划，采取切实可行措施，扎实有效地进行了整改。

二、打击非法行医专项行动

积极行动严查案件打击非法行医效果明显

河北省打击非法行医专项行动领导小组根据国务院办公厅和卫生部等七部门关于打击非法行医专项行动（以下简称“专项行动”）的要求和部署，结合实际，认真筹划，精心组织，加大对医疗服务市场的监管力度，严厉打击各种非法行医行为，全省医疗服务市场秩序得到好转，医疗机构和医务人员执业行为进一步规范。

按照专项行动和医院管理年的工作要求，河北省各地、各单位认真开展自查自纠工作。卫生行政部门在自查中及时发现并纠正了在医疗机构设置审批中标准要求不严、名称核准不规范等问题。医疗机构对执业过程中具体环节进行了全面自查，自觉纠正超出核准的诊疗科目执业、聘用非卫生技术人员、医师超范围执业以及对外租赁承包科室等违法违规行为。衡水市卫生局与市直属医疗机构签订责任书，向社会承诺依法执业，仅几天内，有28家机构主动解除了承包协议，中止了科室出租承包。

各级专项行动领导小组充分利用新闻媒体，大力宣传、普及有关卫生法律法规，增强医疗机构和从业人员依法执业的自觉性，提高人民群众对非法行医危害性的认识和自觉抵御、防范不法侵害的能力。省卫生厅主管厅长和相关处室负责人多次参加省行风热线，向广大群众深入宣传打击非法行医专项行动的目的意义、工作内容和重点，解答群众提问，普及法律法规知识，并在全省各大新闻媒体和网上公开举报电话，欢迎社会监督和群众举报。廊坊市卫生、公安等部门联合发出6000份通告，提出“九不准”，规范医疗机构执业行为。邯郸市统一印制了《专项行动领导小组公告》，通过各级各类医疗机构将此项活动的重点内容向社会公告，自觉接受群众监督。各级专项行动领导小组还通过媒体定期通报专项行动的进展情况，加大违法违规典型案例的曝光力度，形成了有利于专项行动顺利开展的良好氛围，震慑了不法分子。

通过自查，各地、各单位针对存在的问题，进行了认真的整改和建章立制工作，进一步加强和完善了医疗机构和从业人员执业行为监管、医疗机构诚信自律等方面的制度建设，明确了岗位职责，使各项工作有章可循，照章办事，堵塞制度和管理工作中存在的漏洞和隐患。

全省各地采取联合督查和明查暗访相结合等形式，展开拉网式检查，对违法违规行为进行了严厉打击。衡水市根据非法行医易反弹的特点，采取反复执法、反复检查，对已关闭的科室实行每日巡回检查制度，对重点单位、重点科室实行重点督查和每日督查，不取得实效不停止督查，对顶风违法违规者，依法给予严肃查处。

按照行政执法责任追究制的有关要求，河北省进一步强化依法行政意识，规范执法行为，对专项行动和医疗服务市场监督管理中存在的严重地方保护主义和部门保护主义，工作不力，不认真履行职责，失职、渎职造成严重后果，以及违法违规开展诊疗活动的单位负责人和有关责任人员，不袒护，不遮丑，敢碰硬，依法依纪严肃追究责任。对在处理保定市雄县中医院对外承包科室案中发现的监管不力、执法不严、执法违法等问题，雄县监察局依纪对县卫生局主管副局长和县中医院原院长分别给予行政警告处分，县卫生局也对相关责任人进行了处理。省卫生厅对雄县中医院、雄县卫生局以及邯郸市华冶职工医院出租承包、邯郸市卫生局监管不力等问题予以了全省通报批评。

河北省能够按照专项行动要求及时上报案件查处的有关情况，在报送材料中既有全省的查处情况，还有各市县的具体查处结果；既有非营利性的医疗机构，也有营利性的医疗机构；既有查处的违法违规医疗机构的情况，也有查处的违法违规医务人员的情况，而且事实清楚、处罚到位。

依法查处河北万康肿瘤研究所非法行医 打击非法行医专项行动开展以来，全国及河北省打击非法行医专项行动领导小组办公室多次接到举报，反映由河北万康肿瘤研究所设置的万康中医门诊部违法行医的问题。2005年6月23日，河北省卫生厅卫生监督局执法人员对该门诊部进行了监督检查。

经查，河北万康肿瘤研究所（原河北世辉肿瘤研究所）是河北省科技厅于2001年1月4日批准成立的民营科技机构。万康中医门诊部是无极县卫生局批准设置的医疗机构。监督检查中发现该门诊部存在使用3名非卫生技术人员从事医疗卫生技术工作、超出登记范围开展诊疗活动等违法行为，同时存在发布虚假医疗广告、违反门诊登记和处方管理制度等违规行为。无极县卫生局依法吊销了该门诊部的《医疗机构执业许可证》，并罚款7000元。之后，仍有群众举报河北万康肿瘤研究所非法行医。2005年11月，省卫生厅通过暗访发现该研究所确实仍在非法开展诊疗活动，在随后的执法检查中发现该研究所4名工作人员均属无证行医，该非法行医点在受到吊证处罚后仍收治了10余名患者。根据以上事实，无极县卫生局依法查封了诊疗场所，并作出了没收药品8.35千克、没收非法所得3000元、罚款6000元的行政处罚。

在河北省打击非法行医专项行动领导小组的统一部署下，河北省科技厅在现场检查后认为该研究所已不具备科技类民办非企业单位的条件，根据《河北省科技类民办非企业单位登记审查与管理暂行办法》（冀科政字〔2001〕14号），撤销了其“河北省科技类民办非企业单位证书”，并建议省民政厅吊销其“民办非企业单位登记证书”。

三、其他医政工作

卫生支农工作 2005年，重点组织开展了“万名医师支援农村卫生工程”。一方面按照国家总体要求，制定了《河北省“万名医师支援农村卫生工程”执行方案》，安排了全省三级综合医院为主的43所医疗机构支援39个国家级扶贫开发工作重点县的44所县级医院；另一方面，结合河北省实际，制定了《河北省万名医师支援农村卫生工程实施方案》，组织全省二级综合医院为主的354所医疗机构对口支援421所中心卫生院。5 月 14 日举行了启动仪式，省政府副省长孙士彬及省委宣传部、省人大教科文卫委领导出席并为下乡医疗队授旗。主要做法、经验：

（一）精心组织，科学安排　省及各市成立了项目领导小组和办公室，制定了工作制度，明确了工作职责，并列入重点考核目标。支援单位深入基层了解基层单位发展状况和当地农民需求，根据受援单位和当地的实际，签订对口支援协议，有针对性确定援助目标和帮扶项目，使对口支援工作更加贴近实际、贴近基层需要。针对工作中存在的问题，下发了《关于落实“万名医师支援农村卫生工程”有关事项的通知》，召开调度会，推动了工作有效开展。

（二）完善管理，建立长效机制　制定了《河北省“万名医师支援农村卫生工程”绩效考核办法》和《考核标准》，对卫生行政部门、支援单位、受援单位和派驻医师进行统一考核。各级项目办建立了信息反馈制度，把落实援助任务列入目标考核，建立激励机制和责任追究制度，推动了对口支援工作健康持续开展。

（三）强化监督，扎实推进　对项目落实情况定期进行抽查、通报，不断完善各项管理制度，加强监管，使全省“万名医师支援农村卫生工程”逐步走上良性运行轨道。2005 年底，组成 6 个督导组，对项目实施情况进行了全面督查，对督查中发现的问题及时进行了分析并提出改进意见，推动了工作深入开展。

据不完全统计，全省下乡医务人员共诊疗病人 283271 人次，开展手术 8620 例，培训医务 52678 人次，为基层赠送器械药品价值 300 多万元，免费接受进修人员 1574 名，提高了农村医疗机构服务能力和水平，改善了农村就医条件，农民看病难、看病贵问题得到缓解。

血液管理

（一）加大了无偿献血工作力度　强化无偿献血的组织宣传发动和通报、公示力度，组织开展了“奉献青春热血、点燃生命之火——河北省青年志愿者献血行动”，采用预约献血模式，建立起了规模庞大、长期有效、科学有序的志愿“爱心血库”，加快了河北省无偿献血模式的转变，推动了无偿献血事业的健康持续发展。全省无偿献血 100 余吨，临床用血 100% 来自无偿献血，自愿无偿献血率达 92% 。

（二）加强了采供血机构建设　积极引入 ISO9000 标准质量管理模式，建立健全质量控制网络，完善各项规章制度和工作规程，进一步规范了采供血行为，保证了血液质量和安全。《采供血及临床输血管理网络信息系统》建设进一步完善，提高了全省采供血和临床输血的综合管理水平。制定了《河北省医疗机构输血科（血库）管理办法》，进一步规范了医疗机构输血科（血库）建设，加强了临床用血管理。

（三）强化了采供血机构和临床用血的监管　进一步明确和强化了卫生行政部门的监管职责，加大了对采供血机构和临床用血的监管力度，严厉查处违法采供血和临床用血行为，严禁医疗机构以任何名义自采自供血液，防止经血液途径感染疾病的传播，保证了临床用血需要和安全。

城市医疗服务体制改革　根据国家有关政策，在充分调研、论证的基础上，代省政府起草了《关于进一步深化城市医疗服务体制改革的指导意见》，经省政府常务会和省委常委会议审议通过后，以省政府文件印发全省。《指导意见》明确了全省城市医疗服务体制改革的指导思想、基本原则和框架，对指导和推进河北省城市医疗服务体制改革具有十分重要的意义。另外，部分公立医疗机构在产权制度改革方面作了尝试，进行了按病种和服务单元收费的探索；医疗机构内部运行机制改革进一步深化，完善了“病人选择医生”、后勤服务社会化等改革措施。

其他工作　一是根据“视觉第一　中国行动”项目要求，在全国第一个完成了对眼科医生、护士和 1500 多名乡村卫生技术人员的培训任务。二是进一步加强了医疗机构、人员准入管理，开展了机构校验、执业医师注册和资格认定。三是进一步加强了护理和医院感染工作，强化了培训和督导检查。四是加强了抗菌药物和毒麻、精神药品的管理，规范了医务人员用药行为。五是积极主动做好群众来信来访和有关法律法规的咨询解释工作，接待处理医疗纠纷 431 人次，较好地维护了患者和医疗机构的合法权益。

山西省医政工作

一、医院管理年

认真落实“三项措施” 山西省在开展医院管理年活动中认真落实“三项措施”。

（一）强化准入管理，把好“五关” 把好医疗机构名称、诊疗科目、医师护士上岗准入关；把好医学美容、性病诊疗机构的准入关；把好采供血机构和人员准入关；把好大型医用设备准入关；把好血液疗法、生殖辅助、造血干细胞等特殊医疗技术的临床应用准入关。

（二）强化行业监管，进一步整顿规范医疗服务市场秩序 ①开展医药乱收费专项治理工作，加强财务监管，规范医药收费秩序；②加强对医疗机构执业行为的监管。各级卫生行政部门严格落实医疗机构校验制、评价制、公示制、淘汰制，建立民营医疗机构档案管理制度。清理整顿“租包科室”、“院中院”、性病诊疗机构等违规行为。

（三）强化行风建设，严格落实“十不准” 通过强化教育，使医院“不想”乱收费；通过健全制度，使医院“不能”乱收费；通过严厉惩处，使医院“不敢”乱收费。要继续抓好“十不准”的宣传教育，用“十不准”规范从医行为，加大明查暗访力度，严肃查处违犯“十不准”的人和事，切实使卫生行风有明显好转，见到明显成效。

在民营医院开展“三比一规范”竞赛活动 山西省为落实卫生部医院管理年活动，决定在全省民营医院中开展比护理知识技能、比病历书写质量、比院内感染管理、规范医疗行为的“三比一规范”竞赛活动。

（一）比护理知识技能 加强护理质量管理，强化“三基三严”训练，提高护理人员的护理知识和操作技能。通过护理知识测验和护理技能操作考核，选拔出各医院护理能手，排名选优。

（二）比病历书写质量 要加强医疗质量管理，提高临床医生的诊疗水平。通过病历书写质量考评（按病历书写基本规范要求评出甲级、乙级、丙级病历）排名选优。

（三）比医院内感染管理 强化医院内感染管理工作，重点科室的院内感染控制及一次性医疗用品的使用符合《医院感染管理规范》要求。通过检查排名选优。

（四）规范医疗行为 增强依法办医意识，认真学习医疗法律法规；健全医院各项规章制度和技术规程，并教育医务人员严格执行。通过对医院广告刊播，患者反映、社会投诉情况及对医务人员合理检查、科学诊断，合理用药、合理收费等医疗行为的考评，排名选优。

二、打击非法行医专项行动

认真开展打击非法行医专项行动督查工作 2005年8月17～31日，山西省打击非法行医专项行动领导小组派出4个督查组对全省11个市、24个县（市、区）开展专项行动督查工作，省卫生厅领导亲自带队对太原市专项行动工作情况进行了督查。在督查工作中，该省不护短、敢亮丑，认真分析工作中存在的问题和不足，提出有针对性的措施，有力地促进了工作的开展。

督查组发现非法行医问题在一些地方仍然比较严重。督查组抽查了191家医疗机构，发现其中无《医疗机构执业许可证》的29家，擅自扩大诊疗范围的46家，未经批准开展性病诊疗活动的7家，悬挂名称与注册名称不一致的42家，未办理变更手续的4家，无医师资格证行医的77人，无医师执业证书行医的82人，未按执业类别、地点执业的医师29人，助理医师单独执业的17人，无护士执业证书进行护理工作的91人。在检查的21家民营医院中不同程度地存在擅自扩大诊疗范围，医师执业地点未作变更、助理医师单独执业、护士无护士执业证书从事护理工作等问题。还有一些医疗机构存有侥幸心理，想方设法规避执法检查。

通过督查还发现部分地区对专项行动认识不足，重视不够，行动迟缓，一些市、县（区）卫生行政部门审批把关不严、许可项目填写不规范、不能按时校验、监管不力等问题，山西省专项行动领导小组对晋中市左权县，临汾市大宁县、浮山县，长治市沁县不按要求上报专项行动工作情况，晋中市祁县所有的医疗机构《医疗机构执业许可证》过期，忻州、朔州两市至今未开展对个体门诊、诊所的执业医师注册工作等问题予以通报批评。

针对督查中发现的问题，山西省专项行动领导小组进行了专题研究，认真分析问题产生的原因，并提出下一步工作的意见。并提出，将进一步加强对打击非法行医专项行动的组织领导工作，加大执法力度，加强对群众意见集中地区和机构的执法检查。进一步扩大案源，加大案件的查处力度，加大案件曝光力度，达到查处一个、教育一片、震慑一方的作用，持续保持高压态势。建立整顿与建设并举，突击与日常监督相结合，教育、规范与处罚相结合的原则，立足建立健全长效监管机制。规范行政执法行为，建立和完善过错责任追究，大力推进县级卫生监督体制改革，建立和完善卫生综合执法队伍，保证专项行动的顺利进行。

三、其他医政工作

加强医政法制建设 2005 年，加强医政法制建设是山西省医政管理工作的主要内容，省卫生厅在加强准入管理和行业监管的同时，严格执行有关法律法规，重点抓了医院管理评价和血站建设的法制化、规范化建设，收到了良好效果。

2005 年，结合《医院管理评价指南》的实施，山西省将医院评审评价工作作为推动依法执业重要手段，严格评审标准，加大工作力度，促进了全省医院管理年活动的健康发展，医院管理评价引起了社会各界的广泛关注。截止 2005 年 12 月底，共评审医疗机构 67 所，其中三级医院 18 所，二级医院 49 所，取得了明显成效。

（一）有力地促进了依法执业 纠正调整了 290 名不符合规定医护人员的工作岗位，终止了未进行注册的 151 个诊疗科目，整顿了 46 所不符规定的医院、中心、科室名称。

（二）成分输血大幅度上升 接受评审的 67 所医院成分输血全部达到了 85% 以上，同期对照平均提高了 28%。

（三）强化了医院科学化、规范化、人性化管理意识 管理干部管理知识考核 457 人，合格率达 97.14%。55 所医院一把手带头参加了管理理论考试，考核合格率为 98.18%。共抽考了 1976 人，其中医师 605 名，护士 624 名，医技 346 名，管理 401 名，合格率为 96.14%。48 所医院三基考核全部合格。67 所医院职工对院领导满意度达到 85% ~96.52%。

（四）提升了病历质量、病历管理水平 共抽查审阅 67 所医院 6700 份病历，结果表明：三级医师查房制度基本上到位，病程记录及时，病情告知率达到 90%；住院病历缩短为 3 日内基本回收，病历外借予以纠正；病案统计信息统计方法正确率 100%。

（五）主要医疗统计指标变化明显 病床使用率有效提高。三级医院平均使用率为 84.9%，平均提高了 12.01%，提高最多者达 24.5%；二级医院平均使用率为 66.69%，平均提高了 6%，提高最多者达 30.25%；病床周转次数加快。三级医院平均加快了 3.42 次/年，最多提高了 9.61 次/年；二级医院平均加快了 2.0 次/年，最多提高了 10.66 次/年；住院手术人次增加。三级医院平均增加了 24.69%，最高增加为 58.88%；二级医院平均增加了 27.76%；最高增加了 3.63 倍；药品占业务总收入的比例呈现下降趋势。49 所二级医院中 30 所医院的药品占业务总收入的比例控制在 45% 以下，同比平均下降 1.08%；4 所三级医院控制在 40% 以下，同比平均下降了 2.26%；三级综合医院最低的为 36.15%，二级医院最低的 29.52%；对门诊病人 16 项、住院病人 23 项的医疗服务项目和医德医风调查满意度平均达 96.92% 和 98.07%。

加强血液管理，推动无偿献血事业

（一）抓督查，严评审，规范采供血行为 2005 年 3 月，组织各市卫生局医政科长和中心血站站长分 6 组对每个市抽查了 2 所医院和 2 个采供血机构，对存在问题做有关单位责令其限期整改；省厅组织评审中心血库 3 所，单采血浆站 9 所，使基层血液机构迈上了规范化轨道。

（二）搞表彰，扬正气，推进无偿献血工作 2005 年 6 月 14 日，召开了全省无偿献血表彰大会，200多个先进集体和个人受到表彰，并在山西电视台举办了世界献血日专题文艺晚会，进一步提高了社会各界参与无偿献血的积极性。据统计到2005年底全省无偿献血和自愿无偿献血率均达到100%，成份输血达到91%。

城市卫生支援农村卫生工作

（一）抓好结合，全面推进　2005年以来，省卫生厅从构建和谐社会的高度出发，进一步加强领导，精心组织，因地制宜，狠抓落实，与抗日战争胜利六十周年纪念活动、防盲扶贫工程、万名医师支援农村卫生工程相结合，卫生下乡工作全面推进，收到了良好的社会效果。据统计，山西省医疗卫生机构共组织卫生下乡医疗队1020支，派出医院队员15000余人次，诊治患者20万余人次，会诊疑难病例6000余例次，做疑难手术830例次，进行护理示范650次，组织病例讨论1000余次，推广新技术、新项目365项，举办培训班378期，培训医护人员1000余人次，赠送医疗器械和药品价值100余万元。值得一提的是，长治市政府认识到位，措施过硬，市财政拿出1000余万元作为卫生下乡专项经费。临汾市卫生局和临汾市四院筹措经费100万元，免费为100名贫困先天性心脏患者实施康复手术。晋中市二院坚持卫生下乡，与160个乡镇卫生院和村卫生所建立了长期的协作关系，长年巡回医疗，免费为农村患者诊疗疾病。省儿童医院、太钢总医院的对口支援医疗队在受援医院开展专题培训和下乡义诊活动，受到当地群众欢迎。

（二）突出重点，促进发展　万名医师支援农村卫生工程是卫生部和国家中医药管理局从2005年开始组织实施的卫生支农工程。省卫生厅对此高度重视，专门成立了领导小组。省卫生厅从35家省、市医院抽调了175名内、外、妇、放射、检验科专家，分赴35个国家级贫困县医院开展，为期一年的帮扶工作。受援县医院抓紧机遇求发展，发生了明显变化。变化之一，医院管理水平整体提高。“万名医师支援农村卫生工程”为贫困县带去了先进的管理理念，带去了规范化的管理模式，也带去了较好的管理经验，使35个受援医院的管理水平得到整体提高。变化之二，医院诊疗技术有效提升。支援医院不仅承担了受援医院的部分门诊、病房工作，而且帮助受援医院开展了适宜新技术、新项目，特别是对常见病、多发病及疑难病症的诊疗示范作用，使受援医院医务人员在业务上获益非浅。以平顺县医院为例，长治市人民医院为其援助了400余万元的设备，住院病人由月均7人次增加到79人次，在显著提高社会效益的同时经济收入由月均2.1万元增加到15.7万元。武乡县医院在省人民医院支持下，月门诊住院人数同期增长50%以上，月收入同期增长30%以上。变化之三，医院学习氛围日益浓厚。通过派驻的高年资技术专家的言传身教，定期举办学术讨论活动，使受援医院医务人员的“三基”和“三严”知识掌握的更加扎实，学习专业知识的氛围日益浓厚。变化之四，医院规章制度不断完善。派驻医师模范地遵守受援医院的各项规章制度，并提出许多切合受援医院实际的合理化建议，从而使受援医院在医疗、护理、管理等方面的规章制度、操作程序更加完善。变化之五，县医院服务态度明显改观。支援医院的务实作风，派驻医师的敬业精神，对受援医院及医务人员是一个很好的教育，促使受援医院的服务态度较以前明显改观。

在抓好以上重点工作的同时，山西省2005年实施了县医院医疗救治能力建设项目和中国视觉第一行动等项目，认真组织了全省执业医师考试，严把机构、人员、技术准入关口，继续加强性病门诊管理，规范完善了医疗纠纷信访接待制度，各项工作进展顺利，达到了预期目标。

（郭跃铭　章启虎）

内蒙古自治区医政工作

一、医院管理年

建立长效机制一把手亲自抓医疗质量 内蒙古自治区卫生厅提出要在医院中建立一把手必须亲自抓医疗质量的制度，落实各项规章制度，加强行风建设，在医院管理年活动中逐步建立起强化管理的长效机制。

自治区卫生厅厅长在全区卫生工作会议上，怒斥医疗质量和行风滑坡现象，指出："过去手术前要讨论，对各种可能出现的情况都要有预案，但现在一个大手术一个人就决定了。首诊负责、三级查房、危重病人和大病术前讨论等制度，是医疗机构多年实践总结出来的行之有效的经验，是事关医疗服务质量的核心，但这些东西在有些医院丢得太多了"，并强调，按制度该做没有做的事情却都在医疗档案中记录着，形式主义太多；发生医疗纠纷，一些医院擅自涂改或者重做病历，出了事就想着花钱摆平，而当事人却往往得不到处理。类似现象必须治理。

根据国务院整顿和规范市场经济秩序的工作部署，自治区各级深入开展非法行医专项整治工作。打击无证行医行为，严肃查处无《医疗机构执业许可证》和任何行医资格擅自开展诊疗活动的行为、医疗机构聘用非卫生技术人员行医的违法行为、医疗机构出租承包科室的行为和非法从事性病诊疗活动的行为，医疗服务市场秩序有所好转，为保证群众的生命安全营造了良好的环境。进一步加强职业病防治工作，改善劳动者就医条件，全面落实《职业病防治法》的有关要求，建立健全职业病防治责任制，建立和完善职业健康监护制度，落实职业健康检查措施。2005 年，全区共计出动卫生执法监督人员 20477 人次，车辆 4298 台次，检查各类企业、单位 16003 户次。

二、其他医政工作

医疗救治体系建设 2005 年，继续实施医疗救治体系建设工程，投入专项经费 6000 多万元，全面完成了自治区和 11 个盟市传染病医院、急救中心以及 80 个旗县（市区）医院传染病区的改造建设任务。国家安排内蒙古自治区旗县医院急救、检验设备采购资金 2593 万元，为 82 个旗县医院装备 21 个品种 1531 台件医疗设备，设备已采购完毕，2005 年底前全部到位。通过加强医疗救治机构的基础设施建设、提高装备水平、深化管理体制和运行机制改革、提升专业技术能力等措施，为建立覆盖城乡、布局合理、功能完善、反应灵敏、运行协调、持续发展的突发公共卫生事件医疗救治体系奠定了基础。

中蒙医事业 认真落实《中华人民共和国中医药条例》、《内蒙古自治区蒙医中医条例》，满足各族群众的卫生需求，依法促进中蒙医事业发展。积极推行中蒙医工作全行业归口管理，加强中蒙医机构、人员准入管理工作。充分发挥中蒙医药在农村卫生初级保健和新型农村牧区合作医疗工作中作用，积极引导中蒙医药服务进社区工作。开展国家蒙医规范化、标准化建设工作，组织制定、修订《蒙医病症诊断与疗效标准》和《蒙医病案书写规范》。加强中蒙医专科专病技术骨干和蒙医药技术创新带头人的培养，开展中蒙医机构评审和放心药房建设活动，深入进行蒙医药基础理论和临床应用研究，中蒙医科技水平进一步提高。

医德医风建设 按照卫生部、国家中医药管理局《关于开展以病人为中心，以提高医疗服务质量为主题的医院管理年活动通知》精神和全国医院管理年工作会议要求，自治区卫生厅组织召开了全区医院管理年活动工作会议，成立了医院管理年活动领导小组，制定下发了《内蒙古自治区医院管理年活动实施方案》，明确了开展医院管理年活动的工作目标、职责任务、实施步骤和保障措施。组织制定了内蒙古自治区开展医院管理年活动宣传方案，加强新闻媒体的舆论监督和导向作用。全区 29 家大型医院（以三级医院为主）联名向全社会发出了“内蒙古自治区开展医院管理年活动倡议书”和“内蒙古自治区开展医院管理年活动服务承诺书”，向社会公开做出20条服务承诺，社会反响强烈。卫生部、国家中医药管理局督导组对内蒙古自治区开展的医院管理年工作给予高度评价。

进一步规范医疗服务行为和医疗服务市场，降低医药费用，满足人民群众的健康需求。针对医疗服务中存在的问题，积极开展争创“医德医风示范医院”、“弘扬白求恩精神，做白求恩式的医务工作者”等一系列宣教活动，切实加强职业道德、职业纪律教育。同时依据《中华人民共和国执业医师法》、《中华人民共和国献血法》和《中华人民人和国护士管理办法》，进一步加强了医疗卫生技术人员的准入和临床用血安全的监管。深入贯彻落实国务院《医疗机构管理条例》和卫生部《医疗机构管理条例实施细则》，进一步加大对医疗机构和医疗服务的监管力度，严格医疗机构、大型设备等准入管理。严格按照《内蒙古自治区改革医疗服务价格管理实施办法》，积极落实医疗服务价格政策，为逐步建立健全医疗服务成本、服务价格监测体系奠定了基础。进一步加强对口支援和卫生扶贫，继续完成20个城市大中型医院与22个边远贫困旗县医院的对口支援工作。积极开展“万名医师支援农村卫生工程”，在城市大中型医院选派155名副主任医师以上人员，赴31个国家级贫困旗县的综合医院或旗县中蒙医院进行为期一年的对口支援工作，解决贫困地区医疗技术水平低的问题，努力缩小城乡卫生服务差距。仅2005年，全区各级医疗机构共派出下乡医疗队984支，下乡医务人员6120人次，免费诊治患者483790余人次，开展手术5436例，为农牧民减免看病费用75万余元。为农村牧区医疗卫生机构赠送医疗设备和药品约合人民币479.5万元，举办各类培训班550次，培训医务人员39088人次。2005年，全区共上缴红包10100元，未发现拿回扣及开单提成现象。

积极推进和规范药品集中招标采购工作。在往年开展药品集中招标采购工作的基础上，继续扩大了参加药品集中招标采购的医疗机构数量、采购药品品种，提高了集中招标采购药品的比重，严格规范药品集中招标采购活动，防止乱收费、低价竞争和行政不正当干预等问题，确保了这项工作公开、公正、公平地进行。积极配合有关部门切实加强监管职能，及时纠正和查处了招标中出现的违规问题。对农村牧区乡镇苏木卫生院的药品集中采购工作提出具体要求，规范采购行为，为逐步建立由旗县卫生行政部门监督管理的集中采购、定期配送制度创造条件。

（王占国　白云英）

辽宁省医政工作

一、医院管理年

开展医院管理年活动措施有力　辽宁省卫生厅在开展医院管理年活动期间，编写并出台了《辽宁省医疗机构标准》，出台特殊医疗服务技术准入规范和目录等文件；细化病历书写规范；出台医疗事故行政处罚具体办法，进一步规范医疗服务行为。

对各市、县重点医院进行专项质量检查，促进各地医疗服务质量的管理工作。组建了辽宁省临床病理质量控制中心等机构，对全省相关医疗机构进行质量检查和评价。

开展对护理人员培训和技术指导。在社区护理、ICU护理、糖尿病护理、手术室管理等领域开展培训。

对全省的急救机构进行调研，引入竞争机制的急救机构建设模式。2005年建成14个市的急救中心，选择2～3个有条件的县进行县级急救中心建设试点。

启动省内三级甲等医院医疗质量信息公开制度，完善全省重点医院医疗信息社会发布制度，正面引导病人合理选择医院，合理就医；引导保险公司合理选择医保定点医院。

加强医院质量管理 2005年根据卫生部在全国各级各类医疗卫生机构中深入开展医院管理年活动的要求，以管理为主线，以各临床质量控制中心为牵引，并建立医疗质量信息公示制度，全面推进医疗质量评价。主要采取了3项具体措施：一是启动了等级医院复核评价工作。制定了《辽宁省医院管理评价指南（试行）》、《辽宁省中医医院管理评价指南（试行）实施细则》，明确了开展医院管理年的33条工作目标和重点要求，以38家三级甲等医院为重点，对医疗质量、安全、服务、费用、绩效等进行评价。截止2005年底，已全部完成了自查和申报工作，有力地促进了医院内涵建设。二是建立规范化的质量和技术标准，进一步规范医疗行为。制定了《辽宁省护理病历书写要求及质量标准》和《护理质量考核标准》，首次将护理记录纳入病案管理范畴。三是强化质量监督检查。充分发挥省级专项医疗质量控制中心的作用，对各市、县重点医院进行专项检查，促进各地医疗服务的标准化、规范化管理。同时对医疗机构落实《医疗废物管理条例》、《口腔诊疗器械消毒条例》情况进行了专项检查；对一次性使用无菌医疗用品重复使用、重复收费情况进行了整顿。

沈阳市结合医院管理年开展“五做到、五不准、五告知”活动 沈阳市卫生局结合医院管理年开展医疗行为“五做到、五不准、五告知”活动。

“五做到”：①为病人检查身体时，医院应当做到为病人提供私密性良好的场所或必要的遮挡措施；②病人在医院就医时，医生应当做到为病人及时书写门（急）诊病历；③病人在住院期间，医院应当做到定期为病人所住的病室进行消毒；④在为病人抽血时，护士应当做到一人一针一管一止血带一消毒；⑤口腔科医生为病人进行口腔内治疗，应当做到当患者面打开牙钻的外包装。

“五不准”：①医护人员不准在未带口罩和帽子的情况下为病人进行处置；②医务人员不准在未消毒的情况下为病人检查身体；③医护人员不准一边为病人诊治或处置，一边接听手机或做一些与诊治无关的事情；④医生不准使用未经消毒的听诊器；⑤口腔科医生不准在未戴帽子、口罩和手套的情况下为病人进行诊治。

“五告知”：①病人需要进行大型设备（如彩超、CT等）检查时，医生应当告知病人检查的必要性；②如病人不同意某项检查或治疗，医务人员应当在尊重病人选择，并告知病人不做检查或治疗的后果；③病人在入住医院时，主治医生应当将“告知书”的相关病人的权利、义务等，向病人或病人的法定委托人交代清楚；④病人在住院期间，应当为病人提供“一日清单”，如实向病人告知医疗费用使用情况；⑤病人在输液期间，护士应当向病人或陪护告知有关输液注意事项，随时为病人调整输液速度，输液结束后及时拔掉输液器。

二、打击非法行医专项行动

打击非法行医专项行动 开展打击非法行医专项活动，医疗服务市场秩序明显好转。按照国务院有关部署，重点打击了“黑诊所”、“假医生”、非法胎儿性别鉴定、未经审批擅自从事性病诊疗活动的医疗机构及医疗机构出租、承包科室行为。在有关部门的配合下，全省共查处无证行医案件2679件，取缔无证行医1933户次，共查处违法违规的医疗机构、计生机构1911个，吊销医疗执业许可证353个，罚没376.9万元。

开展综合治理胎儿性别升高问题的“百日行动”初见成效 为全面贯彻落实全国打击非法行医专项行动统一部署，综合治理人口性别比升高问题，辽宁省人口计生委和卫生、公安等部门密切配合，联合开展了综合治理出生人口性别比升高的“百日行动”。在行动中，卫生、人口计生行政部门密切配合，深入基层，加大执法力度，加强宣教工作，严厉查处了非法胎儿性别鉴定、非法人工终止妊娠和非法生产销售终止妊娠药品、器械等违法违规行为，有力推动了打击非法行医专项行动的进一步深入。

截至2005年7月“百日行动”结束，全省共出动执法人员59000余人次，检查机构1200余户次，查处违法违规案件204件。其中非法鉴定胎儿性别案件6件，聘用非卫生技术人员案件17件，出租承包科室案件3件，非法生产批发销售终止妊娠药物7件，擅自开展超声诊断和人工终止妊娠服务执业项目案件81件，超出许可范围开展超声诊断和人工终止妊娠执业案件42件，其他擅自开展计划生育手术等违法案件48件。有关行政执法机关依法对上述违法行为进行了严厉的处罚，其中暂停执业13家，吊销许可证10家，依法取缔关闭41家，暂停执业6人，没收违法所得5.9万元，罚款48万元，没收各种医疗器械3000余件。辽宁省注意发挥媒体的宣传作用，《辽宁日报》、《辽沈晚报》、辽宁教育电视台等新闻媒体多次对“百日行动”的开展情况进行报道。

为推动包括打击非法胎儿性别鉴定在内的打击非法行医专项行动深入开展，2005年9月3日~4日，辽宁省打击非法行医专项行动领导小组办公室在丹东举办了专项行动培训班，省卫生厅代表省打击非法行医专项行动领导小组作了阶段总结报告，对下一步的工作重点进行了部署。

查处公主岭市中心医院违法违规行为 2005年6月，吉林省打击非法行医专项行动（以下简称“专项行动”）领导小组收到全国专项行动领导小组办公室转办的关于公主岭市中心医院涉嫌存在出租承包科室等违法违规情况的举报线索。对此，吉林省专项行动领导小组高度重视，立即责成四平市卫生局和公主岭市卫生局成立专案组立案调查，省专项行动办公室负责督办。在调查期间，中央电视台生活栏目还曾以“致命医院”为题报道了该院妇产科发生的医疗纠纷及有关违法违规情况。

通过询问、查阅资料、现场检查等方式，专案组发现公主岭市中心医院存在转让、出借《医疗机构执业许可证》（与徐州忠诚科技有限公司联合开办“血疗中心”，使用医院的名称、房舍，公司出医疗器械并负责管理，向医院交承包费用）；未经卫生行政部门批准，擅自设立、悬挂“脑外伤、脑出血手术治疗中心”等26个诊疗中心和风湿病协作医院牌匾；使用非卫生技术人员；乱收费，私设小金库，使用过期药品等违法违规行为。

针对有关违法违规行为，四平市卫生局依法作出没收违法所得7900元、罚款6000元和限期整改的行政处罚决定。公主岭市卫生局责令公主岭市中心医院肝病科、康复科等违反有关规定实行经济指标承包管理的科室，立即解除经济承包合同，并停止执业活动；对“公主岭市中心医院肝病治疗中心”等26个未经卫生行政部门审批的“中心”予以全部撤销，摘除牌匾；对未注册上岗的卫生技术人员进行报批注册，其中不具备执业医师资格的人员立即调离现工作岗位。

公主岭市有关部门对公主岭市中心医院有关违规违纪人员进行了行政处分和相应的经济处罚。给予市中心医院院长行政记大过处分，并在全系统内进行通报批评，给予罚款2.1万元；给予妇产科原主任行政记过处分；给予医疗事故主要负责人原妇产科代理副主任及有关医师行政记大过处分，并责令暂停执业活动一年，同时给予相应的经济处罚；对副院长、医务科长及有关医务人员分别给予了相应的经济处罚。

公主岭市市委、市政府对市中心医院的问题非常重视，市长、主管副市长亲自召集会议，明确工作要求。市专项行动领导小组吸取公主岭市中心医院违法违规案的教训，进一步提高认识，加强领导，层层落实责任，加大对医疗服务市场的整顿规范力度。为使打击非法行医工作责任清楚，任务明确，收到实效，专项行动领导小组还组织开展了对所有医疗机构的全面检查，做到每人必检，不落一户，不漏一人。市卫生局党委决定，不论哪家医院出现问题，特别是非法行医问题，坚决实行一票否决，院长就地免职，决不姑息迁就。通过公主岭市中心医院违法违规案的调查处理，以及打击非法行医专项行动的进一步开展，公主岭市医疗市场比较混乱的局面得到了初步整治，各类医疗机构的执业行为得到了进一步规范。

三、其他医政工作

血液管理 通过对全省各级医疗机构临床用血的检查与指导，进一步强化了血站的内涵建设，全省自愿无偿献血率已达到98.37%，其中沈阳、抚顺、盘锦、葫芦岛等市实现100%自愿无偿献血。

医疗行风建设 从2005年4月开始，省属14家较大规模医院开展了医疗服务诚信评价体系的建设工作，并将评价结果向社会公示。一方面通过新闻媒体向社会公布医疗技术人员的学识结构、单病种平均医疗费用情况、药品价格情况等评价指标，让社会更多地了解医院，解决患者盲目就医的问题，尊重患者的知情权，积极引导群众自主选择医疗服务。另一方面，也便于群众对医疗机构的监督，促进医院提高诚信服务意识，营造健康、良性、有序的竞争氛围，实现降低医疗成本，减轻患者的医疗负担的目标。2005年，全省大部分地区相继建立了医疗服务诚信评价体系。诚信评价体系的建立得到广大群众的关注和认可，也成为行业作风建设的有效方式，推动了卫生行业作风建设向更深层次发展。在积极开展诚信卫生建设的同时，继续加大整治行业不正之风的工作力度。针对损害群众切身利益的收受“红包”、回扣、开单提成、乱收费等热点问题，实施医疗卫生收费阳光工程，以不同形式和不同方法突出体现一个“清”字，坚持各项医疗服务收费标准公示制度，完善住院患者医疗费用公开查询制度，建立出院患者费用结算内部审核制度，继续清理整顿不合理收费项目，杜绝群众看病中不合理的经济负担。2005 年，全省累计退还患者“红包”82 万元，上交“红包”31 万元；拒收“回扣”13 万元，上交“回扣”1 万元；查处收受“红包”案件 6 件，11 人因收受索要“红包”受到处理；查处乱收费 12 万元，处理了 114 人；查处医药购销中违纪违法案件 4 件，涉案金额 2.75 万元，其中 3 件移送司法机关，2 人受到党纪政纪处分。

（陈艳兰）

吉林省医政工作

一、医院管理年

医院管理年评价工作　为进一步加强医院管理，提高医疗质量与服务水平，吉林省卫生厅于 2005 年 4 月在全省启动“以病人为中心，以医疗服务质量为主题”的医院管理年活动。2005 年 10 月 31 日～12 月 23 日，吉林省卫生厅对全省 40 家较大规模医院开展医院管理年活动情况进行了综合评价检查。评价中发现全省各医疗机构能够按照吉林省卫生厅有关要求不断深化医疗机构内部运行机制改革，不断改善医疗设施与就医环境，医疗技术水平不断提升，医疗成本不断降低，受到社会各界的广泛赞誉，医院管理年工作取得显著成效。在正视取得成绩的同时，也发现个别医疗机构医务人员存在着医疗安全意识淡薄、医疗服务不到位、医疗收费不合理等行为。对于这些存在的问题吉林省卫生厅已经责令当事医疗机构限期整改并进行了通报。同时，吉林省卫生厅对人民群众较关心的病种费用、药品价格等情况进行公示，供人民群众选择就医。

突出行风建设，提升服务满意度　吉林省卫生厅从群众不满意的突出问题入手，进行综合治理，认真解决群众看病难、“看病贵问题，服务态度生硬和拿“红包”、“药品回扣”等问题，重点做好以下工作：

（一）开展自我教育，全面提高医疗卫生队伍的整体素质　结合开展保持共产党员先进性教育活动，在全系统深入开展“弘扬白求恩精神，做白求恩式医务工作者”的宣传教育活动，努力做到对群众极端热情、对技术精益求精、对工作极端负责。

（二）加强制度建设，实行科学管理，建立行风建设长效机制　各级卫生行政部门抓紧建立健全纠风工作的各项责任制，做到院长负总责，确保组织领导、责任分解、责任考核、责任追究和奖惩兑现落实到位。

（三）认真搞好监督检查，努力推进依法纠风、民主纠风、科学纠风工作　认真贯彻“谁主管，谁负责”和“管行业必须管行风”的原则，认真查处个别医务人员拿回扣、收“红包”、乱收费、开单提成、开大方，以及利用职务之便，从事中介服务而收取好处费等违纪行为。对违法、违规、违纪的人和事发现一起处理一起，绝不手软。

（四）主动沟通，加大宣传力度，努力营造纠风工作的良好氛围　在医院管理年活动中，建立并完善各级卫生行政部门定期向地方党委、政府、人大、政协、纪委汇报纠风工作的制度，积极主动争取各方面的支持和帮助。同时，加强与新闻媒体的沟通，为抓好医疗机构行业作风建设工作创造良好的舆论氛围。

实行六项公示制度

（一）公示医院科室设置示意图和各项规章制度；

（二）公示医务人员执业资格，并实行病人选择医生制度；

（三）公示药品及医用高值耗材价格；

（四）公示医疗收费项目和标准；

（五）公示执业医师的权利和义务；

（六）公布投诉电话号码。

二、打击非法行医专项行动

打击非法行医专项整治工作 根据国家七部委的文件精神，由吉林省卫生厅牵头，会同其他七部门联合下发了《吉林省打击非法行医专项行动方案》，同时成立了专项行动领导小组，全面开展打击非法行医专项治理工作。这次专项行动的重点工作有五项内容：严厉打击无证行医行为；严肃查处医疗机构聘用非卫生技术人员行医的违法行为，清除医疗机构中的假医生；严肃查处医疗机构出租、承包科室的行为；严肃查处非法从事性病诊疗活动的行为；严肃查处利用B超非法鉴定胎儿性别和选择性别的终止妊娠手术的行为。截至2005年10月，吉林省召开打击非法行医专项行动领导小组会议一次，领导小组办公室会议四次。全省共出动卫生监督人员27119人次，出动车辆7529台次。与医疗机构法人代表签署“无非法行医承诺书”4488份。检查医疗机构10314个，其中警告567户，责令整改931户，取缔1032户，罚款95.47万元，没收违法所得33.3775万元，没收医疗器械1050件，没收药品1258箱，暂停执业254户、777人，吊销执业许可证147户，吊销执业许可证168人。吉林省共查处案件1375件，移送案件23件，追究刑事责任1人。在打击非法行医专项行动中，为了充分调动群众参与，在全省范围共印制和张贴《吉林省打击非法行医专项行动领导小组公告》29243份，形成了良好的社会监督氛围，有效地震慑了不法分子。吉林省各市州共编写打击非法行医简报117期，利用广播、电视和报纸等各种形式宣传381次，获得了良好的社会效益。

大案要案督查督办 查处辽宁健康伟业生物科技有限公司非法生产经营加药食品“苦乐康”案；吉林益民堂制药有限公司食品分公司涉嫌违法生产经营“西瓜霜含片”案；“公主岭市中心医院出租承包科室”举报案；处理九台市张光辉非法行医案，此案受到省纪检监察部门的关注，同时新闻媒体将整个处理过程全程录制，受到有关部门的好评。

三、其他医政工作

积极开展“12·15”辽源火灾医疗救治工作 辽源市中心医院发生了特大火灾，吉林省卫生厅紧急启动全省应急医疗急救预案，紧急抽调了省医院、吉林大学一、二、三院以及长春市急救中心和长春市医院的62名由骨科、脑外、呼吸、烧伤、循环、内分泌等科室组成的六支医疗队，其中省内各大医院主要科室教授（主任医师）48名、副教授（主任医师）14名，医院领导亲自带队，携带急救设备、药品，支援辽源市的医疗救治工作。会诊危重患者190多人次，救治伤患259人，完成手术34例，累计治愈出院患者109人，住院患者149人，较好地完成了救治工作任务。

万名医师支援农村卫生工程 吉林省卫生厅、中医药管理局根据卫生部等三部门要求，结合吉林省实际情况，及时制定下发了《吉林省落实“万名医师支援农村卫生工程”实施方案》，确定了吉林大学第一医院等8家部、省直医疗机构支援镇赉县等8所国家级贫困县、市医院。各医疗队均能克服各种困难，充分发挥自身的技术特长，及时开展相应的医疗活动。做了大量具体和富有成效的医疗、教学工作。使各受援医院的门诊量上升了57.3%，住院人数增加42.2%，手术病例增加了143.3%，同时提高了基层医务人员的理论和临床工作水平。切实解决了农村群众看病难、看病贵等问题。

医疗行风建设 2005年，按照“为民，务实，清廉”的工作要求，坚持“标本兼治，综合治理，惩防并举，注重预防”的方针，建立了“党组（党委）统一领导，主要领导主抓，医政、规财、执法监督等相关职能部门各负其责，纪检监察纠风机构协调监督”的纠风工作领导体制和工作机制。根据吉林省委、省政府2005年初就下发了《关于落实2005年反腐倡廉重点任务分工的意见》，成立了全省加强医德医风建设协调组。

为弘扬白求恩精神，积极开展向全国卫生系统先进人物吴登云及吉林省先进典型郭新、任继学学习的活动。培养、树立了一汽总医院、四平市中心医院梅河口市医院等一批先进集体。吉林省卫生厅与吉林省监察厅联合发出了《关于在全省卫生系统开展向一汽总医院学习的决定》。

2005年，吉林省卫生厅制定下《吉林省卫生厅纠风工作重点任务分解落实的实施意见》、《关于在全省卫生系统开展创建“医院诚信体系”活动的实施方案》、与吉林省政府纠风办联合制定的《2005年全省卫生系统民主评议百家医院行风工作实施方案》等发各类纠风文件共21件，把行风建设纳入到对卫生厅各处室和9个市州卫生局的目标管理工作中，其中吉林省卫生厅制定的《关于奖励举报收受“红包”、“回扣”有功人员的暂行办法》在全国首开先河，被刊载在新华网站上。监察室全年共收到举报信113件，其中批转66件，督办17件，回告结案14件，自办案件9件。

2005年，会同监察厅对吉林省卫生系统落实《中华人民共和国执业医师法》等法律法规情况进行了执法监察。先后抽查了9个市州37家医疗机构，下达执法监察反馈意见书37份。除对检查中发现的问题要求限期整改外，还对有关责任人员实行了责任追究，共计处分处罚209人次。

加大药品招标工作力度，全省药品集中招标采购工作成效显著。2005年7月，成立了吉林省药品交易中心。该中心的成立为吉林省县及县以上医疗机构药品集中采购工作提供了专业化服务平台，有效提高了工作效率，降低了采购成本，保证了药品采购质量。2005年度长春市和中省直61家医院全面实行了药品集中招标采购工作，采购金额达12亿元，预计可让利于民2.1亿元。

（刘　民）

黑龙江省医政工作

一、医院管理年

开展医院管理年活动　开展“医疗市场整顿，打击非法行医”和医院管理年专项治理对口联检。对民办医疗科研机构、医疗美容服务、医疗广告市场、血液制品和临床检验管理进行治理整顿。对三级医院临床诊断、处方、用药、大型设备使用、医疗费用等进行检查，加大了行业治理力度。从思想上提高认识，转变观念，坚持以病人为中心，扎实推进医院管理年活动。卫生部督导组对黑龙江省在开展医院管理年活动所取得的成绩给予了充分的肯定。为鼓励和推进民营医院的发展，下发《关于鼓励支持和引导个体私营等非国有经济兴办医疗机构的通知》。2005年，黑龙江省民营医院、个体诊所已发展到3400家。全省已有96家企业医院进行了整合，占企业医院的24.6%，有4家煤矿企业医院启动股份制改造。标准化社区卫生服务建设进展加快。社区卫生覆盖面达到60%。哈尔滨、齐齐哈尔、牡丹江、佳木斯、大庆5个试点市基本建立了社区卫生服务网络体系。齐齐哈尔市建华区、大庆市萨尔图区通过了国家级示范区复核验收。60%的社区卫生服务机构纳入了城镇职工基本医疗保险定点医疗机构管理。企业医院办社区卫生服务机构232个，占39.32%。培训社区全科医生和护士1050名，管理人员1500名。创建了哈尔滨道里区、南岗区和大庆让胡路区3个全国社区卫生服务示范区。

扎实推进医院管理年工作　2005年，由黑龙江省卫生厅医政处和省卫生监督所医政监督科组成的两个检查组分别对齐齐哈尔、鸡西、牡丹江、大庆、伊春等地、市各大医院开展医院管理年工作进行了督导检查。并在全省范围内扎实有效推进医院管理年工作。

（一）省厅党组把开展医院管理年列入工作重点内容，要求厅新闻办密切配合医政处，扩大宣传抓进展。医政处在全省医政工作会议上把全省三级医院院长请来，专门传达卫生部对开展医院管理年的方案，并结合黑龙江省实际情况，提出实施意见。

（二）在全省医政工作会议上，省卫生厅有关领导作了重要讲话，明确提出“不争论、不辩解、不推脱"，只针对医院和医务人员自身工作和行为，查明问题，明确措施，讲求实效。省卫生厅制定下发了《黑龙江省二、三级医院医疗服务质量检查标准》和《黑龙江省开展"医院管理年"工作方案》。全面加强诊疗护理全过程的基础质量、环节质量和终未质量控制，重点突出手术期质量管理。

（三）哈医大一院重点强化科室内部质量管理、科室之间交叉质量控制、职能部门随机质量抽查、质量管理委员会定期评议、出院病案及各项医疗指标的终未控制、病人对医疗质量的评价共六个医疗质量管理基本环节。省医院、哈尔滨市第一医院等省级大医院都重新整建了医疗质量管理组织，充实了临床学科专家，进一步严密了检查方式和方法。

（四）由省厅医政处召集省卫生监督所、省医师协会联合组成检查组，抽调三十余名医疗专家、深入八家在全省三级医院，实地对科室医疗质量、病案质量、医疗行为进行检查，并将结果公布。

（五）决定在全省三级医院实行医疗信息定期公示制度。公示内容主要包括医院服务、医疗费用等四方面 18 项主要医疗服务指标，由省厅信息办在"黑龙江卫生网"定期公布。

二、打击非法行医专项行动

齐齐哈尔医学院附属第二医院出租承包科室被依法查处 2005 年 7 月，根据卫生部转办的举报案件线索，黑龙江省卫生厅派出专项调查组对齐齐哈尔医学院附属第二医院涉嫌存在出租科室问题进行调查处理。经调查核实，该院存在出租承包科室、医师超范围执业、医院处方管理混乱等问题。

调查发现，齐齐哈尔医学院附属第二医院自 1999 年 3 月起，与南昌华跃科技实业有限公司（以下简称公司）合作开设"性病专科"，该公司每年向医院交纳房租及管理费用，并负责科室所有人员的工资及费用，性病专科自行收费、发药和化验。2004 年 3 月，齐齐哈尔市卫生局及卫生监督所在检查中曾发现该院出租科室行为，并按照有关规定对该院作出了责令改正、罚款 6000 元的行政处罚。但是，该院并未按照要求解除与公司的合同，仍然在违规出租科室。调查中还发现，该院泌尿性病专科的两名医生均没有按照执业注册的范围从事诊疗活动，其中一人的执业地点未作变更；泌尿性病专科护士私自修改处方等问题。

根据有关违法事实，黑龙江省卫生厅当场决定摘下齐齐哈尔医学院附属第二医院三级甲等医院的牌子；依法对齐齐哈尔医学院附属第二医院作出了责令整改、罚款 5000 元的行政处罚；对泌尿性病专科王永琴、王军两名医师分别给予罚款 5000 元，吊销《医师执业证书》的行政处罚。对医院存在的违法违规及管理混乱等问题，以及齐齐哈尔市卫生局监管不到位问题，省卫生厅给予了通报批评。按照干部管理权限，卫生厅已建议医院上级主管部门根据情节轻重对医院有关领导给予相应的行政处分。目前，齐齐哈尔医学院附属第二医院已解除与公司的合作关系，对泌尿性病专科有关人员进行了处理。

为深入开展专项行动，黑龙江省专项行动领导小组于 2005 年 8 月下旬 ~9 月上旬组成了由各行署、市卫生局主管局长任团长、医政管理人员和医政监督人员为成员的检查团，按照全省统一的检查方法、检查内容和工作要求，对各地进行对口交叉检查。检查团全面检查了各行署、市所辖县区的全部 373 家二级以上医疗机构、民营医疗机构、疾病预防控制中心附设的医疗机构及部分医学科研院所，严厉打击无证行医行为，严肃查处医疗机构的违法违规行为。

三、其他医政工作

医疗救治体系建设 一是利用国家投资的 3.68 亿元，建设总规模 1.9 万㎡的 13 个地市级 120 急救中心和 15.1 万㎡的 79 个地市县级传染病院建设共计 92 个医疗救治体系建设项目全部投入使用。二是利用国家投资的 4.87 万元资金，完成了 13 个市（地）传染病院和 120 急救中心设备装备以及 66 个县医院的急诊急救、检验、传染病区的基本设备装备及人员培训。三是建立健全了急诊急救绿色通道。在 2005 年"全国传染病报告综合质量评价"中，黑龙江省在全国 32 个省、自治区、直辖市、建设兵团中排位第 1 名。

医疗行风建设 成立了由省政府主管领导任组长的工作领导小组，实施反腐纠风"一把手工程"，健全教育、制度、监督并重的惩治和预防不正之风体系，标本兼治，综合治理，从源头上预防和纠正行业不正之风。下发《2005年全省纠正医药购销和医疗服务中不正之风工作的方案》、《2005年全省卫生系统纠正医药购销和医疗服务中不正之风工作的实施意见》等文件，着力解决收受回扣、“红包”、开单提成、开大处方、开高价药、滥检查和乱收费问题。先后4次深入到13个地（市）、26个县和省直10家三甲医院进行督查和调研，有效预防和纠正了不正之风，保护了群众的利益。认真贯彻执行《黑龙江省医疗服务价格项目（试行）》，调整不合理的医疗服务价格，进一步规范医疗服务收费行为，巩固黑龙江省在全国率先进行一次性医用耗材和药品集中招标采购成果，2005年让利患者3亿多元。据全省卫生系统日常累计37万份问卷调查和省卫生厅5万份调查问卷结果显示，反映不正之风问题比例明显下降，不合理医药费用增长势头得到有效遏制，社会对卫生行风建设满意率超过了95%。受到各级党委政府表扬1121次，新闻媒体表扬7411次，行风建设和专项治理工作保持了良好发展态势。

（王　莹　龚南红）

上海市医政工作

一、医院管理年

实行院间医疗检查互认结果试点　2005年，上海市卫生部门决定在部分公立医院开展互相认可辅助检查项目的试点。包括二级甲等以上各市级医院、各区县中心医院、部队医院、企业医院等70所医院，成为首批试点。今后这一举措还将向全市范围内逐渐推广。

70家医院互相认可的检查项目包括拍摄部位正确、影片质量可靠、达到诊断要求的PET、CT、MRI、DSA、SPECT等大型检查和各种超声检查。一些稳定性较好、价格较高的检查，也初次尝试进行互认，例如诊断明确、临床无异议的骨髓涂片细胞学检验、总蛋白、白蛋白、血清蛋白电泳、总胆固醇、甘油三酯、钙测定、镁测定、铁测定、动物接种、病毒培养与鉴定、细菌分型检查，以及肝功能异常和术前除外的乙肝二对半和丙肝抗体、肝功能异常除外的甲肝抗体IgM等。

只要检查项目不超过周期性变化规律时间范围，病人带着规范完整的检查资料，试点医院之间一般不再进行重复检查。如果因病情变化或临床确实需要重复检查，除急诊外，都要先充分告知病人为何要复查，并在病历上注明复查理由，由本专业取得主治医师技术职称满3年以上人员审核签字，得到患者同意后，才能重复检查，若需要使用甲、乙类大型医用设备，还必须得到患者的签字同意。

加强医疗服务　按照卫生部统一部署，上海市各级各类医疗机构高度重视，充分动员，深入开展医院管理年活动。市、区县卫生行政部门和各医疗机构成立医院管理年活动领导小组，紧紧围绕“以病人为中心，提高医疗质量”的主题，加强管理，优化服务，着力解决医院管理中的薄弱环节和突出问题。各医疗机构健全制度，落实责任，强化人员培训和能力建设。进一步规范医务人员执业行为，强化公立医疗机构医师外出执业管理，在青浦区和上海市第十人民医院试点推行医务人员佩证上岗制度。在全市70家二级以上医院开展医院之间互相认可辅助检查项目的试点工作，着手解决群众反映强烈的重复检查问题。市、区县卫生行政部门分层次开展医院管理年督查评价工作，有力推进管理年活动向纵深发展。中山、东方肝胆、普陀区中心等医院积极贯彻医院管理年活动要求，采取了多项措施优化就医环境，改善服务流程，深受患者好评。强化院务公开和医疗服务信息公示，将全市医疗业务工作量、均次费用、临床质控中心等信息向社会公示，进一步提高医疗卫生服务的透明度。

在全市医务人员的共同努力下，各级各类医疗机构共完成诊疗人数10629.86万人次，同比增加12.81%。其中门急诊10446.64万人次，同比增加12.94%；出院人数170.94万人次，同比增加17.55%；手术人数53.17万人次，同比增加24.90%。院前急救25.93万人次，同比增加12.59%，较好地完成了全市医疗任务。

二、打击非法行医专项行动

政府重视多部门联合，上海市“卫监二号”行动重拳打击非法行医 上海市委市政府高度重视打击非法行医专项行动，迅速落实国务院通知和卫生部电视电话会议精神，严厉打击非法行医违法犯罪行为。

全国电视电话会议后，上海市政府副市长杨晓渡多次批示要求市卫生局牵头，有关部门协调配合，系统谋划打击非法行医专项行动，行动要快，打击务求实效。2005年4月28日，由市卫生局主持召开市整规办、综治办、人口计生委、公安局、监察部、科委、市府新闻办、工商局、驻沪部队卫生处相关职能部门负责人出席的专题会议，研究专项行动有关工作。2005年5月初，上海市即印发了行动方案，方案结合上海市医疗服务市场存在的实际情况，增加了由市综治办牵头，卫生、工商、城管、物价、宣传等部门联合开展打击“医托”现象的内容。为加强宣传力度，方案明确市政府新闻办负责打击非法行医专项行动的新闻宣传报道工作。

为确保方案落到实处，打击行动确有成效，专项行动领导小组办公室还拟定了分阶段任务，在年内分别组织四次“卫监行动”。在上海市打击非法行医专项行动领导小组的统一部署下，自2005年5月中旬~6月底在全市范围内全面开展了以“严厉打击无证行医、规范医疗服务市场秩序”为主题的“卫监二号”，重点是取缔无证行医和整治“医托”。各区县根据“卫监二号”行动方案的要求，结合辖区内自身情况，制定了周密细致的行动实施方案，整个行动按计划有序进行。“卫监二号”行动期间，全市共出动执法人员2714人次，其中卫生部门1654人次，公安、监察等部门1060人次，共取缔无证行医点583个，收缴各类器械7529件、药品2697箱，立案查处48件，罚款8万余元。取缔无证行医人员563名，其中外地人员492名。

（一）认真排查，抓住典型案例 各区县在“卫监二号”行动开展期间，精心组织人员对辖区内无证行医情况进行认真排查，并积极与公安、监察等有关部门联系，对无证行医点进行联合执法。其中，嘉定区先后组织宣传和联合整治活动7次；闵行区对一家非法从事人工流产的地下诊所进行了取缔，并没收了电动吸引器等用于人工流产的器械和药品，《新民晚报》对整个执法行动进行了全程追踪报道；松江区取缔了一家从事节育手术的无证行医点，并依法对当事人进行行政处罚；南汇区取缔了位于万祥镇的一家较有规模的无证口腔诊所，当场没收口腔诊疗器械60余件。

（二）媒体报道，强化宣传作用 在“卫监二号”行动中，各媒体发挥舆论导向作用，加大曝光力度，各类专题报道近50件，在社会上营造了打击无证行医的强大声势。金山、卢湾、闵行、青浦和闸北等区均将“卫监二号”行动情况及时在新闻媒体上播发。

为强化宣传作用、普及卫生法律法规，提高人民群众的自我保护意识，在取缔无证行医的同时，卫生监督员主动向市民、街道居委会发放《你我共同参与，打击无证行医－告市民群众书》、《卫生监督情况通报书》等宣传告知书，卫监行动开展以来全市共发放告知书95000多份。

（三）严打“医托”，维护群众利益 自“卫监二号”行动开展以来，市、区卫生监督机构对群众投诉反映的“医托”现象及时查处。据统计，行动期间仅市卫生局卫生监督所执法大队就处理相关举报8起，清退医疗费用34600余元，受害患者纷纷来电、来信、来访表示感谢。徐汇区卫生监督所对反复存在“医托”现象的汇联门诊部，与公安部门联合执法，并在该门诊部张贴“行政处罚告示”予以公示曝光。

（四）集中销毁，建立没收药品、器械处置方法 经与环保局等单位联系，上海市对依法没收的药品、器械进行集中销毁。市卫生局已将处置流程以文件形式下发各区县打击非法行医专项行动领导小组，逐步建立没收药械妥善处置方法。

2005年6月15日，在上海市市政府举行的新闻发布会上，市政府新闻发言人焦扬就此次打击非法行医专项行动的工作目标、内容作了重点介绍。指出：非法行医扰乱医疗市场秩序，危害群众身体健康，甚至危及百姓生命安全。上海市政府一贯重视打击非法行医工作。这次专项行动由市卫生局、市公安局、市整顿规范市场经济秩序领导小组办公室等部门联合进行，体现了统一领导、政府负责、部门协调、各方联合的原则，有关各方各司其职、齐心协力、联合执法、强化管理，取得较大成效。严厉打击非法行医是一项长期任务，除了集中开展专项行动以外，还要采取综合治理措施，并建立、完善长效管理机制。并强调，“医托”是一种丑恶的社会现象，整治“医托”需要多部门齐抓共管，实施综合治理，建立长效监管机制，治标更要治本。一是加强宣传，提高市民防范意识：在本市主要车站、码头、各大医院门口和一些公共场所醒目处设置宣传栏，向群众介绍“医托”行骗方式和特点；通过新闻媒体宣传求医问药的正规渠道和“医托”的欺骗性、危害性，提醒患者谨防上当受骗。二是加强对医疗机构的监管，严肃查处雇佣“医托”的医疗机构，严肃追究相关领导责任，对雇佣“医托”的医生严肃处理。三是组织各方力量，加强对“医托”出没较多的车站、医院门口等重点场所的巡查，及时制止“医托”行骗，消除危害，加大对“医托”的教育和查处力度，深挖、查处其背后的组织者和雇主，坚决遏制这种违法行为。

发布会要求媒体高度关注打击非法行医专项行动，及时报道、大力宣传专项行动内容，同时通过媒体宣传，提高市民自我保护意识，如发现非法行医行为，及时向市、区卫生监督机构举报。

市卫生局联合公安、城管、工商等部门多次开展以打击非法行医、整顿和规范医疗服务市场为主题的监督执法行动，重点查处非医疗机构和使用非卫技人员从事医疗活动、超许可范围执业、违规开展性病诊疗服务等违法行为，取缔无证行医点2855个。

三、其他医政工作

医疗体系建设 传染病医疗救治条件不断改善，5所市级医院传染科、20所市级医院传染病专用门诊基本建成，各区县指定医院传染病隔离留观室建设全面完工。医疗急救能力逐步提升，心脏、脑外、烧伤、创伤等6个市级专科急救中心基本建成，浦东、嘉定、松江、南汇、奉贤、青浦等区的医疗急救站点建设和车辆、设备及人员配置相继完成。

加强血液管理，推进无偿献血工作 坚持开源与节流并举，一方面通过与上海市教委、红十字会等部门联合制定《关于进一步推进上海市高校无偿献血工作的指导意见》，开展自愿无偿献血试点区（单位）创建等活动，进一步扩大自愿无偿献血者队伍；另一方面通过开展医疗机构用血计划管理，组织全市医疗机构临床输血质控督查，进一步加强临床科学合理用血管理，避免季节性缺血。超计划完成新建无偿献血屋的便民实事项目建设，全市11个新建献血屋已全部建成并启用，方便了市民无偿献血。2005年，全市临床用血自给率约为97%，自愿无偿献血达64.66%，较2004年提高了31个百分点。

医疗综合改革 实施区域卫生规划。加强对区域内卫生资源的统筹安排和布局规划，对照2004年末全市人口数、实际开放床位数，结合区域卫生规划设定的资源配置标准，明确各区县床位资源的增减空间；分类梳理基本医疗卫生服务主体框架内、框架外和社会办医疗卫生机构的基本情况，明确政府投入重点。制定《上海市传染病医疗资源优化整合方案》，逐步调整完善上海市传染病医疗资源布局和功能。

卫生改革按照“保证医疗、减少浪费、促进发展”的总体要求，继续深化公立医疗卫生机构改革。加强医药费用控制，制定《关于2005年上海市公立医疗机构医疗费用总量控制的实施意见》，在医保总额预算的基础上，对上海市公立医疗机构医药费用实行总量控制，实行“总控”后全市公立医疗机构医药费用增长幅度较实行前下降了5%。

加强药品集中招标采购，2005年分2期完成全市医疗机构年使用金额达59亿元的心脏病药、感冒药、抗菌药、消化系统药、专科用药、维生素类药、中成药等843个和3种计划免疫外疫苗集中招标采购工作，中标品种的零售价平均降幅为11%。进一步完善药品集中招标采购制度，在浦东、静安区开展药品采购公共信息技术服务管理平台建设试点工作，加强药品采购的监管，努力降低虚高药价。

上海市长宁、松江区在全市率先开展“三医联动”综合改革试点，改革医疗服务模式、医疗机构运行机制和医保费用支付办法，建立社区卫生服务中心新型的内部激励、绩效考核和收入分配机制，切断“以药养医”、“以检补医”

等不合理补偿途径，为保证基本医疗、减轻群众经济负担积累经验。

医疗行风建设 结合医院管理年活动，推出“优化就医环境，优化管理服务”活动十项举措，上海市各级医疗机构结合实际，落实各项方便病人就医措施3000余条，在普陀区中心医院召开现场交流会，向全市推广流程便捷化、环境温馨化、服务人性化做法。首次开展“上海市卫生系统精神文明创新奖”评选，全市各级医疗卫生机构共产生创新项目400余项。“弘扬白求恩精神，做白求恩式医务工作者”宣传教育活动在全行业广泛开展，深入学习宣传五“十佳”先进典型，组织开展“银蛇奖”评选活动。对70家医疗机构行风建设情况进行专项督查，下发140余份整改通知书，开展手术病人出院满意度调查和卫生行风万人问卷调查等活动，制止收受“红包”、药械回扣和开单提成、医院科室承包等行为，充分发挥媒体、行风监督员的作用，自觉接受社会监督，人民群众对医疗卫生服务的满意度不断提高，医疗行业及卫生政风测评评分较2004年上升了2.87分和3.61分。并主动做好舆论引导，加强职业道德教育，不断提升医务职工的职业素质，树立卫生系统的良好社会形象。

（杨　超）

江苏省医政工作

一、医院管理年

（一）建立组织　2005年4月28日，省卫生厅成立了医院管理年活动领导小组，协调江苏省开展医院管理年活动。领导小组下设办公室，负责管理年活动的日常组织工作。各级卫生行政部门和部分医院先后成立了相应组织，为开展医院管理年活动提供了组织保障。

（二）及时转发文件　2005年4月25日转发了卫生部、国家中医药管理局《关于开展“以病人为中心，以提高医疗服务质量为主题”的医院管理年活动的通知》以及两个《医院评价指南》，并结合江苏省医院工作实际提出了具体要求。各省辖市根据省卫生厅的通知精神，制定了贯彻意见。

（三）召开专题会议　2005年4月29日上午召开了全省医院管理年电视电话会议，省厅设会议主会场，各省辖市设分会场，全省各级卫生行政部门和医院近500名代表收听收看了这次会议。会上，省卫生厅厅长做了动员报告，强调在开展医院管理年活动中，要结合江苏省实际，通过抓住落实规章制度、增强服务意识、加强医患沟通、规范医疗行为、纠正不正之风等几个重点环节，突出质量、安全、服务、费用四项工作重点，取得实效。

（四）制定方案计划　领导小组召开会议专题研究实施方案和工作计划，明确管理年活动工作思路，以开展管理年活动为主要抓手，针对当前，立足长远，突出工作重点，在“质量”方面突出加强基础管理和落实规章制度，在“安全”方面突出医疗纠纷处理机制的建立，在“服务”方面突出服务流程的改进，在“费用”方面突出“药占比”的控制和调整医院收入分配制度；同时，把等级医院与基本现代化医院创建工作有机结合起来，修改基本现代化医院标准，把医院评价指南、等级医院标准、基本现代化医院标准中的基本要求融为一体，形成“基本标准”（1000分），把基本现代化医院标准中的先进性要求提炼出来，形成“先进性标准”（200分），依据新修订的基本现代化医院标准对医院实施评审制度。

（五）下发考核细则　《江苏省医院管理年活动考核细则》（以下简称《考核细则》），分为质量安全、医疗服务、医疗费用和医德医风四部分。明确了管理年考核评价的检查方法及评分标准，具有很强的针对性、可操作性。

（六）开展督促检查　在对全省各市开展医院管理年活动进行督查的基础上，9月7日，根据督查的情况，适时召开全省医院管理年活动推进会，各市卫生局、各三级医院、三级中医院共两百多人参加了会议。10月18日—22日，卫生部组织18位领导和专家对省人民医院、省中医院、南京市鼓楼医院和东南大学附属中大医院等4所医院的医院管理年活动进行了全面、深入、细致的督查指导。对卫生部督导组查出的问题和不足，认真分析和汇总，并召集4所医院的主要负责同志进行了座谈，制定整改措施，切实落实整改。11月9日，以电视电话会议形式召开了全省医院管理年活动情况通报会。根据医院管理年活动方案的要求，选派近80位专家和管理人员，从11月30日开始，历时半个多月，分6组对全省42所三级医院医院和1所厅直二级医院的医院管理年活动情况进行全面督导考核。

（七）及时通报情况　建立通报制度，促进活动经验交流，及时收集各地、各单位活动开展情况、编印简报40期。实施医务公开，及时公布医疗信息。落实医疗信息公示制度，逐步增加公示量。继续对27所三级综合医院和12所三级中医院14个单病种的有关医疗信息在《现代快报》上定期公布，主动接受社会监督。从2005年第一季度开始，在原公示信息种类的基础上，增加了每季度单病种收治的病例数，并适时对这些数据进行客观的分析，加深群众对医院服务、医学常识等的了解，引导群众正确选择就医途径。

医疗机构管理　按照《医疗机构管理条例》、《中外合资合作医疗机构管理暂行办法》等法规规章的要求，依法行政，强化管理，做好服务工作。

对26家已到校验期的省管医疗机构进行了年度校验。对8家医疗机构变更法定代表人、执业地点、诊疗科目、床位、名称等登记事项的办理了变更登记手续，对13家医疗机构已到期的《医疗机构执业许可证》换发了新证。向卫生部申报了3家中外合资合作医疗机构设置项目，包括江苏天目湖联新医疗保健中心、徐州强华医院和无锡爱德医院。

二、打击非法行医专项行动

（一）组建专项行动领导小组　根据国办发〔2005〕21号通知和苏整规〔2005〕2号通知精神以及全国打击非法行医专项行动电视电话会议要求，省整规办、卫生厅、科技厅、公安厅、监察厅、人口计生委、工商局、食药监局、中医药局、南京军区联勤部卫生部和省武警总队等11个部门联合成立了江苏省打击非法行医专项行动领导小组，负责全省打击非法行医专项行动的组织领导、统筹协调、计划安排和检查指导。领导小组下设办公室和4个工作组。办公室设在省卫生厅，主要负责综合协调和信息汇总、上报、交流等日常工作。11个部门分别派出了有关处室负责人和工作人员参加领导小组及办公室，制定了工作制度和工作计划，多次研究部署了专项行动工作任务。

（二）召开动员部署会议　11个部门于6月1日在南京联合召开了全省打击非法行医专项行动动员部署电视电话会议。各市、县（市）设立了分会场。省、市、县负责同志及专项行动领导小组和办公室成员以及部分医疗卫生单位的负责人参加了会议。动员全省各地积极行动起来，精心组织，采取措施，广泛开展打击非法行医专项行动。

（三）制定专项行动方案　根据卫生部等七部门《关于印发〈打击非法行医专项行动方案〉的通知》精神，11个部门联合制定并下发了《江苏省打击非法行医专项行动方案》，明确了专项行动的组织领导、行动目标、工作任务、职责分工、工作安排和工作要求等。建立了领导小组各成员单位联席会议制度、信息沟通制度和协调通报制度。向社会公布了投诉举报电话，并制定了举报受理制度。

（四）认真查处投诉举报案件　专项行动开展以来，省打击非法行医专项行动领导小组办公室共接到投诉举报电话、信件114件，其中，由卫生部转来的案件43起。由省专项行动领导小组案件查处组直接督办的案件共7起，责成当地卫生行政部门和卫生监督机构查处的案件共105起，已经结案的100起，正在查处当中的5起。省专项行动领导小组对卫生部转来的反映连云港、盱眙、徐州、扬州等地的非法行医案件，组织力量进行了重点督查。连云港市卫生局对6起案件进行了查处，分别作出行政处罚、下达卫生监督意见书等处理。南京、无锡、徐州、常州、淮安和扬州等市对卫生部转来的以及被央视曝光的有关案件进行了认真查处。

（五）严厉打击非法行医　各地广泛动员，

精心组织，部门配合，认真开展打击非法行医专项行动。据不完全统计，截至11月30日，全省共出动执法人员14716人次，出动车辆1638车次，检查医疗机构、计生机构1485家，查处违法违规医疗机构352所，取缔无证行医1736户次，查处聘用非卫生技术人员行医的医疗机构、计生机构244户，清理出租、承包科室医疗机构104户，查处擅自开展性病诊疗机构63户，查处医疗机构和计生机构其他违法行为286起，没收药品、器械2862.5箱（件），没收违法所得32.75万元，罚款197.93万元，吊销《医疗机构执业许可证》3家，警告、责令改正537户，暂停人员执业392人，移交公安机关查处的案件8起。对南京、淮安、连云港等地7家医疗机构违法违规执业问题还进行了通报。7月20日～8月20日，由5位厅领导带队，分5组对全省各地专项行动工作情况进行了检查，进一步推动了专项行动的开展。专项行动开展以来，办公室编发工作简报18期，通报交流了各地专项行动进展。

（六）组织全省专项行动督查　2005年11月21～30日，对全省打击非法行医专项行动工作组织了督查，领导小组各成员单位派员参加了督查。领导小组办公室召开媒体记者通气会，动员参与和配合专项行动宣传报道工作。11月21日，督查行动在南京拉开序幕，督查组及驻宁各大媒体记者40余人，组成7个组对全省13个省辖市、35个区、县（市）、86家医疗机构、计划生育机构进行了督查。督查活动影响很大，达到了预期的效果。

（七）做好接待上级来江苏省督查工作　2005年7月15日，全国打击非法行医专项行动督查组一行6人，对江苏省贯彻落实打击非法行医专项行动工作情况进行了督查。实地检查了南京、淮安、连云港等地的医疗服务市场情况，并随机抽查了当地9家医疗机构。督查组对江苏省第一阶段的工作给予了充分肯定。

三、其他医政工作

执业医师资格考试、注册

（一）部署考试报名　2005年4月4日，召开了全省医师资格考试工作会议，总结交流了2004年医师资格考试情况，研究部署了医师资格考试报名、培训、实践技能考试和医学综合笔试等工作任务，并进行了考务管理培训。各地认真执行国家医师资格考试报名资格条件有关规定，严把报名质量关。省医考办将卫生部历年来下发的医考报名工作相关文件汇编成册，发给各考点和考生，为各地做好报名工作提供了方便。2005年，全省共有19937人报名参加考试，经审核，有19504人符合考试报名条件，其中，报考执业医师资格的11151人，报考执业助理医师资格的8353人。

（二）严格实践技能考试　省市医考办分别举办了主考官和考官培训班，对实践技能考试考官进行了培训。要求各考点加强考试基地建设，严格按照考试要求做好各项工作。考试期间，省医考办还组织厅机关工作人员赴各考点进行巡考，并对淮安、连云港和徐州考点的技能考试组织实施情况进行了抽查。2005年6月25～26日，全省共有19157人参加考试，其中，执业医师11002人，执业助理医师8155人。共有16403人通过了考试，通过率为84.1%。

（三）组织医学综合笔试　各地认真组织医师资格考试综合笔试，加强考务管理，严格考试纪律。省医考办对综合考试考务工作进行了充分准备，对试卷存放采取了严格的保密措施。考试期间，还对南京考点的考试情况进行了视察。省医考办也组织了厅机关工作人员对全省13个考点进行了巡考。9月17～18日，全省共有16254人参加了医师资格考试综合笔试。

（四）《医师资格证书》审核发放和执业注册　对2004年考试合格申请颁发医师资格证书的人员进行了认真审核，严格把关，全省共发放《医师资格证书》8219本，其中，执业医师资格证书5590本，执业助理医师资格证书2629本，发证率为98.56%。开展医师执业注册工作。截至2005年8月30日，共注册医师7019名，其中临床类别执业医师3794名，执业助理医师1562名，口腔类别执业医师212名，执业助理医师124名，公卫类别执业医师250名，执业助理医师207名，中医类别执业医师533名，执业助理医师319名。省厅共注册医师1185名，其中执业医师1154名，执业助理医师31名。到9月30日止，全省共有注册医师139109人，其中，执业医师118128人，执业助理医师20981人。开展医疗美容医师培训和主诊医师资格考核工作。继续举办了美容外科、美容眼科、美容牙科和美容皮肤科的医疗美容医师培训班，共有200多名学员参加了学习培训。根据卫生部《医疗美容服务管理办法》及我省有关规定，继续开展了医疗美容主诊医师资格考核工作。全省共有255人申报主诊医师资格考核，经过专家审核，考试，厅认定了聂兰军等171人医疗美容主诊医师资格。其中，美容外科42人，美容牙科49人，美容眼科27人，美容皮肤科43人，美容中医科10人。从2003年起讫止2005年，全省已有521人取得了医疗美容主诊医师资格，建立了一支具有合法资质的医疗美容从业人员队伍。

血液管理

（一）继续开展血液的专项整治　按照卫生部、省整顿和规范市场经济秩序工作领导小组的要求，继续开展对非法采供血液和单采血浆的专项整治工作。2005年3月下旬，省血液专项整治工作领导小组办公室组织省卫生厅、监察厅、公安厅、药品监督管理局等部门的有关人员，分成3个组，对全省血液专项整治情况进行了全面检查验收。通过听取汇报、查阅资料、现场检查等方式，检查了全省所有采供血机构，并抽查了三级、二级、一级医疗机构共36所，了解了各地开展血液专项整治的工作情况，并将验收情况及时上报。为进一步落实国家四部门关于非法采供血液和单采血浆专项整治工作情况的通报精神，省卫生厅还会同公安、监察、药监等部门对依法监管血液下发了通知。要求各地充分认识血液安全的重要性，加大日常监管力度，坚持经常性检查和持续改进相结合，使血液管理始终处于有效监控之中。要求建立血液安全责任制，各级卫生主管部门要与采供血机构负责人签订责任状，将血液质量与安全、服务满意度等作为责任内容，明确目标，强化责任。为了进一步规范医疗机构的临床用血管理，下发《关于进一步加强医疗机构临床用血管理的通知》，要求各医疗机构进一步加强临床用血管理，严格执行有关输血技术规范，落实各项管理制度，科学合理使用血液，保障临床用血安全。通过1年多的血液专项整治，全省的血液工作得到进一步加强，采供血秩序得到进一步规范，临床用血安全得到进一步保障。

（二）推进无偿献血工作深入开展　各地认真贯彻《献血法》、《江苏省献血条例》，广泛宣传发动，大力推进无偿献血。4月底，在扬州举办了全省无偿献血者招募培训班，指导各地开拓思路、积极探索，开展多种形式的宣传动员，从低危人群的招募志愿无偿献血者，并通过优质的服务，建立一支固定的无偿献血者队伍，以保证临床用血需要和安全。11月29日省卫生厅、省红十字会和省军区后勤部在南京联合召开2002～2004年度全省无偿献血表彰大会，总结交流各地贯彻实施《中华人民共和国献血法》和《江苏省献血条例》的情况与经验，表彰在无偿献血工作中做出突出贡献的单位和个人。大会向盐城等12个市、县（市、区）颁发“江苏省无偿献血先进市、县奖”，向江苏省广播电视总台等33个单位和庄洪祥等30名同志颁发“江苏省无偿献血促进奖”，向陈茂胜等2383名同志颁发“江苏省无偿献血奉献奖”。省政府、省人大、省政协有关领导出席了会议，省政府副秘书长朱步楼同志作了重要讲话；无偿献血先进城市代表盐城市、无偿献血促进奖代表徐州市工程学院、无偿献血奉献奖代表陈茂胜同志介绍了无偿献血工作经验及体会。通过表彰先进，进一步推动了全省无偿献血工作的深入开展，截至2005年第三季度，全省无偿献血（全血）比例已达到97.51%，自愿无偿献血（全血）比例达到82.56%。这标志着江苏省临床用全血已基本实现了由有偿供血向无偿献血过渡，并向自愿无偿献血推进。

医疗广告管理　继续按《医疗广告管理办法》审核医疗广告，自2004年1月2日～11月15日，共审核审批医疗广告共计938份（其中义诊、会诊、报告会、健康咨询2份）。在审核审批过程中，对于医疗机构的名称、服务商标、诊疗科目、诊疗方法、从业医师的执业资格和技术水平进行严格审查把关，并根据国家虚假医疗广告专项整治行动的具体要求，对医疗广告审批的相关法律法规、规范性文件进行了疏理，并成立了医疗广告审核专家组负责技术咨询、内容审核，进一步严格医疗广告出证工作。针对医疗广告市场秩序混乱，违法行为屡禁不止的严峻形势，从4月起，省人大科教文卫委员会先后三次组织人大代表、政府相关各部门对违法医疗广告进行集中整治活动。经过三次集中整治活动，各地媒体尤其是主要平面媒体的医疗广告违法数量、违法率大幅下降，取得了显著的阶段性成果。

十运会医疗救护保障工作

（一）广泛动员部署　2005 年 3 月 30 日，医疗卫生部召开了全国十运会医疗卫生保障工作电视电话会议。会上，有关领导对做好十运会的医疗卫生保障包括医疗救护保障工作进行了全面动员部署，提出了十运会医疗卫生保障工作要达到“确保不发生食物中毒事件，不发生伤病员延误救治事件，不发生传染病疫情，不发生重要对象医疗保健不到位的事件，做到群众满意，参会人员满意，来宾满意，领导满意”的“四个不发生、四个满意”的总体工作目标。8 月 19 日，举行了在宁地区 13 所定点医院集中授牌和签订责任状仪式，何权副省长亲自到会讲话，对定点医院提出了明确的工作要求，使定点医院进一步明确了工作任务，强化了责任意识。8 月 25 日，召开了南京地区 11 个区、县卫生局分管局长、医政科负责人会议，对做好驻地宾馆饭店的医疗救护保障工作进行再动员、再部署，强调组建规范化的医务室，强调腹泻、发热病人和工作量的日报告制度。

（二）制定细化工作方案　制定《中华人民共和国第十届运动会医疗救护工作方案》。围绕大型活动、比赛训练场馆、驻地宾馆饭店三大方面医疗救护工作，研究制定三方面医疗救护的实施细则以及《十运会开幕式医疗救护保障实施方案》、《十运会开幕式时间节点》、《开幕式各医疗救护队入场要求》、《十运会开幕式突发事件医疗保障应急方案》、《参赛运动员性别检查方案》和 6 张开、闭幕式救护车和救护队定点定位图。

（三）组建现场医疗救护组　明确了南京地区担任比赛期间医疗救治任务的 13 所定点医院及其任务、要求，成立了院内应急专业队伍。充分利用二级以下各级各类医疗机构的医疗救护资源，组建了 107 家（次）的驻地宾馆饭店医务室，统筹安排南京市区、县属 88 家医疗机构（包括个体私营和民营医疗机构）和 30 家宾馆饭店医务室的 294 名医护人员参加驻地宾馆饭店医疗救护保障工作。各类医疗救护做到定人员、定车辆、定任务、定时间、定位置，不留盲区、不留死角，保证了现场医疗救护工作能规范有序运行。

（四）认真开展医疗救护培训演练　从 3 月份开始，初步研究制定了培训演练的方案，编写了十运会医疗救护保障的培训教材，包括现场急救、途中转运的有关知识。从 7 月底到 10 月初，对南京地区参加医疗救护的医务人员、驾驶员、志愿者（担架员）进行了三次培训和模拟操作训练，培训人次达 368 人，组织到奥体中心开展专项现场演练达到了 9 次。为落实“五定”要求打下了基础。参与安保部等部门组织的两次反恐演习。

（五）加强督查指导　对各项医疗救护工作的监督、检查和指导。驻地宾馆饭店共开放 107 家（次），先后分别与区（县）卫生局共组织督导、明查暗访 450 家（次），平均每家（次）覆盖 4 次以上。对南京地区 22 个比赛大项，36 个比赛训练场馆共计督导 96 次，参加督导计 288 人次，

（六）有力开展医疗救护工作　完成了大型活动、比赛训练场馆、驻地宾馆饭店的医疗救护保障任务。截止 10 月 23 日十运会闭幕，共落实和出动医务人员按工作日计，达到了 10830 人次；出动救护车按工作日计 1561 辆（次），最多一天出动救护车 42 辆；组建驻地宾馆饭店医务室 107 个（次）；大型活动和比赛训练现场医疗救护点站上百个；组织救治伤病员 5824 人次，其中转诊近 487 人次，住院 43 人次，手术 13 人次。仅开、闭幕式排练、彩排和正式演出共救护伤病员就达到了 2850 人次，转诊 168 人次。

基本现代化医院建设　召开全省医院工作会议。3 月 10 日，召开全省医院工作会议，对确认的首批 10 所基本现代化医院，总结、交流各单位创建工作经验，对 2005 年创建工作作了具体部署。探索建立基本现代化医院动态管理机制。对确认的 10 所医院进行了动态追踪检查和考核，重点是环境和服务，对发现的问题提出了整改要求。有机结合，促进医院发展。以基本现代化医院为抓手，将基本现代化医院创建工作与等级医院评审、医院管理年活动有机地结合。重新修订标准，将原等级医院评审细则、《江苏省基本现代化医院考评细则》以及卫生部下发的《医院管理评价指南》融为一体，制定具有先进性、整体性、科学性及可行性等特点的新的医院评价标准体系。召开了苏北地区传染病、精神病专科医院建设发展汇报会，为对其进行定级评审奠定了基础、提供了依据。完成了无锡一院、无

锡二院、无锡精神卫生中心、常州一院、徐州四院等三级医院的定等评审工作以及宿迁人民医院、徐州市东方人民医院、淮安市第三人民医院的三级医院定级评审。

护理管理

（一）护士执业资格准入和注册　9月24～30日省卫生厅组织进行了2005年度全省护士执业资格的审核及厅直单位护士执业注册工作。发放护士执业证书7217人，其中护理初级（士）专业技术资格考试成绩合格者6382人，本科免试449人，老人老办法资格认定163人，往年补办223人；全省护士首次注册共计7112人，厅直单位护士再次注册409人。就护士变更注册审核提交材料、办理程序、办理时间、办理地点、表格下载，遗失补办护士执业证书的程序及注意事项在卫生厅网站上公示，方便公众查询及使用。

（二）护理服务　继续贯彻执行2003年全省护理工作会议的精神，进一步推动护理工作的发展。5月12日护士节，省卫生厅组织了大型的表彰纪念活动，一方面由省护理学会牵头组织了14所三级医院的临床护理骨干在南京山西路市民广场开展常见病护理咨询活动，另一方面在省会议中心举行了全国护理巾帼文明岗、巾帼文明标兵的表彰及纪念护士节大型文艺汇演。组织对43所医疗机构（其中省直属三级综合医院5所、省直属专科医院1所、市属三级综合医院21所、二级综合医院16所）进行了整体护理专项检查，对医院护士人力资源、护理基础管理、护理服务、护理程序运用四个方面进行重点考核。组织制订《江苏省实施＜中国护理事业发展规划纲要（2005～2010）＞方案》。11月上旬召开了全省护理工作经验交流会，传达贯彻卫生部在大连召开的全国护理工作会议精神。8所医院就深化整体护理、发展专科护理、狠抓基础质量等方面介绍了经验，针对江苏省实际提出了十一五期间护理工作的发展目标。组织有关专家编写《江苏省护理工作制度和岗位职责》。

（三）医院感染管理　召开省医院感染管理工作年会，表彰了全省在医院感染管理工作中做出显著成绩的16个先进集体和19位先进个人。针对《江苏省医院消毒供应中心（室）验收标准（试行）》、《口腔器械消毒管理规范》进行了专题讲课。组织专家对全省27家医院的医院感染管理情况进行了专项检查。以口腔器械感染管理情况、内镜清洗消毒技术操作情况两方面内容为重点，检查与指导相结合，促进了医院重点科室的院感工作。

医疗管理及综合服务

（一）医政管理规范建设　继续加强医政管理规范建设工作。组织了门诊、病区、病理科、手术室、消毒供应室、信息科、病案室、后勤部门及安全保卫等10个科室建设管理规范的编写、修订工作。编写《三基训练指南习题集》。《医疗机构医务人员三基训练指南》一套18个分册已全部出版发行。

（二）省级临床重点专科　根据《江苏省医院省级临床重点专科管理暂行规定》，对14所医院的36个专科新申报的临床专科进行了评审并予以认定。

（三）临床检验　贯彻落实《江苏省医院检验科建设管理规范》，对全省48所三级医院（包括综合及专科）及33所二级医院进行现场考核。江苏省人民医院等30所医院检验科为考核优秀单位；徐州医学院附属医院等47所医院检验科为考核合格单位；有4所医院检验科为基本合格单位。举办了4期临床基因扩大增技术人员上岗培训班。举办了两个省级继续医学教育学习班、“江苏省临床检验中心参比实验室人员培训班”。召开“2005年医院检验科管理研讨会”、“江苏省临床免疫检验质量管理研讨会”，交流了管理经验，提高了管理的规范化水平。扩大了室间质评范围和项目，质评单位从164家扩大到189家。

（四）药事管理　办理GCP审核手续包括中国医科院皮研所在内共药8所医院。贯彻实施卫生部《〈麻醉药品、第一类精神药品购用印鉴卡〉管理规定》、《麻醉药品、精神药品处方管理规定》、及《医疗机构麻醉药品、第一类精神药品管理规定》。

（五）防盲治盲　按照卫生部关于“视觉第一中国行动”二期的工作要求，继续加大对苏北农村地区贫困患者的减免白内障手术力度。4月、6月，派出由省人民医院组成的两批医疗队前往涟水、溧阳的农村开展白内障复明手术，共计完成手术800余例，晶体植入率达98.4%，节约医疗费用近两百万。

（六）卫生支农　先后组织省和南京市的14家医疗卫生单位75名队员赴涟水支农，完成门诊诊疗30685人次、专病门诊4821人次、急诊诊疗2369人次、查房4788次、抢救病人1102人次、手术1070例数。带教当地医务人员799人次，因地制宜地开展业务培训交流，开展各类专题讲座873次，走访农户送医上门368户，开展巡回医疗772次，为他们及时解除病痛，深受当地欢迎。2005年，全省共组派医疗队2138支，捐赠各类医疗器械、药品价值总值885.7万元，援建村卫生室434个，举办医务人员培训班1347个，共培训农村医务人员16.44万人次，诊治农村病人达108.1万人次，开展手术11475台，发放卫生知识宣传资料129万份。2005年1月4~7日，省新年下乡服务慰问团卫生分团赴灌南开展为期3天的卫生下乡慰问活动，共组织省、市两级医学专家12人、厅直单位医务处主任5名先后在姜堰市顾高镇、蒋垛镇、张甸镇开展了义诊、培训、咨询等活动，共诊治农村病人425人，开展业务讲座2场，示范手术1台，危重病人会诊5次，培训乡村医生175人，并向当地捐赠了19余万元的药品、器械及10000余份宣传资料。

（郑必先　李少冬）

浙江省医政工作

一、医院管理年

从省级医疗单位开始进行医院管理年活动专项督查　2005年，浙江省卫生厅先从16家省级医疗单位始，开展医院管理年活动专项督查。

此次接受检查的省级医疗机构为：浙江医院，省人民医院，省肿瘤医院，望江山疗养院，浙大医学院附属一院、二院、邵逸夫医院、儿童医院、妇产科医院、口腔医院，温州医学院附属一院、二院，省中医院，省立同德医院，新华医院和省针灸推拿医院。

各检查组通过查阅文字资料、现场查看、询问相关人员等方式，就医院管理年活动精神贯彻落实情况，如何抓医疗安全与医疗质量，如何改进服务流程方便群众就医，医务人员的服务意识，医患沟通状况，医院经济管理及财务制度执行情况，合理收费及医德医风情况等进行了重点检查。

检查发现，大多数医院对医院管理年活动比较重视，制订了具体的计划和措施。重视医疗质量和医疗安全工作，经常性地开展讨论并有工作记录。服务流程明显改善，就诊环境较温馨、舒适；各医院均设有导诊咨询台、候诊椅、电话，绝大部分医院有饮水设施、轮椅。医务人员服务意识增强，尤其是导诊服务台的工作人员，普遍较热情，有问必答。各医院均公布了投诉电话，绝大多数都能打通并能妥善处理投诉。所有医院均公示了收费项目和标准，未发现明显异常经济活动和发布虚假医疗广告行为。

但检查中也发现个别医院存在一些问题：各医院虽均建立了较为完善的制度，但医疗安全的措施仍需进一步落实到位；医院医疗废物管理有待加强，发现少数医院有医疗废物与生活垃圾相混；诊疗环境私密性有待加强；个别医务人员未挂牌上岗；门诊处方外配工作有待完善；服务流程有待改进；医院医德医风管理仍需进一步加强，虽各医院均有严禁收取“药品回扣”、“红包”的举措，但发现个别医院中仍有“医药代表”活动的迹象，在诊疗场所悬挂医疗器械、产品广告等等。

对检查发现的问题，各检查组当场对有关医院进行了反馈，并提出了整改的意见。浙江省省卫生厅要求各医院进一步按照医院管理年活动和卫生部《医院评价指南》的要求，切实进行自查并抓好整改落实。同时，还将组织开展不定期抽查和对三级医院进行评审“回头看”，以进一步落实医院管理年的各项任务。

加强医院管理　在全国较早组织实施公立医疗卫生单位会计委派制，卫生财务管理更趋规范；率先在全国制定并出台了抗生素合理使用的指导方案，加强抗生素用药管理，促进规范用药；全面贯彻落实“以病人为中心，以提高医疗服务质量为主题”的医院管理年活动。在2004年完成40家三级综合性医院和12家三级中医院的评审基础上，2005年组织开展二级医院评审和“三级医院评审回头看”活动。在二级《评审标准》中充分体现了医院管理年活动和《医院管理评价指南》和《中医院管理评价指南》的要求，在对三级医院“回头看”中将医院管理年活动要求作为主要的考核内容，使医院等级评审与医院管理年活动的要求接轨。强化对管理年活动分级督导、检查。2005年6月，分4个检查组，采用突击检查的方法，对全省16所省属医院开展医院管理年活动情况进行专项检查，对暴露出的一些问题，在全省医院院长工作会议上进行了通报。在此基础上，市、县各级卫生行政部门也对辖区内医疗机构开展医院管理年活动情况进行了检查，并针对具体情况，及时提出了整改意见和措施，取得了良好的效果。

二、打击非法行医专项行动

采取有效措施开展打击非法行医专项行动 浙江省在打击非法行医专项行动中，认真组织，周密部署，部门协同作战，采取切实有效措施，加强监管，打击非法行医工作取得了一定的成效。

为规范医疗秩序，浙江省军区下发了《关于进一步加强医疗便民服务管理的通知》，对部队医疗机构提出了“四不准”，即：不准聘用无执业资格人员，不准以部队名义打广告，不准出售假药劣药，不准以引进设备等名义与地方合作经营，并对出租给地方的作为医疗用房的空闲营房，要求完全与部队医疗机构脱钩。2005年7月份，省军区对全区17个开展医疗服务的单位进行了专项检查，关停了4个中医科，变更了2个已取得地方行医执照的医疗门诊部的法人代表，将其纳入地方卫生监督管理体系。

2005年7月底，嘉兴市卫生部门在查处一非法行医窝点时，遭到当事人百般阻挠，在公安部门的协助下，执法得以继续进行，方才打开可疑为藏药或诊疗场所的房间，结果发现房间内有妇科检查床、医用吸引器、妇科检查器具等医疗设备，以及缩宫素、催产素、抗生素等药品，该非法行医窝点已被取缔。

2005年7月25日~8月3日，嘉善县卫生局和计生局联合开展了计划生育技术服务质量检查活动，共检查了辖区所有开展计划生育技术服务的机构16家18个服务点。重点检查了医疗、计划生育技术服务机构的执业许可、人员资质、服务项目、房屋设备条件、B超室登记等内容，对检查中发现的问题都提出了限期整改的要求。

为动员全社会力量监督医疗服务市场，杭州市余杭区卫生局、财政局联合下发了《关于印发余杭区打击无证行医有奖举报实施办法的通知》，决定对举报无证行医有功人员实行奖励。该办法规定，发现非法行医后，举报人可以通过书面、口头、电话、传真等形式向区专项行动领导小组或卫生行政部门进行举报。专项行动领导小组认真受理举报，并严格为举报人保密，根据非法行医的规模和违法情节，每案给予举报人100~800元不等的奖励。

为防止药品经营环节非法医疗行为的发生，天台县卫生局按照“教育为先，强化执法”的原则，对主要建制乡镇、主要街道的41家药品批发、零售单位（个人）开展卫生法律法规告知，告知药品零售企业禁止以“坐堂医”、“义诊”、“医疗咨询”等名义非法开展医疗活动或以此方式进行药品、保健品、医疗器械的宣传促销活动，签署了《卫生法律法规告知承诺书》。并要求按告知内容进行自查自纠，落实整改，对在规定时限内整改不力或无改正意识的，将依法予以查处。

2005年8月8日，温州市卫生局吊销了乐清仁济医院的《医疗机构执业许可证》。乐清仁济医院是温州市一所民营医院，经查实，该院因未经卫生行政部门批准擅自开设皮肤科、整形美容科，受到卫生行政部门两次处罚，但一直未整改到位，同时查实，该院聘用的泌尿外科医师出示的毕业证、执业助理医师资格证书、职称证书均为假冒。

截止2005年底，全省各部门共出动检查人员44612人次，车辆10077次，共检查医疗机构总数21235户次，查处违法、违规医疗机构252家，取缔非法行医窝点5552户次，没收器械8050件，没收药品7064箱，行政罚款712万元，吊销医疗机构执业许可证8家，移送公安案件80件。

三、其他医政工作

城乡医疗服务体系建设 覆盖城乡、功能健全、中西医并重的医疗卫生服务体系不断完善，医疗综合服务能力明显增强。2005年浙江省卫生机构总数为12549个、实有床位141300张、卫生技术人员有198010人。千人医生数达1.91人、千人注册护士数1.31人、千人床位数3.07张。公立医院的数量与2000年相比增加了15.07%，每千人口床位数增加了1.62%，床位周转次数增加了25.52%，每千人口的卫技人员数增加了0.52%，床位使用率增加了14.3%，固定资产总值增加了154%，医疗设备总值增加了200%左右。

鼓励社会资金投入医疗卫生事业，初步形成多种所有制医疗机构相互促进、共同发展的格局。截止2005年底，全省公立医院381家，其中综合性医院302家，中医（中西医）医院97家，床位总数8.9万张；民办医院（包括已投入运行和在建）的总数已经达到200家，批准床位总数达到1.69万余张，约占全省总床位数的10%。

建立惠民医院 全省11个市各确定一所公立医疗机构作为惠民医院，为生活困难群众提供基本医疗优惠服务，是省政府2005年确定的“十件实事”之一。截止到2005年底，全省11个市都建立了面向困难群体的惠民医院。这些惠民医院均依托于综合性医院或专科医院，对“低保”、“低收入”等弱势群体，采取“免”或“减”等措施，提供基本医疗服务保障。对在惠民医院所发生的医疗优惠减免费用，按照“政府主导与社会参与”的原则进行多渠道筹集，由慈善机构筹一点、残联助一点、红十字会捐一点、医院贴一点、财政投一点，费用的筹措和使用情况定期向社会公布，并接受审计部门的审计。同时，为方便患者特别是行动不便的病人，进一步扩大覆盖面、提高服务可及性，杭州、舟山、绍兴等市在区（县）、乡镇建立了系列的惠民医院，患者凭证同样可享受医疗优惠。湖州、金华等市还与新型农村合作医疗有机结合，拓宽了医疗救助的服务面。所有的惠民医院都采取了“四免十减”的办法（即免挂号、诊疗、注射、输液费；减床位、护理、血、尿、粪便检查、透视、B超、心电图、监护、空调费），减免费用幅度一般在15%～20%。

无偿献血 2005年，全省无偿献血占临床用血量比例达到了100%，其中自愿无偿献血比例达到了92%，杭州、宁波、台州、丽水、湖州、衢州全面实现了自愿无偿献血。据统计，农民无偿献血比例已占50%左右。

卫生支农 按卫生部要求，“万名医师支援农村卫生工程”于2005年12月正式启动。该项目初定周期为三年，每年派驻人员的连续工作时间不少于4个月。省级15家医疗机构每年计划选派20名副主任医师以上或高年资主治医师，对口支援10家山区、海岛医疗资源相对薄弱的县级医院；11个市每年选派5～6名副主任医师以上或高年资主治医师，各自支援辖区内2～3个医疗资源相对薄弱的县级医疗机构；各县每年选派至少3名主治医师或高年资住院医师，对口支援辖区内2～3个医疗资源相对薄弱的乡镇卫生院。项目启动后，全省每年将有315名城市医师常年在农村工作；按派驻医师连续工作4个月为一轮计算，全省每年派往农村工作的城市医师为945人次；按三年一个周期计算，城市派往农村工作的医师人数为2835人次。

据统计，2004年10月至2005年10月，全省各医疗机构共组派了4274批次医疗队，支援器械药品价值为1245.06万元，举办医务人员培训班2215次，为各地基层医疗机构培训28.2244万余人次，还帮助当地政府组建或扩建了499个村卫生室。

医疗行风建设 一是大力弘扬正气，树立先进典型，先后开展了评选行风建设先进单位、白求恩式医务工作者和行风建设新举措等活动。2005年，全省卫生系统共评选出国家和省部级劳动模范和先进工作者23名。充分发挥共产党员的先进模范作用，弘扬高尚医德，较好地促进了行风建设。连续三年，省纠风办和卫生厅共同组织开展行风问卷调查，门诊和出院病人对医疗服务的综合满意率持续保持在95%以上。2005年为97.8%。二是加强医院管理，规范医疗服务行为，努力做到合理检查、合理用药、合理收费；加强医德医风教育，通过自律教育、纪律教育、正面教育和警示教育，使医务人员自觉遵守医德规范；对个别医院的药品、器械回扣案件进行了严肃查处，对各种问题的苗头和暴露出来的问题一查到底。

（沈家贤）

安徽省医政工作

一、医院管理年

开展医院管理年活动

（一）制定方案　2005年5月14日，在六安市召开医院管理年座谈会，召集部分省直医院院长、市卫生局长和厅机关处室的处长，就全国方案贯彻问题进行专门讨论。组织制定了《安徽省开展医院管理年、规范医疗服务行为活动方案》，把卫生部确定的六个方面三十三条进一步细化，作为基础管理内容，同时确定“一打击、二整治、三监管”作为专项整治内容；在范围上从医疗机构拓展到医疗机构和卫生行政部门两个方面；重新下发了进一步加强信息公示工作的通知，进一步完善了信息公示制度；重新修订了诚信医院指标，作为评价医院管理年成效的重要抓手，通过开展医院管理年活动，进一步促进诚信医院创建活动的开展。

（二）动员部署　2005年5月27日，召开全省开展“医院管理年、规范医疗服务行为活动”电视电话会议。安徽省医院管理年整体部署工作有以下几个特点：一是准备充分；二是规格高；三是布置面广；四是基础管理和专项整治相结合；五是管理年活动与创建诚信医院、与纠正行风、创文明单位、整治医疗服务市场、表彰白求恩式工作者及年终考评紧密结合。

（三）加强信息公示工作　制定下发了《关于进一步加强医疗服务信息公示的通知》，坚持每季度对省直医疗机构和全省三级医院医疗服务信息公示一次，多家媒体予以转载，在社会上和医院本身引起很大震动。

（四）是组织对各地督察　分别于2005年7月27日~8月1日组织4个组对全省8个市进行督察，对未抽到的9个市要求上报阶段性总结，在此基础上，进行了全省通报。

（五）是与行风建设紧密结合　在医院管理年活动中，为进一步加大行风建设的力度，与省纠风办于8月10日召开省直医疗机构行风建设座谈会，省卫生厅领导与各省直医院的院长签订了行风建设责任书，进一步明确了行风建设责任制和责任追究制。

（六）接受卫生部督导受到好评　2005年8月16~19日，卫生部、国家中医药管理局督导组对安徽省医院管理年活动进行督导。督导组在听取了安徽省卫生厅关于全省开展医院管理年活动的情况汇报，重点检查了省立医院、安医附院和合肥市一院。检查结束后，督导组对安徽省开展医院管理年活动所取得的成绩给予了充分肯定，突出表现在四个方面：①领导重视、行动迅速；②结合实际、周密部署；③工作扎实、措施得力；④管理年活动初显成效。对这次督查中发现的问题，进行了专题研究，督促医院限期整改。

（七）组织经验交流　2005年9月23~26日，与省医院管理学会在黄山市联合召开了安徽省医院管理与改革研讨会暨安徽省医院管理学会2005学术年会，全省各市卫生局、部分县卫生局和各级各类医院负责人及代表300余人出席了会议，大会收到交流的论文200多篇。

（八）对省直医疗单位明察暗访　为把医院管理年活动抓好抓实，发挥龙头医院的示范导向作用，分别于10月11~17日对5所省级综合医院和合肥市3所综合医院的部分病区管理情况进行了检查，主要内容包括病区的床位数、住院人数、本院医生在岗情况、进修医生在岗情况、三级医生值班情况、医生的资质和居民死亡医学证明书管理情况等，检查结果进行了通报。在通报中要求全省各级卫生行政部门要有针对性的加强督查，推动医院管理年活动扎实、深入地开展。

组织开展医院管理年督导工作　安徽省卫生厅对部分市、县开展医院管理年，规范医疗服务行为活动进行督查。针对督导中发现的问题，提出了明确的整改建议和深化新要求：

（一）提高认识，加强领导，确保医院管理年活动顺利实施　精心安排好下一阶段各项工作任务，注重实效，让更多的人关心、参与、推动医院管理年活动。

（二）总结经验，分析情况　对阶段性工作进行认真总结，分析研究存在的问题和原因，完善方法措施，推广好的经验和做法，加快进度，保证质量，不断推进医院管理年活动向纵深发展。

（三）认真研究督查组的督导意见和建议，梳理问题，落实措施，确保整改到位。

（四）开展自查自纠工作，整改到位，不留任何隐患，推进工作进度。

（五）加大督查力度。集中时间，对相关单位进行督查，并严格实行问责制。

（六）建立健全医疗服务信息公示制度。引导群众合理选择医院，合理就医，自觉接受社会和群众监督。

（七）将医院管理年活动进展情况以及遇到的问题和困难及时向当地党政部门汇报，与相关的新闻媒体建立新闻信息通报制度，充分发挥舆论导向作用，努力做好医院管理年活动各项工作。

二、打击非法行医专项行动

打击非法行医专项行动取得初步成效　安徽省行动迅速，在全国打击非法行医专项行动启动前就在卫生系统内部部署了打击非法行医工作，下发了行动方案。全国打击非法行医专项行动动员部署电视电话会议召开之后，在省委、省政府的领导下，省卫生厅会同省人口计生委、科技厅、公安厅、监察厅、省军区后勤部和省武警总队后勤部等部门认真贯彻执行会议精神，迅速成立了全省打击非法行医专项行动领导小组，各部门密切配合，加强联系，精心组织实施全省打击非法行医专项行动，各地市根据省专项行动领导小组的统一部署，认真开展工作，取得了阶段性成效。

芜湖市开展打击非法行医专项行动督查　自2005年3月以来，芜湖市卫生局在全市展开了医疗机构专项整治工作。市、区共出动卫生监督执法人员382人次，对检查中发现的57家非法医疗机构，分别依法给予行政处罚，专项整治取得了一定成效。5月17日至26日，对各区、县医疗机构专项整治情况进行了督查，依法立案查处了未取得《医疗机构执业许可证》擅自开展诊疗活动的17家非法医疗机构。

马鞍山市破获一起重大非法行医案　马鞍山市公安局根据省公安厅的统一部署，积极配合卫生、计生等部门，严厉打击非法行医犯罪活动，重点查处“两非”（非法鉴定胎儿性别、非法选择性别终止妊娠）案件。马鞍山市公安局金家庄分局根据卫生部门提供的线索，迅速抽调精干警力成立专案组，主动出击，抓获涉案人员5人，对主要犯罪嫌疑人宫亚玲、李玉振二人予以刑事拘留。经查，2003年以来，犯罪嫌疑人宫亚玲伙同李玉振等人，在其暂住地非法开办私人诊所，以收费标准远远低于一般医院为条件，吸引他人就诊，并多次从事替人接生、引产、取环、非法鉴定胎儿性别、非法选择性别终止妊娠等违法犯罪活动，非法获利10万余元。

阜阳市临泉县注重打建并举，加强对个体医疗机构的规范化管理　2005年5月27日，临泉县召开了社会办医、个体行医、提高医疗服务质量，规范医疗服务行为专题工作会议。会议要求：①要提高对规范医疗服务行为重要性和迫切性的认识；②要明确目的，落实任务，立即组织自查执业行为和服务质量；③要努力提高基础医疗质量，为人民群众提供医疗安全保障；④要深化“以病人为中心”的服务理念，提高医疗服务水平；⑤要严格遵守相关法律法规，恪守医疗服务职业道德；⑥要加强医患沟通，构建和谐的医患关系。会上，各医疗机构负责人与县卫生局签订了规范医疗行为的保证书，承诺在开展医疗执业活动中坚持做到“十要”、“十不要”，为保障人民群众生命安全和身体健康，构建社会主义和谐社会做出贡献。

三、其他医政工作

万名医师支援农村卫生工程　为了积极稳妥地做好这项工作，切实提高基层医院管理水平，安徽省认真组织各级卫生行政部门、有关医疗单位和医疗专家积极参与这项活动。

（一）制定实施方案　根据卫生部、财政部、国家中医药管理局方案要求，结合安徽省实际，制定了《安徽省万名医师支援农村卫生工程项目实施方案》，确立了工作目标和任务，并于2005年6月24日与卫生部签订项目责任书。

（二）加强组织领导　成立了“万名医师支援农村卫生工程”项目领导小组和项目管理办

公室，领导小组由厅领导挂帅，各有关处室负责人参加，项目管理办公室主要由医政处和计财处组成，负责方案的具体实施、项目的绩效考评、资金的管理使用和新闻宣传等工作。

（三）签订责任书　组织支援医院到受援医院进行考察和调研，在双方协商的基础上，签订"目标责任书"，明确责任人双方的职责和义务，以确保项目执行有序，取得实效，所有支援医院派驻人员均于5月底前派驻到位。

（四）调整受援医院　根据卫生部要求，调整泾县中医院和潜山县中医院作为受援医院，以确保支援的中医院数占总数的10%。

（五）扩大社会影响　结合共产党员先进性教育活动，召开"百千万"工程全面动员启动大会（即百名医疗专家支援农村卫生工程、培养千名中心卫生院骨干、培训万名乡村医生、建十万座卫生厕所），并向承担支援任务的三级医院授旗，进一步扩大了"万名医生支援农村卫生工程"项目的社会影响。

（六）组织信息交流　要求各项目医院定期向省项目办公室反馈信息，编辑了几期"万名医师支援农村卫生工作"简报，大力宣传医院工作情况及医务人员的典型事迹。

（七）开展工作检查　为了确保项目实施取得成效，7月底组织了相关处室分别对合肥、蚌埠、六安、安庆等市支援和受援医院工作开展情况进行检查，并进行了通报，以督促各单位工作的落实，确保取得实效。

（八）成效显著　截止2005年底，承担支援任务的19所三级医院共向受援医院派驻149位副主任以上医师和高年资主治医师，共接诊患者46053次，收治住院病人12544例，帮建重点科室18个，开展手术1847例，疑难病会诊2466人次，临床检验35241次，举办学术讲座264次，参加人员17665名。中央财政安排安徽省"万名医师支援农村卫生工程"的专项经费228万元已全部落实到位。

医疗救治能力建设　2004年中央补助安徽省县医院医疗救治能力建设专项资金共2317万元。根据安徽省制定的实施方案，基本装备和人员培训范围为全省61个县级综合性医院；城市医师支援县医院项目范围为19个国家扶贫开发工作重点县综合医院（包括10%的县中医院）。

（一）制定实施方案　根据卫生部文件（卫规财发〔2004〕448号）精神，结合安徽省实际情况，联合省财政厅制定下发了《2004年中央补助安徽省公共卫生专项资金县医院医疗救治能力建设项目实施方案》和项目执行方案，明确了工作任务和目标。

（二）设备采购配备到位　经第一轮集中招标已确定的设备有心电监护仪、多功能抢救床、血球计数仪、尿分析仪、血沉仪、血凝仪、血糖仪、室内空气消毒设备及酶标仪共9种，2005年内现部分设备已采购配置到各县医院。

（三）支援人员，补助经费到位　自2005年5月份开始，61个县医院选派的共610名医师陆续到市级以上医院进修，其中，190名国家扶贫重点县医院医师定点到19所三级医院进修。对派出进修人员的医院补助经费（每医院3万元）已全部到位。截止2005年10月底，这项工作圆满完成。

医疗机构及人员准入和医疗广告的审批工作

（一）完成了全省医师资格考试考务管理工作　召开全省医师资格考试考务管理工作会议，布置了2005年度医师资格考试考务管理工作任务；组织了全省33431名医师资格考试报名和资格审核工作；为了方便全省考生的报名，各县、市直都设立了报名点；在县、市对报名考生资格审核把关的基础上，省医考办抽调8名工作人员，利用18天的时间，对全省报名考生通过省市两级资格审核，审核中已确认71份毕业证书为假证；组织了实践技能考试，省考区组织各市实践技能考点分别组织了临床、口腔、公共卫生和中医四个类别的实践技能考试，共有23920名考生通过实践技能考试，取得综合笔试资格，实践技能考试总合格率为74.2%；组织了医师资格考试综合笔试工作，考试中共查出违规考生151人，其中替考76人、手机作弊37人、其他违规考生38人，并按照相关规定进行了处罚。

（二）指导全省执业医师注册和完成了省直医疗单位执业医师注册工作　开展全省医师执业注册督查指导工作，研究解决注册工作中发现的新情况、新问题，指导督促各地按照《行政许可法》的要求，及时开展医师执业注册并完善注册管理工作；对省卫生厅直单位1106名取得执业医师人员完成了首次注册、变更注册、重新注册和注销注册等执业管理工作；进一步加强了执业管理数据库建设，完善了执业注册动态管理工作。

（三）指导全省并完成了省管医疗机构（人员）的准入、变更名称、增设科室、变更法人和医疗机构校验等工作　完成了三级综合性医院、二级专科医院和省直医疗机构的法人变更和更名工作。根据有关规定和医院申请，主要是对省立友谊医院、安徽微创外科医院法人进行了变更，对马钢医院更名为马鞍山市中心医院及时进行了受理、审核和审批；对省肺科医院、安徽中医学院神精病研究所附属医院的增设科室和医疗机构升格进行了检查和评估；对16家医疗机构的管理、工作情况进行了评估，并完成了校验工作；指导全省并完成了省管医疗机构的准入、变更名称、增设科室、变更法人和医疗机构校验等工作；完成了全省36名军队回地方的医师资格换证工作；完成了对全国各地86份来函要求医师资格查询，确认医师证书真伪等经常性服务工作。

（四）统一规范护士执业管理　按照卫生部要求，安徽省逐级开展护士岗位资质认证和执业注册新软件应用，组织护理专家集中审核护士首次注册的资质，统一认证标准，把握程序操作，统一制证和发证，完成了2004年全省4707名护士首次注册和42600名护士再次注册以及495名护士变更注册的任务。在办理2004年护士执业注册中仍有489人是以医士、妇幼卫生、社区卫生、计划生育等非护理专业中专毕业生身份参加全国护士执业考试并成绩合格，考虑到这部分人中有62.1%在乡镇卫生院执业，经厅长办公会研究同意准予护士执业注册。2005年，安徽省已启动护士执业注册申报工作，进一步明确非护理（助产）专业学历人员不得进行护士执业注册的规定。

（五）医疗广告审批工作　截止2005年12月28日，2005年共受理《医疗广告证明》87件，其中审批出证63件，退件24件；出证率72%，退件率28%；按规定及时将审批出证情况向省工商局、各市卫生局、各市工商局进行通报，为各地工商、卫生行政部门打击非法医疗广告提供依据；对各广告客户尽量提供方便，确保在规定的15个工作日内办结出证。

护理、医院感染管理

（一）弘扬南丁格尔精神，展示护士风采　2005年5月12日，举行省暨合肥市纪念“五.一二”国际护士节大会、表彰4名全国“巾帼建功”标兵和6个“巾帼文明岗”，向获奖单位和个人颁奖，还组织了护士礼仪、行为规范、天使风采展示等表演活动，省政府领导和省卫生厅领导发表重要讲话，鼓励安徽省护士爱岗敬业，争先创优，充分发挥广大护士在医疗卫生事业发展和构建和谐社会中的作用。

（二）认真贯彻《护理事业发展规划纲要》　2005年6月，对全省100所县级以上医院（主要是综合性医院）开展了护理工作调查研究，深入了解人员结构和队伍现实状态，提出改善队伍结构、提高人员素质和护理服务能力的对策；9月成立全省护理质量控制中心，该中心挂靠在省立医院，涵盖全省60家质控网络单位，开展了临床一线护理工作量和护士人力配置的调查，通过全省60所质控网络单位对临床护理工作量的测算，分析研究不同级别医院、不同科室、床位使用率不同情况下的护理人员配置标准，为增加临床一线护士总量，实现安徽省人力资源的合理配置，优化护士队伍结构打下基础。

（三）启动专科护士培训工作，适应临床护理工作的需要　分别于2005年3月、6月两次组织护理考察团赴北京、广东、浙江省学习专科护士培养的做法，根据安徽省护理队伍建设的需要，决定率先在危重症监护、急诊急救专科领域培养专科护士。自2005年7月份开始，组织省级大医院护理专家多次讨论、研究，制定出专科护士培训规划和《安徽省急救专科护士临床培训基地条件（试行）》、《安徽省重症监护专科护士临床培训基地条件（试行）》。12月份组织全省首期急救、重症监护专科护士培训班学员的全面选拔考试和面试，启动了安徽省专科护士的培训工作。

（四）加强医院感染管理，实施目标控制工作　为进一步落实卫生部《抗菌药物临床应用指导原则》和安徽省的实施办法，2005年3月，向全省转发了省细菌耐药性监控中心《2004年度细菌耐药性集中质控月监测报告》，同时制定了全省医院感染监控网络单位细菌耐药性监测的质量控制标准；2005年4月，组建了全省内镜质控中心挂靠在省立医院，担负对全省医疗机构的内镜诊疗、消毒技术的指导和质量控制工作。截止2005年12月底，全省已有900余人接受了培训，经过两次验收已发给全省39所医院共69条内镜的合格证书。为贯彻落实卫生部《口腔诊疗器械消毒技术操作规范》，提出凡开展口腔诊疗业务的医疗机构相关人员必须接受培训，持证上岗，不达规范要求的医疗机构不得执业，截止2005年底已有1300余人接受了培训。

血液管理 坚持依法从严管理血液，在推进无偿献血、血液安全和血液质量管理等方面取得了积极进展。

（一）全省无偿献血再上新台阶 2005年有292014人次参加无偿献血，其中一次献400毫升者有74475人次，献血量达367450万多单位，占全省血液采集总量的97.67%，其中自愿无偿献血占血液采集量的74.15%。无偿献血、自愿无偿献血占全省血液采集总量的比例分别比2004年提高了2.11个百分点和9.71个百分点。各单采血浆站共采集原料血浆约110吨。

（二）组织开展全省《血液安全管理手册》编制工作 2005年初组织专家完成了《血液安全管理手册》大纲的编制工作，大纲共分通用操作规程、人员岗位责任制和规章管理制度三个部分，涉及血站、单采血浆站和医疗机构。同时将编制工作任务分解落实到有关单位和专家。2005年已完成《血液安全管理手册》初稿任务，并组织相关专家对初稿进行了初审，统一了编写格式，进一步分解了编写任务。

（三）启动了全省血液管理信系统建设工程 在厅领导大力支持和各采供血机构的积极配合下，全省采供血机构信息管理系统建设取得了重大进展，现已拟定了信息管理系统建设方案、组织专家编制了招标文书，并于12月中旬公布、发放了标书。

（四）加大血液安全管理的培训力度 2005年先后组织举办了全省首届自愿无偿献血招募培训班、采供血机构信息统计软件使用培训班、全省临床输血新技术培训班、全省采供血机构艾滋病检测技术与实验室管理培训班和全省采供血机构质量管理（QMP）培训班。从不同层面对血液安全工作进行有针对性的技术培训，努力提高血液安全管理能力和水平。

（五）组织完成全省血液安全评估工作 2005年8月9～20日，血管中心组织了四个专家检查组对全省17所中心血站、10所单采血浆站、4所中心血库以及部分县级采血点和二级以上综合性医院的血液安全工作进行了评估检查。通过检查掌握了全省采供血机构设置和能力建设基本状况、全省无偿献血进展情况、采供血机构以及医疗机构的血液安全管理情况，为今后制定全省血液安全监管政策提供了基本依据。检查中专家组还客观评价了各单位一些好的经验和做法，指出了存在的问题，提出了整改意见，并现场书面反馈给被检查单位，对问题突出的市下发了整改通知书。

（六）依法严肃查处血液违法案件 2005年共查处了两起未经卫生行政部门批准擅自进行血液调剂案例，其中一例是将普通血浆调剂给外省某医院。对此，分别给予了停止采供血业务、限期整改等处理。10月初经暗访，查实了南陵县单采血浆站存在频采超采行为，并违规处理医疗废弃物，依法给予其停采整顿、罚款8万元等严肃处理。

（七）认真做好血液调剂工作 为了不断满足临床用血需要，科学合理使用血液资源，认真及时做好全省血液调剂审批工作。2005年共调剂无偿献血共99个批次达27000多个单位。

（八）组建血液质量监督检测实验室 为加强全省血液安全监管，强化血液质量监督监测，经过充分酝酿和精心准备，由血管中心提供实验室主要实验设备、合肥市中心血站提供实验室场所，于2005年8月正式共同筹建了血液质量监督检测实验室。实验室由中心负责管理，担负全省血液质量监督抽检实验及其相关研究工作任务。

（九）组织召开全省采供血机构站长工作会议 11月中旬，组织召开了全省采供血机构站长工作会议，总结通报了2005年度全省血液管理工作情况，交流了各地无偿献血工作和血液管理工作情况，研究、讨论了下一年度血液安全工作任务和工作思路。

医疗应急救援

（一）多次派出省级医疗检验专家参与事发地的医疗救治和指导 派出专家近30人计50余人次参加各种事件的救治工作。包括：阜阳市太和县小儿脊灰疫苗服用后的“跛行”鉴别诊断；金寨县病毒性脑炎病人的诊治；泗县甲肝疫苗事件住院患儿诊治；灵璧县龙卷风灾害伤员的抢救；阜阳毒鼠强中毒病人的抢救；滁州特大交通事故伤员救治；调查处理安医大一附院脑外科非法出具医学死亡证明书事件；11月安庆、黄山市人感染禽流感患者救治处理，特别是安徽省发生人感染禽流感疫情后，按照统一部署组织医疗专家现场开展医疗救治工作；12月全力处理宿州市立医院感染事件，经调查后，撤销宿州市立医院二级甲等称号；作出行政处罚，没收非法所得318601.70元、罚款3万元。

（二）参与重大活动的医疗卫生保障工作　2005年4月，召开全国煤矿瓦斯治理工作会议、5月召开安徽徽商大会，10月召开2005年非公有制经济发展论坛，为会议期间食品卫生监督和大会医疗提供了良好的保障工作。

（三）举办全省急救装备培训班、艾滋病临床诊断培训班，组织全省麻醉精神药品管理学习、行政审批有关问题的交流与培训，具体制定了省暨合肥市应急演练中急救医疗演练内容和考评方法。

专项工作

（一）完成了2005年度“三下乡”和卫生扶贫工作　2005年组织了省直10家医疗卫生机构，在凤阳县小岗村举行的全省“三下乡”启动仪式活动，为农民义诊和服务，并向当地乡卫生院捐赠了5万元药品；组织常年卫生下乡活动，指导全省医疗卫生单位，组织专业技术人员定期或不定期下乡开展义诊和健康教育活动；2005年对霍山县大化坪镇乡镇卫生院、宿县埇桥区医院、六安市金安区、休宁县汪村镇、霍山县下符桥乡镇卫生院、宿州市埇桥区西寺坡镇大韩村进行了卫生扶贫，支持扶贫经费和专项资金50余万元。

（二）医疗信访工作　2005年接待受理医疗纠纷投诉共353次，其中来访102人次，来访162人次，来信64人次，网上投诉25人次。2005年全省发生医疗事故125例，65%发生在医疗机构，其他主要是与非法行医、预防接种等所导致的人身损害有关。构成医疗事故等级情况具体如下：一级医疗事故31例，占25%；二级医疗事故13例，占10%；三级医疗事故44例，占35%；四级医疗事故37例，占30%。2005年医疗信访事项的处理情况如下：共受理353例，办结318例，占90%，其他10%转办到相关单位。已办结的信访事项具体如下：来访办结92例，占90.1%；来访办结147例，占90.7%；来信办结55例，占85.9%；网上投诉办结24例，占96%。

（三）征兵体检工作任务　组织全省17个市卫生局医政科长，完成了征兵体检工作业务培训，学习了《应征青年体格检查标准》，布置了2005年新增加的艾滋病检测和吸食毒品检测任务；全省共成立了由各级卫生行政部门组成的106个体检组和各级医疗机构组成的100个体检站；按照《应征公民体格检查标准》和《方法》的要求，组织并指导全省组织实施征兵体检，完成了全省向部队输送31500名合格兵员的任务。

（四）残疾人康复和防盲工作　协助省民政厅对福利院残疾孤儿实施手术矫治和康复的“明天计划”。配合省残联做好6类残疾人残情鉴定工作，抽调了省直5所大医院的专家组成的专家组，按照国家标准对全省6类残疾人残情进行医学鉴定工作，并适时进行鉴定和指导。按照“视中”项目内容，全省完成了25000例白内障复明手术，并做好防盲知识宣传、眼科人员技术培训等工作。配合省残联完成了安徽省第二次全国残疾人抽样调查的启动工作。抽调了省立医院、安医附院和省疾病预防控制中心的专家，成立了省级专家组，完成了国家级培训任务，并组织了全省31个抽中县医疗副队长、视力、言语、精神等专业医务人员的培训工作。

（五）其他　与省劳动保障厅做好国家医保药品目录省级增补遴选工作，全省企业工伤残级评定审核。与省民政厅共同在全省开展城市低保医疗救助试点工作，共同做好原8023部队退役军人职业病医学鉴定工作。参与《省禁毒安全省禁毒吸戒毒人民战争的方案》的制定。参与省公安厅全省道路交通安全工作联席会议，完善交通事故紧急抢救机制。与省人事厅共同印发《公务员录用体检通用标准》。参与《省红十字会青少年工作方案》的制定。做好与省食品药品监督管理局麻醉药品、第一类精神药品审批交接，参与药品不良反应信息掌握和处理。

（周　涛　王宇铭）

福建省医政工作

一、医院管理年

着力解决群众看病难、看病贵问题 为贯彻落实省人民政府2005年第一次全体成员会议提出的要求，省卫生厅在2005年3月底发出了《福建省卫生厅关于进一步开展医疗机构控制医药费用增长工作的意见》，确定每门诊人次收费和出院者平均医药费用不高于2004年水平，同时对合理检查、合理用药、合理收费等5项指标设定了合格标准。4月29日，召开“加强医院管理，提高医疗服务质量，控制医药费用增长”电视电话会议，就落实控制医药费用增长措施进行了进一步的部署。会后，重点做了几项工作：

（一）建立制度 在省属10所医院医疗指标公开基础上，建立三级乙等以上32所医院医药费用公示制度。制发了包括核定2005年省属医疗机构医药费用控制指标、控制医药费用工作（合理用药、合理检查、合理收费等）评估方案、全省县及县以上医院医疗服务价格检查方案等。

（二）加强督查和指导 2005年6月和11月，两次组织7个检查组，分赴省属和9个设区市35家医院，对控制医药费用工作开展情况进行督促、检查，并通报检查结果，提出整改意见。编印了《福建省医疗服务价格管理文件汇编》和《福建省级医疗服务项目价格工作手册》，供医院学习和参考。

（三）通报情况 分别召开4次设区市卫生局长、省属医院院长以及设区市卫生局财务科长和三级以上医院财务科长通报会，通报医药费用工作执行情况。

各级卫生行政部门和医疗机构从提高医疗服务质量、规范医疗服务市场、维护医疗机构社会信用的层面上，从推动医疗机构科学管理、集约经营、实现可持续发展的管理理念创新上，正确认识开展控制医药费用增长、减轻群众看病负担的重要性和必要性，努力把宏观调控理念转化为医疗机构管理者和广大医务工作者的自觉行为，共同维护广大人民群众的健康权益，取得了初步成效。

2005年全省县及县以上191家医院每门诊人次收费水平（106.15元，比2004年增长1.68%）达到控制指标的有151家，占79%；出院者平均医药费用（4731.3元，比2004年下降0.72%）达到控制指标的有140家，占73%，医药费用的增幅得到初步控制。漳州市、三明市和省肿瘤医院等一些地区和单位控制医药费用工作效果较为明显。

医疗服务管理 扎实推动医院管理年活动的开展，促进医院内涵建设，不断提高医院管理水平，2005年4月，召开电视电话会议进行部署，成立了管理年工作机构。2005年9月20日~10月13日，组织对全省各地开展医院管理年活动情况进行专项督查，10月18日~23日，接受卫生部督导组检查。11月中旬至12月中旬，组织70余名专家对全省三级综合性医院开展医院管理年活动进行全面督导评价。

进一步落实《抗菌药物临床应用指导原则》和《处方管理办法（试行）》，规范用药行为。2005年3月和9月两次开展合理使用临床抗菌药物、肿瘤辅助用药的专项检查，促进临床合理用药。逐步建立健全医疗服务评价体系和评价方法，组织制定了《福建省三级综合性医院评审管理暂行办法》、《福建省三级综合性医院评审标准实施细则》等系列文件，为开展以医疗质量和医疗安全为重点的新一周期的医院评审做好充分准备。落实医疗质量考评制度、责任制度，加强了病历质量、医院感染控制等检查监督力度。通过公开竞争，继续成立了急诊、重症监护、病案等3个质控中心。同时，充分发挥医院管理协会、11个省级医疗质量控制中心等中介组织的作用，加强对医疗质量的评估和监督。

根据卫生部有关规定和我国血液管理的发展趋势，省政府研究决定将福州市中心血站与省血液中心合并。为确保合并工作顺利进行，省卫生厅组建了工作机构，制定了具体实施方案，交接工作6月1日顺利完成，受到卫生部好评。

继续推行医药费用公开制度。各医院全部实行门诊费用、住院费用一日清单制；采用电子显示屏、触摸式电脑等多种形式向患者公布医疗服务价格和常用药品价格；普遍建立大金额病例、门诊处方、医疗收费分析、评议通报和公示制度，制定违规收费责任追究规定；部分医院试行单病种收费最高限额和门诊处方管理，明确每个病种所需的检查项目、住院天数。省卫生厅、各设区市卫生局还每月通过新闻媒体向社会公布所属医院医疗质量、人均门诊和住院费用、部分病种收费情况。

福建省立医院管理年活动强调“七到位七务必” 2005年，福建省立医院召开了全院医院管理年再动员、再部署会议，确定全院管理年活动必须做到“七个到位七个务必”。

七个到位：思想要到位、认识要到位、措施要到位、落实要到位、督查要到位、整改要到位、奖罚要到位。

七个务必：务必将管理年活动作为今后一段时间医院工作的重中之重，切实抓紧抓实；务必从我做起，从基层做起，从科室做起，全院动员，人人参与；务必结合本部门、本科室的实际，精心组织，重点突破，有效推进；务必以病人为中心、加强内涵建设，努力向管理要质量、要秩序、要人才、要纪律、要效率、要效益；务必逐条逐项认真领会医院评审标准，任务分解到科、到人；务必加大自查整改的力度，对查找出来的薄弱环节，要重点予以及时整改；务必借助医院管理年的东风，切实转变服务模式，提高服务质量，为构建和谐社会作出新的贡献。

二、打击非法行医专项行动

对医疗机构实行记分管理和积极核查交办案件线索 根据全国打击非法行医专项行动领导小组的统一部署及卫生部《关于对北京等10个省、自治区、直辖市打击非法行医专项行动工作进行督查的通知》要求，2005年7月4～8日，全国打击非法行医专项行动领导小组办公室副主任、整顿规范组组长、卫生部医政司副司长张宗久同志率督查组对福建省打击非法行医专项行动工作进行督查。督查组对福建省卫生厅制定的《关于对医疗机构执业违规行为实行记分管理的暂行规定》和福建省打击非法行医专项行动领导小组认真核查全国打击非法行医专项行动领导小组转办的举报线索工作给予积极评价。

为规范医疗执业行为，提高监督管理水平和效能，增强医疗机构医疗服务质量和自律意识，福建省卫生厅于2003年1月颁布了《关于对医疗机构执业违规行为实行记分管理的暂行规定》（以下简称《暂行规定》），作为年度医疗机构评估的依据。《暂行规定》一是明确了记分事项和分值，根据违规行为的程度给予一次记10分、5分或3分；二是明确了处理办法，规定医疗机构一年内被违规记满30分的，不设床位的医疗机构暂缓校验《医疗机构执业许可证》一个月，期间不得执业，设床位的医疗机构相关科室停业整顿一个月；连续两个年度记满30分的，不再对该机构进行年度校验等等。为将打击非法行医专项行动与整治虚假违法医疗广告有效结合，省卫生厅依据职责，对未申办《医疗广告证明》擅自发布医疗广告的医疗机构，责令立即停止发布违法医疗广告，一年后方能申请《医疗广告证明》，并由准予执业的卫生行政部门进行查处，按《暂行规定》给予记分管理；对擅自篡改诊疗科目，变更医疗广告内容，使用暂停刊播医疗广告疾病名称或使用过期《医疗广告证明》发布医疗广告的医疗机构，吊销《医疗广告证明》，半年后方能重新申请，并给予相应处罚。

2005年5月，福建省打击非法行医专项行动领导小组在收到全国打击非法行医专项行动领导小组转办的22件有关非法行医举报线索和材料后，立即组织相关地市执法人员对所有线索进行全面仔细核查，并及时向全国打击非法行医专项行动领导小组报告核查结果。通过核查，取缔了一批未取得《医疗机构执业许可证》擅自开展诊疗活动的“黑诊所”，严厉打击了无证行医行为，严肃查处了部分医疗机构聘用非卫生技术人员行医和出租承包科室的违法行为，查处了利用B超非法鉴定胎儿性别的违法行为，对违反有关法律法规的人员和机构进行了严肃处理，做到了件件线索有回音。福建省打击非法行医专项行动领导小组将继续保持高压打击态势，加强案件查办工作，严肃追究有关人员责任，加大曝光力度。

截止2005年底，福建省共开展医疗机构执法检查5846次，出动执法人员24323人次，检查医疗机构21489家次，查处非法医疗机构2935家次，查处非法行医人员3417人次，吊销医疗机构执业许可证18家，停业整顿医疗机构224家，罚款金额374.6万元。同时，在福建卫生信息网上公布审批广告，加强医疗广告的监督管理，建立对发布违规医疗广告的医疗机构实行谈话制度，并对违规义诊、咨询活动进行了有效的干预。

三、其他医政工作

医疗体系建设 全省医疗救治体系建设包括全省9个设区市紧急救援中心（其中省紧急救援中心承担省会城市福州市的工作）、9个设区市传染病院（区）和61个县级综合医院的传染病区共79个项目的建设和医疗设备配置。共需改扩建或新建业务用房建筑面积12.6万平方米，共需投资32079万元（其中中央国债补助基本建设4500万元，设备购置1500万元，省级经费6000万元，其余由市、县和项目单位自筹）。截止2005年底，79个建设项目全部开工建设，已竣工项目74个、竣工率为94%；累计完成投资3.1亿元，完成总投资的97%。

加强乡镇卫生院建设。保证一乡镇一所政府举办的乡镇卫生院，督促各地制定区域卫生规划，认真做好乡镇卫生院收归县级卫生行政部门管理。全省935所乡镇卫生院收归县管888所，占95%，进一步理顺乡镇卫生院管理体制。同时9个设区市完成了重新核定乡镇中心卫生院的工作，中心卫生院155所，一般卫生院804所。2005年中央预算内专项资金（国债）和省级预算资金共投入3730万用于150个乡镇卫生院的业务用房改造和设备购置，进一步改善农村卫生服务机构基础设施条件，增强其卫生服务功能。

医疗行风和职业道德建设 深入开展民主评议行风和创建“全国医德医风示范医院”、“诚信药房”活动。以抓好医疗服务收费、合理用药、合理检查、药械采购、医疗服务信息等工作为重点，推行院务公开“抓本级、带系统、促基层、求实效”活动，着力在抓深入、抓巩固、抓提高上下功夫，各医院采取各种方式，广泛征求社会各界的意见，针对群众反映的热点问题，认真进行整改，各级卫生行政部门开展多种形式的督查活动，确保整改工作的落实。结合卫生部追授省妇幼保健院原名誉院长夏美琼同志为“人民健康好卫士”称号及先进性教育活动，全省卫生系统深入开展学习夏美琼同志活动，组织13场巡回报告会。评选100名职业道德建设先进个人，把学习全国、全省的先进人物与卫生系统身边的典型结合起来，努力在全省卫生系统形成学习先进、崇尚先进、争当先进的氛围。

继续开展药品集中招标采购。2005年上半年开展了全省县以上医疗机构第四批药品和第二批医用耗材、检验试剂集中招标采购，全省8个设区市、省属及驻闽部队214所县以上医疗机构参加了本次招标采购。投标药品共计10501条，根据《招标文件》规定的评标标准和方法进行评标和集中议价，共确定中标候选品种5784个，中标率62.18%。按医疗机构药品现行购入价计算，集中招标后药品平均降幅23.94%（其中非议价品种降幅30.08%，议价品种降幅18.9%）。参加投标的医用耗材和检验试剂共5016条，确定中标候选品种3128个品种规格医用耗材中标，平均降幅11.76%。积极推行药品采购电子商务，2005年9月，在厦门市召开现场会，并决定到2006年底，全省县以上医疗机构全面实行药品采购电子商务。

（黄则贤　张美能）

江西省医政工作

一、医院管理年

积极开展医院管理年活动 在全省各级各类医院开展了“以病人为中心，以提高医疗服务质量为主题”，以“群众满意医院”建设活动为载体的医院管理年活动，制定了《江西省医院管理年活动实施方案》，努力拓展医院管理年工作广度，在乡（镇）卫生院开展“群众满意乡（镇）卫生院”创建活动，在个体诊所开展“示范诊所”创建活动。在全国医院管理年工作座谈会上，江西省介绍了开展“群众满意医院”创建活动经验。针对群众反映强烈的看病难、看病贵问题，在深入调研的基础上，省卫生厅制定了《关于解决群众看病难、看病贵问题的若干措施》，提出了26条综合性措施。江西省委书记孟建柱对此作出重要批示。全省各级卫生行政部门和医疗机构结合本单位实际，制定具体实施意见，仅11个设区市卫生局、15所省直医疗机构制定具体措施624条。各医疗机构在加强医疗质量管理、改进医疗服务流程、降低医药费用等方面采取了一系列行之有效的措施，逐步解决群众看病难、看病贵问题。

整顿医疗市场 江西省卫生厅将深入开展群众满意医院创建活动作为江西省医院管理年活动的主题，并将乡（镇）中心卫生院和社会医疗机构纳入群众满意医院创建活动中。江西省卫生厅要求，各级卫生行政部门要将医院管理年活动与打击非法行医、清理整顿医疗服务市场结合起来，加强对医疗机构和医务人员执业行为和监督管理，切实解决群众看病难、看病贵的问题。活动于2005年12月底结束。

坚持“六个结合” 江西省为确保医院管理年活动取得实效，坚持“六个结合”的工作方法，扎实开展医院管理年活动。

一是与全面加强医院管理相结合，全面提高医院规范化管理水平，下大力气构建医院管理长效机制；

二是与解决突出社会热点问题相结合，为切实解决群众看病难、看病贵问题，江西省卫生厅专门召开了省直医院解决群众看病难、看病贵问题整改措施交流工作会，并制定出26条措施；

三是与积极培育和提升核心竞争力相结合，改进医院绩效作为培育核心竞争力的重要内容；

四是与进一步加强行风建设相结合，《“群众满意医院”建设活动考评标准》中，涉及医德医风的指标14条，权重为20%；

五是与开展卫生中心工作相结合，把打击非法行医专项行动、万名医师支援农村卫生工程、医疗服务信息公示等卫生中心工作的评价结果直接纳入群众满意医院建设活动的考评范畴；

六是开展医院管理年活动与开展保持共产党员先进性教育活动相结合，在整改提高阶段，梳理涉及医院管理的整改问题15项，制定21条整改措施。

组织开展医院管理年督导工作 2005年，江西省卫生厅下发《关于开展全省医院管理年工作督导的通知》，按照分级管理原则，8月10～20日，省、市卫生行政部门组织开展医院管理年工作督导。8月9日，省卫生厅抽调48位专家组成8个督导组，分赴各地、各单位开展督导工作。

（一）确立三条督导原则 即坚持标准规范，依照《江西省“医院管理年”活动实施方案》、《江西省“群众满意医院”建设活动考评标准》、《督导工作考评标准》实施督导检查；坚持客观公正，随机抽查督导对象，查严、查实、查细，确保督导工作不走过场；坚持突出重点，重点检查医院管理年组织工作及卫生部医院管理年活动33条重点评价标准。

（二）明确督导对象为各级卫生行政部门和医疗机构 其中省卫生厅负责对各设区市卫生局、省直医院的督导，同时每个设区市抽查1所三级医院、1所二级医院，设区市卫生局负责对辖区县（市、区）卫生行政部门和医疗机构的督导。

（三）明确督导方法 督导组采取听汇报、实地检查、及时反馈的形式进行督导。

（四）制定了督导工作考评标准 卫生行政部门督导内容包括是否成立组织机构、制定医院管理年活动方案和措施、召开动员大会；是否对医院管理年活动进行指导和检查；本辖区县开展医院管理年活动情况；医疗机构的考评内容包括组织工作、现场检查、资料审查、宣传报道四个方面，共设计22条考评标准、40个观测点。

在全省实行医疗服务信息公示制度 江西省卫生厅从8月30日起，在全省实行门诊部（所）医疗机构医疗服务信息的公示制度。

（一）公示内容

1. 从业人员有关信息：医生、护士及其他医技人员的姓名、职称、医师资格证号码、医师执业证号码、护士执业证号码，执业类别和范围。

2. 诊疗科目信息：按照卫生部《医疗机构诊疗科目名录》的名称，公示经卫生行政部门审批，允许开展的诊疗科目，不得出现如“综合医疗”、“全科”等不规范名称或代码。不得开设未经卫生行政部门批准或虽经批准但目前没有相应资质的医生和设备的科目。

3. 使用量最多的前10种药品：内容为药品的通用名、商品名、剂型、规格、计价单位、生产厂家、进货渠道；医用材料按使用量最多的前5种进行公示，内容为医用材料的品名、规格、价格等有关情况；医疗服务项目公示，内容包括：医疗服务项目名称、项目内涵、计价单位、价格。

4. 主要负责人有关信息：包括姓名、联系电话。

5. 监督管理部门有关信息：监督管理部门名称（卫生局有关科室和卫生监督所）、监督管理责任人员姓名、举报联系电话。

（二）公示方式

1. 以县（区、市）为单位统一制作公示牌，与《医疗机构执业许可证》一并挂在医疗机构内显著位置。

2. 以县（区、市）为单位，统一制作医、护人员胸牌，胸牌内容为姓名、职称、专业、医师资格证号码、医师执业证号码、护士执业证号码、本人相片等内容，标明制作单位并加盖公章。

二、打击非法行医专项行动

打击非法行医专项行动取得阶段性成果 2005年，全省共取缔无证行医的诊所、游医1223户次，对有违法行为的医疗机构和其他机构发出责令整改通知书1570份，暂停执业人数462人，吊销执业证书42人，暂停执业户数170户，吊销执业许可证书86户。实行医疗机构违法、违规执业警示记分管理，加强医疗机构日常监管，整顿医疗服务市场秩序。对打击非法采供血液和单采血浆专项整治行动进行了“回头看”，督促落实整改措施，确保血液质量与安全。加大无偿献血工作力度，全省无偿献血占临床用血比例达到85%。

三、其他医政工作

医疗行风建设 在全省卫生系统开展了“保持党员先进性，带头纠正医药购销不正之风”、“弘扬白求恩精神，做群众满意的医务工作者”两个专题教育活动，树立和宣传江西省卫生系统先进典型柯瑞新、江顺德，评选表彰两名“一心为患者着想的好医生”、两名“一心为患者着想的好护士”典型和百名“优秀医生”、百名“优秀护士”、百名“优秀乡村医生”。在全省卫生系统组织开展了“卫生行风大家评”活动，建立和完善行风评议机制。制定了《关于对举报“红包”、回扣有功人员实行奖励的暂行办法》，鼓励广大群众积极举报。加强监督检查，加大违法违纪行为的查处力度，2005年全省卫生系统共退回患者“红包”139万余元，上交“红包”46万余元，拒收回扣24万余元，上交回扣75万余元。有52人因收受“红包”、回扣受到党纪政纪及其他处分。

（朱烈滨）

山东省医政工作

一、医院管理年

开展医院管理年和医疗质量管理效益年活动 2005年，卫生部和国家中医药局启动了医院管理年活动，山东省医疗质量管理效益年活动也进入了第四个年头，并围绕解决群众关心的热点、难点问题，加大工作力度，加强医院管理，改进医疗服务，狠抓措施落实，取得了新的成效。

（一）医院管理年和医疗质量管理效益年活动氛围浓厚，医院管理意识明显增强　印发了《2005年全省医疗质量管理效益年活动方案》，对管理年活动广泛动员，部署，各级卫生行政部门层层督导；多数医疗机构健全领导组织，制定具体实施方案，坚持以病人为中心，以质量为核心，进一步优化服务环境，简化就诊环节，改进服务态度，努力适应群众不同的医疗服务需求，不断规范服务行为，加强内涵建设，依法执业，文明服务，医疗水平和服务能力逐步提高。

（二）以保持共产党员先进性教育为契机，认真解决群众看病难、看病贵问题　2005 年 3 月，印发了《关于进一步提高服务质量，努力降低医药费用，切实解决群众反映的热点问题的通知》，提出了进一步加强医疗服务质量管理、努力缩短平均住院日、推行辅助检查相互认可制度、保证门诊及住院检查项目的连贯性和针对性，加强医用高值耗材管理、建立完善临床合理用药三项监控公示通报制度、合理使用抗菌药物、积极做好单病种质量费用控制等 8 条措施，并多次对省部属医疗机构的落实情况进行调度和督导检查。

（三）开展了创建“医德医风示范医院”活动，自觉规范服务行为　按照卫生部的统一部署，印发了《山东省创建“医德医风示范医院”活动实施方案》，制定了标准要求，明确了工作步骤，大力推进创建活动，加强社会宣传。2005 年山东省已推荐上报了 34 家医德医风示范医院。

（四）医疗质量监督进一步加强　依托现有的 5 个质控中心，加强了重点科室质量监督管理。组织了病理科复审，开展了病理科人员全员培训。对二级以上医院检验科进行了检查和室间质评。起草了麻醉科建设标准和影像质控要求，加强了质控专家队伍，发挥了质控中心在加强专科质控，提高内涵医疗质量方面的作用。

（五）及时进行医疗服务信息公示　坚持抓省直带行业，开展省部属医疗机构医疗质量检查和公示工作。在专家检查的基础上，分别于 2005 年 2 月和 8 月对 16 所省部属医疗机构 2004 年和 2005 年上半年医疗服务质量、效率、费用、医疗安全及依法执业情况进行了公示。有效地促进了医疗机构整改提高，增加了医疗服务的社会透明度，对端正舆论导向、增进医患沟通与互信产生了积极影响。

医疗机构和医护人员的准入管理和日常监管

（一）开展打击非法行医专项行动　根据全国非法行医专项整治电视电话会议精神，山东省卫生厅会同省公安厅等 8 部门联合制定了《全省非法行医专项整治工作方案》，成立领导组织，确定重点内容，明确职责分工，联合打击无证行医、医疗机构聘用非卫生技术人员行医等违法行为。截至 2005 年 8 月底，全省共出动监督人员 89392 人次，查处违法违规案件 4966 件，取缔无证行医 3546 家，吊销《医疗机构执业许可证》71 户，没收违法所得和药品、器械价值共计约 1000 余万元，罚款 462.72 万元，案件移送 35 件，使山东省的医疗市场进一步得到了规范。

（二）加强对医疗机构的日常监管　按照依法审批，严格监管的要求，2005 年共新设置审批医疗机构 16 所，并对注册的医疗机构进行了年度校验。针对全省医疗机构命名不统一，制定下发了《山东省医疗机构命名管理暂行规定》，及时纠正了一批违法命名行为。

（三）严格医疗广告的技术出证　按照《医疗广告管理办法》规定的职责，进一步规范办事程序，严格审核出具 117 份医疗广告证明，加强对医疗广告发布行为的监测，对发现的虚假违法医疗广告案件及时移送有关部门处里。2005 年共监测媒体发布的医疗广告 2085 条次，向工商部门移送案件 393 件。

（四）加强医师、护士准入与执业管理　2005 年，完成了 35949 名医师的实践技能考试，组织 27417 名医师和 24375 名护士参加全国医师资格考试和护理专业技术资格考试。在 2005 年的考务管理中，采取了一系列新措施。①印发了《全省医师、护士执业资格考试（护理专业技术资格考试）突发事件应急预案》，建立了信息畅通、反应快捷、指导有力、责任明确的考务管理应急处理体系，有力保证了医师执业考试和护士执业资格考试的顺利进行；②严格甄别学历。针对近年来发现的学历造假现象，抽调精干力量，会同省教育厅及各有关学校，集中对 2005 年全省医护考生毕业证书和身份证原件逐一审核，取消了近两千名企图伪造学历蒙混过关的考生报考资格，并给予全省通报批评；③严肃考场考纪。与省公安厅联合下发了《关于切实做好 2005 年医师资格医学综合笔试组织管理工作的通知》，规定由当地公安机关派出一定数量的民警负责维持考场及周边秩序，并逐一核对考生的身份，严厉查处了替考行为。2005 年山东省投资 11 万元为 17 个考点配备了手机探测狗和身份证识别仪，遏制了利用通讯工具作弊行为。对考试报名、实践技能考试和医学综合笔试过程中出现的各类违纪行为进行了严肃处理，并将处理情况进行了全省通报；④开展对医师、护士注册和执业管理。及时为考试合格人员办理执业证书。对达不到注册要求的人员，分别举办培训班，提高临床技能，适应岗位要求。

（五）加强护理队伍建设　开展了护理服务规范化病房创建活动，加强基础护理服务，提高护理质量。召开了由省领导参加的纪念“5·12国际护士节”座谈会，组织开展了向南丁格尔奖获得者刘振华同志学习的活动，进一步调动了全省广大护理人员的工作积极性。

潍坊益都中心医院多项措施并举扎实有效开展医院管理年活动　山东省潍坊市益都中心医院根据医院管理年的标准要求，多措并举，扎实有效。

（一）严格贯彻落实《抗菌药物临床应用指导原则》，做到合理检查、合理用药、因病施治，坚持抗菌药物分级使用，逐步健全了药品用量动态监测及超常预警制度。

（二）急诊科医务人员相对固定，值班医师能够胜任急诊抢救工作，实现了急诊会诊迅速到位，急诊、入院、手术“绿色通道”畅通，提高了急危重症患者抢救成功率。为保证病人得到24小时连续、优质的护理服务，从上半年开始，该院所有临床科室均实行了护理午、夜“双岗制”，实现了无缝隙护理。

（三）完善了医患道德双向承诺制度。病人入院后与院方共同签订包括双方不赠送和收受红包、在诊治过程中院方切实落实患者知情同意权、双方加强沟通和理性对待分歧等内容的双向承诺书。

（四）进一步改进服务流程，简化环节，达到门诊诊室布局合理并相应增加服务窗口，尽量缩短病人等候时间。加强了“一站式”服务中心工作，增设了门诊多项服务项目和内容，配备专职导医导诊人员，对行动不便、年老体弱、危重病人由专人主动提供帮扶服务，对所有空腹检查的患者免费提供早餐，同时着力为病人提供清洁、舒适、温馨的就诊环境和便民服务措施，尽量为患者提供私密性良好的诊疗环境。医技科室推行了“一管血”和报告单送达制度，努力缩短各项检查预约、报告时间。

（五）严格执行国家药品价格政策和医疗服务收费标准，坚持向社会公开收费项目和标准。进一步完善了价格公示制、查询制、一日费用清单制，提高了收费透明度。

（六）进一步健全了行风建设查纠制度，健全了纠查组织，完善了政务公开栏的有关内容，在综合百分考核体系中加大医德医风的比重，严格考核和奖惩。

威海市医院管理年活动以宣传促深化 抓实效　2005年，威海市卫生局、威海日报社、威海晚报社、威海新闻网联合启动开展全市医院管理年大型系列宣传活动。此活动将提高人民群众对医院管理年活动的知晓率、参与率，推动医疗卫生服务水平再上新台阶。

宣传活动紧紧围绕群众关注的医疗质量、医疗费用和卫生行风问题，以推动医院改进、提升医疗质量和服务水平，为群众提供更优质、更安全、更满意的医疗服务为目标，发挥导向和监督作用，营造浓厚舆论氛围，推动活动深入开展，让全社会更深入更全面地了解医院管理年活动，参与医院管理年活动，推动医院管理年活动的开展。

医院管理年大型系列宣传活动分三个阶段进行，三大媒体开设专栏或专题，以动态消息、综合通讯、专版或专题座谈等形式，以全市重点医院院长访谈、白衣天使风采录、明察暗访、医院管理年聚焦、威海市医院管理年活动巡礼等为内容，对医院管理活动进行全方位报道。宣传活动期间，记者与主管部门、行风监督员一道对部分医院开展医院管理年活动的情况和行风建设、服务质量等方面的工作进行明察暗访，并督导有关单位对出现的问题切实加以整改。宣传活动着重抓好各医院落实五项控费措施情况的跟踪督导报道，定期发布单病种住院费用等服务信息。宣传活动期间举办一些群众参与的子活动，加强医患互动，促进沟通与交流。

莱芜市医院管理年采取综合措施管医院　山东省莱芜市卫生局，通过采取综合配套措施，切实解决医院管理中的突出问题，使医院的管理水平不断提高。

（一）推行单病种限价收费制度，降低单病种治疗费用，方便群众就医　从2005年4月份起，莱芜市9家县级以上医院实行单病种限价收费制度，并规定六种病例的就诊费用比去年平均降低5%。由于就诊费用明确，群众可以自由选择医院就医。

（二）完善民主监督机制，严厉查处违规违纪行为，取信于民　莱芜市卫生局制定下发了卫生行业不良行为查纠办法等多项规章制度，实行专家评审大处方、处方公示、医院内部违规违纪行为监督评议和有奖举报等制度，对存有开大处方、怠慢病人等不良行为的医务人员分别进行待岗、罚款、取消年度内评优资格等处罚。

（三）完善药品招标采购制度，降低药品采购价格，让利于民　要求各医院通过网上交易系统进行集中采购，减少中间环节，增加药品采购工作的透明度。部分医院还推行了药品销量“首位淘汰制”等措施，降低了药品价格。

（四）加大改革力度，搞活内部运行机制，调动工作人员的积极性　在各医院先后进行了专业技术人员竞争上岗、合同聘任、中层干部轮岗等项人事改革；推行了绩效工资制；将各医院的保洁、餐饮等后勤服务项目实行了社会化管理。

（五）培养树立典型，弘扬正气，带动全局　莱芜市妇保院等单位通过严格管理，走出了经济和社会效益双赢的好路子。

莱芜市不断强化对医务人员的业务培训，组织开展“三基三严”训练，提高了医务人员业务素质，深化了“以病人为中心”的服务理念。

青岛大学医学院附属松山医院狠抓医院管理年走求真务实可持续发展之路　青岛大学医学院附属松山医院在医院管理年活动中，走求真务实可持续发展之路。

（一）让每位员工清楚，《医院管理评价指南（试行）》的目的、意义及内容，达到全院职工百分之百的知晓率，并充分认识到医院管理评价的重要性。

（二）实行科室、个人负责制，如不能按时保质完成工作实行责任追究制。把工作安排到2005年底前的40个周内，每周有新工作，每周都检查，每周有总结，周周有改进。

（三）医院组织领导专家审核各部门的工作分解，并以红头文件的形式下发，让每位职工充分了解医院的工作安排。

（四）派业务骨干到北京参加北京地区医院评审学习班，学习北京地区的先进经验，返院后组织全院职工学习。把各部门的管理标准深化细化，完全依照标准改进各项工作。

（五）坚决杜绝“雷声大、雨点小”的风气，每项工作落实到人，要求定期、定量完成。院、科两级监督，定期检查，随时抽查。

二、打击非法行医专项行动

高度重视督查工作，专项行动取得实效　2005年11月8～18日，山东省打击非法行医专项行动领导小组组织7个督查组，由省卫生厅、科技厅、公安厅、监察厅、人口计生委、食品药品监督管理局、武警山东省总队的分管领导带队，采取听汇报、查阅资料、现场检查、抽查询问及暗访等方式对全省17个市及所属34个县（市、区）专项行动开展情况进行了督查，并抽查了各级各类医疗机构、医学科研机构、计划生育技术服务机构238个。在督查工作中，督查组认真贯彻专项行动的各项要求，查找工作中存在的不足和问题交流各地开展工作的经验和做法，有力地促进了各市专项行动工作的开展。

通过督查，进一步了解了各市工作情况，摸清了底数，发现了一些好的做法和经验。据了解，全省已取缔黑诊所5800余家，吊销《医疗机构执业许可证》91家，没收违法所得1270余万元，罚款770余万元，并查办了德州市人民医院、泰安市中心医院出租、承包科室案，菏泽市中医医院使用非卫生技术人员从事医疗卫生技术工作案等一批有影响的大要案。济南市先后开展了性病、非法义诊、坐堂医、个体诊所、非法开展医疗美容等7次专项监督检查；潍坊市开展了医疗卫生类民办科研机构专项整治工作，注销了27家科研机构，净化了医疗服务市场；枣庄市针对非法行医的新特点、新变化，采取地毯式排查、夜查、休息日检查等方式，对无证行医行为进行了严厉打击。各地卫生行政部门将专项行动与医院管理年活动相结合，坚持日常监督与集中整治相结合，监督与整规相结合，处罚与教育相结合的原则，根据医疗行业的特点，对非法行医的重点地区、重点目标和重点环节，开展严厉打击工作，认真探索医疗行业监管的有效模式和方法。

督查组也发现个别地区存在重视程度不够，部门之间沟通协作不够，打击力度不够等问题。督查组发现个别卫生、计生、科技等部门仍存在审批把关不严，甚至越权审批的现象，有的地方存在地方和部门保护主义，重许可、轻监管的现象仍大量存在。检查中发现淄博市红十字会博爱医院、淄博友谊医院未取得《母婴保健技术服务执业许可证》擅自开展人流手术，泰安市计划生育技术服务指导中心超范围开展内科诊疗活动，日照武警医院存在对外出租承包科室等违法行为。督查组也发现全省仍有8个市未成立卫生监督所，基层卫生监督体制改革不到位，缺乏熟悉医政监督工作的执法人员，设备落后，经费缺乏，与日益繁重的监督执法任务不相适应。

针对督查中发现的问题，山东省专项行动领导小组进行了认真研究，认真分析问题产生的原因，提出了下一步工作的意见。并提出，要加大执法力度、广度，狠抓一批大案要案，有效震慑非法行医者。要定期召开会议，加强信息沟通，加强部门联动、形成打击合力。要进一步规范审批行为，严把准入关，坚决杜绝“乱审批、乱许可”，努力做到“审批严、执法严”。建立责任追究和内部稽查制度，对出现问题的单位和个人，依法追究当事人的责任。强化法律法规培训意识，在加强对监督执法人员的培训和考核的同时，加大对医疗机构，特别是民营医疗机构和个体诊所管理人员及执业人员的培训，提高其依法执业的意识。积极推进市、县卫生监督体制改革，充实医政监督队伍，理顺各级医政监督职责，从政策、经费和设备上保障医政执法活动的开展，遏制非法行医泛滥的势头。

三、其他医政工作

血液管理

（一）无偿献血管理工作持续深入开展　全省继续保持临床用血全部来自社会自愿无偿献血。为巩固发展全省无偿献血成果，省卫生厅联合山东省委宣传部等10部门拟定了《关于创建无偿献血先进省的意见》和考核标准，组织开展无偿献血大型宣传活动，培训无偿献血招募人员，发展了一大批无偿献血骨干。

（二）开展了非法采供血液和单采血浆专项整治工作　山东省自下而上全面开展了对采供血机构和医院输血科的自查、互查、督查工作，做到横到边，竖到底，并反复整改，进一步规范了血液管理。由监察部副部长陈昌智率领的国家非法采供血液和单采血浆专项整治工作督查组对山东省的非法采供血液和单采血浆专项整治工作给予了高度评价。

（三）严格血液质量检测　启动QMP质量管理培训项目，邀请WHO专业培训的血液管理专家，对全省血站站长、业务站长、质控科负责人进行了全面培训，全省血站普遍开展了内部质控，2005年全省成分血使用比例二级医院在85%以上，三级医院在90%以上，未发现血液质量问题。

医疗机构药事管理　制定下发了《关于认真贯彻执行抗菌药物临床应用指导原则切实加强抗菌药物应用管理工作的通知》和麻醉、精神药品管理的一系列文件，开展了抗菌药物合理应用全员培训和麻醉药品临床使用与规范化管理师资培训，对部分医疗机构药物使用情况进行了重点管理和工作抽查。进一步加强山东省各级各类医疗机构的处方管理，确保了麻醉药品、精神药品的临床安全使用，提高了抗菌药物合理应用水平。

应急医疗救护　2005年，制定下发了《突发公共事件医疗卫生救援应急预案》，加强了2支国家级、4支省级应急队伍建设。特别是针对人禽流感医疗救治工作，制定下发了《关于认真做好人禽流感防治工作的通知》、《关于进一步加强不明原因肺炎和不明原因死亡病例筛查和报告的通知》，落实预检分诊、转诊、上报制度。积极组织人禽流感医疗救治相关知识和法规培训。建立健全了省、市、县三级应急救援医疗队，摸清了全省医疗机构人禽流感医疗救治物资准备情况。对省胸科医院等人禽流感定点医院进行了督导检查。

卫生支农、医疗纠纷处理等工作

（一）卫生支农工作　组织20家驻济省部属医疗机构的30余名专家到聊城莘县农村为当地农村居民进行了免费义诊，并向当地卫生院赠送50余万元药品。13家省部属医疗卫生机构与聊城市有关县级医疗机构签定了为期三年的对口支援协议并开展了卓有成效的工作。截止2005年12月底，省部属医疗机构第三批医师将到聊城县乡医疗机构服务一年。

（二）医疗纠纷处理工作　2005年共接访285人次，处理人民来信168封，妥善解决了一批老户长期信访问题。

（三）残疾人康复工作　积极参加全国第二次残疾人抽样调查工作，认真履行卫生行政部门在残疾人抽样调查工作中的职责，成立了全省残疾人抽样调查省级医疗专家组，开展了全省残疾人抽样调查县级医疗队员的培训工作，为下一步开展好残疾人抽样调查工作奠定了良好基础。

（四）流动眼科手术车管理工作　认真组织，积极协调，确保“复明四号”流动眼科手术车正常运转。2005 年共完成扶贫复明手术 1655 例，其中免费治疗 424 例。

（五）“视觉第一中国行动”二期项目管理工作　2005 年共完成六个班次、三类人员共计 191 人的省级培训（眼科医生 32 人、项目管理人员 99 人、眼科辅助人员 60 人）和 845 人的市级培训任务，各项工作进展顺利，完成了卫生部任务要求。

（王　萱）

河南省医政工作

一、医院管理年

积极开展医院管理年活动　根据卫生部、国家中医药管理局统一部署，2005 年在全国开展医院管理年活动。河南省委、省政府对此高度重视，7 月 23 日，省政府召开了全省医院管理工作会议；9 月 5 日，李成玉省长就医院管理工作作出重要批示；9 月 26 日，李成玉省长主持召开了省政府医院管理工作座谈会，有力促进了活动的深入开展。省卫生厅将医院管理年活动作为 2005 年全省卫生工作的重中之重，狠抓落实，成立了领导小组，全省医疗卫生系统自上而下建立了“一把手”负责制的管理年活动工作机制，全面扎实开展医院管理年活动取得了突出成效：卫生行政部门和医疗机构认识普遍提高，工作力度不断加大，医院管理水平明显提高；医疗服务水平和效率逐步提高，医疗纠纷和医疗事故大幅度减少；完善了医疗服务各项管理措施，医务人员的执业行为不断规范；医疗费用得到一定程度控制，群众满意度有所提高。

实施量化标准重实效　河南省医院管理年活动重点要求是，从医疗质量管理、服务流程管理、医疗服务管理、财务管理、医疗收费管理、职业道德和行风建设六个方面，进行全面细化考核。针对群众、社会关心的热点、难点问题，从根源把关，扎扎实实抓好医院管理。树立一批管理科学规范、服务质高价优、社会反应好、社会效益好的先进典型，推动医院管理工作的深入开展。

为避免医院管理年活动搞形式，走过场，河南省卫生厅量化了考评标准，明确提出了“六个严禁”。

标准要求：严禁医院各部门和科室设立账外账、“小金库”；严禁将医疗服务收入直接与个人收入挂钩；严禁医务人员收受索要红包、物品及回扣、提成等不正当利益；严禁医疗机构使用回扣、提成等方式招揽病人；严禁科室外租、承包，超范围、超项目等违规执业；严禁发布虚假医疗广告。

河南省卫生厅规定，医疗机构的疾病 3 日确诊率要达到 95%，出入院诊断符合率、治愈好转率达到 90% 以上，急诊留观时间平均不应超过 72 小时。医务人员违反相关执业规定的，分别给予警告或暂停执业活动，严重者吊销医师执业证书，追究刑事责任，并向社会公示。医院考核评价结果将与医院等级评审挂钩。

加强医院管理　认真开展医院管理年活动，从规范医疗行为、临床用药行为、医学检查行为、执业行为和加强财务管理、落实医疗服务信息公示制度等方面，全面加强医院管理，建立科学的服务规则，加大责任追究处罚力度，努力构建和谐的医患关系。2005 年底，对 246 所二级以上医院考评显示，各级医院都采取了相应措施开展便民服务，2005 年下半年与上年同期相比，3 日确诊率提高 3 个百分点，CT 检查阳性率提高 2.8 个百分点，平均住院日缩短 2.3 天，术前平均住院日缩短 0.52 天；门诊处方费用平均减少 3.2 元，门诊人次费用减少 1.9 元，出院患者人次费用减少 150.7 元；药品收入占业务收入比例降低 3.1 个百分点，平均每所医院抗生素收入减少 71.8 万元，医药费用增长率降低 2.3 个百分点；门诊病人和住院病人满意度分别提高

2.9、2.7个百分点。无偿献血成果进一步巩固，临床用血100%来源于无偿献血、100%合格，临床成份用血比例达96%，无偿献血各项指标居全国首位；全省人次献血量400ml达86%，农村献血比例达56%。

河南省精神病院提出“五多三少”、“六字”服务理念 河南省精神病医院在开展医院管理年活动中，医院以病人为中心，热情为病人服务提出“五多三少”、“六字”的服务理念。

“五多三少”：多一份爱心，少一份冷漠；多一份体贴，少一份刻薄；多一些问候，少一些责备；多一点责任和多一点微笑。

“六字”服务：

（一）“不”——设法为病人排忧解难，不对病人说一个“不”字。

（二）“情”——真情相待，情义无价。

（三）“忍”——即使病人有过分要求或挑剔，要忍让在先。

（四）“乐”——千方百计让病人得到满意、快乐。

（五）“全”——为病人提供全天、全方位、全过程服务。

（六）“换”——以心换心，换位思考，适应不同层次病人的需要。

二、打击非法行医专项行动

加强打击非法行医专项行动制度建设 全国打击非法行医专项行动（以下简称专项行动）开展以来，河南省卫生厅积极行动，很快牵头成立了省打击非法行医专项行动领导小组及办公室，印发了《打击非法行医专项行动方案》，并制定了《专项行动领导小组及办公室工作制度》。为加强专项行动的制度化建设，确保专项行动落到实处，落实监管责任，促进依法行政，探索长效机制，卫生厅还制定下发了《河南省打击非法行医专项整治问责工作暂行办法》和《河南省卫生监督执法人员“十不准”》。

《河南省打击非法行医专项整治问责工作暂行办法》（以下简称《办法》），对专项整治职责和问责范围、方式、程序等作了明确要求。《办法》明确规定打击非法行医专项整治工作实行属地管理；县级卫生行政部门和卫生监督机构的法定代表人或主要负责人（含主持工作的副职）对本行政区域和本单位打击非法行医专项整治工作负主要责任，分管领导负直接责任，有关工作人员负具体责任；打击非法行医问责工作要坚持实事求是、执法必严、有错必究、责权一致的原则。《办法》明确要求县级以上卫生行政部门要对打击非法行医专项整治工作实行目标管理，纳入部门年度综合政绩考核内容；各级各类医疗卫生机构的法定代表人为本单位医疗质量和医疗安全的第一责任人；县级以上卫生行政部门、医疗卫生机构和卫生监督机构主要负责人、分管负责人存在因领导不力，失职、渎职等行为，或其他行政不作为或不依法行政导致医疗服务市场秩序混乱的，要进行责任追究；各级卫生行政部门工作人员和卫生监督人员违反法律、法规、规章，行政不作为或不依法行政的，导致辖区内医疗服务市场秩序混乱的或导致严重后果的，要进行责任追究。《办法》规定根据行为人的责任情节轻重，可以采取诫勉谈话、通报批评、责令作出书面检查、取消当年评优评先资格和取消年度考核奖、调离工作岗位或停职离岗培训、责令辞职、免职或者辞退、违反政纪的按有关规定给予行政处分、涉嫌犯罪的移交司法机关等方式问责。《办法》还在责任的确认、问责工作程序等方面作了详细规定。

《河南省卫生监督执法人员“十不准”》明确规定：不准饮酒后从事执法工作；不准着卫生监督服参加与身份不相应的活动；不准参与吸毒、赌博等违法活动；不准在被监督单位兼职和领取报酬；不准收受管理相对人赠送的礼金、礼品、有价证券；不准参加管理相对人安排的宴请、娱乐等活动；不准泄漏管理相对人的商业秘密和技术资料；不准违规检查、收费和罚款；不准以权谋私、滥用职权、推诿扯皮和弄虚作假；不准打击报复和刁难投诉举报人。违者将根据有关规定，视情节轻重，给予党纪政纪处分和取消执法资格、调离工作岗位；构成犯罪的，移交司法机关依法追究刑事责任。

打击非法行医专项行动案件查办工作及时有效 河南省卫生厅在省打击非法行医专项行动领导小组的统一领导下，认真组织落实有关工作部署，积极开展执法检查，严肃查办案件，有力地推进了打击非法行医专项行动工作深入开展，对规范医疗服务市场秩序起到了积极作用。

（一）查处河南省煤炭总医院等7家医疗机构出租承包科室违法行为 根据群众举报，省卫生厅责成省卫生监督所依法对河南省煤炭总医院出租承包科室等问题进行调查核实。经查，该院不仅出租承包科室、聘用非卫生技术人员、超出登记核准的诊疗科目范围执业，而且还是具有商业欺诈行为的“254双向消瘤工程”在河南地区的总指导站。该“工程”涉及到郑州、焦作、漯河、濮阳、周口、平顶山、商丘等7个省辖市的7家医疗机构，分别是河南省煤炭总医院、焦作市轻工医院、漯河市中心医院第二分院、濮阳中原肛肠医院、周口福音医院、平顶山市民政医院、商丘商电铝业集团有限公司职工医院。这些医疗机构已收取管理费为目的，将肝病科、肿瘤科、男性生殖科出租承包经营，并向社会发布虚假广告，违法销售药品，牟取不正当利益。省卫生厅依法对上述7家医疗机构作出如下处理：①责令立即改正非法执业活动；②限期整改一个月，经省、市卫生监督机构验收合格后方可继续执业，验收达不到要求者，吊销其执业许可证；③分别给予3000～43000元的罚款，共计10.5万元；④依法封存药品3698盒，各种医疗器械16台。

（二）查处郑州市金水区中医院违法违规执业行为　根据群众举报，省卫生厅组织省卫生监督所执法人员进行调查，发现该院：①聘用非卫生技术人员从事医疗卫生技术工作。在该院共抽查6名医生，其肝病科聘用的一名“医生”学历仅为初中，不具备行医资格，4人无有效《医师执业证书》；②出具虚假检验报告。该院无任何乙肝病毒基因定性定量检测设备和检测试剂，却在2005年3月22日~4月11日期间，出具乙肝病毒基因定性定量检测报告单183份，欺骗患者，牟取不正当利益。更为恶劣的是，在卫生执法人员已将检验科查封的情况下，又出具3份虚假检验报告单；③医院消毒感染管理混乱。重复使用一次性注射器；注射器、输液器用后不进行初步毁形；消毒器械未标注消毒日期。此外，该院还存在未报告传染病疫情和使用的收费收据不合法等违法违规事实。省卫生厅对该院作出立即整改，罚款9000元的行政处罚；同时要求郑州市卫生局责成金水区卫生局依据法律法规及党纪、政纪对该院领导和相关责任人给予严肃处理；如该院在3个月内整改仍不符合要求，吊销其《医疗机构执业许可证》。

（三）查处开封市中西医结合医院违法违规执业行为　河南省卫生厅责成省卫生监督所和开封市卫生局组成调查组，对开封市中西医结合医院违法违规执业问题进行了调查核实。调查发现该院：①出租承包肝病科、聘用非卫生技术人员；②擅自开展临床基因扩增检验检测项目，出具虚假乙肝基因扩增检验报告；③发布虚假医疗广告，欺骗公众，诱导患者就医。省卫生厅对该院作出以下处理：①责令开封市中西医结合医院立即整改。一个月后由开封市卫生局验收，如达不到要求，吊销其《医疗机构执业许可证》；②有关人员违法、违纪问题由开封市卫生局立案查处，处理情况报省卫生厅；③责成开封市卫生局举一反三，对打击非法行医专项行动进行再动员，进一步加大卫生法律法规宣传力度，全面落实《河南省打击非法行医专项行动方案》，整治医疗服务市场秩序，严惩违法违规行为。

为进一步加强案件查处工作，加大对违法行为的打击力度，各级打击非法行医专项行动领导小组有关成员单位要从打击非法行医的大局出发，充分发挥各自职能作用，相互支持，密切配合。加强工作联系，及时互通案件线索和办理进展情况，突出重点，加大案件查办力度，依法严肃追究有关责任人员的法律责任。各级卫生行政部门定期组织有关部门互通专项行动工作情况，统一认识，协调解决疑难问题。有关部门在查处过程中和结案之后，及时向当地专项行动领导小组办公室通报有关案件情况。各省（区、市）专项行动领导小组办公室向全国专项行动领导小组办公室报送有关案件详细的调查情况和查处结果。

深入开展打击非法行医专项行动　河南省各地市将专项行动作为当前的重点来抓，认真研究、周密部署，突出强调了属地管理原则，建立健全区域净化责任制，防止出现监管“空档”和“死角”。

河南省卫生监督所以督查、稽查为重点，加大查处力度，截至7月底，已调查全省18个省辖市涉嫌违法违规的近百家医疗卫生机构，立案查处74起，结案69起，共处罚金131万余元。查处并通报了河南省煤炭总医院出租承包科室、郑州市金水区中医院违法违规执业、郑州市管城区中医院非法开展人类辅助生殖技术等违法事实典型、社会影响大的案件。

郑州市将打击非法行医专项行动与规范医疗

卫生机构、技术人员、新技术准入审批相结合，与加强医疗机构内部管理相结合，提出五项要求：①严把准入关，清理整顿不符合设置标准的机构，进一步完善医疗卫生机构管理体制和运行机制；②严格按照《河南省城镇诊所管理暂行办法》，加强合法个体诊所的规范化管理；③建立区域执法巡查制度和区域注册机构联防制度，澄清合法机构底数，落实监管责任；④建立完善医疗卫生机构许可管理和执法监督的信息沟通机制，坚持医疗卫生机构定期例会制度，加强对医疗卫生机构的法律法规培训；⑤建立医疗卫生机构信息公开制度、查处情况公示制度和举报投诉受理反馈制度，在郑州卫生信息网和主要新闻媒体公示合法医疗机构相关信息，同时及时曝光违法违规机构和行为，逐步形成卫生执法监督和社会舆论监督的双重监督机制。

新乡市委书记就该市整顿规范医疗服务市场作出专门批示，明确指出：加强监管，规范医疗市场秩序，减轻病人负担，促进医疗单位的健康发展，是关系党和政府形象的大事。要求卫生行政部门要把规范医疗市场放在卫生工作的重中之重来抓，加强监管队伍的建设，既要做到文明执法，又要能及时发现问题，及时解决。对需要综合治理的，由市委、市政府组织有关部门进行综合整治。

开封市加强医疗机构监管，规定医院聘用人员要严把“三关”，即执业证明的身份关、技术考试的考核关、变更执业地点的注册关。驻马店市建立了“分片包干、责任到人、分工合作”的工作机制，制作了工作统计表及倒计时表。

南阳市实行监督执法人员责任制和错案责任追究制，在加大打击力度的同时，加强行业内部监管，对履行职责不到位或监管不力的，严肃追究相关人员责任。焦作、许昌、开封等地市实行督导责任制，加强督促检查。

2005 年，根据国家和省委、省政府的有关要求，河南省各级卫生监督机构以整治无证行医、使用非卫生技术人员从事诊疗活动、出租承包科室、非法性病诊疗和利用 B 超进行非法胎儿性别鉴定为重点，积极开展打击非法行医专项行动，严厉查处违法违规行为。全省共出动卫生监督执法人员 97033 人次，出动执法交通工具 22543 台次；检查各级各类医疗卫生机构 20430 家，取缔无证行医 8685 户；吊销医疗机构执业许可证 34 家，吊销执业证书 78 人，暂停执业 851 家，暂停执业 4317 人；罚款 990 余万元，没收违法所得 227.5 万元，没收药品器械 14377 箱（件）；移送案件 198 件，追究刑事责任 6 人，追究行政责任 10 人。严厉打击了非法行医违法犯罪活动，增强了广大医疗卫生人员依法执业的法律意识，维护了广大群众的健康权益，取得阶段性成果。

三、其他医政工作

医疗急救体系建设 ①健全急救网络，加快市县联网。17 个省辖市均成立“120” 急救指挥中心并已投入使用，30 个县成立了县级“120”急救指挥中心，初步实现了市级院前急救工作的统一调度指挥。争取中央财政 3240 万元，省、市、县配套 3841 万元，共 7681 万元，用于 18 个紧急救援中心建设；②组建急救队伍，开展急救培训。成立了河南省突发公共卫生事件应急医疗救治专家委员会，制定了专家委员会管理办法，明确了专家职责。拨出专款 150 万元装备省级突发公共卫生事件应急救治专家队和培训基地。先后组织开展 3 期全省急救专业技术人员培训班，培训 1000 人。举办全省医疗卫生系统开展急救技术大比武活动和防汛暨交通事故紧急医疗救援演习，检验了卫生应急机制，锻炼了应急救治队伍，提高了应急反应意识，增强了应急救治能力。在年内多起突发事件的应急救治中，应急队伍反应迅速，处理得当，受到各级政府的肯定。三是加大急救站和急诊科规范化建设力度。制定了《河南省急救站（中心）建设基本标准（试行）》和《河南省急诊科（室）规范化建设标准》，加强院内急诊科、急救站规范化建设。利用中央财政资金 825 万元，为全省 110 个县医院急诊科配备了常用诊疗仪器。

医疗行业作风建设 坚持把纠正医药购销和医疗服务中不正之风作为全省卫生工作的重要内容，实行一把手负责制和纠风工作全行业管理，进一步落实三级服务承诺制、行风巡查制和举报奖励制度等，继续巩固“学习专家倡议活动”，认真开展争创“廉医、诚信、为民”医院和向“人民健康好卫士”郭春园等先进模范人物学习活动，强化责任考核和责任追究，有力地促进卫生系统党风建设和反腐纠风工作的开展，在治理医药购销和医疗服务中不正之风等热点问题方面取得了新的成效，促进了行业作风建设的进一步好转。全省县以上非营利性医疗机构全部参加药品集中招标采购，2005 年集中招标采购药品总金额为40.1 亿元，占医院购药总金额的91%，同比增加3 个百分点，让利患者4.5 亿元。

（王福伟）

湖北省医政工作

医疗概况 截止2005 年底，全省有医疗卫生机构9459 个，床位152161 张，卫生技术人员215037 人，其中执业医师71639 人，注册护士69442 人，床位、卫生技术人员、执业医师和注册护士分别比2004 年增加14325、1232 人、169和3228 人。2005 年每千人拥有床位2.52 张、卫生技术人3.57 人员、执业医师1.19、注册护士1.15 人。

一、医院管理年

积极开展医院管理年活动 2005 年4 月，湖北省全面启动以“病人为中心”、以提高医疗质量为主题的医院管理年活动。通过加强宣传，营造了良好舆论氛围和活动声势，通过分层开展专项督导检查，促进了医院管理年活动深入发展，取得了明显成效。

医疗服务信息公示是医院管理年活动实施的一项重要制度，旨在为增加医疗服务的透明度，同时激励医院逐步建立和完善自我约束机制。2005 年8 月，湖北省卫生厅公示了1 ~6 月9 家部省属综合医院8 个单病种信息和15 家部省属医院（含2 家民营医院）医疗服务综合信息。全省各地按照省卫生厅的统一部署，对全省二级以上医疗机构共100 余家的相关信息，分别予以了公示。

公示百余家二级以上医疗机构医疗服务信息 2005 年8 月，湖北省公示100 余家二级以上医疗机构医疗服务信息。这标志着《湖北省医疗服务信息公示制度》已正式实施。

2005 年8 年2 日，湖北省卫生厅公示了2005 年1 ~6 月9 家部省属综合医院8 个单病种信息和15 家部省属医院（含2 家民营医院）医疗服务综合信息。8 个单病种是急性单纯性阑尾炎（手术治疗）、胆囊切除术（腹腔镜下）、乳腺癌根治术、子宫肌瘤切除术、卵巢肿瘤（良性）切除术、剖宫产术、正常分娩、50 岁以下肺炎。医疗服务综合信息包括门诊人次、急诊人次、出院人数、住院手术人次数、病床使用率、病床周转次数、出院者平均住院日、门诊患者人均医疗费用、出院患者人均医疗费用、药品收入占业务收入比例。以上数据，均由医疗机构提供，并经省卫生厅专门核实。随后，全省各市州参照这一做法，在8 月份对所属二级以上医疗机构共100 余家的相关信息，分别予以公示。

《湖北省医疗服务信息公示制度》规定，各级卫生行政部门每年对二级以上医疗机构三个方面的医疗服务信息进行两次公示，8 月公示当年1 ~6 月信息，次年2 月公示上年度全年信息。三个方面的公示内容：①综合指标，即工作量信息、医疗质量信息和费用信息等；②单病种指标，即平均住院费用、平均住院日和药品费用等；③其他医疗服务信息，即医院管理单项评价和综合评价、临床重点专科评审、重大医疗事件等医疗服务综合或单项信息等。

启动医院管理年活动12 家医院发出倡议 为全面有效推进“以病人为中心、以提高医疗服务质量为主题”的医院管理年活动，华中科技大学同济医学院附属同济医院、武汉大学人民医院等12 家部省属医院，向全省566 家医院郑重发出“医院为社会服务、医生替患者着想、医疗让群众满意的倡议书。

倡议书指出，医院要坚持以病人为中心，全心全意为病人服务；坚持依法治院，严格规范执法行为；坚持管理强院，提高医疗服务质量；加强医患沟通，构建和谐医患关系；坚持科技兴院，提高医疗服务水平；坚持廉洁行医，树立医院良好形象。

倡议书呼吁全省医疗机构和广大医务人员，牢记希波克拉底誓言，发扬救死扶伤的南丁格尔精神，树立忠于职守、爱岗敬业、乐于奉献、文明行医的卫生行业新风尚，为医疗卫生事业的发展，为提高人民群众的健康水平作出应有的贡献。

大力推动医院管理年活动 湖北省围绕七个方面推动医院管理年活动的持续、深入开展。

（一）严格执行医疗卫生管理法律法规和规章制度、执业行为规范，患者基本权益得到充分尊重。

（二）充分尊重患者的知情权和选择权，减少医疗纠纷，构建和谐的医患关系，提高医疗服务的安全性和有效性，使患者能够享受放心、安心、优质、高效的医疗服务。

（三）及时采取便民服务措施，积极推行文明服务用语，改变“三长一短”状况，杜绝生、冷、硬、顶现象，使患者能够享受清洁、温馨、舒适、便捷的人性化医疗服务。

（四）严格执行药品价格政策和医疗服务收费标准，建立完善价格公示制、费用查询制、一日费用清单制，杜绝不合理收费现象，减轻患者就医负担。

（五）严厉打击各种形式的回扣、开单提成等违规行为，提倡忠于职守、爱岗敬业、乐于奉献、文明行医的行业新风尚。

（六）在活动开展方面的好做法、好措施、好经验。

（七）在加强管理、规范管理方面取得的好效果、涌现的好典型和医院服务中的感人事迹。

着力解决看病难、看病贵问题 针对群众反映强烈的看病难、看病贵问题，2005 年 8 月，省卫生厅出台了完善医疗服务体系，加强网络建设；建立医疗惠民制度，配合医疗救助工作；规范医疗服务项目，加强医疗收费监管；实行费用总量控制，建立宏观调控机制；加强医院制度管理，规范医疗服务行为；加强医院行风建设，严格医疗执业纪律；规范医疗服务项目，促进医疗卫生事业健康发展等九条工作措施，围绕减轻群众不合理医药费用负担的总目标，着力解决看病难、看病贵问题。

医疗服务价格管理 为了规范医疗服务服务价格，省物价局省卫生厅在召开价格调整听证会的基础上，制定《关于规范调整省管医疗服务价格的意见》，按照“结构调整，有升有降，规范与调整相结合，切实减轻患者医药费用负担”的原则，在省管五大收费项目中，适当提高了挂号费、诊查费、护理费、住院床位费标准，大幅度降低了大型医疗设备检查治疗费标准。同时，各市州开展了医疗服务成本测算，分别召开了市州管收费项目的价格听证会，其中 15 个市州提出了新的医疗服务价格方案，经省物价局和省卫生厅审核同意，待市州政府批准即可执行。

二、打击非法行医专项行动

孝感市查处违规医疗机构　开展专项清理活动 2005 年 7 月 16 日，中央电视台在“新闻 30 分”栏目中报道了《一个医院两块牌子，孝感一医院涉嫌对外承包》的新闻，披露了孝感市个别非营利性医疗机构外包科室的问题。此次报道引起了省卫生厅领导高度重视，当即指示省卫生厅卫生监督局执法人员对部分违规医疗机构进行了查处。

孝感市卫生局对此次报道也十分重视，积极采取措施，对报道中涉及的医疗机构进行了严肃查处，现场摘除了外包科室牌子 18 块、违法广告牌 7 块。截至 2005 年 7 月 16 日，报道涉及的 4 家医疗机构已全部收回或关闭外包科室，清走外聘人员，对超范围行医的医疗设备予以封存。

2005 年 7 月 13 日，孝感市卫生局迅速召开紧急会议部署孝感城区清理出租、外包科室等非法行医行为专项工作。下发了《关于取缔孝感城区非营利性医疗机构出租科室、外包科室等非法行医的紧急通知》，限定 2005 年 7 月 15 日 17 时前完成清理外包科室工作，并制定了下一步清理外包科室的具体工作措施。

近年来，非营利性医疗机构出租、承包科室的情况屡有发生，在各市（州）均有不同程度存在。这种情况严重损害了国有非营利性医疗机构自身的医疗形象，扰乱了医疗市场秩序，危害人民群众健康。医疗机构应树立依法行医、依法执业的意识，加强医疗机构的规范化管理。各地区、各部门认识到开展清理非营利性医疗机构出租、承包科室等打击非法行医专项行动的重要性、必要性和紧迫性，把开展清理非营利性医疗机构出租、外包科室作为重点工作来抓，使医疗机构出租、承包科室的现象得到遏止，使医疗机构的执业行为得到规范。

三、其他医政工作

依法规范采供血机构 依据《献血法》、《血液制品管理条例》及《血站管理办法》，省卫生厅组织有关人员对全省采供血机构进行执业验收检查。根据检查结果，依法关闭了黄梅、巴东、建始、咸丰、利川5家不合格的中心血库。

圆满完成全省无偿献血工作责任目标。通过引入无偿献血招募的新理念、广泛开展人员培训、大力开展无偿献血宣传、进一步规范采供血机构服务等有效措施，全省2005年度无偿献血率达到94.76%，圆满完成工作责任目标。

开展惠民医院试点工作 2005年1日，武昌区惠民医院试点工作正式启动。其主要做法是："政府支持，医院惠民"。即政府设立专款，负担医院日常运转经费；医院制定惠民措施，减免优惠对象的医疗服务费用。省卫生厅从试点工作启动后，就对其运行工作情况进行跟踪，多次派调研组进行了解情况，指导工作，总结经验。该院的举办，为湖北省探索建立城市惠民医院提供了借鉴。

万名医师支援农村卫生工程 2005年6月30日正式启动湖北省万名医师支援农村卫生工程。共从全省25家三级综合医院和2家三级中医院派出125名医师（其中副高职81名），到25家国家扶贫开发工作重点县的县医院和2家中医院工作。

医师资格考试及注册工作 圆满完成2005年度医师资格考试工作。全省报考31357人，资格审核不合格695人，其中伪造证书280人。参加实践技能考试30109人，合格24200人，合格率为80%。参加综合笔试24196人，合格9612人，合格率为39.73%。认真做好医师执业注册工作，全省注册医师总人数达104626人，其中执业医师85809人，助理执业医师18817人。

举办护士技能大赛 2005年，全省护理系统开展了岗位练兵活动，有1600余名护士报名参加。同济医院的叶芳以276.9分的总成绩获得护士技能大赛一等奖，被省总工会授予"湖北省五一劳动奖章"。武汉科技大学附属医院的李琳等5名同志获得二等奖，并授予"湖北省技术能手"称号。

"复明九号"送光明 由亚洲防盲基金会、香港盲人辅导会、香港嘉道理慈善基金会共同捐赠给湖北省的流动白内障手术车"复明九号"，2005年7月至12月在恩施州、宜昌市共为1230名贫困白内障患者开展了免费复明手术。

医疗行风建设 医德医风制度建设进一步加强。

（一）省委省政府高度重视医德医风建设，将其纳入省委常委会先进性教育整改重点，省卫生厅、省纠风办联合下发了《关于切实加强医德医风建设的意见》，从加强教育树立新风、健全科学管理机制、建立科学考核机制、费用总量控制、改进药品招标采购、改革人事分配制度、加强医疗服务监管、严格执业纪律和落实纠风责任制等方面，作出了明确规定，使医德医风建设有章可循。

（二）开展创建"医德医风示范医院"活动 根据国务院纠风办统一安排，各地认真按照创建方案和标准抓落实，通过各地自查和省卫生厅组织的医院管理年大检查，将推荐出三所医院参加全国"医德医风示范医院"评选。

（三）重典治医 省卫生厅印发《关于解决群众看病难、看病贵的思路和办法》在进一步强调卫生部"八条行业纪律"同时，对违纪者制定了严厉的处罚规定：对违反规定收受"回扣"和"红包"的医务人员，一经查实，一律停止执业半年至一年，重新执业的降一级聘任职务；情节严重的，吊销执业资格。凡医疗机构有开单提成的，一经查实，有关科室和医院的主要负责人一律免职；对违反规定乱收费的直接责任人一律先待岗，再依据有关规定处理。

纠风专项治理工作取得新成绩。2005年各地认真执行卫生行业纪律，进一步加强对重要部门、重点科室、重点项目、敏感岗位人员的监督，保持对医疗服务领域收受红包、回扣、开单提成和乱收费的高压态势。2005年全省医疗机构退还和上交红包金额达180多万元，拒收和上交回扣达56万多元，有41家医院自行纠正"开单提成"做法。先后查处收受红包1.8万多元，查处医疗服务领域药品回扣等违纪违法案件涉案金额达110多万元，查处乱收费金额34万多元，查处开单提成7万元。同时，查处非法行医、假劣药品和医疗器械、违规广告等问题数8000多件，有效地震慑了医疗服务领域的违纪违法行为。

医疗机构药品集中招标采购进一步扩大。在招标采购工作中，明确招标药品差价分配比例，按“三七”分成，医院三成，患者七成；重点抓部省直大医院的龙头作用；实行省市联合招标和区域招标，实现了武汉市区域内的部省属医院与市级医院同城同价，武汉市与周边八市联合招标。全省13个市州、3个直管市和1个林区的462家医疗机构有408家实行了药品招标采购，占县以上非营利和医保定点医疗机构的88.31%；招标金额26亿多元，占医疗机构用药总额的81.11%，招标前后药价下降18－20%，减轻患者药费负担4亿多元，招标药品种类含盖除毒、麻、精、放、解毒类以外的所有品规。同时，部分地区试行医用耗材招标采购，先后有荆州、随州、宜昌及武汉市试行了耗材招标采购。全省招标金额88.69亿元，预计节约资金3900多万元。

（徐蔚清）

湖南省医政工作

医疗机构概况 截止2005年底，湖南省有医疗卫生机构4097个，床位15.2万张，卫生技术人员18.9万人，执业（助理）医师8.0万人，注册护士5.5万人。其中：医院782个，卫生技术人员10.8万人；乡镇卫生院2472所（含中心卫生院624个），卫生技术人员5.8万人；妇幼保健机构135个，卫生技术人员7567人，另有村卫生室35141个（占总村数的84.4%），有执业（助理）医师、乡村医生及卫生员43071人。2005年，全省卫生（含中医）事业财政拨款16.2亿元，占全省财政支出的1.86%。

一、医院管理年

对全省医疗机构内部管理进行一次系统强化 在湖南省医院管理年活动动员大会上，湘雅医院、省人民医院等16家省部属医院向全省各兄弟医院发出切实贯彻落实“以病人为中心、以质量为核心”的倡议。

近几年来，湖南省医疗卫生系统在医疗质量、服务态度等方面都有较大改善，但是存在的问题仍然不少。特别是医药费用的持续上涨，加重了患者的负担，群众意见很大。据卫生部门的调查，2004年该省农村医药费用上涨11.8%，城市上涨13.8%，对12家医院单病种费用的抽查显示，一例平产收费均在3000元以上，剖腹产除一家医院外均在5000元以上，严重偏高。

为了解决这些突出的问题，湖南省对全省所有医疗机构内部管理进行一次系统的强化，旨在提高医疗质量、改善服务态度、降低医药费用。在下发的《湖南省医院管理年活动实施细则》中，从依法管理、提高质量、改善服务、控制成本、降低费用等方面对医疗机构提出了具体的要求。

出台“七大措施”控制医疗费用 省卫生厅在医院管理年活动中，要求各级医院要实行七项措施为老百姓就医减轻负担。

七项措施是：①实行单病种控制费用；②实行部分医疗费用减免，降低检查费用，对特困人群优惠等；③建立高值医用耗材的申报、审批制度。如心导管介入的支架、人工关节、心脏瓣膜等医用材料；④加强成本核算，减少医疗成本；⑤降低药品在医疗费用中的比重；⑥严格合理用药、合理检查，不准滥用抗生素；⑦医院的一切财务收支活动必须纳入财务部门统一管理，要严禁医院的部门、科室设立账外账、“小金库”。

要求三级医院医疗费用同比下降5% 医院管理年活动经过3个月的发动和部署，2005年，湖南省卫生厅要求：全省32家三级医院医疗费用比2004年同期要下降5%。

湖南省卫生厅要求，在下阶段医院管理年活动中，各医院要控制单病种费用，减免部分医疗费用，降低检查费用，对特困人群优惠。使用支架、人工关节、心脏瓣膜等高值医用材料，要建立申报、审批制度，对病人使用特殊贵重药品、高值耗材、特殊检查和实施手术、住院、留院观察等，要征得病人或亲属的同意。大型设备检查项目自开具检查报告申请单到出具检查结果时间严格控制在48小时之内；检验、心电图、影像常规检验检查和超声波检查开始到出具结果时间要在30分钟之内。此外，要严格合理用药、合理检查，不准滥用抗生素，严禁不合理的重复检查等。

医院管理年活动进展 在县以上医院深入开展了医院管理年活动，并与保持共产党员先进性教育活动、医德医风示范医院创建活动相结合，提出了力争县以上医院门诊人次费用和住院床日费用比上年下降5%的目标。抓住“质量、安全、服务、费用”四个环节，积极推行一站式服务、公示制、单病种费用管理等便民利民的举措，组织对三级医院进行了3次督查和讲评，每季度对37家三级医院医疗质量和费用进行检查并通报公示，严肃查处了“回扣”、开单提成、乱收费等问题。全省卫生系统医务人员共退还药品、器械等回扣104.68万元，上交“回扣”313.96万元，查处“红包”问题6件，受处理9人，查处医药购销中的违法违纪案件5起，涉案金额12.41万元，受党纪政纪处分6人，移送司法机关5件。各级医院围绕缓解群众看病难、看病贵问题，从自身做起，从能够解决的问题改起。省儿童医院在全省率先提出了“十免费”措施，医院门诊人次和住院人次费用分别下降了14.08%和8.09%，益阳市中心医院分别下降了11.21%和8.31%，郴州市人民医院严格控制用药，药品占收入比例下降了20%。根据物价部门对全省37家执行一类价格医院2005年第四季度医药费用的监测，各医院门诊诊疗人次费用比上季度平均降低4.49%，住院病人平均床日费用降低1.32%，出院病人医药总费用降低1.23%，卫生部对湖南省医院管理年活动给予充分肯定。

湖南省湘雅医院试行随时结账出院并开设午间门诊 2005年，湖南湘雅医院在医院管理年活动中推出新举措，在2005年9月试行随时出院结账制度。此举在湖南省属首创。患者将可以自愿选择出院时间，而院方将会积极配合患者结账出院的要求。

另外，湘雅医院每天的门诊量在5000人次左右，高峰期甚至达到9000人次，尽管门诊量已经超负荷，却仍不能满足患者就诊需求。为了满足更多患者的就诊，该院开展了晚间门诊，就诊时间延至晚9时，门诊抽血从早晨延长到中午12时。从9月起，该院又开设午间门诊（时间为12时至14时30分）。

二、打击非法行医专项行动、非法采供血（浆）专项整治

按照国务院的部署，深入开展了打击非法行医、非法采供血（浆）专项整治活动。重点整治了科室出租承包和虚假医疗广告行为，全省共取缔非法医疗机构3445个，查处案件总数3442个，没收非法所得131.52万元，严肃查处了46起科室出租承包案件，责令纠正违规出租、外包的临床诊疗科室61个，公告了38家医疗机构发布的130件违法虚假医疗广告。此外，全省无偿献血工作卓有成效，召开了全省2001—2003年无偿献血表彰大会，深入开展了无偿献血的宣传，组织了“世界献血者日”大型无偿献血活动，甘霖副省长带头献血300ml，在全省产生了良好的示范作用，全省无偿献血占临床用血比例由2004年的78.08%上升到2005年的92.7%。

（刘德平）

广东省医政工作

一、医院管理年

积极开展医院管理年活动 切实抓好医院管理年活动各项工作任务的落实。召开了在全省范围内开展医院管理年活动动员大会，制定了医院管理年活动督导方案。配合卫生部开展了对广州

市三家三甲医院的督导巡查工作。组织了对全省21个市三级甲等医院全面的检查。二级以下医院由各市卫生局负责督导。制订下发了《广东省医院管理评价实施办法》、《广东省医院管理评价细则》。务求实效，针对发现的问题认真整改，建立长效工作机制。全面落实医疗质量和医疗安全的核心制度，强化管理，改进服务，提高质量。控制医疗成本，降低医药费用，减轻群众经济负担。

积极开展全面自查　2005年8月22日～27日，卫生部医院管理年活动督导组对广东省医院管理年工作进行了督导，并就督导结果向广东省卫生厅和广东省人民医院、中山大学附属第一医院、广州市第一人民医院等3家被督导医院进行了反馈，广州地区的其他三级医院党政领导参加了反馈会。被督导单位普遍反映，此次医院管理年活动督导工作查得实、查得细、查得严，问题找得准，客观公正、实事求是地指出了当前医院管理当中存在的问题和不足，对医院各方面工作是有力的促进，对卫生行政部门、医疗机构的领导、管理人员及医务工作者产生了极大震动。

广东省各医院按照卫生部和卫生厅的要求进行了全面自查，积极整改，使一些长期形成的积弊得以纠正，一些医疗管理中的薄弱环节得以完善，一些屡禁不止的违规违纪行为受到了严肃处理，广大医务人员的精神面貌焕然一新。其中，广东省人民医院召开了全院职工大会，对深化医院管理年活动进行再动员，对督导发现存在严重问题的科室和个人进行了处理，处理涉及上至院领导、下至具体责任人的10多个科室，23人。中山大学附属第一医院领导带头做了自我检查，对包括院领导在内的22名干部职工作了严肃处理，召开院长书记办公会按照医院管理年活动要求逐条自查，认真查找原因，细化整改方案，并召开了全院职工大会部署落实，责任到人。广州市第一人民医院对督导组反馈的有关问题进行分类整理，逐一剖析原因和危害，制定了具体整改措施，扎实开展了整改工作。

医疗质量管理　成立了第一个专科医疗质量监控中心——广东省高压氧医学专科质量监控中心。研究制定了《广东省医疗质量控制中心实施方案》，拟分批建立健全各专科医疗质量控制中心。加强医院感染管理，制定了《医院感染质量评价标准》、《广东省内镜管理质量标准》、《广东省口腔诊疗技术操作质量标准》等。贯彻《麻醉药品、第一类精神药品管理条例》，制定了麻醉药品、第一类精神药品使用的培训、考核的详细的工作方案。与省食药局共同研究制订了《广东省＜药品不良反应报告和监测管理办法＞实施细则》，加强医院药事管理，保障用药安全。

广东省广州南方医院成立客户服务中心　2005年，广州市南方医科大学第一附属医院南方医院客户服务中心正式成立。此举也是该院在“以病人为中心，以提高医疗服务质量为主题”的医院管理年活动中的重要举措。

南方医院客户服务中心主要职能是：①接受客户咨询、预约；②接待和处理客户投诉；③开展满意度调查；④反馈和建议；⑤监督和考评；⑥医院内外信息调研收集，为决策提供依据。

该中心组成人员的专业，涵盖了医院运作的主要环节，有利于在接受客户咨询、预约，接待和处理客户投诉时能提供准确、专业的解答。对于客户服务中心接待室按照咖啡茶座的布局，备有沙发、饮水机、茶几、报纸等，务求令客户在咨询过程中感受到医院对其本人及意见的重视。整个接待室布局力求温馨，希望能使情绪较为激动的投诉客户趋于平静，较为理性地听取和理解调查、解释内容。

南方医院客户服务中心正式开展工作两周内，接待并处理客户投诉20余件，并为多位客户提供了咨询和建议。下一步的工作，将是在此基础上主动出击，以开展满意度调查、医患座谈等形式收集客户意见和建议，并加强对被投诉部门和个人进行考评，推动医疗服务质量持续改进。

广东省逸挥基金医院医院管理年提升服务严把质量关　广东省汕尾逸挥基金医院在医院管理年中不断提升服务质量和服务水平，认真落实各项规章制度，严把医疗质量关。

（一）医务人员要做到一切以病人为中心，注意礼貌待人，使用文明用语，耐心解答病人提出的各种问题，杜绝生、冷、硬、推的不良作风。为病人提供优质的医疗服务。

（二）增强值班人员的责任心，当班医师、护士要继续坚持主动巡视病房，及时解决医疗护理中的各种问题。

（三）医护之间保持良好的沟通，相互协

作，提高工作效率，预防差错。加强医患沟通，定期召开工休会，听取病人家属意见，增进双方的相互理解，减少误会。

（四）护理专家讲授护士职业礼仪、社交礼仪、服务礼仪等课程。护理部制定了护理人员礼仪规范，从仪表、站姿、坐姿、走姿、待物姿势，推车姿势与语言方面做了规范。

（五）认真落实急危重病人的治疗、护理和抢救制度。术前讨论、术后密切观察病人制度，疑难病例讨论、会诊制度，三级医师查房制度和护理查对制度，各级医师的值班和交接班制度，首诊医师负责制和医疗文件书写制度等。强化基础质量、环节质量和终末质量检查，发现问题及时处理。

（六）科主任、主治医师、主管医师层层把关，责任到人。加强病历质量管理，做到及时、准确、详细记录病人病情变化。对新入院病人进行入院介绍、宣教，首诊医师要做好医患沟通。

广东省深圳市医院管理年全面启动 深圳市全面启动医院管理年活动，并提出四项措施：

（一）杜绝不合理收费 统一和规范医疗服务项目和内容；健全和完善医疗服务项目价格、药品价格公示制度和住院费用清单制以及药品费用查询制度；要严格执行药品收支两条线管理规定；严禁擅自设立新的收费项目，禁止分解收费、比照收费和重复收费。

（二）重大经济事项领导负责 医院建立规范的经济活动决策机制和程序，实行重大经济事项领导负责制和责任追究制。加强药品、材料、设备等物资的管理，严格实行医院内部成本核算制度，堵塞漏洞，降低消耗，达到控制医疗成本，降低医药费用的目的。

（三）严把医疗机构准入关 针对深圳实际情况，强调把好医疗机构、医护从业人员、诊疗科目准入关，把好性病规范化门诊的准入关，把好采供血机构和人员准入关，把好大型医用设备准入关，把好心脏介入、脏器移植等特殊医疗技术的临床应用准入关。

（四）医生出诊“一批准三个不” 医师不得擅自外出会诊，必须征得所在医疗机构批准，不得违反规定接受报酬，不能收受或者索要患者及其家属的钱物，不得牟取其他不正。

二、打击非法行医专项行动

严厉打击无证行医专项行动开局良好 全国打击非法行医专项行动开展以来，广东省迅速成立了广东省打击非法行医专项行动领导小组，省政协副主席、卫生厅厅长姚志彬任组长；印发了《广东省打击非法行医专项行动方案》，明确了领导小组工作机制；召开了全省打击非法行医专项行动电视电话会议，雷于蓝副省长到会并要求各级政府主要领导要亲自抓，分管领导要集中精力抓，对打击非法行医工作任务要做到心中有数，对重点、难点问题，要靠前指挥，及时解决。

2005年6月22日，东莞市卫生行政机关会同当地镇人民政府、公安、城管等部门，在省打击非法行医专项行动领导小组的协助下，开展了打击非法行医统一行动。监督执法人员先后取缔了虎门仁爱（海健）医疗门诊部、虎门中山门诊、东坑初坑社区医疗门诊和黄江裕元医疗中心四家“规模宏大”的无证行医窝点。此次执法行动拆除了非法医疗广告招牌，没收价值折合人民币约160万元的药品器械28卡车，打击了非法行医者的嚣张气焰，震慑了违法犯罪分子。

广东省外来务工和流动人口多，非法行医问题较为严重，广州、深圳、东莞等市仍然存在相当数量的“黑诊所”、“假医生”，尤其是东莞等地仍然存在个别严重威胁人民群众身体健康的规模宏大的黑门诊，亟待从重从快坚决打击。广东省卫生厅按照专项行动的要求，联合各专项行动领导小组成员单位，进一步加强监督检查，加大执法力度，严厉打击无证行医，震慑违法犯罪分子，切实维护和保障人民健康权益。

重视信息沟通和宣传报道专项行动反响良好 广东省在打击非法行医专项行动（以下简称“专项行动”）中高度重视信息沟通和宣传报道工作，加强各级卫生行政部门及其监督机构之间的联系，营造了良好的舆论氛围。

省专项行动领导小组根据《打击非法行医专项行动方案》的要求，明确提出各地市必须及时、准确地上报工作信息、工作月报、阶段性工作进展情况和汇总表、投诉举报情况、案件查处的详细情况以及违法违规医疗机构、计生机构的详细情况。要求各地市专项行动领导小组积极向省专项行动领导小组、当地人民政府及有关部门汇报打击非法行医专项行动的最新进展情况，加强沟通联系，努力争取各级政府的大力支持和有关部门的强力配合。对于各地信息报送情况，省专项行动领导小组每个月都进行通报并对没有按时报送有关材料的地市进行点名，有力地促进了工作。

为达到交流经验、共同提高的目的，广东省非常重视专项行动简报的编写和情况通报工作。截至2005年10月24日，省专项行动领导小组办公室共编写简报22期，详细介绍了佛山市加强出租屋管理、从源头上打击非法行医和深圳市标本兼治、疏堵结合，建立打击非法行医长效机制等好经验、好做法。省专项行动领导小组还通报了全省开展打击药店坐堂行医工作的督查情况，对检查的9个地市150家药店的情况和存在的问题进行了通报，并对下一步打击非法坐堂行医提出了工作要求。

广东省非常重视宣传报道工作，各大报刊、电视台、电台都对各地市打击非法行医专项行动作了大篇幅报道，特别是《新快报》连续刊登了“关注广东打击非法行医”专题和广东电视台的《社会纵横》栏目开设打击非法行医专项行动专题节目，在黄金时段连续播出打击非法行医电视专题节目后，在社会上引起了强烈反响，广大群众被充分发动起来了，初步形成了全社会关注、支持打击非法行医的良好局面。深圳市通过《深圳商报》、《深圳特区报》及深圳市卫生局网站向社会公布合法医疗机构的名单，修改完善《健康黄页》，制定《深圳市就医指南地图》，向公众提供正确的导医信息，并发布就医警示，提高群众辨别和防范能力，收到良好的效果。

广东省、浙江省军地联合打击非法行医效果好 针对部分非法行医者为逃避地方卫生行政部门的监管，打着军队医疗机构的幌子无证行医、乱收费、甚至雇佣医托欺骗患者，损害人民群众利益，败坏军队声誉等突出问题，广东、浙江两省打击非法行医专项行动（以下简称“专项行动”）领导小组积极发挥指挥协调作用，军地联手打击假冒军队、武警医疗机构非法行医行为，取得实效。

广东省专项行动领导小组专门召开会议进行研究并下发了《关于联合开展打击假冒军队和武警医疗机构非法行医行动的通知》，广州军区联勤部卫生部专门召开联席会议对行动进行了部署。2005年10月18～20日，广东省专项行动领导小组组织广州军区联勤部卫生部、广东省军区卫生处、广东省武警总队卫生处、海军广州基地卫生处、省卫生厅、省公安厅、省整规办等多部门联合行动，在地方卫生行政部门的配合下，对广州、东莞、云浮等市假冒军队、武警医疗机构的非法行医行为进行了查处。联合行动中，取缔了“广州中医康复门诊部”，东莞市“罗沙门诊部”、“东城区下桥门诊部”、“塘夏镇凤凰岗村凤凰岗门诊部”，云浮市“南方门诊部”等5个打着军队、武警幌子的非法行医窝点；对广州市天河区“天健医疗门诊部”、“蓝天门诊部”等2家打着军队的名义进行宣传和超范围执业的社会医疗机构给予了行政处罚。此次联合打击行动，取得了较好的社会效果，有效震慑了假冒军队、武警名义招摇撞骗的非法行医者。通过联合打击行动，广东省专项行动领导小组发现部分打着军队、武警幌子非法行医的无证行医窝点规模很大、“科室齐全”、“设备先进”具有很强的欺骗性，而且普遍存在电视台等媒体非法发布广告等违法行为。

在浙江省专项行动领导小组的统一部署下，浙江省军区专门下发了《关于进一步加强医疗便民服务管理的通知》，明确要求军队医疗机构不准以引进设备等名义与地方合作经营，对出租给地方的作为医疗用房的空闲营房，要完全与部队医疗卫生机构脱钩。省军区专门组织人员对全区17个开展医疗便民服务的单位进行了专项检查，对4个有群众举报的中医科立即进行关停处理，对2个取得地方医疗机构执业许可证的门诊部采取完全与军队脱钩的办法，变更法人代表，纳入地方卫生行政部门监管范围。

三、其他医政工作

城镇医疗体制改革 推行了医疗服务价格改革。制定了医疗服务价格改革方案，规范了医疗服务项目，降低大型检查项目和一次性医用材料价格，提高部分体现医务人员技术劳务价值和传统中医的医疗服务项目价格。

加强了药品集中招标采购监督。全面推广使用省医药招标信息管理统一平台，实行“阳光工程”，全省县以上医疗机构招标药品推行网上采购。同时加强对药品集中招标采购工作进行督导和检查，坚决纠正招标过程中的不正之风。2005年招标采购总金额125亿元，减轻患者药品费用16亿元。

重大传染病医疗救治 制定下发了《广东

省急性重大传染性呼吸道疾病医疗救治指引》，成立了“广东省急性重大呼吸道疾病医疗救治专家组”；组织了全省师资培训，培训人数达到3000余人。继续做好艾滋病医疗救治队伍建设和临床收治工作。开展了二级以上综合医院HIV抗体检测情况、抗病毒治疗和“四免一关怀”政策落实有关问题调研。

护理管理规范和护理质量内涵建设　制定了《广东省三级医院护理质量评价标准》，完善护理质量评价指标体系。探索护理专科人才培养，委托南方医科大学和香港理工大学在糖尿病、ICU、院感、老年病等4个专科护理领域培养专科护士，首批学员38名。落实《供应室审核验收标准》，加强和规范医院供应室管理。

采供血机构的建设和血液管理　联合省红十字会广泛开展“庆祝您血液的礼物”为主题的“6.14”世界献血者日系列宣传活动。组织了“全省无偿献血招募动员工作培训班”和无偿献血招募跟进培训班。积极推动无偿献血工作。加强了采供血机构的日常管理，完成血站验收、注册工作。推行血站全面质量管理项目（QMP），进一步提高血液质量。规范单采血浆管理，保障原料血浆质量。

医疗行风建设　把行业作风建设与先进性教育活动及争创“三有一好”、争当时代先锋的活动结合起来，与深化职业道德、职业责任、职业纪律教育结合起来，帮助广大医疗卫生工作者牢记全心全意为人民服务的宗旨，树立“以人为本、患者至上”的理念，树立对病人高度负责的责任感。广东省卫生厅与省委宣传部、广东电台、广东电视台联合举办20场“和谐医患关系与建设和谐广东”户外巡回论坛以及“和谐医患关系与和谐广东高层论坛”活动，加强与人民群众的沟通，使社会和群众理解、支持医疗卫生工作。2005年下半年，组建王玲、郭春园先进事迹报告团，到省内部分市、县巡回报告，以系统内典型人物的先进事迹，教育广大医务人员，形成加强医德医风建设的良好氛围。

（吴圣明　甘远洪　张一愚）

广西壮族自治区医政工作

医疗机构概况　截止2005年底，广西有卫生机构9431个（不含卫生室），其中：医院458家，乡（镇）卫生院1295家，门诊部68个，疾病预防控制中心（防疫站）106个，妇幼保健院（所、站）103个，诊所、卫生所、医务室、社区卫生服务站7138个。此外，还有村卫生室22093个。全自治区医疗机构病床总数9.4万张。医疗卫生人员15.84万人，其中卫生技术人员12.9万人。

2005年，医院、卫生院诊疗人数7730.8万人次。其中乡（镇）卫生院诊疗病人3286.6万多人次。医院、卫生院住院治疗223.3万人次。医院住院病人治愈率为59.54%，好转率36.14%，病死率1.19%，病床周转次数24.55次，病床使用率70.18%，出院者平均住院9.96日。政府办非营利性医疗机构平均每诊疗人次医疗费82.06元，平均每出院者住院医疗费3490.73元。

一、医院管理年

医院管理年活动成效显著　贯彻落实卫生部和国家中医药管理局《关于开展以病人为中心，以提高医疗服务质量为主题的医院管理年活动的通知》精神，制定下发了《广西壮族自治区卫生厅关于开展“以病人为中心，以提高医疗服务质量为主题”的医院管理年活动实施方案》及《广西壮族自治区卫生厅关于开展“以病人为中心，以提高医疗服务质量为主题”的医院管理年活动评价办法和评价标准》等规范性文件，细化、量化了《医院管理评价指南》与《医院管理年实施方案》。同时，配合抓好医疗行风建设，将医院管理年活动与创建医德医风示范医院活动结合起来，围绕医疗机构的医疗管理、临床医疗环节质量管理、门急诊管理、医疗安全、临床合理用血、感控管理、护理管理、单病种质量管理、有无乱收费及管理年工作开展情况等内容，对全区43家三级医疗机构进行医疗质量督查，初见成效。各医院采取形式多样的活动，着力解决人民群众反映强烈的热点和难点问题，部分医院开设了惠民病房，人均住院费较全院人均费用下降50%～60%。调整医疗机构CT、核磁共振等大型医疗设备检查（治疗）收费标准，平均降幅达50%。问卷调查表明全区三级医院医疗服务综合满意度中门诊患者满意度95.83%；住院患者满意度96.2%；出院患者满意度96.1%，充分体现了“以病人为中心”，提高医疗服务质量意识，提升医院管理水平

医疗机构的执业规范化管理

（一）制定文件　制定了《广西壮族自治区医疗机构手术分级分类及临床应用技术管理规范》、《广西壮族自治区肿瘤疾病诊疗技术临床应用管理规范》、《广西壮族自治区医疗机构性病诊疗规范》、《广西壮族自治区医疗机构部分门诊单病种诊疗规范（试行）》、《广西壮族自治区医疗机构药品使用情况动态监控工作方案》等规范性文件。

（二）加强准入管理　2005年对34家三级及部分区直医疗机构进行执业校验，对11家自愿戒毒医疗机构进行评审验收；完成了27655的执业（助理）医师资格的考试工作及2638人的医师执业证的发放工作，严把准入关。

（三）规范门诊单病种诊疗行为　对单纯性急性肠炎、单纯性膀胱炎、单纯包皮环切术、单纯性Colle's骨折（手法复位）、单纯性人工流产术、局限性体癣、股癣、急性扁桃体炎、单纯普通感冒、轻型急性婴幼儿腹泻、普通牙拔除术共10个病种的诊疗行为进行规范，并对其医疗费用实行最高限价。

（四）加强药品使用动态监控　进一步加强了对医疗机构药品使用的动态监控，把药品使用动态监控工作列入医院管理年评价指标，加大通报力度，2005年进行了4次全区性的通报，共对188个药品品种，涉及291家（次）生产厂家和经营企业进行了通报，在广西卫生信息网上进行了公示。

（五）启动医疗机构麻醉药品临床使用规范化管理培训考核工作，完成全区二级以上医疗机构经注册获得《医师执业证书》的临床和中医类别医师、具有调剂权的药师、护士长、医务科（部）长和门诊部主任共17000多人的麻醉药品临床使用与规范化管理培训考核工作。

创建“五无医院”相结合　广西把开展医院管理年活动与创建“五无医院”（指：“无回扣、无‘红包’、无开单提成、无滥检查、无乱收费”的医德医风示范医院）活动结合起来，深入持久地开展医院管理年活动，确保活动稳步推进，不断提高自治区的医院管理水平。

突出强调降低医药费用　广西卫生厅在推进医院管理年活动中出台措施，努力降低医药费用。

（一）制定系列医疗管理规范　各项规范的贯彻实施进一步规范了医疗机构医务人员的诊疗行为，指导医务人员合理检查、合理用药、因病施治、降低医疗费用。

（二）加强药品使用监控。医疗机构制订医院年度药品用量控制总目标；制订各科室用药控制比例，把药品用量指标纳入科室目标管理。

（三）不断扩大药品、医疗器械集中招标采购范围，降低医疗成本。

（四）试行门诊单病种费用控制。对单纯性急性肠炎、单纯性膀胱炎、单纯普通感冒等10个病种的诊疗规范，以及对医疗费用实行最高限价。本规范暂在全区三级医院试行。

（五）加强医疗质量的督查和公示力度。每年对区直医疗机构和全区三级医院均进行医疗质量的督查和医疗服务信息公示。

（六）坚持实行费用清单制以及大额检查、治疗、有创诊疗实行患者告知制度。

二、打击非法行医专项行动

打击非法行医专项行动取得阶段性成果　自治区认真贯彻落实卫生部、科技部、公安部、监察部、国家人口和计划生育委员会、国家中医药管理局、总后勤部卫生部《关于印发＜打击非法行医专项行动方案＞的通知》以及全国打击非法行医专项行动动员部署暨非法采供血专项整治工作总结电视电话精神，采取有力措施，组织开展打击非法行医专项行动，取得了阶段性成果。据不完全统计，全区出动卫生监督执法人员28334人（次），车辆6135台（次），检查医疗

机构、计生机构12124家（次），查处违法行为1467家（次），其中警告809户（次），责令改正990家（次），取缔无证行医1459家（次），罚款360.12万元，没收违法所得17.11万元，没收医疗器械2135件，没收药品1108箱，暂停执业人数239人，暂停执业235家，吊销执业证书14人，吊销医疗机构执业许可证12家；移送工商部门案件126起，移送药监部门9起，移送公安部门15起，追究刑事责任1起，追究刑事责任1人。

三、其他医政工作

医疗卫生体制改革　组织制定了《广西壮族自治区民营医疗机构发展实施意见》。全区药品、医用耗材及全区采供血机构检验试剂集中招标采购工作得到进一步的规范。各市在总结2003、2004年两年工作经验的基础上，积极探索新的药品集中招标采购的工作模式，其中医疗机构高值医用及采供血机构检验试剂集中招标采购实行了网上交易，部分地区选择少量的药品品种试行网上竞价采购。2005年内全区医疗机构药品集中招标采购总额约24.05亿元，占医院药品总采购金额的82.67%，降低幅度13.78%～34.22%，让利患者3.05亿元；高值医用耗材实际采购中标产品总额为7297.70万元，平均降价幅度为18.14%；低值易耗品仍然由各市组织招标，2005年采购中标产品金额为6047.10万元；采供血机构检验试剂和一次性医用耗材实际采购中标产品金额为1686.50万元，平均降价幅度4.73%。

规范医院感染性疾病科建设　2005年分省、市、县三级共建设了自治区南溪山医院、自治区人民医院、柳州市工人医院、南宁市第二人民医院、隆安县人民医院、阳朔县人民医院六个感染性疾病科示范点；制定了《广西壮族自治区综合医院感染性疾病科工作规范》，并组织有关人员对部分医院进行督导，截止2005年底，全区二级以上综合医院大部分已按照卫生部及广西自治区卫生厅的要求设置感染性疾病科并开展诊疗工作。

护理及医院感染管理　组织召开了全区护理管理人员工作会议，制定并下发了《广西壮族自治区护理质量管理规范》、《广西壮族自治区医疗机构消毒供应室管理规范》及相关配套文件。协助中华医院感染管理学会、医院感染管理专业委员会举办了全国医院感染学术年会，并举办了全区医院感染管理支边培训班，全区二级以上医疗机构医院感染管理专职人员共300多人参加了培训。

血液管理　2005年5月，在柳州召开了全区血液工作会议。出台了《广西壮族自治区人民政府办公厅关于加强我区地级市中心血站建设的通知》，解决了血站性质、经费及人员编制问题。制定下发了《广西壮族自治区医疗机构输血科（血库）管理规范（试行）》，加强广西医疗机构临床用血管理工作，有效地预防和控制经血途径传播的疾病通过临床输血途径传播。全区采集无偿献血量占采集血液总量的94.94%，比2004年上升10.85个百分点；无偿献血人数占献血总人数的96.26%，比2004年上升7.29个百分点；成分用血量占临床用血量90.55%，比2004年上升9.83个百分点。召开了2003～2004年度无偿献血表彰大会，全区347名个人获无偿献血奉献奖，342个单位/个人获得无偿献血促进奖，7个城市获得无偿献血先进城市奖，3个部队获得无偿献血先进部队奖。

万名医师支援农村卫生工程　启动了“万名医师支援农村卫生工程”工作，并与广西第三周期城市医疗卫生机构对口支援农村卫生工作结合，制定了《广西壮族自治区万名医师支援农村卫生工程执行方案》及《派驻医师考核办法》。27家受援医院2005年第三季度与2004年同期相比，其中20家受援医院门诊量增加；20家受援医院住院量增加；19家受援医院病床使用率提高；19家受援医院急重症抢救成功率提高。

医疗行风建设　行风建设与纠风工作。在全区医疗机构集中开展了医院管理年与创建医德医风示范医院活动，围绕“质量、安全、服务、费用”等四个方面，加强对医院的管理和监督；2005年初组织签订2005年卫生行风建设目标管理责任状，明确年度行风和纠风工作责任及任务。组织明查暗访活动，录制“明查暗访看行风”专题片，曝光行业不正之风，用以教育广大医务人员；与区物价局联合下发《关于规范我区医疗服务项目及价格的通知》，实行“两降一平一提”的调价方案，统一推行使用医疗收费信息管理软件，规范收费行为；积极探索门诊部分小病单病种限额收费，减轻群众就医负担；继续推进药品和高、低值医用耗材集中招标采购以及采供血机构检试剂、一次性耗材集中招标采购工作，规范采购行为，努力纠正医药购销不正之风，降低采购价格，让利老百姓；加强药品进入医院的后续监管，继续推行药品使用情况动态监控、超常预警制度，制定《广西壮族自治区医疗机构药品使用情况动态监控工作方案》，进一步完善操作程序，加大处理力度。

案件检查工作。重视信访举报和案件检查工作，对重要线索和上级交办的信访件，及时组织力量了解核实，尽快查结。2005 年，重点督促和指导查处忻城县中医院“开单提成”问题、卫生部批转的在桂林市人民医院发生的“鲍光蛇事件”等。全区各级卫生行政部门和医疗机构对收受药品回扣、红包，开单提成，乱收费行为进行了严肃查处。年内，查处各种违法违规行为涉及 114 人，给予党纪政纪处分 14 人。

（黎甲文　王　盛）

海南省医政工作

一、医院管理年

积极开展医院管理年活动　2005 年，在海南省医院管理年活动领导小组领导下，将医院管理年活动作为 2005 年全省医政工作的头等大事，狠抓落实。根据海南省不同区域状况，省内医疗机构的不同特点，结合海南省医疗机构的实际情况，在广泛征求各方意见，进行认真讨论和修改的基础上，制定了《海南省“以病人为中心，以提高医疗服务质量为主题”的医院管理年活动方案》。

2005 年 6 月 10 日，在海口召开全省医院管理年动员大会，对如何开展好医院管理年活动提出了具体要求。8 月 3 日，由省卫生厅有关领导带队，全省三级医院院长、厅直属单位领导一行 16 人，对上海、江苏、湖北等省市的十多家国内知名医院进行了为期十天的学习考察，学习了解医院管理年活动的有益经验。

2005 年 9 月 16～17 日，召开全省医院管理年专题工作研讨会，全省县及县以上医院院长参加了研讨会，会上 8 家医院分别介绍了前一阶段开展医院管理年活动所取得的成功经验进行了交流，与会代表就下一阶段如何更加深入开展好医院管理年活动、如何对全省督导检查进行了热烈的讨论，统一了思想，达成了共识。

按照《卫生部办公厅、国家中医药管理局办公室关于做好医院管理年活动的通知》要求，围绕医院管理年活动的六大目标和 33 项要求，结合海南省实际，制定了《海南省“以病人为中心，以提高医疗服务质量为主题”的医院管理年活动督导检查方案》。10 月 17～21 日，省卫生厅组织督查组，对部分三级医院进行了督查，并将督查中发现的问题反馈给医院，要求各医院对督查中发现的问题高度重视，针对问题进行整改。

深化“以病人为中心”的服务理念。制定了《海南省医疗机构服务规范（试行）》、《海南省医疗机构十大窗口服务规范（试行）》、《海南省卫生厅关于加强医患沟通，构建和谐医患关系的指导意见》。

2005 年 10 月 23～27 日，卫生部医院管理年督导组对医院管理年活动开展情况进行督查指导工作。对省人民医院、海医附院、海口市人民医院、省中医院等医院进行督查指导工作。

二、打击非法行医专项行动

打击非法行医专项行动督查　2005 年 4 月 13 日，全国打击非法行医、非法采供血液专项整治电视电话会议召开后，海南省高度重视打击非法行医专项行动工作，省卫生厅联合省计生、监察、公安、科技等有关部门密切配合，分工协作，认真贯彻落实会议精神，研究部署工作方案，及时开展自查自纠工作，加大监督检查力度，不断规范医疗行为，确保人民群众就医安全。

积极贯彻落实《国务院办公厅关于开展打

击商业欺诈专项行动的通知》和卫生部等七部门联合制定的《打击非法行医专项行动方案》精神，制定了《海南省打击非法行医专项行动方案》，及时成立领导小组及办公室。制定下发了《海南省打击非法行医专项行动领导小组及办公室工作制度》和《海南省打击非法行医专项行动工作安排》，设立投诉举报电话并规定了举报电话值守及处理制度、投诉举报的处理等。海南省制定下发了《打击非法行医专项行动实施方案》，将专项行动分为四个阶段实施。第一阶段（2005 年 6～7 月）为自查自纠阶段。第二阶段（2005 年 8～12 月）为全面整改阶段。第三阶段（2006 年 1～5 月）为全面规范和建立完善长效监管机制阶段。第四阶段（2006 年 6 月）为总结检查阶段。

2005 年 7 月 12～15 日和 8 月 23～30 日，海南省打击非法行医专项行动领导小组办公室组织两次联合督查活动，对全省 18 个市县打击非法行医专项行动工作进行督查。

截止 2005 年 12 月中旬，联合出动执法人员 4597 人，出动车辆 1392 辆次，检查医疗机构 1310 家，取缔非法行医机构 360 家，查处案件 158 宗，移送公安部门 8 宗，追究刑事案件 2 宗。对违规发布的医疗广告移送省工商局的 25 份，吊销违规医疗广告证明 19 份，处罚医疗机构 8 家。

加强医疗服务市场监管巩固，打击非法行医专项行动成果　2004 年 4 月，中央电视台《焦点访谈》节目曝光了海口市医疗服务市场混乱的问题后，海南省政府高度重视，立即组织开展了全省范围内的整顿规范医疗服务和医药市场专项行动，并积极探索建立长效监管机制。根据省政府制定的《海南省整顿医药市场工作方案》安排，在以林方略副省长任组长的省整顿医药市场领导小组的领导下，相关部门密切配合，协同作战，加大工作力度，采取有效措施整顿规范了全省医药市场。省卫生厅、省公安厅联合下发了《联合打击非法行医活动工作制度》，省委宣传部、省工商局、省卫生厅等部门联合下发《关于建立新闻媒体广告监管联席会议制度及有关问题的通知》，省卫生厅编印下发了《海南省医疗机构管理规章制度汇编》和《关于印发〈医疗机构管理条例实施细则〉补充条款（试行）的通知》。海口市卫生局制定了《海口市医疗机构违规执业记分规定》，建立医疗机构违规档案，及时掌握各医疗机构执业情况，并将医疗机构违规扣分情况作为年审校验时暂缓校验的重要指标之一。三亚市、万宁市、澄迈县、乐东县等制订了《个体诊所、医疗所、门诊部、中小学卫生保健室考核量化标准》，昌江县制定了《卫生院院长、村委会主任举报非法行医工作责任制》等。临高县针对公立医疗机构医务人员擅自外出"走穴"开展诊疗问题，制定下发了《关于加强卫生医技人员劳动纪律的实施意见》，规定医务人员的考勤纪律和请假制度等。这些制度和措施的出台，对进一步规范医疗机构和医务人员的执业行为起到了积极的促进作用。

三、其他医政工作

医疗救治体系建设　海南省公共卫生紧急救援指挥中心设在海南省血液中心业务大楼内，面积 600m^2。利用国债资金和省财政安排的专项资金，指挥系统软件设计已完成，2005 年 7 月 1 日开始试运行。

建立省急救网络系统终端部分。实现省指挥系统与市县急救中心指挥系统的连接和信息通讯，全省电话会议系统和全省移动指挥系统的建设。建立与全省各市卫生、公安、交通、消防等公共安全信息的共享和连通。截止 2005 年底，已完成与琼海、儋州的信息通讯连接工作。

制定了《海南省急救医疗机构评审管理办法（试行）》，成立了省突发公共卫生一线应急救治队伍。一线应急救治队伍共 90 人，其中省级应急救治队伍 25 人，海口市点应急救治队伍 15 人，三亚市点应急救治队伍 12 人，琼海点应急救治队伍 10 人，儋州市点应急救治队伍 10 人，东方点应急救治队伍 9 人，五指山点应急救治队伍 9 人，2005 年救治队伍人员培训工作已完成。

人禽流感防治　制定了《海南省人禽流感医疗救治预案（试行）》和《海南省人感染禽流感防治应急行动队和防治专家诊疗队工作细则》，成立了省级专家诊疗队伍。

对全省各级医疗机构开展人禽流感防治工作情况进行了督导。要求各市县卫生局、各医疗机构制定了本单位人禽流感应急救治预案，建立救治队伍。加强发热门诊建设，各医疗机构严格按照卫生部《医疗机构传染病预检分诊管理办法》、《急性呼吸道发热病人就诊规定》，对发热病人进行分诊、询问病史、诊断和处理。对全省医护人员进行传染病防治相关法律法规和人禽流感知识的培训工作。

城市卫生支援农村卫生工作 积极推进城市卫生支援农村卫生工作，进一步安排好“汽车流动扶贫医院”和卫生人员“三下乡”工作。据不完全统计，“海南汽车流动扶贫医院”共派出医疗队40支，在老、少、边、穷地区开设医疗点47个，参加巡回医疗队人员410人次，免费为群众诊疗治病10532人次，完成省委、省政府承诺的全年免费为贫困地区诊疗10000人次任务的105%，免费赠送药品价值人民币58800元，赠送仪器设备人民币1万元，开展扶贫手术20台，抢救、治疗危重病人10人，培训基层医务人员313人次，举办各级各类传染病防治知识讲座120人次，接受健康教育和防病知识教育群众15000多人，免费赠送医疗书籍2300册。

开展城市医院与贫困县医院合作式医疗扶贫工作，从2005年开始，安排省人民医院、海南医学院附属医院、海口市人民医院、省农垦总局医院、省农垦三亚医院五家三级甲等综合性医院分别对白沙、陵水、琼中、保亭、乐东县人民医院实施一对一合作式医疗扶贫。派出一支队伍，共建一个特色科系，开展一项新技术，培养一支技术骨干队伍，带动一所医院，服务一方群众。

积极配合卫生部、国家中医药管理局开展“万名医生支援农村卫生工程”项目工作。按项目要求，下发了《海南省“万名医师支援农村卫生工程”执行方案》，安排省人民医院、海南医学院附属医院、海口市人民医院、省农垦总局医院、省农垦三亚医院、省中医院六家三级甲等综合性医院的25名医师分别对五指山、白沙、陵水、琼中、保亭、乐东县人民医院和琼中县中医院实施对口支援。该项工作在7月正式实施。同时，还下发了《海南省实施“万名医师支援农村卫生工程”项目资金管理办法》，对项目经费的来源、管理、经费的使用和监督进行了具体规定。中央财政补助资金已按标准下达各支援医院，省级配套资金已在2006年省级财政预算中申请安排。

为落实好支援医师派驻工作，在2005年6月30日下发了《关于做好医疗扶贫支援人员派驻工作的通知》，要求各支援医院派出的支援医师必须在7月10日前进驻各对口受援医院。制定了《海南省“万名医师支援农村卫生工程”派驻医师绩效考核办法》，对派驻医师的德能勤绩四个方面进行考核。考核结果将作为派驻人员年终考核和职称晋升考评的重要内容。省人民医院在2005年被评为全国“三下乡”先进集体。

医师资格考试 ①资格考试：2005年全省经过资格审查有3897人符合条件参加医师资格考试。其中2976人通过实践技能考试；②严格人员资格准入关。上半年按照《执业医师法》，对参加2004年全国医师资格考试合格的658名医师颁发证书。

其他工作 ①配合其他部门开展戒毒工作，派15名医务人员支援安康医院建设。省安宁医院美沙酮门诊已经卫生部批准设立；②在省皮肤性病防治中心设立全省艾滋病感染者抗病毒治疗指导中心，负责全省艾滋病抗病毒治疗的管理与指导及抗病毒治疗药物管理工作；③加强血液管理工作，防止和杜绝血源性疾病的发生和传播，下发了《海南省卫生厅关于进一步加强血液管理工作的通知》，对临床用血监管、保证用血安全和提高成分输血比例等工作提出了具体要求。

（廖志武）

重庆市医政工作

医疗机构概况 截止2005年底，重庆市（不含军队系统）共有卫生机构1688个。其中医院361个，卫生院1102个，采供血机构12个，妇幼保健院41个，疾病控制机构43个，卫生监督机构40个。有床位64674张，平均每千人口病床2.05张（比2004年增加0.03张）。有卫生人员94761人，其中卫生技术人员78780人，平均每千人口拥有卫生技术人员2.5人（比2004年增加0.03人）、执业医师（包括执业助理医师）1.18人（比2004年增加0.01人）、注册护士0.66人。

2005年，各级各类医疗机构诊疗人次数总计4992万人次，出院人数总计143.5万多人次。平均病床使用率61.75%（比2004年增加3.74个百分点），出院者平均住院日8.89天（比2004年增加0.32天）。政府举办的非营利性综合医院平均每诊疗人次费用118.37元，比2004年增长10.86%；平均每一出院患者住院医疗费4141.17元，比2004年增长8.07%。

一、医院管理年

积极开展医院管理年活动 根据《卫生部、国家中医药管理局关于开展“以病人为中心，以提高医疗服务质量为主题”的医院管理年活动的通知》，市卫生局制定《重庆市医院管理年活动方案》等13个文件，成立重庆市医院管理年活动领导小组，召开重庆市2005年医院管理年工作会议暨医政工作会议，组织40个区县和462所各级各类医院开展医院管理年活动。

在医院管理年活动中，市卫生局坚持“三个抓住”和开展“四个一活动”。三个抓住”就是在医院管理方面抓住端正办院方向，在医疗质量方面抓住落实医疗制度，在服务绩效方面抓住减轻病人负担。“四个一活动”，即“开展一项活动”、“强化一个内涵”、“搞好一个评价”和“实现一个目标”。“开展一项活动”是通过开展弘扬白求恩精神，做白求恩式医务工作者优质服务活动，提倡学习白求恩，以精湛的医术、深厚的爱心、极端的负责和无私的奉献，维护人民健康利益。“强化一个内涵”就是加强医疗规章制度执行和落实情况的监督检查，加强对重点岗位、重点环节、重点制度的检查，特别狠抓首诊负责制、三级医师查房制、手术分级制、危重病人抢救制、专科专治制度、医院感染管理以及合理用药、合理检查、合理治疗等制度。“搞好一个评价”就是严格按照《医院管理评价指南》搞好全面评价，重点是对基础医疗质量，特别是查房质量、手术质量、病历质量、护理质量、合理诊疗质量进行评价。“保证一个效果”就是通过开展医院管理年活动，逐步实现缓解看病难、看病贵问题，切实减轻病人负担。

市卫生局制定《重庆市医院管理评价指南实施细则（试行）》，把医院管理目标要求细化为387个具体检查项目和内容。制定《重庆市常见病多发病合理检查合理用药合理治疗指导原则》，规范50种常见病、多发病诊治，限制高费用的检查、用药及治疗措施。制定《重庆市医院抗感染药物使用管理规范（试行）》，规定抗感染药物的使用原则、一二三线药物的处方权限、不同等级医院抗感染药物的使用率和病原学检测送检率等，防止滥用抗感染药物。强调“十二个严禁”，规定门诊、住院诊疗费下降和药品收入控制指标。对医院出租承包科室、医生收入与科室医疗收入挂钩、重复分解收费等6大项侵害患者利益的行为实行一票否决。各级卫生行政部门按照卫生部《医院管理评价指南》和《重庆市医院管理评价指南实施细则》，重点开展基础医疗质量特别是查房质量、手术质量、病历质量、护理质量、合理诊疗评价。

2005年8月20～26日，卫生部督查组到重庆督察医院管理年活动，抽查重医附一院、市一院和市三院。11月3～15日，市卫生局组织6个组，开展区县医院管理年活动督查工作。各区县卫生局对所属医疗机构的督查率达90%以上。通过开展医院管理年活动，群众对医疗服务质量的满意度达95%以上，全市急诊抢救成功率上升1.58%，出入院诊断符合率上升0.27%，手术前后诊断符合率上升0.07%，治愈好转率上升0.16%，出院者平均住院日下降0.64天，门诊平均每诊疗人次费用下降4.28元，药品收入占医疗业务收入比例下降2%。

重点坚持“四个一” 重庆市卫生局扎扎实实开展好医院管理年活动，要求区县卫生行政部门和各级各类医院重点坚持“四个一”活动。

（一）开展一项活动 开展“弘扬白求恩精神，做白求恩式医务工作者”优质服务活动。努力做到把“弘扬白求恩精神，做白求恩式医务工作者”同保持共产党员先进性教育结合，同“行业作风建设和职业道德教育”结合，同“加强医院科学管理，提高基础医疗质量”结合；实现“一个目标”就是“努力做到以病人为中心，待病人如亲人，切实减轻病人负担。”

（二）“强化一个内涵” 加强医疗规章制度的执行和落实情况的监督检查。要从深层次内涵方面进一步加强制度建设，要特别注意加强医院感染管理工作，全面加强对医疗废物处理、医疗污水处理和医院感染管理工作的专项检查，进一步加强对内窥镜和口腔器械消毒的监控，切实提高医院感染管理工作的质量和水平。

（三）“搞好一个评价”　严格按照《重庆市医院管理评价指南实施细则》搞好全面评价。重点开展查房质量评价，手术质量评价，病历质量评价，护理质量评价，合理用药、合理检查、合理治疗评价。

（四）“保证一个效果”　通过开展医院管理年活动，努力减轻病人负担。特别是通过认真贯彻执行《重庆市常见病多发病合理用药、合理检查、合理治疗规范》和《重庆市抗感染药物使用管理规范》，进一步推进临床合理用药、合理检查、合理治疗，维护病人利益。

对医院管理年活动进行督导　重庆市卫生局召开市级医院医院管理年活动督导会，传达卫生部医院管理年活动工作会议精神，并安排部署工作。

会议传达了卫生部在成都召开的医院管理年工作会议精神。重庆市三院、西南医院、三峡中心医院、重庆市中医院、新桥医院、重庆市中山医院、武警重庆总队医院等分别介绍了本单位开展医院管理年活动的主要情况。重庆市三院开展了“三基”知识竞赛，提高基础医疗质量；西南医院通过打造优质门诊，推出“创建便民服务中心”等八大服务措施、十七条门诊服务承诺，优化服务流程；三峡中心医院实行“医疗质量管理问责制”和“行政管理问责制”，提高医院管理水平；重庆市中医院将医院管理评价指标分解到人，制定工作进程表，保证各项指标落实；新桥医院围绕医院管理年主题开展“三个主题月”（医德医风月、医疗质量月、信息化建设月）、和全院性示教查房等“五个一”活动；重庆中山医院开展了“情满中山，优质关爱，服务病人”、“质量为本，安全第一”两个主题活动，推动了医院管理年活动的深入开展；武警重庆总队医院为解决群众看病难问题，专门为边远农村群众开设了“健康直通车”，每周两次免费接送患者。其他医院也都按照医院管理年活动的要求，结合自身实际提出了具体举措。

重庆市卫生局要求各医院要进一步提高对医院管理年活动的认识，突出“在医院管理方面抓住端正办院方向；在医疗质量方面抓住落实医疗制度；在服务绩效方面抓住减轻病人负担”这三个重点，按照医院管理年活动方案的要求，围绕工作目标和重点要求，结合自身实际开展活动。同时，要加强信息报送工作，相互交流、促进和提高。重庆市卫生局从8月份开始对活动开展情况进行现场督查。

二、打击非法行医专项行动

召开全市卫生综合执法工作会议　为全面推进全市卫生综合执法工作，进一步部署打击非法行医等卫生综合执法大检查，重庆市卫生局于2005年8月11日召开了全市卫生综合执法工作会议。全市40个区县（自治县、市）卫生局分管领导和医疗机构执法工作人员、卫生监督所负责人，市卫生局卫生监督所所领导和各处室负责人，市级各医院、三军医大各附属医院、解放军324医院、武警重庆总队医院院领导共计180余人参加了这次会议。

重庆市卫生局有关领导对重庆市卫生综合执法工作的现状、卫生综合执法的体制和机制问题进行了介绍，并对下半年全市卫生综合执法工作作出了安排。重庆市卫生局有关领导部署了全市打击非法行医专项执法大检查工作。

重庆市卫生局党组书记在会上要求：①要充分认识全面开展卫生综合执法工作的重要意义；②要明确任务，切实加强卫生综合执法工作；③要依法行政，规范卫生执法工作；④要加强队伍建设，提高执法水平；⑤要坚持综合执法工作与开展医院管理年活动相结合的原则；⑥要实行执法责任制，落实责任追究制；⑦要加大宣传，展现良好的执法形象。

重庆市人民政府有关领导在会上指出：近年来，市委、市政府十分关心和重视卫生监督执法工作，各级卫生行政部门及卫生监督机构加大了卫生执法力度，特别是2005年在全市实施卫生综合执法以来，进一步开展打击非法行医专项行动，有力地保障了全市人民群众的健康，促进了重庆市卫生事业的健康有序发展。并强调：进一步强化卫生综合执法工作，努力适应社会主义市场经济需要；进一步强化卫生综合执法工作，努力构建社会主义法制社会；进一步强化卫生行政执法工作，努力构建社会主义和谐社会；进一步强化卫生综合执法工作，努力保障卫生事业健康、有序的发展。

会上，卫生部监督司有关领导对这次会议给予了高度的评价，并在会上提出了三个方面的要求：①形成共识，进一步认识开展卫生综合执法的重要性和紧迫性；②继续深化卫生体制改革，做好卫生综合执法工作；③突出重点，做好2005年打击非法行医的专项整治工作。

在这次会议上，重庆市卫生局还对40个区县（自治县、市）卫生局和卫生监督所、市卫生局卫生监督所的有关人员进行了卫生综合执法工作培训，进一步明确了打击非法行医专项行动的内容、法律依据以及执法程序。

重庆市卫生综合执法工作会议的召开，标志着重庆市卫生综合执法工作全面展开，标志着重庆市卫生综合执法工作进入了一个新的阶段。

打击非法行医工作督导 市卫生局与市科委、市公安局、市监察局和市人口计生委联合制定下发《重庆市打击非法行医专项行动方案》，明确打击非法行医专项行动的指导思想、工作目标、工作内容和重点、职责分工、组织领导分工及主要任务、实施步骤和工作安排、工作要求，分动员部署阶段（2005年5月）、组织实施阶段（2005年6月~2006年5月）、总结检查阶段（2006年5月）等三个阶段实施。在行动中，各级卫生行政部门和卫生监督机构从机构准入、人员准入、技术准入、执业管理等方面对医疗机构进行全面监督检查，重点对无证行医、出租科室、外包科室、非卫生技术人员从事医疗卫生工作、药店坐堂行医等非法医疗活动进行整治。据统计，全市共出动卫生监督人员1.7万人次，监督检查9779家医疗机构，查处涪陵、万州皮肤泌尿专科医院等1973件非法行医案件，依法取缔1690户非法执业医疗机构，吊销22户次执业许可证，罚款249.76万余元，没收66.16万元非法所得。

三、其他医政工作

万名医师支援农村卫生工程 2005年6月1日，“万名医师支援农村卫生工程”正式启动。市卫生局制定了《重庆市万名医师支援农村卫生工程执行方案》和相关配套文件，成立项目领导小组，组织14所大医院对口支援14个国家级贫困县县级医院，实现“派出一支队伍、带好一所医院、培养一批人才”的目标。项目实施以来，医疗队开展2397次教学查房、366次专题讲座、1100余台次手术、84次义诊、637次疑难病例讨论和98项新技术新项目，诊疗22502人次门诊病例，收治1293名住院病人。

无偿献血 市卫生局和市红十字会利用“5.8国际红十字日”、“世界卫生日”和“6.14世界献血日”，宣传无偿献血。各级政府把无偿献血活动作为提升城市形象和深化文明城市创建的一项重要工作来抓，黔江区自愿无偿献血率达到100%，北碚区实现从计划无偿献血向自愿无偿献血的过渡。市献血办制作无偿献血公益广告片，在重庆卫视、重庆有线电视频道和1000辆公交车上播出。6月14日，召开重庆市2000~2004年度无偿献血表彰大会，张金德等98人荣获无偿献血奉献奖、164个单位和个人荣获无偿献血促进奖、44个单位荣获无偿献血先进奖。利用“血液质量管理专项资金”，为奉节中心血站配置大型采血车一台，分别为12所县级医院输血科配置一台专用储血冰箱。全市自愿无偿献血比例达到62.2%，成分输血的比例上升到92.4%。

医疗救助 市卫生局协调市残联，开展健康快车前期准备工作，完成万州区和梁平县等12个区县的白内障病人初筛工作；卫生部健康快车于2005年3月7~5月25日抵达万州，免费完成1032例白内障患者复明手术。市卫生局协调市残联完成“视觉第一中国行动”二期工作，完成8200例白内障复明手术；抽调医护人员30人组成3个“视中”手术医疗队，完成1727例白内障复明手术，其中免费完成1014例白内障复明手术。市卫生局协调市红十字会建立“白血病患儿救助基金”，实施白血病患儿救助。香港瑞安集团捐赠的1000万元人民币，建立“重庆市急救医疗基金”。渝中区、南岸区等部分区县实施医疗救助，辖区内困难群众诊治常见病和多发病，减免挂号费、诊疗费、住院床位费和护理费。渝中区还推行特困居民医疗救助，发放“爱心医疗救助卡”（300元代金券）。

护理工作 截止到2005年底，全市有2.5万护理人员，约占卫技人员总数的32%；其中主任护师7人，副主任护师168人，主管护师近4000人；10935人具有大专以上学历，占44.3%。市卫生局制定《护理工作评价指南实施细则》，继续开展创建“星级护理站”活动。

包红勇等4名护理人员和重医大儿童医院ICU护理组等7个护理单元分别被卫生部、全国妇联和总后卫生部评为“巾帼建功”标兵和“巾帼文明岗”。二级以上医院全面开展整体护理工作，市第九人民医院病房床位与护士比例达到1:0.52，重庆医科大学附属儿童医院建立的整体护理模式在全国护理工作会议上作大会交流。

医师资格管理 市卫生局组织开展2005年重庆市考区工作，要求各级卫生行政部加强报名资格审查、考试考务管理和执行考试纪律等环节的监督，做到“五个落实”（即：组织落实、人员落实、责任落实、制度落实、工作落实）。市卫生局调整考区医师资格考试领导小组及其办公室组成人员。

2005年4月10~25日，重庆考区14488人报名。6月20~30日，开展实践技能考试，10703人合格（其中西医8240人，中医2463人），通过率为78%。9月17~18日，全市医学综合笔试6个考点设置360个考场数，725人监考，10583人参加考试，120人缺考（其中中医缺考38人，西医缺考82人），3882人考试合格，合格率为36.7%。6月23~26日，国家医学考试中心组织医师资格考试考务评估小组，评估重庆考区的实践技能考试工作。9月15~19日，国家医学考试中心组织医师资格考试考务评估小组，评估重庆考区的医学综合笔试工作。

2005年，市卫生局新发放3314个2004年考试合格人员资格证书，换发51个军队人员证书，纠错62个证书，补办61个证书。全市医师执业注册人数累计达到45644人，其中市卫生局注册1038人，变更注册905人。

（冯子敏）

四川省医政工作

一、医院管理年

推动医院管理年活动力度加大 2005年，四川省卫生厅采取暗访、座谈、交流等形式，对各市（州）开展“医院管理年”活动情况进行检查。

从督查的情况看，德阳市以所辖绵竹市人民医院的经验为典型，在全市推行“四合理、三工程、两规范、一救助”活动，即合理收费、合理用药、合理检查、合理治疗，实施医患和谐工程、医技质量精益求精工程、护理质量精益求精工程，规范诊疗行为、规范收费行为，积极开展医疗求助。雅安市人民医院积极改进服务流程，方便患者就医，大大缩短患者在医院的就诊时间。广元市苍溪县卫生局则重点在规范监管、规范执业、提高医疗质量、改善医疗服务、送医下乡、服务基层群众等方面下大力气推动医院管理年活动的开展。

全面认真开展医院管理年活动 四川省卫生厅召开各市（州）卫生局长、分管医政工作局长、医政科长和全省二级甲等以上医院院长等200余人参加的全省医政工作会议，紧紧围绕依法执业、质量规范和行政管理三个环节，从规范入手，全面推动医院管理年活动的开展。

（一）部署及时有力 ①下发通知，确定了医院管理年工作的指导思想和目标，提出了具体要求；②印发了卫生部《医院管理评价指南（试行）》和《医师外出会诊管理暂行规定》；③完成了《医院管理评价指南（试行）》评价细则、病案质量标准和急诊、转诊、护理规范等一系列指导性文件，在全省范围内征求意见。

（二）领导深入调研，有的放矢 ①组织专家随机对成都市六医院、成都市武侯区医院、泸州市第二医院、内江市第四人民医院等医院的医疗质量管理及收费、用药进行检查，发现问题及时纠正；②召集10家大型医院院长就开展管理年活动座谈，广泛听取意见，并由赵万华副厅长带队，对德阳市等地区开展管理年活动进行督查和调研。

（三）积极缓解群众看病难、看病贵问题 ①下发通知，要求各医疗机构严格自律，规范医疗服务行为，合理用药，合理检查，严格控制医药费用，并与等级挂钩，强调管理力度；②重点对现有医疗机构进行复查评价、制定规划、修订评审标准，复查不合格的医院将被降等或降级，同时降低收费标准；③定期和不定期对医疗机构合理收费、合理用药、合理检查等执行情况进行检查和抽查。

加强药品集中招标采购 出台了《四川省医疗机构药品集中招标采购实施方案》、《四川省医疗机构药品集中挂网采购暂行规定》等10多个规范性文件。招标程序明确，制定原则充分听取医疗机构及企业意见，医院管委会发挥主体作用，设立仲裁组把关关键环节，构建了四川省药品集中采购交易平台，实行药品集中挂网限竞价，实现了中标药品招标医疗机构、部分跟标医疗机构的网上采购，社会和政府对医疗机构阳光采购、企业配送等情况的全方位的监管。取消中介，减少了中间环节，不再收取中标药品交易服务费和保证金，只收中标品种少量服务费。2005年，已有2200家生产企业的6600多个药品品规挂网并正常运行，480家医疗机构上网采购。第一、二批挂网药品和第三批中标转挂网药品的零售价比国家现行零售价分别下降31%、28%和40.6%，平均下降33.2%。2005年，网上采购量达22亿元。

二、打击非法行医专项行动

高度重视、精心部署打击非法行医专项行动 四川省人民政府高度重视打击非法行医专项行动工作，根据全国打击非法行医专项行动领导小组电视电话会议精神和《关于印发〈打击非法行医专项行动方案〉的通知》要求，精心策划部署，认真组织落实。

全国打击非法行医专项行动动员部署电视电话会议后，四川省卫生厅党组及时召开专门会议对专项行动进行研究，四川省卫生厅、整规办、科技厅、公安厅、监察厅、人口计生委、中医药管理局、成都军区联勤部卫生部、武警四川总队后勤部等九个部门于2005年4月18日即联合召开了首次部门联席会议。四川省政府副省长刘晓峰及副秘书长乔仁毅等领导于4月26日听取了省卫生厅赵万华副厅长的专题汇报。省政府办公厅于5月13日向各市、州政府转发了省卫生厅等部门联合制定的《四川省打击非法行医专项行动实施方案》，在工作重点上除涵盖国家方案五项重点外，并将严肃查处和追究违规行政审批和包庇、纵容非法行医活动的相关人员责任列为重点。在实施步骤上针对第二阶段跨度长的特点，进一步细化为自查清理、集中执法检查、整改复查、重点督查几个阶段，要求将严厉打击非法行医、取缔无证行医、依法依纪追究有关人员责任作为工作重点贯穿始终。

2005年5月18日，省卫生厅等九部门联合召开了四川省打击非法行医专项行动动员部署电视电话会议，四川省人民政府副省长刘晓峰出席会议并发表了重要讲话：强调2005年的专项行动要重点突出、重心下移，从基层抓起，从农村抓起，从群众关心的热点问题抓起，坚持“打击、取缔、规范、查源”的八字方针，标本兼治、综合治理，加大执法力度，狠抓责任落实，集中力量查处一批大案要案，严惩一批违法犯罪团伙和首恶分子，充分发挥社会舆论监督作用，始终形成高压严打态势；各地要按照“地方政府负责，部门指导协调，各方联合行动”的工作要求，切实加强组织领导；在开展打击非法行医专项行动的同时，不能放松血液监管工作，要将血液监管从集中式的整治转为经常性的监督。会上，整规、计生、中医药管理等部门也分别就各自职责进行工作部署。

四川省、成都市相关部门负责同志、各医疗单位负责人200余人参加了主会场会议。各市、州政府有关领导、相关部门负责人及医疗单位负责同志参加了个市、州分会场会议。

加强打击非法行医专项行动宣传和自查清理工作 四川省打击非法行医专项行动在省政府的高度重视和各部门的密切配合下，取得一定成效。

（一）加强宣传攻势，积极开展专项行动工作 四川省专项行动领导小组办公室制定了《四川省打击非法行医专项行动宣传方案》（以下简称《宣传方案》），要求各部门要发挥各自优势，齐心协力，共同搞好专项行动的宣传工作。同时要求各地要根据全省的统一部署，结合本地实际，制定宣传计划，因地制宜开展宣传工作。《宣传方案》明确规定宣传内容主要包括：国务院关于开展打击商业欺诈、打击非法行医专项行动的重要意义、指导思想、原则和目标；国家、省专项行动各项工作布置、整体方案、各阶段的具体实施方案、步骤；相关的卫生法律法规和医学常识；省专项行动进展情况、典型案例查处情况；守法行医、诚信经营先进典型；各市州开展专项行动的进展情况；相关部门的经验、做法等。要求通过标语、简报、网站、电视台、报纸、杂志、科普读物等多种形式的宣传，为深入开展专项行动营造良好的舆论氛围，使社会各界深入了解目标、意义及成效，形成全社会共同参与的局面；增强医疗机构依法行医意识，增强人民群众识别假医生、识别医疗欺诈的能力，增强打击非法行医的执法力度，推动专项行动深入开展。

（二）认真做好专项行动自查清理阶段工作　自2005年6月以来，四川省各地打击非法行医专项行动逐步转入实施自查清理阶段。为及时有效指导各地、各部门开展自查清理工作，为下步工作的开展奠定良好基础，省专项行动领导小组办公室印发了《全省打击非法行医专项行动第二阶段自查清理（6~7月）工作安排意见》，明确了各部门的工作职责和重点。省卫生厅为指导各地卫生部门认真开展自查清理工作，还专门下发了《关于认真做好打击非法行医专项行动自查清理阶段工作的通知》，重点对医疗机构执业许可、注册及人员注册情况；医疗卫生机构出租、承包科室行为；非法开展胎儿性别鉴定或选择性别终止妊娠手术行为；非法开展性病诊疗活动等四方面进行自查清理。

四川省攀枝花、遂宁等市在专项行动自查清理期间，出动大批卫生执法监督人员，取缔了一批“黑诊所”，严厉打击了非法行医者的嚣张气焰，维护了人民群众健康权益，有力地遏制了医疗欺诈泛滥势头。成都、眉山、德阳等地也先后出动大批卫生执法监督人员，对辖区医疗服务市场开展自查清理。各地工作各有侧重：眉山重点打击取缔了药店“坐堂医”和未经备案开展义诊活动；成都对医疗机构出租、承包科室、医托等行为进行了严厉打击；德阳注重打建并举，该市中江县对医疗机构推行了诚信管理，印发了《医疗机构依法执业承诺书》，鼓励引导各级各类医疗机构严格自律，自觉遵纪守法，规范执业，积极营造诚信行医光荣，医疗欺诈可耻的良好氛围。

认真开展打击非法行医专项行动　四川省按照全国打击非法行医专项行动领导小组的统一部署，结合实际，采取切实措施，重拳出击，严厉打击非法行医。

（一）全面布置，部门齐动　专项行动进入实施阶段以来，四川省打击非法行医专项行动领导小组多次召开联席会议，制定了《全省打击非法行医专项行动第二阶段自查清理工作安排意见》，明确了阶段工作目标、各部门职责及任务，制定了宣传方案，确定了宣传工作目标、重点内容、方式。省卫生厅下发了《关于认真做好打击非法行医专项行动自查清理阶段工作的通知》。各级卫生行政部门按照“谁发证，谁主管”的原则，对已发放的《医疗机构执业许可证》及医师、护士执业注册情况、医师资质等进行重点检查；各级医疗机构对聘用非卫生技术人员、出租和承包科室行为进行重点清理；卫生行政部门和医疗机构同时对非法开展胎儿性别鉴定、选择性别终止妊娠手术以及非法开展性病诊疗活动等行为进行清查。省计生部门在自查清理中做到“四个结合”：即专项行动与宣传法律法规相结合、与计生技术服务机构换发证相结合、与清理从事计生技术服务人员资质相结合、与治理出生人口性别比持续升高和“关爱女孩行动”相结合；同时，认真组织开展查处非法开展胎儿性别鉴定或选择性别终止妊娠手术行为的专项检查。省中医药管理局重点组织了对直属中医医疗单位的自查清理。整规、科技、公安、监察等部门按照职责分工组织开展了工作。

（二）组织“6.15”突击行动，加大执法打击力度　2005年6月15日，省卫生厅在全省统一部署开展了打击非法性病诊疗活动的突击行动，并向12个重点地区派出了联络员进行现场指导。全省21个市、州共检查开展性病诊疗活动的医疗机构50家、执业人员239人。检查结束后，省卫生厅对检查情况及时进行分析、梳理、通报，先后召开了四次专题会议分析研究案件查处工作，并专门就案件协查工作召开了成都、眉山等六市现场办公会。全省各市、州按照“事实清楚、证据确凿、定性准确、处理到位”的原则，对“6.15”突击行动发现的违法违规行为进行了查处。共处罚医疗机构41家，其中警告、责令改正38家，吊销《医疗机构执业许可证》3家，共计罚款96100元、没收非法所得14028元。对2名无证行医人员分别罚款1000元，收缴2人所持的伪造《医师执业证书》；对7人使用虚假注册变更手续骗取卫生行政部门颁发的《医师执业证书》撤销行政许可，并公告注销；收回并重新核发《医疗机构执业许可证》3家。南充市顺庆区卫生局和西昌市卫生局对其工作人员在办理医师执业注册工作中的失职行为进行了责任追究。

（三）加大督查督办力度，确保落实到位

省专项行动领导小组多次进行明查暗访，并及时将督查、暗访情况予以通报，责成有关部门进一步调查处理，促进了工作的开展，保证了各项措施落实到位。同时，非常重视做好举报投诉查处工作，对举报线索认真进行梳理和排查，对于有明确线索的举报及时组织调查处理，加大催办督办力度，做到件件有落实、有回音。省专项行动领导小组还专门就阶段性举报投诉查处情况进行了全省通报。至8月15日，省专项行动办共接到各类投诉215件，直接查处的38件，转各市、州查处的168件，转有关部门查处的9件。

（四）加强案例分析研讨，提高办案水平

2005年8月25～26日，省卫生厅、省卫生执法监督总队举办了打击非法行医典型案例研讨会，重点研讨了专项行动以来，各地正在办理或已办结的25起典型案件。有关专家对每例案件违法事实的认定、证据的关联性、适用罚则准确性等进行了点评。大家对具体办案中的疑点和难点进行了研讨，认真总结和交流执法办案中的经验和教训，并针对2005年打击非法行医工作中遇到的具体问题提出了对策和建议。这次研讨会，进一步提高了卫生执法人员执法能力和办案水平，为专项行动的深入开展打下了良好的基础。

据不完全统计，专项行动开展以来，全省共查处案件1926起，无证行医案件958起，医疗机构和计生技术服务机构聘用非卫生技术人员从事诊疗活动187起，出租承包科室7起，擅自开展性病诊疗活动22起，非法开展胎儿性别鉴定1起，计生技术服务机构超范围执业11起；吊销了5家医疗机构执业许可证、9名医师的执业证书，没收器械1656件、药品415箱，暂停执业机构13户、执业人员99人，罚款186.82万元，没收非法所得80.91万元，移送工商、公安、药监等部门案件17起。

三、其他医政工作

医德医风建设 对卫生行业的不正之风坚持纠建并举，实行正反两方面教育。下发了《关于严格管理医疗机构医药费用的通知》，提出了七条警戒线：取消内部科室与医务人员收入分配直接挂钩的经济承包办法，不准设立小金库；药品集中招标采购，同类药优先选择低价品种；医务人员使用治疗效果相当的药物时优选优价品种，药品不得开单提成；医务人员应选能够明确诊断且费用较低的检查项目，不得盲目重复施检；医疗机构不准实行仪器检查、化验检查及其他医学检查等开单提成；医务人员不得私自外出会诊；会诊收费按照医疗机构所在地的相关标准执行，不得私自或另行收取会诊或劳务费。对违反该《通知》规定的行为，明确了具体的处理办法。会同省纪委对四川省二级及以上600余家医疗机构的院长进行了党风廉政专题教育和培训。

医疗下乡活动 开展了四川省第三届“卫生下乡爱心服务团”活动，15家中央和省级医疗单位的83名医务人员集中到四川省德阳市开展卫生支农工作，为老百姓送医下乡，服务上门。在各地卫生、财政、中医药主管部门，各有关医疗单位和派驻医务人员的共同努力下，“万名医师支援农村卫生工程”开局良好。组织四川省41家三级医院向36个国家扶贫开发工作重点县的36家县医院、4家中医院和1家藏医院派出181名医务人员前往工作。

（陈朝烈）

贵州省医政工作

一、医院管理年

狠抓医疗质量管理 贵州省在开展医院管理年活动中，狠抓医疗质量管理，强调细节决定成败。认真做好医院管理年的每一项工作。

（一）更新观念，处处体现以病人为中心

积极热情地为病人服务，解决病人实际问题，切实改变就医环境，让病人感到方便、快捷、舒适、温馨的服务。

（二）加强管理，认真做好各项制度的落实，特别是核心制度的落实 如：首诊负责制、术前讨论制、会诊制度、交接班制度等。

（三）加强法律法规的学习，提高职工法律意识，遵守职业道德，自觉抵制卫生行业不正之风。严格执行“八个严禁、六个不准”，用实际行动维护医学圣洁。

（四）加强领导，组织实施好医院～管理年活动，全面提高医疗护理质量，打造质量品牌。

医院管理年活动成效显著 2005 年，贵州省由省卫生厅厅长、医院管理年活动领导小组组长带队，到基层督查指导工作。各地卫生部门按照厅党组的要求制定了量化检查标准，促进了当地医疗机构的活动取得实效。

贵州省人民医院为开展好管理年活动，从狠抓关键性医疗制度着手，建立了持续质量改进的工作流程，严格依法执业，依法行医，改进和完善服务措施，建立起和谐的医患关系。2005 年 1～6 月该院被贵州省和贵阳市各家媒体宣传表扬 35 次，收到病人感谢信 62 封、锦旗镜框 216 面（个），病人对医院满意度明显提高。

贵州大学附属医对病历实行全程监控：①建立健全监控组织，明确各级职责，确保分级负责；②严把病历质量控制的三个关键环节；③严格了乙级、丙级病历的评判标准，加大了处罚力度。

贵阳中医学院二附院在医院管理年活动中努力降低病人费用，向社会公开承诺妇产科平产接生实行 900 元包干等部分病种费用包干制，深受患者欢迎。

黔西南州医院结合实际举办医疗纠纷事故防范专题讲座，对保证医疗安全，减少医疗纠纷，防范医疗事故，构建和谐医患关系发挥了积极作用。

遵医附院为提高医疗质量，对全院各科室医疗行为进行了规范，护理部、急诊科、细胞工程实验室等科室进一步健全和完善了科室管理制度和操作规范。

全省各级医院随着医院管理年活动的深入，以强化管理，改善服务、规范医疗行为、提高医疗质量、确保医疗安全已形成各级医院的共识和行动。通过医疗服务质量的提升，促进了医患沟通，医患关系明显改善，各项管理制度进一步健全和完善，严格了收费管理，降低了医药费用，强化了医德医风建设。

二、打击非法行医专项行动

打击非法行医专项行动阶段工作情况 根据国务院办公厅《关于开展打击商业欺诈专项行动的通知》、卫生部等七部委《关于印发〈打击非法行医专项行动方案〉的通知》，以及 2005 年全国整顿和规范市场经济秩序电视电话会议精神。为进一步加大专项行动领导力度，贵州省各市（州、地）成立了由卫生、公安、科技、监察、人口计生委、军分区等部门为成员的打击非法行医专项行动领导小组。各地结合实际，制定实施方案，使专项行动在全省范围内全面展开。

（一）全省打击非法行医专项行动开展基本情况 全省各地为认真抓好这次专项行动工作，都落实了专门办公室，抽调专职人员，配置了相应设备，确保日常工作顺利开展。为进一步加大宣传力度，各地设立投诉举报电话并通过媒体向社会公布，及时通报专项行动阶段性成果加强打击非法行医的舆论宣传和群众监督。认真对待各类投诉举报，记录群众举报的非法行医的线索，对举报内容进行初步核实整理，提出分类处理意见和建议，并转交各地打非办调查核实，要求各地及时反馈案件调查、处理结果。

截至 2005 年 9 月底，全省卫生部门共出动人员 12127 人次，科技部门出动 155 人次，公安部门出动 821 人次，监察部门出动 393 人次，人口和计生委出动 1181 人次，中医药部门出动 38 人次；各部门出动车辆共计 2880 辆次。

共检查各级各类医疗机构 7298 家，其中聘用非卫生技术人员行医 845 家，出租承包科室 121 家，擅自开展性病诊疗活动 87 家，非法鉴定胎儿性别 1 家，计生机构超范围行医 9 家，其他违法行为 776 家。对以上违法违规行为均作了处理，其中警告 949 户，责令改正 1139 户，罚款 67.645 万元，没收违法所得 22.796 万元，暂停执业人数 278 人，暂停执业户数 306 户，吊销执业证书人数 33 人，吊销许可证户数 6 户。

（二）典型案件督察处理

1. 贵州省遵义市部分医疗机构的整改情况：2005 年 9 月份，全国打击非法行医专项行动领导小组督察组在赴遵义市两城区及桐梓县专项行动工作开展督察时发现，遵义市红花岗区部分医疗机构非法行医问题严重，明确指示遵义市卫生局就各医疗机构问题限期整改。

遵义市卫生局领导先后到遵义市疾控中心、遵义市中医院、遵义市湘江医院召开现场办公会，要求各单位认真贯彻执行卫生部文件精神，深入学习相关法律法规，认真查找本单位问题，尽快彻底整改。遵义市卫生局于2005年9月12日召开全市市级以上医疗机构负责人会议，要求各医疗机构做好自查自纠工作，严格按照申报的诊疗科目开展诊疗活动，清理医疗机构内的非卫生技术人员行医行为，严格大型仪器设备的准入和操作人员资质的准入，严厉打击承包科室行为和虚假医疗广告。

遵义市疾控中心停止了性病门诊的营业，停止媒体宣传，从预防医学门诊部中彻底取消该项业务，上交现有处方金额7万元。遵义市红花岗区湘江医院关闭了性病专科、肝病专科，停止了不规范的医疗广告；对所有科室进行整顿，对医疗机构执业许可证上没有的科室，整理好资料上报市卫生局审批后增补；对外聘人员执业资格严格审查，无资质者一律清退；加强医务人员和行政人员的医德医风教育。遵义市卫生局对遵义市中医院作出了责令立即整改违法行为、取缔性病诊疗活动并处罚款三万元的行政处罚决定。遵义市中医院已经停止一切医疗广告的发布；暂停肝病DNA的检查，待按整规程序申报批准后再开展工作；加强对性病及各科室病案管理。

2. 贵州省绥阳县非法行医案件调查处理情况：2005年9月12日，绥阳县专项行动小组在检查中发现县城所在地洋川镇红五村高桥卫生室存在重大非法行医行为，并上报遵义市卫生局和省专项行动办公室。9月26日，省卫生厅组织人员前往绥阳县检查，发现该卫生室仍在执业，当即责令停止执业活动，并查封手术室及部分单据和登记本。遵义市卫生局也于9月29日前往绥阳县调查。

绥阳县县委、县政府高度重视，迅速成立了由县委副书记任组长，分管副县长、县政法委书记任副组长，公安局、监察局、卫生监督所组成的专案组对该卫生室专案调查，查获大量手术记录和其他重要证据。查实该卫生室存在严重超范围行医、聘用非卫生技术人员行医、非法自采自供血液等违法违规行为。

2005年10月18日，由分管县长、县公安局长、监察局长、卫生局长、监督所所长参加的案情分析会上，省督察组要求：①继续抓好全县专项行动工作，加大对各乡镇医疗机构的整顿、规范、清理。特别是县城所在地洋川镇的村卫生室设置要严格按照有关规定重新审批，不合格的要分流和取缔；②深挖高桥卫生室的违法行为，对该卫生室及其涉案人员依法给予行政处罚，没收非法所得；③公安局要加大对外逃涉案人员的追捕，积极配合卫生部门深入调查取证；④依法严肃处理违法违纪的行政人员。

（三）全省打击非法行医专项行动下一步工作措施

1. 进一步加大宣传力度，形成全社会参与监督的社会氛围：主要是通过对典型案件的调查处理和曝光，使人民群众充分认识到非法行医的危害和打击非法行医的目的。使群众认识到打击非法行医就是整顿和规范医疗市场，规范医疗服务体系，提高医疗服务质量，改善医患关系的重要举措。同时也要对各地的依法行政，秉公办理违法案件的先进典型进行宣传报道，树立政府良好形象，增强群众信心。

2. 加大部门协作力度，形成打击非法行医行动的合力：贵州省将进一步加强对全省专项行动工作的领导，深化对国务院办公厅、卫生部等部委颁发文件的理解，深入贯彻落实文件精神，重点贯彻《医师法》、《护士管理办法》和《医疗机构管理条例》，认真开展打击非法行医专项行动工作。突出工作重点，加强部门协作，特别是行政执法部门之间密切配合；加强上下沟通，地区间沟通，形成打击非法行医专项行动的合力。

3. 认真组织医疗机构校验工作和专项行动检查工作：充分利用卫生行政部门对《医疗机构执业许可证》的年度校验，认真审核各级各类医疗机构执业情况，发现医疗机构存在违法违规事实的，一律严格依法处理。贵州省专项行动领导小组计划在12月初组织全省一次地区之间的交叉大检查，抽调各地医政科长，监督所所长组成4支检查组，分别对九个市（州、地）和部分县进行专项工作检查，重点放在各市（州、地）直属医疗机构和防保机构，对执行文件精神不力，继续存在非法行医行为的医疗机构、防保机构进行通报，并追究有关责任人责任。

截止2005年底，全省卫生部门共出动人员17208人次，科技部门出动1304人次，公安部门出动821人次，监察部门出动431人次，人口和计生委出动1275人次，中医药部门出动65人次；各部门出动车辆共计2880辆次，共检查各级各类医疗机构11928家，其中聘用非卫生技术人员行医845家，出租承包科室121家，擅自开展性病诊疗活动87家，非法鉴定胎儿1家，计生机构超范围行医16家，其他违法行为776家。对以上违法违规行为均作了处理，其中警告949户，责令改正1139户，罚款95.691万元，没收违法所得22.796万元，暂停执业人数643人，暂停执业户数306户，吊销执业证书人数49人，吊销许可证户数60户。

黔西县重拳出击打击非法行医 明确六个打击重点：①未取得《医疗机构执业许可证》的黑诊所，无行医资格的游医、假医；②假冒医学、科研、军队、武警名义的违法行医行为；③医疗机构将科室或医疗场所租赁、承包或变相租赁、承包给其他单位或个人；④未经审批擅自从事性病诊疗活动的医疗机构；⑤未备案核准的义诊活动；⑥医疗机构聘用非卫生技术人员，以及超范围行医的行为。黔西县为了切实抓好这次专项行动并形成长效机制，采取多种形式大力宣传，认真热情接待群众举报和真诚接受社会监督。县卫生监督所紧紧围绕六个打击重点，对检查发现和群众举报的非法行医的线索逐一调查核实，采取联合行动和明查暗访相结合等方法，对存在非法行医事实的医疗机构和个人依法严肃处理。截至2005年10月中旬，黔西县共出动监督执法人员900多人次，检查医疗机构2600多户次，查处各类非法行医案件281件，取缔无证行医20户，没收药品及医疗器械价值约2.2万元，罚款2.7万余元。

严厉打击“黑诊所”。黔西县在专项行动中，针对无证行医的“黑诊所”严重扰乱医疗市场秩序现状，专项行动领导小组组织卫生监督人员在2005年7月10日～8月14日深入27个乡镇，进行清理整顿。查处无《医疗机构执业许可证》的“黑诊所”18户，没收药品及医疗器械价值约1.5万元，罚款2.3万余元。同时，对村卫生室和个体诊所执业行为进行规范、整顿。对68个村卫生室，12家个体诊所超范围行医行为责令限期整改。这次清理整顿使黔西县医疗卫生市场得到了规范，进一步确保了群众就医安全。

对药店“坐堂行医”法院强制执行。黔西县在专项行动中发现城关镇清毕路601号卢永茂药店无《医疗机构执业许可证》从事诊疗活动，依法按照《医疗机构管理条例》第四十四条予以：①没收药品和医疗器械；②罚款人民币五千元（5000.00元）的行政处罚。卢永茂收到处罚决定书后，在法定期限内未申请行政复议和向人民法院起诉，也未履行行政处罚决定。黔西县卫生局卫生监督所依据相关规定，申请法院强制执行。黔西县人民法院经审核，该案事实清楚，适用法律准确，执法程序合法，下达《贵州省黔西县人民法院行政裁定书》，予以强制执行。

黔南州卫生局对都匀市卫生局进行全州的通报 2005年6月24日，收到省打非办转来全国打非办举报都匀市朱国礼非法行医处理函，举报内容：“贵州省都匀市朱国礼非法购买伪造证件，冒充医师行医，以伪造的《医师资格证书》违法办理了《医疗机构执业许可证》。都匀市卫生局办事人员为其办理《医疗机构执业许可证》把关不严，严重失误，给朱国礼开设性病‘黑诊所’披上合法外衣。要求严肃查处。”经查实：朱国礼，男，55岁，广东省仁化县人，持有海南医学院1986～1989年中西医专业函授本科毕业证书、广东省卫生厅颁发的《执业医师资格证》（编号为199844110440224500615001）和2004年8月6日广东省卫生厅签发的《医师执业证书》（编号为003441104402245006150 01），注册执业地点：兴宁市人民医院，执业类别：临床，执业范围：内科。

2004年6月1日都匀市卫生局给朱国礼、广忠皮肤、泌尿专科门诊颁发《医疗机构执业许可证》（登记号522701008815）。2005年1月1日校验合格，诊疗科目：皮肤、泌尿科。

都匀市卫生局在审批广忠皮肤、泌尿专科门诊，核发《医疗机构执业许可证》中，未按照贵州省《医疗机构管理条例实施办法》报上级卫生行政主管部门复核，并依据复核意见作出是否设置医疗机构的规定审批，审批程序不合法；对朱国礼申请设置的诊疗科目审批不严，按朱国礼原医师执业证书的范围为：临床内科，而审批的诊疗科目为：皮肤、泌尿科，造成朱国礼超范围行医；都匀市卫生局对医疗机构的监管不力，该医疗机构长期非法行医，造成了不良的社会影响。

为严格依法行政，经局长办公会研究决定：①撤销都匀市卫生局审批广忠皮肤泌尿专科门诊的《医疗机构执业许可证》（登记号522701008815）；②给予都匀市卫生局全州通报批评；③建议都匀市卫生局对违法办理《医疗机构执业许可证》的相关人员给予相应的处理。

三、其他医政工作

医疗救治体系建设 截止2005年底，贵州省9个市（州、地）传染病医院、紧急救援中心和76个县传染病科（区）的建设项目任务全部完成。建立了医疗卫生机构中的公共卫生工作的长效机制。

加强乡（镇）卫生院建设。2005年，全省完成了1451个乡（镇）卫生院体制上划工作。对1451个乡（镇）卫生院院长、传染病主检医师，21914个乡村医师进行了培训。为各个乡（镇）卫生院配备1.2万元的急救设备。开工建设181个乡（镇）卫生院。

卫生执业人员考试办证及注册 组织全省医师资格考试，完成了全省执业医师资格考试16801人的审核及报名工作，办理省直医院医师执业注册505人，全省首次护士注册《护士执业证书》发放1599人；完成医师资格考试合格办理医师资格证书2063人。

万名医师支援农村卫生工程 先后组织200多支医疗服务队下到乡村和农户；组织79辆农村巡回医疗车、100辆母亲健康快车、各种应急救护车、光明行动手术车深入农村治病救人；组织250名三级综合医院副主任或高年资主治医师以上的医务人员支援贵州省50个国家级扶贫县县医院。全省城市医疗卫生机构向农村医疗卫生机构赠送器械50件，价值370万元；建卫生室42个，建专科180个、诊疗项目470个；举办各种医务人员培训班450次，培训人数25万人次；组织各种医疗队下乡320支，诊疗病人70万人次、手术病人900例次；经费支持20万元，送药品290万；举办健康教育宣传画报180期、宣传栏390个、发放宣传资料89万份。

血液管理工作 全省已有7个市（州、地）做到100%无偿献血，采血20吨。加强了对全省采供血液业务的管理，组织了对采供血机构检验科的质量检查。在全省积极开展“6.14世界献血者日”无偿献血宣传活动，各地保证了临床用血的需要。

药品集中招标 率先在全国组织实施采供血机构耗材和试剂招标工作，为全省血站和采浆站节约采购成本120多万元。

在全省9个市、州、地级非营利性医疗机构进行医用耗材集中招标采购。继续组织实施县及县以上非营利医疗机构药品集中招标采购工作，大胆改革将片剂和针剂分年度招标，明确2005年只招口服制剂、外用制剂和2004年度未参加招标的针剂。共有215家投标企业进行网上远程开标，投标品种8600个，预计采购总金额4.5亿元。会同有关部门，积极开展药品集中招标采购督导检查工作，完成对全省9个市（州、地）33所医疗机构的药品集中招标采购履约情况检查。积极协调医院与供应商之间付款与配送问题，保证药品集中招标采购的顺利执行。

医疗行风建设 省卫生厅下发了《关于继续推行〈贵州省医疗单位单病种质量费用综合管理实施方案〉的通知》、《2005年卫生系统纠正医药购销和医疗服务中不正之风工作实施意见》、《关于印发〈关于开展创建“医德医风示范医院”活动的实施方案〉的通知》，在全系统开展争创无红包、回扣、开单提成、乱收费滥检查的医德医风示范医院活动，扩大单病种限价收费试点范围，减轻医药费用负担，缓解看病难、看病贵的现象。

（杨正伟）

云南省医政工作

一、医院管理年

医院管理年活动全面开展 按照卫生部、国家中医药管理局“以病人为中心，以提高医疗服务质量为主题”的医院管理年工作会议精神、《关于开展“以病人为中心，以提高医疗服务质量为主题”的医院管理年活动通知》、《关于开展以病人为中心，以提高医疗服务质量为主题的医院管理年活动方案》和《云南省开展医院管理年活动实施方案》要求，云南卫生厅通过会议部署、层层宣传发动等措施，在全省二级以上医院全面开展了医院管理年活动，2005 年 10 月中旬，组织有关专家 70 余人、分七个督导组对省级和 16 个州（市）27 所三级医院的医疗质量、安全、服务和费用情况进行了全面、深入的督导检查。

加强质量管理，提高队伍素质 绝大多数州、市医院将提高医疗服务质量、保证医疗安全作为医院管理年活动工作的重点来抓。①院级成立了医疗质量管理小组，科室成立了质控小组，明确了院长和科室主任分别为本院、本科室医疗质量管理的第一责任人；②加强了法律法规学习，逐步建立完善以核心制度为主要内容的各项规章制度和相关的应急工作预案；③严格基础医疗和护理质量管理，推行病历质量时间行为程序监控考核办法，强化医护人员“三基三严”培训；④强化各级医师医疗安全意识，制定医疗事故防范预案和处理预案，严格技术操作规程，从重点环节入手，实施全程医疗质量管理；⑤合理检查、合理用药、合理施治、降低病人费用。如：保山市医院在原有规章制度的基础上修订、完善了全院和部门管理规章 215 项、各级各类人员岗位职责 92 项，使医院的各项工作有章可循，有规可依；感染管理工作进入了前瞻性监测阶段；手术室洗手刷已全部更换为高压灭菌并配备了较为先进的保存设施；内镜中心配备了目前国内较为先进的清洗设施及保存设备等。昆明市延安医院对全院医护人员进行了“三基三严”训练及考核。玉溪市人民医院制定人才培训计划，分期分批将医护人员送出进修学习及轮训。大理学院附属医院为提高医师的诊断、治疗、病程观察和应急处理能力，上半年开展讲座、培训 12 次，参加人员达 1100 人次，并建立了药品用量动态监测及预警制度，每月报告用药前三位的抗生素，并在全院临床合理用药专题研讨会上公示。

优化服务流程，改善医疗环境 ①积极改进服务流程，简化环节、合理布局，方便病人就诊，尽量缩短各服务窗口的等候时间。针对“三长一短”的现象，增加诊疗门诊及收费窗口；西药划价、交费、取药实现一站式服务。B 超、检验、放射、功能科室协调配合，缩短预约和出报告时间；②规范科室标牌悬挂，方便病人识别；③建立“绿色通道”，努力提高急危重病人抢救成功率；④优化环境，创造舒适优美的就医环境。如：昆医附一院、省一院、省二院投资改善了医院环境，整顿了医院交通秩序等。

以人为本，改善服务 绝大多数医院注重提高服务意识，改善服务态度，加强与病人的沟通。①在医院内显眼位置向社会公示收费项目和标准、药品价格；②增加和延长门诊时间。大理州、保山市等医院实行天天开诊、时时服务、节假日不休息；③提供便民服务，解决就诊者临时所需。多数医院在候诊大厅提供轮椅、饮水设施、磁卡电话、雨伞等方便就诊者；在门诊导医台处理病人就医过程中遇到的疑难问题。

加强临床用血，重视急诊工作 绝大多数州（市）医院严格执行《献血法》，按《医疗机构临床用血管理办法》和《临床输血技术规范》要求严格“临床用血审批制度”、“用血前知情告知制度”、“输血前必检项目制度”等，成份输血除一家医院外均达 85% 以上。

同时，各医院加大了急诊工作力度，①增加投入，加强了硬件建设；②加大人才培养与使用；③加强了与院前急救的联系和院内绿色通道的有效运转。

加强医疗管理

（一）严格人员准入，依法加强管理　贯彻落实《执业医师法》，严把执业医师考试关。举办全省实践技能考试考官培训班，对各州市100余考官师资进行了培训。圆满完成今年执业医师资格考试工作，全省共有17046人报名参考，12638人通过实践技能考试，合格率75%。2005年共完成医师资格证核发4046份；完成护士资格证核发3000册，执业注册245人。

（二）以人为本，积极开展医院质量管理年活动　为贯彻落实卫生部关于开展医院管理年活动的有关工作部署，云南省卫生厅多次专题研究，制定相关工作实施方案，通过会议部署、督导检查等方式，在全省各级各类医院中深入开展“以病人为中心，以提高医疗服务质量为主题”的医院管理年活动。针对2005年8月卫生部医院管理年活动督导组对云南省医院管理年工作督查中存在的诸多问题，及时进行了通报和整改。并于2005年9月开始组织7个督查组共70余名管理人员和专家，对省级各医院、各州市第一人民医院和省厅发证的各民营医疗机构进行了督查。

（三）制定规范，建立云南省医疗质量控制体系　以医院管理年活动为契机，依照卫生部的《医院管理评价指南》，组织拟定了临床检验评审标准、医院感染评审标准、病案书写范例、医院护理质量控制手册、医院护理评审标准。修改完善《云南省医院管理年活动考评标准》，形成云南省的《医院评审标准》。

制定了部分特殊医疗技术准入标准、静脉输液配置中心验收评估标准、医疗急救网络医院设置标准、医院科室急救小推车急救药品、物品设置标准，对省二院、附一院、省肿瘤医院、玉溪市、昆明市、曲靖市医院开展了有关临床诊疗中心、基地，静脉输液配置中心、器官移植技术的评估、发证等工作，尝试实行医疗技术准入制和规范化管理。

（四）强化各种医疗服务培训，提高服务水平　为提高医疗服务能力和水平，2005年省级共组织举办医院感染、临床药事、艾滋病治疗、临床安全输血、护理管理、卫生技术推广等培训班30期，培训人员2400名。并于2005年初举办了全省医疗急救技术技能竞赛决赛。在全省上万名选手中，通过初赛、选拔赛共产生出79名决赛选手参加决赛。优胜者分别受到全省医疗急救技术技能状元、技术能手的表彰。2005年10月，参与组织禽流感应急模拟演练，提高了应急救治水平。

（五）加强护理管理，提高护理质量

1. 根据云南省实际，因地制宜在全省稳妥推进整体护理工作：全省二级以上综合医院已基本应用“以病人为中心”的整体护理理念实施护理工作。

2. 结合2005年医院管理质量年活动，逐步完善护理质量控制体系，使临床护理管理逐步走上良性运行轨道。

3. 借鉴境外和省外先进管理经验，提升云南省护理管理水平：2005年初，组织了云南省部分州市护理专干到香港学习，到中国医科大学参加培训，提高管理水平。

4. 为激发广大护理人员的工作热情，开展了“巾帼建功”标兵和“巾帼文明岗”的评选先进、树立榜样活动，云南省昆医附一院护理部等六个集体被授予全国“巾帼文明岗”；康黎等四名同志被授予全国“巾帼建功”标兵荣誉称号。

（六）加大医疗执业保险项目实施和医疗纠纷处理工作的力度　为认真总结云南省医疗执业保险工作，并根据实际工作需要开展了《云南省医疗损害处理社会化项目研究》工作。2005年，医疗损害风险保险机制研究、医疗损害风险管理机制研究、医疗损害处理财政来源研究及医疗损害处理立法研究已完成报告初稿。

（七）加强监管，规范医疗市场和医疗行为

1. 建立信息公示制，拓宽社会监督渠道：从2005年起，每季度向社会公示省级和昆明市级医疗机构的医疗服务、效率、费用信息，使群众享有知情权、选择权和监督权，引导医疗机构之间开展公平、有序竞争。

2. 按照卫生部的要求，组织了全省“血液疗法”的自查自纠，停止了规定不准用于临床的“血液疗法”，规范了云南省“血液疗法”行为。

3. 规范医疗广告审批和性病诊疗行为：从2005年6月开始云南省实行审核医疗广告小样。配合省工商局，加大了对违规医疗广告的查处。向省工商局移交了31件医疗广告的违规情况。

二、其他医政工作

医疗机构体制改革

（一）深化医疗机构内部改革　在全省县级以上医疗机构中全面开展了病人选择医生、医疗费用清单制、人事制度、分配制度、后勤服务社会化、药品集中招标采购等项改革，对门诊药房的剥离托管改革做了探索。

（二）鼓励私立医院发展，引入市场竞争　认真贯彻国家有关民营医疗机构发展的政策，积极引进外部力量，打造了一批如云南同仁新华医院等资金雄厚、技术实力强的新型医疗机构，加快云南省医疗事业的发展。批复同意了昆明生态健康城的建设。

（三）调整医疗资源结构，整合医疗资源　推进省第一人民医院和省干部疗养院联合办医，在省干部疗养院的基础上成立了云南省第一人民医院温泉医院，并于8月举行了挂牌仪式。省第一人民医院收购云南省邮电医院。昆明医学院第一附属医院引入社会资金，在昆明呈贡新区建设昆明医学院第一附属医院二部等。

（四）实行卫生全行业管理，继续推进国企自办医疗机构的分离工作，特别是农垦系统自办医疗机构的分离工作　组织了对各州、市分离工作的督导，配合财政厅对农垦系统分离医院工作的调查。截至2005年7月31日，296所（不包括农垦系统112所）医疗机构中已完成分离282家，占应分离总数的95.3%。

血液管理

（一）制作节目，反复宣传　2005年6月14日，与云南电视台《今日话题》栏目合作，制作了一期有关无偿献血宣传的专题节目，在云南电视台《民生关注》、《都市调频码》等栏目也做了系列宣传；按卫生部有关要求在云南电视台、昆明电视台等媒体连续反复播放由中国输血协会制作的无偿献血公益广告；与云南人民广播电台合作，在该台《新闻频率》、《生活之声》、《交通之声》等栏目连续1周播放无偿献血公益广告及无偿献血专题宣传节目；组织开展云南省无偿献血先进集体及先进个人颁奖活动并进行现场直播。

（二）结合《献血法》颁布实施7周年纪念活动，在全省范围内广泛开展无偿献血系列宣传。开展了“纪念《献血法》颁布实施七周年有奖知识竞赛”，共有28249人参加竞赛；为弘扬无偿献血者无私奉献、仁爱、互助的精神，激励社会各界积极参与、支持和资助无偿献血工作，推动全省血液工作全面、协调、可持续发展，与中共云南省委宣传部联合组织了云南省无偿献血奉献奖金奖获得者到各州、市进行无偿献血先进事迹报告，该报告团于9月30日在昆明市进行了首场报告，从10月17日开始陆续到全省15个州、市进行为期2个月的巡回演讲报告。

（三）加强采供血机构和临床用血机构人员培养　举办了云南省2005年采供血机构信息统计工作会议。承办卫生部在昆明举办的部分省（区）无偿献血招募师资培训班，来自云南、贵州、四川、江西、湖南、吉林及西藏7个省（区）的代表共160余人参加了培训。根据国家和云南省艾滋病防治工作的有关要求，分类、分期、分批对全省血液管理305人、采供血机构319人及临床用血医疗机构492人，共计1116人进行了培训。承办了卫生部举办的西南片区采供血机构全面质量管理培训班。

（四）加强血液质量管理　制定下发了云南省卫生厅关于进一步加强血液管理工作的通知，结合云南省实际，对云南省的血液管理工作中的有关事项作了进一步的重申和要求。通知还要求各采供血机构要与临床用血医疗机构签订《供血协议》，明确采供血机构的职责，加强临床用血的计划管理。

（五）面向社会公示无偿献血情况　为扩大宣传，营造良好的无偿献血社会氛围，使各地有关部门和公众了解本地无偿献血情况，调动全社会和广大群众共同参与这一社会公益事业，同时更好地接受社会各界监督。定期在《云南日报》、省卫生厅网站、《云南血液》公示各州、市无偿献血的情况。

（六）组织完成了《云南血液》的编印工作　根据艾滋病防治工作的有关要求，印制了无偿献血的宣传画、宣传折页免费下发各州、市进行宣传。

截至2005年9月底，全省无偿献血血比例已达到85.67%，比2004年的68.07%提高了17.6个百分点，其中自愿无偿献血比例达63.39%，比2004年的49.86%提高了13.53个百分点，成份输血的比例达96.73%。比2004年的82.79%提高了13.94个百分点。

艾滋病治疗

（一）加强领导、健全组织　云南省及各州市成立了艾滋病临床治疗工作组，负责艾滋病临床治疗的组织领导和管理协调工作。同时各级成立了艾滋病治疗专家指导委员会，该委员会由有关专家组成，在各级艾滋病临床治疗工作组的直接领导下，负责艾滋病诊疗的专业技术指导。

（二）完善政策法规，规范管理工作　为从组织管理、职责分工、定点医疗机构设置、技术支持、药品采购、发放以及监督评估等方面对云南省艾滋病临床治疗工作进行规范，经广泛调研，制定下发了《云南省艾滋病临床治疗管理办法》。

（三）定点接诊，建立健全治疗网络　为确保艾滋病抗病毒治疗工作的规范进行，提高治疗效果，保证医疗安全，艾滋病的抗病毒治疗工作必须在定点医院和门诊开展。云南省明确了省传染病医院、昆医附一院和昆明市五华区、盘龙区、西山区、官渡区除外的各州（市）、县（区）的第一人民医院和传染病医院共144家为云南省首批艾滋病抗病毒治疗定点医院。

（四）强化培训，建立艾滋病治疗骨干队伍　2005年，共举办艾滋病抗病毒治疗相关培训班10期，培训骨干635人。其中派员参加国家级培训26人。第六和第七期诊疗培训班也将陆续开班，计划将为司法系统培训100名医务人员。

（五）积极开展科研工作　①开展海洛因成瘾者美沙酮与抗病毒联合治疗的临床研究，从2005年6月开始，首先在个旧市开展了海洛因成瘾者美沙酮与抗病毒联合治疗工作，治疗人数30人；②开展了抗艾滋病毒耐药菌株的监测工作，2005年已完成179个患者的耐药监测的现场采样工作和流行病学调查工作。

通过不断努力，云南省的艾滋病临床治疗工作正由点到面、由易到难、突出重点、循序渐进、全面展开。截止2005年10月底，累计治疗945人，死亡18人，退出治疗31人，现治疗人数896人。儿童艾滋病抗病毒治疗已完成培训工作，治疗工作即将展开，首批计划治疗HIV感染儿童45人。

其他工作

（一）完成了公共突发卫生事件的医疗救治和大型活动、会议的医疗保障工作　2005年，云南省丽江重症肺炎、临沧永德县公安干警重伤救治、弥勒和鲁甸不明原因疾病、富宁食物中毒等突发公共卫生事件中，共派出省级医院的医疗队11组21人次到现场进行医疗救治工作。在云南省举办的GMS会、昆交会、旅交会等大型活动和会议中，组织了由省急救中心、省一院、附一院派出装备精良的救护车和医护专家10批50人到会负责医疗急救，圆满完成任务。

（二）“万名医师支援农村卫生工程”顺利实施　根据卫生部、财政部的要求，2005年，云南省从24所省、州（市）三级医院中选派主治医师以上人员，到80个国家级和省级重点扶贫县县医院（县中医院）工作一年，每个县医院派驻5名医师。截至2005年7月，云南省“万名医师支援农村卫生工程”项目选派的400名医师和省级卫生系统晋升职称下乡锻炼的137名医师，共537名医师均按要求到达了指定的重点扶贫县县医院（县中医院）开展工作。

（三）开展白内障复明手术　2005年通过卫生部“健康快车”、昆医附二院“复明7号”流动眼科手术车和“视觉第一中国行动”项目，国家和省级组建的医疗队深入到部分县市区为边远贫困地区的各族群众开展白内障复明手术，截至2005年10月底，共完成5286例，全省共累计完成19000余例。

（四）“明天计划”行动共完成唇鄂裂、先心病、骨科、外科、眼科等手术150多例　组织完成征兵体检工作。参与起草《关于建立云南省城市医疗救助制度试点工作的指导意见》。

（五）开展医疗服务市场的清理整顿工作，进行医疗救治系统的建设。

（六）配合省残疾组织启动残疾人抽样调查工作　选派8位专家参加全国残疾人抽样调查培训，举办了一期省内培训班。

（七）配合民政厅开展建立城市贫困医疗救助制度的试点工作。参与了试点前的调查摸底等工作。

（黄　梅　高　峰　李克林）

西藏自治区医政工作

一、医院管理年

积极开展医院管理年活动 根据卫生部、国家中医药管理局的统一部署，在全区县及县以上医院开展了“以病人为中心，以提高医疗服务质量为主题”的医院管理年活动，制定了《西藏自治区开展“以病人为中心，以提高医疗服务质量为主题”的医院管理年活动实施方案》，提出了六大工作目标和35项重点要求，明确了实施步骤，接受了卫生部、国家中医药管理局对自治区卫生厅和自治区第一人民医院等三家医院的督导检查，得到了充分肯定。

各市（地）对开展医院管理年活动及时进行了安排部署，制定了相应的实施方案。建立了收集患者意见表，根据提出的问题，完善了医院工作制度，患者对医院的综合满意率达90%以上。

严查不合理收费 西藏自治区以开展医院管理年活动为契机，着力解决医院管理中人民群众反映强烈的热点和难点问题，不断提高医疗服务质量水平，使医疗服务更加贴近群众，贴近社会，真正做到“以病人为中心”。

西藏自治区卫生厅医院管理年活动，确定了6项工作目标。①提高医疗质量，保障医疗安全；②改进服务流程，改善就诊环境，方便病人就医；③提高服务意识，改善服务态度，增进医患沟通；④加强财务管理，依法规范经济活动；⑤严格医药费用管理，杜绝不合理收费；⑥大力弘扬白求恩精神。

采取多项措施推进医院管理年活动 西藏在医院管理年活动中，规范职业行为，堵塞违法漏洞；夯实质量基础，落实核心制度；改善医疗服务，树立良好形象；完善监管体系。

做到“五无”：无滥设“中心”及未经批准的诊疗机构和诊疗科目；无“承包科室”或“出租科室”；无违法聘用人员；无违法宣传、违规广告；无非法性病诊疗活动。

做到“五有”：有质量管理机构和队伍；有岗位责任制及责任追究制；有健全的医疗质量和医疗安全核心制度并基本落实；有医疗质量督导检查制；有规范的住院医师培养、考核制。

做到“三改善，三树立”：改善就医环境，树立整洁、方便形象；改善服务态度，树立热情、耐心形象；改善收费管理，树立诚信、合理形象。

做到“监、管、建”并举：即建立医院管理综合评价制度、医疗信息社会公示制度和临床重点专科建设管理制度。

力争做到“八个一” 西藏自治区针对医院管理年活动力争做到“八个一”：成立一个领导小组和工作班子；召开一次动员大会；制定一个活动方案；构建一种全员参与、各科室、各部门密切配合、齐抓共管的工作机制；营造一种广泛宣传、群众知晓、社会支持的舆论氛围；建立一套自查自纠、自我整改、自我完善的具体措施；取得一个医院满意、卫生行政部门满意、患者满意、社会满意的活动效果；开创一个规范管理、依法管理、科学管理的新局面。

加强藏医药工作 认真组织开展藏医医疗机构等级评审工作，不断提高管理、技术和服务水平。自治区藏医院成为全国首家“三级甲等藏医院”。昌都和那曲地区藏医院也顺利通过“二级甲等藏医院”的评审。进一步落实《农牧区藏医药适宜技术推广项目》，提高基层医疗服务水平，并为全区县级以下藏医医疗机构配备了藏医传统医疗器械100套。组织实施了财政部、国家中医药管理局下发的加强农村中医药服务能力建设。组织藏医药专家完成了西藏自治区藏医药特色产业“十一五”发展规划、“十一五”藏医综合建设项目、“十一五”西藏藏医药重点科研项目的编写和《藏医药三基教材》编写出版工作。

二、打击非法行医专项行动

加强打击非法行医为主要内容的医疗执法监督工作。召开了首次全区卫生监督工作会议，明确了今后一个时期以打击无证行医行为；查处医疗机构聘用非卫生技术人员行医的违法行为；查处医疗机构出租、承包科室，打着医疗机构的幌子开展诊疗活动的行为；查处从事‘地下性病诊所’进行非法诊疗活动的行为。

三、其他医政工作

医疗基础设施建设 自治区党委、政府高度重视自治区人民医院的改扩建工作，按照“总体规划，分布实施”原则，下达投资7000万元，在各方的共同努力下，自治区人民医院改扩建工程进展顺利，医技楼工程已完成工程量的80%，门诊的维修和配餐中心已完工，综合住院楼主体结构混凝土工程已完成。根据自治区卫生基础设施的现状与需要，认真研究提出了支撑“十一五”卫生事业发展的12个重点卫生建设项目，计划总投资25.7亿元。

血液管理 选派自治区和各（地）市血液管理和相关业务人员赴内地参加了质量管理和无偿献血招募等内容的培训，自治区血液中心先后组织了两次全区性的培训工作，为采供血机构的启动运行奠定了良好的基础。自治区血液中心于2005年6月14日正式启动试运行，截止2005年底，血液中心采集无偿献血1121人次，共计22.42万毫升，向自治区第二人民医院、拉萨市人民医院等医院供应了14.46万毫升合格血液，实现了自治区无偿献血率零的突破。

（益西央宗）

陕西省医政工作

一、医院管理年

医院管理年活动督导 2005年5月召开了“以病人为中心，以提高医疗服务质量为主题”的医院管理年活动电视电话会议，制定下发了管理年活动实施方案。9月底再次召开会议，对管理年活动进行再动员部署。从10月下旬开始，对全省38所三级医院、23所二级医院进行管理年活动专项督导检查，共走访门、急诊及住院患者3800余人次，暗访60多次，随机抽查1456名医护人员现场进行基本操作技能考核，抽取归档病案和现住院病历1460余份，抽取处方1.2万余张，组织院内急会诊70余次、急救演练30余次。

医疗服务管理 为进一步规范医疗服务行为，制定了《陕西省肿瘤疾病临床诊疗管理规范（试行）》、《陕西省护理质量管理手册》、《陕西省医师处方管理规范（试行）》等7项管理规范。组建了陕西省病案、血液病诊疗、皮肤病性病诊疗等7项临床专业质量控制中心，全省临床专业质量控制中心已达18所。

加强医疗急救工作 加强院前急救管理，制定下发了《陕西省院前医疗急救工作管理规定（试行）》、《急救中心（站）管理规范和工作人员职责》等4种规范性文件。召开了全省急救医疗工作会议，各地集中3个月时间，全面规范院前急救工作。

提出25项具体指标 陕西省制定下发医院管理年活动具体实施方案，对各级各类医院明确提出了25项具体指标。

指标主要有：院内紧急会诊到位时间、挂号、划价、收费、取药、采血等服务窗口等候时间不超过10分钟。检验、心电图、超声影像等常规检查项目，自开始检查到出具结果时间不超过30分钟。重大医疗过失行为和医疗事故报告率、医疗器械消毒灭菌合格率、急救物品完好率都要达到100%。急危重症抢救成功率要超过80%，成分输血率要超过85%。大型设备检查项目自开具检查报告申请单到出具检查结果，时间不得超过48小时，急诊留观时间不得超过48小时。患者在三级医院的平均住院日要少于14天，在二级医院平均住院日要少于10天。出院病人人均医疗费用中药费所占比例少于45%，药品收入占总收入比例三级医院要少于45%，二级医院要少于48%。

二、打击非法行医专项行动

城固县卫生监督所重拳出击打击“黑诊所”“假医生” 针对家庭行医的“黑诊所”、无证行医的“假医生”扰乱医疗市场秩序、降低医疗服务质量等现状，城固县卫生监督所日前组织专项整治队伍，深入24个乡镇，集中力量对全县医疗市场进行了检查整顿。

此次整顿依法查处无证非法行医33家，没收非法行医药品器械价值折合人民币约15000余元，行政处罚4800余元。其中查处未经审批非法义诊和外来游医13起，家庭行医“黑诊所”及乡镇计生站未经审批擅自开展医疗活动8起，关闭村卫生所解体无证行医12起。同时对药品经销企业非法坐堂行医及义诊活动进行了取缔。此外，对全县村级卫生所和个体医生执业进行整顿，规范执业范围和执业人员资格。对查处的45个村卫生所、56个个体诊所超范围行医行为责令限期整改，对全县4家医院对外出租、承包的专科门诊进行了整顿，对未经审批擅自刊播医疗广告的3家医疗机构进行了处理。

陕西省市联合 重拳出击 严厉打击非法行医 2005年6月18日，根据省卫生厅批示，省卫生厅卫生监督所和渭南市卫生局卫生监督所联合，依法对渭南皮肤泌尿专科医院进行了执法检查。

经查，该院存在以下违法事实：①超范围执业。该院在未经许可的情况下擅自设立男性科、内科、妇科；②聘用非卫生技术人员。泌尿科、妇科医生无执业医师资格证和执业医师证书，5名护士无护士执业证书，抽查的5名医生中有3人执业医师资格证书和执业医师证书未做执业地点变更；③未经审批发布医疗广告。该院在未取得《医疗广告证明》的情况下，于2005年4月在渭南媒体和户外进行医疗广告宣传，且宣传名称与卫生行政部门审批名称不符，并在卫生管理方面存在处方无医师签名，检验报告无存根也无原始记录等现象。

针对该院存在的违法事实，根据《中华人民共和国执业医师法》、《医疗机构管理条例》等法律法规，渭南市卫生局于2005年8月18日依法对渭南皮肤泌尿专科医院作出了吊销《医疗机构执业许可证》，没收非法所得人民币13206元、罚款人民币5000元的行政处罚。

西安市取缔黑诊所600多家 西安市卫生局、公安局等部门联合开展打击非法行医活动两个月来，全市已取缔了608家黑诊所。

从2005年6月起，西安市卫生、公安、计生等六部门公布打击非法行医举报电话后，市民纷纷拨打电话提供线索。截至7月底，西安市专项行动小组办公室共收到举报线索108条，已查处105条。

卫生行政部门对各级医疗机构进行了检查，其中一级医院问题最多。所检查的56所一级医院中，聘用非卫生技术人员的有8所，11所医院有出租承包科室现象，12所擅自开展性病诊疗。而社区卫生服务站的情况也不乐观，卫生执法人员共检查了96家，其中有47家被查出有聘用非卫生技术人员、出租承包科室等违规行为。

宝鸡市打击非法行医专项治理秋季行动取得阶段性成果 2005年8月28日，宝鸡市卫生局开展打击非法行医“秋季1号攻势”专项治理行动，重点对三个区的医疗服务市场进行集中清理整顿。重点打击医疗服务市场的各类非法医疗机构及医疗机构超范围执业、聘用非卫生技术人员等非法行医行为。

金台区检查了46家医疗机构，其中合法机构36家，现场取缔无《医疗机构执业许可证》的非法机构10家，没收药品器械价值1.5万元。渭滨区检查了57家医疗机构，现场处罚34家，查处无《医疗机构执业许可证》的非法机构23家，现场取缔20家，罚款9180元，没收药品器械价值1.3万元。陈仓区检查了63家医疗机构，查处非法机构5家，现场取缔4家，责令停业1家，没收药品器械价值1100元。

2005年，打击非法专项整治工作，共立案调查违法案件1859起，依法警告1231户，责令改正1858户，吊销医疗机构执业许可证25户，依法取缔“黑诊所”2169户，移交公安机关查处案件6起，追究刑事责任1人。严厉打击违法医疗广告，前三季度共查处宣传违法医疗广告的医疗机构177家、违法医疗广告996户次。开展职业卫生、放射、公共场所卫生监督管理工作，共抽检各类企业、商场、医疗卫生机构1049家，查处违法单位347家。

三、其他医政工作

医疗机构体系改革 成立了陕西省全科医师师资培训中心，全省有370名社区医生取得了省级全科医师岗位培训合格证书。西安市碑林区被卫生部、民政部、国家中医药管理局授予“全国社区卫生服务示范区”荣誉称号，成为全国首批、西北地区首家获此殊荣的城区。截止2005年底，全省建成社区卫生服务中心39个，社区卫生服务站430个，从业医护人员3680人，服务人次达1230多万，覆盖人口约537万。进一步改进和完善药品集中招标采购工作，制定了《陕西省卫生系统纠正医药购销和医疗服务中不正之风专项治理工作实施方案》、《陕西省规范药品集中招标采购工作补充规定》、《陕西省医疗卫生单位医用卫生耗材集中招标采购暂行办法》、《关于严禁收受患者红包和药品回扣的规定》和《开展临床药学服务促进合理用药的实施意见》。全省医疗机构招标采购药品金额15.3亿元，让利群众1.6亿元。

万名医师支援农村卫生工程 抽调50所城市二级以上医院副高以上职称的临床医务人员250名，分赴全省50所国贫县县医院进行对口业务支援。加强血液管理，举办血站信息管理、临床输血技术培训等培训班3期，培训319人。省政府召开全省无偿献血表彰大会，608人获得无偿献血奉献奖，56个单位、54人获得无偿献血促进奖，7个设区市获得无偿献血先进地市奖。

医疗行风建设 开展了创建“文明示范单位、示范科室、示范窗口、文明行业、放心药房”和“创佳评差”竞赛等活动。创建全国“青年文明号”3个、“青年岗位能手”1名。重点抓了纠正医药购销和医疗服务中不正之风工作，签订行风建设目标责任书。组织举办了全省卫生系统公民道德与诚信建设知识竞赛，共有29个代表队120多人参加。贯彻落实卫生部行风建设“八条纪律”和省卫生厅纠医工作“九条禁令”，开展纠风专项督导检查，全省卫生系统退还和上交患者红包22万多元，拒收药品回扣3.8万元，上交药品回扣3.9万元，查处开单提成13件，涉及金额8900多元。全省医疗机构招标采购药品金额15.3亿元，让利群众1.6亿元。

（张继卯）

甘肃省医政工作

一、医院管理年

积极开展医院管理年活动 加大对医疗机构的管理力度，进一步规范医疗行为；严厉打击非法行医活动，净化医疗市场；规范日常管理，建立全省执业医师、护士注册数据库和省级注册医疗机构数据库；制定了《甘肃省中医医院管理评价指南实施细则及考核方法（试行）》，对全省中医医院的医院管理工作进行了全面督查。启动了“等级医院评审”工作，制定了《甘肃省综合医院等级评审办法（试行）》和《甘肃省综合医院等级评审标准》，组建了医院评审专家库。

加强医疗安全与医护质量管理工作 在连续3年医疗服务质量管理督查工作基础上，2005年又对全省55家医院的护理质量管理进行了督查。对采供血液和单采血浆工作中的问题进行了整改。举办了全省护士长管理培训班、全省ICU和口腔等专科护理培训班，对省、市和三级以上医院感染实现了网络监测，加强了全省二级以上医院感染科建设。

急救和临检工作 完善省、市、县三级紧急医疗救援网络项目建设，制定了《甘肃省、市、县三级紧急医疗救援中心标准》。制定和完善了紧急医疗救援中心评估体系，对全省紧急医疗救援中心进行质量评价。继续开展了医院室间质控工作，对全省二级以上医院和血（浆）站的实验室检验质量进行了评价。

二、打击非法行医专项行动

2005年，全省打击非法行医专项整治工作共出动执法人员18954人次，出动车辆2125台次，检查各级各类医疗卫生机构9431家次，计生机构178家，医疗科研机构35家，零售药店547家，给予警告293家，责令整改698家，罚款10.925万元，没收违法所得1.5万元，暂停执业103户140人，吊销执业证书1人，吊销《医疗机构执业许可证》13家，移送案件40起，追究行政责任53人。

三、其他医政工作

千名医师支援农村卫生工程 2005年，卫生部在中西部地区实施了“万名医师支援农村卫生工程”项目，甘肃省被确定为全国唯一的城市二级医院支援乡镇卫生院试点省。根据项目实施总体要求，抽调了1265名医务人员到43个国扶县医院和350个乡镇卫生院开展了支援工作。项目实施以来，受援单位的门诊量、住院量和业务收入不同程度增加，各项新业务、新技术逐步开展，一些长期闲置的医疗设备重新得到利用。广大农民能够就近得到质量较高的医疗服务，看病难的现象有所缓解。

医疗行业作风专项治理 按照“谁主管、谁负责”和“管行业必须管行风”的原则，加强各级医疗机构主要领导对纠风工作的领导责任。制定完善了各项行风教育制度和配套措施，开展了形式多样的行风教育活动。省中医院制定了《行政管理规范》、《医务人员优质服务规范》等规章制度；兰大一院特设了“医德医风优秀奖”；天水市二院开展了创建“诚信科室”，争当“诚信医生”活动。积极推进卫生行风建设的制度创新，建立了防范监控机制，完善了医疗信息和药品服务价格公示制度，严格规范医务人员行医用药行为。通过参加“政风、行风热线”等活动，构建诚信和谐的医患关系。积极开展创建“示范医院”活动，加强医院医德医风建设。严肃行业纪律，狠刹行业不正之风。2005年全省医疗机构医务人员退回“红包”金额17.6万元，上交“红包”总金额4.44万元，查处收受“红包”问题3件；查处乱收费金额1.31万元，16人因乱收费问题受到处理；拒收回扣金额10.32万元，上交回扣金额3.71万元，4人因回扣问题受到处理；查处“开单提成”金额0.625万元，5人因“开单提成”问题受到处理，自行纠正“开单提成”的医院有58家，共有28人受到党纪政纪处分和其他处理。规范运作，全面推行药品集中招标采购制度。全省14个市、州和甘肃矿区及省直12所医疗机构药品集中招标采购总金额9.37亿元，占医院用药总金额的72%，集中招标采购的品种数达1359个，让利患者1.46亿元。

（王彦成）

青海省医政工作

医疗机构概况 截止2005年底，青海省卫生机构总数为5671所，较2004年增加14所，其中县及县以上医院130所，妇幼保健院（站）24所，卫生监督所52所，乡镇卫生院411所，城市社区卫生服务中心8所，村卫生室4192个，诊所、医务室、门诊部、社区卫生服务站780个。全省医院病床总数为15141张，平均每千人拥有病床3.1张。全省卫生人员总数为27257名，其中卫生专业技术人员20044名，平均每千人拥有卫技人员3.78人。卫技人员专业构成为：医师（助理医师）8351名，护士6293名，药剂师1352名，检验师1018名，其他卫技人员3030名。有村医、卫生员5565名。

2005年，青海省各级各类医疗机构业务量大幅度增长。门（急）诊总诊疗数为843.6万人次，收治住院病人28.6万人次。开展各类手术12.4万例。医疗服务质量和效率不断提高，病床使用率为59.93%，出院者平均住院天数为8.04天。全省二级以上医院甲级病案率平均达96%，整体护理开展率100%，院内感染率平均控制在3%以下，临床化学室间质评平均达到A级，成份输血率达70%，药品集中招标采购品种占医院常用药物的90%以上，让利患者8000余万元。

一、医院管理年

医院管理年活动成效显著 在全省县级以上医院组织开展了“以病人为中心、以提高医疗服务质量为核心”的医院管理年活动，围绕提高医疗服务质量、提升服务水平、简化服务流程、降低医药费用，全面推行“一站式”服务模式，实行单病种费用限价制、抗生素等药物限用制、辅助诊断检查互认制、分级手术准入制、医生处方评价制等措施，医疗服务质量显著提高，医药费用过快增长的势头明显减缓，据统计，青海省人均门诊医药费用、人均住院医药费用分别为全国平均水平的53%和72%，医疗机构药品收入占业务收入的比例省级平均下降到43%，州级平均下降到49%，县级平均下降到54%，抗生素用量占临床用药的比例平均下降到33%。卫生部督导组高度评价青海省开展医院管理年活动“重点突出、措施有力、工作扎实、成效明显”。

对三级医院进行督导 青海省卫生厅对省内7所三级医院医院管理年活动开展情况进行了专项督导检查。青海省人民医院、青海大学附属医院、青海省妇女儿童医院、青海省中医院、青海省藏医院、青海红十字医院、西宁市第一人民医院是这次被督查的主要医院。

此次督查由张海明副厅长带队，组成医院管理、临床管理、行风管理、财务管理、护理管理、药事管理、院感管理等7个检查小组，采取明查暗访、查阅资料、现场查看、抽考管理人员等方式，就医院落实医院管理年活动情况进行了重点检查。

督查发现，各医院很重视，均以不同形式强化医院管理年活动。设立了“一站式”服务，加大了对“盲点时间”、重点部位、临床科室及危重、重大手术病人救治过程的监督和检查力度，完善了各项规章制度。为进一步提高医院管理和医疗水平，部分医院还采取了科主任论坛、科主任查房考核、出院收费复核、规范用药监管等新的举措。

督导组针对发现的问题，及时向医院进行了反馈，并提出了整改要求。

省卫生厅召开了西宁地区二级以上医院院长、医务、护理、药剂、院感、财务、纠风办主任等参加的通报会，对督导检查结果进行了通报，会上陈资全厅长就进一步贯彻落实医院管理年各项工作目标和重点内容进行了强调和提出新的要求。

会议要求各级医疗机构提高认识，加强领导，注重实效，对阶段性工作认真总结，分析研究并采取措施解决存在的问题。同时，省厅将进一步加大督查力度，对各地医院管理年活动开展情况进行专项督导检查。

督导全省医院管理年活动实施情况 2005年，青海省卫生厅组派二个综合督导组分赴省内各州（地）、县（市），对县以上81所综合医院、中（藏、蒙）医医院开展医院管理年活动、医疗质量控制管理等重点工作进行了综合督导。

督导中了解到各医院加大了对“盲点时间”、重点部位、临床科室报告及危重、重大手术病人救治过程等环节的监督和检查力度，完善并认真落实医患沟通制、首诊负责制、三查七对制、危重病人和死亡病例讨论制等各项规章制度。海西州医院、黄南州医院、果洛州医院将医院等级复审工作与管理年活动相结合，重点抓了医院各项制度的建立和落实；海南州医院、乐都县医院以医院信息化建设为主线，促进医院管理年各项活动的开展；玉树州医院以突出急救绿色通道建设为主题，加强了急诊和应急能力的建设；海北州第一人民医院、湟源县医院着重从解决群众“看病贵”的问题上入手，努力降低医疗费用；民和县医院、兴海县医院、同德县医院加强病房建设，管理规范，病房整洁、舒适。督查中，督导组对查出的问题向有关卫生行政部门和医院进行了反馈，并提出整改要求。各州（地）卫生行政部门按照实施方案的有关要求，对辖区内县以上医院医院管理年活动的开展情况进行了督导检查。

督导西宁地区医院管理年活动情况

青海省卫生厅组织有关人员组成两个督查组，分别对西宁地区14家医院的医院管理年活动开展情况进行了专项督导检查。

督查组在督导期间了解到，各医院以不同形式强化医院管理年活动，设立了“一站式”服务，加大了对“盲点时间”、重点部位、临床科室报告及危重、重大手术病人救治过程的监督和检查力度，完善了各项规章制度。为进一步提高医院管理和医疗水平，部分医院还采取了科主任论坛、科主任查房考核、出院收费复核、规范用药监管等新的举措。医院的各项便民措施执行到位，诊疗服务流程更加简化方便，就医环境更加温馨舒适。医院以加强科室管理推动和促进医院管理年的各项工作，以合理检查、合理用药为突破口，减轻病人负担。

各医院在医院管理年活动中更加注重医患沟通，积极努力构筑和谐的医患关系，以医疗安全、医疗质量为医院管理年的关键环节，以减轻病人负担为医院管理年的工作目标，扎实有效地开展了各项工作。

青海省贵德县医院便民服务有举措 青海省贵德县人民医院在深入开展医院管理年活动中，推出了8项便民利民服务措施。这8项便民措施是：开设无假日门诊，24小时值班，随到随诊；设立咨询导诊服务台，实行全程陪诊；公示各种收费价格；提供收费清单，让病人明明白白看病；减免20%的大中型医疗设备检查费；实行护患、医患沟通制度，避免医疗纠纷；所有药品实行省内统一招标价，减轻患者负担；给患者和求医者提供担架、轮椅和开水等。

二、打击非法行医专项行动

在全省范围内组织开展了打击非法行医、非法采供血和非法医疗广告专项整治行动，依法取缔非法行医364起、虚假医疗广告43起，医疗卫生市场得到净化。

三、其他医政工作

医疗行风建设 以创建“和谐卫生行业”、“节约型卫生系统”为载体，开展形式多样的精神文明系列主题创建活动，探索建立教育、制度、监督并重的纠正行业不正之风长效工作机制，加强医务人员职业道德教育，组织开展行风“万千百”评议排序活动，严厉查纠医药购销和医疗服务活动中损害群众利益的行业不正之风，卫生行风进一步好转。

（李晓东）

宁夏回族自治区医政工作

一、医院管理年

积极开展医院管理年活动 按照全国统一部署，在全区深入扎实地开展了医院管理年活动。各级卫生行政部门和医疗机构成立了领导小组和办公室，制定了活动方案。大部分医疗卫生单位完成了业务工作人员的聘用和鉴证工作，县级以上卫生单位实行了院（中心）长（主任）负责制和院科两级成本核算。全区实施了医疗机构服务质量、医疗费用等医疗服务信息的公示制度，传染病病人归口管理、集中收治制度，银川地区8家医疗机构实行了检查、检验结果相互认可制度。制定了《宁夏医疗机构手术及有创操作分级准入管理暂行办法》和宁夏医疗机构手术分级标准，对各级医生和各级医院手术权限实行了准入制度。各级医疗机构进一步健全了药事管理委员会，认真贯彻落实《处方管理办法》和《抗菌药物临床应用指导原则》，加强了毒、麻、放射及精神药品的管理，开展了药品不良反应监测工作，确保了医疗机构药品质量和用药安全。

健全管理制度，规范医疗行为 宁夏自治区要求在医院管理年活动中，健全医院的“质量、安全、服务、费用”等项管理制度，规范医疗行为，提高医疗质量，确保医疗安全，全面提升医院管理水平。

各医疗单位要重点解决好正确处理内涵建设与外延发展的关系，树立科学的发展思路；切实加强制度建设，努力提高医疗服务质量，确保医疗安全；加强医院内部管理，降低医药费用；加强医疗系统行业作风建设，构建和谐的医患关系，树立医疗行业新形象；提高卫生行政部门的监管能力，加强对医院的监督指导；精心组织、周密安排，全力实施万名医师支援农村卫生工程项目；突出重点、加大力度、巩固2004年非法采供血专项整治成果，依法推进无偿献血和采供血工作健康发展等问题。

二、打击非法行医专项行动

自治区成立了由卫生、人口计生、科技、食品药品监管、纠风、公安、解放军、武警等八部门组成的打击非法行医专项行动领导小组，制定了自治区打击非法行医专项行动工作领导小组联席会议制度和专项行动方案，将清理“医托”、严查医疗美容活动等纳入专项行动范围，对打着“社会义诊”旗号进行虚假宣传、推销药品、保健品和医疗器械的行为进行重点治理整顿。各有关部门设置、公布了举报电话，充分利用广播、电视、报纸等新闻媒体宣传《执业医师法》、《计划生育技术服务条例》和医学科普知识，宣传专项行动工作的内容、方案和整治成果。全区各地、各有关部门依法对非医学需要的胎儿性别鉴定、选择性别的人工终止妊娠、医学科研机构违法从事医疗等进行了重点检查；对银川地区16家民营医院的医疗执业范围、医护人员执业资格、污水污物处理、传染病报告等情况进行了综合性检查；全面检查整顿医疗广告，使违规发布医疗广告的现象得到有效控制；银川市对社会办医、个体行医实行量化分级动态管理；固原市出台了《医疗机构管理办法》。全区卫生、公安、计生、科技等部门出动1800多人次，检查医疗机构1212家，查处违法案件219件，取缔非法行医机构160多家，没收药品器械244件(箱)，罚款4.16万元。

三、其他医政工作

血液管理 对采供血机构、临床用血机构和单采血浆站进行了检查整顿，自治区血液中心等单位强化了综合目标责任制、全员质量管理培训等工作。全区采供血液10.5吨，无偿献血占临床用血的比例达到95%以上。

医疗行风建设 以解决群众反映最强烈的看病难、看病贵问题为突破口，狠抓农村和社区卫生工作，推动了城乡卫生协调发展。2005年，全区先后派医疗队145个，诊治病人3万余人次，为养老院、困难病人家庭和孤寡老人送药2.17万元，发放健康宣传品67种9.12万份，发放救济金2500元。举办培训班156次，培训医务人员7000余名，送器械药品价值40多万元，受援的农村医疗卫生机构60多个。受到社会各界和群众的广泛好评。

全区各级医疗卫生单位认真落实党风廉政建设责任制，建立健全了药品、器械、大宗物品采购、建设工程项目公开招标，收费标准公示，住院费用一日清单和查询等制度。严厉禁止、杜绝药品回扣、“红包”、请吃等不良风气，医疗行业作风更加文明规范、热情周到，卫生服务工作更加优质高效，群众对医疗服务的满意率不断提高。

（崔耀武）

新疆维吾尔自治区医政工作

一、医院管理年

出台十项便民措施 新疆自治区卫生厅结合医院管理年活动，要求全疆县以上公立医疗采取十项便民措施。

（一）院内设立规范、醒目的双语标牌，指明通往各科室及卫生间的路径。医院工作者对患者有问必答，礼貌待患。

（二）门诊大厅设双语导诊咨询台，接受病人咨询，受理投诉，备候诊椅、轮椅、平车、担架，设饮水设备和公用电话。医护人员对危重或行动不便的患者主动实行全程义务导诊。

（三）简化就诊手续，增加服务窗口，缩短各项检查预约、交费和报告领取的等候时间，为外地患者免费寄送化验单。

（四）门诊免费为有诊疗需求的患者测血

压、体温、脉搏，提供健康教育宣传材料。

（五）实行 24 小时急诊，对急危重患者实行边抢救边办入院手续。

（六）公示门诊药品和医疗服务价格，为住院患者免费查询费用使用情况。催交住院费须提前通知患者，在未告知情况下不停止治疗。

（七）为住院患者提供便捷、安全就餐，备有热饭设施。对需跨科室检查、治疗、会诊的住院患者实行护理陪送服务。

（八）是加强医患沟通，尊重患者隐私，主动向患者说明相关病情和治疗方案。

（九）是设立举报电话和信箱，方便群众投诉。

（十）是开设扶贫门诊和病房，帮助特殊困难人群获得基本医疗服务。

确定“五大原则”“三大目标” 新疆维吾尔自治区卫生厅在开展医院管理年活动期间，坚持五大活动原则：①坚持把实现、维护、发展人民群众健康权益作为出发点；②坚持与时俱进，改革创新，求真务实，转变作风，面向基层，贴近群众；③坚持统一领导，突出重点，全面推进，分级负责，逐级检查指导；④坚持依法行政，政令畅通，有法必依，违法必究，执法必严，标本兼治，着力治本；⑤坚持开展医院管理年活动与建立长效机制相结合的原则。活动期间，区卫生厅确定三大活动目标：①依法规范自治区医疗机构的审批工作，严格准入制度；②建立医疗机构执业行为和医疗质量监管的长效机制；③加强医疗市场的监管，引导社会参与监督，营造公平、有序的竞争环境。

二、打击非法行医专项行动

打击非法行医专项行动方案 为贯彻落实《国务院办公厅关于开展打击商业欺诈专项行动的通知》（国办发〔2005〕21 号）和卫生部等七部委《关于印发 <打击非法行医专项行动方案> 的通知》（卫监督发〔2005〕156 号）精神，严厉打击各种形式的非法行医，保障人民群众身体健康和生命安全，2005 年 5 月 20 日，自治区卫生厅等六部门联合制定了《新疆维吾尔自治区打击非法行医专项行动方案》，并从当日起在全疆范围内开展为期一年的打击非法行医专项行动。

根据国家卫生部、科技部、公安部、监察部、人口计生委、中医药局、总后勤部卫生部《关于印发 <打击非法行医专项行动方案> 的通知》（卫监督发〔2005〕156 号）文件的要求，由自治区卫生厅牵头，自治区科技厅、公安厅、监察厅、计生委、新疆军区联勤部卫生处等六部门于 2005 年 5 月 20 日召开自治区打击非法行医专项行动协调会议。

会议讨论并通过了《新疆维吾尔自治区打击非法行医专项行动方案》，成立了自治区打击非法行医专项行动领导小组。

本次打击非法行医专项行动历时一年，从 2005 年 6 月～2006 年 6 月，各部门在这次行动中相互协调、相互配合、分工明确、共同出击，本着对人民群众负责的态度，不走形式、不走过场，确保这次行动取得圆满成功。

2005 年，自治区检查各类医疗机构 8058 家，查处违法违规行医案件 2522 起，吊销医疗机构执业许可证 158 户，取缔非法行医 824 户。先后查处曝光了自治区红十字会医院、乌鲁木齐宝山医院、昌吉神农中医院门诊部等一批重大非法行医案件。

三、其他医政工作

医疗机构建设 2005 年国家新下达农村卫生服务体系建设项目，共安排自治区县级人民医院建设项目 30 个，县级中医民族医医院建设项目 15 个，县级妇幼保健院（所）建设项目 20 个，乡镇卫生院基础设施建设 205 个，总建筑面积 254010 平方米，其中新建 215210 平方米，改建 38660 平方米，投资总额 29210 万元，其中中央安排 21150 万元，地方配套 8060 万元。

全面启动了乡镇卫生院五年建设规划，村级卫生机构建设得到了各级党委、政府的高度重视，阿克苏地区财政投入 2900 万元，完成了 968 个村卫生室的建设。乡镇卫生院改革进一步深化，自治区 90% 的乡镇卫生院已实现县级管理，80% 的乡镇卫生院实行全额拨款，乡村医生的待遇得到了改善，人均报酬每月不低于 80 元。农村卫生技术人员培训和管理工作全面展开，2005 年开展自治区级培训 7 期共 920 余人次，组织完成了 8500 多名乡村医生的执业资格考试，解决了其执业资格的问题，稳定了乡村卫生队伍。“亿万农民健康教育促进行动”继续推进，农牧民群众的健康意识明显增强。

医疗工作改革 药品集中招标采购范围进一步扩大，自治区218所医疗机构实行药品集中招标，实际采购周期内中标药品价值达15.48亿元，占医院用药总金额的72.3%，向患者让利近2亿元。177所县以上医疗机构开展了医用耗材招标，采购金额2.4亿元，降价金额达3253万元。严格控制药品收入在业务总收入中的比例，自治区医疗机构平均药品收入占业务收入的50%，达到了预期目标。

医疗行风建设 继续加强医德医风建设和纠风工作，全力营造诚信服务环境。深入开展第六个行风整顿月和"医德医风示范医院"、"行风示范窗口"活动，制定了《新疆维吾尔自治区县以上公立医疗机构十项便民措施》，巩固和提高医疗机构人性化服务水平，医疗服务更加贴近群众，贴近社会。畅通了群众投诉举报渠道，卫生厅和各地卫生行政部门在县级以上公立医院设立举报箱，直接受理群众投诉369件，做到了有诉必查、有错必究。加大了对违纪违法案件的查处力度，查处医药购销违纪案件5件，涉及金额51万元，225名医务人员退回"红包"14.6万元，上交"红包"6万元，退回药品回扣2万元。

（温志琪　李怀海）

新疆生产建设兵团医政工作

医疗事业发展概况

（一）卫生资源

1. 卫生机构总数略有增加：共有各级卫生机构673个，其中医院225个，卫生院1个，门诊部12个（所），妇幼保健院1个，卫生所、医务室、社区医疗卫生站341个，社区卫生服务中心1个，其他卫生机构1个。与2004年相比，机构总数增加50个。其中医院减少3个，门诊部减少8个，卫生所（医务室）增加46个，社区卫生服务中心增加1个。

2. 卫生人员数增加：共有各类卫生人员24332人，其中卫生技术人员20617人，占卫生人员总数的85%，管理人员占6%，工勤人员占6%。与上年比较，卫生人员增加573人，其中卫生技术人员增加496人，管理和工勤人员减少107人。在卫生技术人员总数中，执业医师（含助理执业医师）6530人，注册护士7186人。与2004年相比，执业（含助理）医师增加91人，注册护士增加228人。平均每千人口拥有卫生技术人员8人。

3. 床位略有增加：共有床位总数16537张，比2004年增加64张，增长0.39%。其中医院床位16277张，占床位总数的98%，比上年增加25张。

（二）医疗服务情况

1. 总诊疗人次数和住院人数减少：各级医疗机构全年总诊疗人次672万人次，其中医院620人次，占92%。与2004年相比，医疗机构总诊疗人数减少17万人次，其中医院减少12万人次。全年各医疗机构住院人数324294人，其中医院321609人，占99%。与2004年相比，医疗机构住院人数减少16834人。其中，医院减少17171人。

2. 床位使用率略有下降：全年各医疗机构平均床位使用率66.92 %，其中医院67.14%。与2004相比，医疗机构和医院病床使用率分别下降0.49%和0.36%。

一、医院管理年

医院管理年成效显著 开展了"以病人为中心，以提高医疗服务质量为主题"的医院管理年活动，取得了良好的成效。结合医疗机构校验、纠风专项治理、创建"医德医风示范医院"活动等，对兵、师两级医院开展医院管理年活动和《医院管理评价指南（试行）》实施情况进行了督导检查，并通报了结果，在全行业中产生了很大的震动。与山东省建立了长效互动对口支援关系。各级医院从自身建设抓起，提高医疗水平、保证医疗安全，医疗行业整体服务能力进一步提高。

医疗机构的校验和补办登记手续工作 2005年，校验和补办登记手续医疗机构3972家，合格3619家（其中：国有医疗机构3302家，民营317家；非营利性的3291家，营利性的328家），暂缓校验183家，注销170家（其中：国有医疗机构106家，民营医疗机构64家）。

二、打击非法行医专项行动

打击非法行医专项行动见成效

（一）提出做好“五个相结合”的工作思路 即打击非法行医专项行动与以病人为中心、以提高医疗服务质量为主题的“医院管理年”活动相结合；与以医疗机构的校验及补办登记为主要内容的规范准入管理相结合；与加强医疗机构信用建设、弘扬诚实守信的良好风尚相结合；与卫生系统行风建设相结合；与深入开展保持共产党员先进性教育活动相结合。

（二）分工负责、密切配合 在兵团专项行动领导小组的统一组织安排下，兵团各级专项行动领导小组成员单位分工负责、密切配合、协调联动、及时沟通，形成了专项行动的强大合力。兵团整规办大力支持这次专项行动，充分发挥协调、督促和检查作用，主动配合专项行动的开展并提供财力支持。

（三）突出重点，强化措施 兵团范围内非法行医主要表现：①“黑诊所”和假医生多发生在一些边远团场和连队，特别是在团场或连队与地方结合部；②个别医疗机构对外出租承包科室；③一些个体医疗机构聘用非卫生技术人员；④一些药品经营机构借免费检测为名，推销药品、医疗器械或坐堂行医；⑤一些营利性医疗机构超范围服务；⑥团场连队卫生室使用无执业资格人员。针对现状，兵团的专项行动主要采取了以下措施：①规范执业许可，严把准入关；②结合“医院管理年”活动，开展打击非法行医专项治理。截止2005年下半年，兵团校验及补办登记各级各类医疗机构2757个，核发《医疗机构执业许可证》2569个，注销70个，限期整改、暂缓校验118个；③集中力量查处非法行医大案要案。全兵团目前共出动执法人员356人次，查处案件80件，取缔非法行医70户，没收违法所得96200元，罚款8750元；四是加大宣传力度，提高整治效果。

三、其他医政工作

执业医师资格考试、执业医师注册和血液管理 完成执业医师注册258人次、医师变更62人次。分期分批分层次地对兵、师、团三级卫生行政部门和医疗机构的管理人员进行了培训。兵、师两级血站狠抓内部质量管理，尽最大可能为临床提供安全可靠的血液。2005年，兵团无偿献血率已达95%。

医疗行风建设 2005年初，兵团卫生局与各师卫生局和直属单位签订了《纠风专项治理目标责任书》，明确了目标和责任。各级卫生行政部门也制定了一系列的制度和规定，采取了一些行之有效的措施，坚决纠正行业不正之风。继续实行药品集中招标采购制度。2005年组织兵师两级15家医疗机构参与药品、耗材集中招标采购。据统计，共有139家医疗机构参加了药品集中招标采购，集中招标采购品种7947种，集中招标采购金额为35306.2万元。医院用药总金额57750.1万元。集中招标采购药品金额占医院总金额的72.5%。2005下半年，在兵团纠风办、食品药品监督局的配合下，组织3个检查组分赴南北疆对全兵团卫生系统纠风专项治理工作进行了专项检查，重点检查了药品集中招标采购、收受“回扣”、拿“红包”、“开单提成”和乱收费的治理等情况。与此同时，各级医疗卫生机构都将加强职业道德和行业作风建设紧密结合起来，积极引导广大卫生工作者树立“以病人为中心”的服务理念，始终把维护人民群众的健康权益放在第一位，全心全意地为人民服务，行业作风进一步好转。

（殷泰平　刘　为　何　红）

社 会 团 体

中华医院管理学会

1995～2005年中华医院管理学会工作进展

一、中华医院管理学会成立及沿革

1995年9月4日，中华医院管理学会在北京成立。她的前身是1980年成立的中华医学会医院管理学会。中华医院管理学会直接受国家民政部和卫生部的领导，属全国性的一级社团。

中华医院管理学会的宗旨是：贯彻国家卫生工作方针，团结全国各级各类医院管理工作者和社会各界热心医疗卫生事业的人士，促进医院管理学科建设和专业人才的成长，努力提高医疗质量、工作效益和科学管理水平，积极促进我国医疗卫生事业的发展，为保障人民健康和社会主义现代化建设服务。

1996年1月18日，中华医院管理学会第一届会员代表大会在北京召开。时任国务委员的彭珮云同志出席大会并讲话，全国人大常委会副委员长吴阶平同志发来贺电，卫生部部长陈敏章到会讲话祝贺学会成立。张自宽同志作学会筹建情况汇报。在学会第一届理事会第一次全体会议上，审议并通过了《中华医院管理学会章程》，选举产生了第一届理事会，张自宽同志为学会会长。会议还审议并通过了关于学会会徽的决议。会议期间召开了学会第一届第一次常务理事会议。

2000年11月10日，中华医院管理学会第二届会员代表大会在北京召开。全国人大常委会副委员长吴阶平、何鲁丽为大会发来贺信，卫生部部长张文康等领导出席开幕式并讲话，近1000名代表出席了会议。张自宽会长代表第一届理事会作工作报告。会议通过了修改章程的决议，选举产生了第二届理事会，曹荣桂同志当选为会长。会议通过了《关于执行中华医院自律公约的决定》及《关于加强医院行风建设，促进卫生改革的决议》，会议期间召开了第二届第一次常务理事会议。

二、历届领导

（一）第一届名誉会长、顾问、会长、副会长、秘书长

名誉会长：吴阶平　陈敏章　陆增祺
林钧才　白书忠

顾　　问：张文康　殷大奎　王陇德
郭子恒　顾英奇　曹泽毅
白书忠　董炳琨　裘　麟
袁　越　王甲午　刘振声

会　　长：张自宽

副 会 长：迟宝兰　于宗河　张衍浩
金大鹏　林发雄　张　愈
朱士俊

秘 书 长：王志明

（二）第二届名誉会长、顾问、会长、副会长、秘书长

名誉会长：吴阶平　何鲁丽　蒋正华
韩启德　张怀西　张文康
白书忠　林均才　张自宽

顾　　问：朱庆生　郭子恒　顾英奇
傅　征　董炳琨　裘　麟
彭瑞骢　王德炳　朱子会
耿德章　刘俊田　黄慧英
王志明

会　　长：曹荣桂

副 会 长：潘学田　迟宝兰　于宗河
吴明江　李长明　张衍浩
刘国华　朱士俊　刘　兵
戴建平　王　楠

秘 书 长：潘学田（兼）

三、组织发展

中华医院管理学会成立以来，努力加强自身

建设，会员队伍不断壮大。截至2005年，已拥有单位会员1707个，企业会员58个，个人会员7330名，资深会员32名。

中华医院管理学会的最高权力机构是全国会员代表大会。理事会是会员代表大会的执行机构，在闭会期间领导中华医院管理学会开展日常工作，对会员代表大会负责。学会设立常务理事会。常务理事会由理事会选举产生，在理事会闭会期间行使相应职权，对理事会负责。理事会根据工作需要，设立若干工作委员会，分别承办理事会交办的有关工作任务。学会定期召开理事会议、常务理事会议，审议决定学会工作的重大事宜。日常工作通过办公会议研究决定。

中华医院管理学会理事会设有政策咨询委员会、学术委员会、组织外联委员会、自律维权委员会、报刊管理委员会、科技开发咨询委员会等五个工作委员会。学会设有职工医院管理分会、部属（管）医院管理分会、县（市）医院管理分会、民营医院管理分会、肿瘤医院管理分会、口腔医院管理分会、儿童医院管理分会、传染病医院管理分会、精神病医院管理分会、妇幼保健院管理分会、社区卫生服务分会、医学影像中心管理分会、急救中心（站）管理分会、血液净化中心管理分会和医院感染管理专业委员会、药事管理专业委员会、信息管理专业委员会、病案管理专业委员会、门急诊管理专业委员会、后勤管理专业委员会、医院经济管理专业委员会、临床检验管理专业委员会、医疗质量管理专业委员会、医疗卫生技术应用管理专业委员会、医院文化专业委员会、医院统计专业委员会等26个分会、专业委员会，学会设办公室、组织外联部、学术与继续教育部、自律与维权工作部、报刊信息部、科技发展部、财务管理部7个办事机构。

2005年，全国已有24个省区市成立了医院管理学会、协会，有7个省区市设有医学会医院管理分会，新疆生产建设兵团成立了医院管理学会。

学会每年召开省区市医院管理学会、协会工作联席会会议，进行工作交流。

四、学术活动

（一）学术交流　举办全国大型医院院长高级研修班。几年来共举办了8届大型医院院长研修班。有3400人次参加研修班的学习。

每年召开学术年会。每次年会都收到全国各级各类医疗、教学和科研机构的论文数百篇，并评选出优秀论文在大会交流。

举办或承办高层研讨会。如承办了由卫生部医政司、国际合作司主办的“中美医疗机构评审高层研讨会”；举办了国际医院交流与合作论坛“医疗质量与患者安全：共同的责任”；与韩国卫生法学联合召开了“中韩医疗法学学术研讨会”；与瑞典医疗基金会共同举办了“中瑞医疗卫生研讨会”等等。

学会自2001年组织了西部义务演讲团赴重庆万州山区、陕西西安、青海西宁等地讲学，参加培训人数共750余人。

10年来，学会和分支机构共组织全国性学术活动493次，参会人数达74516人次。

（二）继续教育　10年来，学会共设立国家级继续教育培训项目150项，学会级继续教育培训项目339项。

学会与西安杨森制药有限公司共同举办了“现代医院科学管理培训项目”。第一批北京团队培训结业，并已在上海、广州、成都等地开展此项工作。

五、调查研究、政策咨询

（一）调查研究　配合卫生部和国家中医药管理局决定开展的医院管理年活动，组织专家参与了《医院管理评价指南》的修订。

公立医院改制的法律问题研究。由学会和卫生部医院管理研究所共同承担的《公立医院改制的法律问题研究》课题在卫生部规财司批准立项，已于2004年6月开题。

医院质量管理与评价应用研究。中华医院管理学会在默沙东制药有限公司的支持下，于2004年开始选择部分医院进行“医院质量管理与评价应用研究”的课题招标，有17个课题中标。

（二）政策咨询　受卫生部医政司、法规司、劳动和社会保障部、医疗保险司等部门的委托，组织有关专家对医院建设标准、基本医疗保险药品目录、医师资格考试、医疗机构管理等多方面提出了咨询意见。

组织专家参与《特殊诊疗技术应用管理办法》等卫生行政规章的起草及医疗责任保险、打击非法行医等多项政策咨询。

受卫生行政部门委托进行“医疗广告公众意见”、“住院病人满意度”等社会调查，为各级领导决策提供参考。

（三）医疗机构评审评估　经过近3年的工作，学会医院评审课题组完成了卫生部医政司交办的“医院评审办法”、“医院评审标准”的修订任务，上报了卫生部。

受北京市卫生局委托，对北京协和医院等4所三级甲等医院进行了医院评审复审试点工作。编写了“北京地区医院评审标准手册”、“北京地区医院评审手册”，在北京地区医院评审中应用。

受卫生部、民政部、国家中医药管理局等委托，承担了“全国社区卫生服务示范区”现场复核评估工作。

六、行业规范与管理

（一）拟订行业规范和标准　协助卫生行政部门起草相关文件。医院感染管理专业委员会起草的《医院预防与控制传染性非典型性肺炎医院感染技术指南》以及药事管理专业委员会协助医政司起草的“处方管理办法”、“抗菌药物临床应用指导意见”，经卫生部审定后颁布执行。

（二）受托进行质量检查　受卫生部医政司委托，2001～2005年连续4年对北京地区12所三级甲等综合医院进行质量检查。检查内容始终以质量为主，每次又突出不同的重点。检查资料供卫生部领导参考，通过检查也给大型医院管理干部提供了相互交流和学习的平台，受到广泛欢迎。

2005年学会派专家参与了医院管理年督导工作。

七、维权自律

（一）推荐百姓放心医院活动　加强自律，自觉遵守行业道德规范抵制行业不正之风。连续3年开展了3个不同主题的“百姓放心医院”活动，并在此基础上，认定了488家医院为“百姓放心示范医院”，并发放统一制作的《百姓放心示范医院》证书与牌匾。表彰了近500名全国百姓放心示范医院优秀管理者。制定并颁布了《百姓放心医院诚信服务20条》，决心将活动办成“永不竣工的民心工程”。

（二）自律公约　学会分别于2000年4月和2004年10月召开全国医院权益维护与自律研讨会和中华医院管理学会第二次全国医院自律与维权大会，先后制订、修订了《中华医院自律公约》，并向全国发布，表达了医院为社会、为患者服务的诚心和加强管理，严于自律的决心。

（三）维权活动与法律服务　通过调研，向卫生部提供相关材料，协助卫生部医政司组织“医务人员被殴被害情况严重、医务人员权益急需保障”的上报材料。在《医疗事故处理条例》实施一年后，学会向卫生部呈报了经过调研总结的全国医院在《条例》实施以后遇到问题的报告。

学会自律与维权工作部与华卫律师事务所联合开办培训班，提高医院相关人员处理医疗纠纷的能力。有关同志多次作为嘉宾，应新闻媒体之邀对医疗纠纷案件进行公开点评，并在全国多种报纸、杂志发表文章，宣传普及医疗纠纷相关的法律法规，帮助医院维护合法权益。

八、表彰抗击非典（SARS）优秀医院管理工作者

为表彰先进，弘扬我国医院管理工作者在抗击SARS中表现出的顾全大局、迎难而上、无私无畏、救死扶伤的精神，进一步推动医院的改革和发展，提高医院的管理水平和应急能力，经卫生部和总后卫生部同意，中华医院管理学会和健康报社联合对在抗击SARS中表现突出的96名优秀医院管理工作者进行了表彰。

九、报刊出版与网站建设

多年来学会重视学术期刊管理工作。截止2005年底，学会单独主办的学术期刊已有《中国医院》、《中国病案》、《中国血液净化》、《中国药物与临床》、《中国医学前沿》5种，与有关单位联合主办的学术期刊《中国药房》、《中国全科医学》、《中国卫生质量管理》3种。在强化报刊管理工作的过程中，通过修订和建立健全学会及各报刊社规章制度、组织各期刊主编、副主编及编辑人员参加卫生部新闻办公室及新闻出版署举办的业务培训等工作，提高编辑人员的政治思想水平、法律水平、知识水平和业务能力，规范学会主办报刊的编辑出版工作等，使报刊的政治、学术、编辑质量不断提高，发行量不

断扩大。《中国药房》杂志2004年荣获国家期刊奖、卫生部主管优秀医药卫生期刊一等奖、"重庆市十佳优秀科技期刊"奖；《中国全科医学》2004年荣获卫生部主管优秀医药卫生期刊三等奖；《中国医院》杂志多次获得主管单位表扬。

2003年5月，中华医院管理学会与卫生部医院管理研究所组织全国医院管理界200余位专家学者，编写了《医院管理学》专著，曹荣桂会长担任主编，全书包括15个分册，已由人民卫生出版社出版。

学会组织有关专家翻译出版了美国《联合委员会国际部医院评审标准》第二版中文版，是中华医院管理学会与美国JCAHO的交流与合作，建立有效沟通机制的良好开端。

传染病医院管理分会还组织专家总结抗击SARS的研究成果和临床经验，编著了《实用SARS学》专著，填补了我国该学科领域学术专著的空白。

《中国医院》杂志社于2005年编辑出版了《医界名家从医感悟》专著。

建立了中华医院管理学会互联网站，及时发布学会动态信息，扩大学会的影响，加强学会与会员单位的沟通与交流。尤其是在抗击SARS期间，网站及时发布了祖国大陆、台湾、香港地区疫情和国内外抗击SARS的最新信息，对于鼓励和支持海峡两岸同胞战胜SARS疫情，起到了积极的作用。

十、与香港、台湾交流

中华医院管理学会与香港医院管理局有良好的合作和广泛交流，每年组团出席香港医院管理局大会。经常邀请香港医院管理工作者参加大型医院院长高级研修班和学术年会。

学会曾组团赴台进行医院管理参观考察。在2003年抗击SARS工作期间，与香港、台湾有关社团合作，召开了海峡两岸抗击SARS电视电话会议，及时交流了海峡两岸抗击SARS的情况和经验。

学会与香港、澳门、台湾有关团体和医院联合举办两届海峡两岸医院管理学术经验交流会。

为进一步促进海峡两岸医务界的交流，2003年1月中华医院管理学会与台湾医事联盟协会就台湾医事人员到大陆从事医疗活动等事宜签订合作协议。

十一、国际交往

应德国医院协会邀请，中华医院管理学会先后数次组团赴德国考察访问，与德国同行进行了学术交流；德国医院协会也派代表团来北京对学会进行了回访，并进一步确定了中德医院管理合作培训计划。

2003年以来学会组织医院管理培训考察团，先后赴美国、澳大利亚、新西兰、法国、德国、英国、瑞士、西班牙、土耳其、日本、韩国进行考察、访问和学术交流。

支持地方学会的境外培训工作。支持江苏省医院管理学会先后派两个团到欧洲和澳洲进行境外培训，支持内蒙古医院管理协会派团到澳大利亚和新西兰进行培训。

几年来学会接待了美国、德国、法国、印度尼西亚等国家医院管理学术团体来华参观访问和学术交流。

2005年7月22日，卫生部办公厅下发了《关于同意中华医院管理学会作为A级会员加入国际医院联盟的通知》（卫办国际发〔2005〕161号）。正式委托中华医院管理学会代表中国与国际医院联盟谈判，解决作为代表中国的A级会员加入该联盟的有关事宜。

十二、学会荣誉

2003年，在抗击SARS中，中华医院管理学会积极主动地做了大量工作，得到了民政部的表彰，被授予"抗击SARS先进全国性社会团体"称号。

2004年12月10日，中华医院管理学会荣获由民政部颁发的"全国先进民间组织"荣誉称号，这是建国以来第一次在全国范围内表彰做出了优异成绩的先进民间组织。

十三、学会更名

经卫生部、民政部审定并报国务院核准，2005年9月12日民政部下发了《关于同意中华医院管理学会更名的批复》，同意中华医院管理学会更名为中国医院协会。

2005年中华医院管理学会工作记事

1月2日　学会门急诊服务创新与急诊科建设高级研讨班在海口举行。

1月4日　卫生部医政司委托学会组织专家对北京12所医院进行年度检查。

1月8日　学会举办医院品牌营销研讨会。

1月14日　医疗卫生界2005年新春专家座谈会在北京举行。曹荣桂会长代表中华医院管理学会在大会发表新春贺词。卫生科技界、政府卫生行政部门有关领导、医药卫生界40余名院士，以及有关人士近2000人出席了座谈会。

1月14日　学会主办的2005年医院改革发展高峰研讨会在北京召开。来自全国400余位医院院长和管理工作者参加了研讨会。

1月16日　全国推荐百姓放心医院活动第三主题第二批创建工作交流会在天津召开。曹荣桂会长出席会议并讲话。

2月6日　卫生部召开新闻发布会，向社会公布北京地区部分大型医院运行及管理情况综合检查结果。

2月16日　卫生部医政司在网上发布《医院管理评价指南（试行）（征求意见稿）》。学会召开专家座谈会，修改意见报送卫生部医政司。

2月17日　质子刀临床应用座谈会在北京召开。德国ACCEL公司经理对学会进行了访问。

2月21日　医政司召开《医院管理评价指南》修订讨论会，学会派专家参加。

2月22日　宝洁公司请求学会支持《爱牙车》公益活动，由学会口腔分会帮助实施。

2月24日　北京、上海、广州和沈阳等地60余家医院的院长赴土耳其考察学习。

2月24日　学会召开了中国医院品牌研讨会。

2月28日　国家新闻出版总署在京举行第3届国家期刊奖颁奖大会，学会主办的《中国药房》杂志受到表彰。

2月28日　《世界医药卫生100年》定稿会在学会会议室召开。

3月3日　由学会药事管理专业委员会制定《麻醉药品临床使用与规范化管理培训考核指南》，由卫生部医政司转发施行。

3月3日　卫生部医政司主办，学会药事管理专业委员会承办的麻醉药品临床使用与规范化管理师资培训班在西安开班。

3月11日　学会组织部分医院院长及科主任赴新加坡国际管理学院学习与参观。

3月12日　学会质量管理专业委员会在北京举办迎接医院质量评价、医院病案质控员培训班。50位医院病案管理人员参加了培训。

3月15日　学会病案管理专业委员会在北京举办病案管理质量与进展培训班，60余人参加了培训。

3月26日　学会财务管理服务部在重庆举办医院质量管理进展研修班。

3月26日　现代医院科学管理培训项目北京班第六模块——创新管理与医院财务管理在人民医院授课。

3月27日　学会主办的全国优秀医院院长管理论坛在海口举行。曹荣桂会长出席会议并讲话。

3月28日　学会临床检验管理专业委员分别在河北省石家庄市和山东省烟台市举办两期临床实验室管理科主任培训班，共280余人参加了培训。

3月29日　学会2005年报刊管理工作会议在北京召开。学会会长曹荣桂、常务副会长潘学田、卫生部新闻办公室主任邓海华以及学会主办报刊社负责人出席了会议。

3月30日　中华医院管理学会第二届常务理事会第七次全体会议暨2005年联席工作会议在北京举行。会议由曹荣桂会长主持，潘学田常务副会长在会上作题为《关于学会2004年工作总结和2005年工作计划要点》的报告。

3月30日　学会组织有关医院院长对澳大利亚进行访问。

3月31日　卫生部医政司召开关于产妇分娩后医疗机构如何处理胎盘问题的座谈会，学会派专家参加了座谈。

4月4日　2005北京中法急救论坛在北京举行。卫生部副部长王陇德在开幕式上作了重要讲话，300余名代表出席了会议。会议由北京市卫生局和法国驻华大使馆主办，急救中心管理分会承办。

4月9日　医院管理团队培训顾问会议在北京举行，曹荣桂会长出席会议。

4月12日　中华医学会第23届会员代表大会在北京举行，曹荣桂会长代表兄弟学会致贺词。

4月13日　由卫生部医政司主办，中华医院管理学会药事管理专业委员会承办的全国医院药事工作研讨会暨2005医院药师论坛——在职临床药师培养与实践在杭州市举办。300位医院院长、药剂科主任参加了论坛。

4月14日　医疗卫生技术应用管理专业委员会在北京召开《特殊医疗技术临床应用管理办法》颁布实施前的准备工作座谈会。

4月15日　卫生部国际合作司与澳大利亚乔治国际卫生研究中心在北京举办中国医疗质量与安全（国际）研讨会。学会会长曹荣桂主持会议。

4月18日　卫生部和国家中医药管理局在北京召开了“以病人为中心，以提高医疗服务质量为主题”的医院管理年工作会议，学会派代表参加了会议。

4月18日　应德国医院协会的邀请，学会会长曹荣桂率团访问德国，23家大型医院院长随团考察。

4月18日　学会支持甘肃武威制药公司在全国开展妇科健康普查及科普宣传活动。

4月21日　学会医院经济管理专业委员会在昆明举办医院产权制度改革核心问题研讨班和全国医院财务管理与投融资核心问题研讨班。

4月23日　由学会主办的现代医院科学管理培训在广东省广州市正式启动。

4月24日　学会病案管理专业委员会在广东省中山市举办病案管理新进展学习班。来自16个省市地区的82名学员参加了学习。

4月27日　卫生部、国家工商总局就医疗广告管理工作联合在北京召开专家座谈会。学会代表在会上作题为《建立长效管理机制　规范医疗广告行为》的发言。

4月29日　学会医院统计管理专业委员会在北京召开成立大会。学会副会长潘学田出席大会并讲话。大会选举了常务委员及专业委员、正副主任委员。

4月30日　学会医疗质量管理专业委员在重庆市举办医疗质量管理与医院评价研讨班，120余名代表参加了研讨班。本次研讨班就医院评价、医疗质量、医疗安全等9个专题进行了讲座。

5月9日　香港医院管理局在香港国际会议展览中心召开主题为“民康新领域”的研讨大会，中华医院管理学会戴建平副会长出席了会议。

5月13日　学会影像中心管理分会在北京主办首届天坛国际超声医学学术论坛暨血管介入性超声学习班。学会会长曹荣桂出席并讲话。

5月13日　卫生部医政司委托学会开展医疗广告公众意见调查。

5月14日　现代医院科学管理培训项目在上海启动，复旦大学附属医院等60位院长、处长参加了培训。

5月16日　学会信息管理专业委员会在北京举办医院流程再造专题研讨会，来自国内医院及相关行业的80余位专业人士参加了会议

5月17日　学会与北京市第一中级人民法院共同举办了规范医疗行为正确运用法律处理医疗事故案件研讨会。20多家医院代表以及北京市有关法院的法官共40人出席了会议。学会副会长潘学田在开幕式上讲话。

5月22日　学会组织考察团赴欧洲考察圆满结束。

5月22日　学会临床检验管理专业委员会在北京举办临床检验室间质量评价培训班，来自全国各医院检验科236名代表参加了培训。

5月26日　第八届全国大型医院院长高级研修班在广西桂林举办。卫生部副部长马晓伟出席会议并作了重要讲话。学会会长曹荣桂作题为《以医院管理年为契机 提高医院服务水平》的主题报告。会议通过了致全国各级各类医院的倡议书。近400位医院院长、卫生行政干部出席了会议。

5月27日　《中国医院》杂志第二届编委会第一次会议在桂林召开。

5月27日　学会职工医院管理分会主办的全国企业医院管理经验交流会在京举行。曹荣桂会长出席会议并讲话。100余名企业医院的院长出席了会议。职工医院管理分会第二届第三次全体委员会议同期举行。

5月28日　学会受卫生部政策法规司委托，与有关单位共同承担了《公立医院改制规范》课题。

6月6日　学会妇幼保健院（站）管理分会成立大会在北京召开。学会会长曹荣桂以及200余名代表出席了会议。中华医院管理学会副会长李长明任分会主任委员。

6月14日　学会临床检验管理专业委员会第三届临床检验实验室管理学术会议在福建省厦门市召开。来自全国各医院、血站、防疫站近1100位代表参加会议。会议期间专业委员会进行了换届改选，申子瑜同志连任主任委员。第三届国际临床检验设备及用品展览会同期举行。

6月18日　学会民营医院管理分会主办的2005全国民营医院年会暨民营医院诚信发展论坛在广州召开。来自全国的140多家民营医院的投资者、管理者参加了会议。会议通过了《全国民营医院诚信自律规范》，启动了创建“全国诚信民营医院”的工作。

6月18日　学会举办的“现代医院科学管理培训项目”北京地区班第七模块进行授课。授课内容为卫生改革法规与质量管理。

6月24日　由学会医院管理研究发展中心主办的2005年“品质、持续、发展”医院科室管理与医疗质量持续改进论坛在北京举行。

6月25日　由学会会长曹荣桂率团，参加由韩国大韩医疗法学会主办的第二届韩中共同医疗法学学术大会。双方就两国的医事法律问题进行了交流和探讨。

6月27日　卫生部医政司组织专家讨论医疗责任保险问题，学会派代表参加。

7月3日　学会信息管理专业委员会主办的2005中华医院信息网络大会暨中外医院信息化高层论坛在北京举行。来自全国以及日本、印度、美国等地近400人出席了会议。

7月8日　全国医院门急诊质量管理论坛在沈阳举行。

7月11日　由卫生部和美国卫生与人类服务部联合主办的中美卫生保健论坛在北京举行。学会质量管理专业委员会主任委员、协和医院常务副院长李学旺教授在会上介绍了北京协和医院的经验。

7月13日　卫生部医政司组织召开了《特殊医疗技术临床应用管理办法》研讨会。学会派代表参加。

7月22日　卫生部办公厅印发《关于同意中华医院管理学会作为A级会员加入国际医院联盟的通知》（卫办国际发〔2005〕161号）。正式委托中华医院管理学会代表中国与国际医院联盟谈判，解决作为代表中国的A级会员加入该联盟的有关事宜。

7月23日　学会传染病医院管理分会第三届年会在黑龙江省佳木斯市召开，全国传染病医院的160余名代表参加了会议。学会会长曹荣桂出席会议作题为《坚持以人为本，构建和谐医院，推进医院管理年活动取得成效》的报告。

7月24日　学会与四川大学华西医院在成都联合举办“6－Sigma流程优化”培训班。

7月27日　卫生部医政司在北京召开会议，就医疗责任保险问题听取部分省市医政干部、学术团体、保险机构的意见和建议。

7月29日　学会医疗技术应用专业委员会第三届中国医疗新技术应用论坛暨第四届全国医疗卫生技术应用管理研讨会在哈尔滨举办。卫生部医政司王羽司长、学会会长曹荣桂出席会议并讲话。

8月5日　学会医疗质量管理专业委员会病案质量监控学术组在大连举办了第三期病案质量监控员培训班，共有88名学员参加了培训。

8月6日　学会财务管理服务部在成都举办医院成本核算与管理研修班。

8月12日　中国医院文化论坛（2005）在哈尔滨举行，来自全国卫生系统的300多位代表出席了大会。

8月20日　学会临床技术应用管理专业委员会主办的全国首届腔镜技术应用管理研讨会在呼和浩特市召开。

8月22日　中华医院管理学会会长曹荣桂率团赴日参观交流。

8月22日　中华医院管理学会受国务院法制办公室的委托，召开了《护士管理条例（送审稿）》征求意见会。

8月27日　学会举办的现代医院科学管理培训项目，完成了第八模块经验交流与分享的培训学习，并举行了结业仪式。此次培训共有127名学员参加，其中有81名学员获得首批结业证书。

8月30日　由中华医院管理学会、中国建

筑学会共同举办的2005（上海）医院建筑设计年会暨展示会在上海开幕。本届年会突出了建造以病人为中心的医疗服务环境为主题。

9月6日　卫生部国际交流合作中心、中华医院管理学会及美国医疗机构评审联合委员会国际部（JCI）联合主办的2005国际医院交流与合作论坛在北京举办。来自全国400余位医院管理工作者出席论坛。卫生部副部长蒋作君出席论坛开幕式并致辞，12位中外专家做了报告。

9月7日　学会检验管理专业委员会在北京举办临床实验室管理科主任培训班，来自全国临床检验科主任及代表近300人参加了培训。

9月8日　学会与默沙东制药有限公司共同组织的招标课题医院质量管理与评价应用研究完成。

9月12日　民政部发文民函〔2005〕23号“关于中华医院管理学会更名为中国医院协会的批复”。批复指出“准予中华医院管理学会更名为中国医院协会”。

9月16日　学会在北京召开了2005学术年会审稿会议，在来自全国的321篇论文中评选出A类论文15篇。

9月17日　学会医院感染管理专业委员会在广西南宁举行第十二届全国医院感染管理学术年会暨全国基层医院感染管理先进表彰会。来自全国452名代表参加了会议。表彰了全国基层医院感染管理工作先进单位22个和31名先进个人。

9月17日　质量管理专业委员会病案学组病案质量培训班在山西太原召开。

9月20日　由学会肿瘤医院管理分会主办第十六届全国肿瘤医院管理学术研讨会在南昌市召开。学会会长曹荣桂出席会议并讲话。

9月25日　学会病案管理专业委员会在北京召开了第一届亚太地区病案信息管理学术会议暨第十四届病案管理学术会议。出席会议的代表来自12个国家、地区共211人。病案管理高级培训班同期举行。

9月26日　由学会主办、医疗技术管理专业委员会承办的首届中华医院展览会在北京国际展览中心开幕，学会常务副会长潘学田出席会议并讲话。

9月26日　学会血液净化中心管理分会在山东召开2005年年会，来自全国260名代表参加了会议。

9月29日　卫生部和学会在北京召开了“《医界名家从医感悟》首发式暨构建和谐医患关系座谈会”。卫生部部长高强发表了重要讲话，王忠诚、胡亚美等医界名家和医院代表等在大会上发言。

9月30日　学会受卫生部医政司委托起草《特殊医疗技术临床应用管理办法》中所列的单项诊疗技术管理规范，经过讨论与多次修改，脏器移植、人工关节、介入诊疗等九项技术管理规范（送审稿），上报卫生部医政司。

9月30日　《医疗事故处理条理》课题组会议在北京召开。

10月10日　学会门急诊管理专业委员会第二届年会在北京召开，来自全国100多名委员和代表参加了会议。卫生部医政司王羽司长、学会曹荣桂会长出席会议并作了重要讲话。

10月12日　学会县（市）医院管理分会在安徽召开了2005学术年会暨优秀院长表彰大会。表彰46位优秀县（市）医院院长。来自全国的140余位院长、书记参加了会议。

10月17日　京津沪渝医院管理高级论坛在重庆市召开。本次论坛的主题是：“医疗机构可持续发展模式与医院经营管理”。学会会长曹荣桂出席了大会。四直辖市200余代表参加了会议。

10月20日　学会医院经济管理专业委员会在四川举办第四届全国医院经营管理高峰论坛，来自全国230余名医院代表参加了会议。会议期间还召开了中华医院管理学会医院经济管理专业委员会2005年学术年会。

10月25日　由中华医院管理学会和瑞典医疗基金会共同主办的中瑞医疗卫生研讨会在北京召开。来自北京各大医院的院长和医院管理者200余代表参加了会议。

10月25日　北京中卫医信医疗设备有限公司成立。该公司隶属学会。

10月27日　学会后勤管理专业委员会在海南省海口市召开了第九次学术研讨会，卫生部副部长陈啸宏出席会议并作题为《全国卫生改革形势》的专题报告。来自全国部分医院的后勤院长200余人出席了会议。

11月5日　由学会主办的现代医院科学管理培训项目在成都开班。

11月10日　学会急救中心（站）管理分会在武汉召开全国紧急医疗救援应急能力建设学术大会，来自全国28个省市147家医疗机构的270余名代表参加了大会。急救中心（站）管理分会进行了换届选举，赵永春主任连任新一届主任委员。

11月11日　职工医院管理分会在南京召开2005年学术年会暨优秀院长表彰大会。表彰了全国职工医院54名优秀院长。曹荣桂会长出席会议并作题为《以医院管理年为契机 进一步加强企业医院管理》的讲话。会议选举王甫群连任主任委员。

11月13日　学会药事管理专业委员会在甘肃省召开“细菌耐药与抗菌药物临床应用检测会议”。

11月19日　第二批全国百姓放心示范医院表彰大会在北京召开。来自全国的500余位代表出席会议，第二批248所全国百姓放心示范医院受到表彰。

11月19日　学会医疗质量管理专业委员会2005年学术年会在南京召开。来自全国18个省市自治区261名代表参会，代表们围绕“安全、质量、评价、改进”的主题展开广泛深入的讨论。

11月24日　学会副会长迟宝兰率团赴韩国出席第21届大韩病院协会综合学术大会。

11月29日　卫生部医政司委托对《医疗机构制备正电子类放射性药品管理规定》文稿的修改提出意见，上报卫生部医政司。

11月30日　学会药事管理专业委员会向卫生部医政司提出《关于举办全国基层医疗机构抗菌药物合理应用“星火”培训项目申请》，提出了两年期的培训计划。医政司复函同意举办该培训项目。

12月9日　中国安全注射联盟在北京召开安全注射在行动研讨会。

12月15日　广东省医院管理学会正式更名为广东省医院协会，会员代表大会选举产生了第三届理事会，张衍浩同志当选为会长。

12月17日　中华医院管理学会二届八次常务理事会在北京举行，会议讨论了有关中国医院协会筹备工作进展情况，对中国医院协会成立后的工作进行了讨论和建议。

12月18日　学会财务管理服务部在珠海举办《医院新闻写作与宣传策划高级研修班》。

12月18日　天津医院管理学会召开了第二次会员代表大会暨天津市级优秀院长表彰会。

2005年中华医院管理学会Ⅰ类学分继续医学教育项目（第一批）

会议名称	主办单位	举办起止日期	举办地点
六西格玛与医院流程优化	中华医院管理学会 四川大学华西临床医学院/华西医院	7月4～8日	成都
中美医院流程再造专题研讨会	中华医院管理学会信息管理专业委员会北京华卫医院发展研究中心	5月16～17日	北京
中国民营口腔医疗机构“可持续发展论坛”暨中国民营口腔医疗机构管理与发展研讨班	中华医院管理学会口腔医院管理分会	3月3～5日	广州
第八届全国口腔医院管理研讨会	中华医院管理学会口腔医院管理分会	11月15～17日	广州
第三届中国国际医疗新技术应用论坛暨第四届全国医疗技术应用管理研讨会	中华医院管理学会医疗卫生技术应用管理专业委员会	7月29日～8月3日	哈尔滨
腔镜技术临床应用管理研讨会	中华医院管理学会医疗卫生技术应用管理专业委员会	8月19～23日	内蒙古

续 表

会议名称	主办单位	举办起止日期	举办地点
血液净化专业技术培训	中华医院管理学会血液净化中心管理分会	3月25~27日	北京
血液净化中心管理分会年会	中华医院管理学会血液净化中心管理分会	9月26~29日	青岛
北京著名医院文化建设特色观摩活动	中华医院管理学会医院文化专业委员会	6月23~26日	北京
中国医院文化论坛（2005）	中华医院管理学会医院文化专业委员会	8月12~16日	辽宁
西南地区著名医院文化建设特色观摩活动	中华医院管理学会医院文化专业委员会	9月20~23日	成都
全国妇幼保健院、儿童医院医院文化建设研讨会	中华医院管理学会医院文化专业委员会	11月26~30日	深圳
传染病救治进展与研究专业学组会	中华医院管理学会传染病医院管理分会	4月1~4日	海南
传染病医院管理年会	中华医院管理学会传染病医院管理分会	7月23~27日	佳木斯
医院经济改革专题讲座	中华医院管理学会县（市）医院管理分会	5月14~16日	广州
医院文化专题讲座	中华医院管理学会县（市）医院管理分会	9月14~16日	海南
2005年中法急救论坛暨急救研讨会	中华医院管理学会急救中心（站）管理分会	4月4~5日	北京
紧急医疗救援中心建设培训项目	中华医院管理学会急救中心（站）管理分会	11月10~13日	武汉
职工医院医疗质量管理培训班	中华医院管理学会职工医院管理分会	5月27~30日	北京
后勤管理专业委员会2005年学术年会	中华医院管理学会后勤管理专业委员会	10月27~29日	海口
麻醉药品法规师资培训学习班	中华医院管理学会药事管理专业委员会	3月3~6日	西安
专业委员会工作会议暨临床药师论坛	中华医院管理学会药事管理专业委员会	4月15~19日	杭州
国际疾病分类ICD－10师资认证班	中华医院管理学会病案管理专业委员会	6月15~20日	北京
社区卫生服务人员管理培训	中华医院管理学会社区卫生服务分会	7月7~10日	长春
社区卫生服务人员管理暨适宜技术培训班	中华医院管理学会社区卫生服务分会	9月12~14日	合肥
创建全国城市社区卫生服务示范区研讨班	中华医院管理学会社区卫生服务分会	8月13~14日	杭州
病历质控员培训班	中华医院管理学会医疗质量管理专业委员会	3月11~18日	北京
医院全成本核算理论与实践暨分配制度改革培训班	中华医院管理学会医院经济管理专业委员会	1月14~18日	海口
医院财务管理研讨班	中华医院管理学会医院经济管理专业委员会	8月8~12日	昆明
医院科室建设与经营管理研讨班	中华医院管理学会医院经济管理专业委员会	7月15~18日	大连
中华医院管理学会医院经济管理专业委员会2005年年会暨第四届全国医院经济管理论坛	中华医院管理学会医院经济管理专业委员会	10月20~23日	四川
妇产科医学科技临床适宜技术高研班	中华医院管理学会科技开发部	4月2~12日	北京
儿科医学科技临床适宜技术高研班	中华医院管理学会科技开发部	4月20~30日	北京
神经内科医学科技临床适宜技术高研班	中华医院管理学会科技开发部	5月10~20日	北京
内分泌科医学科技临床适宜技术高研班	中华医院管理学会科技开发部	6月2~12日	北京
眼科医学科技临床适宜技术高研班	中华医院管理学会科技开发部	6月20~30日	北京

续表

会议名称	主办单位	举办起止日期	举办地点
医院财务管理	中华医院管理学会财务管理服务部	8月6~8日	昆明
医院办公室主任培训班	中国医院杂志社	9月13~18日	北海
医院数字化学习研修班	中国医院杂志社	7月11~16日 8月1~5日 9月5~10日	天津
西部地区医院管理学术研讨会	中国医院杂志社	6月14~19日	乌鲁木齐
首届全国医院“临床路径QC活动”高级培训班	中国卫生质量杂志社	6月20~24日	西安
医院药学进展专题培训班（西南区）	中国药房杂志社	8月8~12日	成都
第二届全国口腔医院院长论坛	中华医院管理学会口腔医院管理分会 上海第二医科大学口腔医院	10月22~24日	上海

2005年中华医院管理学会I类学分继续医学教育项目（第二批）

会议名称	主办单位	举办起止日期	举办地点
病历质量监控员培训班	中华医院管理学会医疗质量管理专业委员会	8月5~10日 9月1~21日 11月21~26日	大连 太原 南京
第二届医疗质量管理学术年会	中华医院管理学会医疗质量管理专业委员会	11月18~21日	南京
全国临床药学学术交流会	上海临床药学研究中心 中华医院管理学会药事管理专业委员会	10月24~27日	上海
“2005医院财务管理与内部审计”理论与实务研修班	中华医院管理学会财务管理服务部	11月22~24日	昆明

中华医院管理学会2005年国家级继续医学教育项目表

会议名称	主办单位	举办日期	举办地点
第八届全国大型医院院长高级研修班	中华医院管理学会	5月25~27日	桂林
中华医院管理学会2005年学术年会	中华医院管理学会	2006年2月18~19日	北京
医院质量：关注安全国际论坛	中华医院管理学会	9月7~9日	北京
医院科室主任管理培训	中华医院管理学会医院研究发展中心	11月26~27日	北京

续 表

会议名称	主办单位	举办日期	举办地点
现代医院科学管理培训项目	中华医院管理学会	2004年4月17日 ~2005年8月28日	北京
2005’中国医院信息网络大会	卫生部医院管理研究所 中华医院管理学会信息管理专业委员会	7月2~5日	北京
全国医院文化建设的深化与推进研修班	中华医院管理学会医院文化专业委员会	4月1~6日	广州
医疗纠纷预防与处理研修班	中华医院管理学会误诊误治研究专业委员会（筹）	4月8~12日 10月28~31日	北京
第三届全国网络病理研讨会	中华医院管理学会误诊误治研究专业委员会（筹）	10月11~14日	北京
误诊与临床思维研修班	中华医院管理学会误诊误治研究专业委员会（筹）	6月18~21日	北京
临床实验室主任质量管理培训班	中华医院管理学会临床检验管理专业委员会	3月6~12日 3月13~17日 4月23~27日 9月3~8日 9月16~20日 9月25~29日 11月24~29日	烟台 石家庄 新疆 北京 烟台 广州 福州
新生儿疾病筛查实验室管理培训班	中华医院管理学会临床检验管理专业委员会	11月20~24日	武汉
中华医院管理学会临床检验管理专业委员会第三届学术会议	中华医院管理学会临床检验管理专业委员会	6月14~17日	厦门
临床检验室间质量评价培训班	中华医院管理学会临床检验管理专业委员会	5月22~25日	北京
临床实验室信息技术应用学术讲座	中华医院管理学会临床检验管理专业委员会	10月12~14日	杭州
医院门急诊管理干部培训班	中华医院管理学会门急诊管理专业委员会	1月2~10日 5月28~31日 7月8~13日	海口 北京 沈阳
中华医院管理学会职工医院管理分会2005年学术年会	中华医院管理学会职工医院管理分会	11月11~14日	南京
全国精神卫生服务与管理培训项目	中华医院管理学会精神病医院管理分会	9月22~24日	河南
现代医院药学发展趋势与药师职责学习班	中华医院管理学会药事管理专业委员会	9月23~27日 12月2~6日	西安 郑州
抗菌药物合理用药研究方法与监测	中华医院管理学会药事管理专业委员会	6月10~14日	南昌
现代管理学与医院药事管理	中华医院管理学会药事管理专业委员会	4月23~27日	济南
临床药师新知识学习班	中华医院管理学会药事管理专业委员会	5月24~27日	广州
代谢内分泌性疾病临床和药物治疗新进展	中华医院管理学会药事管理专业委员会	5月16~18日	长沙
临床药师参与临床用药实践学习班	中华医院管理学会药事管理专业委员会	12月14~19日	济南
病案管理高级培训班	中华医院管理学会病案管理专业委员会	10月24~25日	北京

续 表

会议名称	主办单位	举办日期	举办地点
病案管理质量监控的目标及进展	中华医院管理学会病案管理专业委员会	3月16～18日	北京
病案信息管理新进展学习班	中华医院管理学会病案管理专业委员会	4月25～29日	中山市
2005年病案信息管理学术会议	中华医院管理学会病案管理专业委员会	9月26～28日	北京
全国“医疗废物管理条例”学习班	中华医院管理学会感染管理专业委员会	6月15～19日	佛山
全国内镜清洗消毒技术操作规范学习班	中华医院管理学会感染管理专业委员会	6月15～19日	佛山
第12届全国医院感染管理学术年会	中华医院管理学会感染管理专业委员会	9月17～21日	南宁
全国医院感染管理与医院等级评审高级培训班	中华医院管理学会感染管理专业委员会	8月5～10日 9月17～21日	呼和浩特 南宁
全国“传染病防治法”及预防知识高级培训班	中华医院管理学会感染管理专业委员会	4月18～21日 8月19～22日	北京 昆明
社区卫生服务管理干部培训	中华医院管理学会社区卫生服务分会	6月16～20日	杭州
社区卫生服务适宜技术培训	中华医院管理学会社区卫生服务分会	6月7～10日	北京
医疗质量管理与医院评价研讨班	中华医院管理学会医疗质量管理专业委员会	4月8～13日 4月22～27日	重庆 昆明

中华医院管理学会更名为中国医院协会

为了更好的发挥社团作用，维护医院行业利益、加强医院行业自律、推动行业发展，经中华医院管理学会申请，卫生部同意，民政部于2005年9月12日民函［2005］238号批准，同意中华医院管理学会更名为中国医院协会。

（高　芳）

医疗卫生人物

卫生部系统

卫生部部长、副部长

部　长	吴　仪（女，兼，2005 年 4 月免）
	高　强（2005 年 4 月任）
常务副部长	高　强（2005 年 4 月免）
副　部　长	王陇德
	朱庆生（2005 年 1 月免）
	蒋作君
	佘　靖（女）
	黄洁夫
	马晓伟
	陈啸宏（2005 年 1 月任）

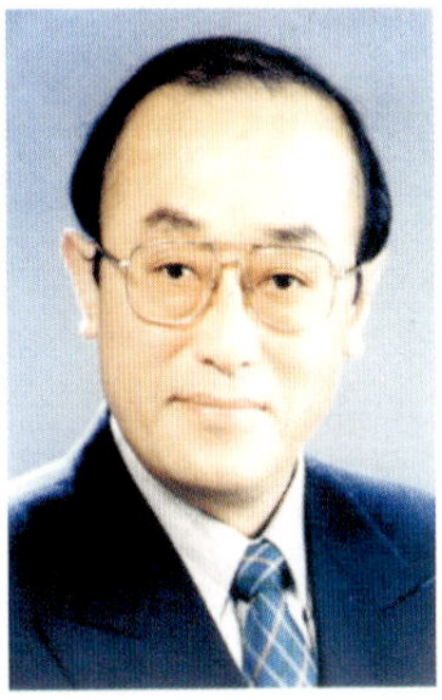

部　长　高　强

高强，男，汉族，河北盐山人，1944 年 8 月生，毕业于中国人民大学经济系世界经济专业，1967 年参加工作，1978 年 7 月加入中国共产党，高级经济师。历任河北省财政厅副处长、副厅长，财政部财政预算管理司副司长、司长、部长助理、副部长等职，2001 年 7 月任国务院副秘书长兼国家科教领导小组办公室主任，2003 年 4 月任卫生部党组书记、常务副部长，2005 年 4 月任卫生部部长。

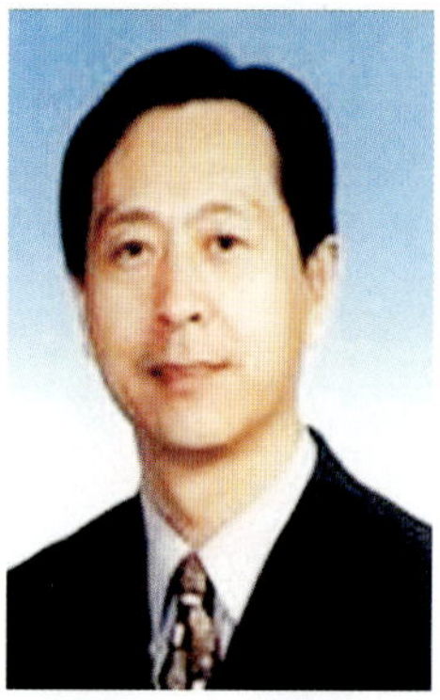

副部长　陈啸宏

陈啸宏，男，汉族，福建长乐市人，1953 年 9 月出生于北京市，1971 年 10 月参加工作，1982 年 6 月加入中国共产党。1982 年 7 月毕业于北京中医学院，1982 年 7 月至 1994 年 10 月在北京中医学院工作，历任药学系团总支书记兼年级政治辅导员、校党委学生工作部副部长、部长、办公室主任、党委副书记。1994 年 10 月至 1998 年 10 月在国家中医药管理局工作，历任办公室（财务司）主任、局党组成员。自 1998 年 10 月起在卫生部工作，历任办公厅主任、卫生部机关服务中心主任（兼）、卫生部规划财务司司长。2004 年 12 月任中共卫生部党组成员，2005 年 1 月任卫生部副部长。

卫生部正、副司（局）长、主任

办公厅

主　任	姚晓曦（女）
副主任	毛群安
	秦怀金

人事司

司　长	王环增
副司长	王苏阳
	张闽元

规划财务司

司　长	陈啸宏（2005 年 1 月免）
	赵自林（2005 年 1 月任）
副司长	赵自林（2005 年 1 月免）
	于德志
	何锦国（2005 年 1 月任）

卫生政策法规司

司　长	刘新明
副司长	汪建荣
	高卫中

卫生应急办公室（突发公共卫生事件应急指挥中心）

主　任	陈贤义
副主任	李建国
	梁东明（2005 年 5 月任）

农村卫生管理司
司　长　　徐　科（女）
副司长　　张朝阳
　　　　　聂春雷

卫生执法监督司
司　长　　赵同刚
副司长　　苏　志
　　　　　于　军（2005 年 12 月任）
　　　　　王雪凝（2005 年 12 月任）

妇幼保健与社区卫生司
司　长　　杨　青
副司长　　张　斌（2005 年 5 月任）

医政司
司　长　　王　羽（2005 年 1 月任）
副司长　　王　羽（2005 年 1 月免）
　　　　　刘金峰（2005 年 10 月免）
　　　　　张宗久（2005 年 1 月任）
　　　　　周　军（2005 年 12 月任）
　　　　　王小燕（女，2005 年 7 月任，挂职半年）

疾病控制司（全国爱国卫生运动委员会办公室）
司　长　　齐小秋
副司长　　肖东楼
　　　　　于竞进
　　　　　郝　阳
　　　　　白呼群（2005 年 12 月任）
　　　　　孔灵芝（女，2005 年 12 月任）

科技教育司
司　长　　祁国明（2005 年 12 月免）
　　　　　刘雁飞（2005 年 12 月任）
副司长　　刘雁飞（2005 年 12 月免）
　　　　　孟　群

国际合作司
司　长　　尹　力
副司长　　任明辉
　　　　　王立基

保健局
局　长　　黄洁夫（兼）
常务副局长　　王捍峰（女）
副局长　　李　宁
　　　　　杜治琴（女）

离退休干部局
局　长　　訾乃庆
副局长　　李林康

驻卫生部监察局

局　长	王大方
副局长	李怀荣（2005年7月免）
	申红中（2005年7月任）

卫生部直属单位行政正、副职领导

中国医学科学院

院　长	刘德培
副院长	刘　谦（兼）
	李立明（正司局级）
	宋学民
	何　维
	詹启敏（2005年5月任）

中国协和医科大学

校　长	刘德培
副校长	刘　谦（兼）
	李立明（正司局级）
	宋学民
	何　维
	詹启敏（2005年5月任）

中国疾病预防控制中心

主　任	王　宇
副主任	朱志南（兼，2005年12月免）
	沈　洁（女，兼）
	宫新生
	白呼群（2005年12月免）
	侯培森
	杨功焕（女，2005年10月任）
	杨维中（2005年12月任）

卫生部卫生监督中心

主　任	南俊华
副主任	于　军（2005年12月免）
	陈永祥（2005年1月任）

卫生部北京医院

院　长	林嘉滨
副院长	张爱莉（女，兼）
	王建业
	韩绥生
	汪　耀

中日友好医院

院　长	许树强
副院长	郑　宏
	刘晓勤

人民卫生出版社	
社　长	胡国臣
副社长	施妈麟（兼）
	程舜乾（女）
	韩立华（女）
总编辑	胡国臣（兼）
副总编辑	夏泽民
	杜　贤
健康报社	
社　长	王　硕（女）
副社长	张耀华（兼，2005 年 12 月免）
	赵书贵（兼，2005 年 12 月任）
	蔡顺利
总编辑	王　硕（女，兼）
常务副总编辑	黄泽民（正司局级，2005 年 12 月任）
副总编辑	黄泽民（2005 年 12 月免）
	邢远翔（女）
	周　冰
卫生部党校	
校　长	高　强（兼）
常务副校长	王宇东（2005 年 12 月任）
副校长	王宇东（2005 年 12 月免）
	吴庆义
卫生部干部培训中心	
主　任	王宇东（2005 年 12 月任）
副主任	王宇东（2005 年 12 月免）
	吴庆义
卫生部统计信息中心	
主　任	饶克勤（正司局级，2005 年 12 月任）
卫生部国外贷款办公室	
主　任	朱宝铎
副主任	蔡纪明（2005 年 8 月免）
	刘运国
卫生部国际交流与合作中心	
主　任	李洪山
副主任	田　民
	张　红（女，2005 年 6 月免）
	牛忠俊（2005 年 8 月免）
	亓庆东（2005 年 12 月免）
总会计师	马　杰（女）
国家医学考试中心	
主　任	冯雪英（女）
副主任	王县成
卫生部机关服务中心	

主　任　　薛晓林
副主任　　张永生（2005 年 3 月免）
　　　　　胡　光
卫生部人才交流服务中心
主　任　　李　峰（正司局级，2005 年 12 月任）
卫生部医药卫生科技发展中心
主　任　　黄琼丽（女）
卫生部卫生经济研究所
所　长　　（空缺）
卫生部医院管理研究所
所　长　　（空缺）

各省、自治区、直辖市正、副卫生厅（局）长

北京市卫生局
局　长　　金大鹏
常务副局长　　梁万年
副局长　　郭积勇
　　　　　邓小虹（女）
天津市卫生局
局　长　　张　愈
副局长　　张柏捷
　　　　　林立军
　　　　　田惠光（女）
　　　　　申长虹
河北省卫生厅
厅　长　　王玉梅（女）
副厅长　　沈洪瑞
　　　　　高春秋
　　　　　孙万珍
　　　　　李建国
　　　　　姚树坤
山西省卫生厅
厅　长　　李俊峰
副厅长　　郝光亮
　　　　　李书凯
　　　　　王　峻
　　　　　韩　敬
内蒙古自治区卫生厅
厅　长　　杨成旺
副厅长　　白宝玉
　　　　　乌　兰（女）
　　　　　许宏智
　　　　　贺丰奇（2005 年 4 月任）

辽宁省卫生厅	
厅　长	姜　潮
副厅长	梁东明（2005 年 5 月免）
	韩明惠
	董德刚
	曾晓非（女）
吉林省卫生厅	
厅　长	李殿富
副厅长	杨明信
	张　义
	邱德亮
黑龙江省卫生厅	
厅　长	金连弘
副厅长	王恩海
	索天仁
	王大威（女，2005 年 4 月免）
	李　斌
上海市卫生局	
局　长	陈志荣
副局长	周海洋
	韩慰军
	刘国华
	陈建平（2005 年 9 月免）
	夏　毅（2005 年 10 月任）
	蔡　威（2005 年 10 月任）
江苏省卫生厅	
厅　长	郭兴华
副厅长	吴坤平
	黄祖瑚
	姜锡梅（女）
	胡晓抒（2005 年 12 月任）
浙江省卫生厅	
厅　长	李兰娟（女）
副厅长	杨　敬
	杨泉森
	叶　真
	张　平
安徽省卫生厅	
厅　长	高开焰
副厅长	权循珍（女，2005 年 2 月免）
	严中亚
	杜昌智
	李劲风
	尚　军（女，2005 年 4 月任，2005 年 10 月免）

福建省卫生厅	
厅　长	杨　平
副厅长	林才经
	陈秋立
	陈文加
	阮诗玮
江西省卫生厅	
厅　长	蒋如铭
副厅长	李　利
	张建华（女）
	曹　麒
山东省卫生厅	
厅　长	王天瑞
副厅长	包文辉
	于富华
	王宝亭（2005 年 6 月免）
	刘　奇
	刘玉芹（女）
	仇冰玉（2005 年 10 月任）
河南省卫生厅	
厅　长	马建中
副厅长	夏祖昌
	刘学周
	秦　省（女）
	王应太（2005 年 11 月免）
湖北省卫生厅	
厅　长	朱忠华
副厅长	孙昌松
	胡菊萍（女）
	黄利鸣
	姚　云（2005 年 9 月任）
	杨绪春（2005 年 12 月任）
湖南省卫生厅	
厅　长	刘家望
副厅长	肖策群
	陈小春
	刘　可
	林安弟
	黄顺玲（女）
广东省卫生厅	
厅　长	姚志彬
副厅长	黄小玲（女）
	张寿生
	彭　炜（女）

	黄　飞
	廖新波
广西壮族自治区卫生厅	
厅　长	高　枫
副厅长	谭明杰
	韦　波
	许亚南（女）
海南省卫生厅	
厅　长	简梁盛
副厅长	白志勤
	隋枝叶（女）
	严朝君
重庆市卫生局	
局　长	屈　谦
副局长	陈卫平
	周英杰
	田大光
	龚　智
	方明金
四川省卫生厅	
厅　长	谢明道
副厅长	沈　骥
	颜丙约
	赵晓光
	王正荣
	赵万华（女）
贵州省卫生厅	
厅　长	何崇远
副厅长	周惠明（女）
	杨克勤
	朱征明
	花继明
云南省卫生厅	
厅　长	陈觉民
副厅长	杜克琳（女）
	付新安
	杨鸿生
西藏自治区卫生厅	
厅　长	阿　登
副厅长	代欣言（女）
	喜　乐
	秦　耕
	普布卓玛（女，2005 年 7 月任）
陕西省卫生厅	

厅　长	李鸿光
副厅长	黄立勋
	梁宝林
	范　兵
	杨芙英（女）
甘肃省卫生厅	
厅　长	侯生华
副厅长	徐怀恩
	李存文
	韩克茵（女）
	王晓明
青海省卫生厅	
厅　长	陈资全
副厅长	牛惠民
	张海明
	王　炼
	颉学辉（2005 年 9 月任）
宁夏回族自治区卫生厅	
厅　长	马玉章
副厅长	薛塞峰（女）
	窦文敏（2005 年 12 月免）
	刘天锡
	李寿芬（女）
	马秀珍（女）
新疆维吾尔自治区卫生厅	
厅　长	买买提明・牙生
副厅长	柯　丽（女）
	古丽布斯坦・沙比提（女，2005 年 7 月免）
	王绍华（2005 年 11 月免）
	朱新安
	王小燕（女）
	张　斌（2005 年 7 月免）
	刘殿奎（2005 年 8 月任）
新疆生产建设兵团卫生局	
局　长	王国建

各计划单列市卫生局长

大连市	徐立新
宁波市	何一天
青岛市	曹　勇
深圳市	周俊安（2005 年 7 月免）
	江捍平（2005 年 7 月任）
厦门市	黄如欣

全国爱国卫生运动委员会系统

全国爱国卫生运动委会主任、副主任、办公室正、副主任

主　任	吴　仪（女）
副主任	高　强
	汪光焘
	杜青林
	解振华
	胡振民
	徐绍史
	王　谦
办公室主任	王陇德（兼）

各省、自治区、直辖市爱国卫生运动委员会主任

北京市	牛有成
天津市	陈质枫
河北省	孙士彬（女）
山西省	王　昕（女，2005 年 11 月免）
内蒙古自治区	乌　兰（女）
辽宁省	滕卫平
吉林省	李　斌
黑龙江省	程幼东
上海市	杨晓渡
江苏省	王　湛
浙江省	盛昌黎（女）
安徽省	何闽旭（2005 年 8 月任）
福建省	汪毅夫（2005 年 8 月任）
江西省	胡振鹏
山东省	王军民
河南省	王菊梅（女）
湖北省	罗清泉
湖南省	甘　霖（女）
广东省	雷于蓝
广西壮族自治区	刘新文（女）
海南省	林方略
重庆市	谢小军

四川省	张中伟
贵州省	刘鸿庥（女）
云南省	吴晓青（2005 年 12 月免）
	高　峰（2005 年 12 月任）
西藏自治区	崔玉英（女）
陕西省	潘连生
甘肃省	李　膺
青海省	邓本太
宁夏回族自治区	冯炯华（2005 年 6 月免）
	郑小明（2005 年 6 月任）
新疆维吾尔自治区	司马义·铁力瓦尔地
新疆生产建设兵团爱国卫生运动委员会	阿勒不斯拜·拉合木

各计划单列市爱国卫生运动委员会主任

大连市	夏德仁
宁波市	成岳冲
青岛市	罗永明
深圳市	李鸿忠（2005 年 1 月免）
	谭业钰（2005 年 1 月任）
厦门市	郭振家

（李长宁）

国家中医药管理局系统

国家中医药管理局机关副司局级以上行政领导

局　长	佘　靖（女）
副局长	李振吉（2005 年 3 月免）
副局长	房书亭
副局长	吴　刚
副局长	于文明
副局长	李大宁（2005 年 3 月任）
办公室主任	王志勇（2005 年 4 月任）
人事与政策法规司司长	李大宁
医政司司长	孙塑伦
科技教育司司长	贺兴东（2005 年 4 月免）
	高思华（2005 年 4 月任）

国际合作司司长　沈志祥
机关党委副书记兼纪委书记　李怀荣
机关党委常务副书记　杨　锐
机关服务中心主任　孙　涛

国家中医药管理局直属单位领导

中国中医研究院党委书记　姚乃礼（2005 年 5 月免）
　李怀荣（2005 年 5 月任）
中国中医研究院党委副书记　曹洪欣
中华中医药学会秘书长　李俊德
中国中医药报社社长　陈贵廷
中国中医药出版社社长　王国辰（2005 年 1 月任）
中国中医药科技开发交流中心主任　莫用元
国家中医药管理局对台港澳中医药交流中心主任　王承德
国家中医药管理局中医师资格认证中心主任　王北婴（女）
国家中医药管理局传统医药国际交流中心主任　沈毓龙

军队卫生系统

总后勤部卫生部领导

部　长　李建华
副部长　袁永林
　张雁灵

总后勤部卫生部机关业务局室领导

办公室主任　吕书刚
综合计划局局长　徐卸古
　副局长　李瑞兴
科技训练局局长　霍仲厚
　副局长　彭东平
　黄殿龙
卫生防疫局局长　李春明
　副局长　李鲁滨
医疗管理局局长　李文考
　副局长　李清杰
　吕吉云

药品器材局局长	任国荃
副局长	石　虹
保健局局长	王文中
副局长	张世学
计划生育局局长	王大龙
履约事物局局长	刘久成

总后勤部直属医疗卫生单位业务主要领导

第二军医大学校长	肖振忠
第三军医大学校长	吴　灿
第四军医大学校长	陈祥才
军事医学科学院院长	赵达生
解放军总医院院长	秦银河
三零二医院院长	吕占秀

驻京部分医院院长

北京军区总医院院长	程齐波
海军总医院院长	段蕴铀
空军总医院院长	刘福祥
二炮总医院院长	姜合作
三零六医院院长	邹德威
武警总医院院长	王发强

各大单位卫生部主要领导

沈阳军区卫生部部长	周菊林
北京军区卫生部部长	陈衡年
兰州军区卫生部部长	汪军武
济南军区卫生部部长	王清刚
南京军区卫生部部长	曹文献
广州军区卫生部部长	江建荣
成都军区卫生部部长	张　林
海军卫生部部长	吴爱民
空军卫生部部长	陈义勤
二炮卫生部部长	应勇江
武警部队卫生部部长	杨希忠

学术团体与社会团体

中华医学会会长、副会长、秘书长

会　长　　钟南山
副会长　　巴德年　王海燕（女）　白书忠　买买提明·牙生　刘　俊　祁国明　吴明江
　　　　　李兰娟（女）　沈倍奋　金连泓　郝希山　顾玉东　戴建平　魏于全
秘书长　　吴明江

中华预防医学会会长、副会长、秘书长

会　长　　王陇德
副会长　　王　宇　王撷秀（女）李德雪　庄　辉　姜庆五　阚学贵　王贺祥　蔡纪明
秘书长　　蔡纪明（兼）

中华医院管理学会会长、副会长、秘书长

会　长　　曹荣桂
副会长　　潘学田　迟宝兰（女）　于宗河　朱士俊　张衍浩
　　　　　刘国华　刘　兵　戴建平　王　楠　吴明江　李长明
秘书长　　潘学田（兼）

中华医院管理学会分会、专业委员会主任委员

医学影像中心管理分会　　戴建平
血液净化中心管理分会　　王　梅
口腔医院管理分会　　王　兴（2005年11月15日卸任）
　　　　　　　　　　赵铱民（2005年11月15日就任）
儿童医院管理分会　　李仲智
肿瘤医院管理分会　　赵　平
精神病医院管理分会　　顾牛范
职工医院管理分会　　王甫群
卫生部属（管）医院管理分会　　王德炳
县（市）医院管理分会　　韩子刚
民营医院管理分会　　于宗河
急救中心（站）管理分会　　赵永春
传染病医院管理分会　　赵春惠
社区卫生服务分会　　李长明

妇幼保健院管理分会　李长明
病案管理专业委员会　刘爱民
医院感染管理专业委员会　朱士俊
药事管理专业委员会　吴永佩
信息管理专业委员会　李包罗
后勤管理专业委员会　田国良
医疗质量管理专业委员会　李学旺
门（急）诊管理专业委员会　黄茂辉（2005年10月10日卸任）
　陈晓红（2005年10月10日就任）
临床检验管理专业委员会　申子瑜
医院文化专业委员会　周凤鸣
医疗技术应用管理专业委员会　卢士璧
医院经济管理专业委员会　高居忠
医院统计管理专业委员会　高燕婕

其　他

人事部、卫生部授予王玲同志“白求恩奖章”荣誉称号

近年来，全国卫生系统广大干部职工以邓小平理论和“三个代表”重要思想为指导，在党中央、国务院和地方各级党委、政府的领导下，以高度的政治责任感和强烈的事业心投入卫生事业，在开展以实践“三个代表”重要思想为主要内容的保持共产党员先进性教育活动中，涌现出一大批先进模范人物，王玲同志就是其中的杰出代表。

王玲同志是广东省第二人民医院血液科主任、中共党员、主任医师、医学博士。1951年出生，1968年入伍，1970年加入中国共产党。她从事医务工作30年来，坚持党和人民的利益高于一切，继承和弘扬白求恩精神，在人民群众中树立了新时期共产党员的良好形象。她视病人如亲人，以高尚的医德、精湛的技术、无私奉献的爱心，营造了和谐的医患关系，赢得了广大患者和群众的爱戴。

王玲同志医德高尚，把病人的利益放在第一位，为抢救危重病人连续一个月没有离开病区，两次晕倒在病房；她从不开大处方、不做滥检查，千方百计减轻病人负担。她爱岗敬业，对医疗技术精益求精，为寻找一种止痛效果较好的中草药和控制创面感染的最佳方法，先后20多次用刀子在自己的大腿上制造创面，试验临床治疗效果；她两次在自己身上抽取骨髓，与病人的骨髓做对照分析。她严于律己，廉洁行医30余载，从不收受“红包”和回扣；她生活简朴，却常为病人代交医药费。她常说：“我们必须真正地、发自内心地关心我们的病人，要时刻牢记，我们与病人交流的出发点首先是提供关爱和帮助，而不是想从对方获得什么”。

王玲同志事迹突出、感人至深，表现出了新时期共产党员的良好形象和白衣战士的崇高风范，是全国卫生系统共产党员的典型代表，是时代的先锋，是心系群众、无私奉献的模范。为表彰她的先进事迹，人事部、卫生部决定：授予王玲同志“白求恩奖章”荣誉称号，并在全国卫生系统深入开展向王玲同志学习的活动。

人事部、卫生部号召广大医务工作者要认真学习王玲同志的先进事迹，学习她全心全意为患者服务，视病人如亲人，无私奉献的高尚情操；学习她爱岗敬业，对技术精益求精，勇攀医学高

峰的奋斗精神；学习她恪守医德，严于律己，廉洁行医的医德风范。全国各级卫生行政部门和医疗卫生机构，要把开展向王玲同志学习活动作为卫生系统开展保持共产党员先进性教育活动的主要内容，组织广大党员干部和职工学习王玲同志的先进事迹，以王玲同志为榜样，认真贯彻“三个代表”重要思想，解放思想，开拓创新，实事求是，扎实工作，为促进我国卫生事业的改革与发展做出更大的贡献。

（刘小波）

卫生部追授郭新等5位同志“人民健康好卫士”荣誉称号

近年来，全国卫生系统广大干部职工以邓小平理论和“三个代表”重要思想为指导，在党中央、国务院和地方各级党委、政府的领导下，以高度的政治责任感和强烈的事业心投入卫生事业，在开展以实践“三个代表”重要思想为主要内容的保持共产党员先进性教育活动中，涌现出一大批先进模范人物，郭新、夏美琼、齐全、郭春园、田青春5位同志就是其中的杰出代表。

郭新同志生前是吉林大学第一临床医院心内科教授，中共党员，从医从教54年，潜心心血管疾病研究多年，对专业技术不懈求索，积累了丰富的理论研究成果和临床实践经验，攻克了本学科许多尖端难题。他视治病救人为天职，在患肺癌后仍然坚持带病工作，赢得患者和医务工作者的广泛赞誉。于2004年8月因病不幸逝世，终年74岁。

夏美琼同志生前是福建省妇幼保健院名誉院长，中共党员，主任医师，著名的妇产科专家，福建省妇产科事业奠基人和妇产科学术技术带头人，她治学严谨，注重培养人才，造就了一支遍及全省城乡的妇产科医生队伍。她一心扑在工作上，把救死扶伤当作自己崇高职责，九十岁高龄仍然坚持出门诊。2004年11月因病不幸逝世，终年92岁。

齐全同志生前是海南省疾病预防控制中心主任医师，中共党员，地方病专家，2004年7月他被作为海南省亟需的地方病专业人才引进到海南省疾控中心，在不到一年的时间里，克服无资金无设备等诸多困难，带领科研人员走遍全省大部分乡镇开展疾病预防控制工作，2005年3月16日在海南开展全国第五次碘缺乏病监测工作现场，齐全同志因劳累过度，突发心脏病，不幸殉职，终年44岁。

郭春园同志生前是我国著名中医骨科专家，洛阳平乐郭氏正骨传人，中共党员，中医骨科主任医师，是人事部、卫生部、国家中医药管理局确定的首批老中医药专家之一，他不计个人得失，一心为公，对技术精益求精，严谨治学，勇于创新，刻苦钻研，从医60余载，继承和发展了平乐郭氏正骨技术，使无数患者受益。先后参与创办了郑州管城区联合医院、郑州市骨科医院、郑州市深圳平乐骨伤科医院，并担任深圳平乐骨伤科医院名誉院长。2005年2月26日因病不幸逝世，终年82岁。

田青春同志生前是原青海省卫生防疫站副站长、工会主席，全国劳动模范，中共党员。他视工作如生命，视病人为亲人，乐于助人，甘于奉献。他满怀对牧民群众浓厚的感情和对医疗卫生事业的执着追求，把全部的心血和爱奉献给了他深爱着的牧区基层医疗卫生事业和各族人民群众。他爱岗敬业，无私奉献，不计个人得失，一心为牧民着想。四十多年来，他扎根高原，在平凡的岗位上全心全意为广大农牧民群众服务，为提高各族群众的健康水平做出了不平凡的业绩。2005年2月14日因病不幸逝世，终年67岁。

郭新、夏美琼、齐全、郭春园、田青春5位同志医德高尚、医术精湛，爱岗敬业，是全国卫生系统共产党员先进性的典型代表。为了表彰他们的事迹，卫生部决定：追授郭新、夏美琼、齐全、郭春园、田青春同志“人民健康好卫士”荣誉称号，并在全国卫生系统深入开展向郭新、夏美琼、齐全、郭春园、田青春5位同志学习的活动。

广大医务工作者要认真学习他们的先进事迹，学习他们全心全意为人民服务的高尚品质和情系人民健康的无私奉献精神；学习他们爱岗敬业、恪尽职守、求真务实、坚忍不拔的崇高精神；学习他们生命不息、奋斗不止、奉献不止的顽强拼搏精神。

各级卫生行政部门和医疗卫生机构要充分认识开展学习郭新、夏美琼、齐全、郭春园、田青春5位同志先进事迹的意义，紧密结合自身实际，把学习5位同志先进事迹与保持共产党员先进性教育活动结合起来，与纠正卫生行业不正之风工作结合起来，进一步加强医疗服务质量建设和卫生行业职业道德建设，为人民健康服务，为促进我国卫生事业改革和发展做出新的贡献！

（刘小波）

卫生部、中华全国妇女联合会、总后卫生部授予丁英等149名护士全国“巾帼建功”标兵荣誉称号

为表彰先进，树立榜样，进一步团结、动员广大护士在医疗卫生事业的发展中建功立业，在各地认真评选推荐并经过社会公示后，2005年4月，卫生部、中华全国妇女联合会、总后卫生部联合下发《关于表彰全国卫生系统护理专业“巾帼建功”标兵的决定》（卫办发［2005］178号）。授予丁英等149名护士全国“巾帼建功”标兵荣誉称号。

希望受到表彰的“巾帼建功”标兵谦虚谨慎、开拓创新、再立新功，再创佳绩。希望广大护士以先进为榜样，学习她们勤奋学习、钻研业务、积极进取的创新精神，学习她们服务群众、吃苦耐劳、扎实工作的实干精神，学习她们勤勉敬业、不计名利、忘我工作的奉献精神，紧密团结在以胡锦涛同志为总书记的党中央周围，与时俱进，开拓创新，积极投身构建社会主义和谐社会的建设中。希望各省、自治区、直辖市卫生厅局、妇女联合会把“巾帼建功”活动作为组织、宣传、教育护士的有效形式，推动“巾帼建功”标兵创建活动的不断深入持久地发展，为全面建设小康社会做出新的更大的贡献。

（刘小波）

附件：

全国卫生系统护理专业“巾帼建功”标兵名单

北京市

1. 丁　英　北京友谊医院手术室　护士长、主管护师
2. 史冬雷　北京协和医院基本外科　护士长、主管护师
3. 张洪君　北京大学第三医院护理部　护理部主任、副主任护师
4. 朱伟平　北京佑安医院感染科　护士长、副主任护师
5. 刘淑媛　北京安贞医院外科术后监护室　护士长、主任护师
6. 宋金兰　北京积水潭医院护理部　护理部主任、主管护师
7. 王雪伶　中日友好医院重症监护病房　护师
8. 孙　红　卫生部北京医院护理部　护理部主任、副主任护师

天津市

9. 李　雯　天津市天津医院急诊科　护士长、主管护师
10. 付　丽　天津医科大学第二医院护理部　护理部主任、副主任护师
11. 齐之洪　天津市儿童医院护理部　护理部主任、主管护师
12. 杨玉娟　天津市第五中心医院护理部　护理部主任、副主任护师

河北省

13. 储福莲　邢台市人民医院内三科　护士长、主管护师
14. 王欣淼　河北省人民医院护理部　护理部主任、副主任护师
15. 王志英　隆化县医院急诊科　护士长、主管护师
16. 张喜锐　河北省中医院护理部　护理部主任、副主任护师

山西省

17. 田兰英	阳泉市第三人民医院护理部	副院长、主任护师
18. 张佩芬	山医大二院急诊科	护士长、副主任护师
19. 李玉翠	长治医学院附属和平医院护理部	护理部主任、主任护师
20. 王亚琦	运城市中心医院第十五病区	护士长、主管护师

内蒙古自治区

21. 李保秀	内蒙古医学院附属医院护理部	护理部主任、主任护师
22. 马丽萍	包头市中心医院神经内科	副护士长、副主任护师
23. 李秀英	赤峰市医院护理部	护理部主任、副主任护师
24. 韩爱萍	乌兰察布市医院急救中心	护士长、主管护师

辽宁省

25. 高艳香	沈阳市精神卫生中心二病房	护士长、主管护师
26. 刘玉红	大连市第七人民医院精神五科	护士长
27. 李　森	辽宁省人民医院护理部	护理部主任、主任护师
28. 丁淑贞	大连医科大学附属第一医院护理部	护理部主任、主任护师

吉林省

29. 殷艳玲	吉林大学第二医院产科	护士长、主管护师
30. 赵雅伟	长春市传染病医院护理部	护理部主任、主管护师
31. 季富秋	吉化集团公司总医院住院处	护师
32. 闫　平	吉林省延边妇幼保健院门诊注射室	护士长、主管护师

黑龙江省

33. 李秋洁	哈尔滨医科大学护理学院	副院长、教授
	哈尔滨医科大学附属第二医院护理部	护理部主任、主任护师
34. 王　莉	黑龙江省医院护理部	护理部主任、主任护师
35. 安秋月	牡丹江医学院红旗医院护理部	护理部主任、主任护师
36. 张红伟	绥化市第一医院护理部	护理部主任、副主任护师

上海市

37. 朱月珍	上海市第二人民医院李琦换药室	护师
38. 周　立	第二军医大学附属长征医院护理部	护理部主任、主任护师
39. 刘薇群	上海市东方医院护理部	护理部主任、主任护师
40. 徐笑玲	嘉定区精神卫生中心精神科三病区	护士长、主管护师

江苏省

41. 张秀云	盐城市第一人民医院护理部	护理部主任、副主任护师
42. 张镇静	江苏省人民医院护理部	护理部主任、副主任护师
43. 王祥鸣	扬州市第一人民医院护理部	护理督导员、副主任护师
44. 王惠芬	无锡市第一人民医院输液室	护士长、主管护师

浙江省

45. 戴　勤　浙江省肿瘤医院放疗科　护士长、副主任护师
46. 陈海莲　浙江大学医学院附属第二医院急诊科　护师
47. 王小玲　瑞安市人民医院护理部　护理部副主任、副主任护师
48. 马燮峰　嘉兴市第一医院外科　护士长、主管护师

安徽省

49. 武义华　安徽中医学院附院护理部　副院长、副主任护师
50. 曹效琴　蚌埠市三院护理部　护理部主任、副主任护师
51. 仲　民　淮北市人民医院护理部　护理部主任、主管护师
52. 汪文蓓　芜湖市二院急诊科　护士长、主管护师

福建省

53. 李　红　福建省立医院护理部　副院长、副主任护师
54. 郭素珍　福建医科大学附属第二医院第十五病区　护士长、副主任护师
55. 郑翠红　福建省级机关医院护理部　护理部主任、副主任护师
56. 吴宾疆　厦门市急救中心护理部　护理部主任、主管护师

江西省

57. 毛美琪　江西省肿瘤医院护理部　护理部主任、副主任护师
58. 肖瑾瑛　江西井冈山学院附属医院外一科　护士长、主管护师
59. 汪美玲　萍乡市第二人民医院护理部　副院长、副主任护师
60. 张飞红　九江市第一人民医院护理部　护理部主任、主管护师

山东省

61. 于兰贞　青岛大学医学院附属医院护理部　护理部主任、主任护师
62. 许玉华　山东大学第二医院护理部　护理部副主任、副主任护师
63. 曹允芳　千佛山医院护理部　护理部主任、副主任护师
64. 张　琪　东营广饶县中医院护理部　总护士长、主管护师
65. 郭翠英　莱芜市中医院护理部　护理部主任、主管护师

河南省

66. 腾　嫣　新乡市第一人民医院护理部　护理院长、主任护师
67. 黄　娟　郑州市第五人民医院护理部　护理部主任、副主任护师
68. 李改焕　郑州大学第一附属医院护理部　护理部主任、主任护师
69. 张秋玲　漯河市中心医院护理部　护理部主任、副主任护师

湖北省

70. 章晓云　华中科技大学同济医学院附属同济医院传染科　护师
71. 张银妹　武汉大学人民医院产科　主管护师
72. 冯晓敏　十堰市太和医院护理部　护理部主任、副主任护师
73. 李志兰　襄樊市中心医院胸外科　护士长、主管护师
74. 赵晓秋　咸宁市中心医院护理部　护理部主任、副主任护师

湖南省

75. 姜冬九 中南大学湘雅二医院护理部 护理部主任、主任护师
76. 谌永毅 湖南省肿瘤医院护理部 护理部主任、主任护师
77. 宋秀兰 张家界市人民医院儿一科 主管护师
78. 熊家晖 湘西土家族苗族自治州民族中医院护理部 主管护师、护理部主任

广东省

79. 张玉芳 潮州市中心医院神经外科 护士长、主管护师
80. 冯秀兰 广州市第一人民医院护理部 护理部主任、副主任护师
81. 陈红先 珠海市人民医院感染科 主管护师
82. 李亚洁 南方医科大学附属南方医院护理部 护理部主任、主任护师

广西壮族自治区

83. 磨 琨 广西医科大学第一附属医院护理部 护理部主任、主任护师
84. 张萍萍 桂林医学院附属医院护理部 护理部主任、副主任护师
85. 戴艳萍 柳州市人民医院护理部 护理部主任、副主任护师
86. 宋玲珍 灵山县人民医院护理部 副院长、主管护师

海南省

87. 符林秋 海南省人民医院护理部 护理部主任、主任护师
88. 王 伟 农垦总局医院护理部 护理部主任、副主任护师
89. 卢文叶 文昌市人民医院护理部 护理部主任、副主任护师
90. 王武军 海南省卫生厅护理中心 主任、主任护师

重庆市

91. 蔡晓和 重庆市急救中心神经外科 护士长、主管护师
92. 童小燕 重庆市第九人民医院感染科 护士长、主管护师
93. 包红勇 重庆医科大学附属第一医院妇产科 护士长、副主任护师
94. 杨光静 重庆市中医院护理部 护理部副主任、主管护师

四川省

95. 成翼娟 四川大学华西医院护理部 护理部主任、主任护师
96. 廖天芬 四川省人民医院 SICU 护师
97. 王文霞 成都市妇幼保健院产科 主管护师
98. 郭民蓉 威远县人民医院门诊部 护士长、主管护师

贵州省

99. 张凤英 毕节地区医院门诊部 护士长、主管护师
100. 王文嘉 安顺市人民医院综合病房 护士长、主管护师
101. 李爱芬 黔南州人民医院护理部 护理部主任、副主任护师
102. 冉启琼 六盘水市人民医院外一科 护士长、主管护师

云南省

103. 康 黎 云南省第一人民医院干部病房 护士
104. 史建琼 曲靖市第一人民医院护理部 副院长、副主任护师

105. 娄庆梅　昆明市延安医院心内科　主管护师
106. 冯　玫　思茅市中医院妇产科　临产室组长、主管护师

西藏自治区

107. 桑嘎日　那曲地区人民医院内科　主管护师
108. 郑红霞　昌都地区人民医院外科　护士长、主管护师
109. 郑晓玲　第一人民医院外一科　护士长、主管护师
110. 琼　琼　藏医院护理部　护理部主任、主管护师

陕西省

111. 朱云霞　西安交通大学第二医院护理部　护理部主任、副主任护师
112. 宋雪梅　汉中市人民医院内三科　护士长、主管护师
113. 姚艳艳　妇幼保健院产二科五楼病区　护师
114. 鱼丽荣　咸阳市第二人民医院护理部　护理部副主任、主管护师

甘肃省

115. 齐海燕　甘肃省人民医院护理部　护理部副主任、副主任护师
116. 王翠莲　兰州大学第二医院神经外科　主管护师
117. 周江红　甘肃省肿瘤医院护理部　干事、护师
118. 张兰花　铁路中心医院消化内科　护士长、主管护师

青海省

119. 马秀英　第三人民医院精神科二疗区　护师
120. 南　美　果洛州玛沁县人民医院内科　主管护师
121. 周毛加　黄南州人民医院护理部　护理部主任、副主任护师
122. 索南秋吉　玉树县妇幼综合医院妇儿科　护士长、主管护师

宁夏回族自治区

123. 马　玲　银川市妇幼保健院产科　护师
124. 张秀真　石嘴山市第二医院五官科　护士长、主管护师
125. 倪秀玲　固原市人民医院护理部　护理部主任、主管护师
126. 买紫英　吴忠市人民医院护理部　护师

新疆维吾尔自治区

127. 聂淑娟　新疆医科大学第一附属医院临床教研室　主任、主任护师
128. 冯永荣　哈密地区中心医院急诊科　护士长、主管护师
129. 高玲玲　石河子绿洲医院心理科　护士长、护师
130. 陈大仟　阿克苏地区第二人民医院门诊科　护士长、主管护师

新疆生产建设兵团

131. 王丽丽　新疆生产建设兵团农十师北屯医院内一科　护士长、副主任护师
132. 李元慧　新疆生产建设兵团医院内五科　护士长、主管护师
133. 布沙热　新疆生产建设兵团农十四师皮山农场医院　护师
134. 米冬花　新疆喀什农三师医院护理部　护理部副主任、副主任护师

军队卫生系统

135.	王　青	中国人民解放军沈阳军区大连疗养院护理部	护理部主任、主任护师
136.	陈欣怡	中国人民解放军白求恩国际和平医院护理部	护理部主任、主任护师
137.	杨　彩	中国人民解放军兰州军区兰州总医院干一科	护士长、副主任护师
138.	张海生	中国人民解放军第401医院护理部	总护士长、主任护师
139.	马予洁	中国人民解放军南京军区福州总医院泌尿外科	护师
140.	张　敏	中国人民解放军广州军区武汉总医院普通外科	护士长、副主任护师
141.	杨晓媛	中国人民解放军成都军区成都总医院护理部	护理部主任、主任护师
142.	戴宗明	中国人民解放军第535医院医务处	护理主任、副主任护师
143.	焦卫红	中国人民解放军总医院第309临床部内科	护士长、副主任护师
144.	王肃清	中国人民解放军第302医院感染三科	主管护师
145.	肖　琼	中国人民解放军第161医院肾内科	护士长、主管护师
146.	金　霞	中国人民解放军第22医院创伤外科	护士长、主管护师
147.	张丽芬	中国人民解放军第306医院消化内科	护士长、副主任护师
148.	李朝霞	中国人民武装警察部队河南省总队医院护理部	副院长、主任护师
149.	马晓燕	中国人民武装警察部队宁夏回族自治区总队医院护理部	副院长、副主任护师

2004年度中华医院管理学会授予尹传贵等100名“优秀院长”荣誉称号

为了弘扬正气，促进卫生领域的精神文明建设，宣传我国医院管理工作者的先进事迹，鼓励医院管理工作者热爱本职工作，不断提高医院管理水平，开创改革建设的新局面，取得全社会对医院工作的支持和认同，中华医院管理学会和健康报社在卫生部和总后卫生部支持下，面向中华医院管理学会团体会员单位中县及县以上医院开展优秀院长评选表彰工作。优秀院长评选表彰工作，每两年进行一次。由各省、自治区、直辖市医院管理学（协）会或中华医学会医院管理分会根据评选标准及分配名额，推荐候选人，撰写先进事迹材料，并组织初评；初选的候选人应在所在单位公示，报省、自治区、直辖市卫生厅（局）审核后，由省一级医院管理学（协）会或中华医学会医院管理分会将候选人推荐表和先进事迹材料报送中华医院管理学会；依据各省、自治区、直辖市推荐的候选人名单，由中华医院管理学会组织同行专家组成评委会进行评选，最后提交中华医院管理学会审定。

（张宝库）

附件：

2004年度优秀院长名单

（按姓氏笔画为序）

尹传贵	山东省临沂市人民医院党委书记、院长
尹邦良	中南大学湘雅二医院院长
王发省	新疆维吾尔自治区人民医院副院长
王陆军	江苏省南通市第三人民医院院长、党委书记
王国斌	华中科技大学同济医学院附属协和医院院长
王　勇	广西壮族自治区妇幼保健院、儿童医院院长
王　胜	山西省阳泉市第一人民医院院长
王晓勤	青海省心血管病专科医院院长
冯德元	兰州军区乌鲁木齐总医院院长
占　堆	西藏自治区藏医院院长
卢　勇	新疆维吾尔自治区中医医院院长
卢锦忠	宁夏回族自治区西吉县人民医院院长
只达石	天津医科大学总医院院长
史若飞	重庆市急救医疗中心副院长
田尖参	青海省海南藏族自治州人民医院院长

白占勇　四川省江油市人民医院院长
石建华　蚌埠医学院附属医院院长
龙　海　甘肃省武都县中医院院长
乔家国　江苏省扬州市第一人民医院院长、党委书记
任文杰　河南省平顶山煤业（集团）有限责任公司总医院院长
刘少华　江西省九江市第一人民医院院长兼书记
刘　平　湖南省湘潭市中心医院院长
刘运祥　山东省烟台毓璜顶医院院长
刘和平　安徽省霍山县中医院院长
刘国库　河南省禹州市人民医院院长
刘新成　甘肃省天水市第一人民医院党委书记、院长
吕文光　天津市人民医院院长
吕占秀　解放军第302医院院长
孙玉安　山东省青岛市市立医院党委书记、院长
孙兆林　贵州省人民医院院长
朱忠一　新疆维吾尔自治区喀什地区第一人民医院院长
朱耀明　重庆市江津市人民医院院长
池明宇　辽宁省血栓病中西医结合医疗中心院长
许典雄　湖北省大冶市人民医院院长
何文南　武警浙江省总队医院院长
何国钊　四川省南充市中心医院院长、党委书记
吴章穆　浙江省立同德医院党委书记、院长
宋兰堂　广州军区武汉总医院院长
宋钢兵　山东省东阿县人民医院院长
张正华　云南省曲靖市第二人民医院党委书记、院长
张汉伟　山西省人民医院院长
张岂凡　哈尔滨医科大学附属第二医院院长
张　杨　北京市丰台区医院院长
张志愿　上海第二医科大学附属第九人民医院院长
张英志　第四军医大学西京医院院长
张科怀　陕西省岐山县医院院长
张盘根　河南省周口市中心医院党委书记、院长
张新中　新乡医学院第一附属医院院长
李仲智　北京儿童医院院长
李　军　广东省茂名市人民医院院长
李庆平　重庆市三峡中心医院党委书记、院长
李　旭　西安交通大学第一医院党委书记兼院长
李国俊　新疆生产建设兵团奎屯医院院长
李登瑞　河北省胸科医院院长
杜永成　山西医科大学第一医院院长
杜　智　天津市第三中心医院院长
杨　博　黑龙江省鸡西市人民医院院长
沈远东　上海中医药大学附属曙光医院院长
芮　景　皖南医学院弋矶山医院院长
花根才　上海市普陀区中心医院院长
陈主初　中南大学湘雅医院院长
陈亚光　湖南省郴州市第一人民医院院长
陈景武　广东省汕头市中心医院院长
陈德兴　吉林省前卫医院院长
季晓林　福建省级机关医院院长
易学明　南京军区南京总医院院长
林建华　福建医科大学附属第一医院院长
欧阳晓晖　内蒙古医学院附属医院院长
郑树森　浙江大学医学院附属第一医院院长
姚大力　解放军白求恩国际和平医院院长
姜长斌　大连医科大学附属第二医院院长
赵文清　河北省人民医院院长
赵　平　中国医学科学院肿瘤医院院长
赵吉生　吉林大学中日联谊医院院长
郜广生　黑龙江省庆安县人民医院院长
倪金海　宁夏煤炭总医院院长
唐小平　广东省广州市第八人民医院院长
涂汉军　湖北省十堰市太和医院院长
贾丹兵　解放军第211医院院长
郭春林　内蒙古科技大学第一附属医院院长
钱耀文　甘肃省张掖市人民医院院长兼党委书记
高解春　复旦大学附属眼耳鼻喉科医院院长
梁耀武　云南省祥云县人民医院院长
章友康　北京大学第一医院院长
符气刚　海南省农垦那大医院院长
鹿均先　江苏省徐州市中心医院院长
温秀玲　河北省沧州市中心医院党委书记兼院长
童　奔　首都儿科研究所暨附属儿童医院

院长
葛　坚　中山大学中山眼科医院院长
谢声仪　江西省赣州市妇幼保健院院长
韩启光　海南省农垦总局医院院长
韩德荣　河北省故城县医院院长
雷国阳　贵州省黄平县人民医院院长
靳清汉　山东省金乡县人民医院院长、党委书记
廖朝奎　四川省大竹县人民医院院长
裴庆双　沈阳医学院附属中心医院院长
潘淮宁　江苏省南京市第二医院院长
黎前德　四川省绵阳市中心医院党委书记、院长
魏　武　长治医学院附属和平医院院长
瞿　佳　温州医学院附属眼视光医院院长

中华医院管理学会授予林钧才等27名同志“医院管理工作终身贡献奖”与“医院管理工作突出贡献奖”

自1997年开始设立医院管理工作终身贡献奖与突出贡献奖，对在医院管理工作中做出杰出贡献的管理工作者进行表彰。截止2005年底，已有27人获此殊荣。

一、医院管理工作终身贡献奖名单

1997年
林钧才　北京医院原院长
董炳琨　中国协和医科大学原副校长、中国医学科学院原副院长
裘　麟　上海医科大学中山医院原院长
1999年
郭子恒　卫生部原副部长，全国政协科教文卫体委员会常务副主任
陈仲武　卫生部医政司原司长
耿希晨　南京军区后勤部卫生部原部长
2001年
张自宽　中华医院管理学会名誉会长
张立平　解放军总后勤部卫生部原部长
2003年
张衍浩　广东省医院管理学会会长

二、医院管理工作突出贡献奖名单

1997年
马晓伟　中国医科大学附属第一医院院长
郑少俊　广东省清远市人民医院院长
刘　俊　上海市卫生局局长
吴　灿　解放军第二军医大学长海医院院长
1999年
吴登云　新疆乌恰县人民医院院长
袁训书　山东省泰安市中心医院院长
杨中有　解放军150中心医院院长
2001年
刘雄飞　解放军南京军区福州总医院院长
荣长河　内蒙古自治区赤峰市医院院长
谌忠友　湖南省肿瘤医院院长
2003年
石应康　四川大学华西医院院长
刘　兵　天津市第一中心医院院长
朱士俊　解放军总医院院长
吴庆沿　鸡西矿业集团总医院院长
李宏为　第二医科大学附属瑞金医院院长
陈安民　华中科技大学同济医学院附属同济医院院长
易为民　江西省医学院第一附属医院院长
戴建平　北京天坛医院院长

（张宝库）

2005年中国科学院、中国工程院院士增选

王正敏　耳鼻咽喉－头颈外科学家。复旦大学附属眼耳鼻喉科医院教授，主任医师。1935年出生于上海。1955年毕业于上海第一医学院（现复旦大学）医疗系。1982年获瑞士苏黎世大学博士学位。现任卫生部听觉医学重点实验室主任、上海市听觉医学科学研究所所长，兼任中华医学会理事，第二届国际听觉、视觉生物物理大会主席。

长期从事听觉医学和耳神经－颅底显微外科的研究，是我国此领域的主要开拓者和国际颅底外科学会创始人之一。组织并主持国产人工耳蜗的研制。创建了卫生部听觉医学重点实验室。在保护和重建神经功能的耳外科、颅底神经血管区显微外科、自主创新的人工耳蜗和内耳细胞损伤

修复机制等方面作出了突出贡献，使聋残人复聪率和耳神经－颅底疾病治愈率得到明显提高，使我国在该领域位居国际先进行列并培养了一批优秀科技人才。

汪忠镐 血管外科学家。首都医科大学教授、主任医师。1937年出生于浙江杭州。1961年上海医科大学毕业。现任首都医科大学血管研究所所长、中华医学会外科学分会血管学组主任委员、国际布加综合征学会主席、国际脉管联盟顾问等职。

在长期临床实践中为布加综合征创建了多种术式并建立了全方位诊治体系，为推动我国血管外科事业发展和走向世界做出杰出贡献。于20世纪70年代率先开展动脉造影的研究，撰写的《选择性动脉造影》和《腹腔内脏动脉造影在消化道出血中的应用》使我国腔内血管外科技术开始起步，并在国际上首先完成了以带膜支架对全主动脉夹层、主动脉弓部瘤和大动脉减速伤的成功治疗。自1986年起针对临床应用静脉型人工血管移植通畅率低下的问题，开创了内皮细胞种植人工血管的研究，实现血管腔面快速内皮化，明显改善移植血管的性能，在临床上取得良好的效果。

曾益新 肿瘤学家。中山大学研究员。1962年出生于湖南涟源。1985年毕业于湖南衡阳医学院，1990年获中山医科大学医学博士学位。现任中山大学肿瘤防治中心主任、华南肿瘤学国家重点实验室主任，兼任中国抗癌协会副理事长、国际EB病毒与相关疾病协会副理事长、《癌症》杂志主编。

主要从事肿瘤发病机理及肿瘤基因治疗研究。从EB病毒感染和遗传因素两个方面对高发于我国南方地区的鼻咽癌进行了系统而深入的研究。测定了第一株来自鼻咽癌病人的EB病毒全序列，分析了EB病毒编码的主要基因的变异及其与鼻咽癌发生的关系。明确了家族性鼻咽癌的遗传模式，并通过对鼻咽癌高发家系进行全基因组扫描连锁分析、精细定位及单体型分析，将鼻咽癌的遗传易感基因定位于4号染色体4p11－p14区，并发现位于该区的基因LOC344967启动子区功能性变异－32G/A与高发家系中的鼻咽癌病例紧密连锁。

童坦君 男，浙江慈溪人，1934年出生，1959年毕业于北京医学院医疗系，1964年生化专业研究生毕业。童坦君教授所研究方向为老年医学基础，现任北京大学衰老研究中心主任，中国老年学会衰老与抗衰老科学委员会副主任委员，中国老年保健医学研究会常务理事，中国癌症研究基金会学术委员等。

20世纪70年代末揭示生物体液存在抑癌活性物质，此物质对癌细胞具有杀伤作用，但不抑制自身骨髓细胞。20世纪90年代初，他在肽类生长因子信号传递方面提出了生长因子干预原癌基因转录因子及DNA甲基化的设想，所领导的研究组率先揭示表皮生长因子（EGF）具有降低某些原癌基因甲基化，促进染色质蛋白激酶活性，使某些原癌基因特异结合蛋白增多等作用，并对影响途径进行了系统的研究。后主攻衰老分子机理，率先将细胞生物学与分子生物学理念和技术引入我国老年医学基础研究，系统揭示p16等细胞衰老相关基因的作用机制，基因调控及信号转导，发现环境因素不仅可直接作用，也可引发基因变化，间接影响衰老。在国际上首先证明p16不通过端粒酶，可影响端粒长度与DNA修复能力。为观察不同因素对衰老影响，创建了估算人类细胞“年龄”的基因水平生物学指征，建立了一套国际承认的评估细胞衰老定量指标，可用于衰老研究，也可检验药物抗衰作用。

童坦君教授为国务院学位委员会通过的第四批博士生导师，共培养博士后3人，博士生21人，硕士生14人。先后发表论文200余篇，国际SCI收录论文约40篇，因在细胞衰老机理方面的研究业绩为中国科学院推选并提名为2000年Faisal国际医学奖候选人；相关课题“北大医学部科学家初步揭开人类细胞衰老之谜”入选两院568位院士评选的“2002年度中国十大科技进展”，“人类细胞衰老主导基因p16作用机制及其负调控”，入选2002年度中国高等学校十大科技进展。2002年被选为“北京市教育创新工程”创新标兵。先后多次获得部级以上各类科研奖励，包括：1995年“表皮生长因子对原癌基因的调控作用”获国家教委科技进步二等奖；1996年获光华科技基金三等奖；1999年“细胞衰老的分子机制”获教育部科技进步二等奖；2001年“细胞衰老过程中基因结构与功能变化”获北京市科技进步二等奖；2002年“细胞衰老与基因功能状态相互关系的研究”获中华医学科技二等奖；2005年“细胞衰老的生物学年龄指征”获北京科技进步一等奖。

陈君石　男，1935 年 6 月出生，浙江人，1956 年毕业于北京医学院，1968 获药理学研究生学位，1989 年取得研究员专业技术资格。陈君石教授所从事的专业是食品卫生学（食品毒理学）/营养学（营养流行病学）。研究的领域包括：食品中化学物质的危险性评估、中国总膳食研究、膳食、营养与慢性病的流行病学研究、NaFeEDTA 强化酱油的研究和推广应用、茶叶防癌的实验研究和人群干预实验。现任中国疾病预防控制中心营养与食品安全所研究员，全国卫生标准委员会食品卫生分委员会主任，是国内外享有盛誉的食品营养与安全的专家，在科研、卫生标准制定、国际协作、学术交流和人才培养方面成就卓著，发表了学术论文 120 余篇、专著 6 本，并多次获奖，包括：“中国总膳食研究”获 1993 年卫生部科技进步二等奖（第一作者）；“中国总膳食研究”获 1995 年国家科学技术进步三等奖（第一作者）；“食品安全性毒理学评价程序和方法”获 1996 年卫生部科技进步二等奖（第二作者）；“中国膳食、生活方式与死亡率研究”获 1996 年卫生部科技进步一等奖（第一作者）；“农药杀虫双代谢毒理学研究”获 1995 年卫生部科技进步三等奖（第三作者）；“茶叶防癌有效成分及其作用机理研究”获 1999 年卫生部科技进步三等奖（第二作者）。并先后承担有国家“十五”攻关重大项目“食品安全关键技术的研究”可行性报告起草人；“十五”国家重大科技专项“食品安全关键技术”可行性研究报告起草人等项目。

周宏灏　我国遗传药理学科的开拓者和带头人，在国际遗传药理学界有较高声誉。1991 年他创建了我国第一个遗传药理学研究室，阐明了中国多个民族 CYP2C19 酶缺陷的分子机制，首次提出和证实了 CYP2C19 在人群中存在基因剂量效应的理论；关于药物种族差异的研究被国际誉为里程碑，1994 年《中国科学报》将之列为 9 项“我国医学科技占世界之首成果”之一。他先后获得一项国家自然科学基金重点项目和两个美国中华医学基金会项目，和美国 NIH、日本国家医学研究中心、范德比尔特大学、香港大学、多伦多大学进行了以他为主的合作研究，共引进国外资金约 80 万美元，获科研经费 1045 万元人民币。作为第一位华裔于 1991 年获美国 Herry Christein 最高奖以及省、部级科技成果奖 4 项。

周宏灏教授运用分子生物学和遗传学的技术和方法研究药物代谢酶活性个体差异的群体分布规律及酶活性异常的分子机制，阐明药物代谢酶基因多态性和靶基因多态性与疾病易感性和药物疗效的关系以及药物反应和相关基因在疾病发生中的作用；从我国主要的重要疾病入手，以已知的一个或多个基因及其突变为切入点，对药物在人体的效应及毒性进行研究，找出基因多态性与药物效应及毒性差异的规律，为未来我国以基因指导的药物治疗奠定基础。

李兰娟　女，1947 年 9 月出生，浙江绍兴人，1973 年 6 月毕业于浙江医科大学医疗系，1973 年 7 月起先后任浙江医科大学附属第一医院住院医师、主治医师、副院长、硕士生导师、副主任医师。1996 年任浙江医科大学党委副书记、硕士生导师、副主任医师。1998 年任浙江省卫生厅党组书记、厅长，博士生导师、教授，主任医师。2005 年 3 月兼任中华医学会副会长，为国家重点学科学术带头人，卫生部传染病重点实验室主任，中华医学会传染病与寄生虫病学分会副主任委员，中华预防医学会微生态专业委员会副主任委员，国家有突出贡献的中青年专家，享受国务院特殊津贴。

李兰娟教授从事传染病临床、科研和教学工作。在病毒性肝炎尤其人工肝支持系统治疗重型肝炎、肝病与微生态等领域有深厚造诣，创建了独特有效的人工肝支持系统（ALSS）治疗重型肝炎取得重大突破，急性、亚急性重型肝炎病死率从 88.1% 显著降低至 21.1%，慢性重型肝炎从 84.6% 降至 56.6%，她所率领的课题组已治疗重型肝炎 700 余例，最长存活时间近 20 年，这一技术获得国家科技进步二等奖。担任全国高等学校医学规划教材《传染病学》主编，以第一、第二作者发表论文 130 余篇，其中 SCI 收录 10 余篇。获得科技成果奖 9 项。她还建立了我过第一个永生化人源性肝细胞系，创建“四步灌流”分离肝细胞新方法，构建新型混合型人工肝，引领我国人工肝研究发展的方向。

近年来，李兰娟教授获得国家科技进步奖二等奖 1 项，省科技进步奖一等奖 3 项，教育部推广应用二等奖 1 项等重大科技成果，获发明专利 1 项。承担国家 863、十五攻关、973、自然科学基金等科研项目 10 余项，发表论文 150 余篇，

SCI 收录 15 篇，主编教育部全国高等学校医学规划教材《传染病学》等专著 8 部。

张伯礼 1949 年出生，河北宁晋县人，研究生毕业，医学硕士。天津中医学院教授、博士导师，天津市中医工程研究所所长，中医内科学科带头人。主要从事心脑血管病研究，临床疗效突出，深受广大患者爱戴。主持“益肾化浊法治疗老年期血管性痴呆”的研究，在国内首次制定了血管性痴呆证类分型标准和按平台、波动、下滑三期证治方案。创建脑脊液药理学方法，揭示了中药对神经细胞保护的作用机制，获国家科技进步二等奖。采用大样本临床流调方法，首次明确了中风病中医证候和先兆症动态特征及变化规律，开展了中风病急性期常用治疗方案比较研究，在此基础上，建立了以辨证论治为特色的综合治疗方案，并被推广应用。同时对高粘滞血症进行了系统、深入研究。目前正在主持着科技部“十五”攻关项目《中医药对冠心病二级预防的循证医学研究》。在防治 SARS 中，任天津市中医治疗 SARS 总指挥，组建中医医疗队，开辟中医病区，应用中医药在控制病情恶化、改善症状、激素停减等方面发挥了显著的作用，所总结的 SARS 发病特点和证候特征、病机及治疗方案，被 WHO 颁布的《SARS 中医治疗方案》收录，并获中华中医药学会科技进步二等奖。

王红阳 教育部“长江学者奖励计划”特聘教授，东方肝胆外科研究所副所长，第二军医大学国际合作生物信号转导研究中心主任，东方肝胆外科医院消化内科病区主任，全军生物技术专业委员会副主任，长期从事肝癌分子生物学和肿瘤细胞信号转导的研究工作，在德国留学工作十年后回国筹建了国际合作生物信号转导研究中心和消化内科病区，以基础和临床结合的模式开展肝癌研究，在肝癌相关基因鉴定和研究肝癌发生发展分子机制方面取得了领先的科研成果，以第一完成人获军队科技进步一等奖，近五年在国内外核心期刊发表相关论文 30 余篇。曾承担国家自然科学基金重点项目、国家杰出青年基金、军队重点课题和中科院人类基因组重大项目等十多个科研项目。王红阳教授所在生物信号转导研究中心为全军医学重点实验室，所依托的东方肝胆外科医院是国家重点学科和上海市领先学科，为国际上著名的肝脏疾病专科医院。

肝细胞癌是中国的高发性恶性肿瘤。目前其基因和分子水平的发病机制尚不清楚，制约了临床诊疗水平的发展。王红阳教授带领实验室人员，利用差异显示技术，从肝癌中克隆和鉴定全长新基因，在此基础上，开展生物学功能研究。获得了一批具有自主知识产权的重要研究成果，包括三个新的肝癌高表达基因 HCCA1、HCCA2 和 HCCA3，还在肝癌中克隆鉴定了癌基因 p28 的突变体 p28－Ⅱ，初步阐述了这些基因在肝癌发生发展中的作用。这些新基因序列已收入世界基因库，成为人类的共同财富。有关成果发表在 Oncogene、British Journal of Cancer 等国内外知名肿瘤研究期刊，申报了四项国家发明专利。该项研究成果不仅对于认识细胞的生长、分化、增殖和癌变的分子机理有重要的生物学意义，而且对肿瘤的早期诊断和治疗有重大的临床应用前景和经济开发价值。

（周明坚）

医院工作纪事

2005 年医院工作纪事

1 月 5 日　国务院副总理兼卫生部部长吴仪签发卫生部令第 39 号和第 40 号《关于卫生监督体系建设的若干规定》、《关于疾病预防控制体系建设的若干规定》，自公布之日起正式施行。

1 月 5 日　卫生部下发关于建立肺结核病和艾滋病防治管理工作例会制度的通知。

1 月 6 日　2005 年全国中医药工作会议在北京召开。卫生部党组书记、常务副部长高强出席会议并作了重要讲话。卫生部副部长兼国家中医药管理局局长佘靖作题为《以“三个代表”重要思想为指导，全面落实科学发展观，促进中医药事业全面协调、可持续发展》的工作报告。

1 月 8 日　卫生部下发关于加强艾滋病抗病毒治疗工作的通知。

1 月 9 日　卫生部印发《中国脑血管病防治指南（试行版）》。

1 月 10 日 ~ 11 日　2005 年全国卫生工作会议在北京召开。中共中央政治局委员、国务院副总理兼卫生部部长吴仪在会议工作报告上作出重要批示，要求全国各级卫生部门和广大医务工作者积极推进卫生体制改革，加快卫生事业发展，为提高国民健康水平，全面实现小康社会的目标作出贡献。卫生部党组书记、常务副部长高强作题为《全面树立和落实科学发展观推进卫生事业的改革与发展》的工作报告。

1 月 12 日　卫生部印发《全国健康教育与健康促进工作规划纲要（2005 ~ 2010 年）》。

1 月 12 日　卫生部下发关于加强对人类辅助生殖技术和人类精子库监督管理的通知。

1 月 13 日　卫生部印发《血吸虫病防治项目查螺、灭螺、查病、化疗技术方案》（试行）。

1 月 14 日　国家发展和改革委员会下发《药品差比价规则（试行）》的通知。

1 月 14 日　卫生部印发《乡镇卫生院结核病痰涂片检查点设置及实验室操作规程》。

1 月 14 日　医疗卫生界 2005 年新春专家座谈会在人民大会堂举行。卫生科技界、政府行政部门有关领导，医药卫生界 40 余名院士以及有关人士近 2000 人出席了会议。

1 月 16 日　全国推荐百姓放心医院活动第三主题第二批创建工作交流会在天津召开。

1 月 20 日　国家发展和改革委员会为规范药品价格，促进企业公平竞争印发《药品差比价规则（试行）》。

1 月 21 日　卫生部、国家中医药管理局印发关于推荐《艾滋病诊疗指南》、《中医药治疗艾滋病临床技术方案》的通知。

1 月 21 日　卫生部印发《肺结核病人转诊和追踪实施办法（试行）》和《初治涂阴活动性肺结核病人免费治疗管理指南（试行）》。

2 月 24 日　卫生部印发《流行性脑脊髓膜炎诊疗要点》。

2 月 25 日　卫生部印发《传染性非典型肺炎（SARS）诊疗方案（2004 版）》。

2 月 28 日　国务院副总理兼卫生部部长吴仪签发卫生部令第 41 号《医疗机构传染病预检分诊管理办法》，自公布之日起施行。

3 月 2 日　卫生部、国家中医药管理局追授郭春园同志“人民健康好卫士”荣誉称号。

3 月 3 日　卫生部印发《卫生监督机构建设指导意见》、《2005 ~ 2010 年全国卫生监督员教育培训规划》、《医疗机构口腔诊疗器械消毒技术操作规范》。

3 月 3 日　第六个全国“爱耳日”，宣传活动主题是“全社会共同关爱老年人——健康听力，幸福生活”。

3 月 4 日　卫生部印发《全国流行性脑脊髓炎防治指南（试行）》的通知。

3 月 13 日　卫生部印发《肺结核病报病奖和督导管理费补助办法》。

3 月 14 日　国务院办公厅转发民政部、卫生部、劳动保障部、财政部《关于建立城市医疗救助制度试点工作的意见》。

3 月 16 日　卫生部启动艾滋病网络直报信息系统。

3 月 17 日　为加强医院管理，科学、客观、准确地评价医院，指导医院坚持“以病人为中心”，端正办院方向等，卫生部印发《医院管理评价指南（试行）》。

3 月 23 日　卫生部印发《北方七省（区、

市）鼠疫联防工作方案（2005～2008年）》。

3月24日　国务院总理温家宝签发国务院第434号令《疫苗流通和预防接种管理条例》，并于2005年6月1日起施行。

3月24日　卫生部追授田青春同志“人民健康好卫士”荣誉称号。

3月24日　第10个世界防治结核病日，宣传主题为“防治结核，早诊早治，强化基层”。

3月25日　卫生部印发《全国乙类大型医用设备配置规划指导意见》。

3月28日 国家发展和改革委员会办公厅下发《关于贯彻执行药品规则（试行）》有关问题的通知。

3月30日　国务院办公厅下发关于开展商业欺诈专项行动的通知。决定在全国范围内开展商业欺诈专项整治行动，重点集中整治虚假违法广告，特别是药品、保健品、化妆品及医疗服务中的虚假违法广告。

4月1日　卫生部下发关于加强禽流感防治工作的紧急通知。

4月1日　国家中医药管理局印发《中医医院管理评价指南（试行）》。

4月7日　卫生部印发《全国血吸虫病监测方案》（试行）和《全国疟疾监测方案》（试行）。

4月7日　劳动和社会保障部、国家安全生产监督管理总局、国防科学技术工业委员会联合下发了《安全生产许可证条例》，要求做好企业参加工伤保险有关工作的通知。

4月8日　卫生部、国家中医药管理局发出通知，在全国各级各类医院开展“以病人为中心，以提高医疗服务质量为主题”的医院管理年活动。

4月13日　卫生部、科技部、公安部、监察部、国家人口计生委、国家食品药品监管局、国家中医药管理局、总后勤部卫生部、武警总部后勤部卫生部等部门在京联合召开全国打击非法行医专项行动动员部署暨非法采供血专项整治工作总结电视电话会议。

4月13日　全国医院药事工作研讨会暨2005年医院医师论坛——在职临床医师培训与实践在杭州召开。

4月15日　由卫生部国际合作司和澳大利亚乔治国际卫生研究中心联合主办的中国医疗质量与安全（国际）研讨会在北京召开。

4月18日　由卫生部和国家中医药管理局联合主办的“以病人为中心，以提高医疗服务质量为主题”的医院管理年工作会议在北京召开。

4月19日　卫生部、科技部、公安部、监察部、国家人口计生委、国家中医药局、总后勤部卫生部等7部门联合印发《打击非法行医专项行动方案》。

4月20日　卫生部、财政部和国家中医药管理局决定实施“万名医师支援农村卫生工程”。

4月21日　工商总局、中宣部、公安部、监察部、国务院纠风办、信息产业部、卫生部、广电总局、新闻出版总署、食品药品监管局、中医药局等11部门联合下发《虚假违法广告专项整治工作方案》。

4月28日　卫生部、国家中医药管理局联合召开动员部署“万名医师支援农村卫生工程”电视电话会议，卫生部党组书记、部长高强主持会议并讲话，副部长马晓伟作题为《广泛动员，加强领导，扎扎实实开展“万名医师支援农村卫生工程”》的动员报告。

4月29日　卫生部、中华全国妇女联合会、总后卫生部联合决定表彰全国卫生系统护理专业“巾帼文明岗”、“巾帼建功”标兵。

4月30日　卫生部部长高强签发卫生部令第42号、第43号《医师外出会诊管理暂行规定》（自2005年7月1日起施行）、《传染病病人或疑似传染病病人尸体解剖查验规定》（自2005年9月1日起施行）。

5月12日　卫生部、全国妇联、总后卫生部在京联合召开纪念“5·12”国际护士节暨全国卫生系统护理专业“巾帼文明岗”和“巾帼建功”标兵表彰大会。全国人大常委会副委员长、全国妇联主席顾秀莲，卫生部部长高强，总后卫生部部长李建华出席会议并讲话，全国妇联名誉主席、中国红十字会会长、中华护理学会名誉理事长彭珮云出席会议，卫生部副部长王陇德主持会议。

5月17日　卫生部召开全国结核病防治工作电视电话会议。

5月18日　卫生部、共青团中央作出关于命名和认定卫生系统2003～2004年度全国青年文明号、青年岗位能手的决定。

5月26日　中华医院管理学会第八届全国大型医院院长高级研修班在广西桂林召开。研修班上通过了北京协和医院等29家医院向全国各级各类医院发出的《积极推进医院管理年活动，排解百姓看病难、看病贵困扰，为创建和谐医患关系、和谐医院、和谐社会作出贡献》倡议书。

6月16日　卫生部、国务院纠风办、国家中医药管理局联合印发《创建“医德医风示范医院”活动方案》。

6月16日　国家食品药品监督管理局下发关于对特殊药品和血液制品生产企业实施重点监管的通知。

6月17日~19日　由中华医院管理学会等单位主办的“2005全国民营医院年会暨民营医院诚信发展论坛”在广州召开。卫生部副部长马晓伟出席会议并作题为《诚信为本，自律为先，促进我国民营医院健康发展》的书面讲话。

6月24日　卫生部、财政部、国家中医药管理局举行“万名医师支援农村卫生工程”项目责任书签字仪式。卫生部部长高强出席签字仪式并讲话。

6月27日　国家发展和改革委员会下发《国家发展改革委定价药品目录》的通知。

7月5日　专科医师培养与准入制度研究课题汇报会暨医师培训工作研讨会召开。卫生部副部长蒋作君出席会议并讲话。

7月12日　中国红十字会代表红十字国际委员会在人民大会堂举行第40届南丁格尔奖颁奖大会。中共中央总书记、国家主席、中国红十字会名誉会长胡锦涛出席大会，为5位中国获奖者颁发奖章。卫生部部长高强出席颁奖大会。

7月12日　卫生部印发《马尔堡出血热诊断和治疗方案》。

7月18日　国家食品药品监督管理局下发公告YY0043－2005《医用缝合针》等18项医疗器械行业标准。

7月20日　卫生部印发《中国护理事业发展规划纲要（2005~2010年）》。

7月26日　卫生部印发中国疾病预防控制中心13种重点传染病全国监测方案。

7月27日　国家发展和改革委员会下发《国家发展和改革委员会定价药品目录》。

7月29日　卫生部召开人感染猪链球菌病防治工作电视电话会议。

8月3日　全国护理工作会议召开。卫生部副部长马晓伟出席会议并讲话。

8月9日　卫生部、国家中医药管理局、总后卫生部建立“抗菌药物临床应用监测网”和“细菌耐药监测网”。

8月11日　卫生部印发《人禽流感诊疗方案（2005版）》、《血液透析器复用操作规范》。

8月12日　国家食品药品监督管理局下发关于做好处方药与非处方药分类管理实施工作的通知。

8月22日　国家食品药品监督管理局下发关于进口药品目录中第三批非药用药品目录的通知。

8月25日　卫生部追授郭新、夏美琼、齐全等三位同志“人民健康好卫士”荣誉称号。

8月29日　国家食品药品监督管理局下发关于免疫吸附器等产品分类界定的通知。

8月31日　第二次全国药品分类管理工作会议在吉林省吉林市召开。

9月6日　卫生部印发《卫生部应对流感大流行准备计划与应急预案（试行）》。

9月13日~14日　国务院在江西南昌召开2005年全国新型农村合作医疗试点工作会议。中共中央政治局委员、国务院副总理吴仪出席会议并讲话，她强调：加大力度，加快进度，突破难点，积极推进新型农村合作医疗制度健康发展。卫生部部长高强及副部长陈啸宏出席了会议。

9月27日　国家食品药品监督管理局、公安部、卫生部联合公布麻醉药品和精神药品品种目录。

9月29日　卫生部和中华医院管理学会在京召开《医界名家从医感悟》首发式暨构建和谐医患关系座谈会。卫生部部长高强、中央纪律检查委员会驻卫生部纪检组组长李熙等领导出席会议。

9月29日　公安部治安管理局在协和医院召开现场会，部署打击“号贩子”、“医托”专项执法行动。

9月29日　国家食品药品监督管理局为规范互联网药品购销行为，印发《互联网药品交易服务暂行规定》。

9月30日　卫生部启动艾滋病抗病毒药物

治疗信息系统，印发《艾滋病抗病毒药物治疗信息管理规范（试行）》。

10月5日　卫生部、公安部、工商总局、国家中医药局决定在全国范围内组织开展严厉打击“号贩子”、“医托”专项执法行动，联合下发关于开展严厉打击“号贩子”、“医托”专项执法行动的通知。

10月13日　国家食品药品监督管理局下发进一步规范药品说明书处罚行为的通知。

10月14日　国家食品药品监督管理局关于印发《预防用疫苗临床前研究技术指导原则》等6个技术指导原则的通知。

10月15日　国家食品药品监督管理局开展“关爱生活关爱健康—拒绝虚假药品医疗器械保健食品广告”宣传日活动。

10月24日　国家食品药品监督管理局下发关于麻醉药品管理事宜的通知。

10月29日　卫生部下发关于打击非法行医专项行动责任追究的意见。

11月1日　卫生部办公厅下发关于进一步做好人感染高致病性禽流感防控工作的通知。

11月2日　卫生部印发《麻醉药品、第一类精神药品购用印鉴卡管理规定》。

11月2日　国家发展改革委员会为加强和改进药品价格管理，从源头抓起，降低药品零售价格，规划药品购销行为，减轻群众药费负担下发关于对部分药品从出厂环节制定价格进行试点的通知。

11月2日　国家发展和改革委员会下发关于对部分药品出厂环节制定价格进行试点的通知。

11月11日　卫生部下发关于进一步做好加强不明原因肺炎和不明原因死亡病例筛查和报告的通知。

11月14日　卫生部印发《麻醉药品、精神药品处方管理规定》和《医疗机构麻醉药品、第一类精神药品管理规定》。

11月17日　卫生部部长高强签发卫生部令第44号《血站管理办法》，自2006年3月1日起施行。

11月18日　国家食品药品监督管理局下发关于进一步做好防控高致病性禽流感药品市场监管工作的通知。

11月28日　国务院召开全国艾滋病防治工作电视电话会议。国务院副秘书长徐绍史主持会议，中共中央政治局委员、国务院副总理、国务院防治艾滋病工作委员会主任吴仪出席会议并讲话。国务院防治艾滋病工作委员会办公室主任、卫生部副部长王陇德出席会议并通报近期全国艾滋病防治工作情况。

11月30日　劳动和社会保障部、国家安全生产监督管理总局、国家煤矿安全监察局联合下发做好煤矿企业参加工伤保险工作的通知。

12月6日~7日　国家发展改革委员会在海南省召开了部分省（区、市）药品和医疗服务价格专项检查工作会。

12月14日　卫生部印发《炭疽病诊断治疗与处置方案（2005年版）》。

12月16日　卫生部印发《采供血机构设置规划指导原则》。

12月16日　卫生部下发关于进一步做好医疗卫生机构安全生产工作的紧急通知。

12月19日　卫生部召开全国卫生系统安全生产工作电视电话会议，卫生部部长高强通报吉林省辽源市中心医院重大火灾事故的有关情况，部署全国卫生系统安全生产大检查工作。

12月27日　卫生部发布2005年第17号公告，将医疗救护员、健康管理师2个新职业纳入卫生行业特有职业范围。

12月28日　卫生部部长高强签发卫生部令第45号《可感染人类的高致病性病原微生物菌（毒）种或样本运输管理规定》，自2006年2月1日起施行。

12月29日　卫生部印发《全国鼠疫防治“十一五”规划（2006年~2010年)》

12月31日　卫生部作出关于表彰全国优秀乡村医生的决定、印发《卫生政务信息工作暂行办法》、印发《全国结核病防治规划》及2006~2010年实施计划。

（许培海）

医院统计信息工作

说　　明

一、为确保印刷时效，2005 年部分数据为初步统计数，调整数据见《中国卫生统计年鉴—2006》。

二、全国性统计指标均未包括香港、澳门特别行政区和台湾省数据。

三、卫生机构、卫生人员和诊疗人次等均不包括村卫生室数据。

四、本资料大部分来自年度统计调查结果，一部分来自抽样调查。附录以及香港、澳门特别行政区和台湾省数据摘自《中国统计年鉴》。

五、符号使用说明：“ - ”表示无数字；“...”表示数字不详；“#”表示其中的主要项。

六、东部包括北京、天津、河北、辽宁、上海、江苏、浙江、福建、山东、广东、海南 11 个省、直辖市，中部包括黑龙江、吉林、山西、安徽、江西、河南、湖北、湖南 8 个省，西部包括内蒙古、广西、重庆、四川、贵州、云南、西藏、陕西、甘肃、青海、宁夏、新疆 12 个省、自治区、直辖市。

医疗服务

医疗机构诊疗人次及入院人数

年份	诊疗人次（亿次）			入院人数（万人）		
	总计	医院	卫生院	总计	医院	卫生院
1980	25.53	10.53	...	2247	2247	...
1985	24.11	13.11	11.00	4331	2560	1771
1990	25.59	14.94	10.65	5140	3182	1958
1991	26.14	15.32	10.82	5292	3276	2016
1992	25.69	15.35	10.34	5222	3262	1960
1993	22.05	13.07	8.98	4921	3066	1855
1994	22.42	12.69	9.73	4992	3079	1913
1995	21.90	12.52	9.38	5033	3073	1960
1996	22.39	12.81	9.58	5023	3100	1923
1997	21.57	12.27	9.30	5044	3121	1923
1998	21.25	12.39	8.86	4995	3238	1759
1999	20.82	12.31	8.51	5073	3379	1694
2000	21.23	12.86	8.37	5297	3584	1713
2001	20.87	12.50	8.37	5464	3759	1705
2002	21.45	12.43	7.30	5991	3997	1654
2003	20.96	12.13	7.10	6092	4159	1626
2004	22.03	13.05	7.03	6676	4673	1621
2005	23.05	13.87	6.99	7184	5108	1641

注：①1993 年以前诊疗人次及入院人数系推算数字；②2002 年以前医院含妇幼保健院数字。

2005 年各类医疗机构诊疗人次及入院人数

	诊疗人次数（亿次）			入院人数（万人）		
	总计	非营利	营利	总计	非营利	营利
总计	23.05	22.23	0.75	7184	6987	176
医院	13.87	13.29	0.56	5108	4931	170
#综合医院	10.58	10.17	0.39	4153	4032	114
中医医院	2.14	2.11	0.03	567	557	10
专科医院	0.95	0.83	0.12	339	297	42
疗养院	0.02	0.02	–	28	28	–
社区卫生服务中心	0.59	0.59	–	27	26	–
卫生院	6.99	6.95	0.02	1641	1629	4
#乡镇卫生院	6.79	6.75	0.02	1622	1611	3
门诊部	0.42	0.25	0.17	7	5	2
妇幼保健院（所、站）	0.97	0.96	–	349	346	–
专科疾病防治院（所、站）	0.18	0.17	–	23	21	–

综合医院分科门诊人次构成（%）

	1998	2000	2002	2004	2005
合计	100.0	100.0	100.0	100.0	100.0
#内科	30.7	30.9	32.0	30.7	30.7
外科	12.0	12.3	13.2	13.4	13.5
妇产科	8.0	8.4	9.2	10.2	10.4
儿科	7.0	6.9	7.6	7.5	8.1
中医科	8.6	8.3	7.3	6.6	6.3

2005 年综合医院分科门诊人次数

	合计	非营利	营利	其他
门诊人次（万次）	93249	89541	3534	174
#内科	28608	27312	1235	61
外科	12583	11938	605	40
妇产科	9655	9068	568	19
儿科	7553	7277	260	16
中医科	5851	5621	216	14
构成（%）	100.0	100.0	100.0	100.0
#内科	30.7	30.5	34.9	35.3
外科	13.5	13.3	17.1	22.8
妇产科	10.5	10.1	16.1	10.9
儿科	8.1	8.1	7.3	9.4
中医科	6.3	6.3	6.1	8.3

卫生部门综合医院医生人均每天担负诊疗人次和住院床日

	医生人均每天担负诊疗人次	医生人均每天担负住院床日
合计		
1995	4.4	1.5
2000	4.8	1.4
2004	4.9	1.5
2005	5.3	1.7
卫生部属		
1995	5.2	1.6
2000	8.5	1.8
2004	7.3	2.2
2005	7.8	2.3
省属		
1995	4.5	1.6
2000	6.2	1.8
2004	6.2	2.0
2005	6.6	2.1
省辖市属		
1995	4.7	1.7
2000	5.0	1.5
2004	5.1	1.7
2005	5.7	1.9
地辖市属		
1995	4.5	1.4
2000	4.7	1.2
2004	4.8	1.3
2005	5.0	1.4
县属		
1995	4.1	1.5
2000	3.9	1.2
2004	4.0	1.3
2005	4.3	1.4

2005 年各地区医院诊疗人次及住院人数

地　区	诊疗人次（万次）	住院人数（万人）	地　区	诊疗人次（万次）	住院人数（万人）
总　计	138653.3	5108.1	河　南	7600.4	330.4
北　京	6166.6	109.9	湖　北	5345.5	219.7
天　津	2687.4	57.1	湖　南	4028.4	219.1
河　北	4922.4	268.0	广　东	18525.6	393.6
山　西	2794.5	123.6	广　西	4425.7	153.1
内蒙古	1956.8	85.6	海　南	782.5	28.3
辽　宁	5035.0	225.4	重　庆	2342.0	89.4
吉　林	2721.3	116.2	四　川	6801.4	274.7
黑龙江	3319.2	169.8	贵　州	1500.3	93.1
上　海	6179.6	126.6	云　南	3689.7	157.9
江　苏	9380.8	310.8	西　藏	257.0	6.7
浙　江	9689.1	264.6	陕　西	3138.8	146.3
安　徽	3869.4	186.0	甘　肃	2059.3	76.5
福　建	4064.8	137.4	青　海	484.3	20.0
江　西	3169.4	134.2	宁　夏	788.9	29.8
山　东	8312.2	416.0	新　疆	2614.9	138.4

2005 年各地区非营利医院诊疗人次及住院人数

	诊疗人次（万次）	住院人数（万人）		诊疗人次（万次）	住院人数（万人）
总　计	132875.6	4930.6	河　南	7352.2	321.4
北　京	6002.8	107.1	湖　北	5194.2	215.1
天　津	2640.0	56.7	湖　南	3931.0	216.8
河　北	4685.4	256.7	广　东	17664.0	376.3
山　西	2589.9	114.0	广　西	4337.2	151.7
内蒙古	1863.6	81.7	海　南	746.5	27.4
辽　宁	4815.5	216.5	重　庆	2247.9	85.9
吉　林	2609.8	111.4	四　川	6447.1	264.2
黑龙江	3241.7	167.8	贵　州	1426.6	89.5
上　海	6037.3	125.6	云　南	3440.4	148.1
江　苏	8829.0	295.2	西　藏	257.0	6.7
浙　江	9408.3	256.9	陕　西	2911.0	138.7
安　徽	3697.6	179.7	甘　肃	2007.7	75.3
福　建	3783.5	129.2	青　海	476.3	19.4
江　西	3088.9	130.1	宁　夏	702.5	27.9
山　东	8009.6	405.4	新　疆	2431.0	132.1

2005 年医疗机构病床使用情况

	病床使用率（%）			出院者平均住院日		
	合计	非营利	营利	合计	非营利	营利
总计	62.9	63.5	47.8	9.2	9.2	9.4
医院	70.3	71.4	48.3	10.9	10.9	9.5
#综合医院	70.4	71.3	46.0	10.2	10.2	8.7
中医医院	65.0	65.5	47.0	10.8	10.8	10.6
专科医院	75.7	78.5	53.5	18.9	19.9	11.7
疗养院	38.8	38.0	38.2	12.7	12.2	9.2
社区卫生服务中心	60.7	60.6	44.0	17.2	17.1	7.9
卫生院	37.8	37.7	41.5	4.7	4.7	7.1
#乡镇卫生院	37.7	37.7	43.5	4.6	4.6	7.4
妇幼保健院（所、站）	62.6	62.8		5.3	5.4	
专科疾病防治院（所、站）	57.5	57.5	55.4	20.6	21.1	12.1

卫生部门医院、卫生院病床使用率（%）

	1985	1990	1995	2000	2004	2005
医院	87.9	85.6	70.2	64.5	73.2	75.3
综合医院	87.0	85.7	70.8	65.0	74.4	76.6
中医医院	83.9	73.6	57.4	50.7	63.0	65.7
口腔医院	...	...	30.5	26.3	41.3	42.5
肿瘤医院	86.2	96.8	85.7	80.7	97.4	97.4
妇产（科）医院	...	...	57.2	61.5	75.1	70.9
儿童医院	91.6	88.1	79.3	73.4	90.0	96.6
精神病医院	98.2	95.3	82.2	73.6	84.8	87.0
传染病医院	76.9	83.4	57.5	50.4	62.1	64.7
结核病医院	94.0	86.3	56.8	51.5	62.5	67.6
卫生院	46.0	43.4	40.3	33.1	37.3	37.8
#乡镇卫生院	46.0	43.4	40.3	33.2	37.2	37.7

注：1985～2000 年医院包括妇幼保健院。下表同。

卫生部门医院、卫生院出院病人平均住院日

	1985	1990	1995	2000	2004	2005
医院	15.4	15.5	14.2	11.6	10.5	10.6
综合医院	13.3	13.5	12.6	10.5	9.8	9.8
中医医院	23.3	18.0	13.9	11.4	10.3	10.8
口腔医院	...	...	14.3	13.4	11.8	12.1
肿瘤医院	44.8	42.4	35.5	26.7	21.1	20.6
妇产（科）医院	...	...	9.0	7.7	7.4	7.2
儿童医院	11.9	11.1	9.5	8.0	7.3	7.7
精神病医院	92.2	80.9	66.9	52.4	46.8	44.2
传染病医院	29.5	34.1	28.1	23.7	20.7	21.9
结核病医院	82.9	67.0	39.4	24.3	24.1	24.3
卫生院	5.9	5.2	4.6	4.6	4.4	4.6
#乡镇卫生院	5.9	5.2	4.6	4.6	4.4	4.6

2005 年各地区医院病床使用情况

地　区	病床使用率（%）	平均住院日	地　区	病床使用率（%）	平均住院日
总　计	70.3	10.8	河　南	67.2	10.1
北　京	77.3	16.6	湖　北	72.6	10.7
天　津	68.1	15.4	湖　南	68.1	10.2
河　北	66.3	10.6	广　东	76.0	9.9
山　西	61.6	10.6	广　西	70.2	10.2
内蒙古	59.8	10.7	海　南	56.5	8.9
辽　宁	62.6	11.5	重　庆	69.1	11.2
吉　林	57.0	11.1	四　川	69.8	10.2
黑龙江	59.3	11.2	贵　州	67.6	9.3
上　海	96.4	16.7	云　南	73.4	11.3
江　苏	83.2	11.8	西　藏	61.2	10.0
浙　江	85.2	11.8	陕　西	61.0	10.7
安　徽	68.4	9.7	甘　肃	54.7	10.0
福　建	76.0	10.0	青　海	62.5	10.3
江　西	64.1	9.1	宁　夏	75.9	10.8
山　东	72.8	9.6	新　疆	74.4	10.8

2005 年各地区非营利医院病床使用情况

地区	病床使用率（%）	平均住院日	地区	病床使用率（%）	平均住院日
总计	71.4	10.9	河南	68.0	10.1
北京	79.1	16.6	湖北	73.3	10.7
天津	68.3	15.3	湖南	68.4	10.2
河北	67.1	10.6	广东	77.4	9.9
山西	61.8	10.8	广西	70.7	10.1
内蒙古	60.2	10.7	海南	57.8	9.1
辽宁	63.6	11.6	重庆	69.8	11.3
吉林	58.2	11.1	四川	71.4	10.3
黑龙江	59.9	11.1	贵州	68.5	9.4
上海	97.2	16.7	云南	76.5	11.6
江苏	85.2	11.9	西藏	61.2	10.0
浙江	86.6	11.9	陕西	61.9	10.6
安徽	69.2	9.7	甘肃	55.6	10.0
福建	77.5	10.1	青海	62.8	10.3
江西	64.3	9.1	宁夏	77.9	10.9
山东	74.1	9.7	新疆	76.3	10.8

2005 年东、中、西部医院和乡镇卫生院医疗服务量及病床使用情况

	合计	东部	中部	西部
医院				
诊疗人次（万次）	138653.3	75746.1	32848.1	30059.1
住院人数（万人）	5108.1	2337.7	1499.0	1271.4
病床使用率（%）	70.3	75.4	65.3	67.4
平均住院日	10.8	11.4	10.3	10.5
乡镇卫生院				
诊疗人次（万次）	67923.3	28827.9	18058.8	21036.6
住院人数（万人）	1621.9	599.5	537.2	485.2
病床使用率（%）	37.7	38.9	37.0	36.9
平均住院日	4.6	5.2	4.3	4.2

2005 年三级医院工作量

	诊疗人次（万次）	住院人数（万人）	病床使用率（%）	医生人均每天担负诊疗人次	医生人均每天担负住院床日
医院总计	138653.3	5108.1	70.3	5.3	1.5
其中：三级医院	39714.5	1417.6	90.5	6.2	2.1
#甲等	31748.0	1066.4	92.7	6.6	2.1
乙等	7464.0	330.1	85.6	5.2	2.0
二级医院	54197.5	2297.7	68.1	4.9	1.5
#甲等	38651.0	1711.9	72.4	5.1	1.5
乙等	14646.1	561.7	58.5	4.6	1.3
一级医院	10501.8	207.1	49.6	6.2	1.0
#甲等	8530.0	175.7	51.0	6.5	1.0
乙等	1067.7	21.5	46.6	5.0	0.9

2005 年卫生部门综合医院收入与支出

	合计	中央属	省 属	省辖市属	地辖市属	县 属
平均每所医院总收入（万元）	5575.6	79892.7	31994.9	9565.3	3151.0	2044.3
其中：业务收入	5174.9	75891.9	30094.2	8766.0	2948.6	1878.6
医疗收入	2685.7	39948.2	15909.3	4546.5	1500.6	963.8
药品收入	2383.6	34057.3	13663.5	4058.0	1376.7	870.5
其他收入	105.6	1886.4	521.5	161.5	71.3	44.3
平均每所医院总支出（万元）	5345.7	77545.4	30478.5	9143.8	3046.2	1964.3
其中：业务支出	5174.9	75212.2	29538.8	8846.0	2971.0	1883.9
医疗支出	3020.0	45337.9	17263.1	5181.8	1719.3	1082.9
药品支出	2096.1	29236.8	11939.5	3566.4	1215.8	777.6
其他支出	58.8	637.5	336.3	97.8	35.8	23.4
门诊病人人均医疗费（元）	126.9	247.1	192.5	130.7	105.2	84.2
其中：药费	66.0	136.7	102.0	69.3	53.5	41.0
出院者人均医疗费（元）	4661.5	12650.9	9871.2	5452.4	3380.9	2266.5
其中：药费	2045.6	5089.9	4186.1	2374.6	1544.6	1057.8
检查治疗费	1230.6	3460.6	2602.5	1501.2	864.5	550.8

统计范围：4884 个卫生部门综合医院。

2005 年政府办医院收入和支出

	医　院	综合医院	中医医院	专科医院
医院数	9643	5840	2232	1303
平均每所医院总收入（万元）	3837.6	4899.5	1935.0	2801.0
其中：业务收入	3554.5	4585.1	1764.7	2446.2
#医疗收入	1823.2	2372.5	819.7	1322.6
药品收入	1650.8	2114.0	894.7	1065.4
平均每所医院总支出（万元）	3687.9	4708.3	1882.0	2653.8
其中：业务支出	3579.9	4594.7	1805.5	2509.2
#医疗支出	2083.0	2687.7	975.9	1533.7
药品支出	1453.8	1850.5	812.9	943.1
年内病人欠费率%	1.38	1.28	1.38	1.82
门诊病人人均医疗费（元）	119.4	122.9	92.6	157.5
出院者人均住院医疗费（元）	4668.1	4663.1	3526.5	7016.7

卫生部门综合医院门诊病人人均医疗费用

	人均医疗费用（元）	药费	检查治疗费	占医疗费用%	
				药费	检查治疗费
合计					
1995	39.9	25.6	9.1	64.2	22.8
2000	85.8	50.3	16.8	58.6	19.6
2004	118.0	62.0	35.1	52.5	29.8
2005	126.9	66.0	37.8	52.0	29.8
卫生部属					
1995	82.7	55.4	14.4	67.0	17.4
2000	140.9	86.3	24.9	61.3	17.7
2004	234.8	129.0	60.8	54.9	25.9
2005	247.1	136.7	61.8	55.3	25.0
省属					
1995	65.8	43.1	13.5	65.5	20.5
2000	134.5	84.2	26.0	62.6	19.3
2004	175.2	94.7	48.8	54.0	27.8
2005	192.5	102.0	52.9	53.0	27.5
省辖市属					
1995	43.3	27.9	10.2	64.4	23.6
2000	92.2	54.9	17.6	59.5	19.1
2004	124.1	65.9	37.3	53.1	30.1
2005	130.7	69.3	38.9	53.0	29.8
地辖市属					
1995	34.6	22.2	8.2	64.2	23.7
2000	68.9	38.4	12.7	55.8	18.4
2004	97.5	49.9	30.0	51.2	30.7
2005	105.2	53.5	33.3	50.9	31.7
县属					
1995	24.8	15.2	6.3	61.3	25.4
2000	54.9	29.3	12.7	53.4	23.1
2004	77.3	38.4	24.9	49.7	32.2
2005	84.2	41.0	27.9	48.7	33.1

注：2000 年检查治疗费不含治疗费。

卫生部门综合医院出院者人均医疗费用

	人均医疗费用（元）	药费	检查治疗费	占医疗费用%	
				药费	检查治疗费
合计					
1995	1667.8	880.3	507.3	52.8	30.4
2000	3083.7	1421.9	978.5	46.1	31.7
2004	4284.8	1872.9	1566.3	43.7	36.6
2005	4661.5	2045.6	1678.1	43.9	36.0
卫生部属					
1995	5026.5	2787.0	1271.0	55.4	25.3
2000	8584.2	3710.8	2823.9	43.2	32.9
2004	11916.2	4921.4	4350.7	41.3	36.5
2005	12650.9	5089.9	4797.2	40.2	37.9
省属					
1995	3915.9	2070.1	1224.9	52.9	31.3
2000	6513.8	3043.8	2199.5	46.7	33.8
2004	8925.4	3734.9	3396.0	41.8	38.0
2005	9871.2	4186.1	3573.4	42.4	36.2
省辖市属					
1995	2205.8	1136.5	691.1	51.5	31.3
2000	3718.0	1697.5	1207.0	45.7	32.5
2004	5121.9	2212.2	1903.9	43.2	37.2
2005	5452.4	2374.6	1994.3	43.6	36.6
地辖市属					
1995	1291.1	687.3	443.3	53.2	34.3
2000	2279.6	1062.6	663.9	46.6	29.1
2004	3082.9	1412.5	1067.3	45.8	34.6
2005	3380.9	1544.6	1187.4	45.7	35.1
县属					
1995	880.6	472.5	261.6	53.7	29.7
2000	1592.3	751.1	473.0	47.2	29.7
2004	2089.5	975.5	726.2	46.7	34.8
2005	2266.5	1057.8	780.9	46.7	34.5

注：本表检查治疗费内含手术费。

卫生部门市医院住院病人前十位疾病构成（ICD－9）

顺序	1987		1990		2000		2001	
	疾病种类	构成%	疾病种类	构成%	疾病种类	构成%	疾病种类	构成%
1	消化系病	19.89	消化系病	18.16	损伤及中毒	14.81	损伤及中毒	14.81
2	呼吸系病	16.58	呼吸系病	17.7	消化系病	14.15	消化系病	14.36
3	妊娠病、分娩病及产褥期并发症	10.59	损伤及中毒	11.37	呼吸系病	14.00	呼吸系病	14.00
4	损伤及中毒	8.50	妊娠病、分娩病及产褥期并发症	8.21	妊娠病、分娩病及产褥期并发症	8.05	妊娠病、分娩病及产褥期并发症	7.84
5	传染病和寄生虫病	6.25	传染病和寄生虫病	6.48	泌尿和生殖系病	6.23	泌尿和生殖系病	6.10
6	泌尿和生殖系病	6.23	泌尿和生殖系病	6.32	恶性肿瘤	5.63	恶性肿瘤	5.63
7	恶性肿瘤	4.67	心脏病	4.36	心脏病	5.49	心脏病	5.51
8	心脏病	4.08	恶性肿瘤	4.30	脑血管病	4.94	脑血管病	5.12
9	良性肿瘤	3.52	良性肿瘤	2.87	传染病和寄生虫病	4.47	传染病和寄生虫病	4.55
10	眼病	2.89	脑血管病	2.53	骨折	4.40	神经系统和感觉器官疾病	4.28
	十种疾病合计	83.20	十种疾病合计	82.30	十种疾病合计	82.17	十种疾病合计	82.20

卫生部门市医院住院病人前十位疾病构成（ICD－10）

顺序	2004		2005	
	疾病种类	构成%	疾病种类	构成%
1	消化系病	13.20	呼吸系病	12.77
2	呼吸系病	13.00	消化系病	11.60
3	损伤、中毒和外因	11.30	损伤、中毒和外因	11.10
4	妊娠、分娩和产褥期病	9.10	妊娠、分娩和产褥期病	9.50
5	泌尿生殖系病	6.50	泌尿生殖系病	6.14
6	恶性肿瘤	5.80	恶性肿瘤	6.05
7	脑血管病	4.20	脑血管病	4.35
8	传染病和寄生虫病	3.60	传染病和寄生虫病	3.35
9	内分泌、营养和代谢疾病	3.10	缺血性心脏病	3.17
10	缺血性心脏病	3.00	肌肉骨骼系统和结缔组织病	2.97
	十种疾病合计	72.80	十种疾病合计	71.00

卫生部门县医院住院病人前十位疾病构成（ICD－9）

顺序	1987		1990		2000		2001	
	疾病种类	构成%	疾病种类	构成%	疾病种类	构成%	疾病种类	构成%
1	消化系病	23.90	消化系病	21.51	损伤及中毒	21.05	损伤及中毒	20.83
2	呼吸系病	21.20	呼吸系病	19.12	消化系病	16.80	消化系病	16.71
3	损伤及中毒	10.74	损伤及中毒	14.09	呼吸系病	16.28	呼吸系病	15.57
4	传染病和寄生虫病	10.43	传染病和寄生虫病	9.84	妊娠病、分娩病及产褥期并发症	8.51	妊娠病、分娩病及产褥期并发症	8.18
5	妊娠病、分娩病及产褥期并发症	9.03	妊娠病、分娩病及产褥期并发症	8.11	传染病和寄生虫病	5.89	传染病和寄生虫病	5.71
6	泌尿和生殖系病	6.10	泌尿和生殖系病	5.35	泌尿和生殖系病	5.32	泌尿和生殖系病	5.28
7	心脏病	2.89	心脏病	3.24	心脏病	4.27	恶性肿瘤	4.83
8	恶性肿瘤	1.63	脑血管病	1.92	脑血管病	3.87	心脏病	4.44
9	皮肤和皮下组织病	1.47	恶性肿瘤	1.91	神经系统和感觉器官疾病	3.04	脑血管病	4.28
10	良性肿瘤	1.19	良性肿瘤	1.52	恶性肿瘤	2.30	神经系统和感觉器官疾病	3.14
	十种疾病合计	88.58	十种疾病合计	86.61	十种疾病合计	87.33	十种疾病合计	88.97

卫生部门县医院住院病人前十位疾病构成（ICD－10）

顺序	2004		2005	
	疾病种类	构成%	疾病种类	构成%
1	损伤、中毒和外因	17.80	损伤、中毒和外因	17.68
2	消化系病	15.90	呼吸系病	16.21
3	呼吸系病	15.40	妊娠、分娩和产褥期病	15.53
4	妊娠、分娩和产褥期病	14.30	消化系病	14.51
5	泌尿生殖系病	4.90	脑血管病	4.80
6	传染病和寄生虫病	4.60	泌尿生殖系病	4.27
7	脑血管病	4.00	传染病和寄生虫病	3.91
8	恶性肿瘤	2.50	围生期病	2.50
9	缺血性心脏病	2.10	缺血性心脏病	2.38
10	围生期病	1.80	恶性肿瘤	2.23
	十种疾病合计	83.30	十种疾病合计	84.02

居民医疗保障方式（%）

	合计		城市		农村	
	2003	1998	2003	1998	2003	1998
基本医保	8.9	–	30.4	–	1.5	–
公费医疗	1.2	4.9	4.0	16.0	0.2	1.2
劳保医疗	1.3	6.2	4.6	22.9	0.1	0.5
合作医疗	8.8	5.6	6.6	2.7	9.5	6.6
其他社保	1.4	5.0	2.2	10.9	1.2	3.0
纯商保	7.6	1.9	5.6	3.3	8.3	1.4
自费	70.3	76.4	44.8	44.1	79.0	87.3

资料来源：1998、2003年国家卫生服务调查，以下5表同。

居民两周患病率（‰）

	合计		城市		农村	
	2003	1998	2003	1998	2003	1998
两周患病率	143.0	149.8	153.2	187.2	139.5	137.1
男性	130.4	136.2	135.5	170.7	128.7	125.1
女性	155.8	164.1	170.2	203.5	150.6	150.1
年龄别两周患病率						
0－4	133.0	201.8	104.2	221.4	139.5	197.5
5－14	72.2	100.6	60.9	116.2	74.5	97.4
15－24	49.8	64.7	40.4	79.6	52.4	60.8
25－34	82.5	106.8	59.5	93.3	90.4	110.9
35－44	126.2	154.3	100.0	156.2	135.9	153.2
45－54	191.5	196.0	163.1	217.3	202.6	187.6
55－64	251.8	259.1	258.1	312.1	249.0	230.5
65＋	338.3	294.1	396.9	379.4	302.1	242.0

2003 年疾病别两周患病率

合计		城市		农村	
疾病名称	患病率（‰）	疾病名称	患病率（‰）	疾病名称	患病率（‰）
急性上感	20.4	高血压	21.9	急性上感	21.3
急性鼻咽炎	17.8	急性上感	18.0	急性鼻咽炎	19.8
高血压	11.9	急性鼻咽炎	12.0	胃肠炎	11.3
胃肠炎	10.5	胃肠炎	8.3	高血压	8.4
流行性感冒	5.8	脑血管病	6.4	流行性感冒	6.4
类风湿关节炎	5.1	糖尿病	6.3	类风湿性关节炎	5.4
慢性阻塞肺病	3.8	缺血性心脏病	4.9	慢性阻塞性肺病	3.8
脑血管病	3.7	类风湿性关节炎	4.2	脑血管病	2.7
椎间盘疾病	2.8	椎间盘疾病	4.2	脱位扭伤劳损	2.7
胆结石胆囊炎	2.5	流行性感冒	4.1	椎间盘疾病	2.4

2003 年居民慢性病患病率

	合计	城市	农村
慢性病患病率（‰）			
按人数计算	123.3	177.3	104.7
按例数计算	151.1	239.6	120.5
居民前十种慢性疾病患病率（‰）			
高血压	26.2	54.7	16.4
胃肠炎	10.3	9.8	10.5
类风湿性关节炎	8.6	8.4	8.7
慢性阻塞肺病	7.5	8.2	7.3
脑血管病	6.6	13.0	4.4
胆结石胆囊炎	5.7	8.5	4.7
糖尿病	5.6	16.3	1.9
椎间盘疾病	5.0	8.1	4.0
缺血性心脏病	4.6	12.4	2.0
消化性溃疡	3.7	3.4	3.8

居民两周就诊情况

	合计		城市		农村	
	2003	1998	2003	1998	2003	1998
两周就诊率（‰）	133.8	163.9	118.1	161.9	139.2	164.6
男性	121.5	149.5	102.6	148.5	127.8	149.8
女性	146.2	179.1	132.9	175.1	151.0	180.5
两周未就诊率（%）	48.9	38.5	57.0	49.9	45.8	33.2
男性	48.8	38.2	57.1	49.6	45.8	33.3
女性	49.0	38.6	56.8	50.2	45.8	33.0
自我医疗病人%	35.7		47.2		31.4	

居民住院情况

	合计		城市		农村	
	2003	1998	2003	1998	2003	1998
住院率（%）	3.6	3.5	4.2	4.8	3.3	4.0
男性	3.2	3.8	4.1	5.0	2.9	3.3
女性	4.0	3.9	4.4	5.0	3.9	3.3
平均住院天数（天）	12.6	16.0	18.1	22.7	10.2	12.6

农村和社区卫生

乡镇卫生院医疗服务及病床使用情况

	诊疗人次（亿次）	入院人数（万人）	病床周转次数（次）	病床使用率（%）	平均住院日（日）
1985	11.00	1771	26.4	46.0	5.9
1990	10.65	1958	28.6	43.4	5.2
1995	9.38	1960	29.9	40.3	4.6
1996	9.44	1916	28.6	37.0	4.4
1997	9.16	1918	25.8	34.5	4.6
1998	8.74	1751	24.2	33.2	4.6
1999	8.38	1688	24.2	32.8	4.6
2000	8.24	1708	24.8	33.2	4.6
2001	8.24	1700	23.7	31.3	4.5
2002	7.10	1625	28.0	34.7	4.0
2003	6.91	1608	28.1	36.2	4.2
2004	6.81	1599	27.0	37.1	4.4
2005	6.79	1622	25.8	37.7	4.6

2005 年各地区乡镇卫生院诊疗人次及住院人数

地　区	诊疗人次（万次）	住院人数（万人）	地　区	诊疗人次（万次）	住院人数（万人）
总　计	67923.3	1621.9	河　南	4205.0	134.6
北　京	584.6	5.5	湖　北	2862.4	59.2
天　津	475.2	6.9	湖　南	3344.1	76.0
河　北	2779.6	55.1	广　东	6749.4	133.1
山　西	1131.4	14.7	广　西	2944.0	70.2
内蒙古	1030.4	24.3	海　南	456.3	9.8
辽　宁	873.9	42.6	重　庆	2229.9	47.0
吉　林	631.8	21.8	四　川	6871.7	170.9
黑龙江	788.1	21.7	贵　州	1297.8	40.9
上　海	792.1	14.9	云　南	2010.1	53.1
江　苏	5351.2	110.8	西　藏	201.3	1.1
浙　江	4857.2	34.0	陕　西	1626.9	26.3
安　徽	3269.7	118.2	甘　肃	1332.2	19.1
福　建	1987.9	70.1	青　海	225.6	4.3
江　西	1826.3	91.1	宁　夏	449.9	2.3
山　东	3920.4	116.9	新　疆	816.7	25.6

2005 年各地区乡镇卫生院病床使用情况

地　区	病床使用率（%）	平均住院日（日）	地　区	病床使用率（%）	平均住院日（日）
总　计	37.7	4.6	河　南	39.0	5.0
北　京	38.3	6.8	湖　北	37.5	6.0
天　津	39.3	4.3	湖　南	37.3	4.8
河　北	27.8	6.5	广　东	46.1	4.4
山　西	28.4	6.8	广　西	40.3	3.7
内蒙古	28.6	3.3	海　南	25.5	3.7
辽　宁	34.8	4.3	重　庆	43.2	5.0
吉　林	23.1	3.5	四　川	38.3	4.1
黑龙江	30.4	4.2	贵　州	35.7	2.9
上　海	80.7	16.2	云　南	35.1	4.5
江　苏	41.9	6.5	西　藏	33.2	6.1
浙　江	35.8	6.1	陕　西	28.5	5.4
安　徽	39.7	3.6	甘　肃	30.1	4.7
福　建	38.5	3.3	青　海	31.7	5.2
江　西	45.0	2.6	宁　夏	43.2	4.4
山　东	33.9	4.2	新　疆	49.2	5.6

2005 年各地区社区卫生服务中心诊疗人次及住院人数

地　区	诊疗人次	住院人数	地　区	诊疗人次	住院人数
总　计	79563549	460367	河　南	119044	422
北　京	2259569	7330	湖　北	3715648	28025
天　津	451679		湖　南	1671950	12812
河　北			广　东	6807392	41127
山　西	498076	7573	广　西	9355	98
内蒙古	360112	4542	海　南	52465	46
辽　宁	2287050	15185	重　庆	1261213	23101
吉　林	136061	1022	四　川	1328264	17097
黑龙江	175073	521	贵　州	328064	2783
上　海	28085409	88964	云　南	430475	2919
江　苏	7482512	75603	西　藏		
浙　江	14540891	48941	陕　西	564180	3583
安　徽	562200	19582	甘　肃	325282	1644
福　建	2529631	6812	青　海	72740	605
江　西	462316	11456	宁　夏		
山　东	2352925	38295	新　疆	693973	279

注：本表包括街道卫生院数。

妇 幼 保 健

新法接生及住院分娩率

年份	新法接生（%）			住院分娩率（%）		
	总计	市	县	总计	市	县
1980	91.4	98.7	90.3	...	...	...
1985	94.5	98.7	93.5	43.7	73.6	36.4
1990	94.0	98.6	94.0	50.6	74.2	46.0
1995	89.3	...	87.6	58.1	70.7	50.2
2000	96.6	98.9	95.2	72.9	84.9	65.2
2001	97.3	99.0	96.1	76.0	87.0	69.0
2002	96.7	98.8	96.0	78.8	89.4	71.6
2003	96.4	98.7	94.8	79.4	89.9	72.6
2004	97.5	99.2	96.4	82.8	91.4	77.1
2005	97.8	99.2	96.9	85.9	93.2	81.0

监测地区孕产妇死亡率（1/10 万）

年份	总计	城市	农村
1990	88. 9	45. 9	112. 5
1995	61. 9	39. 2	76. 0
2000	53. 0	28. 9	69. 6
2001	50. 2	33. 1	61. 9
2002	43. 2	22. 3	58. 2
2003	51. 3	27. 6	65. 4
2004	48. 3	26. 1	63. 0

补充资料：解放前孕产妇死亡率为 150/万。

2004 年监测地区孕产妇死亡原因

疾病名称	合计			城市			农村		
	位次	孕产妇死亡率	构成%	位次	孕产妇死亡率	构成%	位次	孕产妇死亡率	构成%
总计		48. 3	100. 0		26. 1	100. 0		63. 0	100. 0
产科出血	1	21. 8	45. 1	1	33. 3	25. 0	1	30. 3	48. 1
妊高征	2	5. 4	11. 2	4	0. 6	2. 3	2	8. 5	13. 5
羊水栓塞	3	4. 8	9. 9	3	1. 7	6. 5	3	6. 8	11. 2
心脏病	4	4. 7	9. 6	2	4. 7	18. 0	4	4. 8	7. 6
肝病	5	1. 1	2. 3	5	0. 6	2. 3	5	1. 4	2. 2
产褥感染	6	0. 6	1. 2	6	0. 0	0. 0	6	1. 0	1. 6

监测地区 5 岁以下儿童死亡率

	1991	1995	1997	2000	2003	2004
总计						
新生儿死亡率（‰）	33. 1	27. 3	...	22. 8	18. 0	15. 4
婴儿死亡率（‰）	50. 2	36. 4	33. 1	32. 2	25. 5	21. 5
5 岁以下儿童死亡率（‰）	61. 0	44. 5	42. 3	39. 7	29. 9	25. 0
城市						
新生儿死亡率（‰）	12. 5	10. 6	...	9. 5	8. 9	8. 4
婴儿死亡率（‰）	17. 3	14. 2	13. 1	11. 8	11. 3	10. 1
5 岁以下儿童死亡率（‰）	20. 9	16. 4	15. 5	13. 8	14. 8	12. 0
农村						
新生儿死亡率（‰）	37. 9	31. 1	...	25. 8	20. 1	17. 3
婴儿死亡率（‰）	58. 0	41. 6	37. 7	37. 0	28. 7	24. 5
5 岁以下儿童死亡率（‰）	71. 1	51. 1	48. 5	45. 7	33. 4	28. 5

节育手术情况

年份	节育手术总次数	放置宫内节育器人次数	取出宫内节育器人次数	输精管结扎人数	输卵管结扎人数	人工流产例数
1976	22385435	11625510	1812590	1495540	2707849	4743946
1980	28628437	11491871	2403408	1363508	3842006	9527644
1985	25646972	9576980	2278892	575564	2283971	10931565
1990	36692923	12853355	2460427	1549310	5561097	14268734
1995	24446045	9337864	2012633	505107	2812403	9778038
1996	22760874	8791608	1993163	541020	2723639	8711444
1997	21448717	8347699	1989184	444446	2467952	8199436
1998	19460996	7664969	2088533	329093	1993330	7385071
1999	18209721	7159823	2138951	318858	1827732	6764357
2000	17720620	6833181	2235434	312538	1680917	6658550
2001	17070650	6627130	2354747	254229	1549700	6284844
2002	17671279	6539550	2395709	209006	1372535	6812317
2003	18644537	6808186	2607231	272608	1478979	7215440
2004	18524918	6661851	2807888	192751	1466742	7140588
2005	19388510	6803959	2788035	199372	1418789	7105995

疾病控制

法定报告传染病发病及死亡率

年份	发病率（1/100 000）	死亡率（1/100 000）	病死率（%）
1985	872. 33	2. 00	0. 23
1990	292. 22	1. 15	0. 40
1995	176. 24	0. 34	0. 19
1996	167. 05	0. 34	0. 21
1997	192. 11	0. 33	0. 17
1998	194. 80	0. 31	0. 16
1999	197. 63	0. 27	0. 14
2000	185. 98	0. 26	0. 14
2001	188. 62	0. 29	0. 15
2002	180. 14	0. 35	0. 20
2003	192. 18	0. 48	0. 25
2004	244. 66	0. 55	0. 22
2005	268. 31	0. 76	0. 28

注：1990 年以前报告的传染病包括鼠疫、副霍乱、白喉、流脑、百日咳、猩红热、麻疹、流感、痢疾、伤寒副伤寒、病毒性肝炎、脊髓灰质炎、乙脑、疟疾、黑热病、森林脑炎、恙虫病、出血热和钩端螺旋体病 19 种；1990 - 1995 年包括 24 种传染病（病种见后页，不包括新生儿破伤风和肺结核）；1996 - 2002 年包括 26 种传染病（病种见后页，不包括传染性非典型肺炎）。

2005 年 27 种法定报告传染病发病及死亡率

疾病名称	发病率（1/100 000）	死亡率（1/100 000）	病死率（%）
总计	268. 31	0. 76	0. 28
鼠疫	0. 00	0. 00	30. 00
霍乱	0. 07	0. 00	0. 41
病毒性肝炎	91. 42	0. 09	0. 10
痢疾	34. 92	0. 01	0. 03
伤寒副伤寒	2. 65	0. 00	0. 04
艾滋病	0. 43	0. 10	23. 41
淋病	13. 79	0. 00	0. 00
梅毒	9. 67	0. 01	0. 06
脊髓灰质炎	0. 00	*	*
麻疹	9. 42	0. 00	0. 04
百日咳	0. 29	0. 00	0. 05
白喉	0. 00	0. 00	0. 00
流脑	0. 18	0. 02	8. 89
猩红热	1. 92	0. 00	0. 01
出血热	1. 60	0. 02	1. 30
狂犬病	0. 19	0. 19	100. 00
钩端螺旋体病	0. 11	0. 00	3. 18
布氏杆菌病	1. 41	0. 00	0. 02
炭疽	0. 04	0. 00	2. 26
乙脑	0. 39	0. 02	4. 20
血吸虫	0. 24	0. 00	0. 06
疟疾	3. 03	0. 00	0. 11
登革热	0. 00	0. 00	2. 50
新生儿破伤风	0. 19	0. 02	11. 08
肺结核	96. 31	0. 26	0. 27
传染性非典型肺炎	0. 00	*	*
人禽流感	0. 00	0. 00	71. 43

注：①新生儿破伤风发病率和死亡率单位为 1/‰；②＊无死亡病例。

2005 年部分市县前十位疾病死亡专率及死亡原因构成（合计）

顺位	市			县		
	死亡原因	死亡专率 1/100 000	构成%	死亡原因	死亡专率 1/100 000	构成%
1	恶性肿瘤	125.98	22.94	呼吸系病	123.79	23.45
2	脑血管病	116.63	21.23	脑血管病	111.74	21.17
3	心脏病	98.22	17.89	恶性肿瘤	107.11	20.29
4	呼吸系病	69.00	12.57	心脏病	62.13	11.77
5	损伤及中毒	45.28	8.25	损伤及中毒	44.71	8.47
6	消化系病	18.10	3.30	消化系病	17.11	3.24
7	内分泌营养和代谢疾病	13.75	2.50	泌尿生殖系统	6.98	1.32
8	泌尿生殖系病	8.58	1.56	内分泌营养和代谢疾病	6.19	1.17
9	精神障碍	5.19	0.95	肺结核	2.89	0.55
10	神经系病	4.60	0.84	精神障碍	2.34	0.44
	十种死因合计		92.03	十种死因合计		91.87

2005 年部分市县前十位疾病死亡专率及死亡原因构成（男）

顺位	市			县		
	死亡原因	死亡专率 1/100 000	构成%	死亡原因	死亡专率 1/100 000	构成%
1	恶性肿瘤	159.79	26.05	恶性肿瘤	130.29	23.05
2	脑血管病	116.63	19.01	呼吸系病	119.81	21.20
3	心脏病	99.49	16.22	脑血管病	116.46	20.60
4	呼吸系病	75.88	12.37	心脏病	58.50	10.35
5	损伤及中毒	56.84	9.27	损伤及中毒	55.89	9.89
6	消化系病	22.54	3.67	消化系病	21.75	3.85
7	内分泌营养和代谢疾病	11.81	1.93	泌尿生殖系病	7.18	1.27
8	泌尿生殖系病	8.92	1.45	内分泌营养和代谢疾病	5.14	0.91
9	神经系病	4.87	0.79	肺结核	3.81	0.67
10	精神障碍	4.85	0.79	精神障碍	2.11	0.37
	十种死因合计		91.55	十种死因合计		92.16

2005 年部分市县前十位疾病死亡专率及死亡原因构成（女）

顺位	市			县		
	死亡原因	死亡专率 1/100 000	构成%	死亡原因	死亡专率 1/100 000	构成%
1	脑血管病	105.19	21.82	呼吸系病	128.53	26.60
2	心脏病	96.88	20.09	脑血管病	106.11	21.95
3	恶性肿瘤	88.51	18.36	恶性肿瘤	76.99	15.93
4	呼吸系病	61.85	12.83	心脏病	66.46	13.75
5	损伤及中毒	33.22	6.90	损伤及中毒	31.36	6.49
6	内分泌营养和代谢疾病	15.77	3.27	消化系病	11.56	2.39
7	消化系病	13.46	2.79	内分泌营养和代谢疾病	7.45	1.54
8	泌尿生殖系病	8.21	1.70	泌尿生殖系病	6.73	1.39
9	精神障碍	5.55	1.15	精神障碍	2.62	0.54
10	神经系病	4.66	0.97	肺结核	1.78	0.37
	十种死因合计		89.88	十种死因合计		90.95

1990～1992 年前十位恶性肿瘤死亡率（1/10 万）

	合计	城市	农村	男	女
总计	108.26	112.57	106.91	134.91	80.04
其中：					
胃肿瘤	25.16	19.44	27.16	32.84	17.02
肝肿瘤	20.37	19.50	20.67	29.01	11.21
肺肿瘤	17.54	27.50	14.05	24.03	10.66
食管肿瘤	17.38	9.62	20.10	22.14	12.34
结直肠肛门肿瘤	5.30	6.98	4.72	5.76	4.82
白血病	3.64	3.66	3.63	3.96	3.30
子宫颈肿瘤	1.89	1.58	2.00	–	3.89
鼻咽肿瘤	1.74	1.93	1.67	2.34	1.10
女性乳房肿瘤	1.72	2.56	1.42	–	3.53
膀胱肿瘤	1.01	1.53	0.83	1.46	0.53

资料来源：《1990～1992 年中国恶性肿瘤死亡抽样回顾调查》。

一岁儿童免疫报告接种率（%）

	1990	1995	2000	2002	2004
卡介苗	96.0	92.0	97.8	98.0	98.8
百白破	95.0	92.0	97.9	98.2	98.9
脊灰	96.0	94.0	98.0	98.4	98.9
麻苗	95.0	93.0	97.4	97.9	98.5

卫 生 资 源

卫生机构数

	1950	1980	1990	2000	2004	2005
总计	8915	180553	208734	324771	297540	298997
医院	2803	9902	14377	16318	18393	18703
其中：综合医院	2692	7859	10424	11872	12900	12982
中医医院	4	678	2080	2591	2611	2620
专科医院	85	694	1362	1543	2492	2682
卫生院	–	55413	47749	49777	42471	41694
街道卫生院	–	–	–	548	845	787
乡镇卫生院	–	55413	47749	49229	41626	40907
疗养院（所）	60	470	650	471	292	274
门诊部（所）	3356	102474	129332	240934	208794	207404
妇幼保健院（所、站）	426	2745	3148	3163	2998	3021
专科疾病防治院（所、站）	30	1138	1781	1839	1583	1502
疾病预防控制中心（防疫站）	61	3105	3618	3741	3588	3585
医学科研机构	3	282	337	405	276	263
其他	2176	5024	7742	8123	19145	22551

注：①2004、2005年卫生机构数不再包括高中等医学院校、药检机构和非卫生部门举办的计划生育指导站；②1990年及以前的卫生机构数不含私人诊所；③疾病预防控制中心（防疫站）包括预防保健中心；④门诊部（所）包括门诊部、诊所、卫生所、医务室和护理站；⑤2005年私人诊所133312个。

2005 年各地区卫生机构数

地区	合计	医院	卫生院	社区卫生服务中心（站）	门诊部（所）	妇幼保健院（所、站）	专科疾病防治院（所、站）	疾病预防控制中心（防疫站）	卫生监督所	其他
总　计	298997	18703	41694	17128	207404	3021	1502	3585	1702	4258
东　部	113705	6951	11811	9535	80059	951	643	1119	509	2127
中　部	85398	6028	12717	4963	57555	977	615	1119	423	4001
西　部	99894	5724	17166	2630	69790	1093	244	1347	770	1130
北　京	4818	516	152	114	3841	18	28	28	20	101
天　津	2472	271	191	144	1748	23	16	24	3	52
河　北	18046	817	1966	726	14096	184	8	192	28	29
山　西	9430	884	1640	403	6094	131	14	157	31	76
内蒙古	7629	474	1358	421	4863	116	56	146	50	145
辽　宁	14925	915	1077	541	11433	114	113	128	43	561
吉　林	8755	563	817	1887	5098	71	62	74	28	155
黑龙江	8326	886	933	168	5716	148	120	195	75	85
上　海	2526	247	100	181	1865	24	18	22	20	49
江　苏	15324	1004	1472	2613	9497	112	53	154	98	321
浙　江	12555	553	2339	2345	6581	87	29	138	102	381
安　徽	9197	683	2001	635	5415	117	54	132	41	119
福　建	7934	357	953	392	5876	89	42	93	33	99
江　西	10669	486	1520	274	7914	112	110	115	52	86
山　东	16323	1121	1786	1533	11138	150	139	176	36	244
河　南	14554	1172	2088	658	10021	167	32	183	53	180
湖　北	9459	572	1176	665	6549	96	122	113	63	103
湖　南	15008	782	2542	273	10748	135	101	150	80	197
广　东	16318	960	1463	892	12225	124	161	134	118	241
广　西	9416	458	1295	190	7035	103	62	106	62	105
海　南	2464	190	312	54	1759	26	36	30	8	49
重　庆	6380	358	1102	80	4668	42	14	43	40	33
四　川	23832	1149	5176	403	16200	197	44	208	154	301
贵　州	6571	383	1456	202	4174	84	7	103	91	71
云　南	10110	648	1483	164	7262	148	32	153	138	82
西　藏	1378	97	666	16	458	55	0	81	1	4
陕　西	11701	833	1769	422	8228	115	9	125	66	134
甘　肃	11849	382	1358	195	9547	100	7	103	77	80
青　海	1478	130	406	179	607	24	0	57	52	23
宁　夏	1463	134	266	74	900	21	4	25	9	30
新　疆	8087	678	831	284	5848	88	9	197	30	122

2005年医疗机构数

	合计	非营利性	营利性	合计中 政府办	企业办
总计	289951	132391	155868	64294	29420
医院	18703	15673	2971	9880	4450
综合医院	12982	11253	1690	5995	4290
中医医院	2620	2379	238	2258	16
中西医结合医院	194	118	76	88	11
民族医院	195	181	14	175	1
专科医院	2682	1721	944	1354	129
护理院	30	21	9	10	3
疗养院	274	259	5	130	67
社区卫生服务中心（站）	17128	14506	2114	691	101
卫生院	41694	41476	105	40745	63
街道卫生院	787	775	10	742	8
乡镇卫生院	40907	40701	95	4003	55
门诊部	5895	3003	2802	837	618
诊所、卫生所、医务室、护理站	201509	53087	147842	7589	24033
妇幼保健院（所、站）	3021	2902	1	2907	34
专科疾病防治院（所、站）	1502	1344	17	1387	34
急救中心（站）	141	122	2	116	14
临床检验中心	31	19	9	12	6

按床位数分组医院数

	1990	2000	2004	2005
医院合计	13489	15446	18393	18703
<100张	7787	7898	10867	11156
100~199张	2872	3976	3811	3746
200~499张	2389	2762	2757	2777
500~799张	441	661	715	740
≥800张	–	149	243	284
其中：综合医院	9760	10781	12900	12982
<100张	5442	5505	7446	7524
100~199张	2163	2667	2563	2526
200~499张	1872	2042	2077	2060
500~799张	283	496	601	620
≥800张	–	71	213	252
中医医院	2037	2461	2611	2620
<100张	1571	1396	1498	1483
100~199张	342	807	793	773
200~499张	122	243	280	317
500~799张	2	13	31	37
≥800张	–	2	9	10

2005年医院等级

	医院	综合医院	中医医院	中西医结合医院	民族医院	专科医院
总计	18703	12982	2620	194	195	2682
三级	946	633	152	15	2	144
三甲	594	388	103	11	1	91
三乙	314	225	46	4	1	38
三丙	38	20	3			15
二级	5156	3557	1145	36	42	374
二甲	2744	1838	686	23	18	179
二乙	2277	1626	438	12	19	181
二丙	135	93	21	1	5	14
一级	2714	2371	105	21	13	199
一甲	2042	1843	62	12	7	115
一乙	509	418	24	6	5	55
一丙	163	110	19	3	1	29
其他	9887	6421	1218	122	138	1965

卫生机构床位数

	1950	1980	1990	2000	2004	2005
床位总数	119119	2184423	2925390	3177000	3268374	3367502
医院	99800	1195750	1868905	2166739	2363464	2445012
其中：综合医院	84617	941143	1369014	1640885	1776804	1834747
中医医院	119	49977	175655	259253	275467	287732
专科医院	7401	128711	219500	250800	282601	292079
卫生院	–	775413	722877	741224	682383	689918
街道卫生院	–	–	–	6417	13520	11678
乡镇卫生院	–	775413	722877	734807	668863	678240
疗养院（所）	6000	67941	123048	96884	53992	51550
门诊部（所）	–	81695	94454	25231	13849	10891
妇幼保健院（所、站）	2840	16431	46567	71153	86960	94105
专科疾病防治院（所、站）	–	27276	30977	28377	31189	33437
其他卫生机构	10479	19917	38562	47392	36537	42589
每千人口医院卫生院床位	0.18	2.02	2.32	2.38	2.40	2.45
市	0.63	4.70	4.18	3.49	3.51	3.56
县	0.05	1.48	1.55	1.50	1.42	1.43

2005年医疗机构床位数

	合计	非营利性	营利性	合计中 政府办	合计中 企业办
总计	3350810	3204161	133284	2719143	373518
医院	2445012	2313833	126456	1863843	350974
综合医院	1834747	1754245	76931	1344447	339178
中医医院	287732	278294	9219	270466	625
中西医结合医院	20232	17191	3041	15531	595
民族医院	6885	6574	311	6364	50
专科医院	292079	254893	36253	226487	10303
护理院	3337	2636	701	1548	223
疗养院	51550	49065	365	23208	13846
卫生院	689918	684780	2115	671919	1173
街道卫生院	11678	11485	155	10478	229
乡镇卫生院	678240	673295	1960	661441	944
社区卫生服务中心（站）	25018	24647	299	20882	2040
门诊部（所）	10891	7004	3770	3026	2330
妇幼保健院（所、站）	94105	92965		92475	191
专科疾病防治院（所、站）	33437	31098	276	28786	2679
急救中心（站）	877	759	3	665	79

医院分科床位数及构成

	实有数（张）			构成（%）		
	1990	2000	2005	1990	2000	2005
总计	1901209	2206669	2541833	100. 0	100. 0	100. 0
内科	501985	553924	602817	26. 4	25. 1	23. 7
外科	392288	469350	586097	20. 6	21. 3	23. 1
儿科	118673	128621	162657	6. 2	5. 8	6. 4
妇产科	174230	208096	254909	9. 2	9. 4	10. 0
眼科	29633	44296	47156	1. 6	2. 0	1. 9
耳鼻咽喉科	26119	33496	36376	1. 4	1. 5	1. 4
口腔科	9538	14509	16129	0. 5	0. 7	0. 6
精神科	93471	109105	135558	4. 9	4. 9	5. 3
传染科	121790	93572	81424	6. 4	4. 2	3. 2
结核病科	36211	26506	22161	1. 9	1. 2	0. 9
肿瘤科	25309	48808	70247	1. 3	2. 2	2. 8
中医科	210698	317537	347770	11. 1	14. 4	13. 7
其他	161264	158849	178532	8. 5	7. 2	7. 0

注：①本表包括妇幼保健院和专科疾病防治院床位数；②中医科包括民族医学科和中西医结合科。

2005 年各地区医疗机构床位数

地区	床位总数（张）	医院、卫生院	每千人口医院卫生院床位数
总　计	3350810	3134930	2. 45
东　部	1444978	1338929	2. 81
中　部	1029225	969087	2. 23
西　部	876607	826914	2. 24
北　京	79067	75715	6. 41
天　津	41513	39491	4. 18
河　北	162061	153981	2. 24
山　西	107980	103030	3. 10
内蒙古	69047	63786	2. 69
辽　宁	177524	161244	3. 85
吉　林	87279	82118	3. 08
黑龙江	119692	112536	2. 96
上　海	89758	78411	5. 75
江　苏	197515	184237	2. 54
浙　江	140734	131067	2. 85
安　徽	126587	119625	1. 84
福　建	81645	73187	2. 16
江　西	84836	79272	1. 79
山　东	247574	231277	2. 51
河　南	212407	202289	2. 02
湖　北	139147	128651	2. 14
湖　南	151297	141566	2. 12
广　东	208936	192839	2. 45
广　西	93532	87112	1. 76
海　南	18651	17480	2. 13
重　庆	64174	61234	1. 94
四　川	193171	184347	2. 13
贵　州	61594	58325	1. 50
云　南	106334	98836	2. 31
西　藏	6767	6412	2. 41
陕　西	106391	99549	2. 69
甘　肃	63314	59855	2. 30
青　海	15088	14747	2. 92
宁　夏	17754	16836	2. 80
新　疆	79441	75875	3. 86

注：全国及各地区人口数系推算数。

2004 年医院主要医用设备台数及拥有率

	台数	拥有率（%）
800mA 及以上 X 线机（含 DSA）	2017	10. 1
800mA 及以上 X 线机（不含 DSA）	2262	11. 2
X 线计算机断层扫描装置	4752	29. 2
正电子发射型电子计算机扫描断层仪	98	0. 6
单光子发射型电子计算机扫描断层仪	386	2. 3
医用电子直线加速器	683	4. 0
伽玛射线立体定向头部治疗系统	174	1. 0
钴 60 治疗机	579	3. 7
医用磁共振成像设备	1110	7. 2
彩超	7613	35. 7
B 超	19653	83. 0
高压氧仓	2503	13. 3
人工肾透析装置	8823	14. 9
全自动生化分析仪	8279	41. 3

统计范围：13902 个医院。

卫生人员数

	1950	1980	1990	2000	2004	2005
总计	611240	3534707	4906201	5591026	5356589	5426851
卫生技术人员	555040	2798241	3897921	4490803	4392908	4460187
医生	380800	1153234	1763086	2075843	1906382	1938272
其中：医师	327400	709473	1302997	1603266	1522378	1555658
护师（士）	37800	465798	974541	1266838	1308433	1349589
药剂人员	8080	308438	405978	414408	355451	349533
检验人员	–	114290	170371	200900	211553	211495
其他	128360	756481	583945	532814	611089	611298
其他技术人员	–	27834	85504	157533	209422	225697
管理人员	21877	310805	396694	426789	315595	312826
工勤人员	34323	397827	526082	515901	438664	428141

注：①2004、2005 年卫生人员不包括高中等医学院校本部、药检机构和非卫生部门举办的计划生育指导机构，故卫生人员数有所减少；②2004、2005 年医生系执业医师和执业助理医师合计数，医师系执业医师数，护师（士）系注册护士数，故医生、医师和护师（士）有所减少。

2005 年各地区卫生人员数

地区	卫生人员	卫生技术人员	执业（助理）医师	注册护士	每千人口执业（助理）医师	每千人口注册护士
总　计	5426851	4460187	1938272	1349589	1.51	1.05
东　部	2360543	1930928	828221	611786	1.74	1.28
中　部	1733714	1415481	596752	415292	1.37	0.96
西　部	1332594	1113778	513299	322511	1.39	0.87
北　京	156969	119943	50642	42897	4.28	3.63
天　津	77580	61085	24996	19606	2.65	2.08
河　北	274424	229696	105582	54456	1.54	0.79
山　西	173902	146671	66689	42138	2.01	1.27
内蒙古	121180	102587	50308	27052	2.12	1.14
辽　宁	265194	209346	91519	72912	2.19	1.74
吉　林	157021	125702	56411	38917	2.12	1.46
黑龙江	191172	150657	65135	45015	1.72	1.19
上　海	132004	103479	43956	39379	3.24	2.89
江　苏	316054	257137	108700	80543	1.50	1.11
浙　江	236197	198148	88050	60259	1.91	1.31
安　徽	193973	159788	66102	47329	1.01	0.73
福　建	118652	100945	44314	34197	1.31	1.01
江　西	138697	115986	49701	35679	1.12	0.82
山　东	381760	323759	140628	97886	1.53	1.05
河　南	362263	289157	111134	77132	1.11	0.76
湖　北	262263	215037	89507	69442	1.49	1.10
湖　南	254423	212483	92073	59640	1.38	0.87
广　东	364520	297334	118023	98791	1.50	1.18
广　西	158370	129151	54563	44596	1.11	0.89
海　南	37189	30056	11811	10860	1.44	1.31
重　庆	94761	78780	37321	20842	1.18	0.64
四　川	280516	236028	113697	61231	1.31	0.71
贵　州	94854	81723	40928	23538	1.06	0.56
云　南	142175	118429	55837	38001	1.30	0.87
西　藏	10781	8913	4593	1896	1.72	0.70
陕　西	165170	136550	60316	38499	1.63	1.02
甘　肃	97139	83016	35246	22405	1.35	0.86
青　海	22923	19518	8478	6418	1.68	1.25
宁　夏	27560	22817	10586	7376	1.76	1.21
新　疆	117165	96266	41426	30657	2.11	1.61

注：全国及各地区人口数系推算数。

分市县卫生技术人员数

	1980	1990	2000	2004	2005
卫生技术人员数	2798241	3897921	4490803	4392908	4460187
市	1313493	2185285	2834757	2937434	3006222
县	1484748	1712636	1656046	1455474	1453965
医生	1153234	1763086	2075843	1906382	1938272
市	526828	977635	1267888	1262604	1291209
县	626406	785451	807955	643778	647063
其中：医师	709473	1302997	1603266	1522378	1555658
市	349136	803033	1059405	1069123	1098196
县	360337	499964	543861	453255	457462
护师（士）	465798	974541	1266838	1308433	1349589
市	299561	633988	897774	968447	1003604
县	166237	340553	369064	339986	345985
每千人口卫生技术人员	2.85	3.44	3.63	3.46	3.48
市	8.03	6.59	5.17	4.93	4.96
县	1.81	2.15	2.41	2.16	2.16
医生	1.17	1.56	1.68	1.50	1.51
市	3.22	2.95	2.31	2.12	2.13
县	0.76	0.98	1.17	0.95	0.96
其中：医师	0.72	1.15	1.30	1.20	1.21
市	2.14	2.42	1.93	1.80	1.81
县	0.44	0.63	0.79	0.67	0.68
护师（士）	0.47	0.86	1.02	1.03	1.05
市	1.83	1.91	1.64	1.63	1.66
县	0.20	0.43	0.54	0.50	0.51

注：①市包括直辖市、地级市和县级市；②2004、2005 年医生系执业医师和执业助理医师数，医师系执业医师数，护师（士）系注册护士数；③2005 年人口数系推算数。

中高级卫生技术人员数

	1990	1995	2000	2001	2002
总计	729070	974678	1139664	1188721	1183161
主任医、药、护、技师	11792	28516	30938	33153	38099
医师	10879	26393	28848	31098	34790
护师	116	223	250	310	889
药师	467	1155	1008	962	833
技师	330	745	832	783	1587
副主任医、药、护、技师	91778	139432	182726	192827	197801
医师	82339	123206	161063	169917	172061
护师	1640	4698	6449	7212	8791
药师	4174	5847	8205	8179	6407
技师	3625	5681	7009	7519	10542
主治（管）医、药、护、技师	625500	806730	926000	962741	947261
医师	459030	553777	546336	556512	508743
护师	91664	145396	240018	260713	282649
药师	39689	55154	68263	69559	60888
技师	35117	52403	71383	75957	94981

2002 年卫生技术人员年龄及学历构成

	合计	医院	乡镇卫生院	妇幼保健院（所、站）	疾病预防控制中心
总计	100.0	100.0	100.0	100.0	100.0
按年龄分					
25 ~	10.6	9.6	14.3	11.2	6.3
25 ~ 34	40.1	39.6	44.2	38.8	33.4
35 ~ 44	26.9	29.0	20.0	28.1	33.4
45 ~ 54	19.1	19.1	16.8	20.4	23.7
55 ~ 59	2.7	2.1	4.1	1.3	3.0
60 +	0.6	0.6	0.5	0.1	0.2
按学历分					
博士	0.2	0.3	–	0.0	0.0
硕士	0.9	1.3	–	0.3	0.5
大学	13.0	17.7	1.6	10.4	11.9
大专	26.6	29.5	16.9	30.3	32.5
中专	46.9	42.0	59.9	51.6	43.6
高中及以下	12.3	9.1	21.6	7.4	11.4

分科医师数及构成

	医师数（人）			构成（%）		
	1990	2000	2002	1990	2000	2002
总计	1298062	1408787	1585521	100.0	100.0	100.0
内科	387730	338985	294368	29.9	24.1	18.6
外科	154715	207264	180047	11.9	14.7	11.4
儿科	56661	65995	56521	4.4	4.7	3.6
妇产科	92359	127864	164038	7.1	9.1	10.3
眼科	20262	23606	18968	1.6	1.7	1.2
耳鼻咽喉科	17619	20335	21731	1.4	1.4	1.4
口腔科	23725	36378	48705	1.8	2.6	3.1
精神科	11570	14875	19047	0.9	1.1	1.2
传染科	22954	24109	37722	1.8	1.7	2.4
结核病科	10002	11729	8864	0.8	0.8	0.6
皮肤病科	10752	16086	14454	0.8	1.1	0.9
肿瘤科	6950	12428	11696	0.5	0.9	0.7
职业病科	5387	7460	4176	0.4	0.5	0.3
影像科	32397	46087	65703	2.5	3.3	4.1
中医科	239602	228943	219919	18.5	16.2	13.9
其他	205377	226643	419562	15.7	16.1	26.3

注：①中医科包括民族医学科和中西医结合科；②2002 年预防保健科 101518 人，全科医疗科 52148 人，急诊医学科 20734 人，麻醉科 26804 人。

2002年执业（助理）医师年龄及学历构成

	合计	医院	乡镇卫生院	妇幼保健院（所、站）	疾病预防控制中心
总计	100.0	100.0	100.0	100.0	100.0
按年龄分					
25～	5.3	4.4	7.8	5.0	3.3
25～34	40.5	40.7	44.6	37.3	30.4
35～44	26.8	29.0	20.0	29.6	34.9
45～54	21.5	20.6	20.3	25.7	27.2
55～59	4.8	4.2	6.5	2.2	3.9
60＋	1.2	1.2	0.8	0.2	0.3
按学历分					
博士	0.5	0.8	0.0	0.0	0.0
硕士	1.8	3.0	0.0	0.5	0.5
大学	25.7	38.8	2.9	18.6	14.0
大专	31.2	33.2	24.9	36.8	33.6
中专	33.5	20.7	56.5	41.0	43.8
高中及以下	7.4	3.6	15.8	3.0	8.1

农村乡镇卫生院及床位、人员数

	1990	2000	2004	2005
乡镇数	55838	43735	37334	36952
机构数（个）	47749	49229	41626	40907
中心卫生院	10054	9631	10003	10025
乡卫生院	37695	39598	31623	30882
床位数（张）	722877	734807	668863	678240
中心卫生院	293963	285638	274431	281456
乡卫生院	428914	449169	394432	396784
人员数（人）	889219	1169826	1026099	1012006
卫生技术人员	776925	1026244	881142	870500
医生	358770	514119	402687	398848
护师（士）	115884	182208	162999	164412
平均每院床位数	15.1	14.9	16.1	16.6
平均每院人员数	18.6	23.8	24.7	24.7
卫生技术人员	16.3	20.8	21.2	21.3
医生	7.5	10.4	9.7	9.8
护师（士）	2.4	3.7	3.9	4.0
每千农业人口乡镇卫生院床位数	0.81	0.80	0.76	0.78
每千农业人口乡镇卫生院人员数	0.99	1.28	1.17	1.16

2005 年各地区农村乡镇卫生院及床位、人员数

地区	机构数（个）	床位数（张）	人员数（人）	每千农业人口		乡镇数（个）
				床位	人员	
总　计	40907	678240	1012006	0.78	1.16	36952
东　部	11352	259381	380934	0.92	1.35	9711
中　部	12524	222722	373464	0.72	1.22	11182
西　部	17031	196137	257608	0.70	0.91	16059
北　京	150	3366	5572	1.13	1.86	185
天　津	184	2236	5028	0.59	1.33	140
河　北	1966	35560	42702	0.70	0.85	1967
山　西	1599	21362	29009	0.92	1.25	1193
内蒙古	1330	13116	19774	0.91	1.38	1147
辽　宁	1021	21899	24155	1.00	1.12	1007
吉　林	801	11981	24588	0.82	1.69	767
黑龙江	922	12425	21784	0.64	1.13	882
上　海	100	9712	8230	4.49	3.81	109
江　苏	1442	53494	77208	1.33	1.92	1153
浙　江	2174	20569	40621	0.62	1.23	1281
安　徽	1980	36873	50909	0.72	0.99	1584
福　建	929	18033	22621	0.78	0.99	954
江　西	1506	19045	30764	0.59	0.99	1435
山　东	1688	52866	78954	0.86	1.30	1468
河　南	2088	52609	82279	0.68	1.05	2014
湖　北	1156	31764	69626	0.87	1.60	964
湖　南	2472	36663	64505	0.70	1.26	2343
广　东	1391	37621	68438	0.95	2.38	1247
广　西	1294	20944	33301	0.52	0.84	1324
海　南	307	4025	7405	0.92	1.28	200
重　庆	1077	16269	25537	0.70	1.09	1035
四　川	5163	57235	70064	0.86	1.09	4808
贵　州	1445	14061	18809	0.43	0.60	1380
云　南	1483	24139	24503	0.67	0.71	1402
西　藏	666	1986	1891	0.89	0.80	685
陕　西	1725	18621	26123	0.67	0.97	1526
甘　肃	1352	12707	14973	0.64	0.78	1371
青　海	405	2059	2707	0.58	0.88	392
宁　夏	266	2056	3434	0.54	0.97	192
新　疆	825	12944	16492	1.04	1.46	797

注：全国及各地区农业人口系推算数。

妇幼保健机构、床位、人员数

	1990	1995	2000	2004	2005
儿童医院数（个）	33	35	36	52	58
床位数（张）	7866	9407	9835	13047	14353
人员数（人）	15730	18279	18219	23747	25109
#卫生技术人员	11551	13476	13642	18253	19507
#医生	3818	4585	4812	6270	6719
护师（士）	5262	6128	6193	8271	8752
妇产（科）医院数（个）	...	49	44	103	127
床位数（张）	...	8665	7532	12992	11961
人员数（人）	...	13829	12455	21358	18789
#卫生技术人员	...	10403	9570	16737	14590
#医生	...	3436	3379	5987	5378
护师（士）	...	4504	4270	7479	6268
妇幼保健院（所、站）数（个）	3148	3178	3163	2998	3021
床位数（张）	46567	51321	71153	86960	94105
人员数（人）	120333	134395	168302	178703	187633
#卫生技术人员	96945	108484	136843	146657	153153
#医生	49164	55859	70176	71278	73288
护师（士）	19788	27544	37753	41180	44949

村卫生室及人员数

	1985	1990	1995	2000	2004	2005
总村数（个）	940617	743278	740150	734715	644166	652718
设置卫生室的村数	625992	646529	655105	652923	519818	583209
占总村数%	66.6	87.0	88.5	89.8	80.7	83.7
村卫生室数（个）	777674	803956	804352	709458	551600	583209
村办	305537	266137	297462	300864	298418	313633
联营	88803	87149	90681	89828	40231	38561
乡卫生院设点	29769	29963	36388	47101	26964	32396
私人办	323904	381844	354981	255179	166533	180403
其他	29661	38863	24840	16486	19454	18216
执业（助理）医师	–	–	–	–	93075	103863
乡村医生和卫生员数（人）	1293094	1231510	1331017	1319357	883075	916532
其中：乡村医生	643022	776859	955933	1019845	825672	864168
平均每村乡村医生和卫生员	1.80	1.64	1.81	1.81	1.37	1.40
每千农业人口						
乡村医生和卫生员	1.55	1.38	1.48	1.44	1.00	1.05

注：①总村数指村民委员会个数；②2005 年农业人口系推算数。

2005 年各地区村卫生室及人员数

地区	总村数（个）	村卫生室（个）	设置卫生室的村数占总村数%	乡村医生和卫生员（人）	每千农业人口乡村医生和卫生员
总　计	652718	583209	83.4	916532	
东　部	250896	205055	77.9	330515	
中　部	211521	200604	86.4	317269	
西　部	190301	177550	88.3	268748	
北　京	3978	2718	68.3	4003	
天　津	3821	2322	60.8	4932	
河　北	49697	49160	98.9	67641	
山　西	28552	20102	70.4	31645	
内蒙古	12215	12366	100.0	16966	
辽　宁	12024	17759	100.0	21843	
吉　林	9370	8940	95.4	13137	
黑龙江	8951	12463	100.0	22326	
上　海	1905	1667	87.5	2890	
江　苏	18619	17921	96.3	53165	
浙　江	35445	16355	46.1	14188	
安　徽	26545	22847	86.1	46523	
福　建	14745	18222	100.0	30384	
江　西	17354	20989	100.0	34436	1.07
山　东	86121	54706	63.5	99117	1.61
河　南	48330	58986	100.0	96238	1.24
湖　北	26697	21136	79.2	34417	0.94
湖　南	45722	35141	76.9	38547	0.73
广　东	21917	22274	100.0	30114	0.75
广　西	14560	22056	100.0	36172	0.90
海　南	2624	1951	74.4	2238	0.51
重　庆	10143	11506	100.0	19878	0.85
四　川	52875	48565	91.8	70467	1.06
贵　州	20053	18805	93.8	24320	0.75
云　南	13198	13474	100.0	35153	0.98
西　藏	6009	3584	59.6	2452	1.10
陕　西	28506	21938	77.0	31210	1.13
甘　肃	17043	13482	79.1	17223	0.86
青　海	4158	4214	100.0	4956	1.39
宁　夏	2515	2767	100.0	3542	0.92
新　疆	9026	4793	53.1	6409	0.51

注：①北京、天津、浙江等地区部分村的基本医疗服务由社区卫生服务站和诊所提供。

疾病预防控制中心（防疫站）及人员数

	机构数（个）	人员数（人）	卫生人员	医生
疾病预防控制中心/防疫站/卫生防病中心				
1980	3105	103592	80874	50072
1990	3618	179498	143648	95903
1995	3648	201446	160131	105838
2000	3628	215894	168318	112321
2004	3453	207551	158095	92448
2005	3440	204230	156628	90991
省属	31	11741	7623	3801
地级市属	392	43096	32048	18915
县级市属	1024	57749	44968	26010
县属	1586	79619	62912	36547
其他	407	12025	9077	5718
预防保健中心				
2004	135	2419	1998	986
2005	145	2255	1822	952

卫生总费用

	1980	1990	1995	2000	2002	2003	2004
卫生总费用（亿元）	143.2	747.4	2155.1	4586.6	5790.0	6584.1	7590.3
政府预算卫生支出	51.9	187.3	387.3	709.5	908.5	1116.9	1293.6
社会卫生支出	61.0	293.1	767.8	1171.9	1539.4	1788.5	2225.4
个人卫生支出	30.3	267.0	1000.0	2705.2	3342.1	3678.7	4071.4
卫生总费用构成（%）	100.0	100.0	100.0	100.0	100.0	100.0	100.0
政府卫生支出	36.2	25.1	18.0	15.5	15.7	17.0	17.1
社会卫生支出	42.6	39.2	35.6	25.5	26.6	27.2	29.3
个人卫生支出	21.2	35.7	46.4	59.0	57.7	55.8	53.6
卫生总费用占 GDP%	3.17	4.03	3.69	5.13	5.51	5.62	5.55
人均卫生总费用（元）	14.51	65.4	177.9	361.9	450.7	509.5	583.9
城市	...	158.8	401.3	828.6	987.1	1108.9	1261.9
农村	...	38.8	112.9	209.4	259.3	274.7	301.6

注：①卫生总费用为测算数；②本表按当年价格计算。

卫生事业费和卫生基建投资

年份	卫生事业费		卫生基建投资	
	亿元	占国家财政支出%	亿元	占基建投资总额%
七五期间	354.06	2.53	95.55	1.31
1990	79.47	2.30	20.32	1.19
八五期间	619.82	2.37	244.27	1.04
1995	163.3	2.39	73.40	0.99
九五期间	1129.64	1.98	632.95	1.12
1996	187.57	2.36	86.65	1.01
1997	209.20	2.27	104.31	1.05
1998	225.10	2.08	141.67	1.19
1999	235.60	1.79	147.43	1.18
2000	272.17	1.71	152.89	1.14
十五期间				
2001	313.50	1.66	182.60	1.23
2002	350.44	1.59	231.50	1.31
2003	449.87	1.83	280.15	1.22
2004	478.13	1.68	...	...

注：①卫生事业费系财政决算数，不包括公费医疗经费、中医事业费、医学教育与科研经费；②本表按当年价格计算；③2004年卫生固定资产投资419.3亿元，占全国固定资产投资总额的0.7%。

香港、澳门特别行政区与台湾省卫生状况

香港、澳门特别行政区和台湾省居民健康状况

	人口数（万人）	出生率（‰）	死亡率（‰）	婴儿死亡率（‰）	期望寿命（岁）	
					男性	女性
香港						
1990	570.5	12.0	5.2	6.2	74.6	80.3
1995	615.6	11.2	5.1	4.6	76.0	81.5
2000	666.5	8.1	5.1	3.0	78.0	83.9
2003	680.3	6.9	5.4	2.3	78.5	84.3
2004	688.3	7.2	5.3	2.5	78.6	84.6
澳门						
1990	33.5	20.5	4.4	8.4	...	...
1995	42.4	14.1	3.2	5.6	...	...
2000	43.8	8.8	3.1	2.9	76.1	80.5
2003	44.5	7.2	3.3	0.6	77.3	81.8
2004	45.7	7.2	3.4	3.0	77.4	82.0
台湾						
1995	2135.7	15.5	5.6	...	...	...
2000	2227.7	13.8	5.7	7.0	72.6	78.4
2003	2260.5	10.1	5.8	6.4	73.3	79.3
2004	2268.9	9.6	6.0	6.2	73.6	79.6

资料来源：《中国统计年鉴》。

香港特别行政区医疗卫生条件

	1990	1995	2000	2002	2003	2004
医师数（人）	6260	8122	10130	10731	11016	11242
牙科医师（人）	1532	1625	1826	1907	1848	1896
护士数（人）	28660	35051	40388	43383	43782	44402
每千人口医师数（人）	1.1	1.3	1.5	1.6	1.6	
医疗机构（所）	88	88	102	98	97	98
医院病床数（张）	25282	29328	35100	35159	35526	34400
每千人口病床数（张）	4.4	4.7	5.2	5.2	5.2	5.0

资料来源：《中国统计年鉴》。

澳门特别行政区医疗卫生条件

	1990	1995	2000	2002	2003	2004
医师数（人）	537	...	997	921	1009	1024
护士数（人）	594	684	943	980	1010	1063
每千人口医师数（人）	1.6	...	2.3	2.1	2.2	2.2
医院数（所）	2	2	2	2	2	2
医院病床数（张）	974	880	923	951	960	984
每千人口病床数（张）	3.5	...	2.1	2.2	2.1	2.1

资料来源：《中国统计年鉴》。

台湾省医疗卫生条件

	1985	1990	1995	2000	2002	2003
从业医务人员（人）	66278	91153	118248	159212	175444	183103
每千人口医务人员（人）	3.44	4.48	5.54	7.15	7.79	8.10
医疗机构（所）	12323	12902	16109	18082	18228	18777
平均每一医疗机构服务人数（人）	1553	1578	1326	1279	1278	1243
医院病床数（张）	74081	89151	112379	126476	133398	136331
每千人口病床数（张）	3.87	4.38	5.26	5.68	5.92	6.03

资料来源：《中国统计年鉴》。

附　　录

附录1　我国卫生状况与世界主要国家比较

2002年人口状况

	总人口数（百万）	出生率（‰）	死亡率（‰）	期望寿命（岁）	人口密度（人/平方公里）
中　国	1280.5	15	8	71	135
日　本	127.2	9	8	82	348
泰　国	61.6	15	8	69	119
印　度	1048.6	24	9	61	342
英　国	59.2	11	10	78	248
法　国	59.5	13	10	80	107
俄罗斯	144.1	10	15	65	9
波　兰	38.6	9	9	75	127
罗马尼亚	22.3	10	13	71	97
美　国	288.4	14	9	77	31
巴　西	174.5	19	7	69	20
澳大利亚	19.7	9	10	80	2
埃　及	66.4	24	6	67	64
尼日利亚	132.8	39	17	49	139

资料来源：《2004年世界发展指标》。

卫生资源状况

	每千人口医师（人） 1993～1999年	每千人口医院病床（张） 1991～1999年	人均医疗卫生费用（美元） 2001年	医疗卫生费用占GDP% 2001年
中　国	1.7	2.4	49	5.2
日　本	1.9	16.5	2627	8.0
泰　国	0.4	2.0	69	3.7
印　度	0.4	0.8	24	5.1
英　国	2.0	4.1	1835	7.6
法　国	3.0	8.2	2109	9.6
俄罗斯	4.2	10.8	115	5.4
波　兰	2.2	4.9	289	6.1
罗马尼亚	1.9	7.5	117	6.5
美　国	2.7	3.6	4887	13.9
巴　西	1.3	3.1	222	7.6
澳大利亚	3.2	8.6	1886	8.0
埃　及	1.6	2.1	46	3.9
尼日利亚	0.2	1.7	15	3.4

资料来源：《2004年世界发展指标》和《2004年世界卫生报告》。

妇幼卫生状况

	低体重出生婴儿（%）	婴儿死亡率（%）	孕产妇死亡率（1/10万）	一岁儿童完成全程免疫（%）			
				卡介苗	百白破	脊灰	麻苗
中　国	6	33	55	93	90	91	84
日　本	8	4	8	–	97	97	98
泰　国	9	26	44	99	96	97	94
印　度	30	70	410	81	70	70	67
英　国	8	6	7	–	91	91	80
法　国	7	5	10	85	97	97	86
俄罗斯	6	18	50	97	98	97	96
波　兰	6	9	8	94	99	98	97
罗马尼亚	9	21	41	99	97	97	97
美　国	8	7	8	–	96	91	93
巴　西	10	34	160	99	96	99	99
澳大利亚	7	5	–	84	84	79	83
埃　及	12	41	170	98	98	98	98
尼日利亚	14	112	700	48	25	39	35

资料来源：《2005年世界儿童状况》。

1988～1990年居民营养状况

	每人每天摄入热卡（千卡）		每人每天摄入蛋白质（克）		每人每天摄入脂肪（克）	
	植物类食物	动物类食物	植物类食物	动物类食物	植物类食物	动物类食物
中　国	2097	196	59.2	7.6	19.9	29.4
日　本	2305	616	42.1	53.0	43.0	38.2
泰　国	2082	198	33.3	15.0	25.9	13.9
印　度	2075	154	47.1	8.3	27.5	10.3
英　国	2162	1108	39.8	53.8	53.4	88.5
法　国	2207	1385	39.9	73.0	55.2	111.9
俄罗斯	2430	949	50.2	57.1	35.4	70.6
波　兰	2254	1173	45.9	55.7	25.9	97.1
罗马尼亚	2395	686	54.3	39.8	38.1	51.7
美　国	2535	1107	38.8	71.1	74.9	79.5
巴　西	2301	429	36.2	25.3	47.3	30.4
澳大利亚	2078	1224	32.4	67.5	41.5	93.2
埃　及	3052	257	69.3	15.3	55.2	20.4
尼日利亚	2143	57	39.8	5.6	43.4	3.4

资料来源：《1991年世界生产年鉴》。

附录 2　我国主要人口与社会经济指标

2004 年底全国行政区划

地　区	地级区划数		县级区划数			
		地级市		县级市	市辖区	县数
总　计	333	283	2862	374	852	1633
北　京	–	–	18	–	16	2
天　津	–	–	18	–	15	3
河　北	11	11	172	22	36	114
山　西	11	11	119	11	23	85
内蒙古	12	9	101	11	21	69
辽　宁	14	14	100	17	56	27
吉　林	9	8	60	20	19	21
黑龙江	13	12	130	19	65	46
上　海	–	–	19	–	18	1
江　苏	13	13	106	27	54	25
浙　江	11	11	90	22	32	36
安　徽	17	17	105	5	44	56
福　建	9	9	85	14	26	45
江　西	11	11	99	10	19	70
山　东	17	17	140	31	49	60
河　南	17	17	159	21	50	88
湖　北	13	12	102	24	38	39
湖　南	14	13	122	16	34	72
广　东	21	21	122	23	54	44
广　西	14	14	109	7	34	68
海　南	2	2	20	6	4	10
重　庆	–	–	40	4	15	21
四　川	21	18	181	14	43	124
贵　州	9	4	88	9	10	67
云　南	16	8	129	9	12	108
西　藏	7	1	73	1	1	71
陕　西	10	10	107	3	24	80
甘　肃	14	12	86	4	17	65
青　海	8	1	43	2	4	37
宁　夏	5	5	21	2	8	11
新　疆	14	2	99	20	11	68

2004 年按人口分组市数

	市数（个）	人口数（万人）	人口数构成
按总人口分组	655	59534	100.0
<100 000	8	53	0.1
100 000 –	67	1438	2.4
300 000 –	128	5307	9.0
500 000 –	275	19602	32.9
1 000 000 –	141	18668	31.4
2 000 000 –	24	6051	10.2
4000 000 +	12	8416	14.1
按非农业人口分组	655	28566	100.0
<100 000	77	563	2.0
100 000 –	343	6264	21.9
300 000 –	104	3918	13.7
500 000 –	81	5409	18.9
1 000 000 –	30	4099	14.4
2 000 000 –	12	3266	11.4
4000 000 +	8	5047	17.7

人口数及构成

年份	年底总人口（万人）			比重（%）		性比例
	总计	男	女	男	女	
1949	54167	28145	26022	52.0	48.0	108.2
1957	64653	33469	31184	51.8	48.2	107.3
1965	72538	37128	35410	51.2	48.8	104.9
1970	82992	42686	40306	51.4	48.6	105.9
1975	92420	47564	44856	51.5	48.5	106.0
1980	98705	50785	47920	51.5	48.5	106.0
1985	105851	54725	51126	51.7	48.3	107.0
1990	114333	58904	55429	51.5	48.5	106.3
1995	121121	61808	59313	51.0	49.0	104.2
1996	122389	62200	60189	50.8	49.2	103.3
1997	123626	63131	60495	51.1	48.9	104.0
1998	124761	63604	61157	51.0	49.0	104.1
1999	125786	64126	61660	51.0	49.0	104.0
2000	126743	65437	61306	51.6	48.4	106.7
2001	127627	65672	61955	51.5	48.5	106.0
2002	128453	66115	62338	51.5	48.5	106.1
2003	129227	66556	62671	51.5	48.5	106.2
2004	129988	66976	63012	51.5	48.5	106.3
2005	130756	67375	63381	51.5	48.5	106.3

五次全国人口普查数

	1953	1964	1982	1990	2000
总人口	601938035	723070269	1031961384	1160017381	1295330000
大陆	582603417	694581759	1008175288	1133682501	1265830000
台湾省	7591298	12041544	18272749	20155830	22280000
香港、澳门特别行政区	...	3867000	5457500	6130000	7220000
性比例	107.6	105.5	106.3	106.6	106.7
各年龄组人口（%）					
0－14	36.3	40.7	33.6	27.7	22.9
15－64	59.3	55.7	61.5	66.7	70.1
65＋	4.4	3.6	4.9	5.6	7.0
民族人口%					
汉族	93.9	94.2	93.3	92.0	91.6
少数民族	6.1	5.8	6.7	8.0	8.4
城乡人口（万人）					
城镇	7726	12710	21082	29971	45844
乡村	50534	56748	79736	83397	80739

补充：2005年1%人口抽样调查结果，城镇人口56157万人，乡村人口74471万人；0－14岁人口26504万人，15－64岁人口94197万人，65岁及以上人口10055万人。

年龄别人口构成（%）

年龄组	合计			男			女		
	1990	2000	2004	1990	2000	2004	1990	2000	2004
合计	100.00	100.00	100.00	51.45	51.53	50.85	48.55	48.47	49.15
0－4	10.30	5.55	4.94	5.39	3.03	2.72	4.91	2.52	2.22
5－14	17.40	17.35	14.36	9.00	9.15	7.69	8.40	8.20	6.68
15－24	21.84	15.90	15.07	11.23	8.12	7.65	10.61	7.79	7.43
25－34	36.63	19.71	16.47	8.58	10.11	8.18	8.05	9.61	8.29
35－44	13.26	15.32	17.81	6.89	7.92	8.94	6.37	7.41	8.86
45－54	8.38	11.97	14.05	4.41	6.18	7.12	3.97	5.80	6.93
55－59	3.69	3.73	4.93	1.94	1.94	2.51	1.75	1.80	2.42
60－64	3.01	3.36	3.80	1.55	1.74	1.94	1.46	1.61	1.86
65－69	2.33	2.80	3.20	1.14	1.41	1.60	1.19	1.39	1.59
70－74	1.59	2.06	2.60	0.73	1.00	1.28	0.86	1.06	1.31
75－79	0.97	1.28	1.53	0.44	0.58	0.73	0.53	0.70	0.80
80－84	0.48	0.64	0.84	0.18	0.26	0.35	0.30	0.39	0.49
85＋	0.21	0.31	0.41	0.06	0.11	0.15	0.15	0.21	0.26

人口文化程度

	1964	1982	1990	2000
绝对数（万人）				
大专及以上	288	602	1613	4402
高中和中专	912	6648	9113	13828
初中	3235	17828	26465	422387
小学	19582	35516	42011	44161
文盲人口	25805	22996	18003	8699
每十万人口（人）				
大专及以上	416	615	1422	3611
高中和中专	1319	6779	8039	11146
初中	4680	17892	23344	33961
小学	28330	35237	37057	35701
文盲率（%）	33.6	22.8	15.9	6.7

补充：2005年1%人口抽样调查结果，大专及以上人口为6764万人，高中和中专人口为15083万人，初中人口46735万人，小学人口40706万人。

各地区人口数

地 区	年底总人口（万人）			性比例	人口密度（人/平方公里）	城镇人口%
	1990	2000	2004	2004	2000	2000
总 计	113368	126583	129988	103.5	132	36.2
北 京	1082	1382	1493	105.0	823	77.5
天 津	878	1001	1024	98.4	886	72.0
河 北	6108	6744	6809	104.5	359	26.1
山 西	2876	3297	3335	105.4	211	34.9
内蒙古	2146	2376	2384	105.7	20	42.7
辽 宁	3946	4238	4217	100.6	290	54.2
吉 林	2466	2728	2709	100.4	146	49.7
黑龙江	3521	3689	3817	103.1	81	51.5
上 海	1334	1674	1742	96.6	2657	88.3
江 苏	6706	7438	7433	98.5	725	41.5
浙 江	4145	4677	4720	102.7	459	48.7
安 徽	5618	5986	6461	105.4	429	27.8
福 建	3005	3471	3511	100.8	286	41.6
江 西	3771	4140	4284	106.2	248	27.7
山 东	8439	9079	9180	100.7	579	38.0
河 南	8551	9256	9717	106.0	554	23.2
湖 北	5397	6028	6016	102.8	324	40.2
湖 南	6066	6440	6698	105.2	304	29.8
广 东	6283	8642	8304	105.5	486	55.0
广 西	4225	4489	4889	107.6	190	28.2
海 南	656	787	818	109.1	232	40.1
重 庆	10722	3090	3122	99.3	375	33.1
四 川		8329	8725	101.8	172	26.7
贵 州	3239	3525	3904	107.5	200	23.9
云 南	3697	4288	4415	102.4	109	23.4
西 藏	220	262	274	95.1	2.1	18.9
陕 西	3288	3605	3705	105.9	175	32.3
甘 肃	2237	2562	2619	106.3	56	24.0
青 海	446	518	539	105.4	7.2	34.8
宁 夏	466	562	588	102.2	108	32.4
新 疆	1516	1925	1963	103.6	12	33.8

国内生产总值和财政收支

年份	国民总收入（亿元）	国内生产总值（亿元）	人均国内生产总值（元）	财政收入（亿元）	财政支出（亿元）
1952	679	679	119	...	...
1960	1457	1457	218	572	654
1965	1716	1716	240	473	466
1970	2253	2253	275	663	649
1975	2997	2997	327	816	821
1980	4518	4518	460	1085	1213
1985	8995	8964	853	1866	1845
1990	18545	18531	1634	3313	3452
1995	57495	58478	4854	6242	6824
1996	66851	67885	5576	7408	7938
1997	73143	74463	6054	8651	9234
1998	76967	78345	6038	9876	10798
1999	80579	82068	6551	11444	13188
2000	88254	89468	7086	13395	15887
2001	95728	97315	7651	16386	18903
2002	103935	105172	8214	18904	22053
2003	116741	117390	9111	21715	24650
2004	136584	136876	10561	26396	28487
2005	...	182321	...	31628	33708

资料来源：2005 年数字摘自《2005 年国民经济和社会发展统计公报》和《2005 年中央和地方预算执行情况及 2006 年中央和地方预算草案的报告》。

全国居民消费价格与商品零售价格指数（上年 =100）

	1995	1996	1998	2000	2002	2004
居民消费价格指数	117.1	108.3	99.2	100.4	99.2	103.9
医疗保健品	111.3	109.3	102.8	100.3	98.5	99.1
医疗器具及保健品	115.7	108.6	101.3	99.5	97.2	98.6
中药材及中成药	111.2	112.7	107.5	105.2	96.6	98.9
西药	111.0	106.9	99.5	97.0	94.5	94.9
医疗保健服务费	111.1	112.4	117.2	111.1	108.2	105.2
商品零售价格指数	114.8	106.1	97.4	98.5	98.7	102.8
中西药品及医疗保健用品	111.5	108.8	102.8	100.0	96.5	96.7
中药	111.6	112.8	108.1	104.6	97.5	98.4
西药	111.0	106.2	99.1	97.3	95.4	94.5
医疗用品	114.9	106.8	101.0	99.6	99.0	101.9

补充：2005 年居民消费价格指数为 101.8，其中：医疗保健及个人用品价格指数 99.9。

医疗卫生行业单位介绍

中国医院年鉴理事单位

The Almanac of China's Hospital

山东济宁医学院附属医院
江苏省南通市第三人民医院
浙江省绍兴市人民医院
武警医学院附属医院
武警浙江省总队医院
内蒙古自治区医院
湖北省大冶市人民医院
云南省玉溪市人民医院
山东济宁老年血管病医院
云南昆明医学院第一附属医院
河北承德医学院附属医院
国药励展展览有限责任公司

济宁医学院附属医院

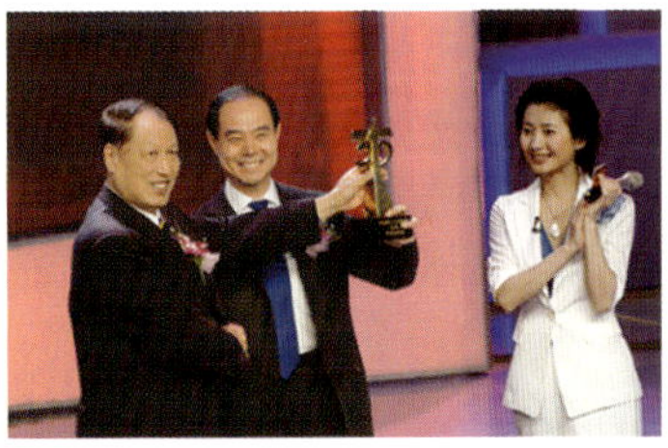

武广华院长荣获CCTV3.15杰出贡献奖

山东济宁医学院附属医院始建于1951年，是集医疗、教学、科研、预防、保健、康复为一体的省属大型综合性医院。现有职工1346人，其中卫生技术人员1057人，开放床位1371张，有50多个临床医技科室，其中心血管疾病研究诊疗中心、神经内科等6个专业科室为省、市级医药卫生重点学科。医院占地面积61724平方米，医疗用房建筑面积109739平方米，固定资产总值6.8亿元，还拥有由澳大利亚世界著名建筑设计师设计的61600平方米的新医疗大楼。

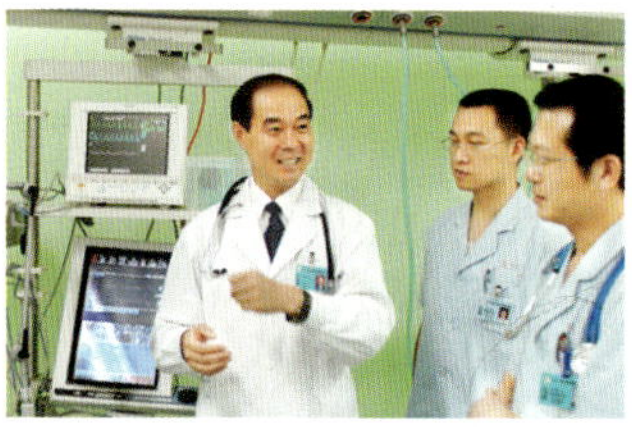

济宁医学院副院长、附属医院院长、心脏外科教授武广华在查房

医院引进了一批大型医疗设备，如美国GE公司64排128层螺旋CT机和双螺旋CT机各一台、德国SIEMENS公司Avanto高档1.5T磁共振、PHILIPS公司FD20型大平板DSA和GE公司Innova心脏血管造影机各一台、美国瓦里安高能双光子直线加速器、美国GE公司数字钼铑双靶乳腺机、美国数字彩色多普勒超声诊断仪13台、多功能监护系统百余台、各种专业腔镜26套、大型全自动生化分析仪、数字胃肠机、ECT、大型高压氧舱等万元以上医疗设备580台(件)，设备总值达1.9亿元。

医院在心血管、脑血管、脊柱、关节、泌尿外、胸外、普外、肝胆、糖尿病、眼科、妇产科、儿科、烧伤整形、手足外科、口腔、耳鼻喉、生殖医学、肿瘤、急危重症病人抢救监护、血液透析等专业疾病的诊疗及影像病理诊断方面具有较高水平，开展了冠状动脉搭桥术、复杂先心病矫治术、心脏瓣膜置换术、急诊PTCA＋支架植入术、器官移植术（心脏、肝脏、肾脏和角膜）、前列腺电切术、颈椎前路钢板内固定术、全关节置换术、脑血管造影和脑动脉内支架置入术、三维适形高精度放疗、大面积烧伤治疗及整形、准分子激光治疗近视眼、断指（肢）再植等高难度手术。重症监护室、心脏外科监护室和儿科监护室成功救治了大量急危重症患者。生殖医学中心的辅助生殖技术达到较高水平。心脏外科2006年上半年完成心外手术921例，心脏内科2006年上半年完成各种心脏病介入手术1225例。1999年5月27日成功开展了同位异体心脏移植手术，患者现已结婚生子。2002年12月13日开展了肝脏移植手术，目前患者情况良好。

医院坚持实施科技发展战略，取得多项科研成果。近十年来共承担上级科研课题及完成自选课题117项。每年承担济宁医学院临床、预防、精神卫生、护理专业及成人教育7000余学时的临床理论课教学和见习教学。与天津医科大学等院校联合培养研究生。

为切实缓解群众看病难、看病贵问题，医院对现行医疗付费方式进行改革，推出大面积的单病种限价，2004年以来，共推出限价病种128种，占常见病多发病种的70%。限价病种总体费用平均降幅达33%，仅2004—2006年上半年直接为限价病人节省费用1124万元，在社会上引起强烈反响，新华社、中央电视台、《人民日报》、《健康报》等多家新闻媒体进行了深入报道。医院积极参与社会各项慈善事业，2005年面向全国开展了“爱心医疗救助工程”，为全国100位特困家庭的3-15周岁的先天性心脏病患儿免费实施手术，2006年继续开展第二批“爱心手术”。

院长武广华被评为全国优秀院长、全国卫生系统先进工作者，荣获山东省富民兴鲁劳动奖章和CCTV“3·15”杰出贡献奖。党委书记朱玉久被评为全国卫生系统思想政治工作成绩突出的优秀党委书记，并荣获山东省富民兴鲁劳动奖章。

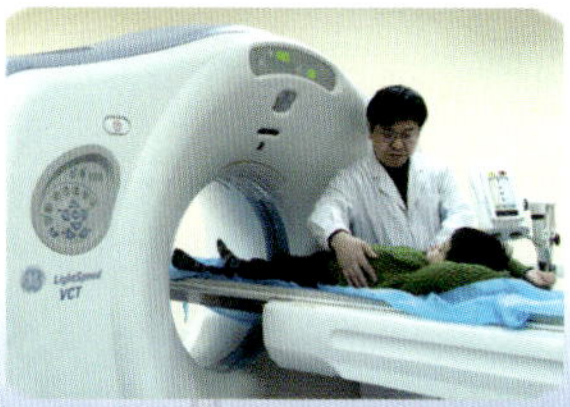

GE公司64排128层VCT机

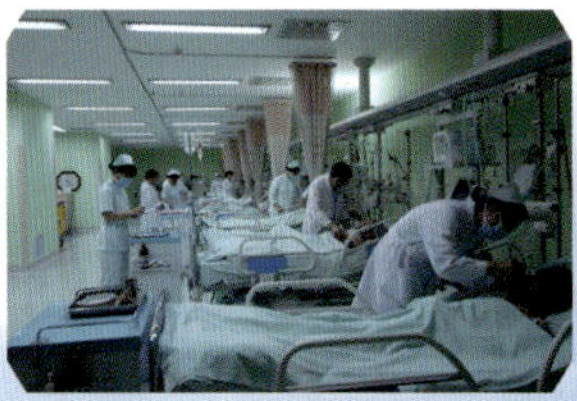

配备床边监护仪、中心监护台、多功能呼吸机等设备完善的重症监护室

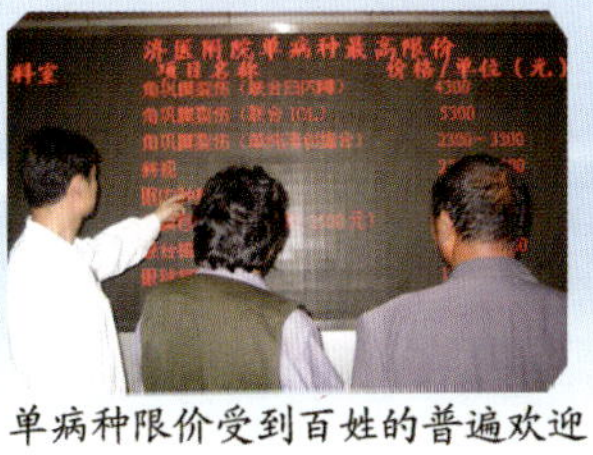

单病种限价受到百姓的普遍欢迎

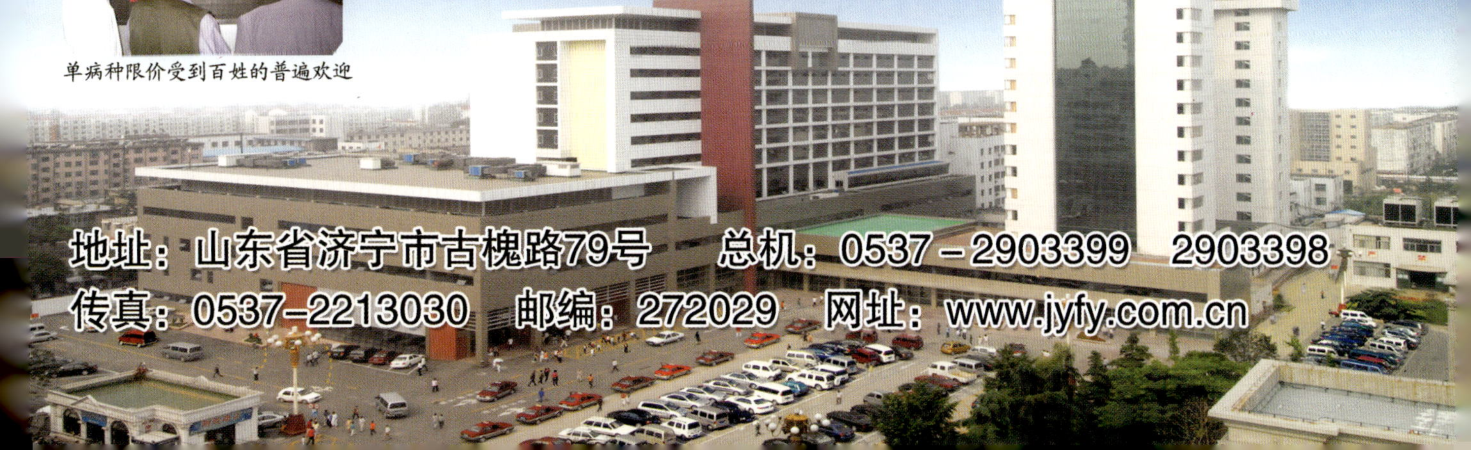

地址：山东省济宁市古槐路79号　总机：0537－2903399　2903398
传真：0537-2213030　邮编：272029　网址：www.jyfy.com.cn

江苏省南通市第三人民医院

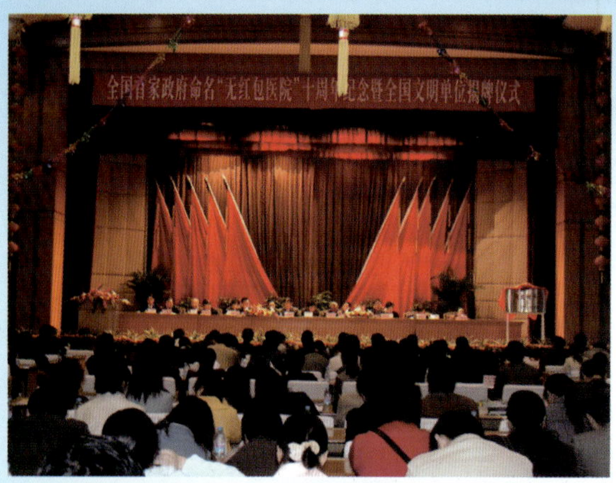

全国首家政府命名“无红包医院”十周年纪念

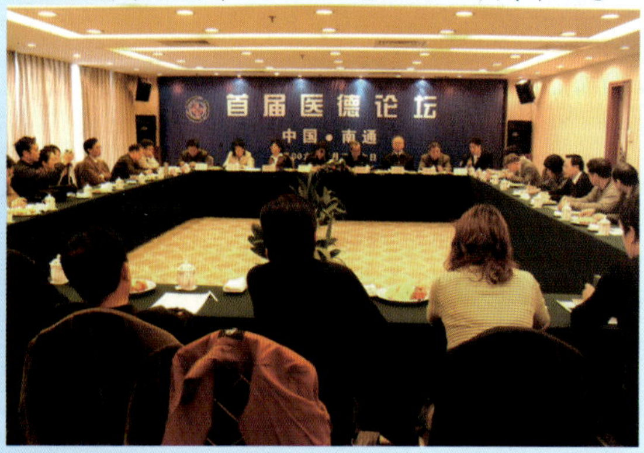

首届医德论坛

江苏省南通市第三人民医院暨南通大学附属南通第三医院，附设南通市肝病研究所。医院始建于1962年，是一所集医、教、研于一体的市级全民所有制三级医院。医院现有职工600余人，高级专家教授118人，开放床位606张，占地面积52191平方米，建筑面积30769平方米，设有1个分院，44个临床医技科室，2个门诊部，8个社区卫生服务站，15个病区。拥有美国GE永磁磁共振影像系统、螺旋CT、DSA、CR、全息彩色多谱勒超声诊断仪、腹腔镜、日本产人工肝支持系统、富士能系列电子内窥镜、德国费森尤斯4008H联机、血液透析滤过机及劳尔水处理系统等大型仪器设备。目前，医院建有以肝移植术、不停跳冠脉搭桥术及心内直视手术为标志的达到国内较高水平的九个医疗中心：肝病诊治中心、肝肾移植中心、消化内镜中心、心脏中心、肝癌及肿瘤诊治中心、肾脏病诊疗研究中心、介入放射治疗中心、骨科及断肢（指）再植中心、烧伤医疗中心。

医院近年来取得省市科研成果40余项，各项主要效率、质量和效益指标平均增幅连续多年名列南通市市级医院前茅，是全国首家政府命名的“无红包”医院、“全国先进基层党组织”、“全国文明单位”。医院十年来一直同“红包”现象进行着坚持不懈地抗争，决不允许“红包”玷污神圣的白大褂，从以下几个方面积极努力的创建“无红包医院”。

一、勇创“无红包医院”，寻找医德创新的突破口

院领导一方面狠抓医德建设，一方面积极开展综合医疗，开辟医院发展的新路。在院领导层和医护人员达成共识的基础上，医院提出了创建“无红包”医院的口号，对内提出明确要求，对外自挂铜牌公示，并通过新闻媒体郑重向社会承诺。在1996年4月26日，医院正式挂上了“无红包医院”的铜匾。

二、多管齐下，措施有力，确保“无红包”落到实处

规范而严格的制度约束。医院先后制订完善了一系列规章制度，并召开职工代表大会把这些制度确定了下来。这些规章制度明确了对收受“红包”的医护人员的处理办法，规定收受“红包”者一经查实，必须负担送“红包”病员治疗期间的全部费用或按收受“红包”金额的十倍罚款（款项上缴医院扶贫济困基金帐户）；扣发年终奖金，低聘技术职务，直至取消处方权；对其所在科室取消年终评先资格等。与此同时，医院还采取了一系列措施，监督上述制度的落实，并由行风办每月进行考核奖惩。

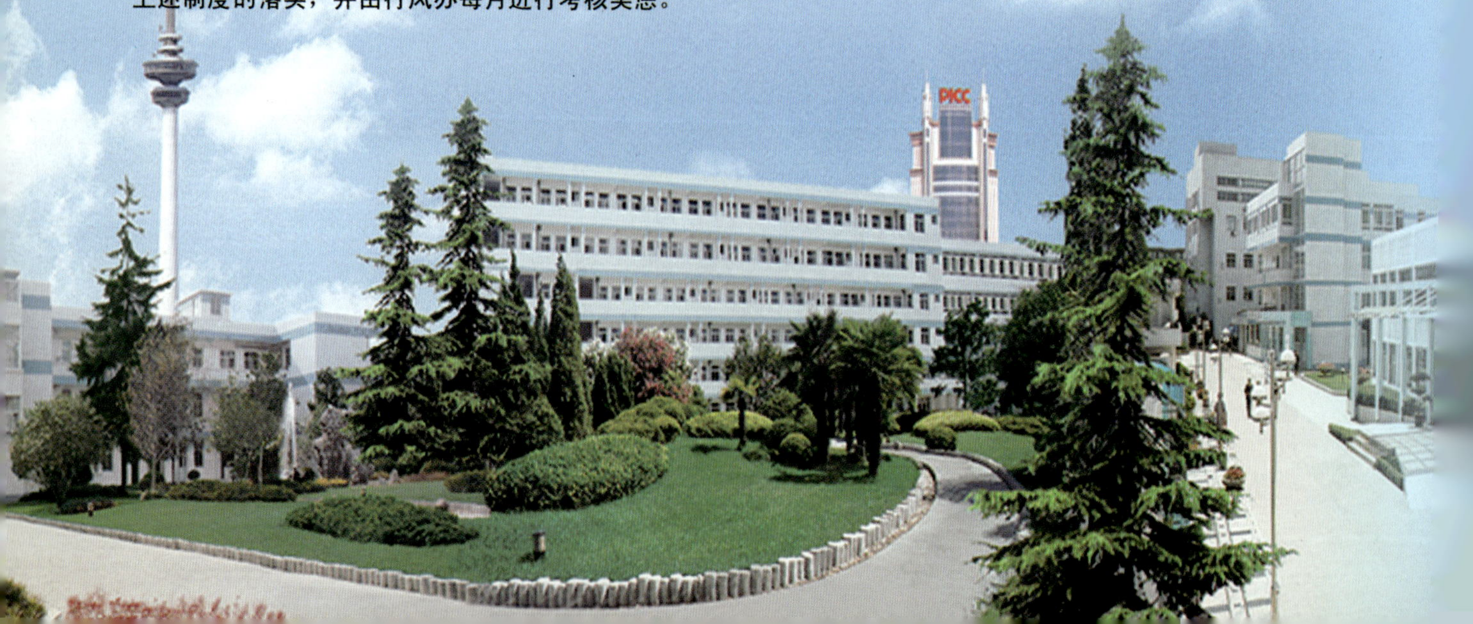

jiang su sheng nan tong shi di san ren min yi yuan

领导干部率先垂范，以身作则、廉洁从政。“要硬领导必须先硬，要严干部必须先严”，这是医院党委始终坚持的一条原则。为严肃纪律，保证政令畅通，医院领导率先垂范，以身作则。在规范领导班子的言行上，党委专门制定了《关于加强党员干部廉政建设的有关规定》等一系列规章制度。党委领导成员通过自觉遵守这些制度，带头实践社会主义荣辱观，以正确的世界观、人生观、价值观和高尚的人格力量去感染和引导广大医护人员。

经常性思想道德教育。医院党、团、工会组织不断根据形势的变化，深入进行职业道德教育。在进一步营造“拒收‘红包’光荣、索要‘红包’可耻”的氛围的同时，帮助职工树立正确的世界观、人生观、价值观。院党委还大力抓好党员队伍建设。

考核分配向医疗骨干倾斜。收受红包主要发生在骨干医生身上，医疗骨干是拒收“红包”的主体。在奖金分配上，医院坚持向临床一线倾斜，向专家骨干倾斜，向贡献大者倾斜。还制定了一系列旨在调动医疗骨干积极性的措施。

事业上给予关心扶持。对于医技骨干，无论是院内的还是引进的，医院都尽力为他们提供一个足以施展才能的广阔空间，最大限度使他们人人有用武之地，个个才尽其用。

生活上无微不至关心。从2000年开始，医院在医护人员的福利方面采取了一些新举措，还组织医疗老专家去泰国、美国、日本等国参观考察，对引进的学科带头人和医技骨干，医院从领导到职工，都注意从多方面关心他们，并坦诚相待，做他们的知心朋友。

政治上信任，精神上激励。对医技骨干，医院坚持量才使用，任人唯贤。管理上实行科主任托管制，将科室的奖惩权、奖金分配权都交给他们。积极向各级推荐医疗技术骨干，先后有100余人次被评为全国卫生系统先进工作者、全国“三八”红旗手、省市“五一”劳动奖章等。

三、打造“无红包医院”品牌，推动了医院的跨越式发展

“无红包”改善了医院的社会形象，使之成为吸引病人的“强磁场”；净化了医院风气，把医护人员的注意力和创造力吸引到提高医疗技术水平上来；提高了医院在行业内的知名度和美誉度，稳定了业务骨干，吸纳了一批高精尖人才；增强了全院凝聚力和向心力，促进了医院文化内涵、技术水平、医疗质量的同步提高和发展。

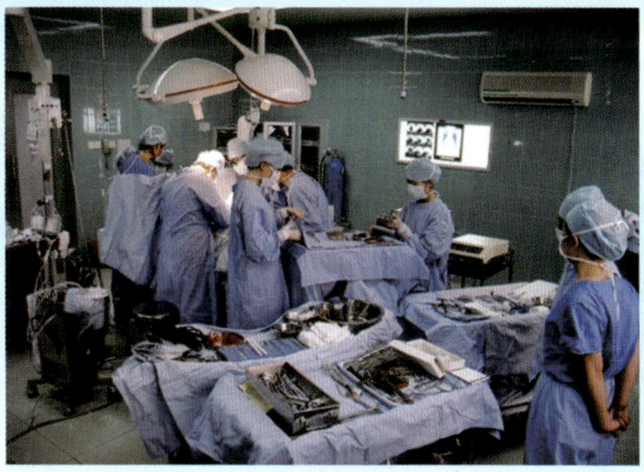

开展心脏不停跳冠脉搭桥术

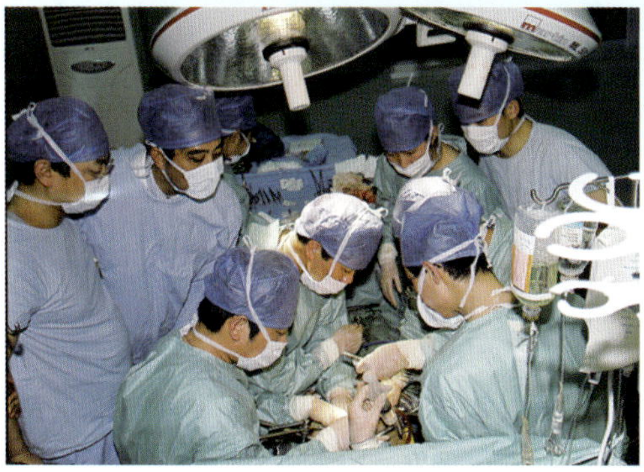

开展肝移植手术

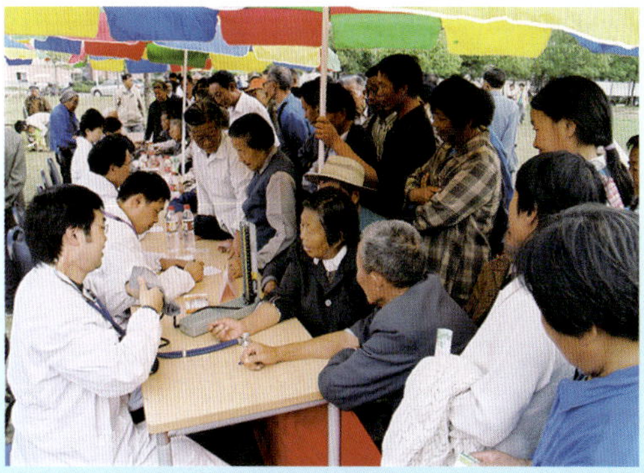

医院专家骨干定期到社区为广大群众进行免费义诊、体检、健康咨询

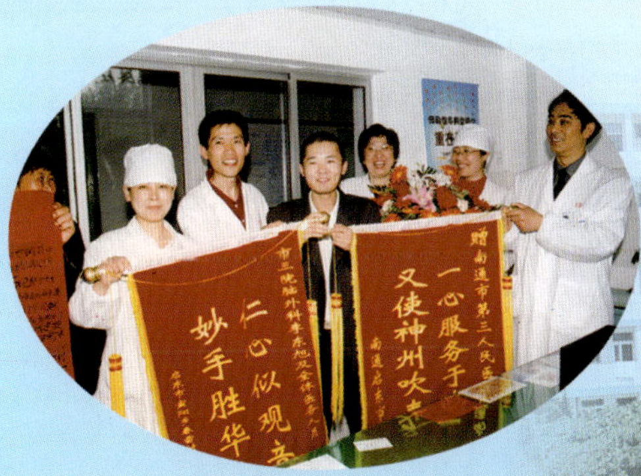

神经外科专家为“见义勇为的好青年”倪春风免费进行了颅骨修补术，术后患者以两面锦旗表达对医院领导及医护人员的感激之情

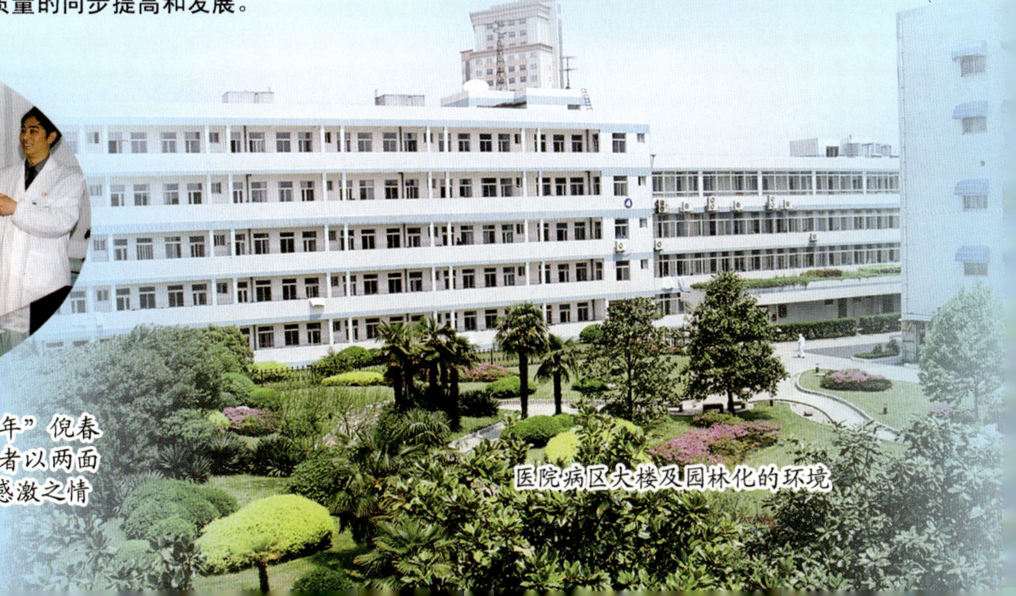

医院病区大楼及园林化的环境

绍兴市人民医院

2005年，医院在绍兴市卫生局的领导下，积极开展“以病人为中心，以提高医疗服务质量为主题”的医院管理年活动，结合医院创新规范的工作主题，大力推进医院管理的科学化、规范化和标准化建设，取得了明显的成效。

一、加大纠风力度，提高满意程度

（一）不断反思，完善制度。年初，医院专门召开党政联席会，对基建、设备、药品、人事等管理现状作认真分析，分管院领导分线自查，针对薄弱环节制定整改措施，从制度和程序上加强源头防范工作。制订《绍兴市人民医院严肃整治临床促销用药实施方案》。加强对职工价值趋向与行为规范的教育，通过组织学习“医务工作者职业道德”、“医师在执业活动中须履行的义务”、“临床行医十个严禁”、“行业纪律八不准”等内容，以及相关法律法规诊疗护理操作常规，开设专题讲座等，强化职业道德修养。通过职业化培训，提升干部的管理能力和执行能力。

（二）加强医患沟通，提高满意率。病人满意是医院最高服务质量标准。继续加强和完善满意度测评，通过出院病人满意度调查、工休座谈会、院长综合查房等，广泛听取意见，及时发现和纠正医疗服务中存在的问题；对问卷调查和质量追踪中的不满意，及时进行电话沟通或上门回访。

二、规范诊疗行为，提高医疗质量

（一）健全与落实各项医疗工作制度。倡导“零缺陷”管理理念；加强围手术期管理，制定《围手术期管理办法》，对术前、术中、术后管理的关键环节强化制度约束；坚持医疗原则，严格执行四项谈话制度，维护患方知情权与选择权等合法权益，规范医学检查，减轻病人负担；医院制订文件专门对新技术新项目的界定、审报程序和审批手续进行了进一步的规范，明确只有在规范的基础上才能进行创新。

（二）加强急诊管理，建立快速有序、高效的急诊运作机制。增强急诊科的技术力量，内、外科实行双人值班制，建立了急诊ICU，并实施了行之有效的规章制度和考核办法，提高了急诊医疗服务水平，医患关系得到进一步改善，降低了纠纷投诉的发生率。

（三）加强院内感染管理。在做好常规三级院感监控网络工作基础上，加大对医院重点科室、部门的监督（测）工作。规范抗菌药物使用适应症，提倡围手术期用药，确保合理使用抗菌素。提高住院病人临床标本送检率及标本培养阳性检出率，强化医疗废弃物全程综合性监督管理。

（四）加强护理质量管理。修订护理质量检查标准和护理质量评价系统，分期分批进行了培训和护理安全教育，对重点质量项目实施单项否决；组织全院护士长分批到急诊、ICU进行院内轮训，提高医院护士长队伍业务素质；开展护理延伸服务，各种常见疾病的健康教育资料在口头宣讲的基础上，发放书面资料，受到病人欢迎；尝试多元化护理，对每个病人在入院时发放需求服务调查表，尽量满足病人的需求。

三、创新工作流程，提升服务品质

（一）强化社会职能，增强公众健康意识。认真完成上级部门下达的指令性任务，积极参加市局组织的“三进三送”活动，开门纳谏。通过送医下乡、专病普查、举办大型公益性健康讲座等形式，走出医院把健康送到社区村落，受到普遍欢迎和好评。加强了对医院重组工作流程、提供便捷服务、开展多元化服务等信息的宣传力度，向社会公众输入科学健康理念，引导现代人的健康需求和健康消费观念。

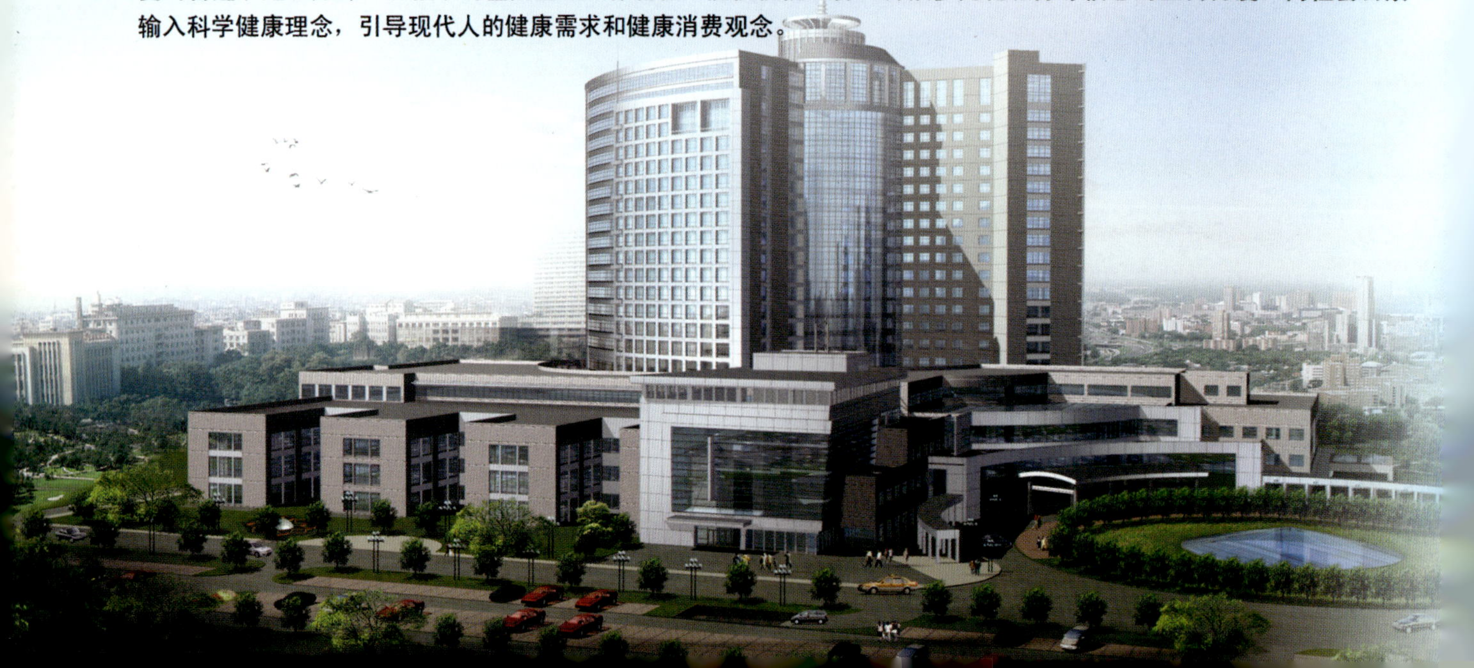

规范创新 促进医院管理水平的全面提高

（二）创建以病人为中心的门诊工作流程，尽力缩短患者非诊疗时间。门诊大厅设立导医和咨询服务台，方便患者咨询。各楼层分设流动导医，减少患者在就医过程中的盲目性，缩短非诊疗时间。采取多项措施，努力缩短病人候诊时间。继续实行弹性工作制，缩短病人的排队等候时间。开设了鼻炎、声嘶、疝气、下肢静脉疾病、小儿内分泌、肥胖、颈肩痛、腰痛、偏瘫、面瘫等专病专科门诊，满足广大患者的需求。

（三）打造数字化医院。医院实施住院电子病历，提高了医护人员的工作效率，优化了医疗工作流程，减少差错发生，促进了医疗质量的提高。完成PACS系统扩容，不仅使医院全年胶片使用量下降三分之二，而且在降低医院的成本支出同时也减轻了病人的医疗费用支出，使医患取得了双赢。

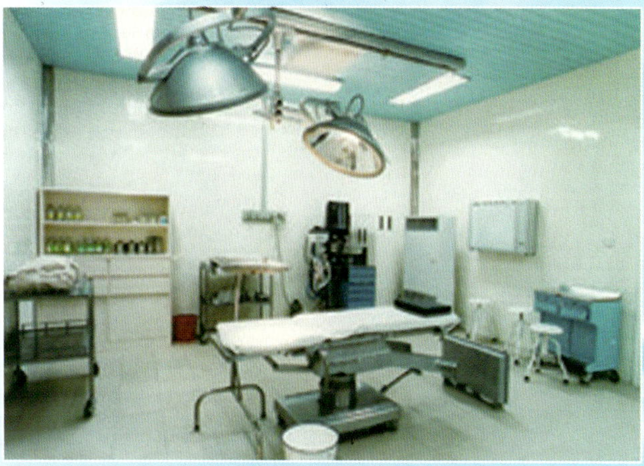
手术室

四、推进学科建设，铸造核心竞争力

（一）细分优化品牌专业。对耳鼻咽喉科、眼科、心内科等重点学科按学组进行划分，确立了各学组的发展主攻方向，对副主诊医师以上人员提出了确立主攻方向的要求，使之在学术技术创新上各有所长。同时对骨科、肿瘤科专业学组细分两年来的情况进行了阶段性的分析和评估。

（二）根据社会需求及各学科发展势头，对专业结构进行了优化重组，对发展势头较强的科室，医院在人才引进、设施配套上给予政策支持，对2个业绩滑坡明显的科室，则实行兼并和控制。

（三）心脏病学等学科通过绍兴市第二批医学重点学科验收评估，神经病学通过浙江省第三批医学扶植重点建设学科年度检查。

（四）坚持内部培养与外部引进并举的用人方针，造就梯队结构合理的专业人才队伍。

五、规范收费管理，积极打造医院诚信

加强医疗收费监督管理，做到规范收费，专门成立价格管理科，通过计算机管理平台，加强对收费行为事前控制、事中监督、事后检查，对违规收费及时处理，保证收费的准确性。提高收费透明度，尊重病人的知情权，在门诊大厅设立收费项目公示牌，常用收费项目一律上墙公布。投放了数台触摸式电脑供患者直接查询医疗服务相关费用，实行门诊收费、住院病人一日收费、出院汇总三项清单制。为保证公开招标成果切实让广大病人受惠，医院在每次招标供货后，由价格管理科物价员对照招标成交目录，遵循医院物价制度，在计算机价格设定模块中进行价格设定。价格一经设定，使用科室使用计算机收费时就能完全按照物价员设定的价格进行收费。

六、成效

医院全年绩效指标顺利完成，年普通门诊602735人次，较去年同期增加12.4%；急诊134627人次，较去年同期增加17.7%；全院平均每天出院床日876.7张，较去年同期增加2.9%；出院者平均住院日10.8天。1—11月份发放出院病人问卷调查表23379份，实际满意度81.1%，不满意度1.2%。科研成果硕果累累，2005年获科技进步奖18项，其中省级7项。技术创新不断突破，积极鼓励开展无创、微创技术，全年开展新技术新项目71项。

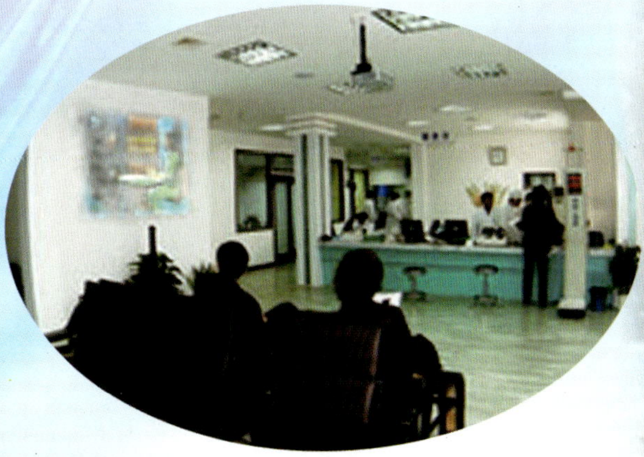
体检大厅

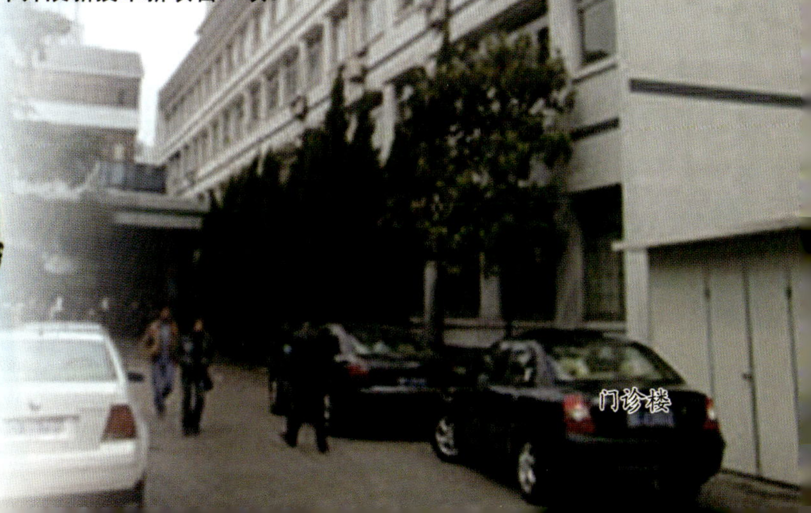
门诊楼

绍兴市人民医院

Shaoxing People's Hospital

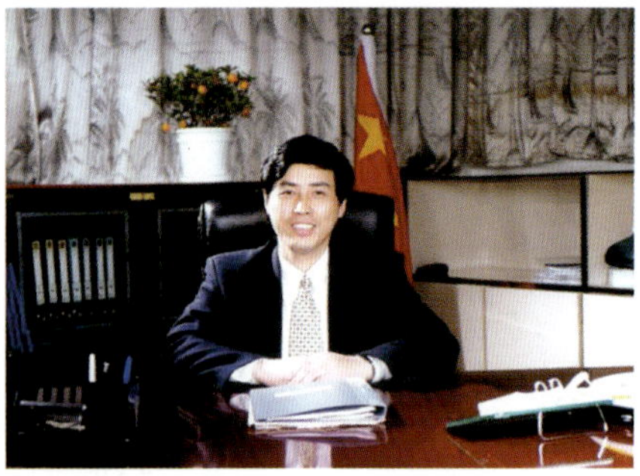

院长：张国荣，1959年出生，1980年毕业于浙江医科大学临床医学系，主任医师，浙大医学院兼职教授、硕士研究生导师。1992年任绍兴市妇幼保健院院长，1999年1月担任绍兴市人民医院院长至今。1991年被选送赴日本兵库医科大学研修妇科肿瘤专业，并多次参加国内外有关医院管理的高级研修班。2003年中国协和医科大学《社会医学与卫生事业管理》研究生班毕业。他还担任了浙江省第11次党代会代表，绍兴市四届人大代表，市科协副主席，市医学会副会长等职务。

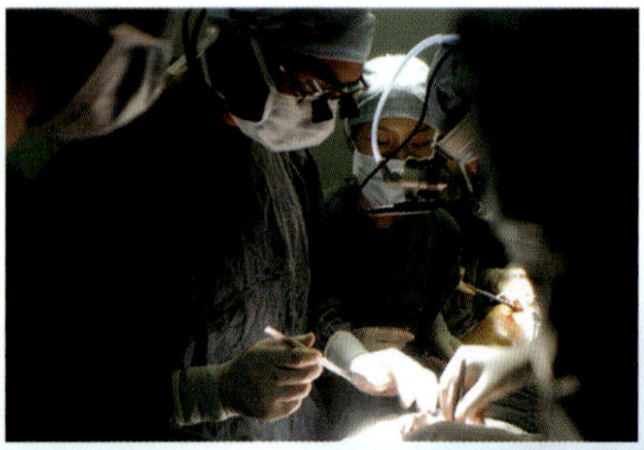

心胸血管外科归国医学博士周军庆主持开展冠脉搭桥术、主动脉全弓置换术、肺动脉血栓切开取栓术、各种先心瓣膜手术，还开展先心病介入封堵术、主动脉瘤带膜支架植入术、下腔静脉滤网＋深静脉取栓术等。图为周军庆博士正在进行不停跳下冠脉搭桥术。

浙江省绍兴市人民医院（绍兴文理学院第一附属医院）是一所集医疗、教学、科研、急救、预防、保健于一体的三级甲等综合性医院。

医院占地面积40000平方米，医疗建筑用房面积46000平方米。医院核定床位700张，开放床位890张，设有26个临床科室，9个医技科室。现有员工1415人，其中具有高级职称的卫技人员138人，中级职称人员460人，硕士、博士54人，浙江大学兼职研究生导师22名。目前医院还承担着浙江大学医学院、温州医学院教学医院等医学高等院校11个专业的教学任务。

医院设有绍兴市放射、麻醉、护理、病理、检验、感染、药剂、病历、急诊等质控中心。拥有肿瘤（消化）、神经病学、介入放射学科、骨科学科、眼科学科、心血管内科学、耳鼻咽喉学科、医学分子生物学实验室、内分泌代谢病学科、心脏病学科、病理科、ICU、呼吸内科、急诊科、泌尿外科、小儿内科、康复中心、普外科等省级、市级重点学科，对疾病的诊治和临床基础研究均已形成自己的特色。配有直线加速器、核磁共振仪、多排CT、ECT、大型生化仪、高档彩色B超、准分子激光治疗仪等大型医疗设备。

医院自2003年开始又投资约3000余万元，建设“以病人为中心”的信息管理系统，建立与应用电子病历，通过信息技术配合，改革、优化门诊服务流程，减少患者非诊疗等待时间，提高门诊整体服务水平。

医院健康管理中心针对顾客需求多层次、多样化、个性化的特征，设计了不同档次的健康服务项目，做好顾客的健康管家。以医院管理信息系统为依托，坚持以“顾客为中心，健康为纽带”的经营理念，实施顾客关系管理（CRM）系统，为顾客提供终身健康服务。

目前，一座占地250亩、规划病床数1500张的新院区已经建成，新院区充分体现了人性化、信息化和生态化的理念。新院计划设置22个临床科室，12个医技及辅助科室以及10个职能科室及后勤保障部门，届时医院将成为绍兴市的医疗技术中心和健康园区。

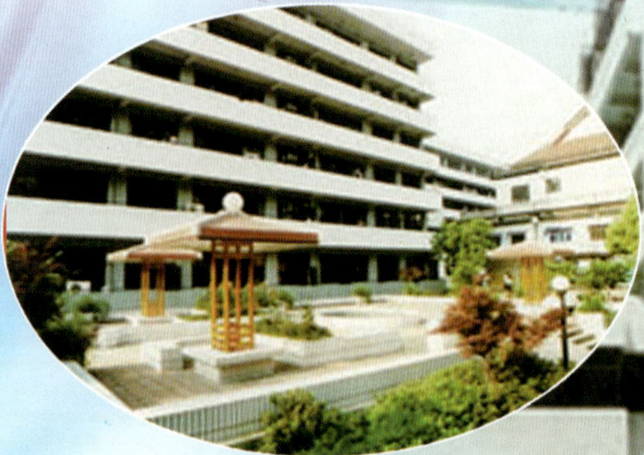

医院花园

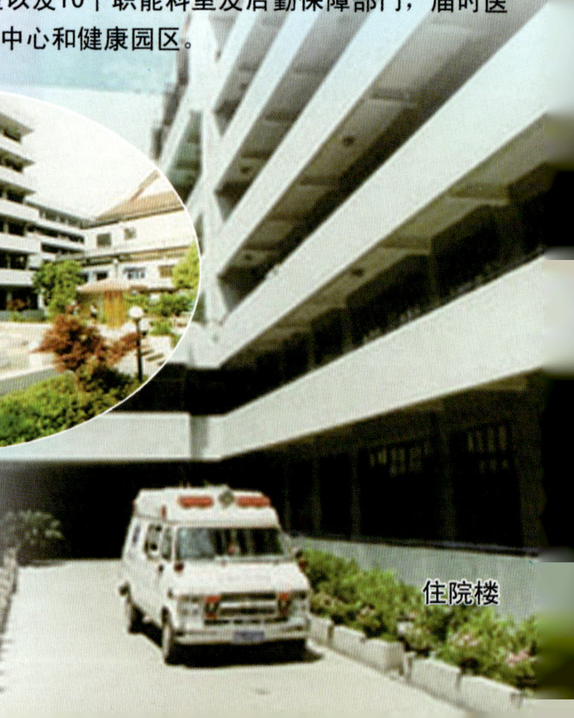

住院楼

地　　址：浙江省绍兴市东街路61号
新院地址：浙江省绍兴市区昌安环岛西南侧
电　　话：0575-5228888
邮　　编：312000
网　　址：http://www.312000.net

武警医学院附属医院

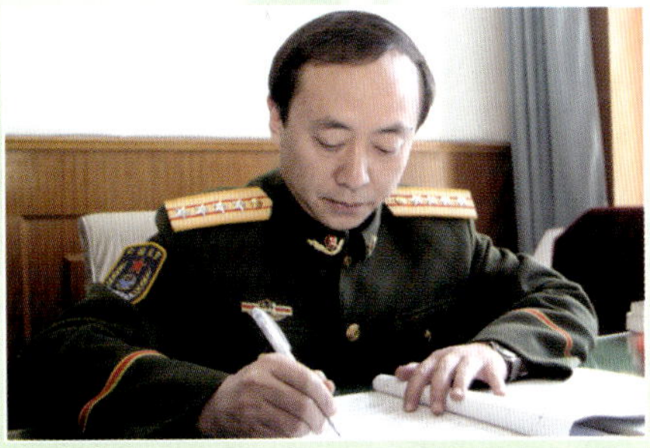

院长：李玉明

李玉明，中共党员，1963年1月生，1995年毕业于西安医科大学第一附属医院并获临床医学博士学位，现任武警医学院附属医院院长、教授、主任医师，享受政府特殊津贴。

现兼任国家自然科学基金委终评专家、中国医院协会理事、全军医学科技委员会委员、全军心血管专业委员会委员、武警部队心血管病专业委员会主任委员、中华医学会天津分会心血管专业委员会委员、国际心脏研究会（ISHR）正式会员、中华医学会慢性病预防及控制分会委员、天津市医学会医疗事故技术鉴定专家库成员、天津市医学会理事、天津市行政管理学会理事会常务理事、陕西省科协委员、天津医科大学及西安交通大学博士研究生导师、《中华心血管病杂志》编委、《中国慢性病预防与控制》编委、《武警医学》编委、《天津医药》编委、《中华医药杂志》编委。

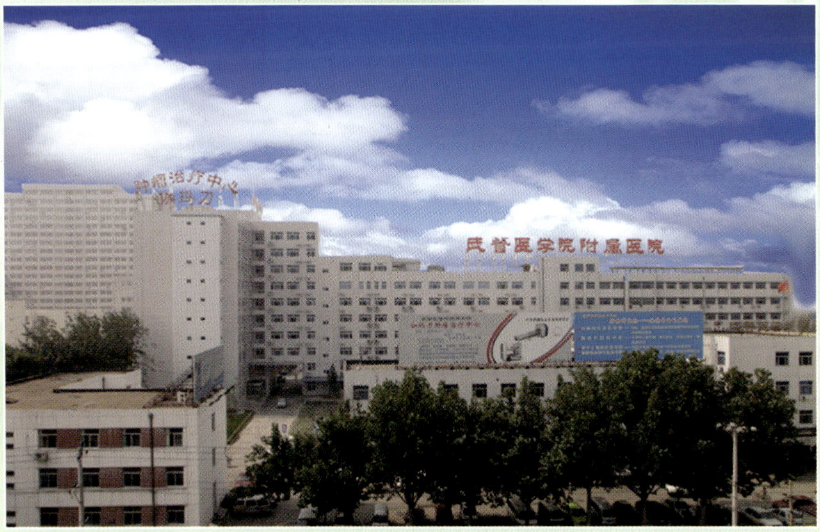

武警医学院附属医院坐落于天津市，是一所集医疗、教学、科研、预防、保健为一体的综合性三级甲等医院，占地面积4.75万平方米，建筑面积9.71万平方米，是“全国百姓放心示范医院”。

医院现有开放床位805张，拥有高级专业技术职称干部100余人，中、初级专业技术职称干部400余人，博士导师6人、硕士导师50人。为部队培养医学本科生5000余名、博士生10名、硕士生46名、各类进修生1000余名。设有专业科室43个，武警部队医疗专科中心3个。医院在心血管疾病诊治、脑血管疾病诊治、肿瘤诊治、烧伤外科、整形外科、骨科、妇产科微创手术、优生优育、遗传疾病致病基因筛查等方面具有明显优势，现已成为医院的医疗特色。

医院拥有包括飞利浦产3.0T核磁共振、螺旋CT、直线数字化X线摄影机、心磁导航系统、美国GE公司产VIVID7彩超、头部与体部伽玛刀、直线加速器、全自动生化分析仪、连续性血液透析机（CRRT）及美国产后路椎间盘镜等在内的大型仪器设备，设备总值1.5亿元。2002年10月，医院建成“军字一号”工程，2004年12月建成“军字二号”工程，PACS系统、LIS系统和远程医疗系统建成并启用，实现了真正意义上的“数字化医院”。近年来，医院承担各类科研项目近百项，获经费资助900余万元，发表科研论文600余篇，出版专著30部。

心内科主任姜铁民
在为患者实施介入治疗

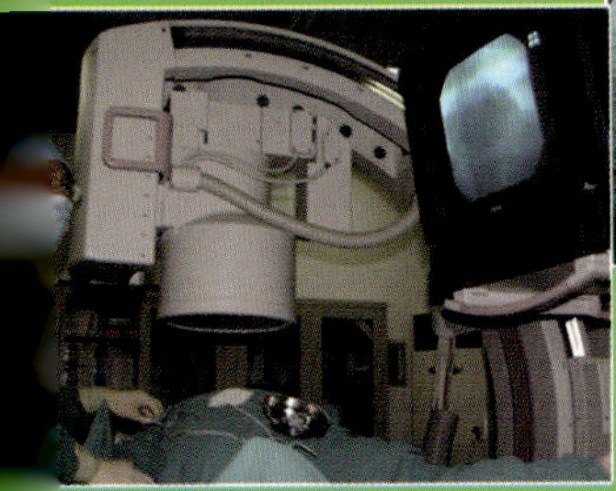

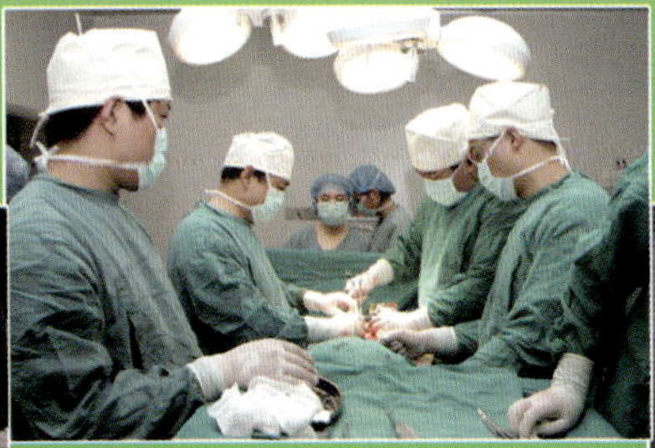

骨科主任王景贵
在为患者实施手术

3.0T核磁共振

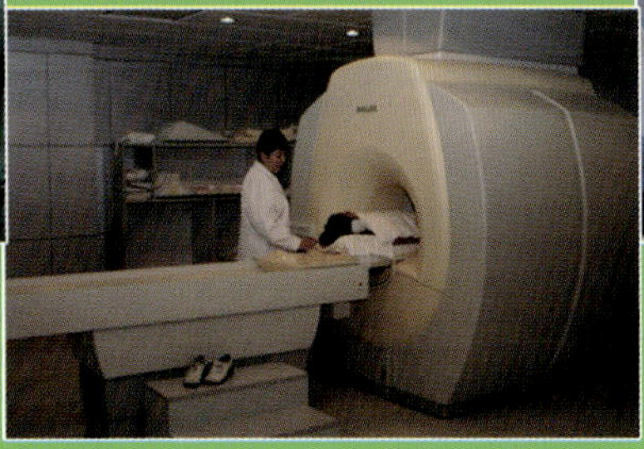

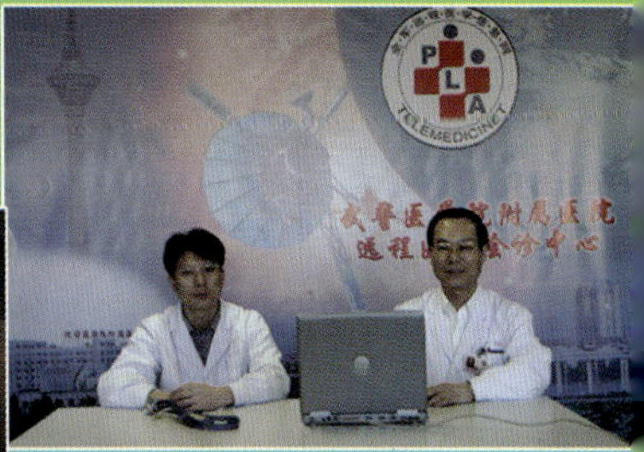

远程会诊

武警浙江省总队医院

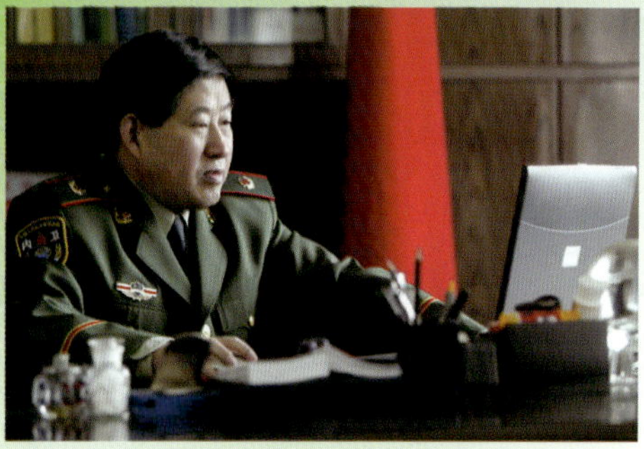

院长：何文南，男，汉族，1997年12月至今任武警浙江省总队医院院长，文职三级，专业技术六级。

何文南院长在人才队伍建设上，推出了“人事代理制”、“院聘制”的用人机制；在创新服务举措上，于1999年设立了对外联络处，在嘉兴地区成立了首家健康体检中心，与嘉兴市公安局联合开办了自愿戒毒所，2000年推出了“医警联动”的救护方式，2001年开通了“爱心专车”。医院在以何文南院长为首的领导班子的带领下，医院经济效益较往年相比翻了三番，净资产增加了2个亿。

武警浙江省总队医院位于嘉兴南湖之畔，始建于1940年，于1983年由解放军第111医院改编为武警浙江省总队医院。医院占地面积12.7万平方米，建筑面积9.6万平方米，其中医疗用房7.7万平方米。

医院现有编制床位200张，实际展开床位900张，工作人员1000余人。医院设有门诊部、急诊科、7个医技科室、15个病区、25个临床科室，开展各类专业50余个。另设一个自愿戒毒病区，病床60张。医院年收治病人逾2万人次，手术量达到9700台次，年对外医疗经济总量2.1亿元。

医院拥有PET/CT和ECT 、DSA、伽玛刀、X刀、超声聚焦刀、核磁共振、多排镙旋CT、直线加速器、全自动生化分析仪、腹腔镜、关节镜、汽化镜、钬激光、电子胃镜、彩超、14舱位的高压氧舱等一批大型医疗设备，总价值愈1.5亿元。医院专科优势明显，呼吸科是医院的传统特色专科也是武警部队的呼吸中心，胸心外科、耳鼻喉科是嘉兴市医疗卫生系统的重点学科，骨科、肝胆外科、神经内科、泌尿外科、传染科、消化内科、微创专科等享有较高的声誉，作为新兴科室的肿瘤诊疗中心、心血管内科、神经内科，在嘉兴地区乃至浙江省内凸显特色。

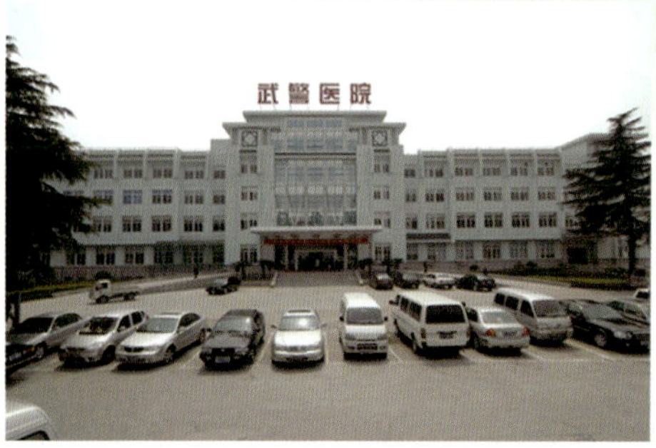

门诊大楼

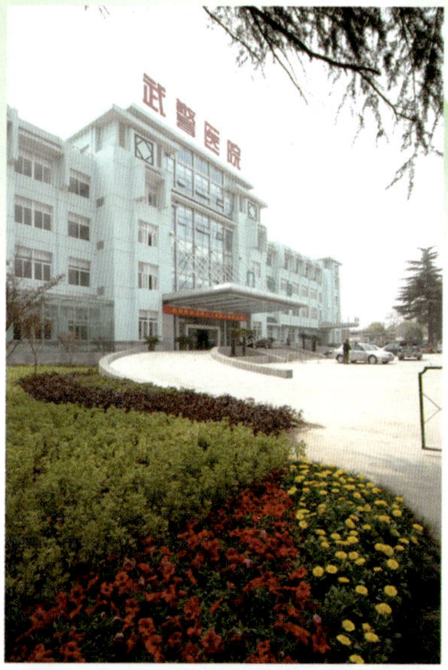

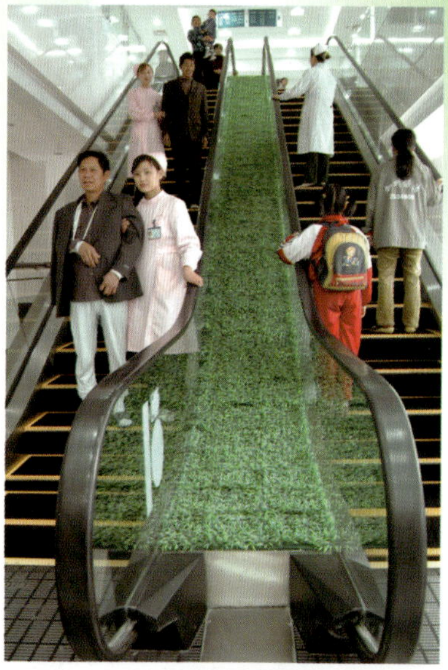

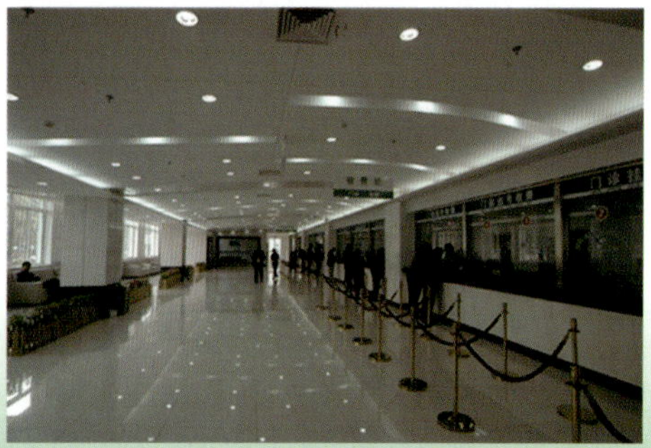

门诊收费处

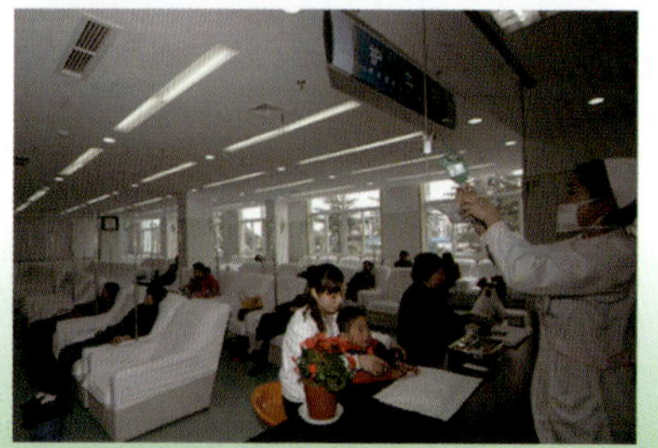

输液室

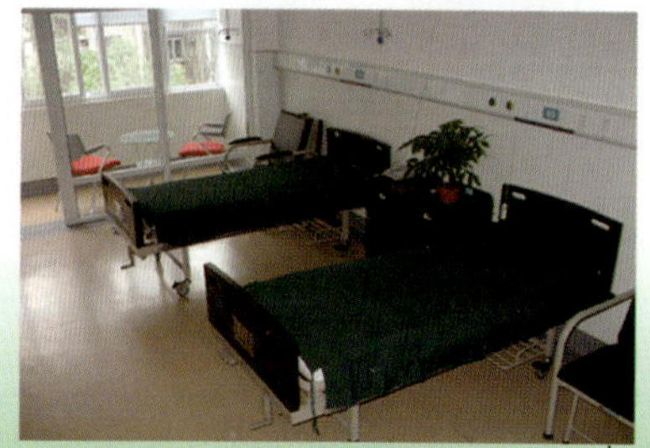

宾馆式病房

内蒙古自治区医院

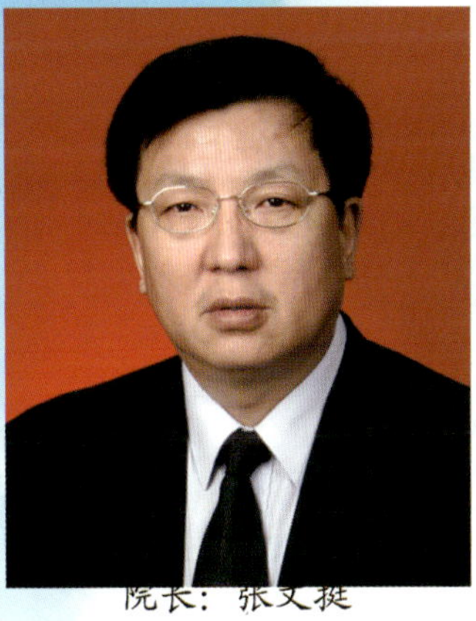
院长：张文挺

内蒙古自治区医院是一所有着近60年发展历史的大型综合性医院，随着医院建设步伐的不断加快，医院未来10年的发展远景规划显示出其将成为一座功能设施更加齐全，技术力量更加雄厚，人才梯队更加合理，学科建设更加完备，服务意识更加优良，管理手段更加科学规范的一所二十一世纪新兴医院。特别是2003年底奠基、2005年8月完工的外科住院大楼的正式投入运营，标志着内蒙古自治区医院为改善患者就医环境，解决老百姓看病难等问题，迈出了坚实的一步，同时也奏响和加快了内蒙古自治区医院向着医院全面快速发展迈进的号角和步伐。

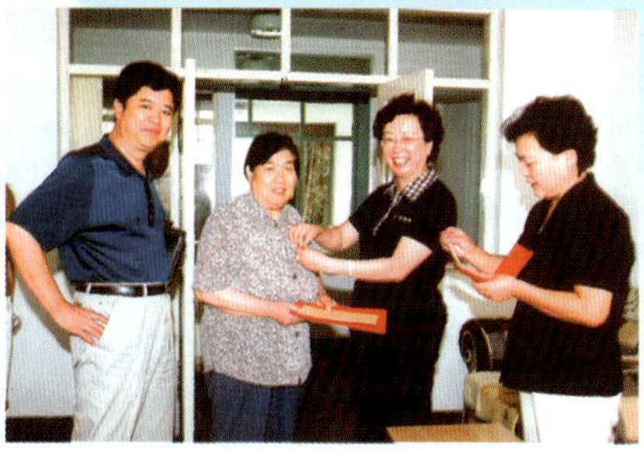

医院有着雄厚的技术力量和科学合理的人才梯队，以及完善有序的学科建设、优质完善的医疗设备。以技术创新为主题的学习型医院、学习型科室、学习型人才的实践活动蔚然成风。在技术创新、挑战自治区医学领域的难度和高度以及填补自治区医学领域空白等方面取得可喜的成绩。

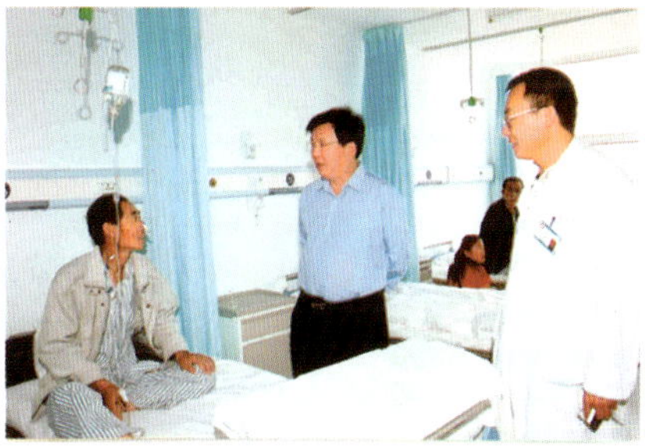

医院承担着自治区科委、卫生厅立项的多项科研课题。自90年以来共申报23项，还有部分课题正在研究中。发表国际论文59篇，国家论文1121篇，参加国际学术交流会议740次。医院担负着内蒙古医学院、内蒙古自治医院卫校等大、中专院校毕业生的生产实习教学任务。为基层兄弟医院培养进修人员1109人，并接受来自蒙古国的进修生。同时也向法国、美国、俄罗斯、日本等国家输送各类研修人员40余人。医院还聘请国内外知名专家83人次来医院进行并开展技术指导。

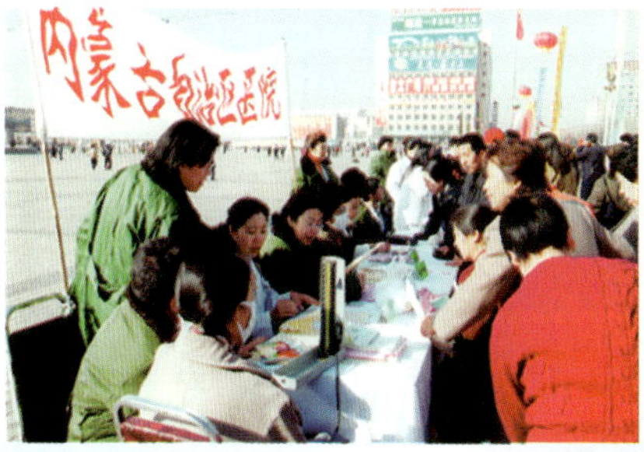

医院不断深化改革，加强管理，显示出强劲的发展势头。目前，医院正以崭新的风貌，优雅的内外部环境和完善的医疗生活设施迎接着区内外广大患者。

“树名医、建名科、创名院”的管理创新思想，将使内蒙古自治区医院这块金字品牌更响亮。

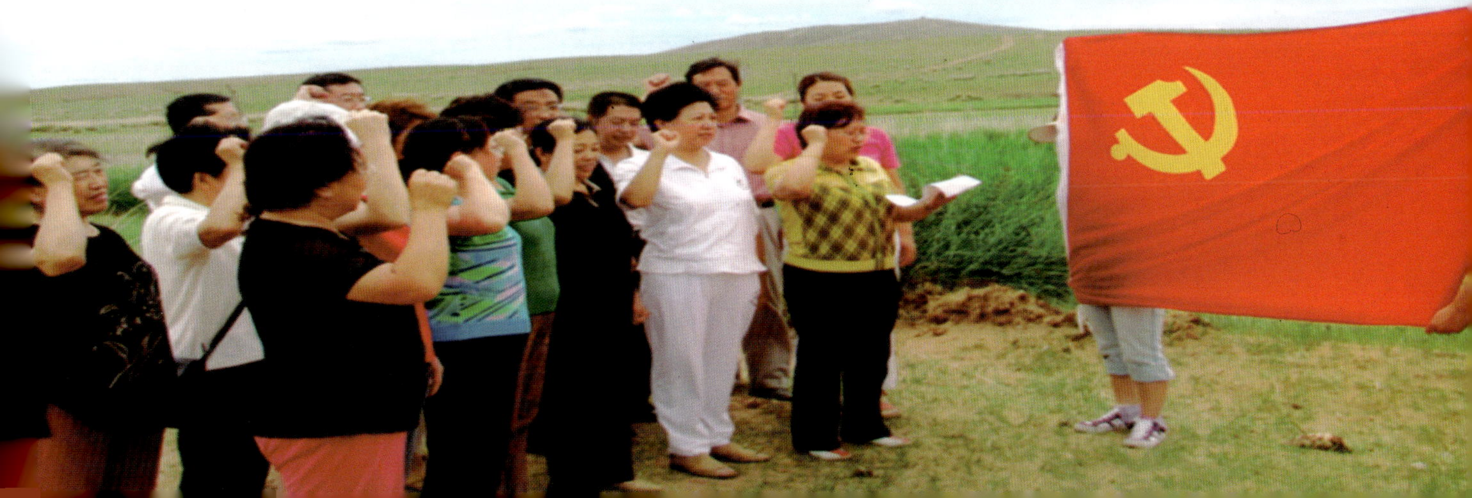

湖北省大冶市人民医院

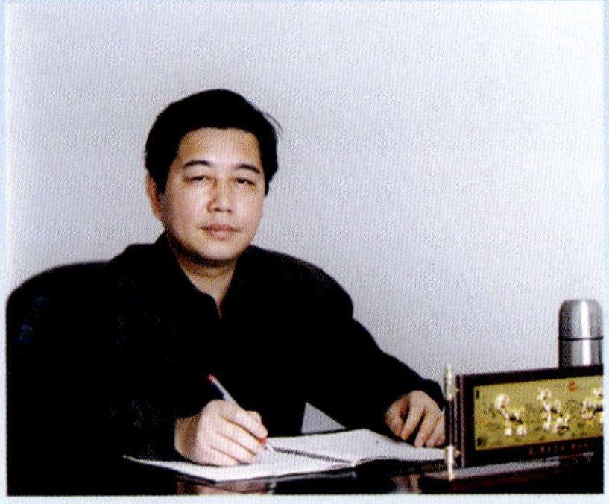

党委书记：张远希

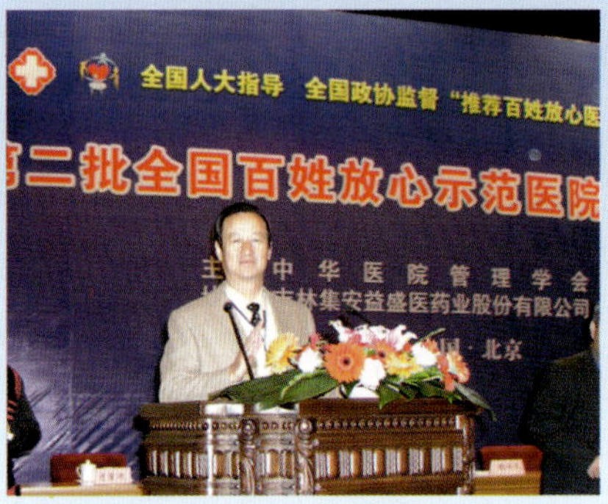

院长：许典雄

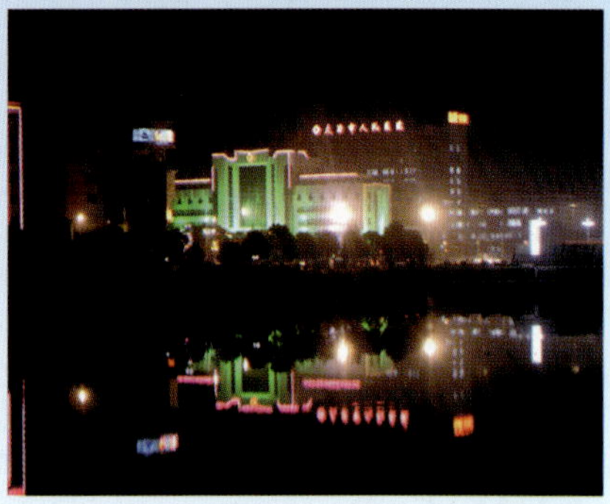

医院夜景

湖北省大冶市人民医院是一所集医疗、教学、科研、预防、保健、康复为一体的综合性医院，全国二级甲等医院，爱婴医院，国际网络救援医院，也是大冶市的医疗技术指导中心和医疗急救中心。

医院占地面积80亩，建筑面积8.6万平方米，现有床位500张，设有一级临床医技科室32个，全院职工685人，年门诊量近30万人次，住院病人1.5万人次，医院建成了拥有中央系统的智能化病房楼，添置了彩色经颅多普勒、800mAX全数字化X光机等一批诊疗设备，按部颁标准建成十多间层流净化手术室，为临床诊疗提供了科学依据。医院建立院内微机网络系统，推行住院费用“一日清单”，取消了包括急诊费在内的12个收费项目，降低了CT等30个收费项目的标准。医院神经外科、骨外科、心内科、肾内科、肿瘤科、妇产科等七大专科被评为市级重点专科，成功开展了断肢、断耳、断鼻再植等新技术、新项目169项，地市级科研攻关项目5项，省级科研课题3个。

以许典雄院长为首的医院领导班子深知医院要生存、要发展，必须增强综合实力和凝聚力，以文明优质的服务和过硬的医疗技术赢得患者的信任和爱戴。在医院建设与管理工作过程中，树立“以病人为中心，文明优质服务”的宗旨，坚持“务实求精，创新奉献”精神。一是以深化医院改革为动力，全面加强医院管理，向管理要效益；二是加大软、硬件投入，建设好一支有实力的管理和技术队伍，改造和完善病人的就医环境，提升医院的市场竞争力；三是倡导人性化、宾馆化、亲情化的超值医疗服务，全力打造医院的良好社会信誉；四是在人事制度上大胆改革，实行全员聘用制，充分调动医务人员的积极性，增强工作责任心和责任感。

许典雄院长既重管理又重临床工作，先后在国内外各种学术杂志上发表论文40多篇，主编或参编《脑复苏》、《现代临床危重症》、《大肠外科学》等专业著作8部，享受政府特殊津贴。

改革出成果，管理出效益。4年来，医院固定资产增至近亿元，经济增长速度每年保持在20%以上。目前，医院基本形成“综合建院，重点建科，科有特色，人有专长”的格局，具有当代水平的医院已初具规模。医院以“星级服务”的服务态度、和谐温馨的疗养环境和卓越的工作业绩回报祖国和人民的厚爱，相信医院的明天更美好。

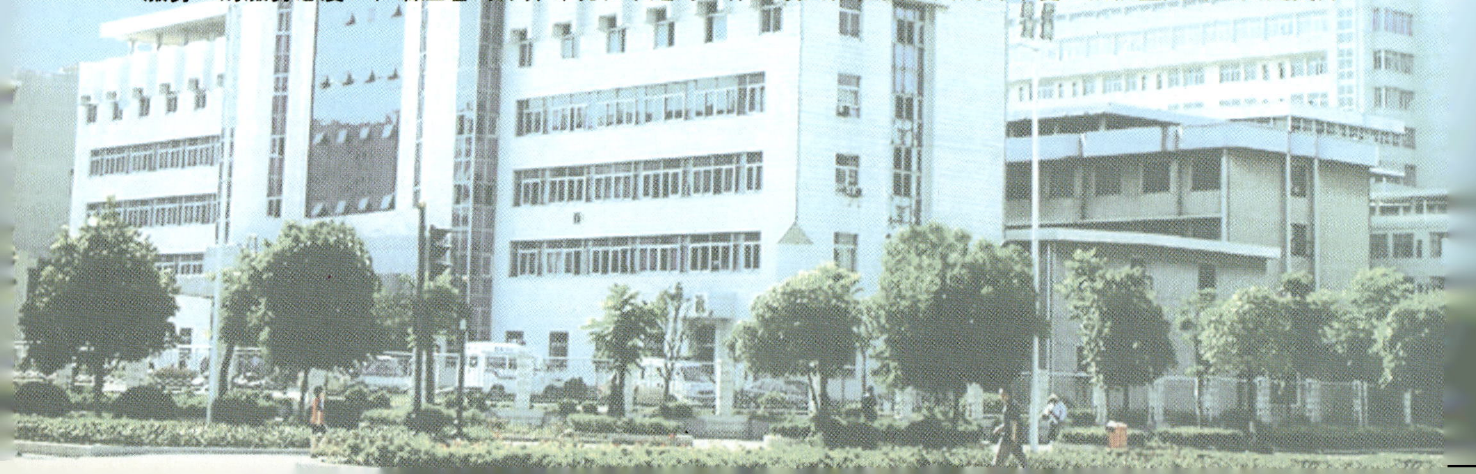

云南省玉溪市人民医院

——昆明医学院第六附属医院

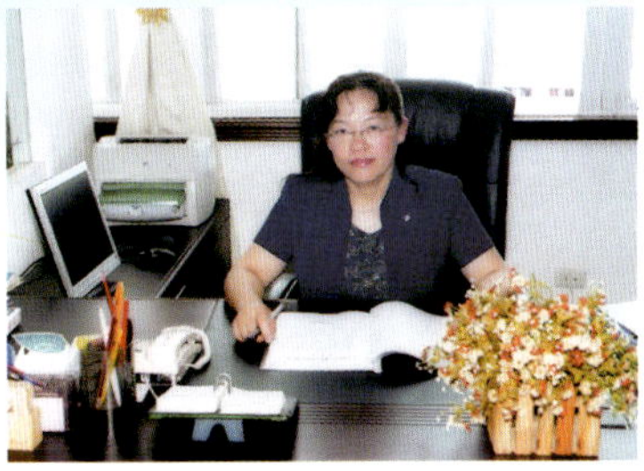

院长：陈晋，女，1962年10月生，中共党员，1984年毕业于昆明医学院临床医学专业，获医学学士学位，2002年3月获澳大利亚LaTrobe大学卫生政策研究及卫生管理硕士学位，妇产科主任医师，现任玉溪市人民医院院长、院党委副书记，玉溪市百名学科带头人，玉溪市及红塔区两级人大代表。

2002年9月，陈晋被任命为玉溪市人民医院院长兼党委副书记，成为医院建院以来最年轻的院长，而且是全省三级甲等医院中第一个女院长。陈晋以其精湛的医术、成熟的管理思想、科学的管理方式和廉洁自律的工作作风有力地推动了医院各项事业的前进。

陈晋担任院长以来，带领新一届领导班子，确定了医院“一切为了病人的健康”的价值观、“向服务要市场、向人才要动力、向管理要效益”的经营理念，以及“人才立院、科技兴院、依法治院”的管理战略，使医院的发展有了明确的目标。在此基础上她锐意改革、开拓创新，稳步推行人事制度改革，实施人性化服务，引进高、精、尖人才等多项新举措，重视学科建设、引进设备，快速提升了医院的综合实力和竞争力。同时狠抓行风建设，切实减轻病人就医负担，得到了病人和上级领导的认可。这些工作的成功开展，使医院的医疗质量、社会和经济效益、职工精神面貌都发生了可喜的变化，更加夯实了医院稳步发展的基础。

云南省玉溪市人民医院始建于1950年，历经几代人的不懈努力，现已发展为技术力量雄厚、医疗服务优良、设施齐全、环境优美，集医疗、教学、科研、预防保健为一体的三级甲等综合性医院，成功跨入了全国500家大型综合性医院的行列，并于2005年9月批准成为昆明医学院第六附属医院。

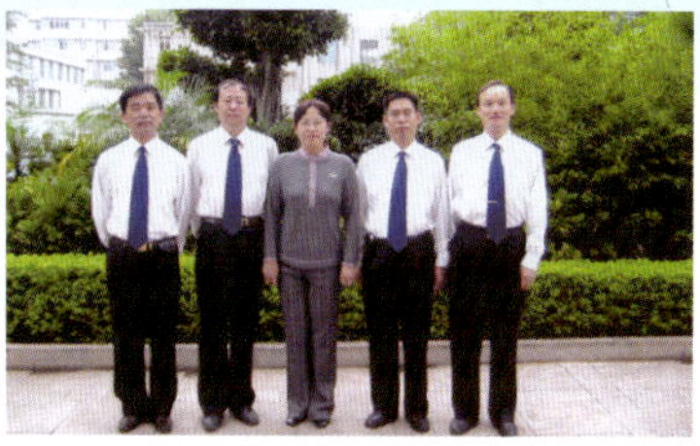

团结协作的医院领导班子

医院占地面积7.6万平方米，总建筑面积达13.35万平方米，拥有门诊行政楼、综合住院大楼、外科大楼、内科大楼等医用大楼，总资产4.1亿元。全院在职职工961人，其中高职133人，中职348人。编制床位800张，实际开放病床1005张。设有41个临床、医技科室，18个行政职能科室，以及云南省卫生厅批准成立的玉溪市儿童疾病诊疗中心、神经疾病诊疗暨康复治疗中心、肾脏疾病诊疗暨血液净化治疗中心等多个中心。拥有CT、磁共振、大C臂、乳腺X光机、DR（X线平板数字探测摄影系统）、彩色超声多普勒诊断仪、血透机等500多台大中型诊疗设备，设备总资产达1.1亿元。

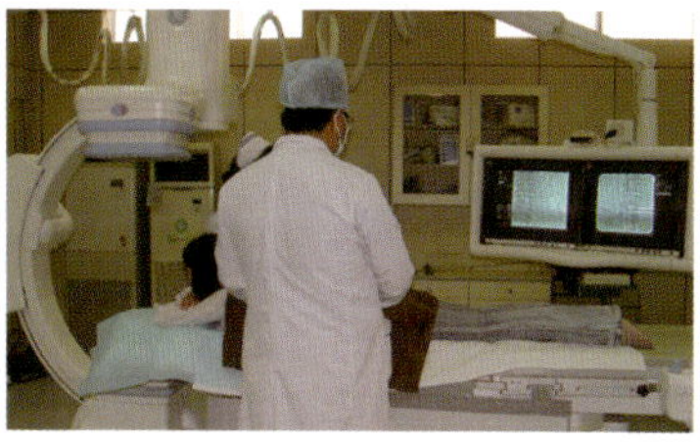

大C臂

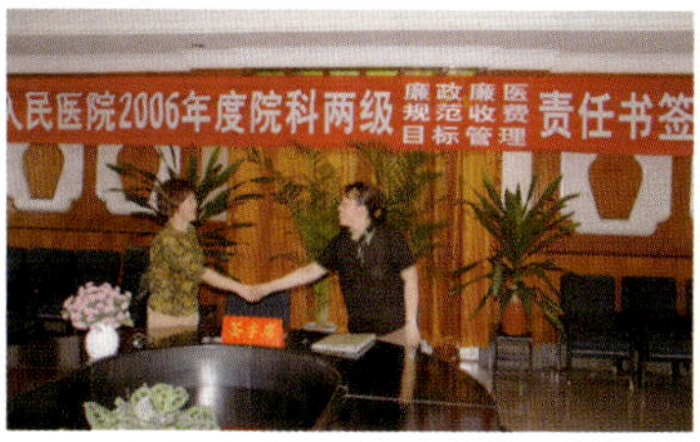

院长与科室主任签订廉政廉医、规范收费、目标管理责任书

目前，医院在以陈晋院长为首的领导班子的带领下，抓住发展机遇，不断创新，将危急重症病人抢救、介入治疗、微创技术应用等作为医院发展的方向和重点。近年来，医院先后开展了同种异体肾移植、亲体肾移植、显微外科切除高颈段脊髓内肿瘤、先心病介入封堵手术等近百种新业务新技术，微创技术在妇科、泌尿外科、普外科等多种领域也得到了较为广泛的应用。

医院积极引进高层次人才，重视人才培养。医院领导把人才培养作为兴院的基础工程，积极引进博士、硕士等高层次人才，并通过多种形式和途径提高专业技术人员素质，提升人员结构层次，为医院的长足发展建立了一支业务精、素质强的人才队伍。

近年来，医院技术水平、人员素质的不断提升，为医院的可持续发展奠定了良好的基础，医院各项事业得到了全面发展。

医院在发展过程中，秉承“融入亲情、精心医疗、诚信服务、尊重生命”的医院理念，发扬“团结、敬业、务实、创新”的医院精神，遵循“向服务要市场、向人才要动力、向管理要效益”的经营哲学，坚持“一切为了病人的健康”的价值观，向着“技术至精至强、信誉至真至诚、服务至善至美、环境至雅至洁”的目标迈进。

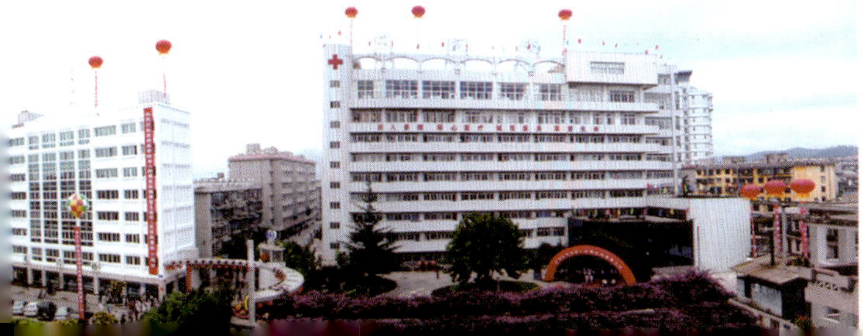

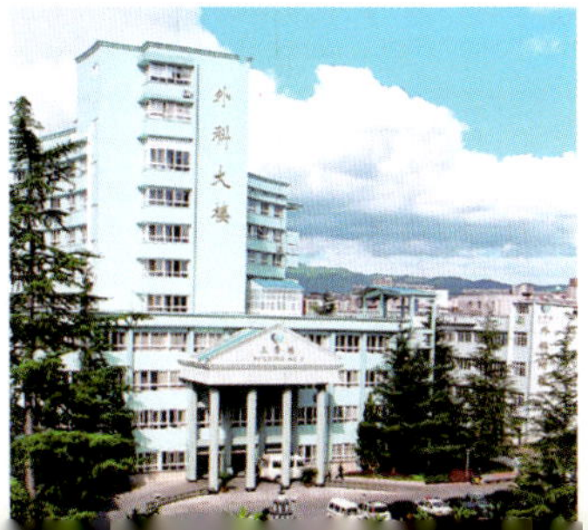

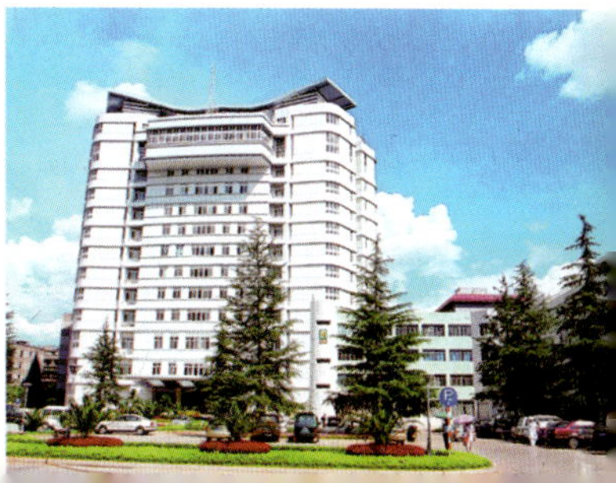

山东济宁老

SHAN DONG JI NING LAO

山东济宁老年血管病医院是一所专业治疗各类心脑血管病的医院。自1989年建院以来，医院始终坚持“病人第一”的理念，注重技术创新和人才引进，由当初固定资产不足2万元的小型医院，现已发展成固定资产3000万元、总建筑面积2.3万平方米的大型花园式医院，开展床位200余张，拥有员工400多名，专家20多位，开设了扶贫病房、普通病房、贵宾病房、总统套房，设施齐全，配有一百多台套大型医疗设备，满足了不同患者的就医需求。

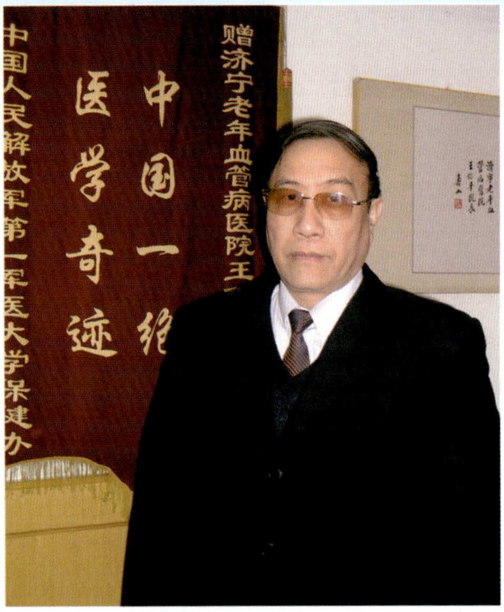

院长：王保平

十余年来，医院共承担了十多项省科委、卫生厅的心脑血管病攻关项目，其中“血液平衡综合疗法”获国家专利，医院以此作为特色疗法，已治疗海内外心脑血管病患者七万余例，受到广大患者和医疗同行的高度评价。

一、创新医疗技术，造福社会患者。

自1977年开始，王保平院长就着手研究血液疗法，通过临床实践不断更新医学理论，是国内采用“自体输血”、“血液稀释”开展大中型手术并获得成功的先行者。1983年，王院长开创“微循环、血流变理论治疗妊高症”临床获得成功，并在《中华妇产科杂志》发表论文，提出“三大论点”，被全国妊高症协作组总结全文引用，获全国优秀论文奖。1984年，“血液粘度仪”获省级奖。1984年12月，第一代血液疗法双盲对照114例脑梗塞顺利通过省级鉴定，次年被评为山东省科技成果奖。研究论文在中华神经精神科杂志（1990年23期）及美国血液流变学杂志（1988年8月）全文发表。1989年，王保平教授研制血液生物量子治疗仪成功并申报专利，1991年国家正式批准专利。1995年，预防心脑血管病课题正式列入卫生部课题，新型“血液平衡治疗仪”1998年获省级科技成果奖，并于2000年获国家专利。2006年血液平衡中药又获国家发明专利。

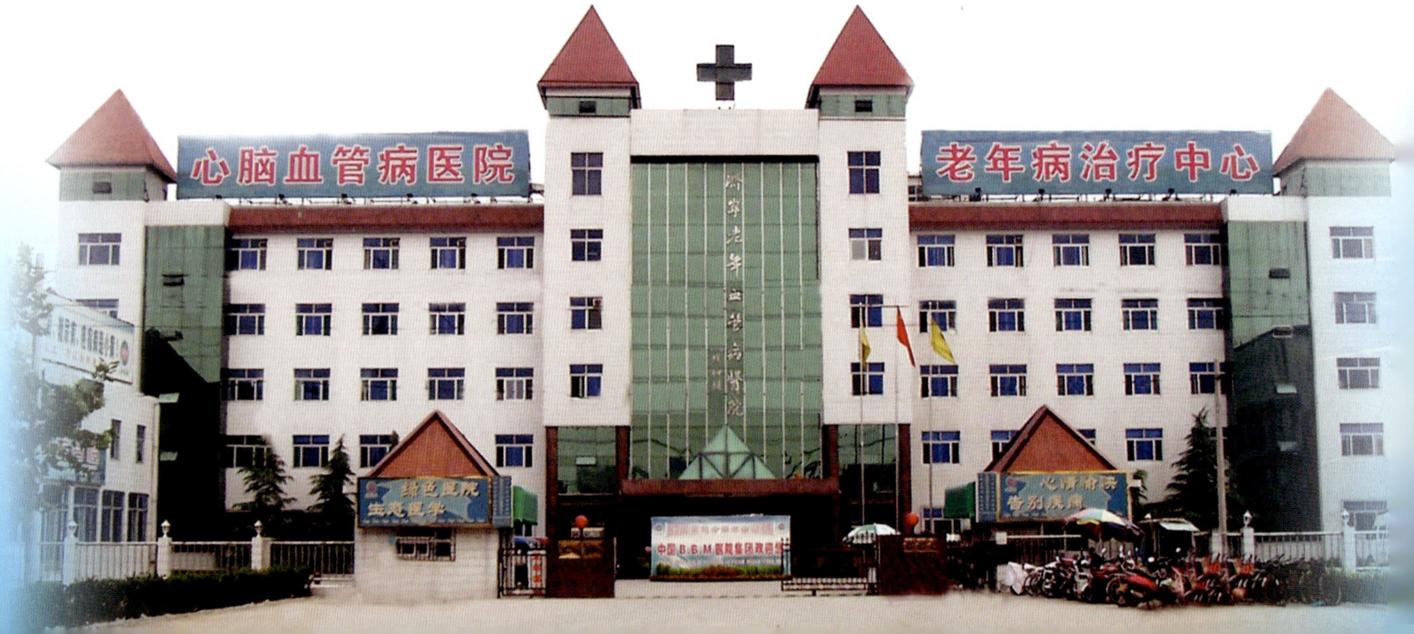

年血管病医院

NIAN XUE GUAN BING YI YUAN

至今，血液平衡疗法已完善发展到第六代，先后获得国家科委、山东省科委及省卫生厅等40多项科技成果，发表论文100多篇，著书12部，其中3部列入医学院研究生教材。美国、日本、德国、法国、澳大利亚等十余个国家的医学组织邀请王保平前去讲学或进行科技合作。

二、热心公益事业，慈善救助患者。

“看病贵，看病难”使很多患者望而却步，为免除患者的后顾之忧，医院坚持“扶贫济困，救死扶伤”的办院宗旨，1998年12月成立了扶贫病房，推出28种内科单病种限价医疗服务，设床位30张，年限价免费额由60万元扩展到百万元以上。另外，医院每年向农村贫困患者和城市下岗职工提供1万多张优惠医疗扶贫卡，每年减免医疗费卡值约200万元。17年共累计减免让利医疗费3000万元。院长王保平被授予济宁市十大慈善人物称号。

2006年2月，医院又与济宁市慈善总会合作，设立了“济宁慈善老年血管病医院医疗救助基金”，医院捐资2000万元救助困难家庭中患严重心脑血管病的老年人，使他们摆脱因病致贫的窘境。

三、加强医院管理，杜绝医疗事故。

医院建立了以科室为单位的全面流程化质量管理模式，重点抓病历质量、优质服务、控制药费等综合考核措施，有效提高了临床治愈率，控制药占比35％以下，医院纯收益提高，同病种医疗收费比较下降50％以上。17年来没有出现医疗事故，病人调查满意率达99％。医院连续六年获省市级消费者满意单位，先后被评为“中国十大知名专科医院”、“中国十大知名心血管病医院”、“山东省老龄先进单位”等称号。2003年1月，医院成功加入济宁市城镇职工医疗保险定点单位。2005年医院在济宁市中区继续医学教育综合评比中荣获第一名。2006年10月，在济宁市医院感染检查评比中荣获第一名。医院先后收到患者表扬信、锦旗等1600多件次。

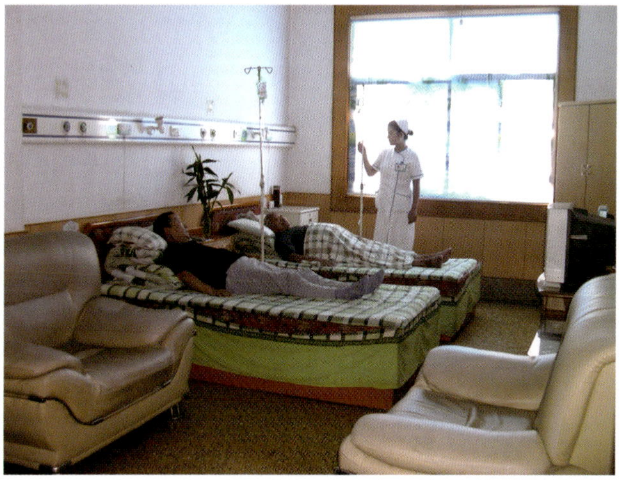

医保病房

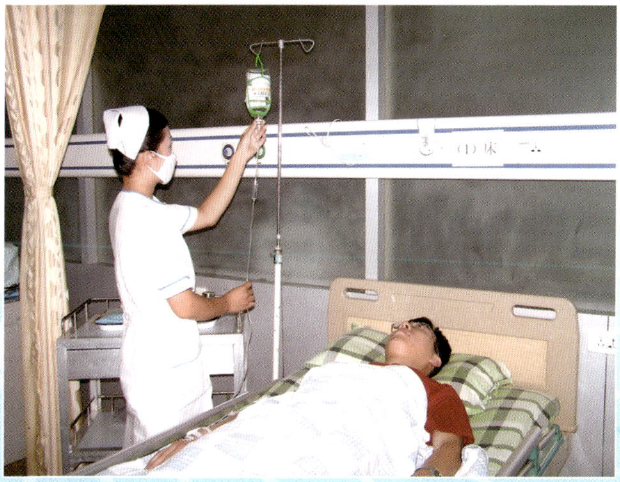

病房

联系电话：0537—3926968　3926999
网　　址：www.east120.com
E-mail：jnwbp@126.com

昆明医学院第一附属医院

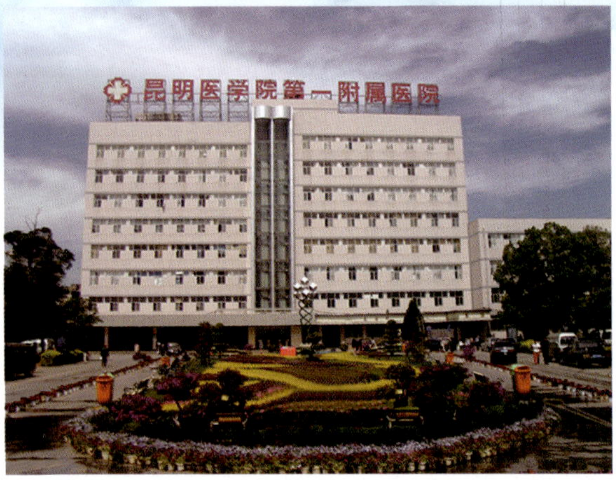

昆明医学院第一附属医院（原云大医院）位于昆明市西侧大观河畔，占地面积约7万平方米，总建筑面积约10万平米，是云南省目前规模较大、设备完善、科室齐全、人才济济，集医疗、教学、科研、干部保健于一体的大型综合医院，也是卫生部首批评定的三级甲等医院和国际紧急救援中心（SOS）网络医院，并被国家食品药品监督管理局确定为国家药品（9个专业）临床研究基地。医院拥有固定资产近9亿元，价值10万元以上的医疗诊断仪器、设备有264台（件），总价值达1.9亿元。医院现有在职职工2120人，其中高级职称450余名，卫生技术人员占职工总数的82.72%。现有博士生导师3名，副博士生导师1名，博士点1个，从德国、法国、日本及国内名牌大学毕业及在读博士103人；有硕士生导师139名，硕士点28个，硕士生400余名；有国家和省级突出贡献者10人，全国劳模2人，省部级劳模3人，全国中青年医学科技之星1人，享受国务院政府特殊津贴19人。

医院设有临床、医技科室46个，现开放床位1500张。年平均住院病人23000人次，病床使用率104—113%。日平均门诊量2400—3300人次，年平均门诊量逐年增加，2004年已达百万人次，专家门诊突破227000人次，连续三年以20%的平均速度递增。医院设有19个教研室，承担着昆明医学院8个专业5000名学生临床教学和200余名学生生产实习任务。1990年以来，医院为各地培养和输送高级医学人才4000余人，为各地、州县培训医疗骨干4000多人。

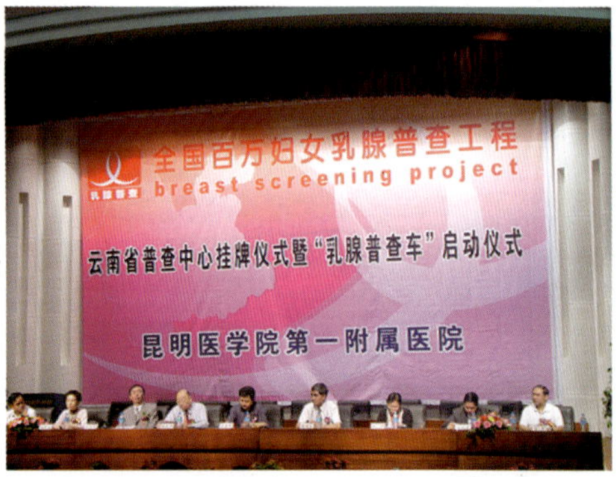

医院自"七五"规划以来，创建了省级重点学科5个，即肿瘤学、行为医学、眼科学、心脑血管病学和优生优育学；设立了2个研究所（云南省心血管研究所、云南省神经与精神医学研究所）和10个研究中心（云南省神经与精神医学研究培训中心、云南省神经与精神医学研究所神经病学研究中心、云南省急诊医学研究中心、云南省口腔颌面外科学研究中心、云南省骨关节外科研究中心、云南省围产医学保健研究中心、云南省皮肤性病临床研究中心、云南省视光学研究中心、云南省医学影像学临床应用研究中心、云南省儿童内科疾病研究中心）。医院还设有云南省12个重点专科（心血管内科、神经内科、心脏外科、妇科、耳鼻喉科、口腔颌面外科、血液内科、皮肤科、消化内科、神经外科、产科、儿科）。

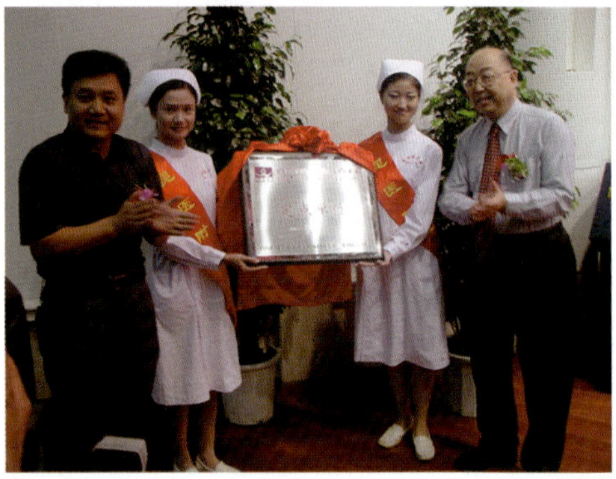

从2000年以来，运用于临床的新业务、新技术、新项目达600多项。每年在国内外医学杂志发表论文800余篇。参加国内外各种学术交流每年近400人次。图书馆藏书11万余册，中外文期刊600余种。

医院坚持以"三个代表"重要思想和科学发展观统领各项工作，坚持正确的办医方向，切实实行以院长负责、党委政治为核心、职工民主管理、专家技术咨询的管理体制，牢固树立"以病人为中心，以提高医疗服务质量为主题"的管理理念，切实加强学科建设和人才培养，提高核心竞争力，积极提高在技术、服务、文化方面的品牌效应，力争到2010年将医院建设成为西南名院，并在周边国家有一定影响力的强大医疗机构。

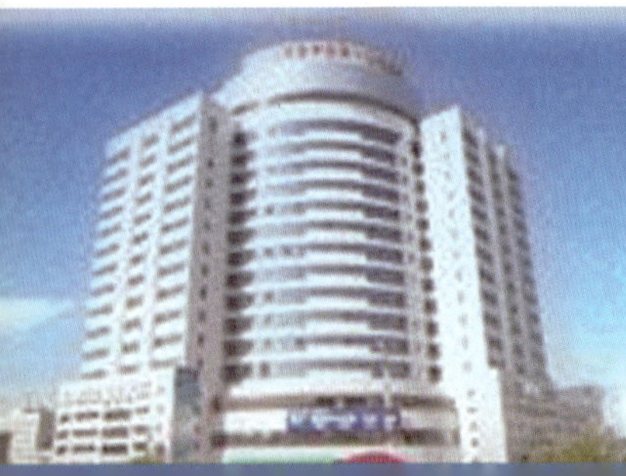

地　址：云南昆明市西昌路295号　　邮　编：650032
电　话：0871-5324888　　传　真：0871-5336015
网　址：www.ydyy.cn

承德医学院附属医院

承德医学院附属医院始建于1949年，其前身为热河省立医院，经过50余年的发展，现已发展成为集医疗、教学、科研、预防保健于一体的综合性三级甲等医院。

医院占地面积62299平方米，建筑面积92208平方米，固定资产1.8亿元，开放床位1008张。医院现有职工1233人，专业技术人员1042人，其中高级技术职称人员255人、中级技术职称人员467人，博士、硕士研究生92人，硕士研究生导师16人。设临床、医技科室50个，职能、后勤科室26个，病区33个；设有优生遗传室、中心实验室、HIV实验室、不孕症研究室、脑血管疾病研究室、皮肤性病研究室、临床药学研究室。拥有10万元以上医疗仪器设备160台（件）、万元以上设备680台（件），近年来1.5T核磁共振、全身螺旋CT、C型臂X光机、多功能数字化胃肠X光机、准分子激光治疗仪、共焦激光眼度扫描系统、数字化彩超、大型全自动生化分析仪、全自动五分类血液分析仪、手术显微镜、中央监护系统等仪器设备的引进，进一步为医院的学科发展和综合治疗水平的提高提供了强有力的硬件保障。医院年门诊诊疗46万余人次，年收治住院病人2.2万余人次，年手术1.8万余例。近年来,医院领导班子带领全院职工，聚精会神抓建设，一心一意谋发展，与时俱进，开拓创新，医院出现了振奋人心的历史性转折，前进步伐明显加快，学科建设迅猛发展，医疗技术水平和综合服务能力不断提高，就医环境持续改善，社会效益和经济效益迅速增长，为医院进入新的发展时期作好了充分准备。

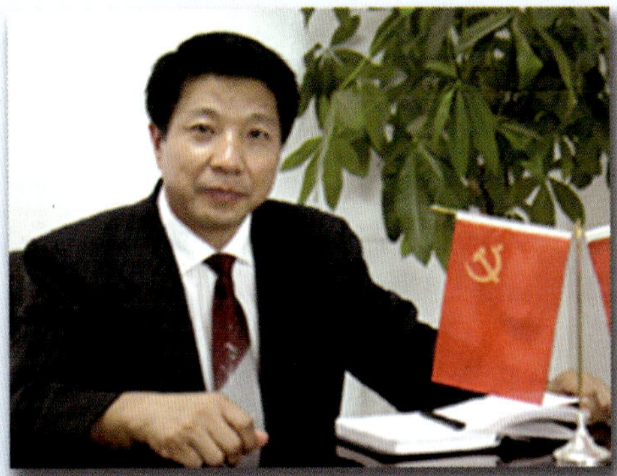

院长：杨宗伟

医院的皮肤性病科、神经内科、肿瘤外科等特色专科，在河北省内处于较高水平，具有较高的知名度。2003年起，医院陆续对眼科、口腔科、康复科、泌尿外科、肾脏内科等优势科室加大投入；先后将普外科分为普外科一、二病区，将骨外科分为骨外科一、二病区，将妇产科分为单独的妇科和产科；成立了肛肠科。以上科室以良好的医疗环境、优质的技术设备，吸引了承德市及周边部分地区的大量患者来院就医，创造了良好的社会效益和经济效益。

2005年10月，新的综合病房楼竣工投入使用。综合病房楼设置地下一层，地上十六层，总建筑面积45000m²，设计床位910张，拥有净化手术室、中心供氧、中心吸引、中央空调、物流传输等多种系统。围绕综合病房楼的建成和投入使用，医院将进行一系列的整体规划建设，以期彻底改善医院的就医环境，与医院的软件建设相配合，向着建设真正优质医院的宏伟目标不断迈进。

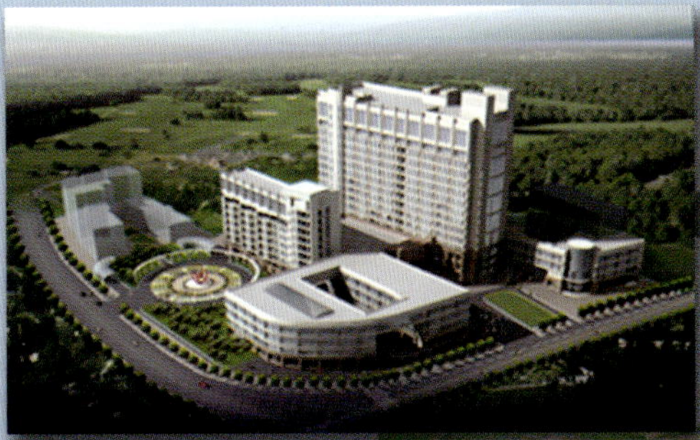

医院整体规划图

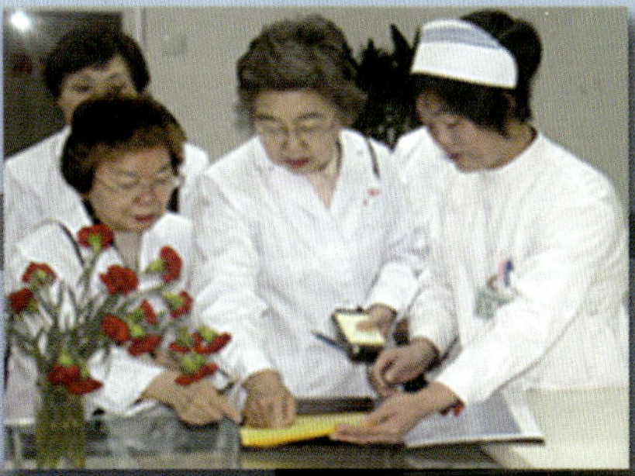

日本医学代表团访问医院

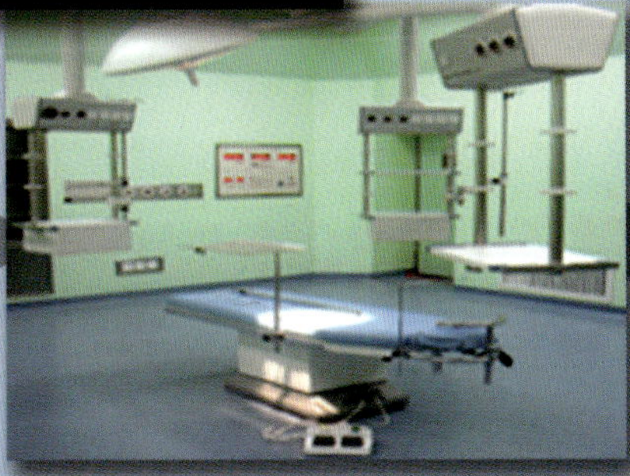

层流手术室

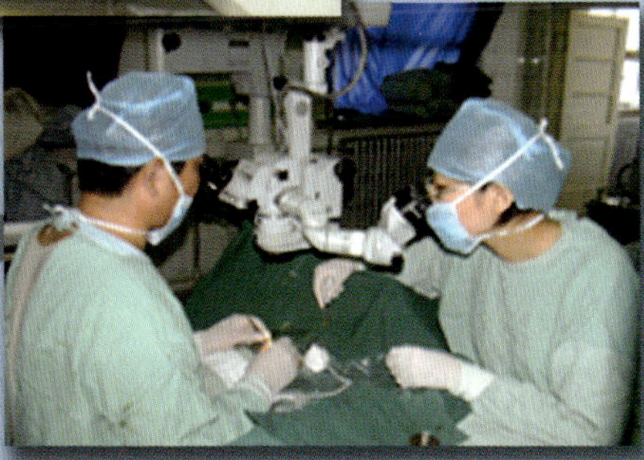

角膜移植术

海南省疾病

HAI NAN SHENG JI BING

海南省疾病预防控制中心是2003年1月在原海南省卫生防疫站、海南省热带病防治研究所、海南省结核病防治研究所、海南省健康教育研究所的基础上合并组建成立的，是集应对突发公共卫生事件、生物恐怖、传染病、地方病等预防与控制，进行食品、环境、学校、放射、劳动、职业病防治、化妆品、公共场所等公共卫生监督监测、卫生检验，健康教育及科研培训于一体的省级疾病预防控制机构，是海南省疾病控制、业务技术、卫生监督、监测检验指导中心和预防医学人才培训中心。

海南省卫生监督所、海南省卫生检测检验中心、海南省热带病防治研究所、海南省预防医学会为中心独立法人，中国热带医学杂志社、海南医学院教育基地等均挂靠中心内。中心现设有16个专业所室（科）和6个职能科室，3个附属机构。中心现有职工248名，其中高级专业技术人员42人，中级84名，国家和省优秀专家15名，专业技术人员占84.6%。

中心现有13300平方米的工作房，装备了气质联用仪、生化自动测定仪等一批实验设备。目前已拥有一批具有国内较高水平的实验室，2006年7月，获得了中国实验室国家认可证书并通过了国家计量认证。海南省艾滋病监测中心HIV抗体确认实验室已通过卫生部评审，填补了省内空白；脊髓灰质炎实验室多次通过世界卫生组织的考核验收；卫生毒理实验室通过国家功能实验室的评审，为海南省的经济建设做出了应有的贡献。中心现在可进行动物学实验、细胞、病毒学实验、分子生物学等200多个理化和100多个微生物项目的检测，达到省级疾控中心的等级标准。中心设置了有100多个终端的电脑中心，建立了局域网，初步实现了办公信息化和计算机网络化管理。同时中心与国家有关部门联网，并覆盖到全省乡镇，初步实现了国家、省、县、乡镇四级卫生医疗单位疫情网络直报系统体系，运行良好，突发公共卫生事件和疫情信息管理迈上了新台阶。

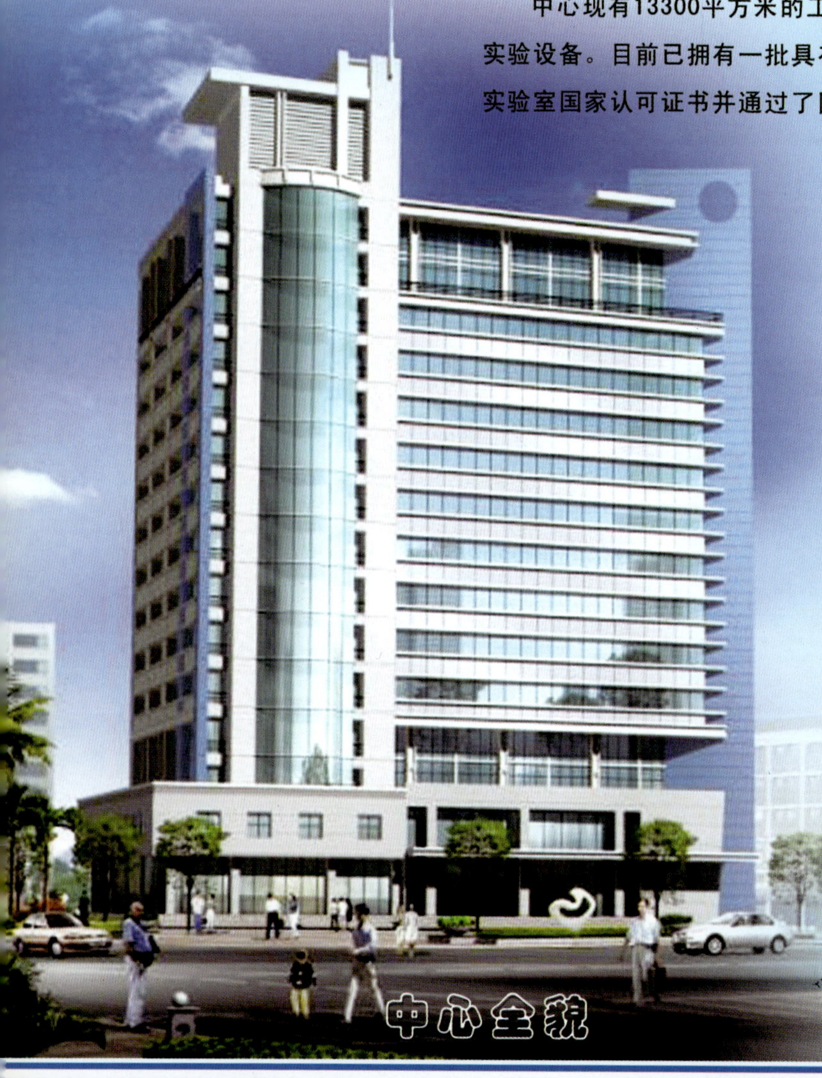

中心全貌

HAI NAN SHENG JI BING Y

预防控制中心

YU FANG KONG ZHI ZHONG XIN

年轻的省疾病预防控制中心在防病领域取得了显著成绩，海南省传染病发病率连续下降，无重大疫情发生。特别是在海南省防治非典型肺炎、禽流感等重大突发公共卫生事件应急处理工作中，经受住了严峻的考验，为捍卫海南无疫区做出了突出贡献。海南省计划免疫卡介苗、脊灰、百白破、麻疹“四苗”接种率由建省前的10.8%提高到95%以上，提前实现了海南省消灭脊髓灰质炎的目标，计划免疫相应传染病已降到历史最低水平，从一个落后省份一跃进入全国先进省份行列。目前计划免疫工作成果继续巩固，全省继续保持无脊灰状态，为全省人民的健康、经济发展、社会进步做出了突出的贡献。多年来，中心还担负来琼考察工作的中央首长和外国元首的食品卫生安全保障工作，同时还出色完成来琼国内外政要及博鳌亚洲论坛、世界小姐总决赛等国际大型活动的公共卫生食品安全保障工作，屡获省政府表扬。

在省卫生厅的领导下，在中心领导班子的带领下，经过全体职工的共同努力，精神文明和物质文明取得了双丰收。同时，科学研究及对外交流也取得了丰硕成果，促进了业务技术水平的提高和人才成长。中心先后与世界卫生组织、联合国儿童基金会、联合国计划开发署、全球基金及美国、加拿大等10多个国际组织和国家开展交流与合作。特别是与世界卫生组织合作的艾滋病、疟疾防治项目，与联合国儿童基金会合作的计划免疫、乙肝防治项目，与全球基金合作的结核病、疟疾控制项目，与加拿大国际发展研究中心合作的登革热控制项目等都取得了积极成果，为海南省重大疾病控制做出了贡献，促进了海南省的疾病控制和科研水平的提高。

中心将以科技为依托，以疾病控制为重点，以人为根本，以改革为动力，以发展为核心，为建设一个功能健全、装备精良、保障有力、反应迅速、技术过硬的疾病预防控制中心而努力奋斗。

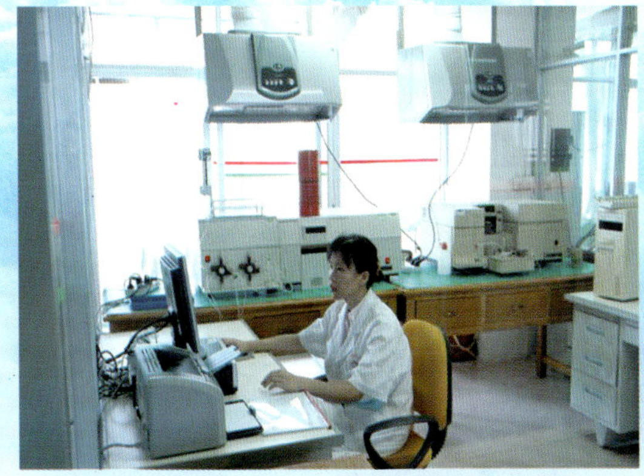

理化实验室工作人员利用原子吸收分光光度计进行金属离子测定

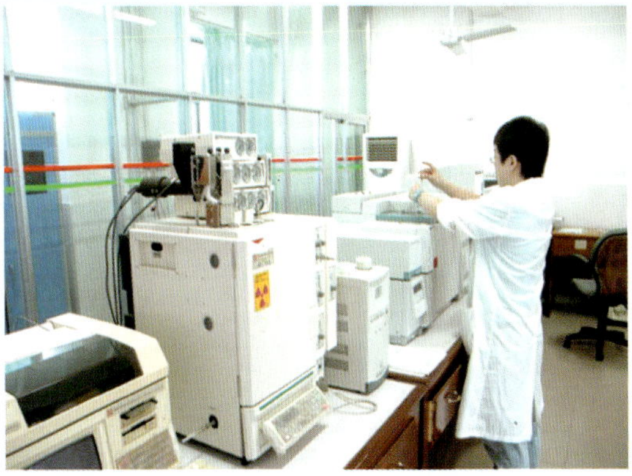

理化实验室工作人员利用气质联用仪进行毒物检测

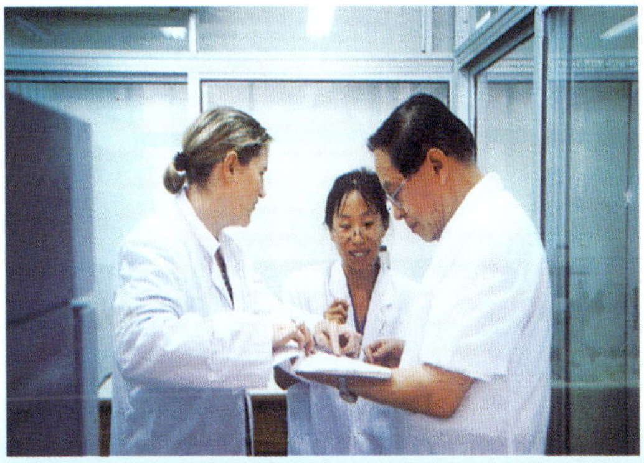

世界卫生组织官员和中国CDC脊灰实验室专家来中心考核脊灰实验室

FANG KONG ZHI ZHONG XIN

武警新疆总队医院

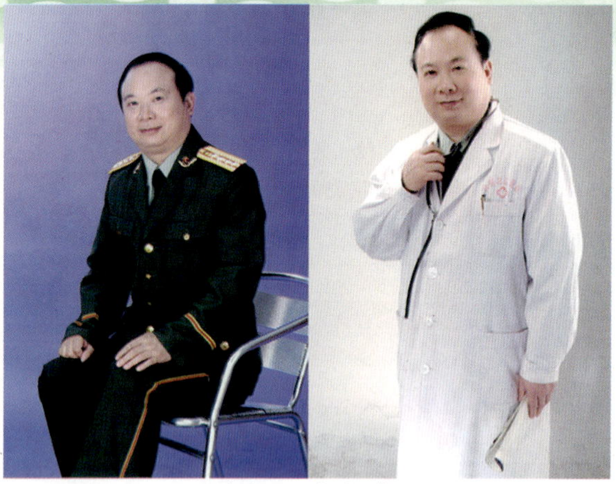

院长：庄仕华

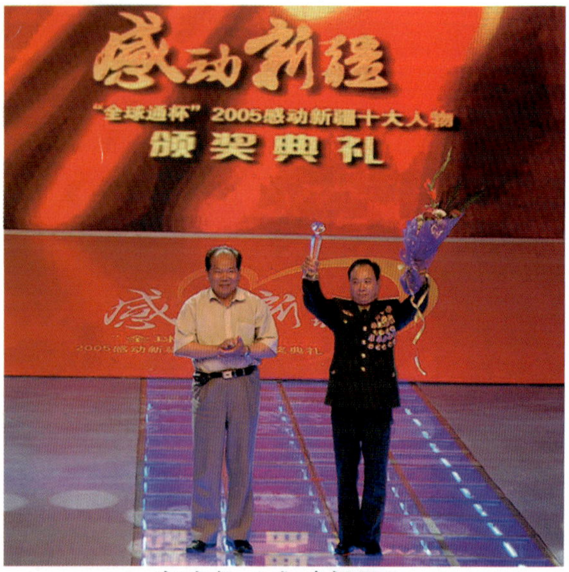

庄院长“感动新疆”

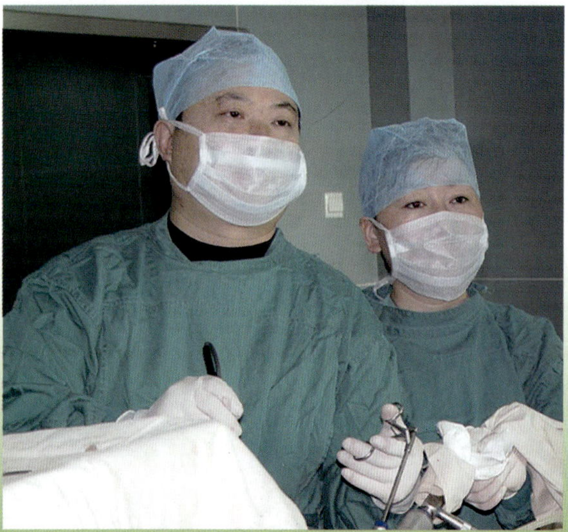

庄院长正在施行腹腔手术

庄仕华，男，汉族，中共党员，主任医师，大校警衔，现任武警新疆总队医院院长。

庄仕华热爱本职，勤政敬业。入伍31年来，上高原，进大漠，爬雪山，越戈壁，跑遍了天山南北，为基层官兵和人民群众巡诊25次，行程10万余公里，并常年资助3名失学儿童，用无私情怀演绎着一个“白衣天使”对党的忠诚，用实际行动践行了“三个代表”重要思想。

从事临床医疗工作20多年来，他积极发挥学科带头人的作用，在临床工作和边缘学科知识方面具有丰富的经验，特别是在肝胆等腹腔镜手术方面具有很深的造诣。成功地为200多名80岁以上并同时患有高血压、糖尿病、肺气肿、心脏病、脑梗塞、偏瘫等多种疾病的危重高龄患者做了胆结石手术，收到了满意的疗效。

担任院长以来，他忠实践行“三个代表”重要思想，具有强烈的革命事业心和责任感。工作思路清晰，目标明确，坚持按纲建院的思想，抓大事、谋发展的能力强，为医院优秀人才脱颖而出和医院今后的发展创造了条件。全面实行院务公开，在热点、难点、重点和敏感问题上，坚持党性原则，勇于接受群众监督。充分发扬民主，坚决执行上级党委的决议和首长的指示，爱兵为民，为部队圆满完成中心任务提供了强有力的卫勤保障。

作为一名医生，就要有医生的风范；作为一名军人，就要有军人的作风；作为一名党员，就要有党员的形象，这就是他的为医之道。他被武警新疆总队树为践行“三个代表”先进典型，并在全区部队巡回作事迹报告。《人民日报》、《光明日报》、《法制日报》、《解放军报》、《人民武警报》、《新疆日报》、《健康报》、中央电视台等多家新闻媒体先后宣传报道了他的先进事迹，成为新疆总队乃至武警部队的一面旗帜。

WU JING XIN JIANG ZONG DUI YI YUAN

武警新疆总队医院位于乌鲁木齐市南昌南路，是一所三级甲等综合性医院，设有武警部队肝胆外科中心和计划生育优生优育技术中心。

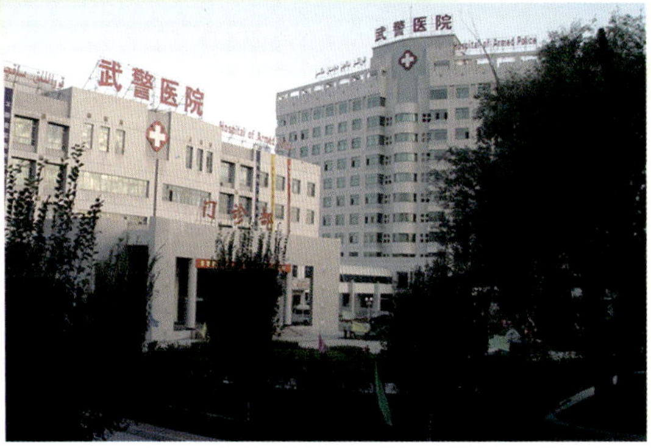

院容院貌

医院一直遵循“院有重点，科有特色，人有专长”的建设思路。目前，开展床位760张，拥有专业科室36个，年门诊就诊人数211822人次，年住院人数16835人，年手术人次8686台。在国家刊物发表学术论文417篇，开展新技术新项目62项。肝胆外科、骨科、耳鼻喉科、妇产科、泌尿外科、高血压病科、内分泌科等专科建设硕果累累。相继开展了肾移植、膝、髋关节置换术、永久性起搏器的安装、冠状动脉介入治疗、鼾症治疗、妇科微创手术等新技术、新项目。尤其是肝胆外科，已成功地为56000例患者实施了腹腔镜下胆囊摘除术、肝包虫内囊摘除等21种手术，赢得了国内外众多患者赞誉。

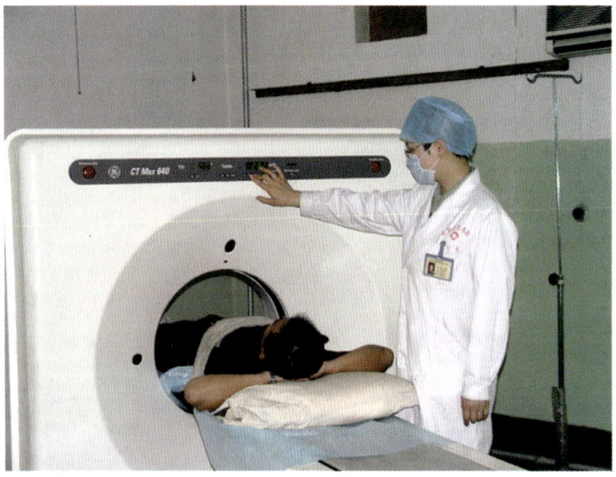
医疗设备

医院现有高级职称56人，中级职称161人，初级职称141人。拥有核磁、数字减影C型臂、腹腔镜、数字胃肠机、血液透析机、电子纤维内窥镜、CR医用计算机放射成像系统、六排螺旋CT、腰椎间盘镜、X线B超双定位体外冲击波碎石机、IU22全数字化彩色超声诊断仪、高压氧、多导睡眠检测仪、CCU监护病房、中央监护系统等20多种大型医疗设备。成功举办了武警部队神经外科、微创外科、第三届妇产科、儿科、感染科专业学术会议。

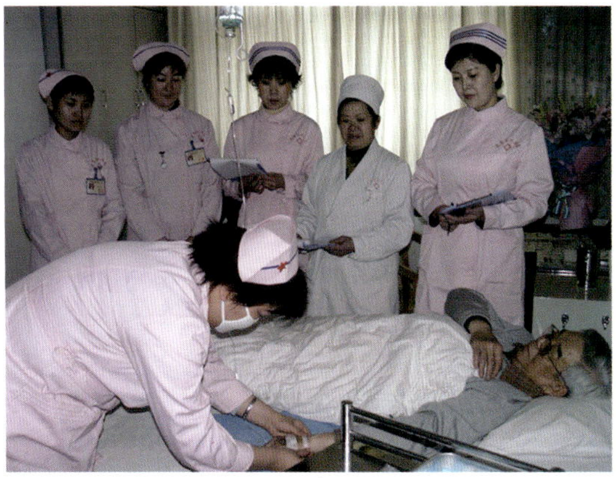
护理考核

医院在全体医护人员中开展了“六声”，即病人入院有迎声、工作不周有歉声、巡视病房有问声、病人合作有谢声、治疗护理有请声、病人出院有送声；“六个主动”，即主动询问病人所需、主动为住院病人送一瓶开水、主动在发药时端上一杯水、主动为危重病人喂一口饭、主动为老弱病残孕患者做一件实事、主动做到“四个一样”（“四个一样”：即干部群众一样、生人熟人一样、贫贱贵富一样、汉族民族一样）等感动服务活动，全体医护人员都视患者为亲人，急患者所急，帮患者所需，把感动服务上升到儿女式服务，时刻把患者的利益放在第一位，全面提升了医疗服务质量，赢得了全区部队官兵和各族人民群众的信任和爱戴。

医院始终坚持以科学发展观为指导，在预防保健、医疗科研、教学等方面取得了显著成果，在维护社会稳定、参加抢险救灾、支援地方经济建设中作出了积极贡献。

江苏省江阴市人民医院

江苏省江阴市人民医院（东南大学医学院附属江阴医院）是一所集医疗、教学、科研、保健为一体的综合性医院。现开放床位1200张，拥有职工1300余人，其中中高级医技人员400余名，年出院病人4.2万余人次。

医院设有两大医疗区。本部设有脑科中心、骨关节中心、肿瘤血液中心、急危重症救治中心、消化中心、内科、外科、眼科、耳鼻喉科、整形烧伤科、整形美容中心、口腔科、皮肤科、介入科和中医科等35个临床专科和24个医技科室。其中神经外科、骨科、眼科、心血管内科、神经内科、肝胆胃肠外科等科室为无锡市重点临床专科。东区设有妇幼中心（妇科、产科、儿科）、胃病专科和感染性疾病科。

医院各专科技术力量雄厚，已开展听神经瘤等颅内肿瘤的切除术、脑动脉瘤夹闭术和介入栓塞术、冠状动脉搭桥术、双肺移植术、肝移植、肾移植、颈椎间盘前路摘除术、断指再植术、电视胸腹腔镜术、心内射频消融术、经皮冠状动脉成形加内支架植入术、内镜下十二指肠乳头肌切开术、血细胞分离血浆置换术、大面积烧烫伤的救治、各种整形美容术和新生儿缺氧缺血性脑病血NSE变化及其与高压氧治疗、CT血管造影、冠脉成像、灌注等医疗技术项目，基本形成了区域医疗中心。

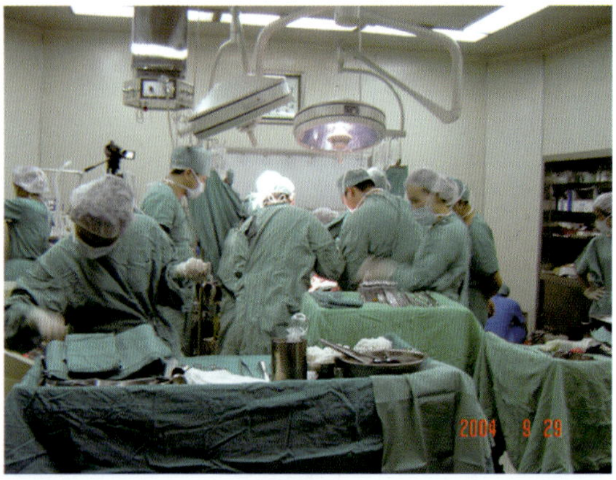

双肺移植

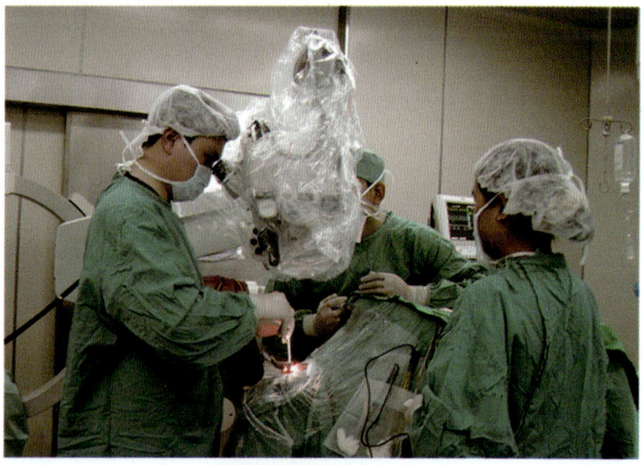

脑肿瘤切除术

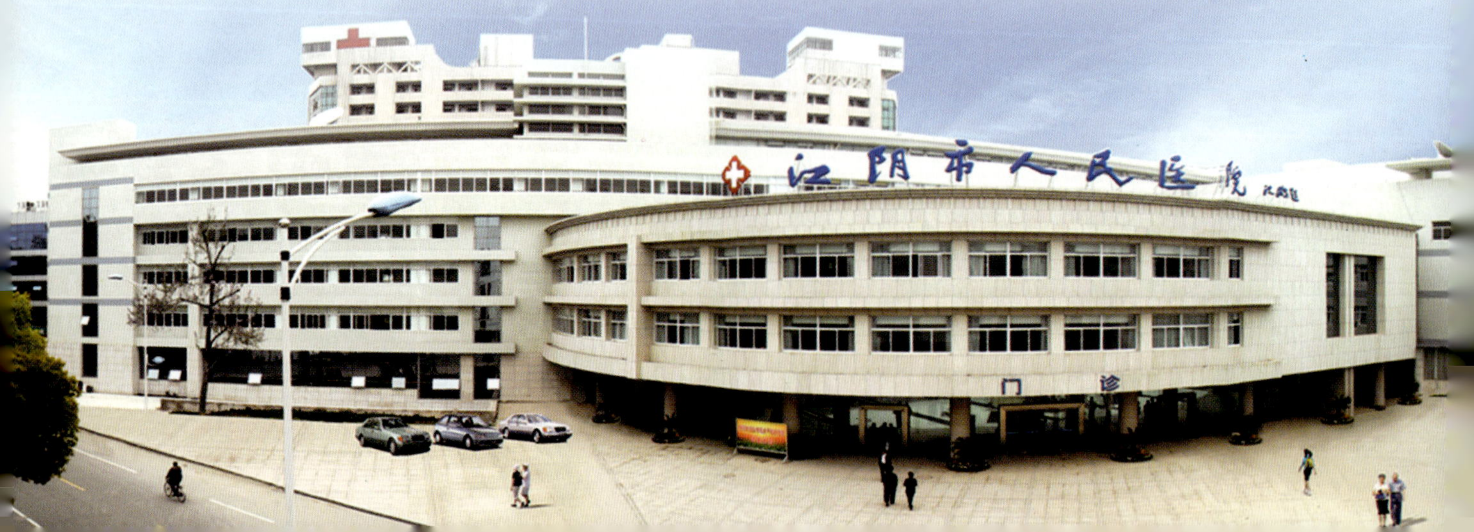

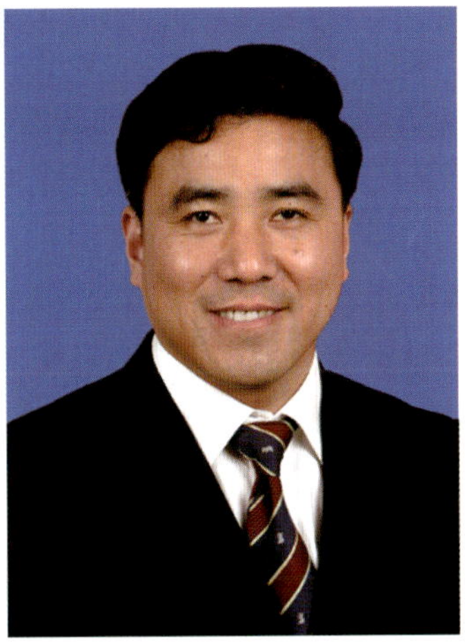

院长：杨惠光

杨惠光院长介绍

杨惠光，江苏省江阴市人民医院院长。自2001年担任院长以来，坚持“以病人为中心，以特色求发展，以改革促发展”的发展思路，全神贯注搞建设，一心一意谋发展，使医院各项工作不断实现新的突破。

杨惠光坚持用改革解决发展中的矛盾。从实施中层干部竞争上岗这一人事制度改革开始，相继进行了一系列改革，调整科室结构，成立体检保健中心、病员服务中心、后勤服务中心；实施主诊医生负责制；兼并原江阴市第二人民医院，实行集团化经营；推行科主任考评体系等改革举措的实施，增强了医院的活力，激发了员工的积极性，医院发展蒸蒸日上。

杨惠光立足于创新以提高医疗服务质量。派技术骨干到国内外医院进修学习，使一大批德才兼备的学科带头人脱颖而出，人才的成长促进了专科的发展，建成了1个无锡市重点临床专科，5个无锡市县（区）级重点临床专科，1个无锡市中西医结合重点专病。此外，杨惠光还重视服务创新，在他的倡导和领导下，医院先后开展了两轮“万、千、百”工程，第一轮以加强医德医风建设为主题，收到良好效果，第二轮以“随访万名病人，提出千条建议，落实百条举措”为内容，动员全体员工从方便群众入手，着力改革服务流程，改善服务设施，使病人走进医院就感受到方便、体贴、关怀。

杨惠光高瞻远瞩，利用三年时间建成3.6万平方米的门急诊大楼，与病房大楼交相辉映，极大地改善了病人的就医环境；为配备与医院功能相适应的医疗设备，其上任以来，已投资数千万元购置了高场磁共振、16排螺旋CT、3台DR、多台胃肠镜和超声内镜、准分子激光仪等医疗设备，让人民群众实实在在享受到了科技发展带来的实惠和好处；注重信息化建设，完善医院信息管理系统，并建成门诊、病房医生工作站和PACS、LIS、RIS系统。

地址：江苏省江阴市寿山路163号（本部）
江苏省江阴市人民东路35号(东区)
电话：（0510）86879000、86895618
传真：（0510）86871307
邮编：214400

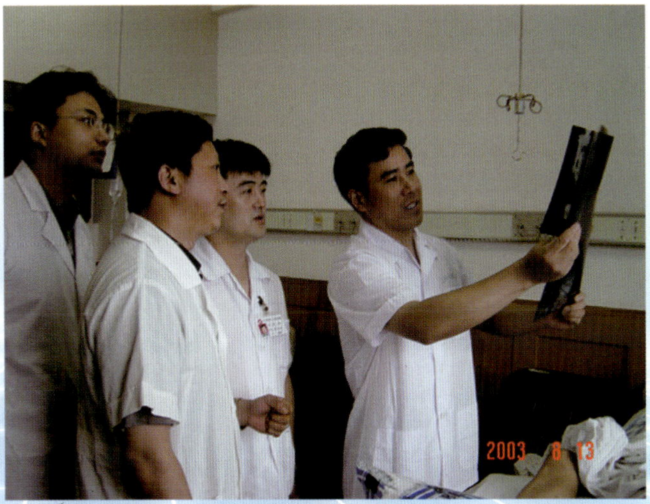

杨惠光院长查房

上海市徐汇

SHANG HAI SHI XU HUI

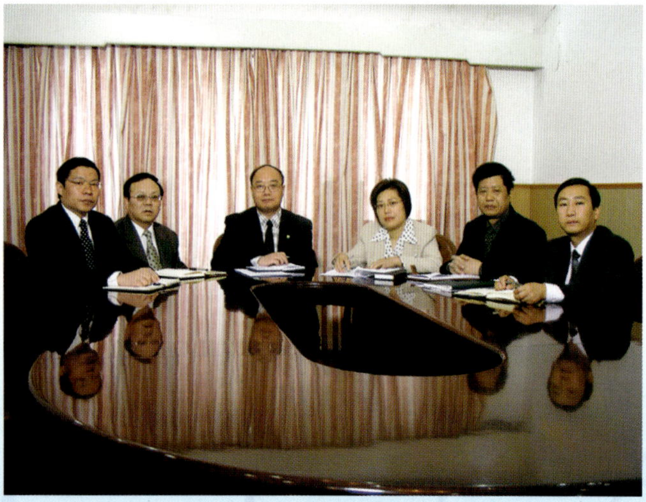

医院领导班子

上海市徐汇区中心医院创建于1934年。医院占地面积12672平方米，拥有13层和23层大楼各一幢，总建筑面积为50943平方米。现有临床专业22个，核定病床517张，开放病床810张，年门诊约50万人次。医院现有上海市医学领先专业1个，区医学领先学科4个，有6位专家享受国务院政府特殊津贴。

医院从1988年起成为上海市干部保健定点医院，目前已拥有6个干部保健病区共202张床位。环境温馨舒适，为患者提供了全程化的优质、便捷的医疗服务。2002年新辟场地近2000平方米、投资近400万元，新设一个在规模及硬件上都有较大优势的康复医学科。2005年医院的总收入2.30亿。

医院拥有核磁共振、DSA、高档螺旋CT、高档CR、DR、SPECT、菲利浦C臂X机、医疗影像采集传输系统（PACS）、全自动生化分析仪、全自动微生物鉴定系统、全自动特定蛋白分析仪、彩色超声心动仪、电子内窥镜、高压氧舱、CCU和ICU监护系统等临床诊疗设施。是一所以心血管、普外、胸外、脑外、泌尿、肿瘤、骨科等疾病治疗，骨关节、神经系统疾病与损伤康复为特色，科室齐全、业务覆盖临床、康复、保健各医学领域的区域性、综合性医疗中心。

医院多年来坚持“病人至上，质量第一”的办院宗旨，倡导“严谨、求实、开拓、奉献”的精神，坚持“以人为本、从严治院”的理念，充分体现“便捷、优质、低价”的服务，凭借高尚的医德、精湛的技术、诚挚的服务赢得了社会各界的普遍赞誉。

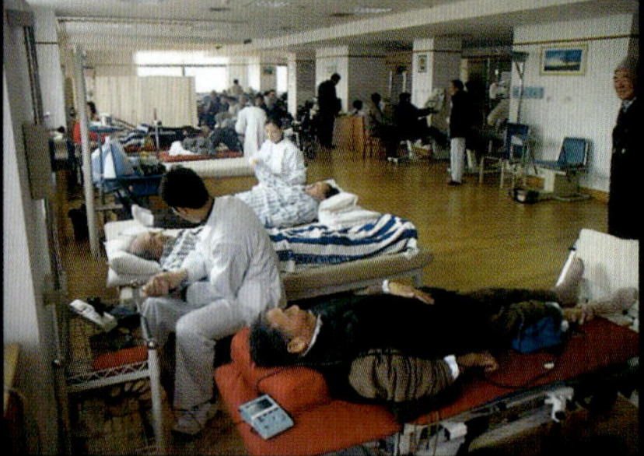

康复科治疗区域

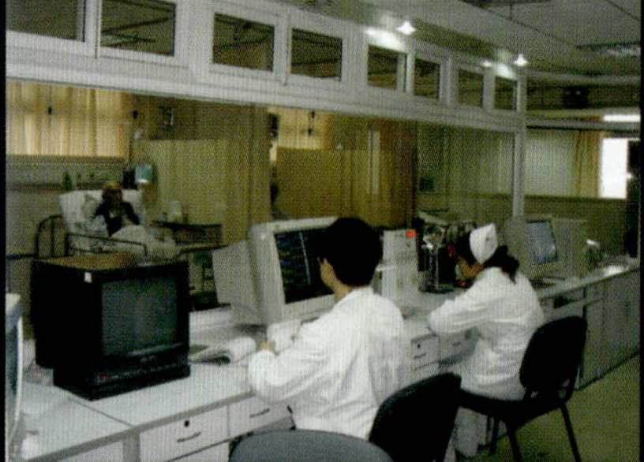

心内科监护室

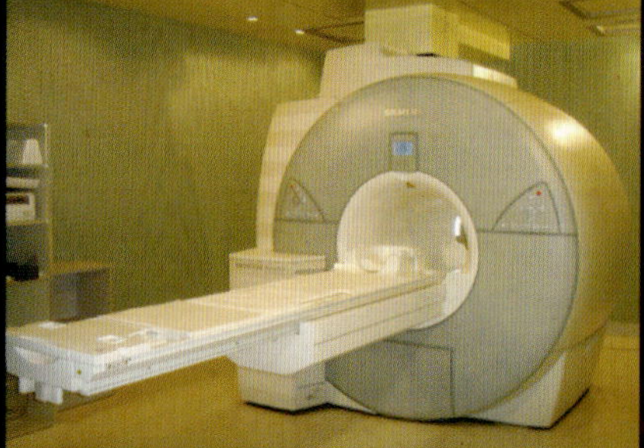

MRI

区中心医院

QU ZHONG XIN YI YUAN

医院是国家药物临床试验机构、上海中医药大学的教学医院、江苏大学的教学医院。医院的中医科在偏头痛等疑难杂症治疗上形成特色。2004年康复医学科被上海市康复医学会定为上海市市级康复教育培训基地。

医院在原心血管实验室的基础上投资一千万元，组建了中心实验室，拥有3台液-质联用仪等分析测试仪器，开展了药代动力学、细胞生化、肿瘤药敏和基因扩增等多个临床实验研究项目。目前在体内药物的高灵敏度、高通量分析方面已形成特色，并已有多项课题被列为市科委重点项目。

医院在科研方面的投入为人才培养营造了良好的氛围，近年来，优秀人才脱颖而出，不少青年科技人员获得了“上海市医苑新星”、“上海市卫生系统银蛇奖”等提名；近十年负责或参与的科研课题共有236项，其中市级课题9项，区级课题61项。临床新技术的引进和应用日渐增多，如心血管介入治疗、肿瘤药敏试验、抗心律失常药物的常规TDM等，无痛性治疗和各种内窥腔镜手术等技术均已在多个专科得到了推广和应用，医院的医疗水平获得了不断的提高。医院正向更高的精品化目标迈进。

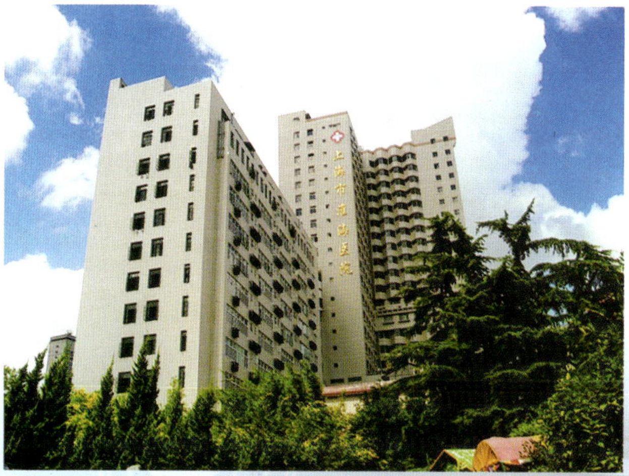

医院大楼

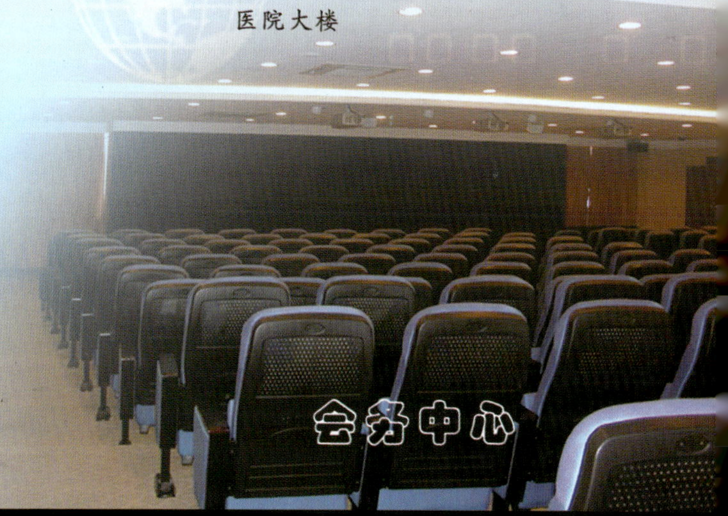

会务中心

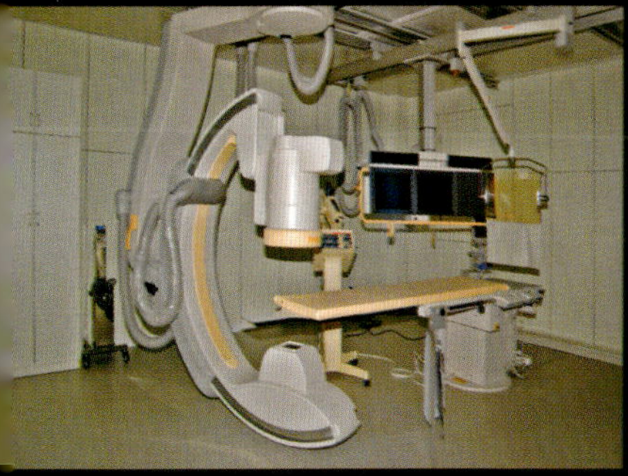

DSA

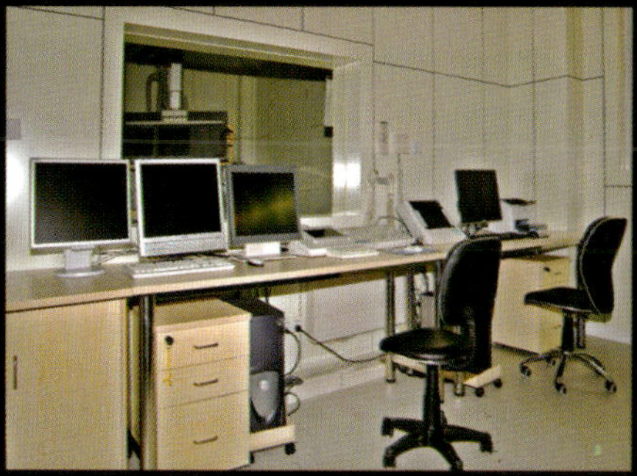

DSA

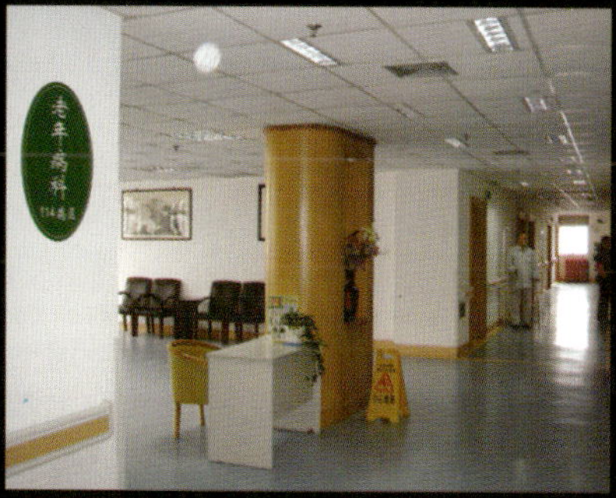

老年科病区

中国石油天然气

ZHONG GUO SHI YOU TIAN RAN QI

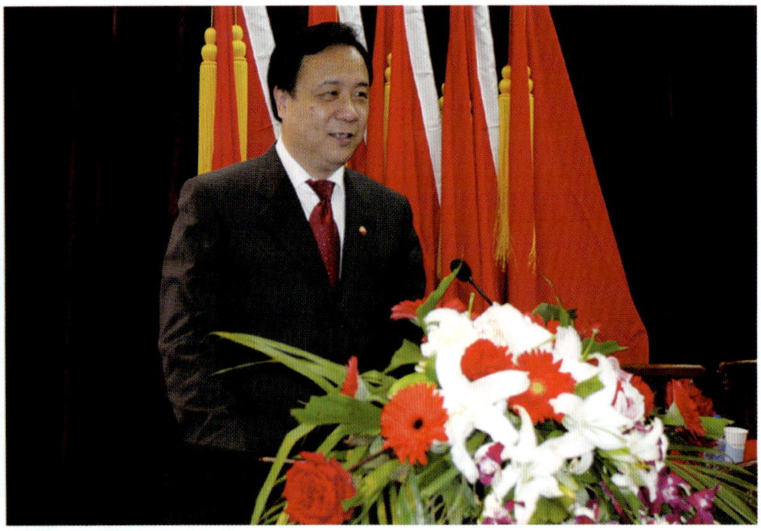

院长：姜杉

中国石油天然气集团公司中心医院是国家三级甲等医院、全国百佳医院、全国首批“百姓放心示范医院”、河北医科大学石油临床医学院、天津医科大学附属石油医院，是获得医学硕士、本科教学资质的医疗卫生机构。中国石油职业卫生技术服务中心（国家甲级资质）、管道局卫生处系统、管道社区医保中心等列入医院序列。医院担负着总部机关、管道系统和驻京驻廊石油单位职工家属的医疗、急救、健康保健、职业病防治、职业卫生技术服务、预防、社区医疗卫生服务以及京外企业（特别是边远油田）职工家属疑难重病转诊、会诊等任务。

医院现有职工1000余人，医院本部人员900人左右，其中各类专业技术人员约占82%，现有正高级职称专业技术人员29人，副高级职称专业技术人员114人，中级职称专业技术人员258人，硕士以上学历48人。

医院是学科专业齐全的综合性三级甲等医院，有编制床位618张，开放床位660张，设有30个临床科室，11个医技科室。年门诊量35万人次，出院患者近1.3万人次，床位使用率110%。介入放射治疗技术、内镜技术、心血管内科、神经内科、消化内科、呼吸内科、骨科、普通外科、泌尿外科、儿科、妇产科、耳鼻喉科、口腔科专业是医院的传统优势学科，肿瘤的诊断和治疗、脊柱外科、骨关节

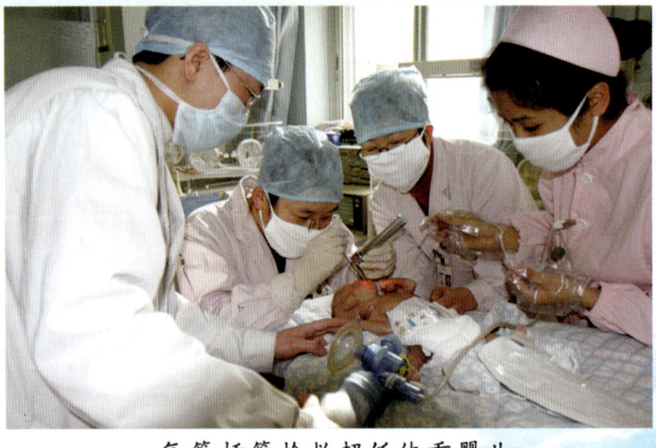

气管插管抢救超低体重婴儿

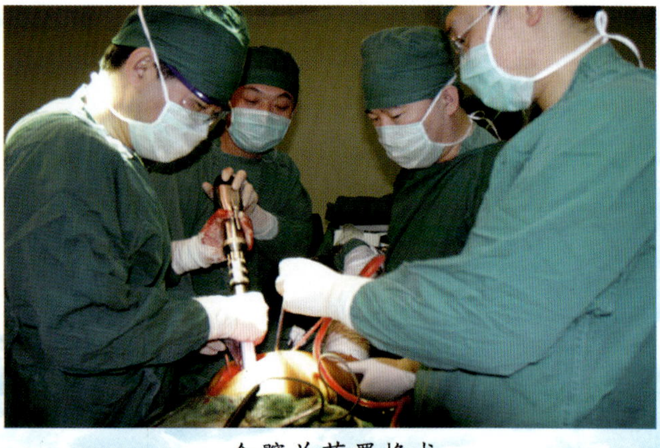

全髋关节置换术

ZHONG GUO SHI YOU TIAN RAN QI J

集团公司中心医院

JI TUAN GONG SI ZHONG XIN YI YUAN

疾病治疗、大面积烧伤治疗、血液净化技术、内分泌及血液系统综合治疗、整形手外科专业、皮肤性传播疾病在石油系统有显著的技术优势，儿科已成为廊坊地区新生儿危重症的救治中心。

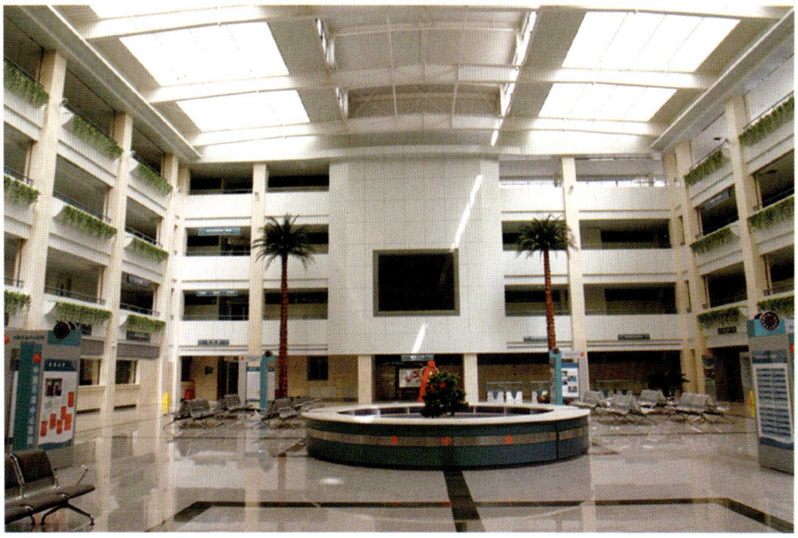

新门诊大厅

医院承担着总部机关、管道系统处级以上干部、国际合作局等大型企业的健康保健任务，年体检量达2.3万人次，且不断增加。医院正从“3P”医学（即预防prediction、预测prevention与个性化personalization）角度，规划和设计保健工作，将健康保健工作从单纯“查病”、“治病”推向“综合预防、准确预测和个性化诊疗”的新高度。

职业卫生技术服务中心拥有国家甲级资质，为石油系统企业提供职业卫生技术服务和HSE健康管理，多次参与国家大型工程的健康管理体系文件编制、项目预评价和检测评价，派出健康管理工程师参加西气东输等国内外重点管道工程建设。

近年来医院获省部级科技进步奖8项，地市级科技进步奖18项，同时承担着近30项省部级科研课题。并且承担河北医科大学、天津医科大学、张家口医学院、唐山煤炭医学院等高等医学院校临床医学、护理、检验影像等专业近500名本科学生的临床教学及生产实习任务。

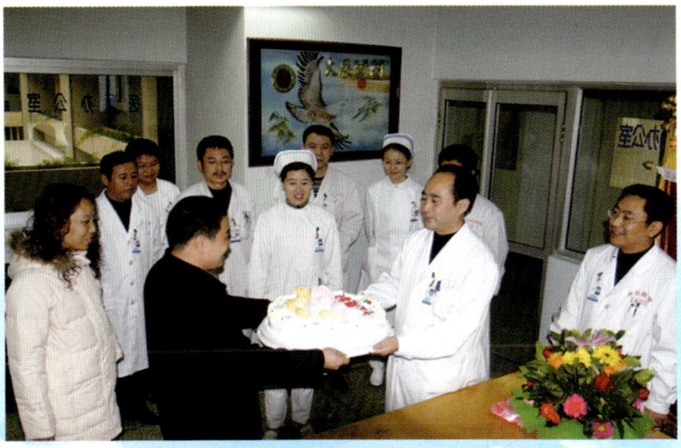

廊坊市首例同种异体肝移植成功患者（左一）及家人向医护人员赠送写有“今生难报”字样的蛋糕

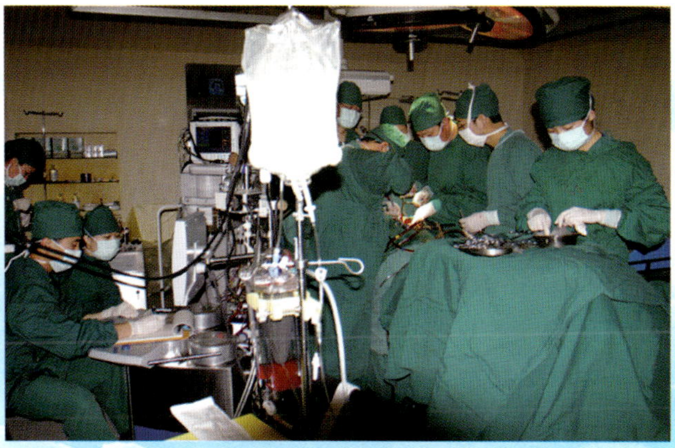

体外循环下的心脏直视手术

TUAN GONG SI ZHONG XIN YI YUAN

淄博万杰医院

领先　信任　亲情

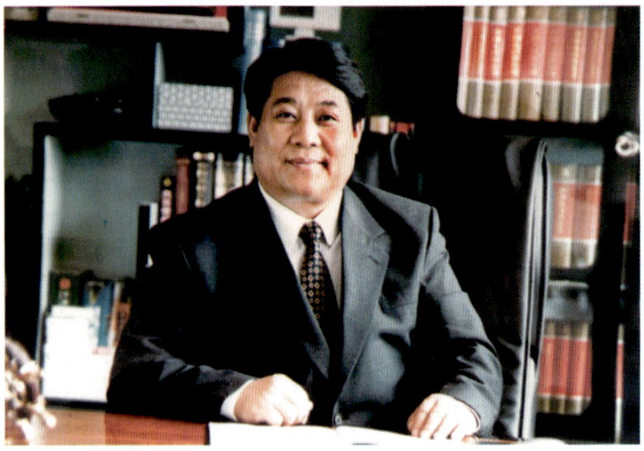

万杰集团公司党委书记、董事长、总裁：孙启玉

山东省淄博万杰医院位于淄博市博山区，是由国家120家试点集团之一万杰集团投资兴办的高科技综合性医院，是山东省社会保险事业局批准的全省医疗保险定点医院，是以治疗各种肿瘤、癫痫、脑部疾患、心脏疾病为特色的综合性医院，于1992年9月15日开诊，作为中国医疗改革的试点单位，医院秉承“视年长者为父母，视同龄者为兄妹，视年幼者为子女”的宗旨以患者为中心，以质量为核心，全心全意为伤病员服务。现有淄博万杰医院、北京万杰医院、青岛万杰医院、淄博冶金医院四家医院，总床位达3000张。

职业化队伍组建高效团队

万杰医院坚持以人为本的理念，面向全国招聘大批优秀医护人员，70多名研究员、教授、副教授、博士、归国学者的加盟，形成了阵容强大的医疗科研队伍，他们既有坚实的专业理论基础，又有丰富的临床经验，接待了来自全国各地的10万多名肿瘤患者，美国、俄罗斯、格鲁吉亚、日本及东南亚等地的患者也前来就诊。多年来在治疗脑瘤、脑血管畸形、癫痫、三叉神经痛、全身肿瘤等方面积累了丰富的经验，截至2006年3月31日，伽玛刀治疗头部病变近9000余例；X刀治疗头部病变3100余例；诺力刀治疗头、体部良恶性肿瘤与癫痫3600余例；光子刀治疗体部肿瘤7000余例；PET诊断良恶性肿瘤、癫痫与冠心病9000余例。

医院特别注重人才的培养，通过请进来、走出去等方式，一方面聘请10多名世界知名专家常年住在医院进行治疗和指导工作，另一方面，选拔医德高、外语好、科研能力强的医护人员到国外学习培训，建院12年来，先后送出250多人次赴美国、加拿大、日本等国家学习深造，医院从生活、政治等各方面给予优厚待遇，给他们展示才华的舞台。与世界同行的交流为人才的培养和进步提供了条件，医院先后与哈佛大学麻省总院等医疗机构结成战略伙伴，还建起山东万杰肿瘤研究所、山东万杰癫痫病研究所等科研机构，致力于肿瘤、癫痫病治疗的研究，《伽玛刀、X刀治疗脑瘤及脑血管畸形的临床研究》等多部著作及论文获国家及省级成果奖。

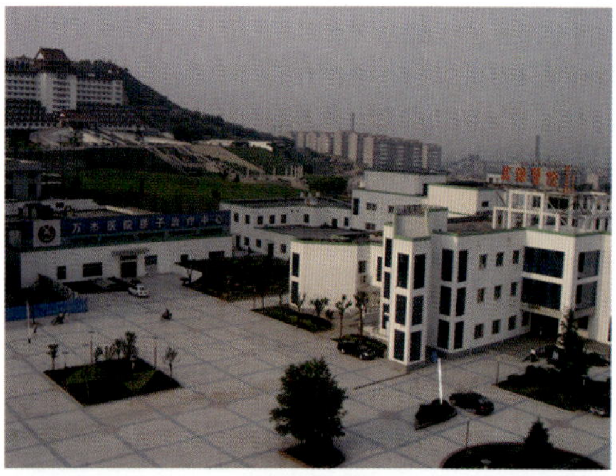

医院全貌

医院全面面向社会开诊。奉行病人第一、质量第一、信誉第一的观念，努力营造团结友爱、尊重信任、求真务实、开拓进取、科学创新的人文环境，向着“技术一流、设备一流、服务一流、管理一流、环境一流，与国际接轨，具有国内示范水平的综合性医院”的目标而奋斗，立志成为广大人民群众的健康卫士。

高科技打造品牌规模

2002年在世界银行集团国际金融公司IFC的支持下，医院投资3.5亿元人民币引进质子治疗系统，2004年底投入使用。博拉格质子治疗中心的建成与开诊具有划时代的意义，不仅标志着科学发展观在万杰集团的成功实践，而且意味着把我国的肿瘤治疗技术推向了质子时代。2004年，医院成功实施运用质子治疗系统治疗脑瘤患者，在国内医疗界引起强烈反响。

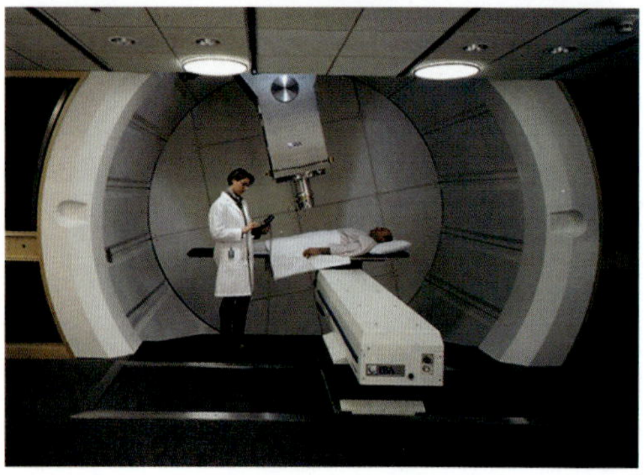

质子治疗系统

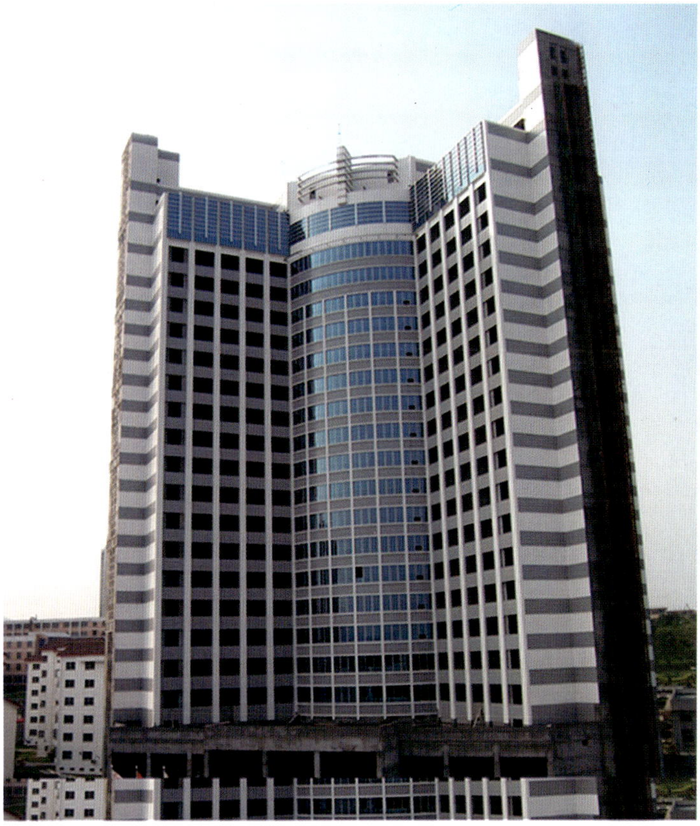

管理改革体现人本服务精神

体制创新是建院之本。万杰集团董事局主席、总裁孙启玉将此概括为三句话：体制创新是建院之本；集团办院是立院之基；管理创新是兴院之策。万杰医院开创了中国民营医院建设的先河，一直注重企业化运营、规模化发展。万杰医学治疗中心现有质子治疗中心、伽玛刀治疗中心、光子刀治疗中心、诺力刀治疗中心、MM50治疗中心，彼此优势互补，相得益彰，发挥出最佳规模效益。有效的体制创新成为医院健康发展的根本动力，为实现医疗规模化、特色化、集团化提供了内在保障。

集团办院是立院之基。万杰医院依托万杰集团而兴建、崛起，成为国内集团办院的首例。万杰集团是在中国改革开放的大潮中发展壮大起来的高科技民营企业集团，早在20年前就完成了初期资本积累，具有良好的企业信誉。万杰集团的发展壮大为万杰医院的发展提供了人才、资金的支持，医院的发展反过来又为集团的发展增加了知名度、科技含量和影响力。十几年来，集团为医院提供资金，担保投入12亿元，确保了医院高科技医疗设备技术的引进，同时还保证了医疗人才的引进和培养，如制定实施引进人才的优惠政策，用年薪制办法引进各学科带头人，增加每年派出国内和国外学习人员，对各项科研成果给予物质奖励等等，使万杰医院拥有各类技术人才500多人，其中知名专家教授60余人，为争创世界名牌医院提供了人才保证。

管理创新是兴院之策。孙启玉认为，科学的管理既是万杰医院持续发展的生命线也是万杰集团最有效的生产力。多年来，他们注重学习与借鉴国外管理经验，一方面推行与国际医疗标准接轨的管理模式，一方面继承传统医院的管理资源和医德建设，注重“以病人为中心，以质量为核心”的管理理念，突出“视年长者为父母，视同龄者为兄妹，视年幼者为子女”的服务方针，从而探索出了一套中西结合，洋为中用，既有民族特色，又有时代精神的“万杰模式”。

十几年来，万杰医院从发展战略、经营理念、管理模式、投资机制到技术创新、人才储备、医疗规模和整体素质都产生了深刻的变化和影响。前不久出席山东省首届神经肿瘤治疗新进展研讨会的部分神经外科和肿瘤专家认为，万杰医疗体系的建成，标志着万杰集团在向多元化发展，加快实现医疗产业化、规模化的进程中又迈出了坚实的步伐。

地　　址：山东省淄博市博山区经济开发区　淄博市博山区西过境路中段
邮政编码：255213
咨询电话：0533-4650222　4650000
传　　真：0533-4650830　4666666
网　　址：www.wanjiehospital.com

萬傑醫院

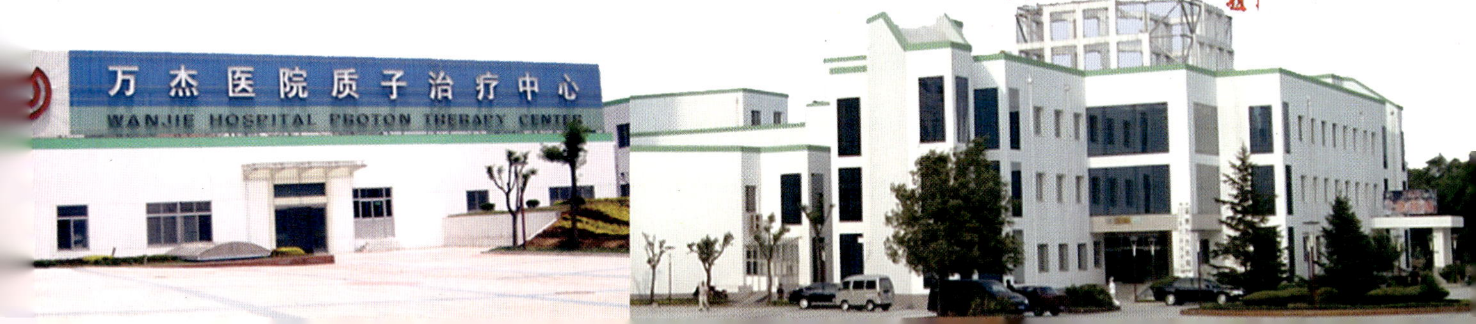

内蒙古自治区医院管理协会

以服务为宗旨，强化职能，努力做好协会各项工作

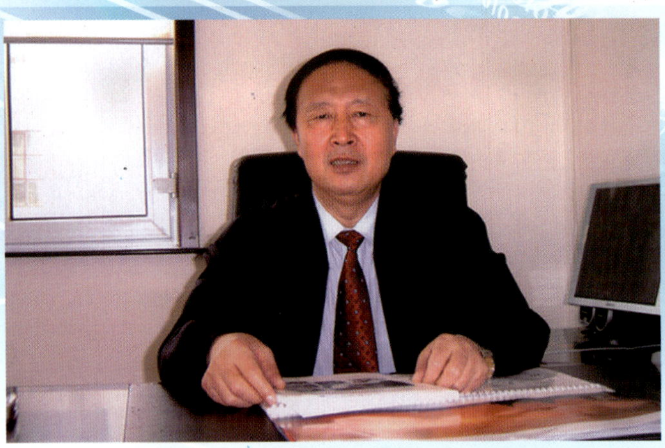

会长：刘树涛

内蒙古自治区医院管理协会成立于2003年1月，是自治区医院管理专业工作者的学术组织，也是全区各级各类医院自愿组成并具有行业协会职能的社会团体，直接受自治区卫生厅和民政厅的领导，具有独立法人资格的一级学会。协会现有单位会员183家，个人会员400名，理事119人，其中常务理事50名。办事机构设有办公室、2个分支机构、5个专业委员会。协会的主要职能是严格行业管理与自律；开展医院管理学术交流；制定有关医院标准管理规范及规章制度；培训和提高医院管理工作人员素质；加强对外联络及自身建设，推动内蒙古自治区医院管理工作事业的发展。

一、积极参与医院管理年活动

一是组织会员单位开展医院管理年活动。向全区医院发出《关于开展“以病人为中心，以提高医疗服务质量为主题”的医院管理年活动的倡议书》，号召和组织协会会员单位和广大医院管理工作者积极投入到医院管理年活动中去。二是把开展医院管理年活动作为协会的工作重点去抓。三是认真组织学习《医院管理评价指南》。四是修改内蒙古自治区二级、三级医院评审标准和实施细则。五是对“看病难、看病贵”问题进行专题调研。

二、加强行业自律，维护行业利益

2005年，协会倡议自治区各级各类医院围绕解决群众“看病难、看病贵”问题，深化改革，强化管理，认真执行“内蒙古自治区医院收费标准”对药费、医疗收费公示制度、一日清单制度。积极参与中国医院协会“百姓放心示范医院”的评选活动，推荐评选了自治区8家医院为全国“百姓放心示范医院”，对规范医院行业管理，起到了应有的行业示范作用。针对全区对医保工作反映的问题，组织召开了医保问题座谈会，充分发挥协会的职能作用，积极协助医院解决医疗纠纷，充分保障了会员单位的合法权益，维护了行业利益和声誉。

三、积极开展医院管理学术交流和人员培训

积极组织开展医院管理方面的培训和学术交流活动，注重引进国内外医院管理方面的新理论、新知识和新方法，推广医院管理方面的好思路、好经验、好做法，对提高医院管理水平起到了应有的作用。积极参加中国医院协会组织的各项活动，进一步加强与中国医院协会的交流和联系，认真落实工作要求，努力完成了中国医院协会交办的相关工作任务。推荐2名院长作为全国优秀院长候选人、2所旗（县）医院参加全国医院感染管理先进单位评选、3人参加全国医院感染管理先进个人评选。并成功的举办了多次学术研讨会和交流会。

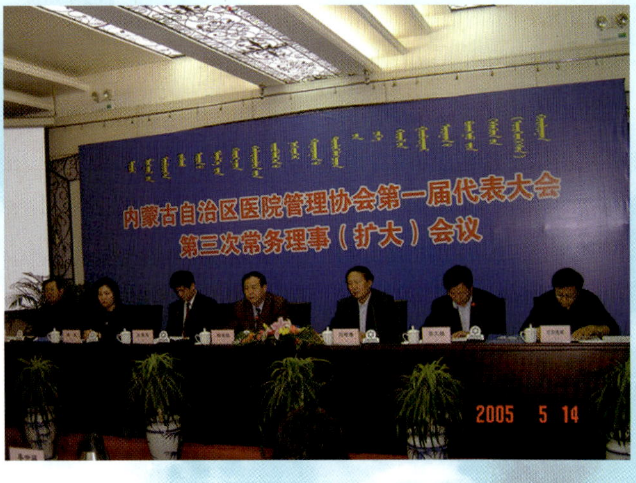

四、积极参与调研工作

协会联合卫生厅规财处先后对呼伦贝尔市医院、内蒙古林业总医院、内蒙古妇幼保健院等13所医院的经济投入补偿机制问题进行了调研，对全区公共卫生体系建设情况进行了调研，分别写出了调研报告，调研报告由自治区政协上报全国政协，受到全国政协的肯定和重视。受卫生厅委托，对全区部分盟市城市社区卫生服务建设和新型农村牧区合作医疗情况进行了调研。

五、加强自身建设，促进各项事业持续健康发展

2006年初，协会筹措资金对办公用房进行修缮，进一步完善和落实协会的各项日常工作和系列工作制度。按照协会《会章》规定和2005年工作计划，召开了一届三次常务理事（扩大）会，改选了常务理事14人。创办并印发了6期“内蒙古自治区医院管理协会通讯”，加强了医院管理方面的信息沟通。积极组织协会本职人员的业务培训，并充分利用网络优势，组织人员进行在岗自学，通过不断学习，进一步提高了业务人员综合管理水平和业务水平。

海南省医院协会

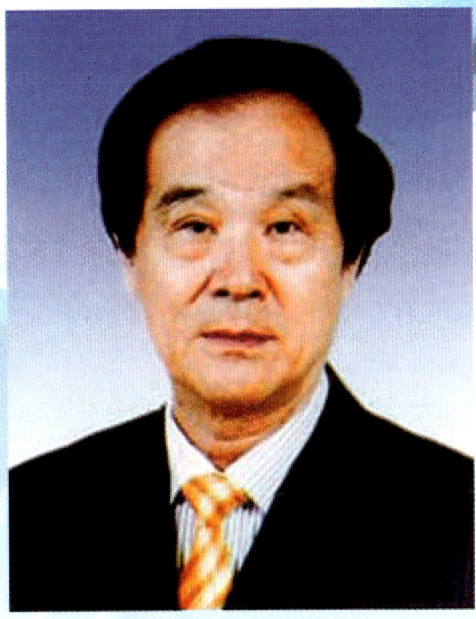

会长：刘庭芳

刘庭芳从事医院管理工作21年，先后在4家综合医院担任院长，出国援外期间在受援国国家医院工作4年。1998年底开始从事医院协会工作。近两年来，参加了国内数家知名高等院校EMHA课程的教材编写和教学工作。

刘庭芳先后在南京大学、英国威尔斯大学攻读管理哲学和MBA课程。近几年来，在多个国家和地区的100多家医院和大学进行参访、考察、研修以及作医管论坛专题学术演讲。2003年作为中国大陆首位医管人士，应邀出席了在美国旧金山举行的国际医院联盟高峰论坛，并正式成为该联盟的成员之一。

近五年来，受中国医院协会、省卫生主管部门和省内大型医院的委托，主持设计了有关“农村卫生服务体系建设”和“大型医院现代化发展战略”等四项课题，其中两项已结题，并在应用中产生了预期的社会效益和经济效益。

近三年来，先后撰写医院管理论文近20篇，其中15篇发表在国家核心期刊和健康报上。编写EMHA课程教材近20万字，在国内多所大学和新加坡国际管理学院为EMHA学员授课。先后应邀出席北京、上海等20个省（市）、自治区进行医院管理学术交流与演讲共40余场次。现主要兼职有：中国医院协会常务理事及其三个专业委员会的顾问，海南省卫生厅管理专家委员会主委，江苏省卫生厅咨询专家委员会委员，清华大学继续教育学院顾问、高级医管课程教授，新加坡国际管理学院高级顾问、客座教授，军队卫生政策与管理研究中心学术委员会委员（第二军医大学），安徽医科大学卫生管理学院兼职教授，台湾台北医学大学附设市立万芳医院顾问，台湾云林科技大学医院管理研究中心咨询委员。

海南省医院协会成立于1998年8月5日。时任海南省卫生厅厅长简梁盛受聘为名誉会长，刘庭芳为会长。协会有副会长7人，秘书长1人，常务理事31人，理事67人。下设质量管理与质量教育等12个专业委员会，内设办事机构有：办公室、学术培训部、海外联络部、财务部、开发部、会报编辑室。出版刊物有《海南省医院管理学术论文汇编》、《海南医院管理》报等。

多年来，协会在海南省卫生厅的领导和中国医院协会的指导下，积极参与全省医疗卫生机构的改革，如由协会参与设计的“省内的医药购销制度的改革及监督管理”得到了国家六部委的肯定，并将海南省列入全国药品集中招标采购试点省份。协会受省卫生厅的委托，编写了全省医疗质量评价与督查标准和海南省第二周期医院评审试点工作方案，并承担了“保亭县县乡村卫生管理分段一体化模式与方略”课题研究的设计，具体负责县一级“中心”的试点工作。课题通过了专家的可行性论证，并在多个国家学术刊物上发表、转载。另外还承担了省内大型医院“医院基本现代化与发展战略”课题的设计、调查与研究，为医院的可持续发展探索出了一套新的发展模式。

协会先后组织海南省县级以上医院的院长和大型医院的中层干部、科主任、护士长共200多人次赴新加坡国际管理学院接受医管高级培训，组织五批共近百名院长赴欧洲、日本、澳大利亚、新西兰、韩国、香港、台湾等30多个国家和地区参观、考察、学习。通过主办、协办、共办和组织外出四种形式，举办各种论坛、培训班共二十期，受训人员近3000人次；成功举办了两届“海峡两岸医院管理”论坛。以上活动的开展进一步拓展了全省各级医院管理者的思路和视野，引进了国内外医院的理念、模式和管理经验，进一步提高了全省各级各类医院的管理水平和医疗服务质量。八年来，协会先后推荐了四名全国优秀院长、五名专业委员会先进工作者和五家“百姓放心”医院。在海内外业界同仁的厚爱与关心支持和全省医院管理工作者的共同努力下，协会在国内业界和海外周边地区行业内已形成初步的活动平台和学术地位。为此，谨借此机会一并向所有关心、支持和鼓励过协会的各级领导、海内外学界的前辈、省内外的同仁们表示最衷心的感谢！

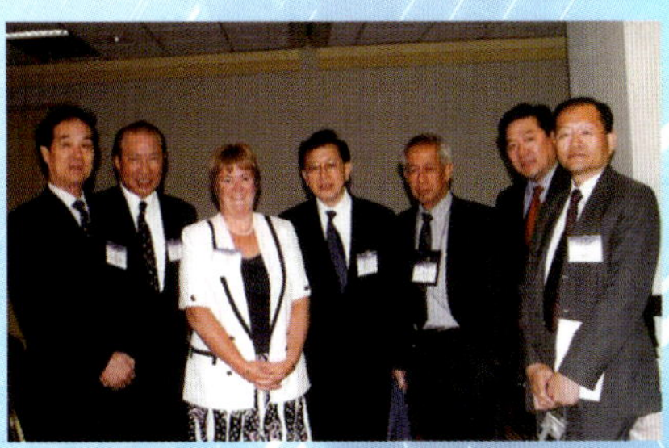

2003年7月，刘庭芳会长（左一）应邀参加了国际医院联盟在美国旧金山召开的全球医院管理峰会，并作为加入国际医院联盟的首位中国大陆医院管理专家，和国际医院联盟主席等部分世界著名医院管理专家合影。

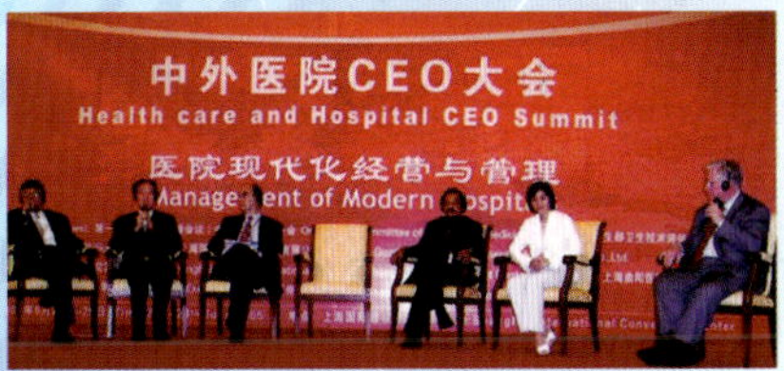

刘庭芳会长（左二）应邀在上海国际会议中心出席首届世界医学高峰论坛，暨中外医院CEO大会，同来自美国、英国、加拿大、印度、马来西亚等国的医学会会长及参加会议的中外来宾，进行即席现场讨论与交流。

地　　址：海南省海口市龙昆北路15号中航大厦A座5楼　邮政编码：570125　E-mail:Ltf@Wst.hainan.gov.cn
传　　真：0898-66724062　电　　话：0898-66724375/66745762

中国医科大学附属第一医院

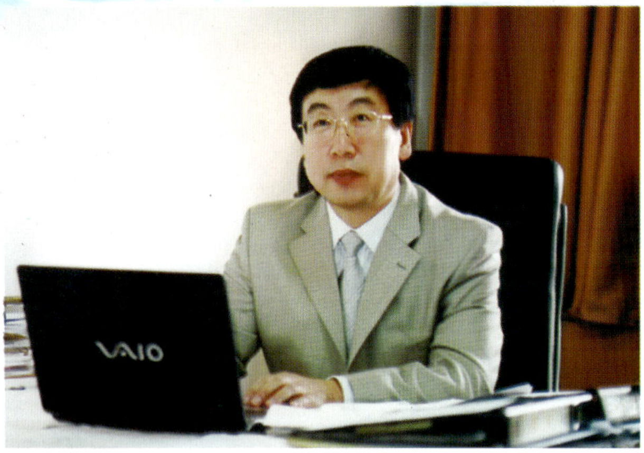

院长：徐克教授

中国医科大学附属第一医院建于1907年，现为国家三级甲等医院，是国内一所大型综合性医院，也是一所具有革命光荣传统的医院。目前开放床位1450张，职工2503人，其中中国工程院院士1人，教授、副教授405人，博士生导师117人，硕士生导师221人。国家重点学科2个。日门诊量4000余人次，年出入院病人35000人次。拥有PETCT、PET加速器、核磁共振、64排多层CT等医疗设备近3.6亿元。医院建筑面积12.1万平方米。

1998年以来，共获各级课题652项，获金额5269.9万元，有132项科研成果在全国、省、市获奖。肿瘤科的“胃癌三早与胃癌现代外科治疗的研究”获国家科技进步二等奖；耳鼻喉科的“喉癌的基础与临床治疗研究”获国家科技进步二等奖；肿瘤研究所第四研究室的“胃癌及其癌前病变分子定理学机制与临床应用研究”获国家科技进步二等奖；放射科的“布加氏综合症介入治疗新技术及临床应用”获国家科技进步三等奖；器官移植科开展“胰肾联合移植手术”达到国际较高水平；国家“九五”科技攻关课题“胃癌高发现场高危人群综合防治研究”获得国家科技部验收通过。艾滋病研究所是目前国内艾滋病研究的主要力量，其研究成果在国内外权威杂志发表，引起美国、法国、以色列等国家学者的重视。在中国科技论文统计源期刊上发表论文3542篇，2005年全国医院论文大排榜，医院排名在第16位。医院降低药品收入比例，药品收入始终占医疗收入的40％以下。2006年窗口服务，省卫生厅评分达到98分。

医院的发展宗旨是把社会效益放在第一位，以诊治疑难急重症为己任，以建设国内一流的全方位数字化大型综合性研究型医院为目标。

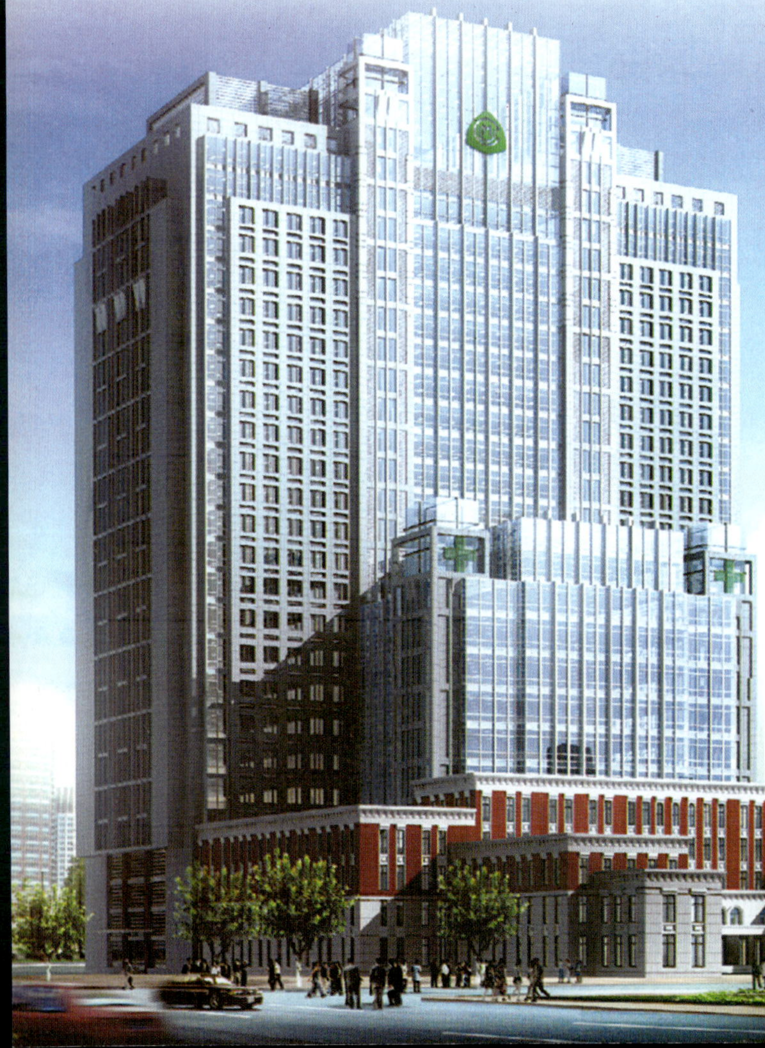

新门诊内科病房楼效果图

济南军区总医院

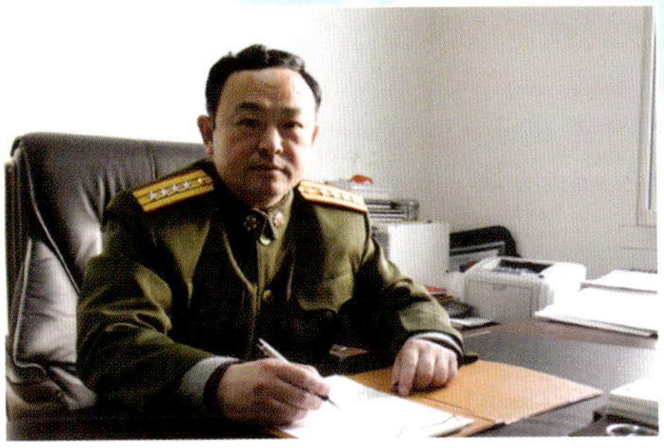
院长：刘海军

济南军区总医院位于泉城济南，是一所历史悠久、技术力量雄厚、医疗设备完善、服务质量优良的大型综合性三级甲等医院，是“第二军医大学临床医学院”、“第四军医大学教学医院”、泰山医学院和锦州医学院的硕士研究生联合培养点，建有国家人事部和全国博士后管理委员会联合授予的博士后科研工作站。

医院占地面积20.9万平方米，医疗用房9万平方米，病房大楼4.2万平方米，开设床位1100余张，设置54个专业科室，拥有PET/CT、SPECT、超级伽玛刀、磁共振、双向数字减影X光机、遥控摇篮床X光机、全身X刀、γ一刀、后装铱治疗机、直线加速器、多弹头自动导航RF肝癌治疗系统、细胞刀、彩超、高压氧舱群、碎石机、全自动生化分析仪等价值近3亿元的医疗设备。

医院拥有高职专家近300名，博士生、硕士生导师46名，享受国家特殊津贴专家20名，并有60余人在全国、全军和省级、军区级学术委员会担任副主任委员以上职务，学术影响力强，人才优势明显；拥有国家临床药理基地、全军神经内科中心、全军创伤骨科中心、全军肾移植与血液透析诊疗中心、全军肝硬化治疗中心、全军计划生育优生优育中心等6个全国、全军专科、专病中心及10个军区研究所、医学专科中心。骨创科作为龙头科室，带动了创伤修复、显微再造、脊柱矫形、关节重建、骨肿瘤综合治疗、脊髓修复、假肢与矫形器安装等一批领先学科群；全军肾移植与血液透析诊疗中心以慢性肾功能衰竭为主攻方向，肾组织活检、血液净化、肾移植等在全国具有较高的知名度，每年完成肾移植100例以上，肾移植手术总数达到1600例；消化内科作为全军肝硬化专病诊疗中心，开展的内镜下介入治疗和食管静脉曲张套扎治疗技术达到较高水平；血液病科作为中华骨髓库供髓单位，每年开展造血干细胞移植20余例；肝胆外科在山东省开展了两例活体肝移植手术；脊髓修复科积极应用自体干细胞和异体髓鞘细胞联合移植治疗中晚期脊髓损伤，达到较高水平。“十五”以来，医院承担各类课题40余项，共获各项成果奖91项，在统计源期刊发表论文2000余篇。

医院积极参与国家医疗卫生事业建设，是联合国儿童基金会授予的“爱婴医院”，“百姓放心示范医院”。近年来相继开展了“爱心夕阳红、爱心快车”、“爱心复明”、“癌症康复阳光工程”、“专家进社区”等一系列爱民惠民医疗活动，为贫困先心病、冠心病、白内障患者、癌症患者筹资近500万元，得到人民群众的一致好评。

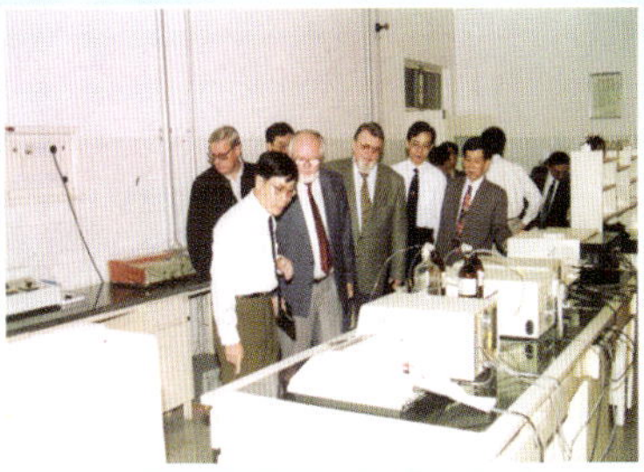
全军神经内科中心

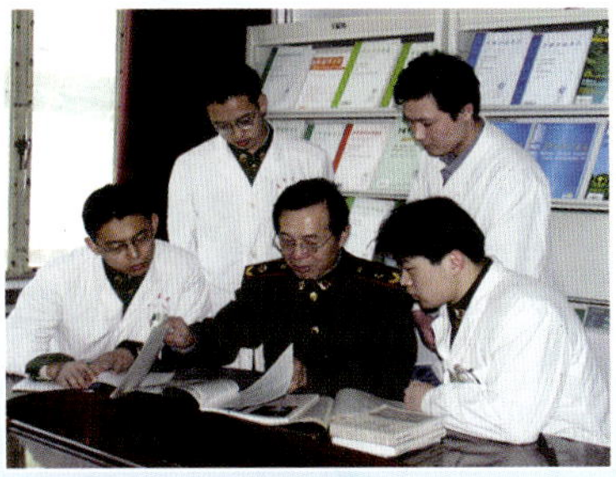
全军创伤骨科中心

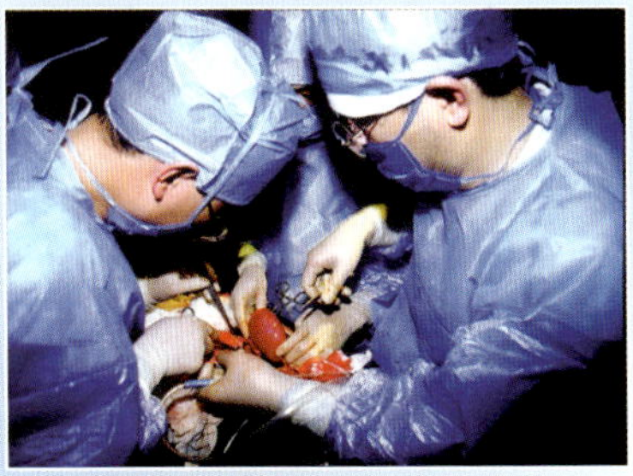
全军肾移植与血液透析诊疗

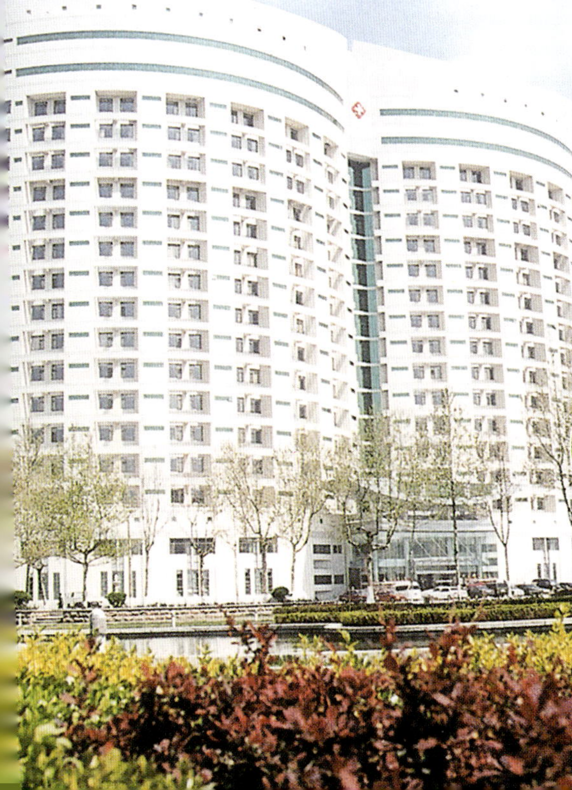

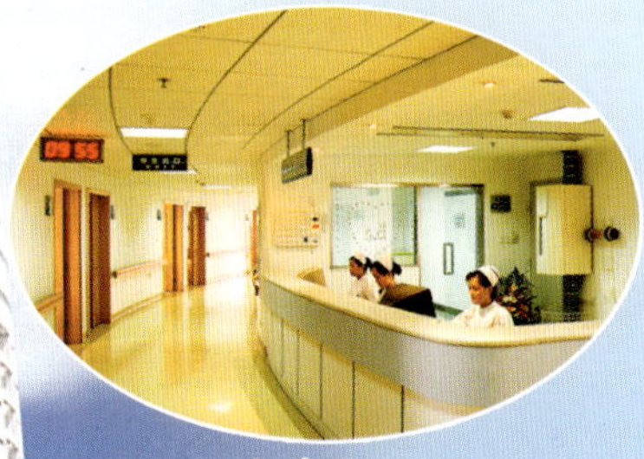
完善的设施

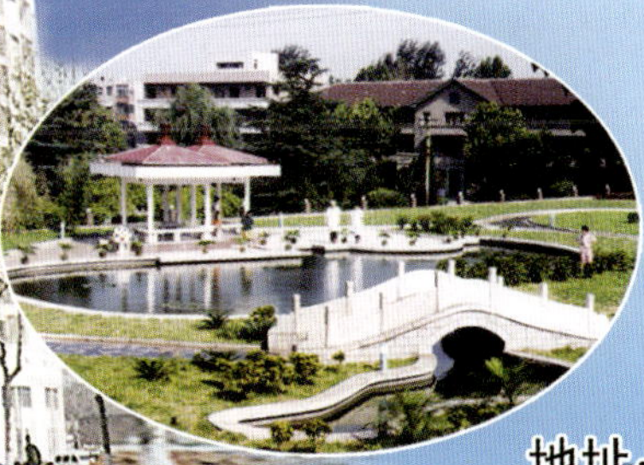
优美环境

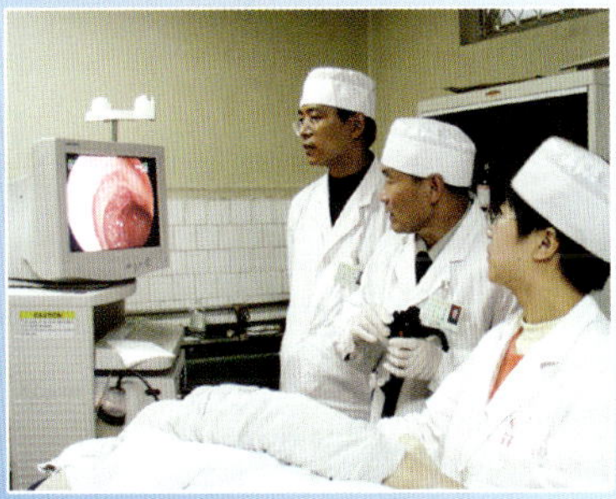
全军肝硬化治疗中心

地址：山东省济南市师范路25号
邮编：250031
电话：0531-82166110
网址：http://www.jnjqzyy.cn

广州军区广州总医院

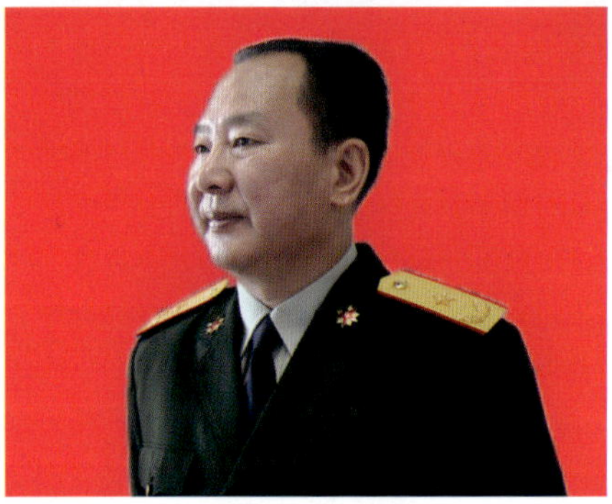

院长：黄始振

广州军区广州总医院始建于1933年，地处广州市流花路，坐落在风景秀丽的流花湖畔，占地面积21万平方米，设置专科51个，展开床位1200多张，年门诊量80余万人次，年收容病人2.5万人次，年手术15000多台次。医院拥有创伤骨科、呼吸内科、临床麻醉科、激光整形外科、神经外科、下尿路疾病诊治和临床护理示范基地（中心）等7个全军医学专科中心及全军卫生信息技术基地、国家临床药物试验机构和国家风湿病重点专病中心；拥有肿瘤分子生物学、急危重病、泌尿外科等3个广州军区医学研究所和心血管内科、肾脏病科、神经外科、消化内科、中西医结合、皮肤科、老年病科、护理中心等8个军区医学专科中心及泌尿外科、药剂科、中医科等3个广东省医学特色专科。近年来，医院建设发展较快，已成为一所规模宏大、专科齐全、人才济济、技术精良、设备完善、环境幽雅、服务一流，集医疗、教学、科研、预防、保建、康复为一体，实行全方位、多层次服务的大型综合性三级甲等医院。

医院技术力量雄厚，拥有一支结构合理、梯次配套、技术精湛、德才兼备的专业技术人才队伍，目前有卫生技术人员1600余人，其中高级技术人员300余人，博士、硕士研究生近300人，21名专家享受政府特殊津贴，16人次获军队优秀专业技术人才岗位津贴。医院还实施了“与巨人同行”发展战略，聘请了20多个国家和地区的60多位世界医学专家为高级技术顾问，每年定期来院讲学、会诊、手术及指导科研。近年来，医院进一步加快专科技术建设，形成了一批优势学科群，如心脏外科中心、生物治疗中心、脑病医疗中心、器官移植中心、皮肤性病诊疗中心、康复医疗中心等。在颅脑疾病的伽玛刀治疗、脑功能区病变手术、复杂心脏疾病的手术治疗、肺心病、上位颈椎损伤、多器官功能衰竭、麻醉的药代动力学研究、尿道下裂或狭窄诊治及激光整形技术等方面具有较强的技术优势，达到军内较高水平；在微创外科技术、介入诊疗技术、体外循环技术、放射治疗技术、器官移植技术、生物治疗技术、激光治疗技术等方面有较强的特色，达到军内较高水平；在冠心病介入治疗、肝胆胰疾病的内镜下介入治疗、哮喘、糖尿病、甲状腺疾病、IgA肾炎、严重颅脑损伤、血栓性脑疾病、脑肿瘤的伽玛刀治疗、胆道疾病、乳腺疾病、喉切除及功能重建、鼻窦镜诊疗技术、人工牙种植技术、糖尿病视网膜病变、不孕症、肿瘤的综合治疗、小儿肾病、风湿病的中西结合治疗、血液净化技术以及老年、幼儿手术麻醉及监测方面处于广东省较高水平。“十五”期间，医院共获得科研成果286项，其中国家、军队和省部级重大科技成果43项，获国家、军队和省市基金课题95项，科技论文在全国医院的排名列29名。

医院拥有PET/CT、Leksell-C型伽玛刀、1.5T核磁共振(2台)、双螺旋CT(2台)、双探头ECT、大型数字减影仪（DSA）、眼科准分子激光治疗仪、大型高压氧仓、DR和CR全数字化影像系统、钼钯乳腺机、高能和低能直线加速器、全身立体定向适形放射治疗系统（光子刀）、神经导航手术系统、细胞刀、超声刀、激光刀、腹腔镜、胸腔镜、关节镜，以及中心供氧、中心吸引和气压传输系统等医疗设备，设备总价值4.5亿元。还建立了完善的PACS系统，实现了图像的全数字化传输。此外，医院建有洁净手术室18间，新改造的ICU监护病房设备完善、功能配套。医院还投资2千多万元，建成了连接全院各科室的计算机网络，迈入了数字化医院行列，成为广东省信息化建设示范单位。

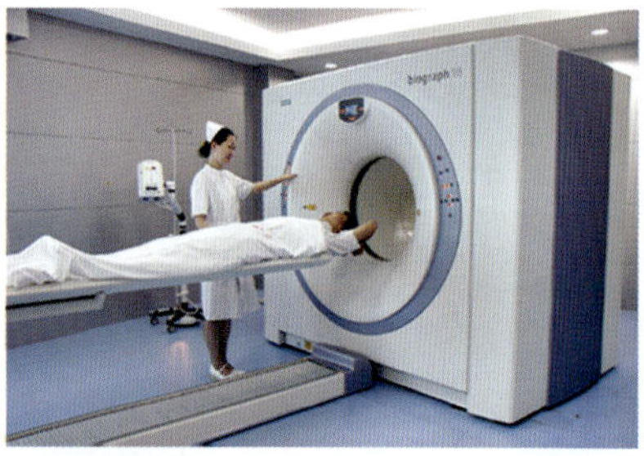

近年来，医院投资数千万元，对医院进行了全面的建设和改造，使院容院貌发生了巨大的变化。医疗大楼与华侨楼相映成趣，占地近万平方米的文化广场、休闲广场、雕塑广场和科技文化中心别具一格。住院部设有单人、双人、三人和家庭式病房，病房整洁舒适、全中央空调、独立卫生间，配有电话、彩电及24小时热水供应，院内还设有商场、招待所、影院、邮局、商务中心、餐厅、发廊等，为病人和陪同人员提供了方便优质的服务。

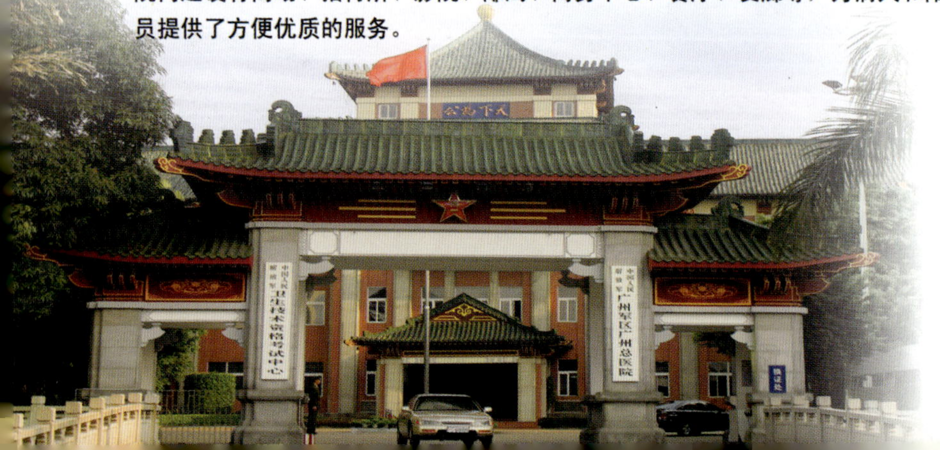

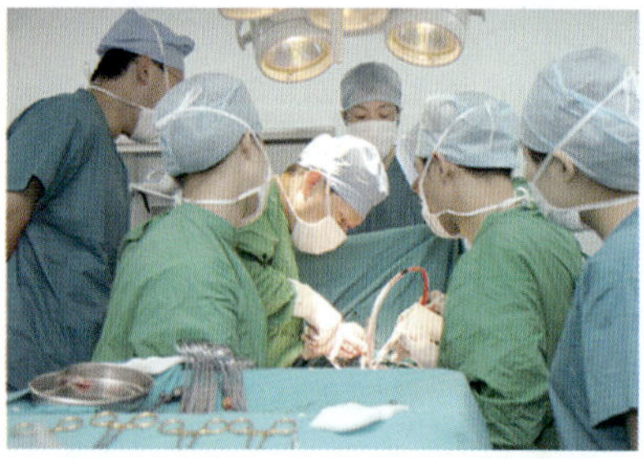

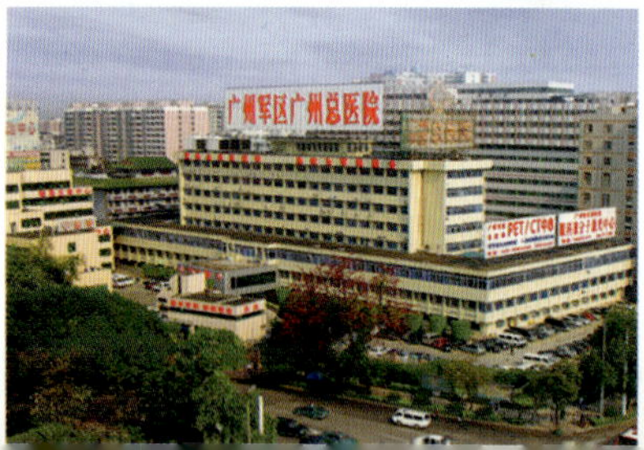

南京军区福州总医院全军医学检验研究所

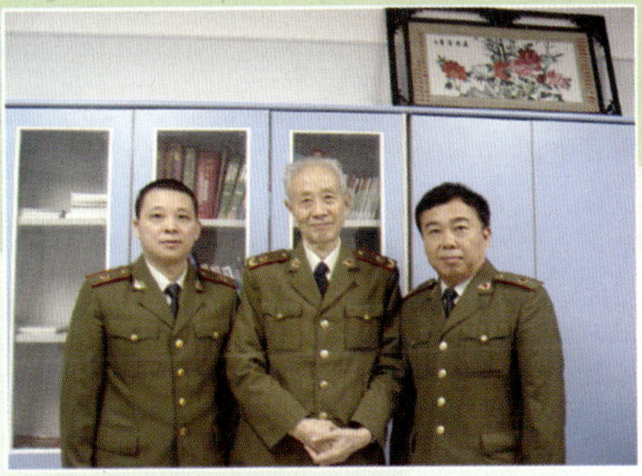

朱忠勇（中）全军医学检验研究所所长，教授，博士生导师
兰小鹏(右)全军医学检验研究所副所长，检验科主任，博士，硕士生导师
兰风华(左)全军医学检验研究所副所长，实验科主任，博士，硕士生导师

南京军区福州总医院全军医学检验研究所，前身为1978年组建的全军医学检验中心。成立之初仅为单一科室，现已发展成由检验科、实验科组成的医、教、研联合体。学术带头人是享誉军内外的检验医学泰斗朱忠勇教授，为主任技师、一级教授；现有人员50名，平均年龄约40岁，有博士后1人，博士4人，硕士8人，高级职称13人，出国留学人员5名，硕士生导师3人。全所现有仪器设备总价值5000多万元，既拥有实验室自动化流水线，还有相对独立、价值近1000多万元的科研设备。在快速检验、实验室自动化、实验室信息化管理、检验结果自动发布以及远程检验服务等方面居国内较高地位。

研究所为博士后科研工作站、第二军医大学和福建医科大学的硕士研究生联合培养点、福建医科大学医学检验系临床教研室，现已培养博士后3名，硕士研究生26名，接收实习生500多名、军内外进修生300多名。

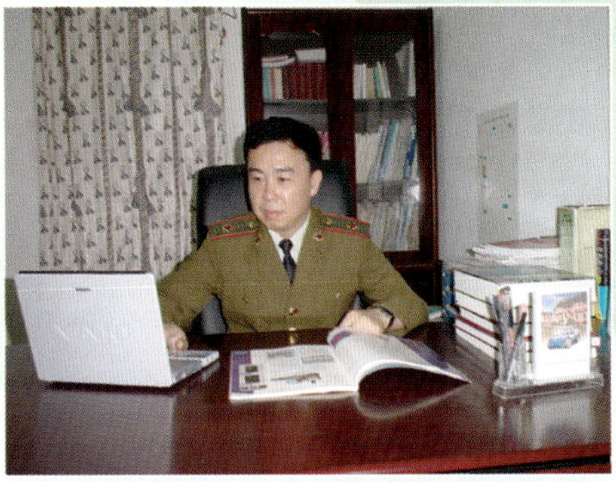

兰小鹏：全军医学检验研究所副所长，检验科主任，博士，硕士生导师

科研方向为遗传病的分子基础和分子诊断、自身免疫病的实验室诊断、临床蛋白质组学研究、DcR3的基础与临床研究、DNA避孕疫苗的研究、RNA干扰以及适体技术的应用研究等。“九五”以来，先后在《Blood》、《Br J Haematol》、《J Immunol Methods》、《Hybridoma》、《Clin Chim Acta》、等国际杂志发表论文12篇，在国内核心期刊发表论文100多篇，获军队科技进步三等奖以上9项，其中国家科技进步二等奖1项、军队科技进步一等奖1项。科技成果转化创产值1000多万元，开展了具有国内外较高水平的专科特色技术20多项。现承担军队“十一五”科技攻关项目、南京军区医学科研“十五”和“十一五”重点项目、福建省社会发展重点项目、福建省国际合作重点项目、福建省自然基金项目、福建省青年人才创新项目等十几项科研项目，共获得科研基金600多万元。

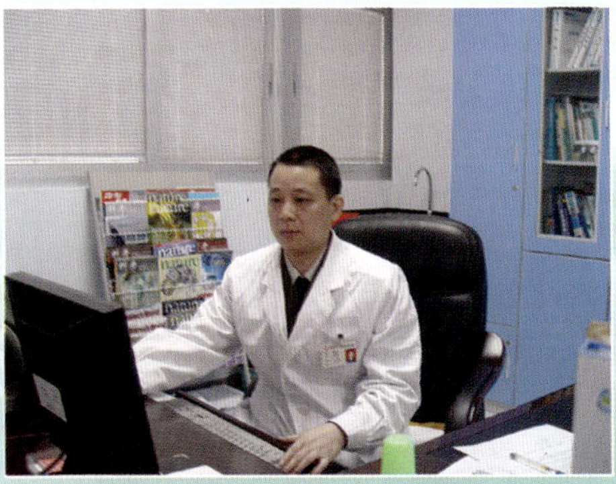

兰风华：全军医学检验研究所副所长，实验科主任，博士，硕士生导师

作为国内优秀的检验学科，福州总医院全军检验医学研究所正以强劲的势头在临床检验、医学教育、科研开发等方面朝着国内外更高水平快速发展。

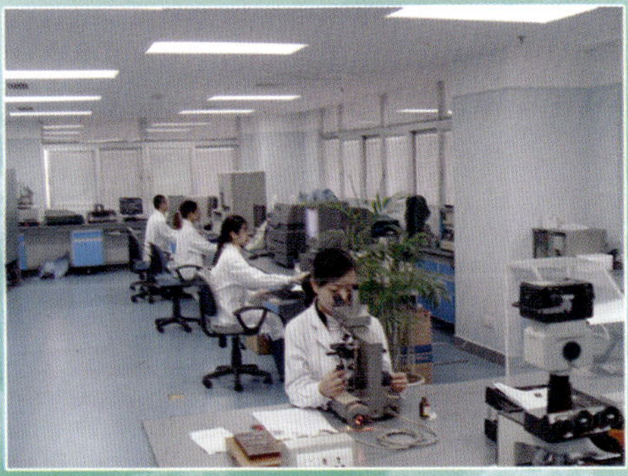

实验科中心实验室

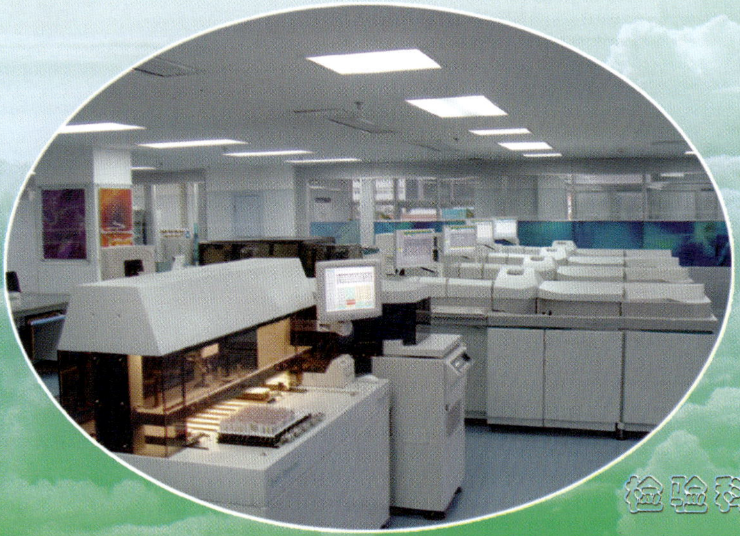

检验科自动化检验流水线

中国人民解放军第八一医院

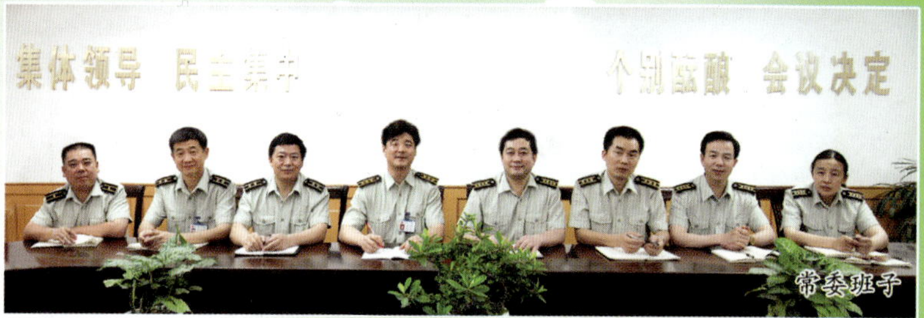

常委班子

中国人民解放军第八一医院是一所历史悠久，集医疗、教学、科研、预防及保健为一体的综合性三级甲等医院。2004年11月顺利通过国家食品药品监督管理局的药物临床试验机构认证评审，获得资格认定证书。2002-2004年连续三年获南京市医保评分第一名。2005年获首批“南京市医保诚信单位”称号。2006年在“江苏省万人评议医疗机构”活动中取得了南京市第一的好成绩，被授予“最佳满意度综合医院”的奖牌。

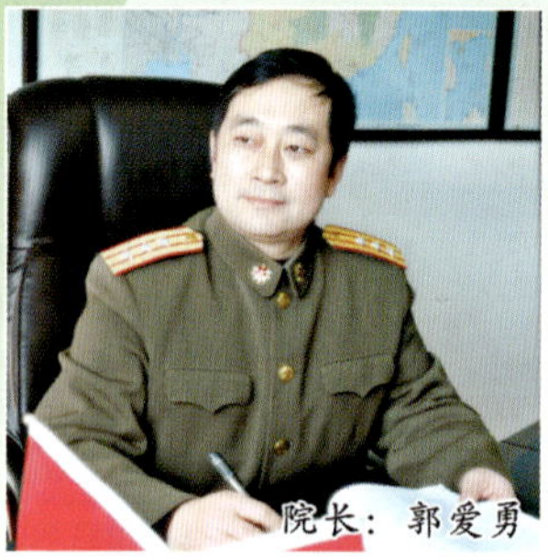
院长：郭爱勇

医院位于南京市太平南路，地处市中心繁华地段，邻近新街口和夫子庙。医院目前展开床位650张，现有研究生以上学历人员91名（其中博士后2名，博士13名，硕士76名），高级技术职务111名，获得国务院政府津贴专家3名。医院拥有全军肿瘤中心、南京军区肝病研究所、南京军区计划生育优生优育技术中心及肝脏移植、鼾症治疗、超声介入诊断等南京军区专病中心。医院还承担南京军区博士后流动站及第二军医大学、南京医科大学等10多所军、地医学院校的博士生、硕士生带教和临床教学任务。

全军肿瘤中心经过20多年的建设，以肿瘤早期诊断和肿瘤综合治疗为主攻方向，逐步提高了肿瘤诊疗水平。目前中心能熟练应用手术、化疗、放疗、生物治疗等综合治疗手段，提高肿瘤治愈率和病人生活质量，延长了患者的生存时间，使肿瘤的综合治疗效果达到国内较高水平。中心学科带头人秦叔逵教授、主任医师、博士生导师获得军队特殊科技专家岗位津贴和南京军区科技英才奖。医院自主发明的肺癌早期诊断立体定位仪，对肺部1cm左右微小病灶穿刺定位一次成功率达90%以上，已开展1500例，居国内较高水平。肿瘤内科已经成为拥有三个病区、140张床位和一个高能超声聚焦治疗中心的超大科室，承担了博士后流动站及博士生、硕士生的教学任务。肿瘤中心外科开展消化道复发肿瘤再手术取得良好效果；已完成98例同种异体肝脏移植和1例肝肾联合移植手术；放疗科拥有数字模拟定位系统、大型加速器、全身伽玛刀等设备。

南京军区肝病研究所瞄准国内外专科发展方向，结合自身特点，紧紧把握重症肝炎、慢性病毒性肝炎和新型病毒性肝炎的诊治为突破口，规范专科的诊治方案，提高重型肝炎治疗存活率。总结1260例各类重型肝炎中，总体存活率达61.54%，其中早期治疗存活率达82.77%，中期60.48%，晚期14.35%，提出了早期诊断、及时治疗、预防各类并发症是重型肝炎治疗的关键。主编了科技部国家重肝科技攻关课题资助项目《实用人工肝及血液净化操作手册》。

耳鼻咽喉科军区鼾症中心，采取多种方式治疗鼾症，取得了较好的效果，等离子治疗达到国内较高水平，其中局部麻醉下治疗腺样体和舌根部淋巴组织增生为国内首创。

医院现有医疗设备2000余台，价值1.6亿元人民币，主要有PET/CT、核磁共振、多层螺旋CT、直线加速器、伽玛刀、X刀、后装治疗机、超声聚焦刀、彩色B超、全自动电泳仪、数字胃肠机、各类电子镜等医疗设备。

“十五”以来，获各类科技进步奖22项，其中省部级二等奖4项，共发表学术论文600余篇。全军肿瘤中心创办的《临床肿瘤学杂志》于2005年底获准进入国家科技部统计源期刊。

医院目前拥有能够容纳500张床位的综合病房大楼，每个病房均有中央空调、中央吸引、有线电视、24小时热水，就医环境舒适。一幢4.5万平米智能化的门诊住院大楼正在兴建中，两年后投入使用。医院合理诊疗，收费规范，严格执行物价和医保部门的规定，提供8台电脑触摸屏，方便患者查询价格、费用和医院情况，出院提供明细住院清单。注重医德医风建设，严格管理，树立了军队医院廉洁自律、依法行医的良好形象。

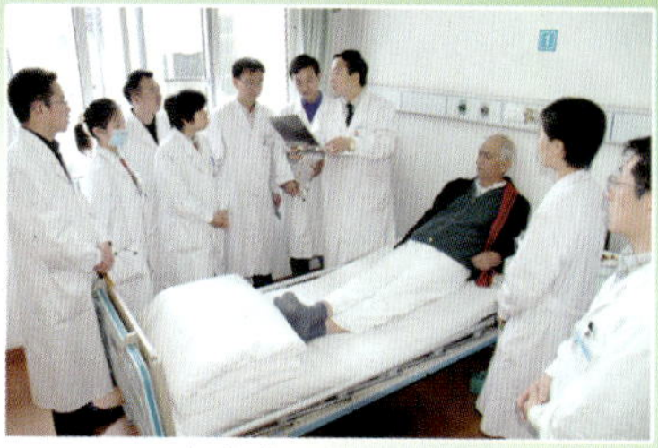
肿瘤中心主任查房

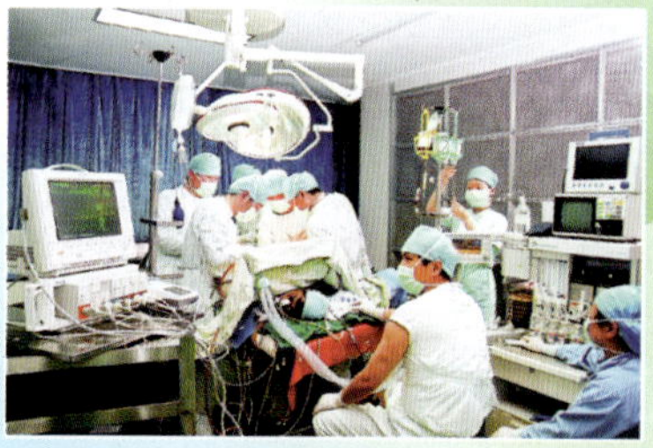
肝移植手术

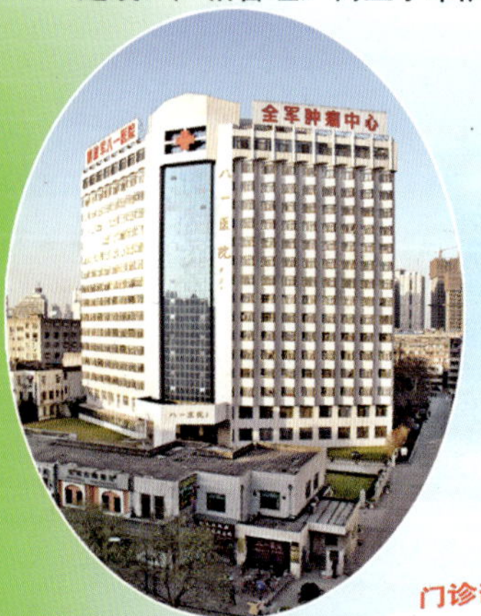

病房大楼

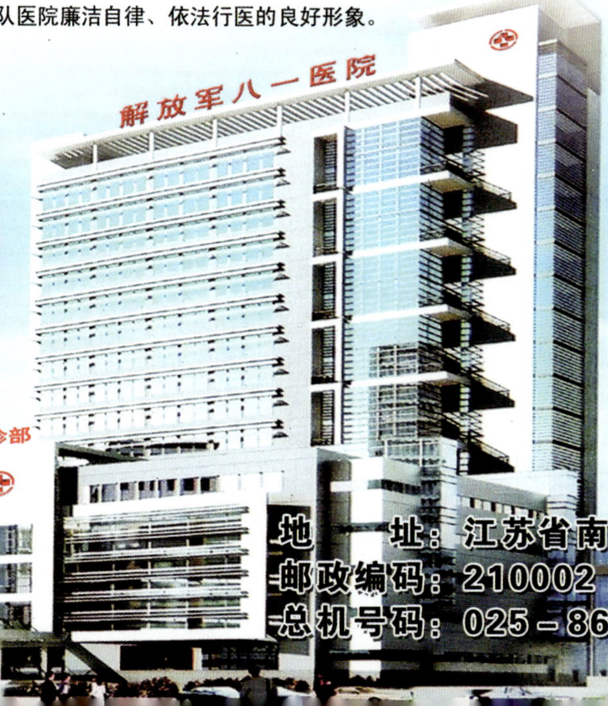

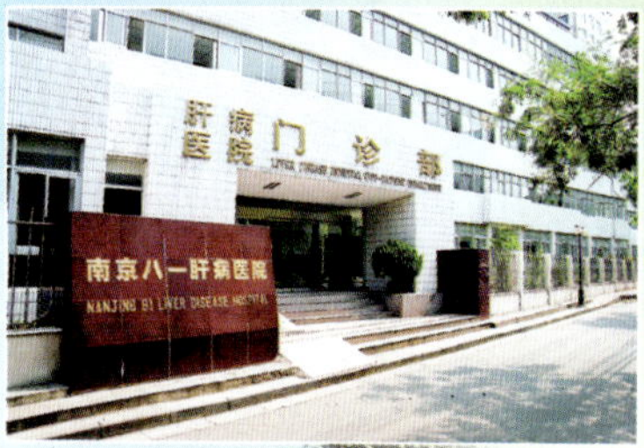

肝病医院门诊楼

地　　址：江苏省南京市太平南路34标34号
邮政编码：210002
总机号码：025－86648090、80864499

解放军第一一三医院

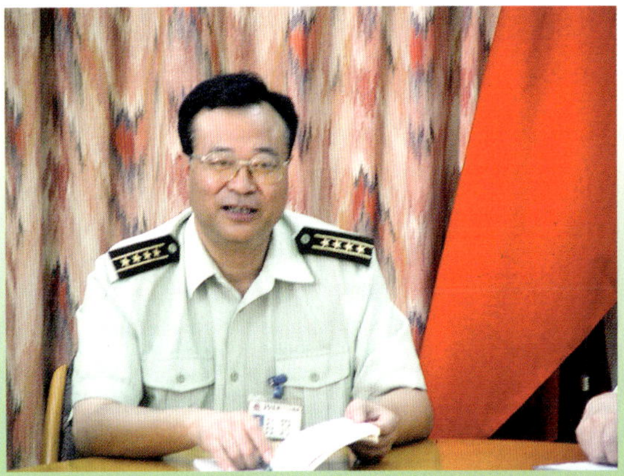

院长：周建生

解放军第一一三医院位于浙江省宁波市，是一所集医疗、教学、科研、保健、康复为一体的综合性三级乙等医院。建院50多年来，医院坚持“质量建院，科学强院”的发展战略，坚持以人为本，推进科技创新，加强科学管理，促进全面发展。

医院现编设30个科室，展开床位600张。拥有博士后、博士、硕士24名，各类高中级专业技术干部200多人。骨科、泌尿外科分别是南京军区脊椎外科中心和南京军区（浙江）腔内泌尿外科中心；肿瘤、高压氧、烧伤、普外、消化、心内、老年病、呼吸、病理等专科技术力量雄厚，在当地有较高声誉。医院先后被浙江医学高等专科学校等5家医学院校定为教学医院。

近年来，医院加大医疗设施和装备建设的投入，新建了2.1万平方米的病房大楼及5千平方米智能化的门诊部，新增了西门子多排螺旋、菲力普CT磁共振、东芝DSA、爱克发CR、直线加速器、X刀、氩氦刀、全自动生化分析仪、各型胃肠镜、电子支气管镜、腹腔镜、椎间盘镜、关节镜、输尿管肾镜、等离子气化电切镜、钬激光结石治疗系统、准分子激光治疗仪等一大批医疗设备，医疗设备总值8000余万元。为提高快速救护能力，成立了“120急救中心113医院分站”。结合实际，制定了一整套救护预案，与地方交警、高速公路交警支队和“110”实施整体急救联动。

医院是宁波市（慈溪、奉化、余姚、象山、宁海）城镇职工医疗保险、农村基本医疗保险定点医疗机构。连续多年被宁波市评为卫生行业建设“先进单位”和物价信得过单位。

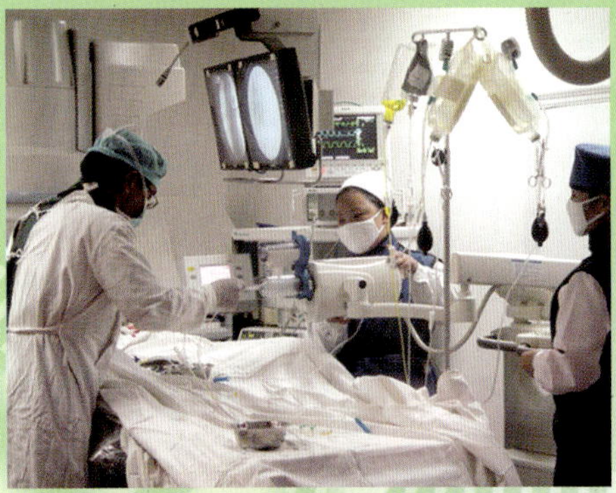

大型DSA－介入治疗脑血管病变

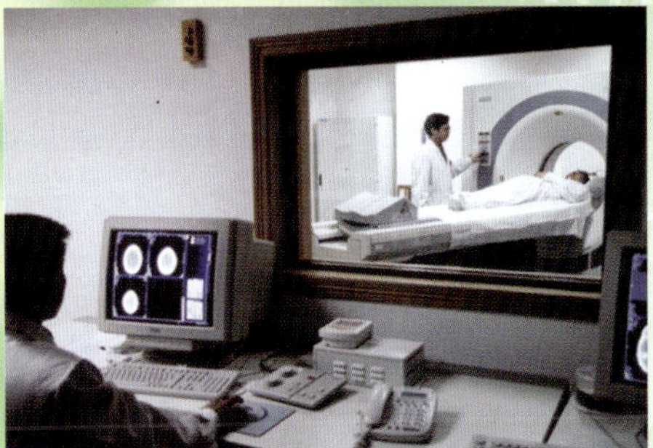

西门子多排CT

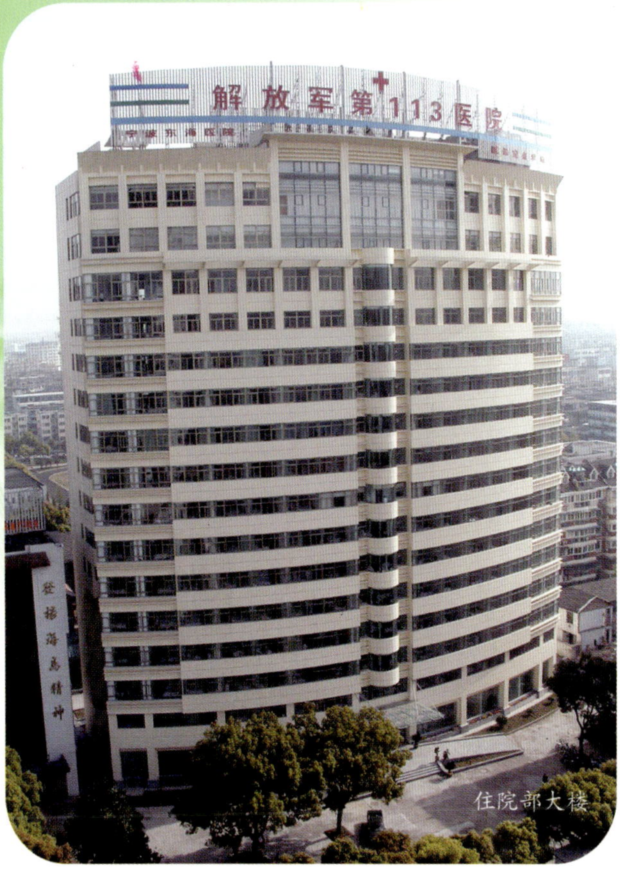

住院部大楼

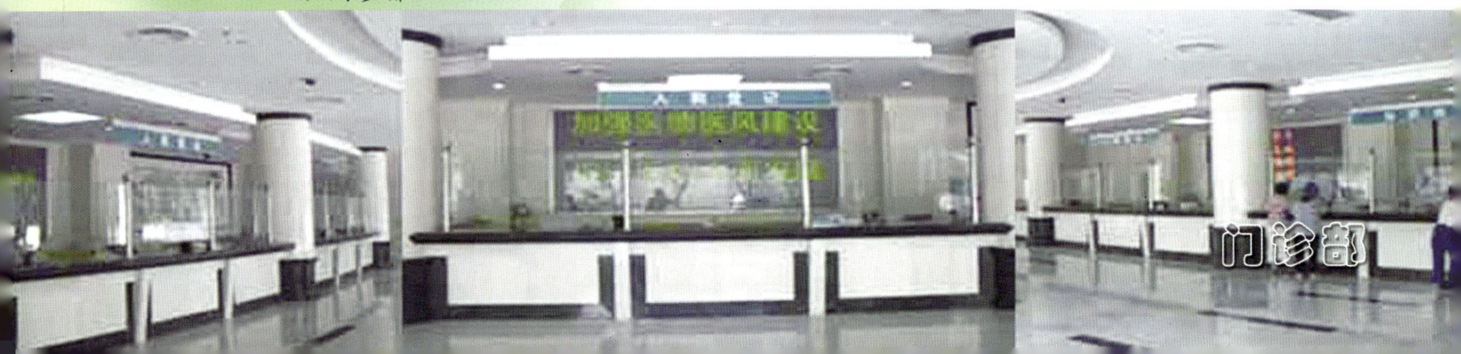

门诊部

解放军第152中心医院

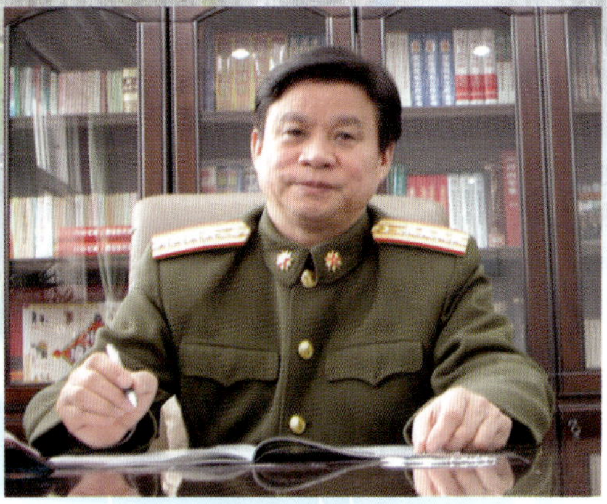

院长：卜祥振

中国人民解放军第152中心医院是一所三级甲等医院，医院位于河南省平顶山市市中心，营区占地面积320亩。医院绿树成荫，环境优美。多年来，医院党委始终把握正确的建院方向，坚持走质量建院、人才兴院、科技强院和服务立院之路，全面建设实现了跨越式发展。医院先后被确立为城镇职工医疗保险定点医院；工伤保险、劳动保险、工伤鉴定、法学鉴定单位；新型农村合作医疗定点医院。是“百姓放心医院”，“全军绿化管理先进单位”。

医院现有科室32个，展开床位700—800张。近年来，医院把“病人至上，患者满意”作为医院的发展宗旨，以优秀的人才、优势的技术、优良的设备、优质的服务、优美的环境为驻地人民和基层官兵服务。专业技术人才济济，专家学者汇聚一堂，其中博士研究生8人，硕士研究生39人。人才兴，事业兴。近五年来，医院开展新业务、新技术150多项，其中心脏病诊疗中心开展的冠心病介入诊疗技术、快速心律失常射频消融术等技术；眼科准分子激光治疗近视、人工晶体植入术、视网膜玻璃体切割、青光眼手术等技术；内镜下支气管支架置入术、自体骨髓移植入术、X—刀技术、超声聚焦刀技术、脑立体定向手术、胃癌根治术、原发性肝癌切除术、断肢再植术、子宫肌瘤自凝刀治疗术等达到河南省和济南军区较高水平。在医院发展上，走出“重点突破，整体推进”的路子，以专科发展带动其它科室整体提升，培育了心脏内科、心胸外科、眼科、理疗科、呼吸消化内科、肿瘤科、肝胆外科、泌尿外科、肾内科、神经外科、烧伤科、检验科、特检科、放射科等一批在当地有影响的专科群，在平顶山地区乃至省内外都已形成优势。在设备上，拥有总价值超亿元的各类仪器设备1300多台（件），如准分子治疗仪、OCT机、彩色多普勒、超导核磁共振、全身CT、数字减影系统、大型X光机、X-刀、伽玛刀、氩气刀、超声聚焦刀等医疗设备，满足各种适用性检查。

目前，医院已发展成为一个集预防、医疗、保健、教学、科研为一体功能齐全的综合性医院。

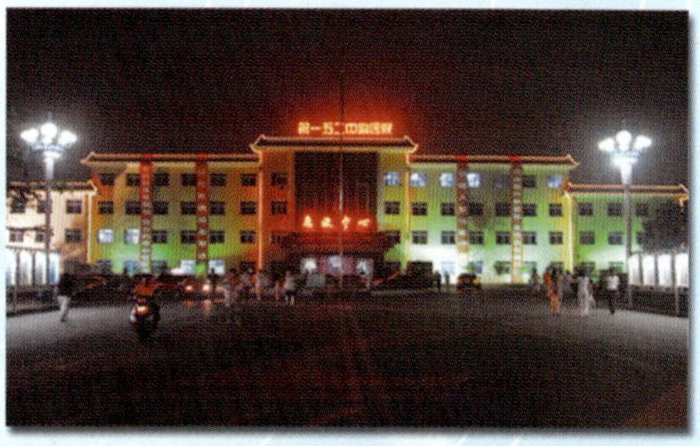

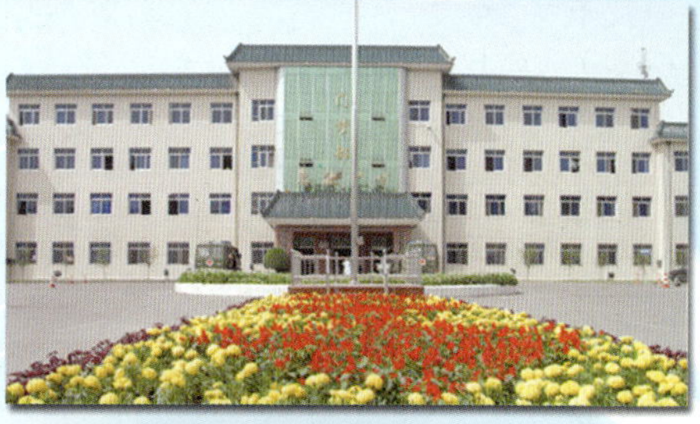

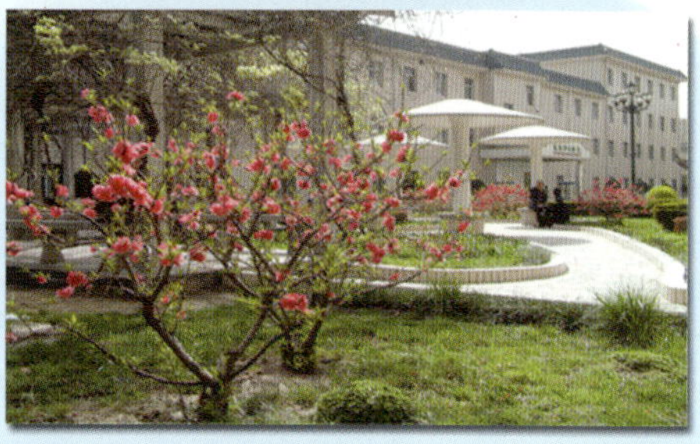

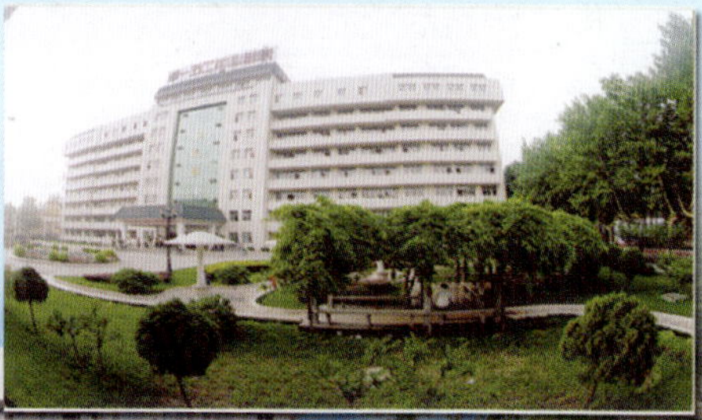

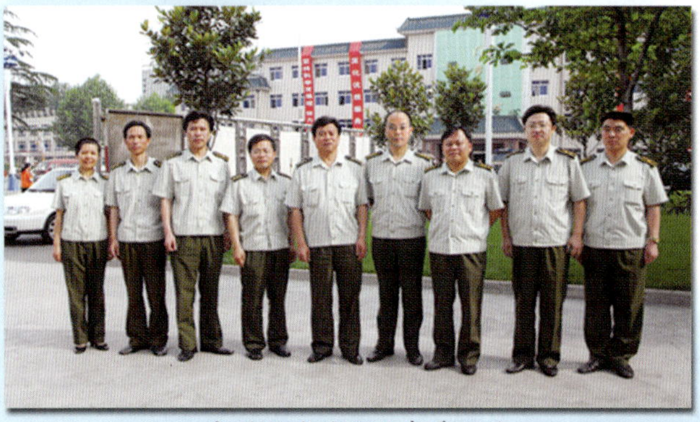

充满活力的医院党委班子

地址：河南省平顶山市建设路中段
邮编：467000
联系电话：0375—3843010
急救电话：0375—3938152

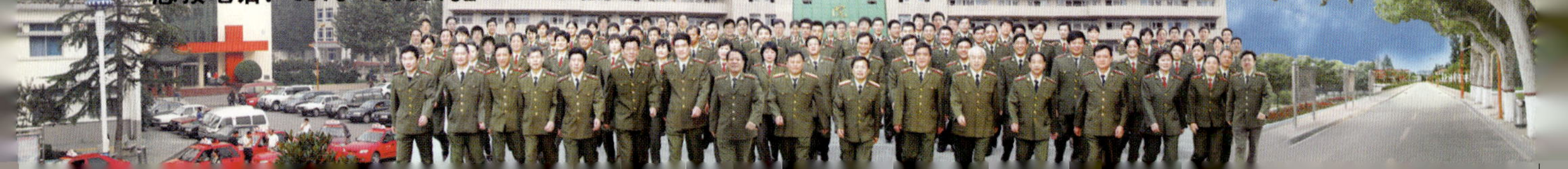

中国人民解放军第210医院

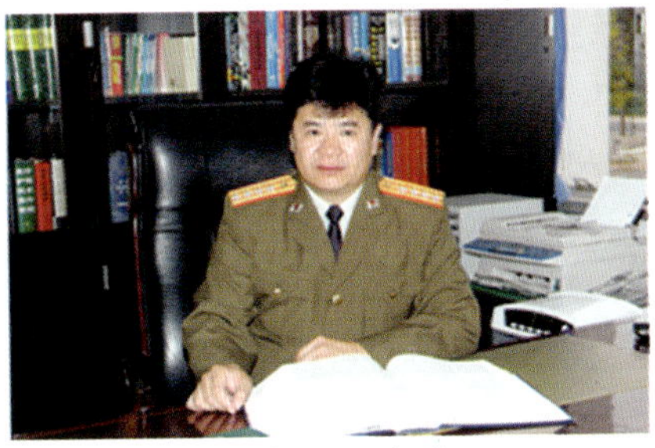
院长：王晓波

王晓波，解放军第210医院院长，男，1961年10月出生，博士在读，主任药师，博士生导师。现兼任WHO国际合理用药网络中国领导小组成员、全军医学科学技术委员会委员、中国药学会军事药学委员会委员、全军药学会委员、全军临床药理委员会副主任委员、全军中医药学会中药委员会副主任委员、辽宁省医院管理委员会委员等学术职务，并在《中国药科大学学报》等4家杂志担任编委。先后获中国药学会青年科技奖、中国药学杰出新秀奖、辽宁省首届青年科技奖、沈阳军区卫生部中青年人才基金奖、军区医学科学技术新星奖。被沈阳军区评为优秀大学生干部标兵、科技干部学雷锋标兵（荣获学雷锋银质奖章）、沈阳军区联勤部科技练兵先进个人，并被解放军总政治部、总后勤部先后评为全军优秀共产党员、全军优秀医院领导，先后荣立三等功3次，享受国务院和军队特殊津贴。

多年来，他致力于临床药学和新药开发的研究，先后有25项研究成果获军地科技卫生成果奖，其中国家中西医结合学会一等奖1项，辽宁省科技进步一等奖1项，军队科技进步奖二等奖5项，主编出版《药物运载系统导论》等学术专著9部，撰写的《跨越医疗质量裂痕》、《孰能无错》被军队和地方的各种医疗管理培训班列为培训教材。在国家核心期刊发表学术论文110篇，主持研发复方黄黛片等新药新制剂4个，累计创造经济效益500余万元。

他积极倡导现代管理理论在医院管理中的实践与应用，在医疗安全管理等领域取得突出成绩，主持研发的对维护病人生命健康具有划时代意义的“处方自动监测系统（PASS）”在全军34家医院推广使用，受到国家和总后卫生部的高度重视。

中国人民解放军第210医院始建于1945年11月，是沈阳军区驻辽南地区集预防保健、临床治疗、科研教学为一体的大型综合医院。医院秉承子弟兵全心全意为人民服务的宗旨，本着“崇尚人本，追求卓越”的经营和服务理念，以军人的诚信、军队的品质，在担负部队卫勤保障任务的同时，面向社会、面向百姓全方位开放。

医院1993年被评为三级甲等医院，1996年被评定为爱婴医院，1999年被授予“全国百佳医院”称号，2000年被评为“为兵服务先进医院”。

医院占地面积21万平方米，总建筑面积13.6万平方米。医院拥有编制床位510张（其中403临床部编制100张），实际展开800张。下设39个科室，50个专业，现有高级职称专家、教授91人。全院拥有医学博士生导师2人，硕士生导师9人，博士后4人，博士17人，硕士103人。拥有直线加速器、螺旋CT、数字减影X光机等大中型医疗设备，累计总价值1亿多元。

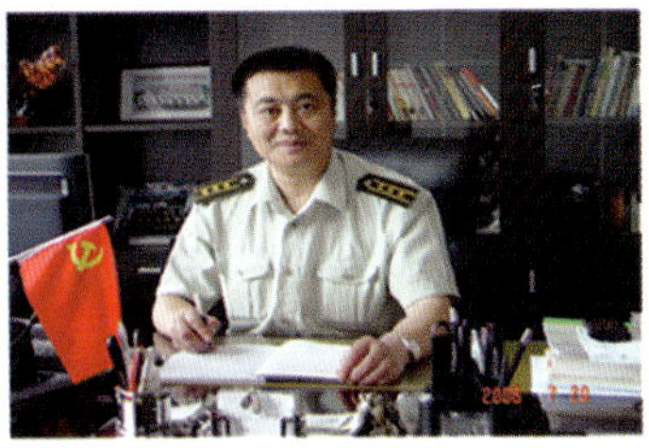
政委：潘诚

拥有国家重点科室2个：中医血液科为“国家中医内科血液病重点学科”、“国家白血病专科治疗中心”、国家“十五”重点（专病）专科中心、全军中医血液病研究所、大连市一级重点学科；药剂科为国家药物临床实验机构、全军临床药理基地、沈阳军区临床药学中心及纳米药物实验室。军区重点科室4个：泌尿外科、心血管内科、消化内科为军区重点科室，优生优育技术指导中心是军区咨询中心、大连市优生优育技术指导中心。

医院曾出色完成赴北京小汤山抗击“非典”、9.11空难救助、赴青海医疗扶贫等急难险重任务，先后派出10名官兵赴秘鲁、苏里南、刚果（金）执行援外和国际维和使命。

医疗技术特色：

1、中医血液科利用自制中药“复方黄黛片”治疗早幼粒细胞白血病（M3型完全缓解率98%），中药净化自体骨髓移植，中西医结合治疗重症再障贫血等，达到较高水平。

2、心肾内科开展的冠状动脉造影、冠状动脉球囊扩张及支架植入治疗冠心病2000余例。肾动脉、腹主动脉支架植入、急诊PTCA等在大连地区处较高地位。

3、心胸外科开展的不停跳冠状动脉搭桥术、心脏瓣膜修补术等手术处于沈阳军区同类医院优势地位，并填补大连市最低、最高年龄成功施行此类手术的空白。

4、骨科半骨盆、髋关节、膝关节人工置换术，放射线科X刀、放疗及介入治疗肿瘤，消化内科消化道支架植入、取石，神经外科三叉神经减压术，特诊科超声引导下微波凝固治疗微小肝癌，普通外科腹腔镜手术，泌尿外科内腔镜治疗等项目在大连或沈阳军区具有区域优势。

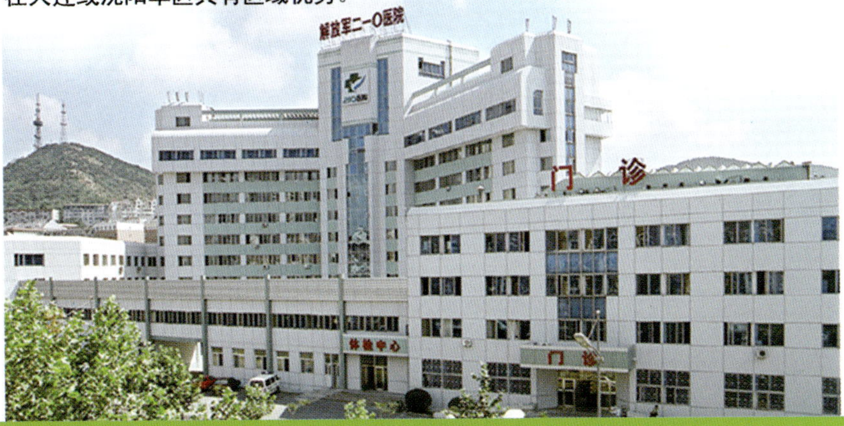

地址：辽宁省大连市西岗区胜利路80号　邮编：116021　电话：0411－85841113
网址：www.210hospital.cn　www.210yy.cn　传真：0411－85841014

甘肃省人民医院

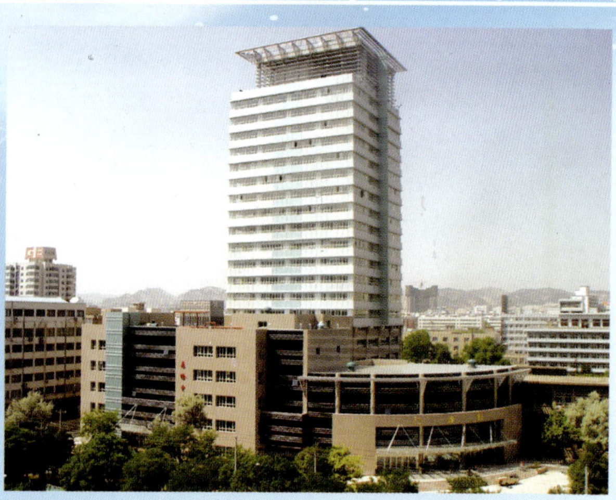

甘肃省人民医院是一所历史悠久的综合性医院。经过五十多年的风雨历程，不断的改革与发展，现已成为甘肃省设备完善、医疗科室齐全、业务技术力量雄厚、人才聚集，集医疗、教学、科研、保健于一体的一所省属大型综合性三级甲等医院、全国百姓放心示范医院。

医院拥有职工1083人，专业技术人员904人，占职工总数的84.73%，其中正高59人，副高188人，中职403人，兼职讲师126人，设硕士点21个，有博士研究生导师1名，硕士研究生导师37名，获政府特殊津贴专家5名，有省、厅级中青年学术技术带头人26名。

医院现有编制床位702张，开放床位609张。职能科室26个，临床科室27个，44个专业，医技科室11个，13个专业。年门诊量约30余万人次。收治住院病人1.2万余人次。拥有临床检查治疗中心10个，省级重点学科10个，其中甘肃省临床检验中心、甘肃省老年医学研究所、甘肃省干部体检中心设在医院。

近年来,随着对外交流和合作的增多，医院采取“请进来”和“派出去”的方法，主动邀请国内外专家来医院指导、开展工作，先后与美国、以色列、加拿大、马达加斯加等国家及北京、上海等地著名专家建立了合作交流项目，先后指导了小切口心脏手术、冠脉成形术、烧伤手术治疗等工作，取得了满意的效果。先后选派80名专家和技术骨干参加了14批马达加斯加医疗队工作，有5批共13名护理人员前往新加坡、香港等地进行培训和交流。

医院现有16排螺旋CT机，磁共振、ECT、数字胃肠机、血管造影机、血液透析机、彩超、电子内窥镜、全自动生化仪、肺功能测定仪、医院信息化管理系统等一大批医疗设备，为提高诊治水平打下了良好的基础。

目前，医院有心内科、消化内科、影像诊疗中心、检验中心、口腔科、小儿科、烧伤科、腹腔镜中心、肛肠科、老年医学研究所等10个省级重点学科。并有骨质疏松、核医学、医院感染控制、肾病、糖尿病等一批特色学科。其中，心房颤动的射频消融治疗、心脏介入、肾移植、多层面螺旋CT后处理、牙颌畸形矫治、小儿心脏介入治疗、大面积烧伤的综合治疗、腔镜的多专业广泛应用、消化科基因芯片的应用等专业领域已达到较高水平。相继开展了体外冲击液碎石技术、大咯血、消化道出血、脑血管瘤的介入治疗、严重畸形双膝关节置换术等一大批新技术、新业务。

近年来，医院严格遵循“人民医院为人民”的服务宗旨，通过内抓素质、外塑形象、强化职责、严格管理，走科技兴院、质量建院之路，医疗质量、技术力量、科研水平、学科建设均走在了全省医疗系统前列。

医院在追求自身建设和发展的同时，始终把卫生支农和加强城乡医院合作作为医院的一项重要工作。医院每年都派出专家20余批300余人次，深入到各地（州）县（区）乡镇义诊、医疗扶贫、技术帮扶、定点协作。“万名医师支援农村卫生工程”项目，2005年，医院共派出14名专业技术人员，2名队长；截至2006年10月，共派出29名专业技术人员，4名队长，支农力度逐步加大。医院真诚愿意与甘肃各级医院共同努力，推动全省医疗卫生事业发展。

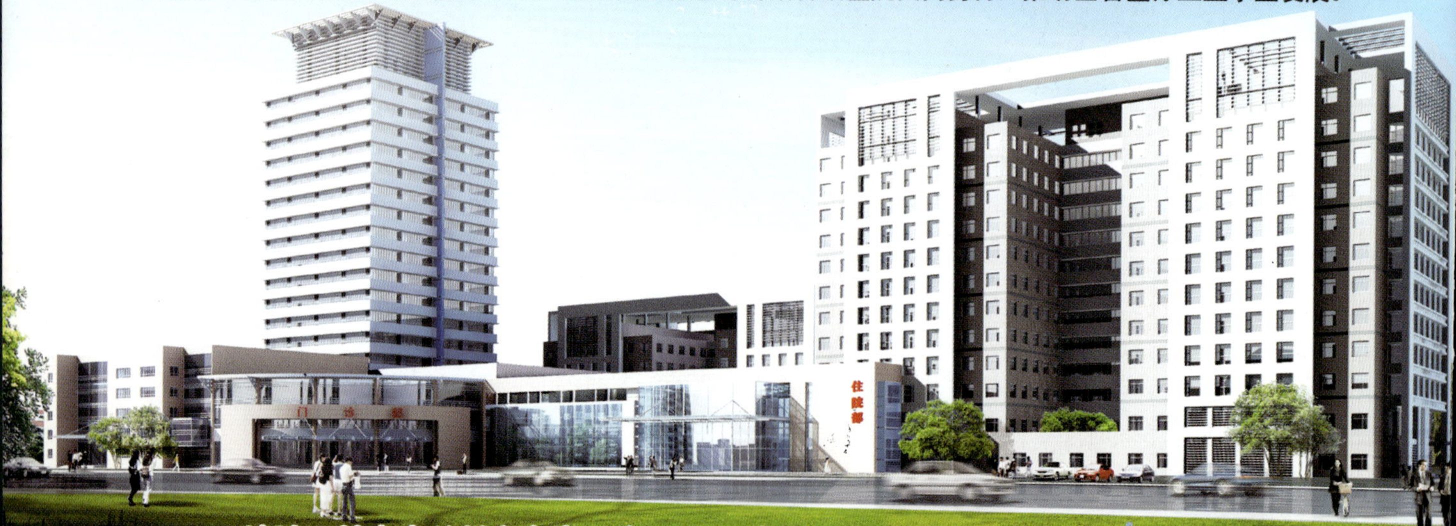

地址：甘肃省兰州市东岗西路204号 邮编：730000 传真：0931-8266957

上海市第七人民医院

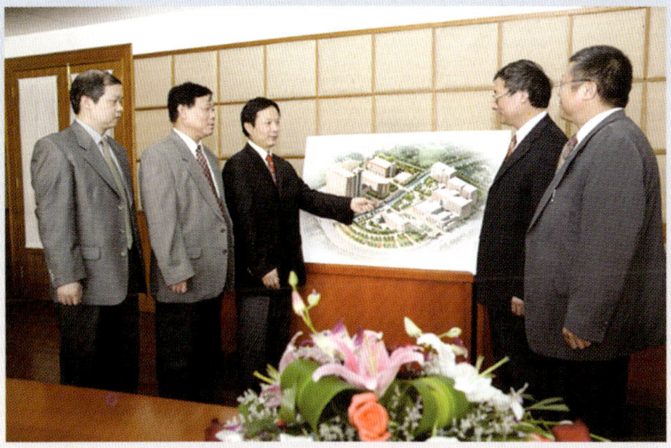

医院领导班子在筹划远景规划

上海市第七人民医院位于浦东国家开发区的外高桥功能区，是一所集医疗、科研、教学、预防保健功能为一体的综合性二级甲等医院、上海市区县中心医院之一、区域医疗中心。是第二军医大学、同济大学医学院、宁夏医学院、河北承德医学院等高等医学院校的教学医院。

医院具有六十年的建院史。医院占地面积32698平方米、建筑面积45000平方米；开放床位600张；现有职工947人；卫生技术人员783人，其中高级职称88人、中级职称238人；有一级临床科室24个、医技科室7个；年诊疗总人次约70万、住院病人逾1.2万；医院固定资产近3亿元；年业务收入约2.2亿元。

医院拥有GE核磁共振、GE螺旋式CT、东芝数字C臂心血管造影机（DSA）、数字化乳腺钼靶X光机、心脏多普勒超声诊断仪、全自动大型生化分析仪等医疗设备，价值逾1.1亿元。

医院能开展肝叶切除术、胃癌及食道癌根治术、脑瘤摘除术、射频消融治疗预激综合症等心律失常、冠状腔内球囊支架成形术（PTCA）、全髋翻修人工关节置换术等技术项目。

医院拥有上海市重点建设专科——灼伤疤痕防治专科、上海市中医示范科、青少年眼病防治、心血管内科等市、区级医疗特色专科。科研工作成果显著。教学体系逐步完善。

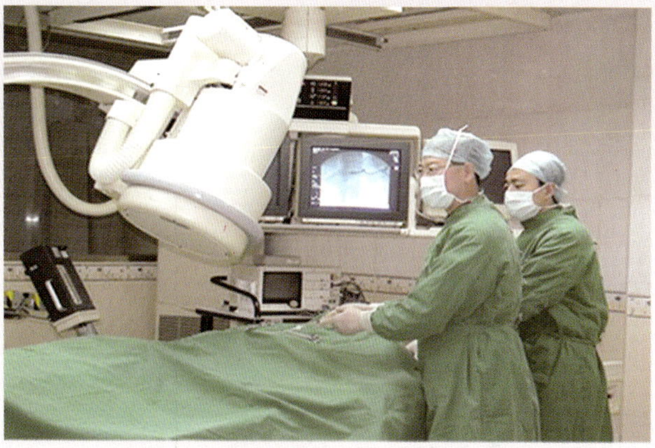

放射科介入性治疗

医院在三医联动改革中实施“让病人自主选择满意医生”的新举措；取得ISO9000国际质量标准认证、ISO14001（环境）及OHSAS18001（职业健康安全）管理体系注册认证。

在新一轮发展规划中，医院全体员工将为把医院建设成为医疗技术精湛、学科人才优化、医疗服务以人为本、医疗设施完善的标志性区域医疗中心而不懈努力。

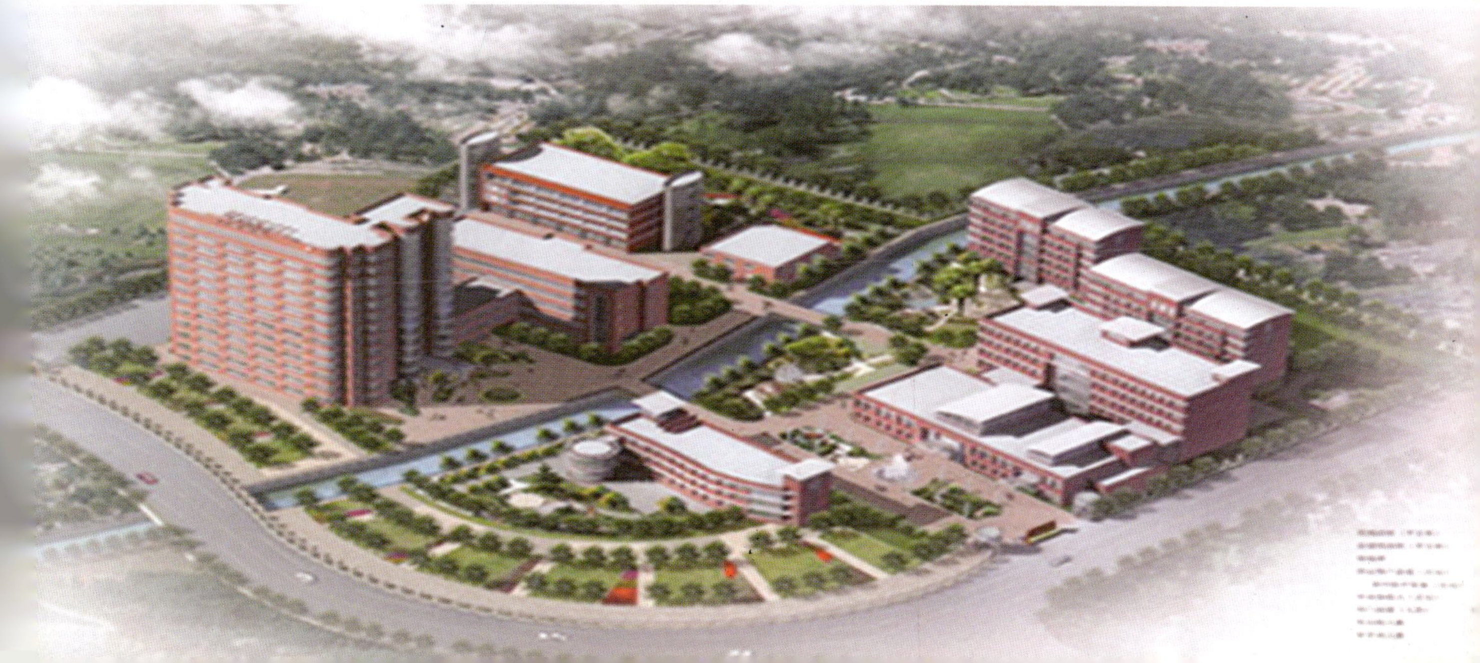

章丘市人民医院

Zhang Qiu Shi Ren Min Yi Yuan

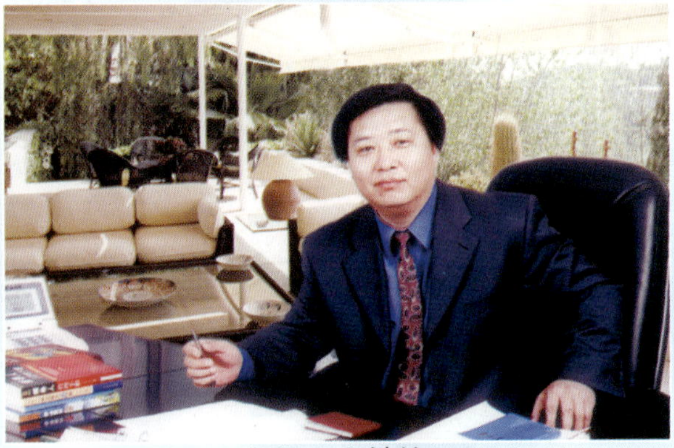

院长：孟祥村

山东省章丘市人民医院建于1950年6月，医院占地面积6.6余万平方米，建筑面积8.2万平方米，开设病床500张，年门诊量24余万人次，年住院病人1.5万人次，开展各种手术5500余例。装备有价值5万元以上的医疗设备百余台（件），总值达6800余万元，固定资产1.56亿万元。

全院现有正式职工916人，卫生技术人员818人，占89.3%，其中高级职称137人，中级职称201人。有临床一级科室40个，二、三级科室49个，整体水平处于全国同级医院较高水平。被评为二级甲等医院和“爱婴医院”。是山东大学教学实践医院、济宁医学院和滨洲医学院教学医院。2004年获全国首批百姓放心示范医院、2005年以来获得济南市医疗质量管理效益年和医院管理年先进单位、全国基层医院感染管理先进集体、全国县市医院管理优秀院长单位、山东省花园式单位、全国模范职工之家等荣誉称号，被推荐为全国卫生先进单位，2005年10月通过ISO9000国际质量管理体系认证。

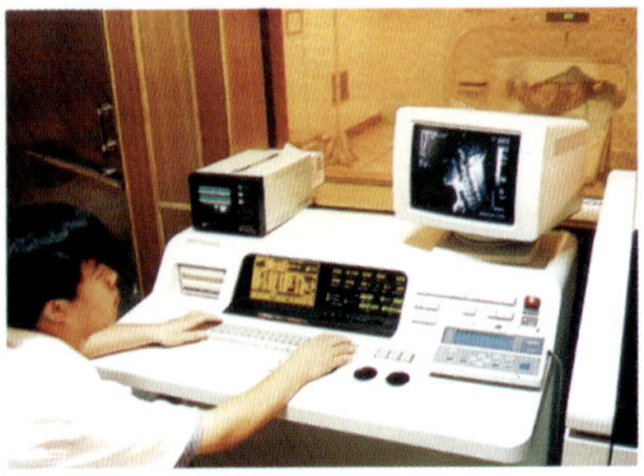

核磁共振

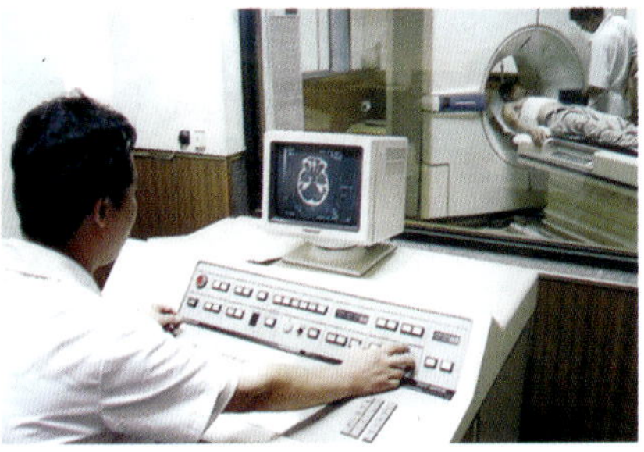

螺旋CT

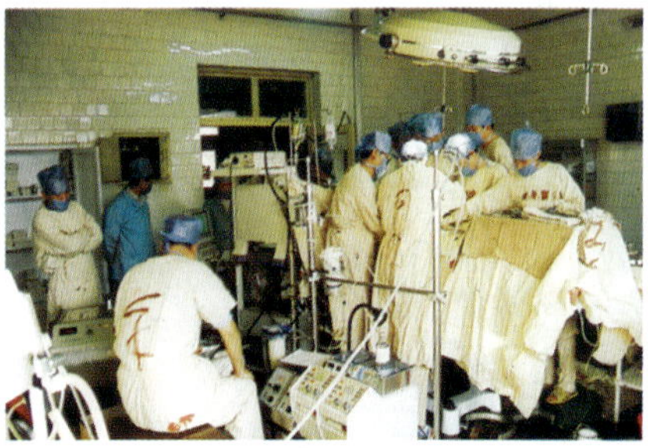

心脏直视手术

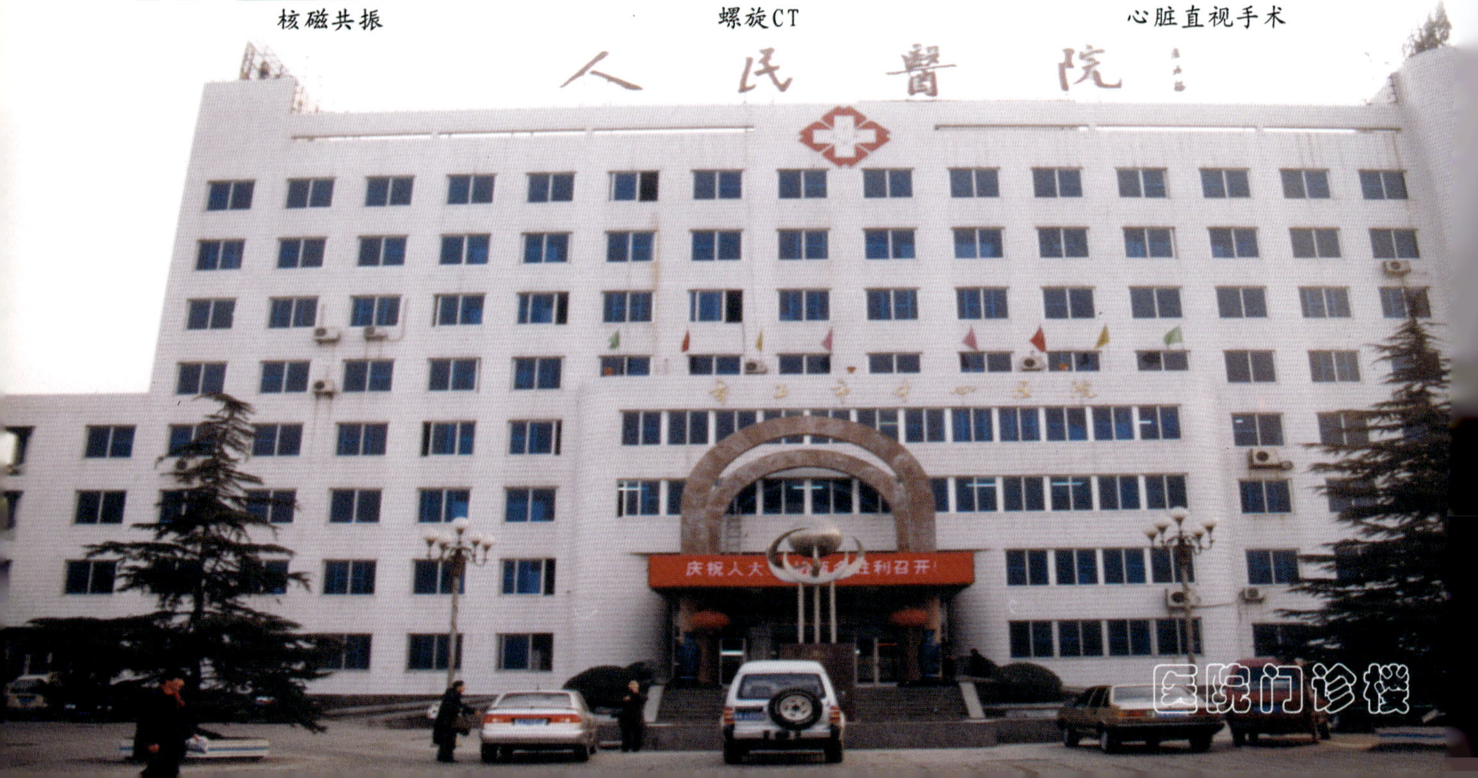

医院门诊楼

唐山市人民医院

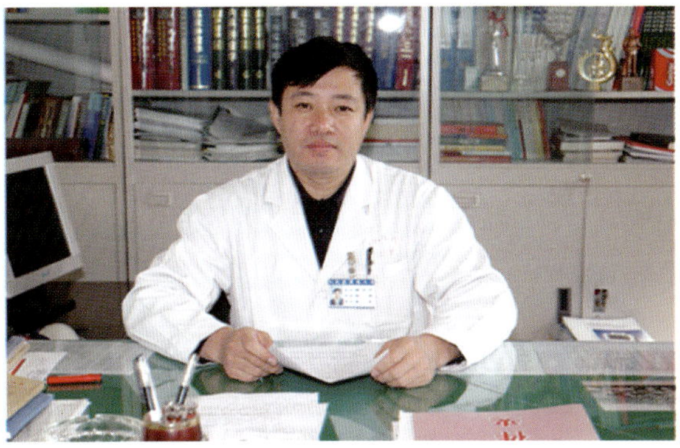
院长：胡万宁

河北省唐山市人民医院成立于1943年，是唐山市历史上第一个公立医院，有唐山市“医院之母”之美称。震后30年来已经发展成为集医疗、教学、科研为一体，以肿瘤治疗为特色的大型综合医院。医院占地面积44574平方米，拥有在职职工1200余人，设有第一分院，16个住院病区，开设床位740余张。医院技术力量雄厚，医疗设备完善。1988年，唐山市肿瘤医院设在这里，逐步完善规范化手术、放疗、化疗、微创、介入、中西医结合等综合配套治疗肿瘤措施，为肿瘤患者提供了良好的治疗条件。并与京津著名肿瘤医院建立联系，使患者不出唐山就能享受著名专家的治疗。现已成为冀东地区有影响的肿瘤防治中心，全国百万妇女乳癌普查工程定点医院。并设有中国抗癌协会唐山分会、唐山市放射治疗中心、唐山市肿瘤治疗中心、唐山市乳腺治疗中心、唐山市司法鉴定中心、唐山市儿童急救中心、唐山市病理会诊中心、耳鼻喉科会诊中心等。近几年来，医院加强医院文化建设，把患者的需求作为追求，想在病人心里，做在病人前面，实施人性化医疗服务。采取多项惠民措施，认真解决老百姓看病难、看病贵的热点难点问题，让患者得到更多实惠。“菜单制”治疗方案供患者选择；扎液“一针见血”；配液、输液“一滴不剩”，节省患者费用。亲人般的服务，家庭化的服务设施，为患者提供干净、整洁、舒适的就医环境。服务好，花钱少，构筑健康温馨港湾。

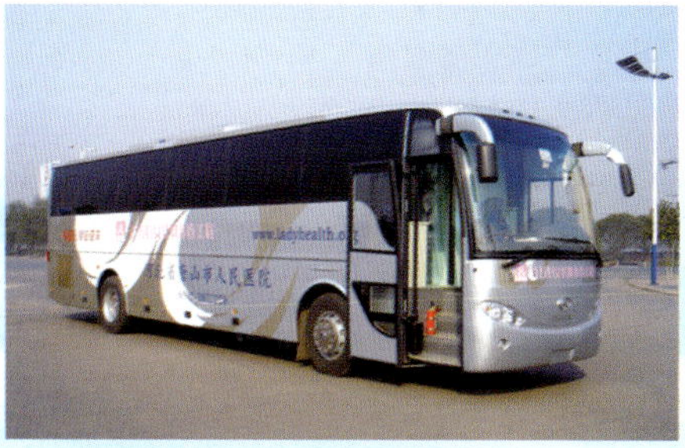
“全国百万妇女乳腺普查工程”
统一配置的大型乳腺普查车

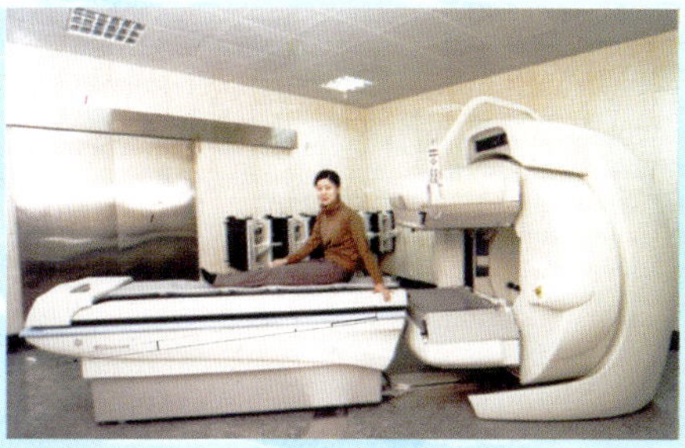
HPET/CT

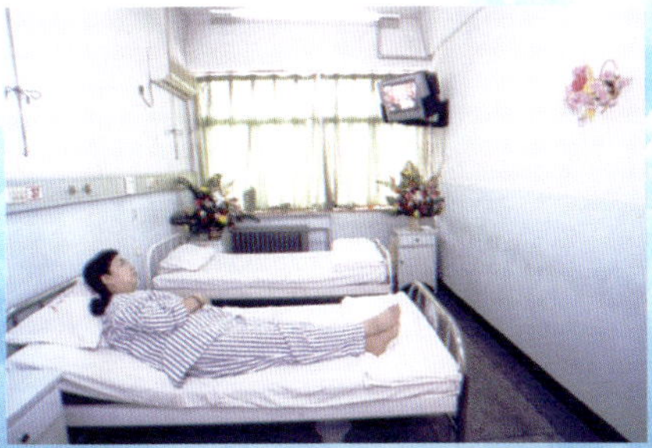
干净整洁舒适的病房，
设有家庭化服务设施

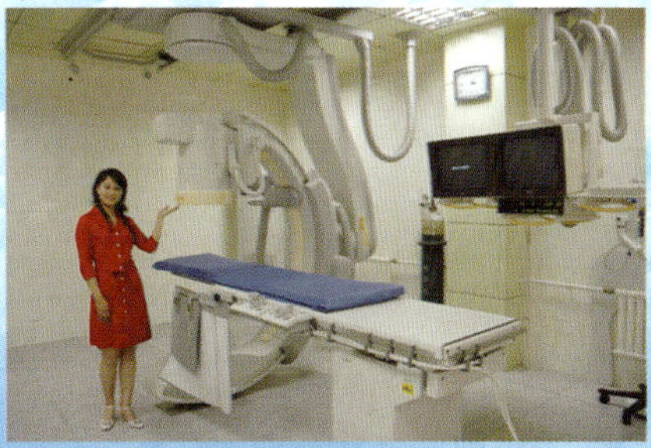
荷兰飞利浦血管造影机

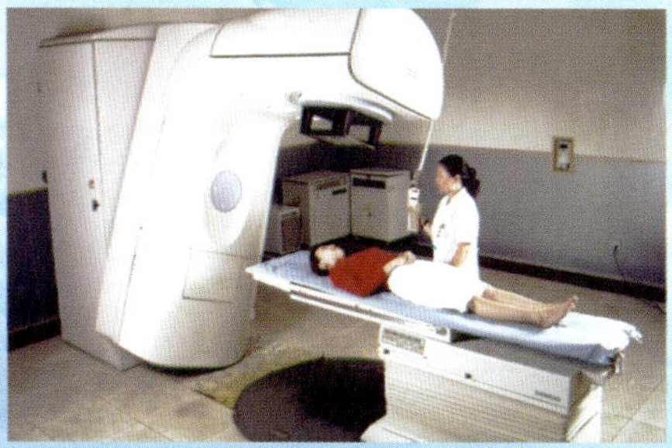
德国西门子直线加速器、美国拓能X刀
治疗系统，不开刀治肿瘤

咨询电话：0315-2875004
急救电话：0315-2861200
地　　址：河北省唐山市小山东口、胜利路65号　网址：www.tsrmyy.cn

常州市第二人民医院

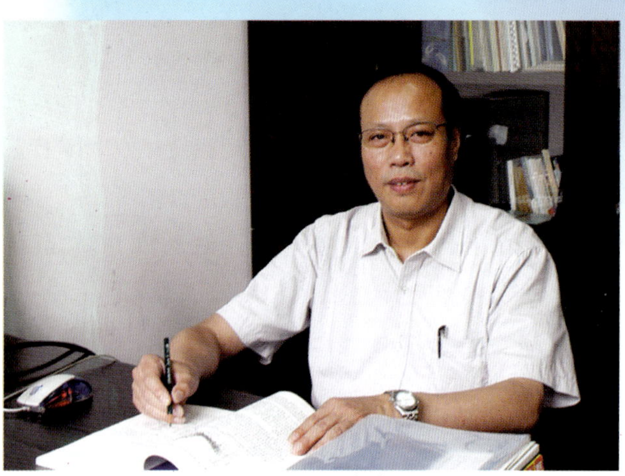

院长：赵建中

江苏省常州市第二人民医院，是南京医科大学附属医院，地处市中心，占地面积4万多平方米，建筑面积近6.6万平方米。现有职工1368人，其中高级职称179人，中级职称461人。编设床位818张，年门急诊80多万人次，出院2.5万多人次。是一所科室设置齐全、技术力量雄厚、服务质量上乘的三级综合性医院。经过几代人的努力，医院许多技术在国内或省市居较高水平；呼吸科抢救重症呼吸衰竭和治疗气道狭窄技术达到国内较高水平；心内科的介入技术，自体干细胞移植治疗缺血性心肌疾病等技术居国内较高水平；泌尿外科腔内手术和腹腔镜技术在华东地区颇有影响；心胸外科、神经外科开展了微创冠脉搭桥、肺移植、延髓肿瘤切除等多项高难手术；肝移植、减体肝肾移植等高难手术的成功开展，使普外水平又上了一个新台阶；内分泌科占有全市内分泌科半数门诊量；拥有准分子激光治疗仪的眼科，已为众多近视眼患者解除了病痛。其他如骨科、小儿科、神经内科、整形美容科等也已在常州地区具有优势。医院就医环境良好，清代名园“约园”坐落在院内，景色秀丽，环境宜人。门诊内科楼和急诊小区于2001年投入使用，原病房楼也已改造装修一新，每个病房中心供氧、中心吸引和卫生设施等一应俱全。拥有ICU、CCU成套监护设备和1.5MRI、8排、64排全身螺旋CT、SPECT、直线加速器等大型医疗设备。

医院始终坚持“以病人为中心”，狠抓“服务态度、医疗质量、合理收费”三个环节，社会声誉日增。“爱院、爱岗、爱人，敬业、勤业、精业”已成为全院职工的自觉行为。

二院人坚信：

在医院建设的道路上，不畏艰险、勇于攀登的人，一定能达到光辉的顶点。

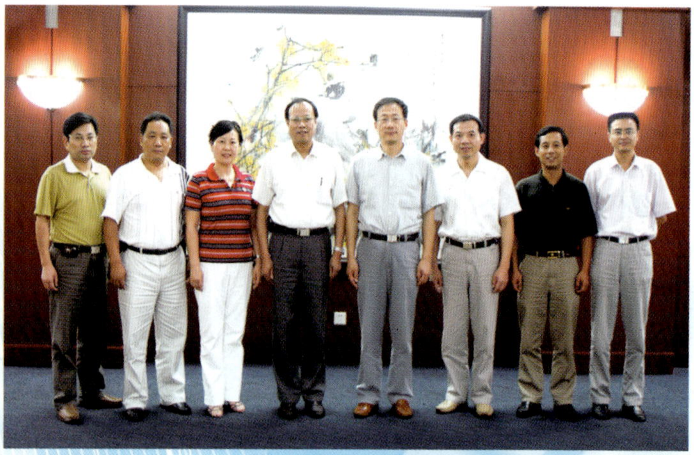

领导班子

地址：江苏省常州市兴隆巷29号　邮编：213003
总机：0519-8104931　医疗咨询电话：0519-8112035
网址：http://www.czey.com　E-mail：erybgs@czey.com

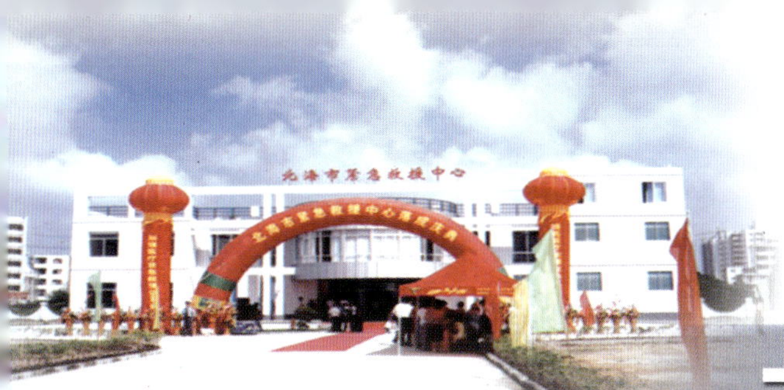

北海市人民医院

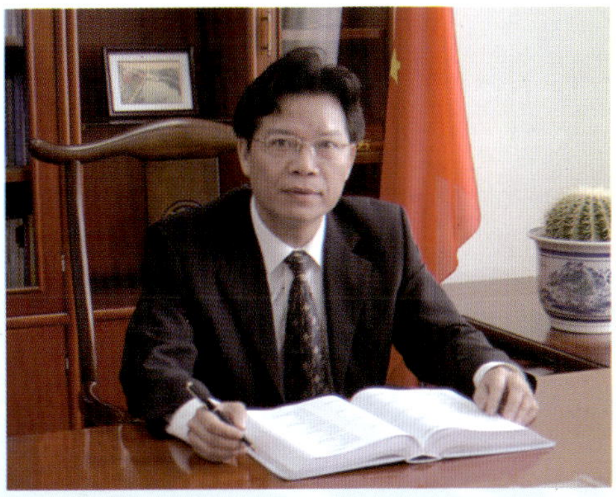

院长：钟宇华，1985年毕业于广西医科大学临床医疗系，现任北海市人民医院院长兼党委书记、广西医科大学硕士研究生导师、内科副主任医师。兼任广西内分泌专科委员会常委、广西糖尿病专科委员会常委、广西医学会第八届理事会常务理事、广西医师协会第一届委员会理事、北海市第十三届人大常委会委员等职务。荣获2006年度中国医院优秀院长等光荣称号。

广西北海市人民医院始建于1886年，其前身是英国安立间教会普仁医院，1952年北海市人民政府接收更名为北海市人民医院，1957年先后合并了法国天主教会办的广慈医院和合浦专区医院。经过三个世纪的风雨沧桑，几代人的不懈努力，百年老院如今已发展成为一所规模较大、学科齐全、技术领先，集医疗、教学、科研、预防保健为一体的三级甲等综合医院，是广西医科大学第九临床医学院、第九附属医院、北海市紧急救援中心、北海市红十字会医院、国家医师资格实践技能考试基地。

医院开放床位600张，占地面积50146.08平方米，医院建筑总面积7.75万平方米，固定资产2.25亿元。现有职工991人,其中高级职称119人，有硕士生导师15人，兼职教授、副教授100人。近两年来，医院先后培养博士、硕士和在读研究生69人，为医院的发展增强了后劲。设有30个临床科室、10个医技科室、4个临床实验室。医院已成功开展了常温下心脏不停跳直视手术、垂体瘤摘除术、肾移植、微创及介入诊治、肿瘤精确放射治疗及急危重症救治等新项目。2005年9月，以北海市人民医院为依托的北海市紧急救援中心投入使用，极大地提高了北海市的急救水平和技术能力。

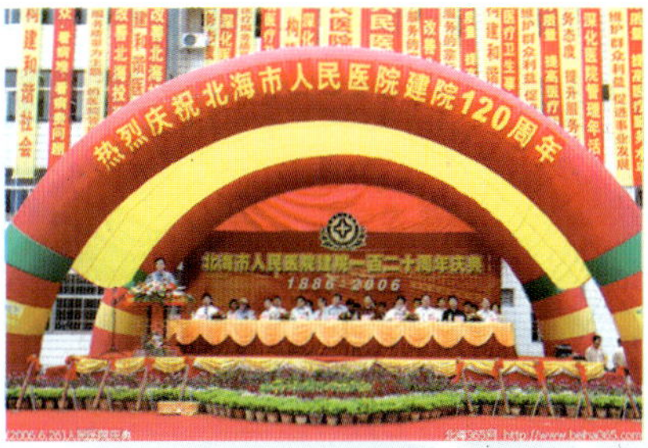

医院建院120周年庆典大会

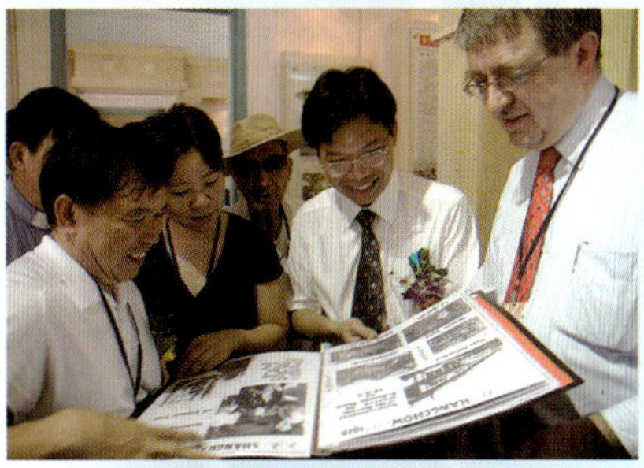

国外友人向市人民医院赠送珍贵历史照片

"百年历风雨，今日创辉煌"。新一届领导班子紧紧抓住历史机遇，把握"发展是第一要务"的工作思路，提出了"诚信、团结、创新、奉献"的医院精神，全面开拓医院工作新局面。近年医院门诊大楼、放射治疗楼、紧急救援中心的相继投入使用，院容院貌和医疗环境有了很大改善。增添购置医疗设备，使医院的医疗环境和硬件装备达到了更大的规模。学科建设得到加强，全院开展适宜新技术329项，医疗业务长足发展，医疗质量不断提高，2005年医院门诊量51万人次，急诊量6.7万人次，年住院量1.4万人次。"十五"期间医院取得了飞速发展，受到了北海市乃至广西医界同行的瞩目。

2006年6月26日，医院隆重举行了"百年庆典、世纪华诞"建院120周年庆典活动，这是医院承前启后、继往开来的里程碑，是医院腾飞的新起点。在庆典大会上举行了新住院大楼奠基仪式，医院即将兴建一幢面积4.8万平方米、高15层、拥有800张床位的住院大楼，建成之后将极大改善住院环境。

百年的文化积淀，铸造了今天的北海市人民医院品牌。团结务实的领导班子正带领全院职工致力于将医院建成"广西沿海城市医疗中心"。如今这所古老的医院正在为自己"十一五"规划描绘着崭新的蓝图，以她英姿勃发的朝气和永不停息的活力，朝着"广西沿海城市医疗中心"的目标迈进，成为北部湾畔一颗璀璨耀眼的明珠。

（潘玉萍／文）

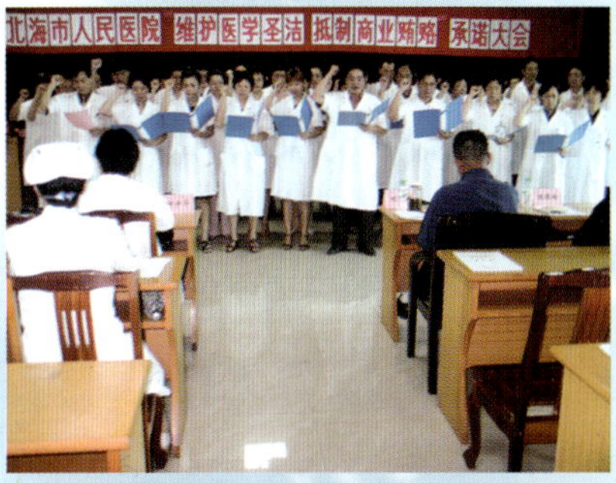

抵制商业贿赂承诺大会

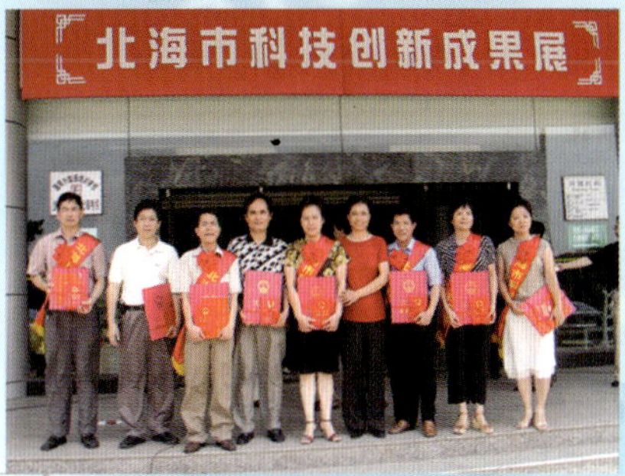

北海市科技成果获奖者

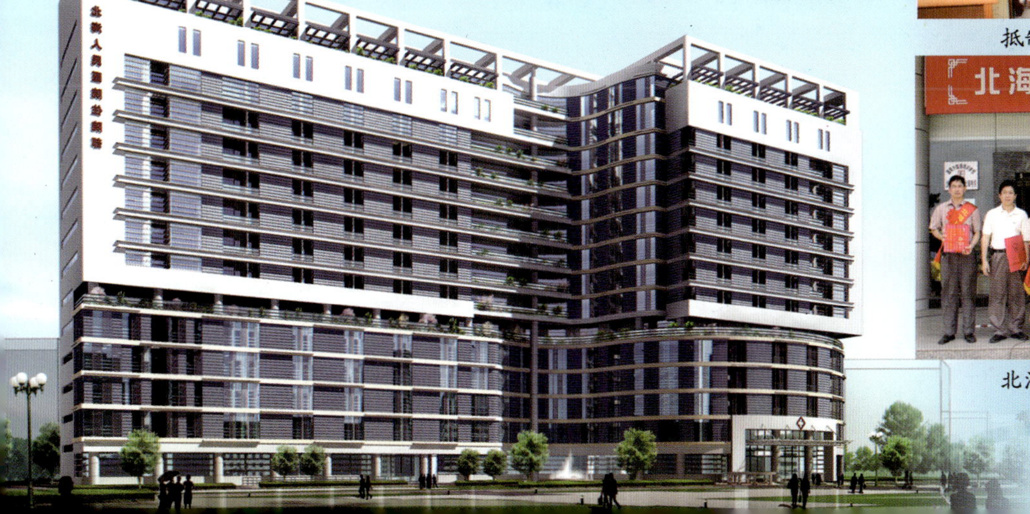

厦门市第一医院 福建医科大学附属厦门第一医院

The First Hospital of Xiamen Affiliated to Fujian Medical University

福建省厦门市第一医院是一所集医疗、教学、科研、预防为一体的大型综合性三级医院。创建于1937年，前身为福建省立医院，现为福建医科大学附属厦门第一医院，福建中医学院、厦门大学医学院教学医院。

医院开放病床1400余张，年门急诊量150万人次，年出院人数4万人次。拥有高级专业技术人才400余人，其中硕士、博士200余人，博士生导师、硕士生导师20人，享受国务院特殊津贴专家15人，医院规模和技术实力均居闽西南地区较高水平。

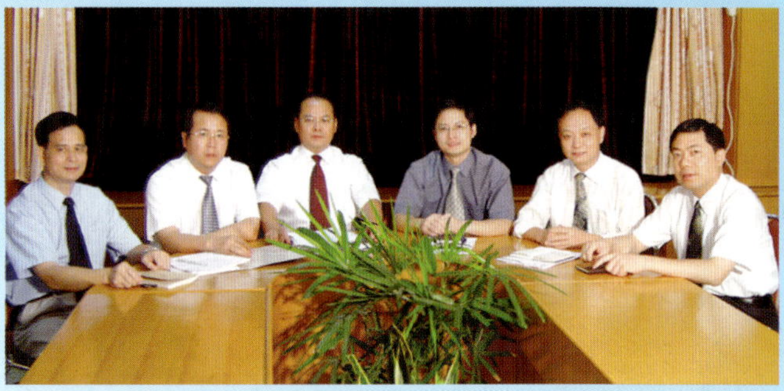

医院领导班子

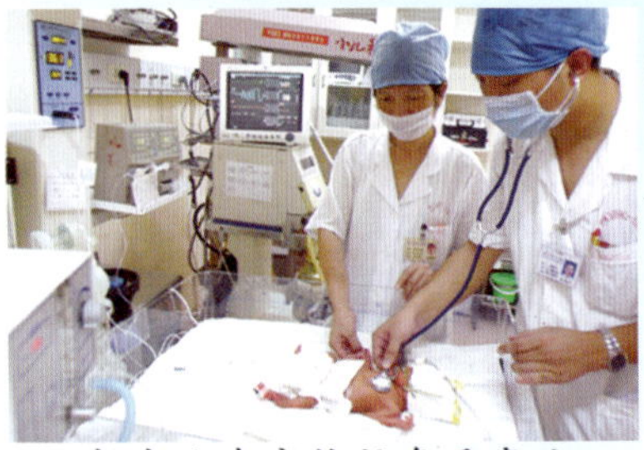

新生儿专家抢救危重患儿

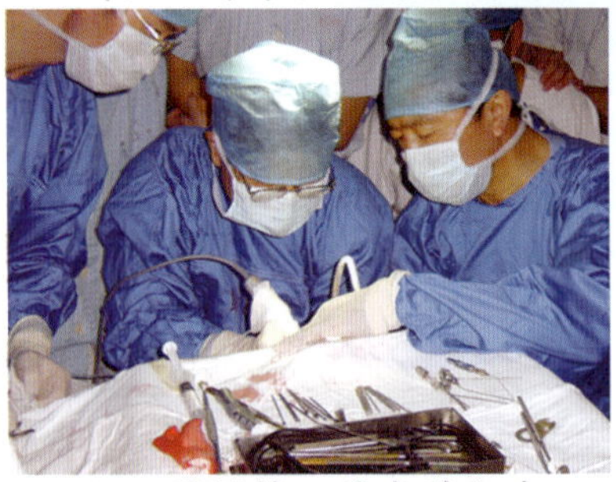

人工耳蜗植入手术进行中

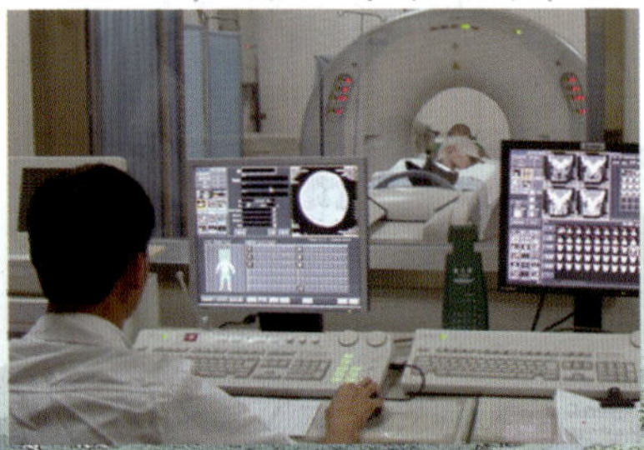

16排螺旋CT

医院重视质量建设，倡导首席质控师制度规范医疗行为；重视学科建设，全力提升医学中心、重点学科、优势专科的综合实力；同时与国内外著名医院建立紧密的协作关系，聘请黄志强院士、胡大一教授、Henrik Ekberg 教授、胡强达教授等国内外专家加盟医院，提高各专科技术水平。2006年5月，医院通过博士后工作站审批，成为福建医院首家博士后工作站。

医院现有临床、医技科室48个，设有福建省新生儿救护分中心、厦门市肿瘤中心、厦门市泌尿系统疾病诊治中心。其中肿瘤外科、泌尿外科、心血管内科、耳鼻咽喉-头颈外科为市级重点学科；神经内外科、肝胆胰血管外科、内分泌科、儿科、妇产科、骨科、血液科、皮肤科、烧伤整形科、风湿免疫科为厦门市优势学科。厦门市心血管病研究所、厦门市糖尿病研究所也设在医院，医院还成立了心脏介入实验室、高血压研究室、显微外科实验室、神经病学实验室、肿瘤研究室等20多个临床实验室。近两年来，医院加大科研力度，全院申报各级科研项目270余项，获各级立项75项，获科研基金300余万元。

在硬件设施上，医院拥有PET-CT、16排螺旋CT、1.5T超导磁共振、ECT、DR、血管内超声、钬激光仪、神经导航系统、彩色多普勒、X—刀、直线加速器、模拟定位机、钴60治疗机等医疗设备。就医环境良好，正在建设中的有新病房大楼、急诊综合大楼、杏林医学中心二期工程，建成后将极大地改善闽西南患者的就医条件，造福一方。

地址：福建省厦门市思明区镇海路55号　邮编：361003

预约服务电话：0592-2132222　网址：www.xmfh.com.cn

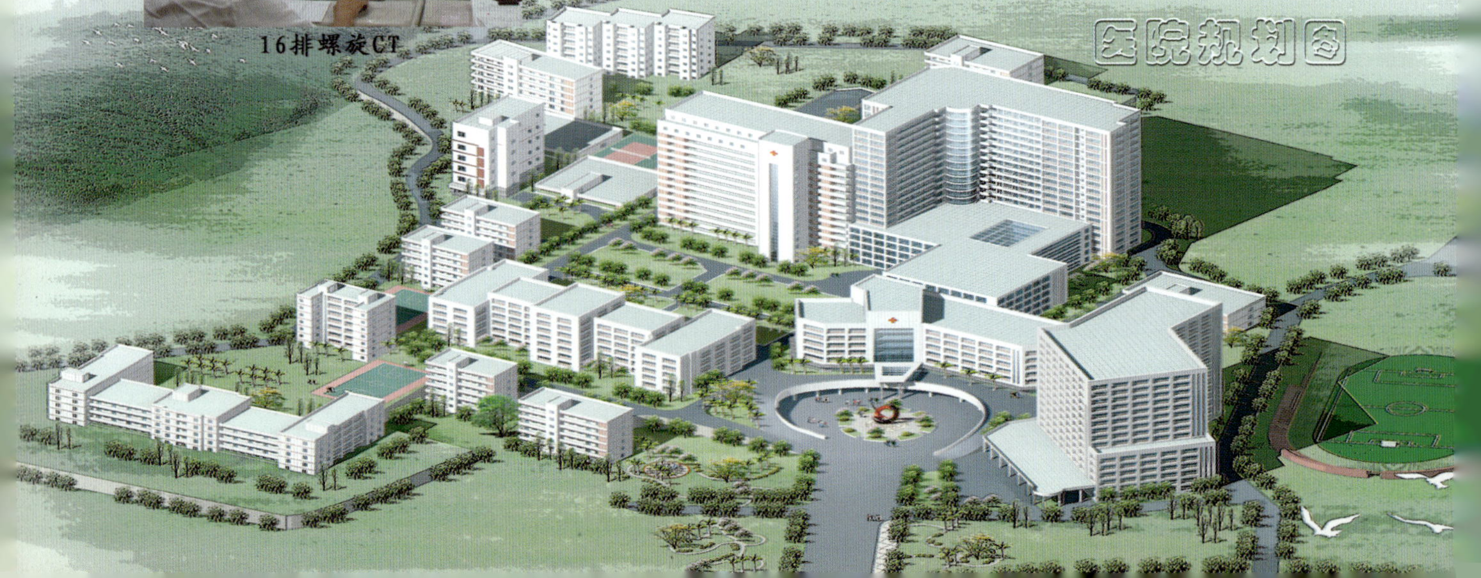

吉林大学中日联谊医院

吉林大学中日联谊医院，坐落于吉林省长春市经济技术开发区，是吉林大学所属的、卫生部部管的一所集医疗、教学、科研、预防、保健、康复为一体的全民所有制、非营利性、综合性三级甲等医院。

医院始建于1949年11月，前身是中国人民解放军长春医科大学外科学院。1993年7月，医院迁入位于长春经济技术开发区的新址，从而形成了总部（位于新址）、二部（位于原址）、三部三位一体的格局。现本部占地面积20.19万平方米，建筑面积13.44万平方米。新医院是由吉林省人民政府和长春市人民政府拨地、卫生部投资基建、日本政府无偿援助价值26亿日元设备而共同兴建的。新医院的建成是中日两国人民、两国政府友谊的结晶，被命名为“白求恩医科大学第三临床学院（中日联谊医院）”。2000年6月，吉林大学、白求恩医科大学等5所高校合并组建新吉林大学，医院易名为“吉林大学中日联谊医院”。

建院50多年来，医院建设有了长足的发展，形成了以外科为优势，以心脑血管疾病、创伤的诊治以及组织器官移植为主的医疗特色。医院现开放床位1466张，设有急救医学科、骨科、心血管外科、胸外科、泌尿外科、男性生殖医学科、乳腺甲状腺外科、肝胆胰外科、胃肠外科、肛肠外科、腹腔镜外科、神经外科、手外科、血管外科、显微整形外科、整形美容科、心血管内科、呼吸内科、消化内科、肾病风湿病内科、肿瘤血液内科、放射治疗科、脑血管病介入科、感染科、内分泌内科、神经内科、妇产科、儿科、眼科、耳鼻咽喉——头颈外科、口腔科、皮肤科、中医科、康复科、麻醉科、核医学科、放射线科、电诊科、镜检科、检验科、病理科、中心研究室等47个临床、医技科室。此外，门诊部还设有心理咨询和精神病诊室、疑难病中心诊室、特殊专家门诊、外宾特诊室。医院现有在职职工1422人，其中医务人员1072人，具有高级职称的人员317人。医院有36人享受国务院颁发的政府特殊津贴，有“国家百千万人才工程”入选者、吉林省省管优秀专家、吉林省高级专家、吉林省有突出贡献的中青年专家、长春市有突出贡献的市级专家、长春资深名医、长春名医多名。医院有核磁共振扫描仪（MRI）、数字平板血管造影系统、三维数字化C形臂X光机、实时三维心脏超声影像系统、计算机放射成像系统（CR）、全自动化分析仪、流式细胞仪等价值万元以上的诊疗设备911台（套）。医院日门诊2490人次，年出院2.92万人次，年门诊51.99万人次，住院手术1.46万人次，患者平均住院日12.5天。

医院先后被卫生部、联合国儿童基金会、世界卫生组织评定为“爱婴医院”，是卫生部国际紧急救援中心网络医院、国家药品临床研究基地。吉林省和吉林大学的一些医疗、科研机构设在医院，如吉林省外科研究所、吉林省乳腺疾病研究所、吉林省创伤骨科研究所、吉林省创伤骨科治疗中心、吉林省人工关节治疗中心、吉林省生殖医学研究所、吉林省肾脏移植与血液净化研究中心、吉林省前列腺疾病防治中心、吉林大学前列腺疾病防治研究中心、吉林大学手外科疾病诊疗中心、吉林省心血管病研究所、吉林省风湿免疫医疗质量控制中心、吉林省介入放射学研究所、吉林省医学影像工程技术研究中心、吉林省放射诊断医疗质量控制中心、吉林省麻醉医疗质量控制中心等。

医院神经病学是教育部高等学校重点学科，骨科学、耳鼻咽喉——头颈外科学是卫生部重点建设学科。内科学、外科学、眼科学、耳鼻咽喉科学、临床检验诊断学、影像医学与核医学是吉林省教育厅普通高等学校重点学科。医院中心研究室是国家中医药管理局分子生物学三级科研实验室，是吉林省高级人民法院、长春市中级人民法院亲子鉴定指定实验室。医院检验科是卫生部临床检验中心的临床基因扩增检验实验室。吉林省临床分子生物学重点实验室、吉林省心血管病重点实验室、吉林省消化系病重点实验室、吉林省创伤骨科重点实验室、吉林省整形外科重点实验室、吉林省耳鼻咽喉——头颈外科重点实验室、吉林省医学影像重点实验室设在医院。医院主办有中国科技核心期刊《中国实验诊断学》杂志。

医院作为临床教学医院，又名“吉林大学白求恩医学部第三临床医学院”，下设临床医学三系，拥有17个教研室，承担着临床医学专业与日语医学专业本科生教学任务。医院拥有博士学位授权专业9个，硕士学位授权专业27个，临床医学博士后科研流动站1个，博士研究生导师21名，硕士研究生导师155名。医院是临床医学专业博士学位、硕士学位试点单位。在籍本科生375人，在籍研究生619人。

医院积极致力于国际医学交流与合作，与日本、韩国、美国、加拿大、英国、德国等国的著名医院和医学高等学府建立了友好关系，建有独立网站(http://www.5413.com.cn)。医院以医院精神——“仁心良术”取信于民，在社会上享有良好的声誉。医院将努力加强内涵建设，提高综合实力，坚持“以人为本、精益求精、团结务实、创新图强”的院训，为人民的健康做出更大的贡献。

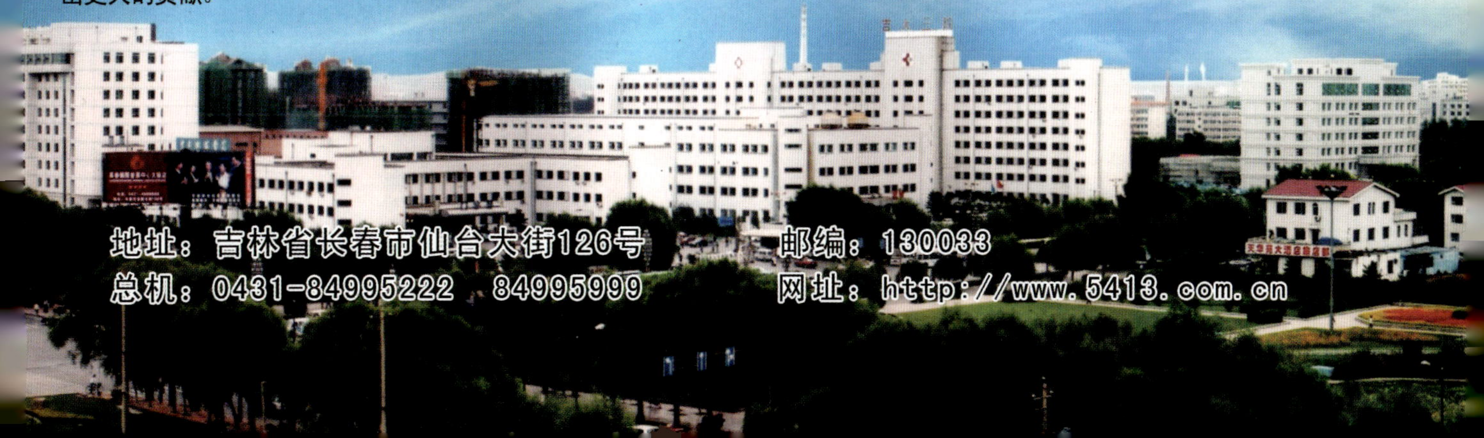

地址：吉林省长春市仙台大街126号　　邮编：130033
总机：0431-84995222　84995999　　网址：http://www.5413.com.cn

上海交通大学医学院附属第三人民医院（原宝钢医院）

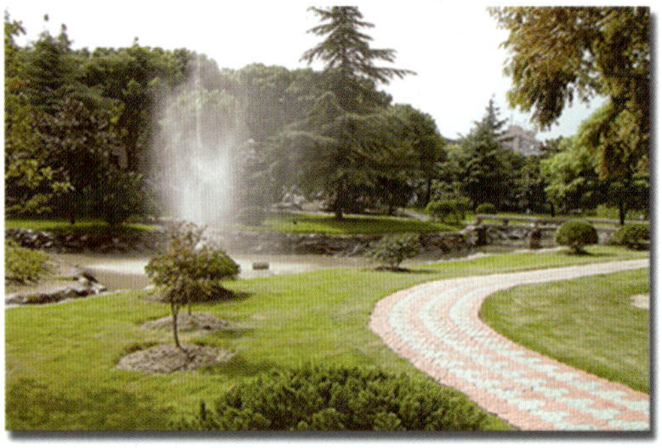

上海交通大学医学院附属第三人民医院位于长江入海口的宝山区，是上海北翼地区一所集医疗、教学、科研于一体的三级综合性医院。院内格调清新，布局合理，流程规范，并拥有大型庭院式花园，喷水池和小桥流水点缀其中，是病人治疗和康复的理想场所。

医院始建于1980年，经过25年的建设与发展已成为一所管理科学、设施完善、科室齐全，以创伤急救、心血管病等为主要特色的综合大医院，1997年被认定为卫生部国际紧急救援网络医院。医院目前拥有临床科室31个，核定床位502张，在职员工近900余名，其中正副教授100余名，拥有一批医术精湛、医德高尚的专家学者。

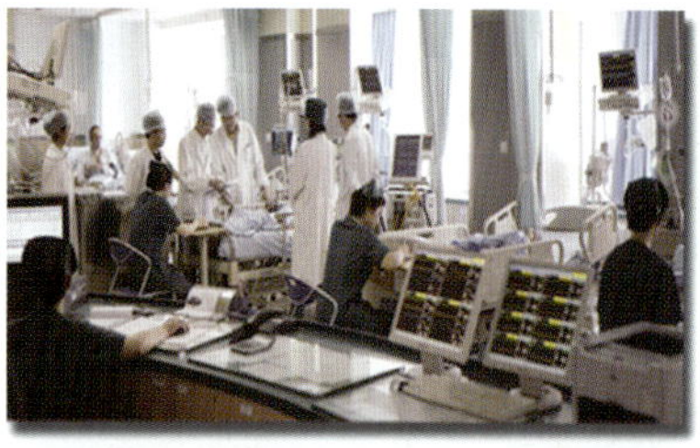

近年来，在院党政领导班子的带领下，以社会需求作为医院发展的动力，全院上下锐意改革发展、积极开拓创新，医院日益呈现出崭新形象！

医院依据区域重工业、交通运输业的特点，打造以创伤急救为中心的一批专业学科群，如神经外科、普外科、骨科、烧伤整形科、放射科、ICU科等，使这些学科已成为优势明显的品牌科室，吸引新老患者慕名而来。

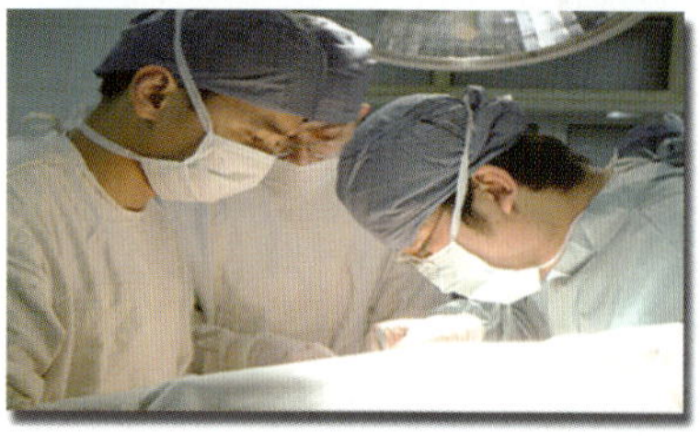

医疗设备、就医环境的优劣是医院综合实力的一个重要体现。近几年里，医院在硬件建设上投入巨资，不仅对病房大楼、急诊楼、ICU等进行了修改扩建，还先后配置了1.5T双梯度磁共振、多排螺旋CT、DSA、血液净化机、DR、X刀、三舱七门高压氧舱等大型仪器，以往在宝山区不能开展的许多高难度、高技术诊疗项目如冠状动脉造影、支架置入、射频消融、ERCP、小肠造影、肿瘤介入治疗、热疗、放射治疗以及脊柱外科手术、心胸外科手术等已经成熟开展，为宝山人民的就医带来了切实的方便和实惠。

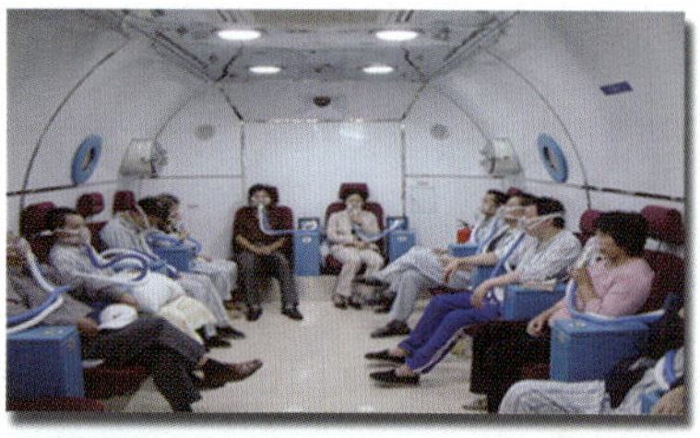

医院在大力提高医疗技术质量的同时，紧紧依托交大医学院的医疗、科研、教学的强大优势，坚持走以科技兴院的方针，使医院的学科建设和发展取得了很大的成绩。医院拥有神经外科、眼科、泌尿外科、烧伤整形科、卫生管理、普外科、肿瘤科等专业的数十位硕博士导师，每年承担多项市科委、市教委、市卫生局和交大科研项目。

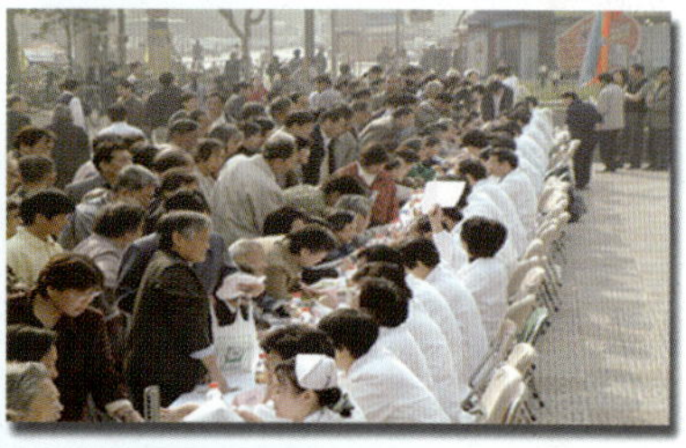

目前，医院顺应地区医疗市场需求，按照紧缺、适宜、有效的原则，深化医院内涵建设，探索更新、更优质、更便捷的服务模式，服务于一方百姓，造福于一方百姓。

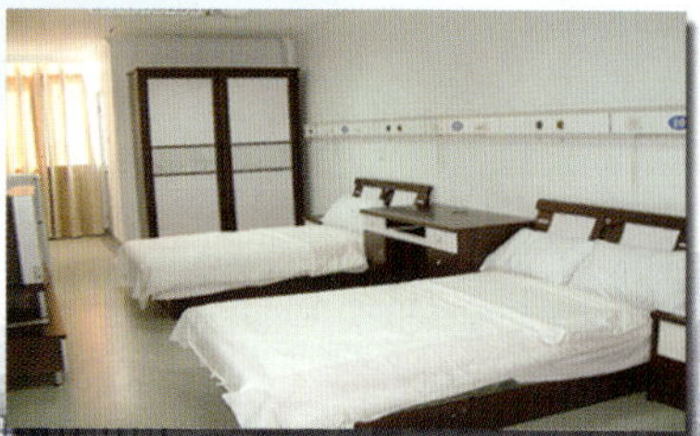

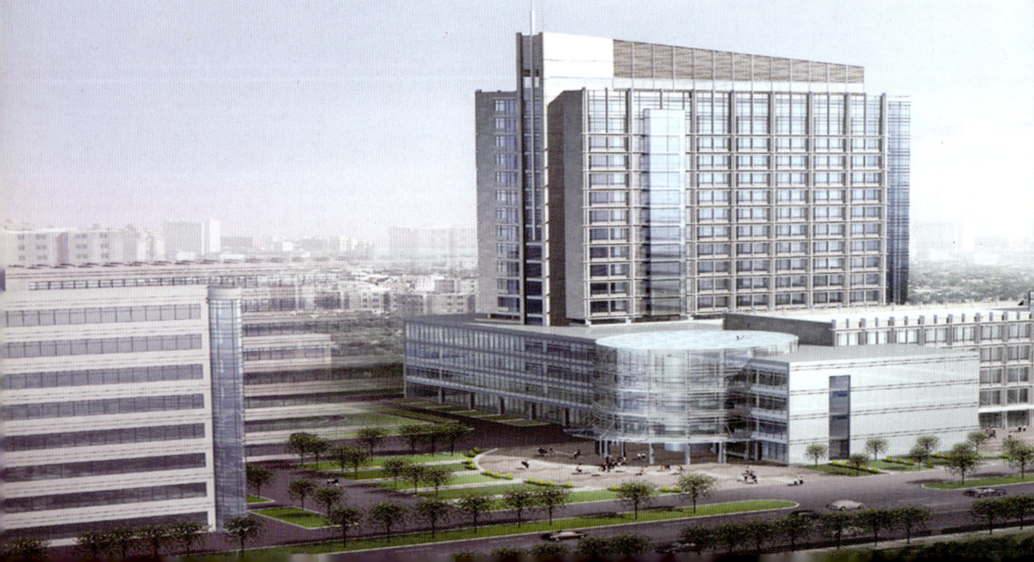

阳泉煤业（集团）有限责任公司总医院

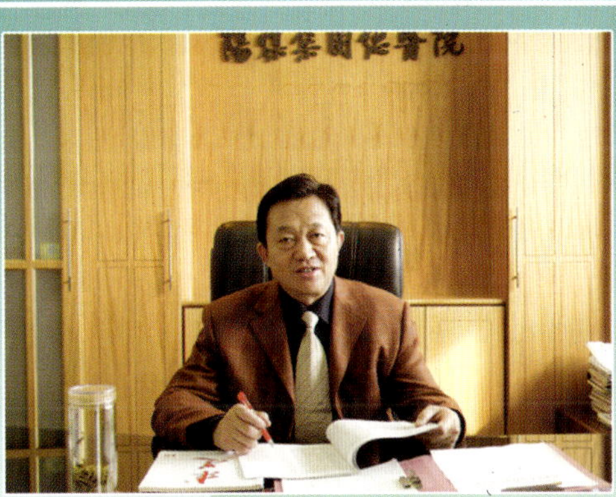

党委书记、院长：贾江武

阳泉煤业（集团）有限责任公司总医院（简称阳煤集团总医院）隶属于山西阳泉煤业集团，是集医疗、教学、科研、预防及康复为一体面向全社会开放的大型综合性三级医院和爱婴医院，是山西医科大学、长治医学院等医学院校的教学医院。通过了ISO9000国际质量体系认证。

医院建于1950年，位于阳泉市中心地段的市区北大街，占地面积约4.8万平方米，建筑面积6.1万平方米，现开设床位800张，设有临床一、二级学科34个，医技科室10个，拥有中、高级专业技术人员500多名，有一批在全国煤炭系统及山西省有影响的专家。医疗设备精良，拥有医用磁共振成像设备（MRI）、数字减影血管造影X线机（DSA）、单光子发射型电子计算机断层扫描机（SPECT）、医用直线加速器（LA）、全身螺旋CT、全数字彩超、双能X线骨密度仪、CR成像系统等大型医疗设备，医疗设备总资产达1个亿。医院环境优美，绿化面积达38%。

建院56年来，尤其是改革开放以来医院得到了长足的发展。现已形成以创伤急救、骨外科为重点，各学科全面协调发展的在阳泉地区和全煤系统有影响的医院，业务水平居本地区较高地位。2001年中华创伤学会、中国煤矿创伤学会阳泉创伤骨科研究所在医院正式成立。2004年国家矿山医疗救护中心把国家矿山医疗救护山西省级分中心设在医院并举行了隆重的挂牌仪式。继上世纪七十年代开展断肢再植等高难技术项目后，近年来开展新技术项目近百项，相继开展了体外循环心脏直视手术、肾移植、白内障超声乳化手术、介入放射技术等新技术项目，多数项目添补了阳泉地区的技术空白。近年来开展科研20多项，“脊椎损伤的生物力学研究”、“改良胃食道吻合器在胃食道手术中的应用”、“中药治疗慢性肾功能衰竭的临床研究”及“尿激酶溶栓治疗急性脑梗塞”等13项科研成果通过了省科委组织的科研鉴定，均达到了国内较高水平。并且在近五年发表学术论文700余篇。医院为阳煤集团及全市经济社会发展做出了突出的贡献。

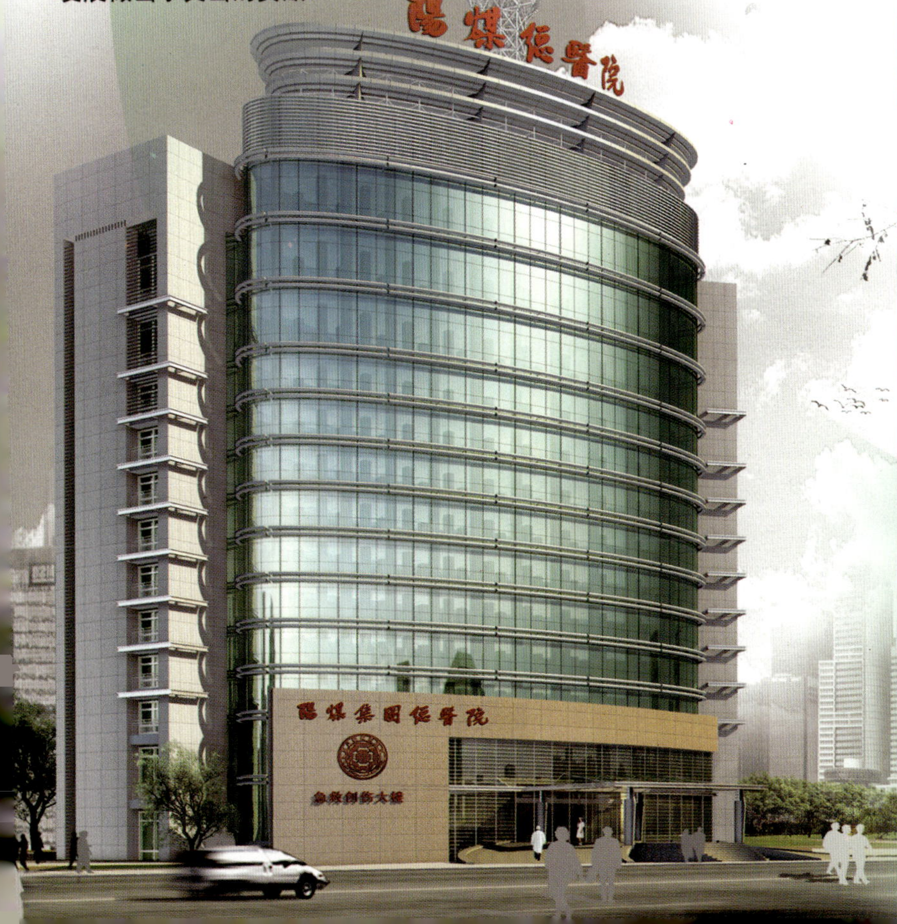

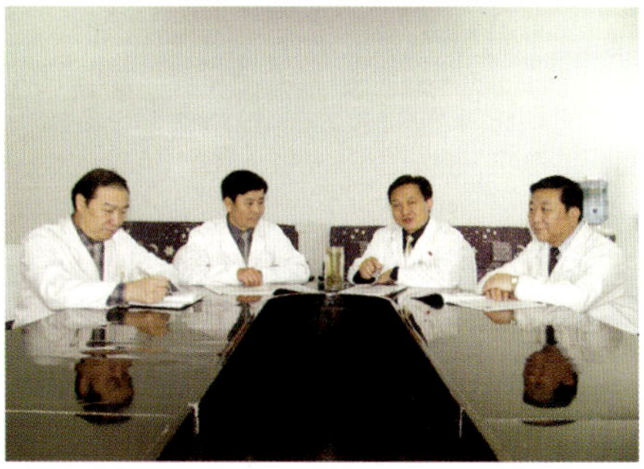

院领导班子成员（从左到右依次为副院长王继平，党委副书记、纪委书记、工会主席白慕让，党委书记、院长贾江武，副院长刘建林）

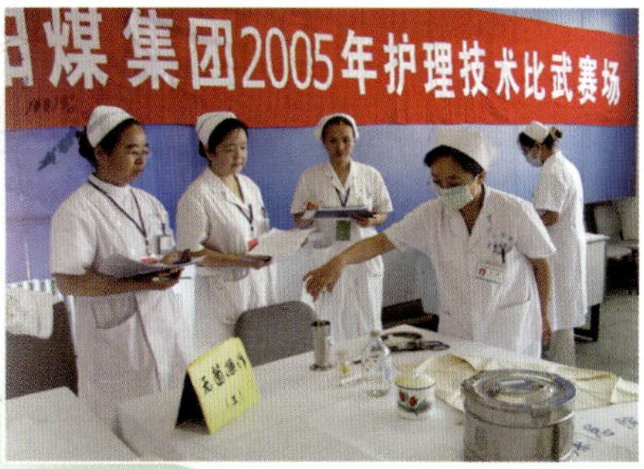

开展护理技术比赛

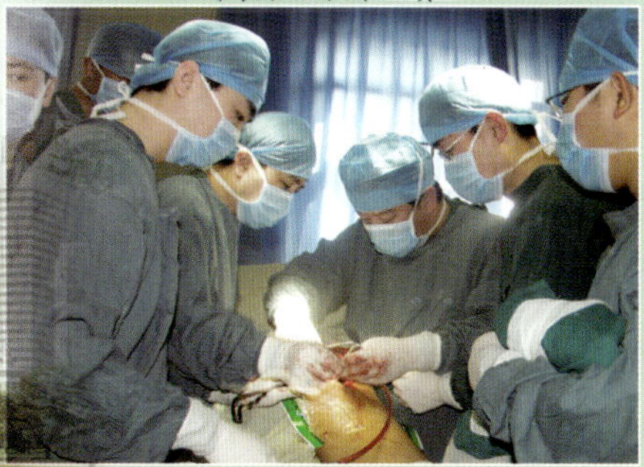

骨科手术中

辽源矿业（集团）公司总医院

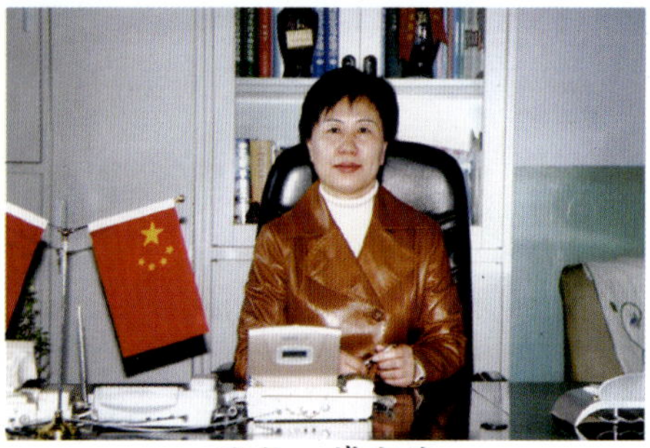
院长：傅宏婕

辽源矿业（集团）公司总医院始建于1931年，地处吉林省辽源市境内，是一所集医疗、护理、康复、教学、科研、预防、保健为一体的综合性二级甲等医院，是辽源地区独家形成总院、分院、社区服务站一条龙服务的大型医疗集团。国际紧急救援中心网络医院、爱婴医院、吉林大学教学医院。总医院横跨吉林、内蒙古两省五市，下辖5个分院，仅总院占地面积7.1万平方米，建筑面积4.3万平方米，固定资产4040余万元。床位650张，临床科室29个，医技科室16个。职工850名，其中卫生技术人员600名，高级技术人员90名，中级技术人员260名，吉林大学兼职教授15名，省、市学科带头人、名老医生、十杰青年名医50名。技术水平高超，完成全部二甲技术项目，完成三级项目311项。骨科是经省卫生厅批准命名的辽源市骨科中心，普通外科、胸神经外科、烧伤科、泌尿外科、呼吸内科、神经内科、心血管内科、急诊科等均为辽源地区重点专科。设有重症治疗病房（ICU）和冠心病监护病房（CCU）。设备齐全，拥有日本东芝16排多层螺旋CT机、日本岛津数字减影X光机、C臂型电视X光机、CR影像全套设备、彩超、各种腔镜检查系统、全自动生化分析仪等万元以上设备125台（件）。

医院始终把人才兴院、科技强院作为医院发展建设的根基，“十五”期间投入210万元用于人才培养，投入2177万元用于设备购置，从而为总医院持续健康发展提供了根本的保证。在此期间，获得省级科技成果2项，市级科技成果27项，在国家期（报）刊上发表论文253篇，省级88篇，市级217篇。获得新成果29项，新技术173项，新项目88项，新疗法51项，新药69种。

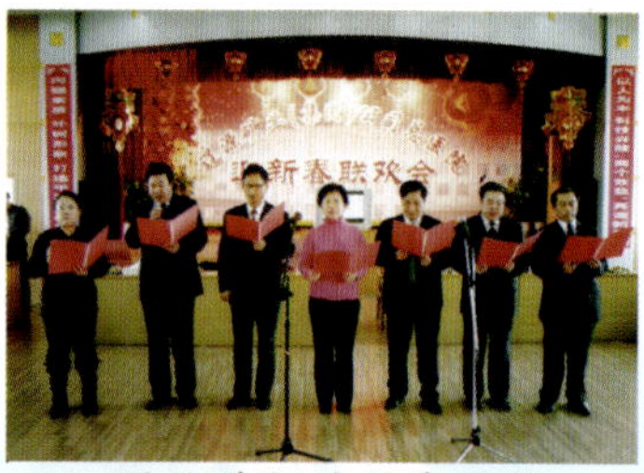
团结进取的领导班子

专科建设不断创新和发展。骨科中心、泌尿外科、烧伤科等被辽源市卫生局命名为辽源市名科。2000年经省卫生厅批准的辽源市骨科中心，开放床位70张，设有创伤、脊柱、骨病、显微4个专业组，在骨科领域积累了丰富的经验，在辽源市乃至全省有着较高的知名度。普外科经过50多年的临床实践和建设，除能很好地担负着普外科疾病的急救、临床、教学、科研及院内外会诊进行普外常见病、多发病诊断治疗外，还完成了许多高难手术，有很强的应急能力。头胸科完成了胸部各种创伤、胸部肿瘤的诊治，开展了各型颅脑损伤、颅内肿瘤及椎管内肿瘤切除术，高血压、脑出血的手术治疗等，同时与北京、长春等上级医院保持密切联系。泌尿外科是辽源地区唯一专业科室，现有床位20张，人才梯队合理，硬件设备齐全，完成了全部三级甲等技术项目。烧伤科经过30多年的医疗实践已经积累了丰富的抢救治疗和整形经验，能够承担起个体、成批烧伤抢救治疗任务，尤其对煤矿重症瓦斯烧伤的抗休克、抗感染切痂植皮具有较高的抢救成功率。五官科开展了经纤维喉镜下声带小结节微创摘除术、选择性颈廓清除术、喉癌根治术等，并具有独到之处。神经内科充分发挥在辽源地区治疗神经系统疾病的优势，开展了依达拉奉清除自由基保护脑细胞功能治疗的新技术项目。仅在2005年共救治患者1320例，抢救重患680例，特别是在“12.15”火灾患者抢救中表现突出，赢得了伤员家属、辽源市、（集团）公司、总院领导的放心满意。心血管内科成功地开展了高位神经阻滞术治疗扩张性心肌病12例。

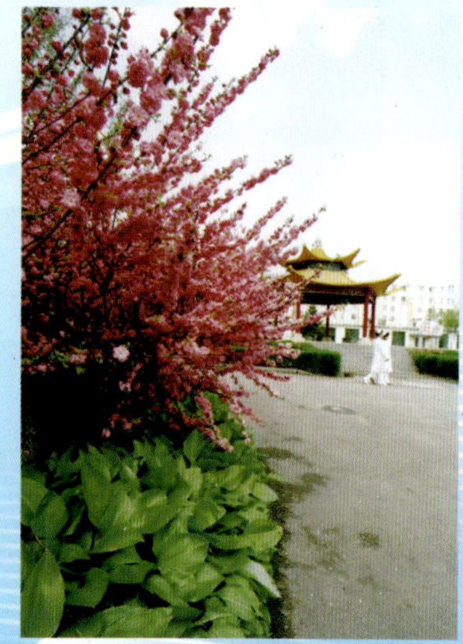
总医院一角

在（集团）公司的正确领导下，在上级卫生部门的业务指导下，总医院三个文明建设不断发展。2005年，被国家安全生产监督管理总局批准为国家矿山医疗救护中心辽源分中心，所辖长春、四平、辽源等全省7个地级市矿山医疗救护工作。成为全省唯一一家中华创伤医学会、中国煤矿创伤学会辽源创伤研究所。目前，一个致力于打造“平民精品诚信放心”品牌的老字号医院正在不断地创出新的辉煌。

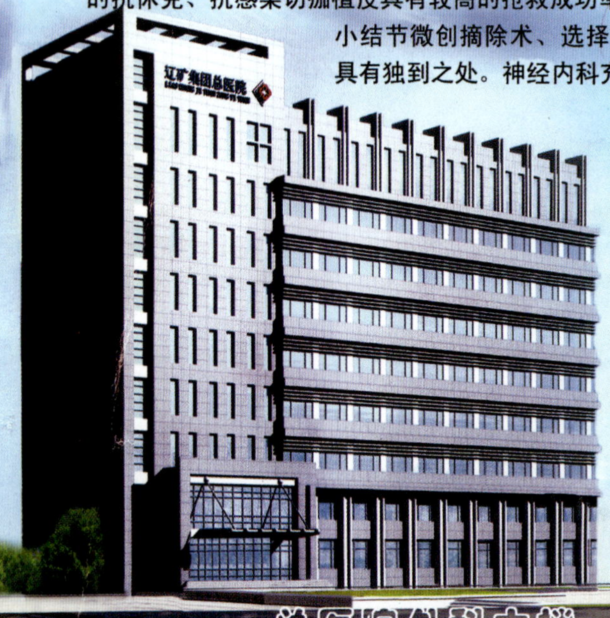

总医院外科大楼

地址：吉林省辽源市矿电大街10号　邮编：136201
电话：0437-3623001/2/3（总机）　传真：0437-3613868

长春市中心医院

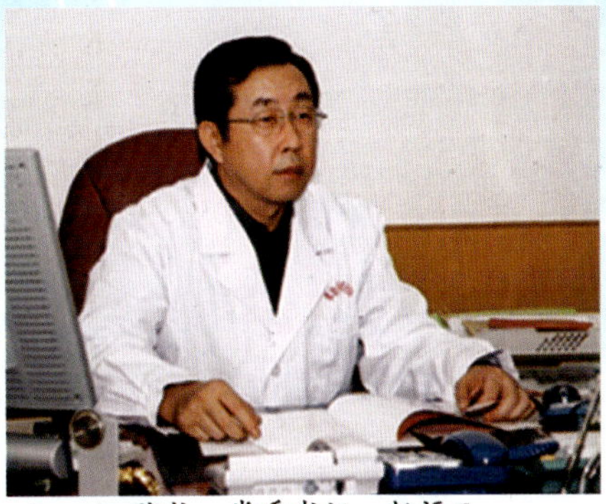

院长、党委书记：赵福玉

吉林省长春市中心医院是一所以急诊急救为特色，集医疗、预防、教学、科研、保健为一体的综合性三级甲等医院，长春地区综合医疗集团核心单位。先后被授予全国百佳医院、创全国文明行业先进单位、全国卫生系统先进集体、吉林省精神文明建设标兵单位、长春市防治非典型肺炎工作先进基层党组织等荣誉称号。

医院始建于1984年，现有在职职工1356人，开放床位754张，年门诊量62万人次，医院设有33个医疗科室、7个医技科室、3个市级研究所、5个临床研究室，其中心血管内科、心胸外科、神经内科、神经外科、老年病科、医学影像中心为市级重点专科。医院开展的不停跳下体外循环心内直视手术、心脏瓣膜置换术等大型复杂心脏手术、冠心病的介入检查和治疗、急性期缺血性脑血管病的溶栓治疗、重度颅脑损伤的亚低温治疗等均达到国内较高水平。

医院拥有美国数字化血管造影机（DSA）、磁共振（MRI）、多层螺旋CT、CR、德国西门子全身CT机、日本多普勒超声诊断仪、电子结肠镜、全自动生化分析仪、急诊王等仪器设备300余台件，医院的医技检查能力居国内较高水平。

人才和技术优势突出。院长、党委书记赵福玉是长春资深名医、胸心外科专家、全国“五一”劳动奖章获得者、全国抗击非典“优秀共产党员”。于本泉、王革、张朝民、王瑛、索耀华等均为省、市级重点学科带头人。医院开设的“知名专家门诊”荟集了省内各学科名医，能够为患者提供高水平的医疗服务。

医院还加大了文化建设的投入，提出科室和个人服务理念，树立“名医、名科、名院”形象，用诚信打造百姓满意医院的品牌，使医院的精神文明建设取得了丰硕的成果。长期以来，医院坚持走“以诚信为本、以诚信取胜”的发展之路，为长春市卫生事业的发展做出了突出的贡献。医院全体职工将不懈努力，力争把医院建设成在全国同类医院中技术过硬、设备完善、管理科学、服务全面的医院。

2006年4月25日，坐落在长春市硅谷大街2599号的长春市中心医院分院—吉林硅谷医院隆重开业。吉林硅谷医院作为“长春市心血管、肿瘤疾病慈善医疗基地”和“长春市社区卫生服务中心”也同时揭牌。

吉林硅谷医院秉承“突出特色、专家支撑、环境一流”的办院原则，坚持“以病人为中心、以质量为核心、以特色为优势”的办院方针，荟萃医疗人才、引进尖端设备，特色办院，诚信服务。

特聘请享誉国内外的著名心脏外科专家吴清玉教授坐诊。聘请了原沈阳军区总医院心脏外科创始人宫捍东教授、原大连医学院附属医院心内科专家、留美博士郑晓群教授等知名专家，全面开展先天性心脏病矫治、风湿性心脏病瓣膜置换、冠心病搭桥、大血管置换等心脏外科手术；房、室缺封堵、二尖瓣球囊扩张、冠状动脉内支架置放、肾动脉支架置放、心肌肥厚化学消融以及射频消融、起搏器等心血管介入治疗；与国内著名肿瘤专科医院建立了长期的、紧密的合作关系，聘请国内知名的肿瘤专家坐诊，开展各种肿瘤的内外科和介入治疗。

引进了PET-CT机、血管造影机、数字x光机、全自动生化分析仪、主动脉内球囊反搏泵等医疗设备。其中PET-CT机又称为正电子发射计算机断层显像/X线计算机断层显像，它是PET和CT两种设备的有机融合，是目前国内外所有诊疗肿瘤的仪器中唯一能在分子水平上监测人体细胞癌变迹象，同时又能精确定位的仪器。在肿瘤的超早期发现、良恶性肿瘤的鉴别、寻找原发灶和转移灶以及肿瘤治疗方案的选择和疗效判断等方面有优势，是判定冠心病病人心肌缺血程度及心肌是否存活的金标准，是架桥手术和介入支架治疗前及术后评价疗效的必做检查项目。目前吉林省仅此一台。

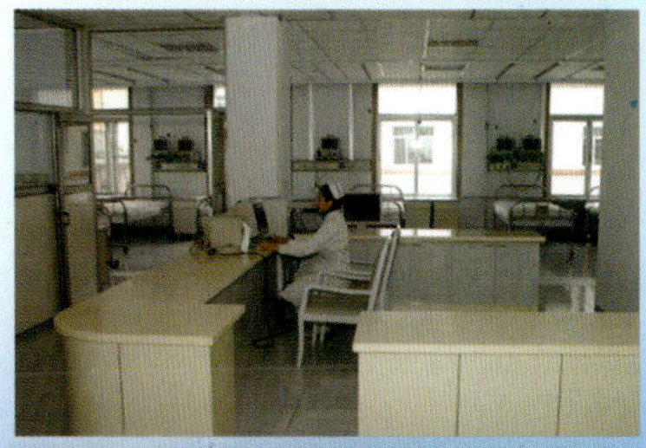

以人为本，服务为先。医院推出了一系列的便民措施，如在医院做各类手术复查时免门诊挂号费、医院为外地病人代购车票等六项惠民政策，设立了便民、利民咨询服务电话0431-7029166。

吉林硅谷医院的成立，拓展了市中心医院的发展空间，满足了不同层次的就医需求，它的成立将为推动长春市乃至吉林省的医疗卫生事业的发展，尤其是在心血管疾病和肿瘤病症的诊治方面做出突出贡献，为百姓健康保驾护航。

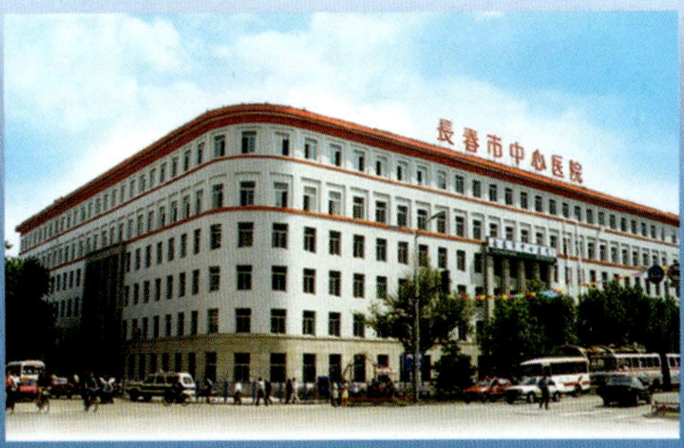

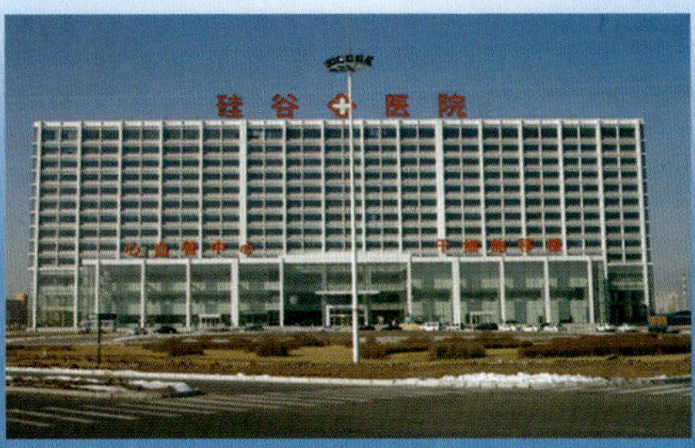

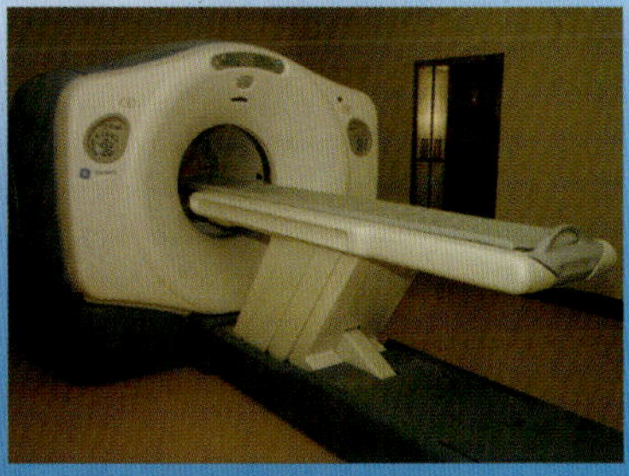

石家庄市中医院

Shi Jia Zhuang Shi Zhong Yi Yuan

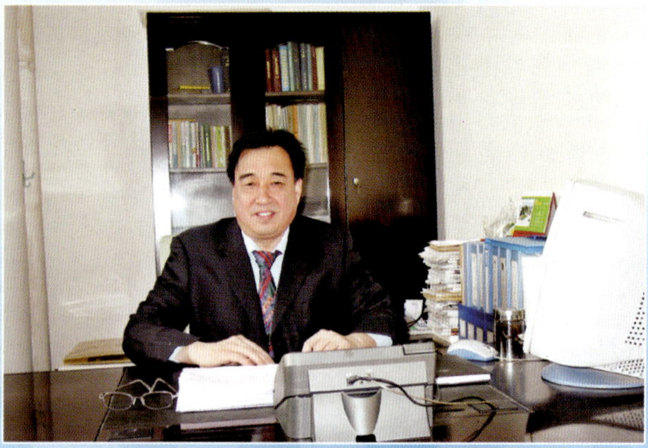

院长：刘玉来

河北省石家庄市中医院始建于1956年，经过半个世纪的发展建设，现已成为集医疗、教学、科研、预防、保健、康复及急救为一体的具有中医特色的综合性三级甲等中医院，同时也是石家庄市中医集团牵头单位和河北医科大学附属医院、石家庄市药都临床实验基地。

医院开设病床330张，共有临床科室27个，医技科室14个，省级重点中医专科4个，市级重点学科4个，专科门诊30余个。全院在职职工500余人，其中具有高级职称医务人员近百人，并拥有一批国家名老中医、市级名中医和市管专业技术拔尖人才。

医院继承发扬祖国传统医学，突出中医学特色，坚持中西医结合，在治疗脑血管病、心血管病、肛肠病、周围血管病、糖尿病、肾病、脾胃病、胆肾结石病、风湿病、皮肤病、前列腺疾病等方面有独特之处。其中心血管科、脑血管科、肾内科、肛肠科为市级重点学科，心血管科、脑血管科、肛肠科、消化内科为省重点中医专科。医院独立开展骨科创伤、普外、神经外科等手术，并能完成急、危、重症的抢救。医院注重科技兴院，坚持科研与临床相结合，同时形成了许多有中医特色并行之有效的治疗方法和制剂。

医院坚持“以人为本，以德为先”，为了促进中医发展，医院购进大量医疗设备，建有制剂大楼，并在省内卫生系统实现微机网络化管理。现在一座建筑面积达28160余平方米，国家计委、卫生部和国家中医药管理局确定的“十五”卫生专项建设规划投资项目，预计总投资1.27亿元的多功能门诊病房大楼——石家庄市中医院综合门诊大楼正在施工建设当中，预计2006年底竣工投入使用。

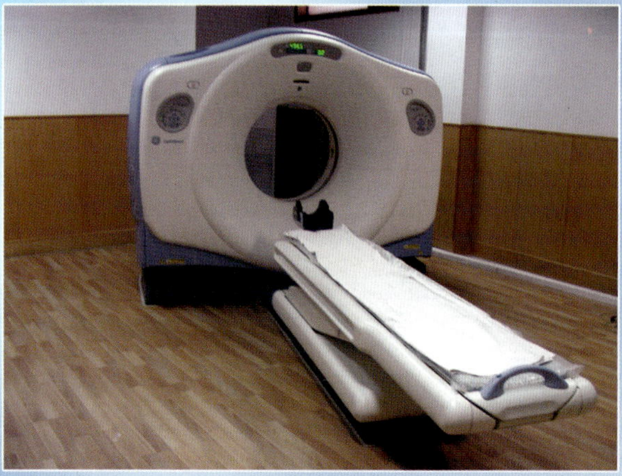

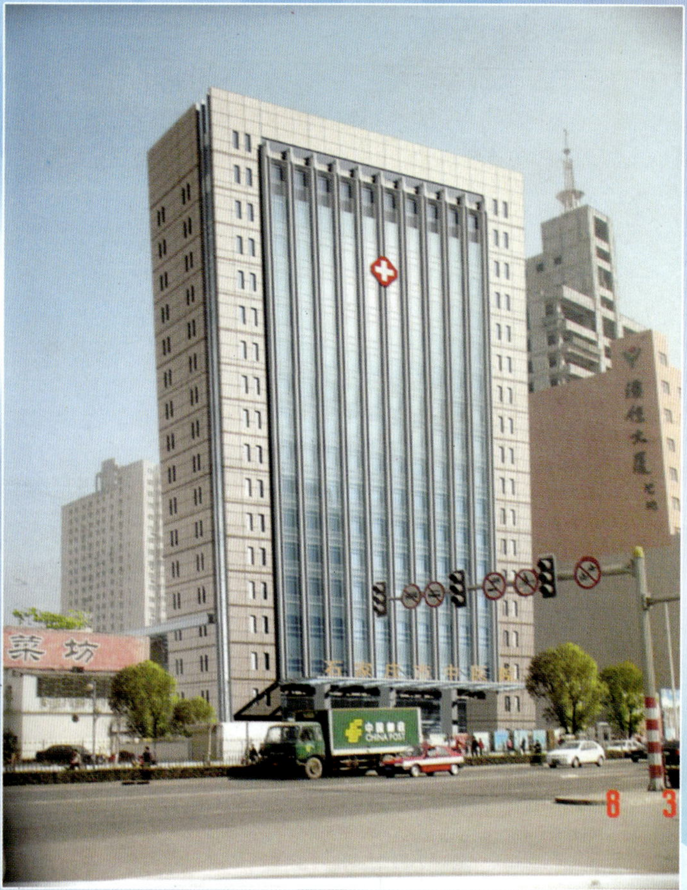

新疆生产建设兵团奎屯中医院

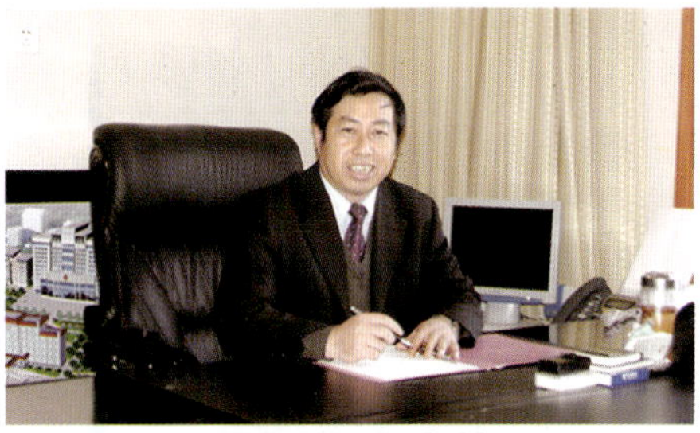
院长： 宋广军

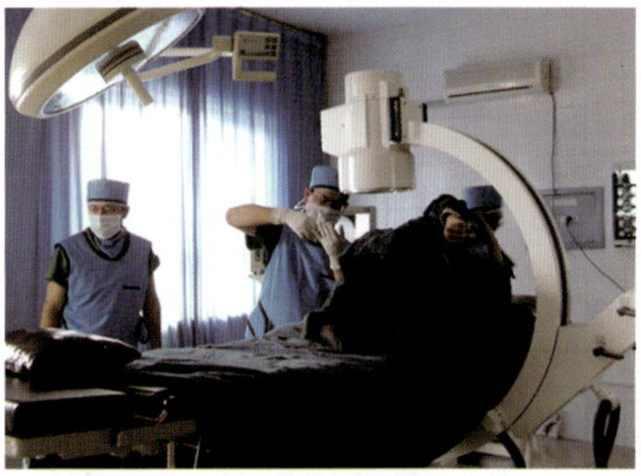
钛激光手术

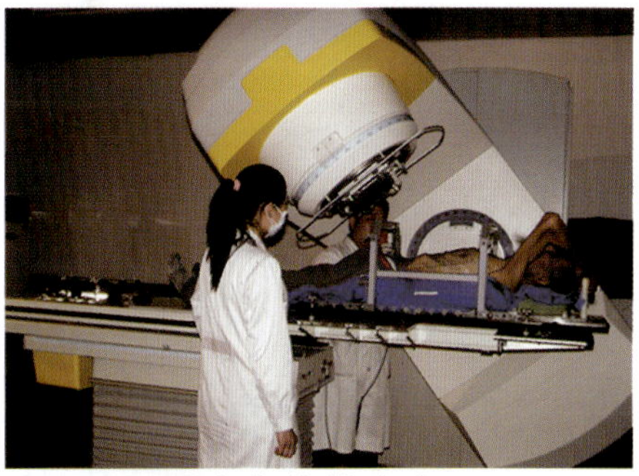
肿瘤放射治疗

新疆生产建设兵团奎屯中医院（简称兵团奎屯中医院）坐落在西北美丽的城市——北疆重镇“金三角”奎屯市，位于奎屯市伊犁路一号，占地面积130亩，拥有各类专业技术人员120名，其中主任医师3名，副主任医师5名，疆内外知名专家11名。硕士研究生1名，在职研究生1名，本科39名，大专47名，中专23名，其他9名。中医院是兵团列入国家卫生系统十五计划重点建设项目之一，于2002年8月经兵团编委批准成立，2003年投资兴建，2004年6月试营业。中医院的成立，结束了新疆兵团系统内没有中医医院的历史，填补了兵团系统中医药事业历史上的空白，对兵团及当地的产业结构调整与经济发展起到了积极推进作用，为兵团系统及当地各族群众就医提供了十分必要的选择。同时集中了分散在兵团系统内的各类中医人才，集中发展，壮大了中医事业。为弘扬祖国医学，使中医在西北边陲扎根繁荣创造了良好的环境，提供了发展平台。其历史意义更为深远，也是兵团精神的再现。

中医院以中医为主，西医为辅，汲中医之长西医之优，中西医并举，内设“肿瘤放射治疗中心、颈腰椎病治疗中心、兵团残疾人康复中心”等五个治疗中心和“风湿病、肝病、心脑血管病、糖尿病”等十个特色治疗专科，通过两年的运营，初步奠定了以肿瘤放射治疗、颈腰椎病治疗、风湿病类风湿病治疗为龙头的中医专科型医院为基础的特色专科型医院的发展道路。

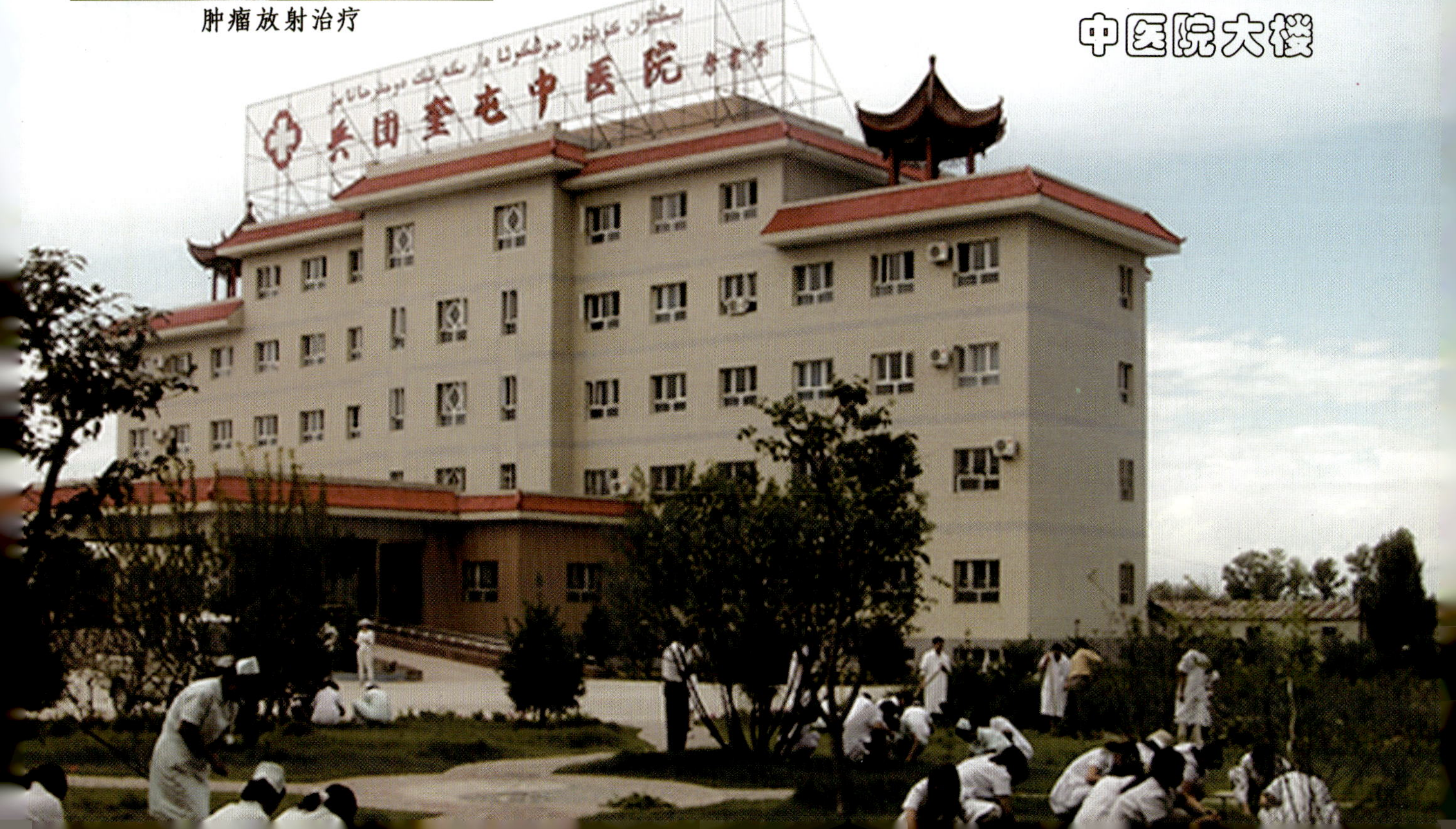

中医院大楼

河北省儿童医院

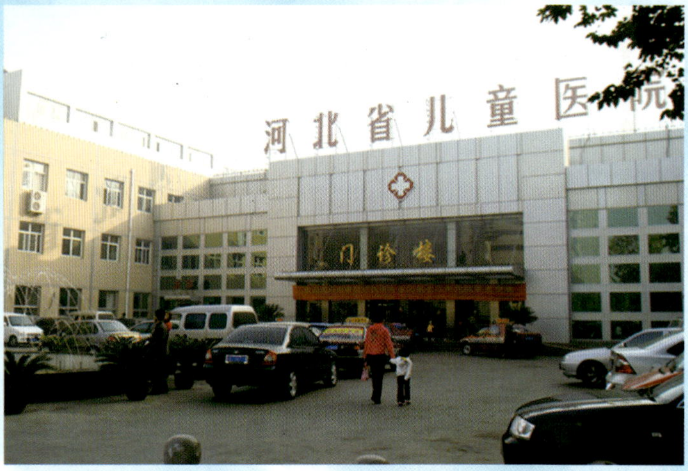

河北省儿童医院坐落在石家庄建华南大街与裕华路交叉路口，交通便利，环境宜人。医院始建于1989年，设床位365张。年门诊量20万人次，年住院病人近2万人次，有职工560人，其中高级职称人员119人，技术力量雄厚。

医院是一所集医疗、教学、科研、保健、康复、急救为一体的大型三级甲等综合性医院，全国“百姓放心医院”，国家爱婴医院，河北省百佳医院，河北省卫生系统文明服务三星级单位。

医院拥有六排螺旋ＣＴ、日本岛津多功能遥控Ｘ光机、化学发光、德国爱克发电子计算机摄影仪、飞利浦数字减影血管造影机、美国产Vivid7彩超、全自动生化分析仪、20多台美国鸟牌呼吸机、重症病房监护系统、血液净化系统等一批医疗设备。

医院注重科技创新，突出“专科特色”，开展或引进诊疗技术，打造出了医院的“硬品牌”。小儿心脏外科为全省重点发展学科，手术开展小儿先天性心脏病3000余例，开展了十例应用同种异体血管片技术治疗复杂型先心病高难手术和四例应用体外循环氧合血肺灌注技术治疗先心病技术。开展了完全性、部分性内膜垫缺损，完全性、部分性肺静脉异位引流、右室双出口、主肺动脉窗等高难手术，开展了一氧化氮吸入在左右分流型先心病重度肺高压患儿术后应用。2004年3月实施了完全大动脉调转术。新生儿科为全省重点发展学科，成功救治700克极低体重早产儿达国际较高水平，采用NO治疗新生儿肺动脉高压，采用肺表面活性物质联合机械通气治疗新生儿肺透明膜病，开展脐静脉、周围静脉换血治疗危重症新生儿溶血病、高胆红素血症，开展多种通气方式治疗新生儿呼吸衰竭、支气管冲洗治疗吸入性肺炎。全省知名学科神经内科曾承担国家“八五”重点医学项目“全国脑瘫流行病学调查”，采用立体综合疗法等技术，全方位、系统化、一步到位、标本兼治，治疗小儿脑瘫、癫痫、脑炎效果好、康复快。重症监护病区配有急救、监护设备，由全国知名儿科专家胡皓夫教授为学科带头人，抢救5000多位重患儿。新生儿外科手术治疗先天性巨结肠是拿手绝活。为出生三天食道闭锁的婴儿做手术，获得成功。医院还设有呼吸、感染消化、血液肾脏、神经胸外、普外、骨外、泌尿外、妇产科等临床科室和耳鼻喉科、眼科、口腔科、皮肤科、中医理疗科、儿童保健科等全省知名学科。

医院启动院前急救，与全省八十多个县市医院签订合作协议，每年出动救护车接诊抢救近千名危重患儿，提高了危重患儿的抢救成功率，使危重患儿早抢救、早治疗、早康复，走出了一条外延服务畅通的新路。

近几年来，院党委团结带领全院干部职工坚持“一切为了孩子，为了孩子一切”的宗旨和“内涵制约管理，外延辐射带动”的办院思想，发扬“团结高效、严谨求实、创新优质、服务奉献”的精神，积极推动医院管理体制和运行机制的改革，坚持标本兼治，以人为本，推进六项管理，实施五项工程，突出四个重点，健全三个机制，实现双向调节，深入开展质量责任年活动，大力实施科教兴医战略，优化服务功能，提高服务水平，行风建设有了根本性好转，改造、扩建、装修了病房楼和门诊楼，改善了就医环境。

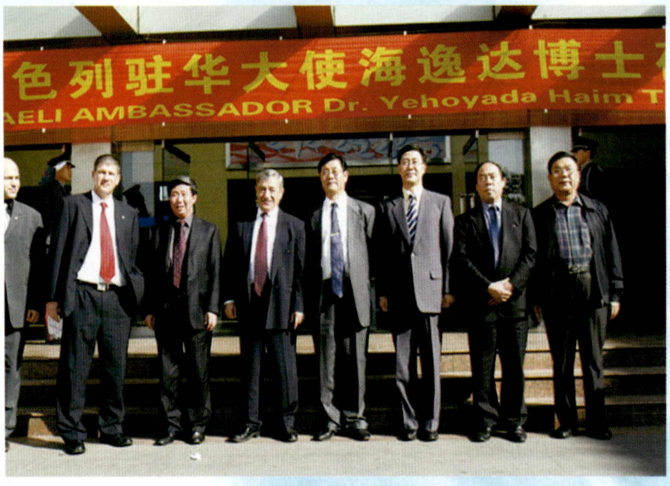

院长：李江　党委书记：王宝田
地址：河北省石家庄市建华南大街133号
邮编：050031　院前急救电话：0311-5911120
联系电话：0311-5911000

长春市妇产科医院

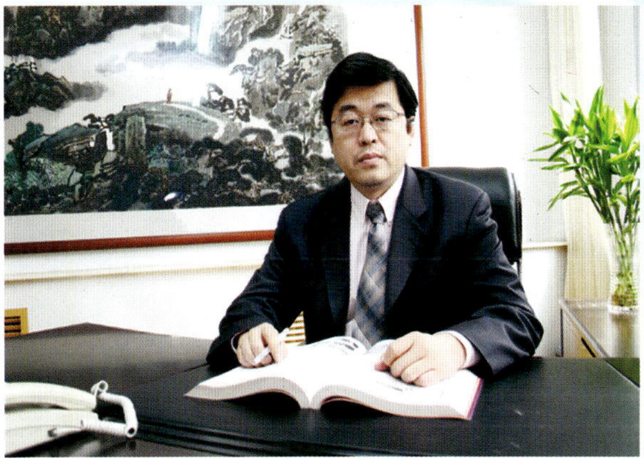

院长：陈明强

吉林省长春市妇产科医院始建于1896年，是一所集医、教、研于一体的妇产科专科医院，是国家爱婴医院，吉林大学教学医院，占地面积10800平方米，建筑面积约35000平方米，固定资产10139万元 。

医院有职工865人，其中医生261人，护士276人，高级职称88人，中级职称278人，硕士导师2人，长春名医4人。产科、妇科为长春市两个重点专科，并聘请国内知名妇产科专家、中华医学会妇产科学会主任委员郎景和教授为名誉院长，知名病理学专家孙耘田教授为名誉主任。医院开放床位309张，婴儿床位164张，设有妇产科疗区8个，病房分为高级、中级、普通和扶贫病房，拥有特色门诊如内分泌、不孕症、生殖辅助技术、宫颈疾病、产前诊断、微创技术、乳腺专科、健康体检等。年门诊量约25万人次，收治住院病人约1万余人次。拥有三维彩超、数字化钼铑双靶乳腺机、聚焦超声妇科治疗仪、液基细胞检测仪、腹腔镜、宫腔镜、阴道镜等大型设备70余台（件）。

在院长陈明强同志的带领下，医院不断开拓创新，协调发展，科学管理，以全新的服务经营理念打造医院品牌，发挥医院的诚信优势，以人为本，积极解决患者关心的“看病贵、看病难”问题。同时打造专科特色品牌，在“妇”字上寻求突破，广泛开展腹腔镜下的妇科疾病手术；在“产”字上寻求完善，全面提高了妊娠合并症等产科疾病的诊治水平，确保母婴安全，全力构筑妇产科特色，已经初步营造了一个设备完善、服务优良、环境优美的“妇女之家”。努力把医院建设成优质的、与国际接轨的妇产科医院。

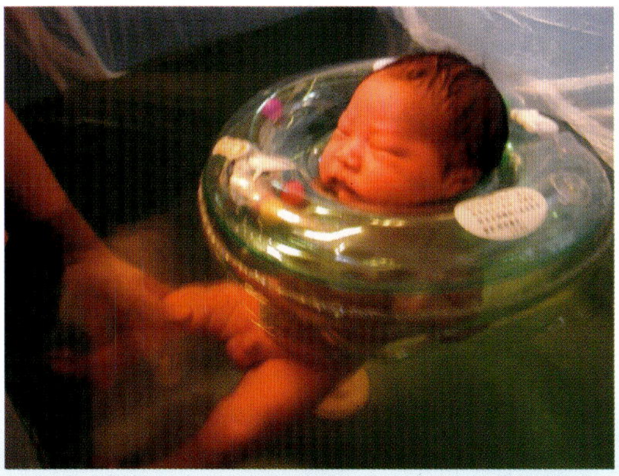

婴儿游泳

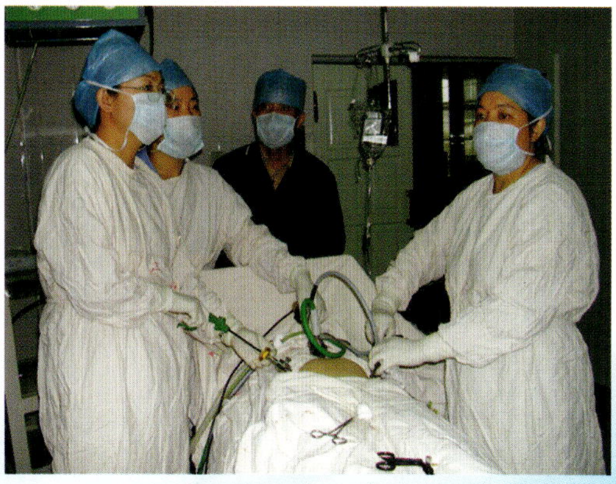

广泛应用腹腔镜技术

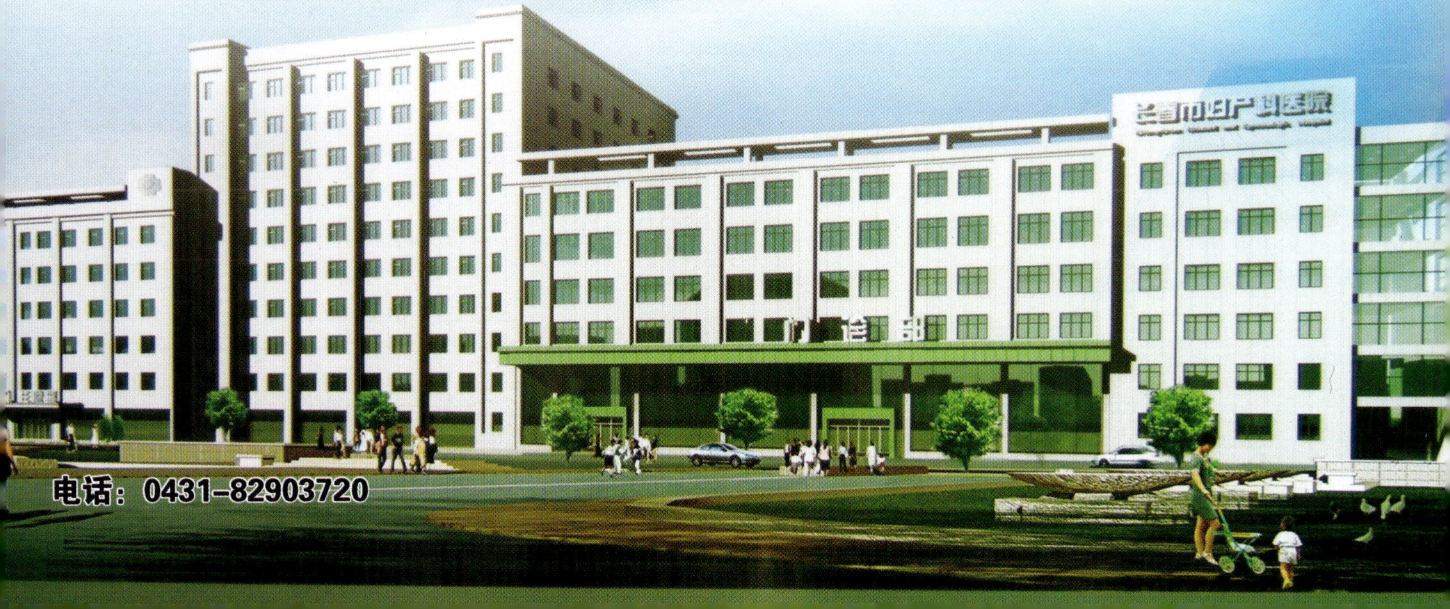

电话：0431-82903720

延边妇幼保健院

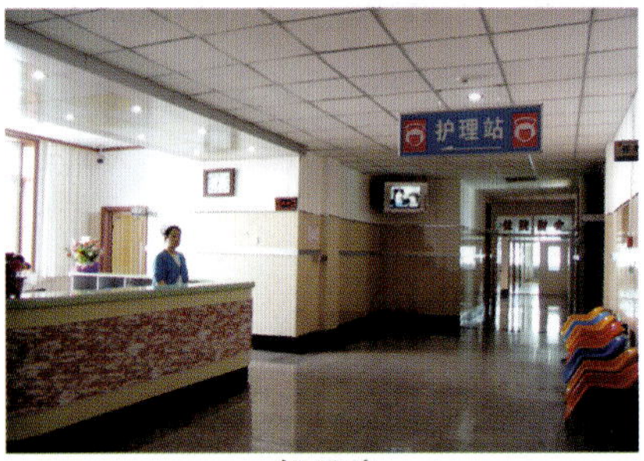

护理站

吉林省延边妇幼保健院坐落在长白山脚下布尔哈通河畔，延边朝鲜族自治州首府—延吉市。1982年建院，医院占地面积12661万平方米，建筑面积8337.28平方米，现有职工291人，其中专业技术人员238人，高级46人，中级73人。设妇产科、儿科病房床位150张，9个医疗科室，6个医技科室，5个保健科室，担负着全州妇女儿童的医疗、保健、预防、科研、计划生育技术指导和健康宣传任务。建院20多年来，医院注重发挥专科特色，坚持“以保健为中心，保健与临床相结合，面向基层、面向群体”的工作方针，努力践行着“为人民服务”的宗旨，无论从内涵建设还是医院规模建设都走上了规范化、科学化的管理轨道，部分仪器设备、工作指标都与国际和国内较高水平接轨。1994年和1997年分别被评为国家爱婴医院和二级甲等医院。

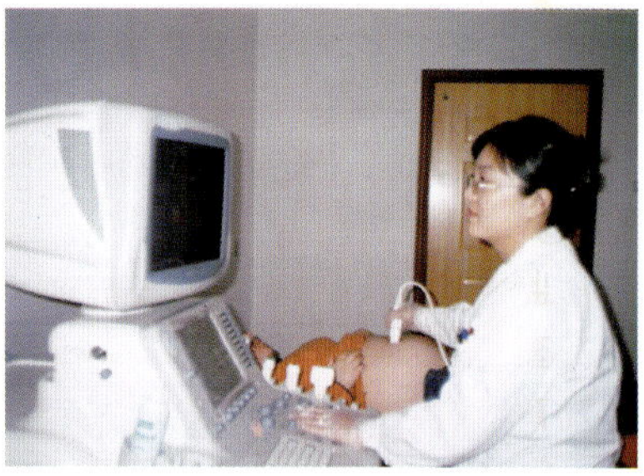
B超检查

近年来医院认真贯彻落实国家、省、州制定的“八五”和“九五”妇女儿童发展规划纲要，以及“母婴保健法”，在省卫生行政部门的领导下，从实际出发，较好的完成任务，达到了预期目标。医院还把坚持抓好全州“两个”系统管理，降低“两个”死亡率作为工作重点，通过定期举办专业技术人员培训班，定期组织人员下基层业务指导，积极为基层专业人员提供进修条件等手段，提高专业水平。在产科建设方面实施了设施规范化、技术标准化、表格统一化，以及各项工作常规化制度。定期召开的孕产妇婴幼死亡研讨会，对提高产科水平起到了积极的推动作用，近年来孕产妇死亡率、婴儿死亡率和5岁以下儿童死亡率逐年下降，低于全省平均水平。孕产妇系统管理率和儿童管理率、住院分娩率、高危孕妇管理率、体弱儿管理率都高于全省平均水平。

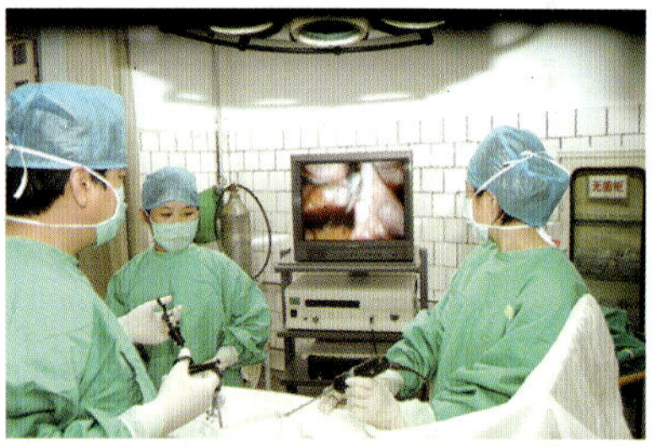
腹腔镜诊疗

80年代和90年代医院调入了一批业务骨干，带动了妇产科、小儿科等相关科室的专业发展。近年来医院朝着理论知识全面、学历高、技术专的方向发展，医院所需的人才更是集中于高科技领域，采取了“引进来、送出去”的人才战略，各学科设立了学科带头人，丰富了人才资源的成长和培养，为医院实施可持续发展战略储备了无尽的“能量”，也为医院注入了活力，实施了“院有名科、科有名医、医有专长”的品牌目标。医院每年平均正常接生1500多名，诊治妇科病患者4万名左右，5万名患儿接受门诊治疗，1万多名不孕不育患者接受系统治疗，1300多名妇产科患者手术。腹腔镜诊治技术的开展，走在了全州的前列。孕29周体重1000克、孕33周体重900克新生儿抢救成功，不孕症患者治疗妊娠率达45.5%，B超诊断与临床诊断符合率达到90%以上，妊娠高血压综合症DIC、急性肾功能衰竭危重病人抢救成功等项医疗技术，添补了延边州空白。

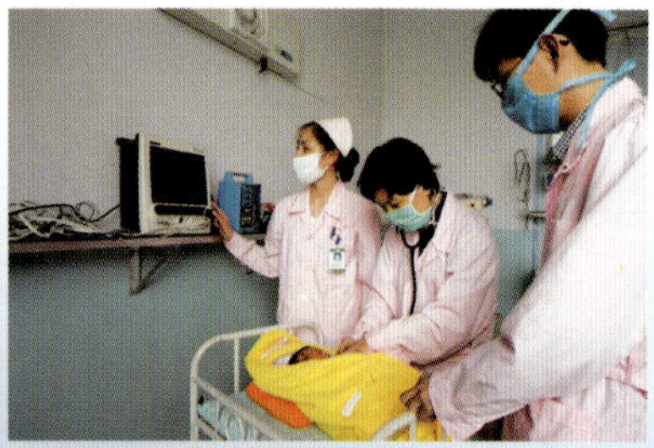
儿科监护室

医院现有固定资产2600万元，各种医疗设备200余台，其中奥地利产三维彩超、飞利浦四维动态彩色B超仪、英国产新生儿监护设备、德国产腹腔镜、日本产全自动血球分析仪、脑电仪以及国产电视遥控X光机等一批医疗设备的投入使用，在延边同级医院和省内同类医院中处于优势地位。

在医疗环境上，医院力求让患者满意舒适、心情舒畅。近年来，扩建了3500平方米门诊和病房，增加了床位，环境设施人性化设计，装饰后的儿科门诊大厅宽敞明亮，妇儿科病房增设了高、中档病房，候诊室配备了电视机，门诊大厅安置了触摸屏、彩色滚动屏。挂号、收款、划价、投药全部进入实行微机管理，为患者创造了一个温馨、自主、平等的医疗环境。

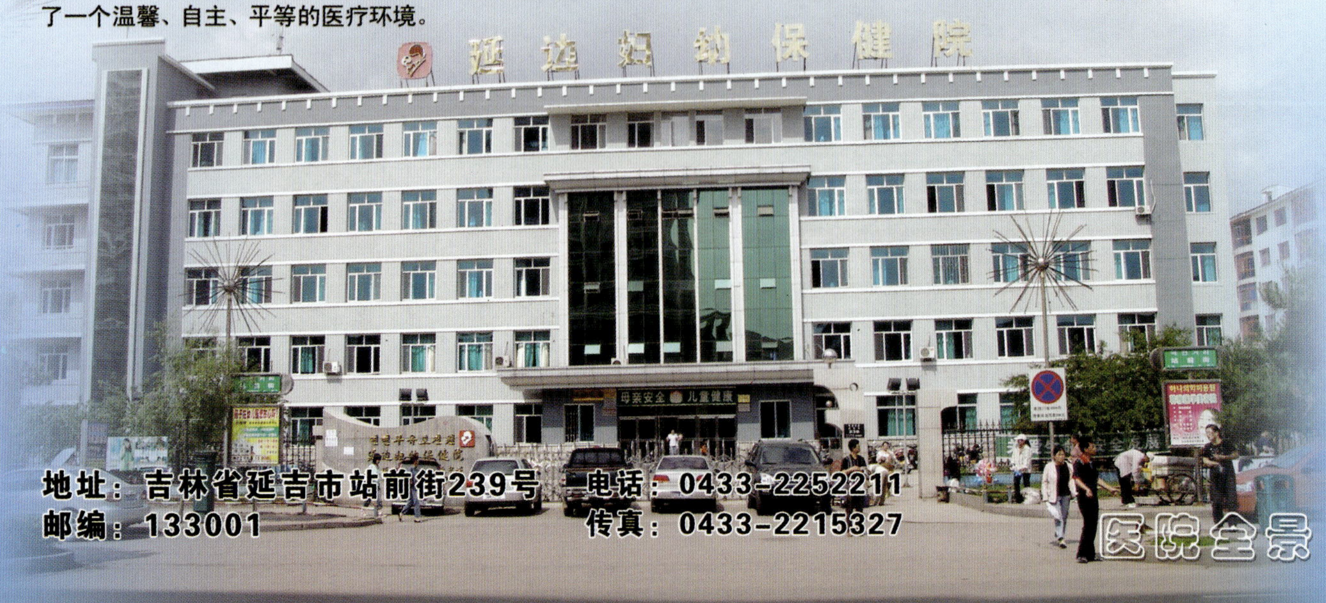

地址：吉林省延吉市站前街239号　电话：0433-2252211
邮编：133001　传真：0433-2215327

医院全景

绍兴市妇幼保健院

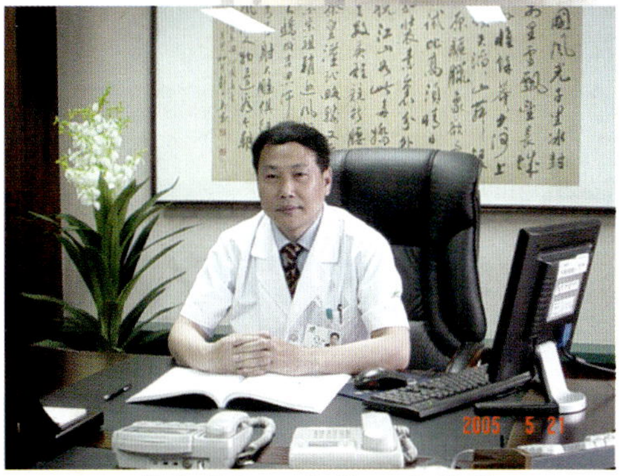

党委书记、院长：应慧强

浙江省绍兴市妇幼保健院，又名绍兴市妇女儿童医院，是在省内具有一定声誉的三级乙等专科医院，国家爱婴医院。医院担负着全市妇女、儿童的医疗保健工作。现有职工509人，其中专业技术人员441名，高级职称54名；床位400张；年门诊量45万人次；年出院病人1.5万人次；年分娩数5500多人次。绍兴市妇幼保健指导中心、新生儿救护中心、高危筛查中心、乳腺疾病防治中心、产前诊断中心均设在医院，2002年被省卫生厅评为全省十一家人工授精技术服务医院之一。近年来，医院取得了经济效益和社会效益双丰收。

医院分为保健和临床两大部分：

一、保健：分为儿童保健和妇女保健两块，是绍兴市妇幼保健指导中心，负责着全市的孕产妇保健和儿童保健的业务指导工作，现已开展全市围产儿死亡监测、出生缺陷监测、孕产妇死亡监测、新生儿疾病筛查、听力筛查、产前筛查、产前诊断、高危孕妇管理等。儿保科开展儿童健康体检、儿童神经精神发育监测、儿童气质测试、儿童多动症诊治、智力筛查及诊断、个性测试、社会活动能力评定、儿童营养门诊、儿童感觉综合评定、脑干诱发电位检查等。妇保科开展婚检、早孕建卡检查、产后健康检查、产后随访、产后康复、女性健康体检等。

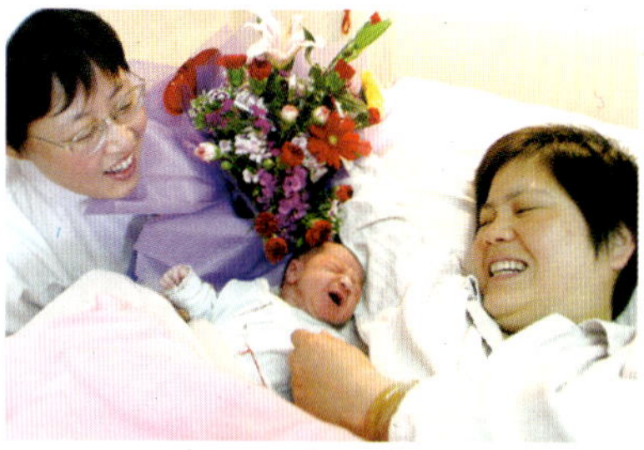

温馨服务

二、临床：妇科、产科、妇产科病理学、妇产科超声是绍兴市重点学科。住院部分妇科、产科、儿内科、新生儿监护中心、外科（乳腺、儿外）收治妇科、产科、外科、儿科、新生儿科等，还拥有遗传实验室、RCR实验室、HIV实验室、产前诊断实验室等，在专科专病诊断治疗方面具有较高地位。门诊部在开设妇、产、儿、外科等普通门诊和专家门诊外，还开设宫颈疾病、高危妊娠、更年期门诊、少女门诊、医学美容、乳腺疾病、小儿哮喘、小儿内分泌、中医妇科、男女不育不孕、性病、眼科、口腔科、内科等特色专科门诊。

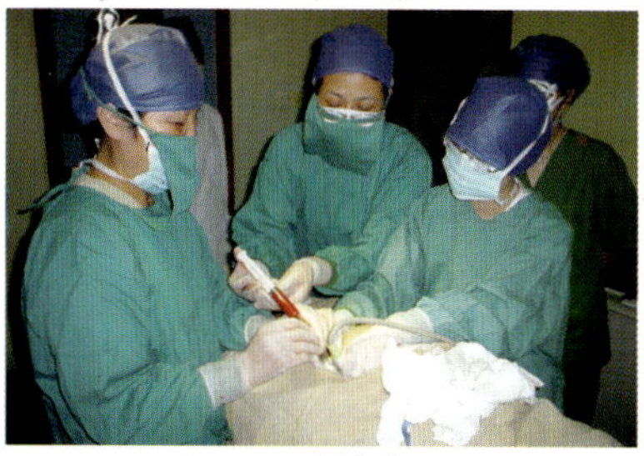

医疗技术

三、特色检查服务：开设产前筛查、产前诊断、婴儿抚触、新生儿游泳、新生儿疾病筛查、听力筛查、无痛分娩、无痛人流、可视人流、过敏源测定、TCT检测、聚焦超声宫颈病治疗技术、专家B超、乳腺钼靶检查等。

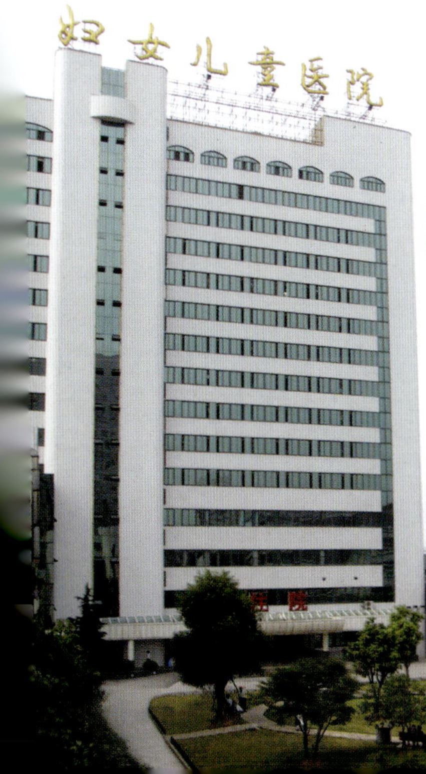

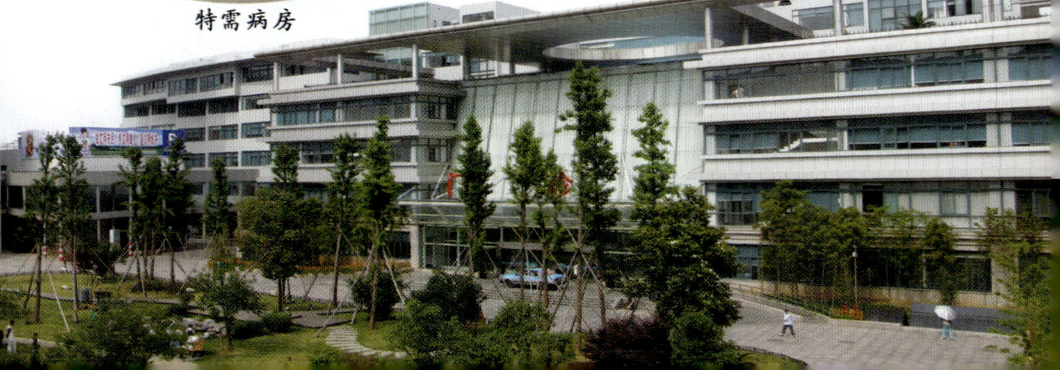

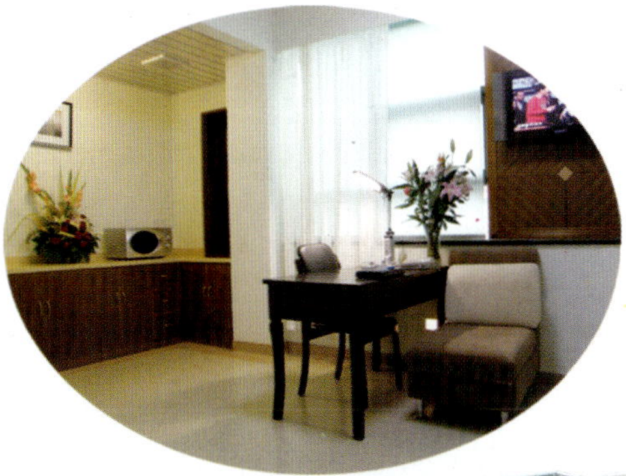

特需病房

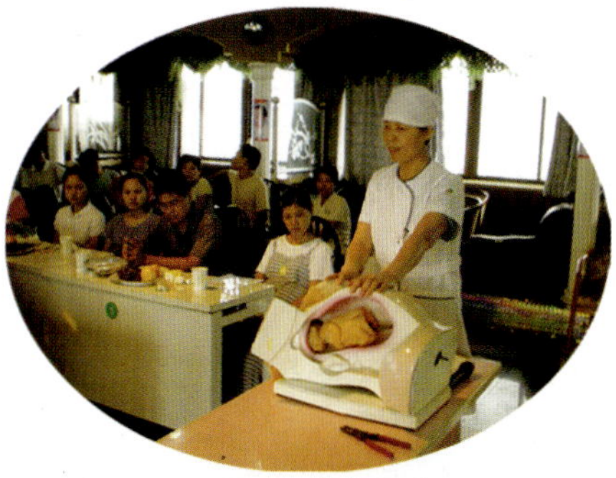

医院开展丰富多采的宣教活动

上海市胸科医院

（上海交通大学附属胸科医院）

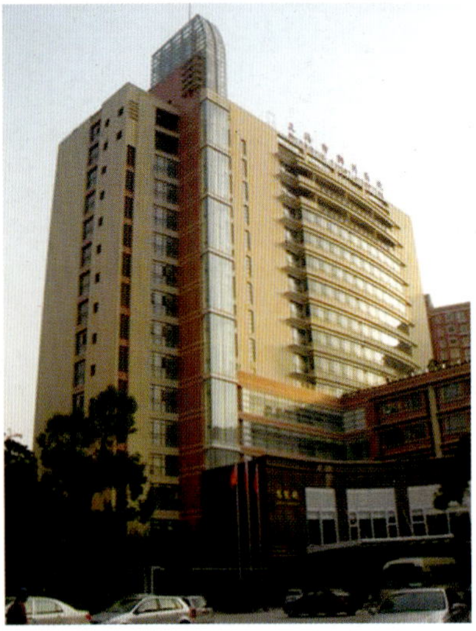

上海市胸科医院是以诊治心胸疾患为主的三级甲等专科医院。1957年被卫生部指定为全国心胸外科进修基地，1988年起成为上海第二医科大学教学医院，2004年成为上海市红十字胸科医院，2005年成为上海交通大学附属医院。医院曾先后获“上海市职业道德建设十佳单位”、“市卫生系统文明单位”、“市文明单位”等多项荣誉称号。

医院技术力量雄厚，设有心内、心外、肺内、胸外、肺部肿瘤临床医学中心、中西医结合、急诊、放疗、麻醉及重症监护等10个临床科室和放射、病理、核医学、超声诊断等13个医技科室，核定床位580张，有病区16个，包括2个特需病区、1个干部病区，另设ICU和CCU。还附设上海胸部肿瘤研究所。

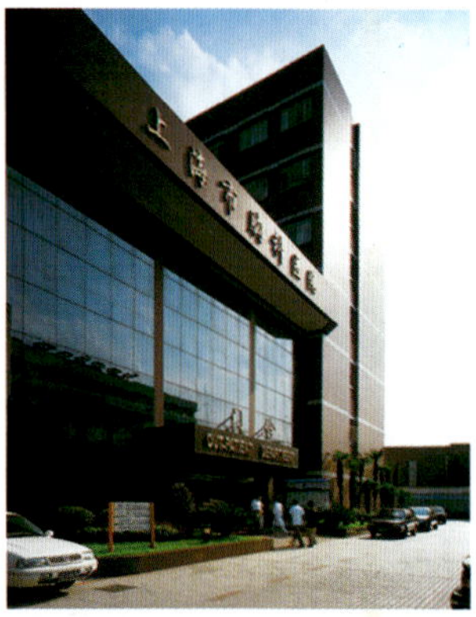

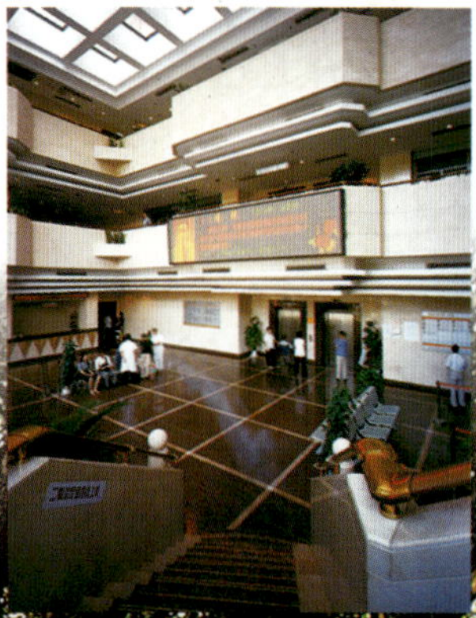

医院现有职工1000余名，其中正副主任医师105名、正副教授50余名、博士生导师、硕士生导师21名、享受国务院特殊津贴25名，并有10名分别进入上海市卫生系统“医苑新星”、“跨世纪学科带头人培养计划”和“上海市优秀中青年医学人才培养计划”。医院医疗设备完善，拥有DSA、多排螺旋CT、ECT、直线加速器、模拟定位机、三维治疗计划系统、多叶准直器、彩色多普勒心动超声仪、全自动生化分析仪及ICU、CCU监护系统等医用设备。

医院面向全国，每年收治的门急诊和住院病人逾14万人次，建院以来已施行各类胸部手术逾8万例，心脏介入逾6000例，成功地医治和抢救了数以万计的疑难重危病人；医院开展的心脏、肺、胸骨移植术、“冠心搭桥术”，心脏单、双瓣膜置换术，各种心脏复杂畸形的诊断和纠治，各类肺、食管、气管、纵隔手术，各类心脏疾病的介入诊断治疗，顽固性心衰、恶性心律失常和大面积急性心肌梗塞的救治，气管镜的诊疗技术以及病理细胞、组织学检测等均居国内较高水平；肺癌的早期发现和综合治疗、气管术式的创新等居国际较高水平。

医院注重专科领域的基础、应用和开发课题的研究。在完成上海市首批医学领先专业“胸心外科学”与“肺部肿瘤学”两个周期建设的基础上，目前医院正承担着上海市肺部肿瘤学临床医学中心及上海市医学重点学科“胸外科”的建设，并承担着多项国家、部、市、局级课题的研究。

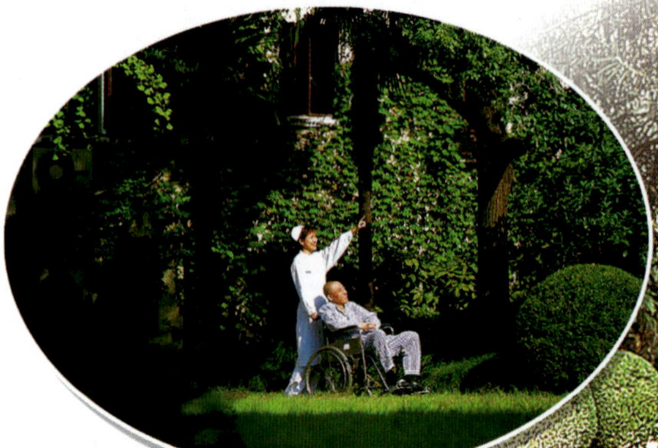

地　　址：上海市淮海西路241号　　邮编：200030
电　　话：021-62821990　　传真：021-62801109
投诉电话：021-62813852，62805086　　网址：www.shxkyy.com
E-Mail：shxkyy@hotmail.com

开滦精神卫生中心

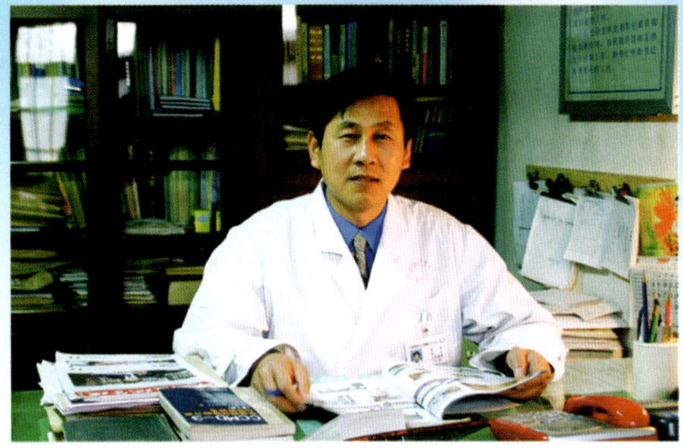

院长：张本

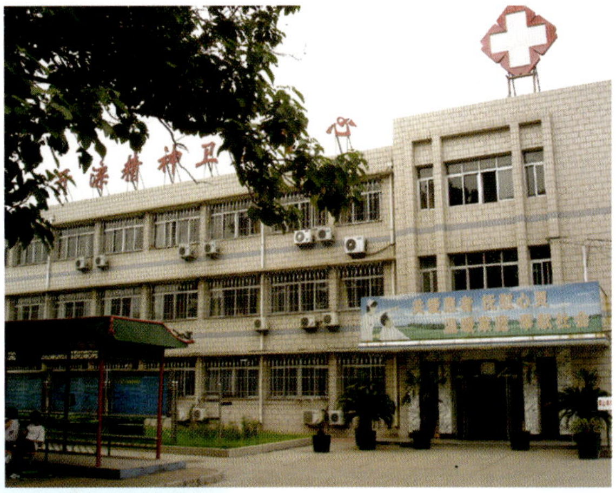

办公楼

河北省开滦精神卫生中心是一所治疗各种精神疾病和心理障碍的专科医院，是中国心理卫生协会煤炭分会理事单位。1972年建院。1991年开设心理咨询门诊，1993年7月挂靠中国煤炭老年心理卫生专业委员会、唐山市心理卫生协会学术专业委员会，1994年开设了神经症病区，2002年2月成立了环境温馨、设施完善、服务优质、治疗方法独特的中西医结合病区。多年来，中心始终坚持走医、教、研、防全方位发展的道路，2002年12月正式挂牌成立华北煤炭医学院附属开滦精神卫生中心，2005年与开滦日报社联合创办了《精神卫生专刊》，2005年6月成立了精神医学教研室，2005年7月17日作为华北煤炭医学院本科生的教学实践基地，各项教学工作正式启动。2006年11月成立了医学心理学教研室。中心是唐山市首批“诚信卫生医院”，并于2006年5月通过了ISO-9001质量管理体系认证。

医院设置病床300张，设有七个病区：精神科一病区（女病区）、二病区、三病区、康复病区、中西医结合病区、神经症病区、森田疗法病区。并设有心理检测中心、脑电图与脑地形图检查室、全自动脑功能诊断治疗室、经络协调诊断治疗室、现代ECT治疗室、智能电针治疗室、生物反馈治疗室、文体康复中心、森田疗法治疗室、声光音乐治疗室、心理咨询门诊、精神科专家门诊、精神科普通门诊、精神医学教研室、医学心理学教研室等。

医院主要诊疗设备有A620—全自动脑功能诊断治疗系统、“醒脉通”多功能ECT治疗监测系统、JXZ—1型经络协调诊断治疗系统、ZCEA—1型智能电针治疗仪、JD—TW—5型高级电脑肌电皮温生物反馈仪、JD—2A型肌电生物反馈仪、PW—3型皮温生物反馈仪、WL—MPE—2电脑心理测评议、DDX—200型电脑多功能神经心理行为功能测试康复仪、DX—2型ECT治疗仪、88型电抽搐治疗机、声光音乐治疗系统、电磁场治疗系统、CMCIS计算机多相人格诊断系统、血锂测定仪、经颅多普勒治疗仪等医疗仪器设备。

在诊疗方面，采用国内外医疗技术，中西医结合等方法，综合治疗各种精神疾病。特别诊治精神分裂症、躁狂症、抑郁症、酒中毒、老年性痴呆、脑器质性精神障碍、心理创伤后应激障碍、各种躯体形式障碍、适应障碍、儿童情绪障碍、癔症、焦虑症、恐怖症、神经衰弱、失眠症、多动症、抽动症、厌食症及贪食症等各种精神疾病。同时开展了个体、集体心理治疗和行为治疗，设有心理咨询门诊、希望热线、书信等多种咨询方式，帮助人们解决在恋爱、婚姻、就业、升学、工作、离退休等方面的心理障碍，使心理创伤较重的和正在恢复的患者得到心理上的支持，增进了健康，减少了精神的衰退与疾病复发，收到了良好的效果。

三十多年来，中心完成了22项科研项目。在国内、外，省、部、市各级杂志公开发表论文、译文500余篇，主编或合编专业著作13部。主持全国性学术研讨会12次。

中心始终坚持“关爱患者，抚慰心灵，温暖家庭，奉献社会”的服务理念，开展诚信卫生服务、亲情化服务，创建温馨医院和温馨病房，赢得了社会各界的广泛赞誉。

中心全体员工正以开创性思维、勤奋务实的敬业精神为建立家庭和社会化的精神卫生服务体系，为建设一所国内知名、省内一流、以医、教、研、防为一体的精神卫生中心而努力奋斗！

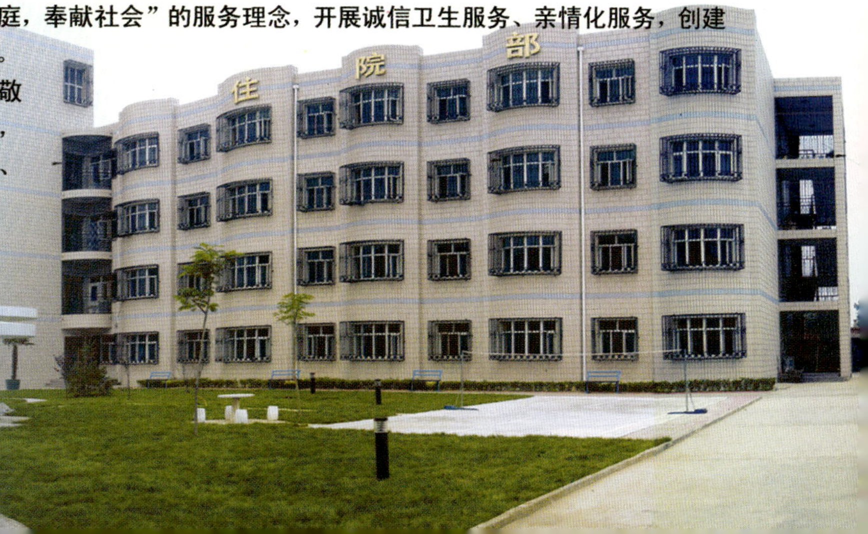

地址：河北省唐山市路南区学警路花园街
邮编：063001
电话：0315-2861351
网址：http://www.klpsy.con.cn

广东医学院附属医院

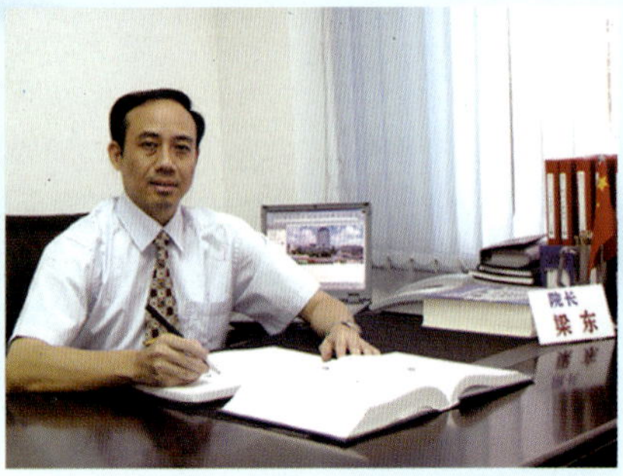

院　长：梁东

广东医学院附属医院、第一临床学院是粤西地区临床学科齐全、技术力量雄厚、医疗设备完善、医疗服务优质的集医疗、医学研究、临床医学教育和医疗保健为一体的综合性教学医院，是广东医学院的重要临床教学基地。是国家三级甲等医院、国家爱婴医院、全国百佳医院。

医院现有病床1200张，年门急诊量近60万人次，年出院病人3万多人次，年手术近万例。在职职工1561人，其中卫生技术人员1291人，在岗教授、主任医师111人，副教授、副主任医师316人，博士生导师2人，硕士生导师80人。拥有内科学、外科学、神经病学、儿科学、皮肤性病学、耳鼻喉科学等6个二级学科硕士学位授权点和心血管、呼吸、血液、消化、内分泌、肾病、风湿、传染、普外、骨外、泌尿外、胸心外、神经外、整形外、烧伤野战等15个三级学科硕士学位授权点，每年招收硕士生160多人，并与中山医科大学共同招收博士研究生。

医院相继开展了冠状动脉搭桥手术、肾移植手术、肝移植手术、心脏移植等医疗新技术。出版专著24本。

地址：广东省湛江市霞山人民大道南57号

电话：0759—2387612

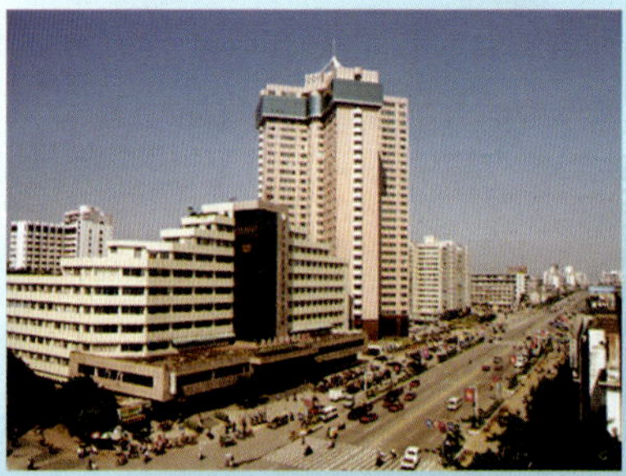

毗邻的门诊住院大楼

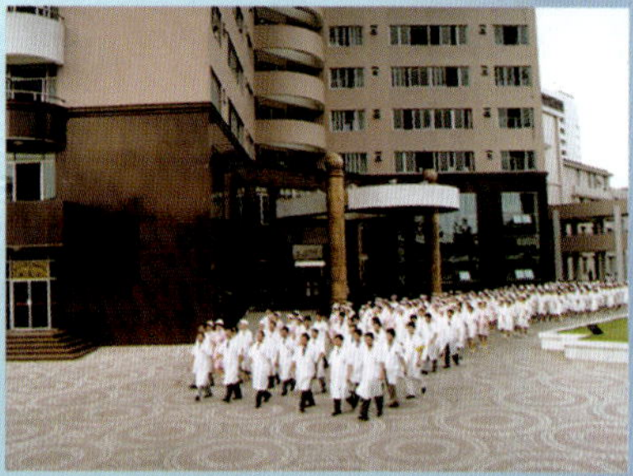

团结奋进的附院人

中山大学附属第一医院

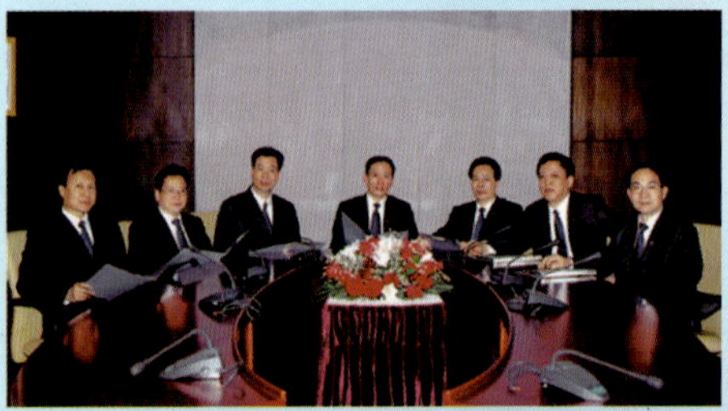

院领导班子正在制定医院学科建设的发展规划

中山大学附属第一医院，现有在编职工2300多人，开放病床2228张，年门、急诊量约300万人次。拥有博士学位授权点22个、硕士学位授权点31个，博士生导师68人、硕士生导师239人。近十年共培养本科生4671人，硕士研究生864人，博士研究生472人，博士后46人。长期以来，医院凭借雄厚的技术力量，成功诊断、治疗和抢救了许多危重、疑难和罕见病例，如肾移植；连体婴分离术的成功开展；第三代试管婴儿的成功诞生；三足婴的矫正手术；连头婴分离手术的成功施行；胸腹主动脉瘤、升动脉夹层动脉腔内治疗的成功实施；肝肾联合移植、多器官移植的成功实施等，为我国医疗界填补了许多空白。

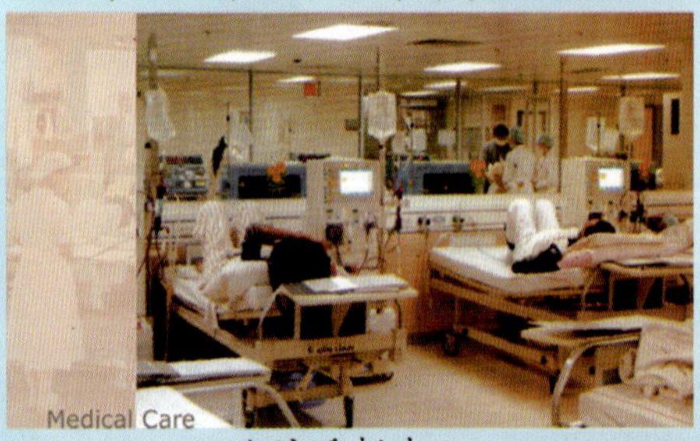

血液透析中心

医院设有17个临床二级学科、50个三级专科，其中肾内科、普外科和神经科等3个学科为国家重点学科。近十年来，医院承担省部级以上科研课题694项，其中国家自然科学基金的项目，以及每年发表论文数、论文被引用和SCI收录数量也位居全国医院前列，并主办和承办6份国内有影响的医学专业杂志。

医院正继续为建设华南治疗疑难重症诊治中心、国内医学教育重点基地和国际知名的研究型医院这一目标而努力奋斗！

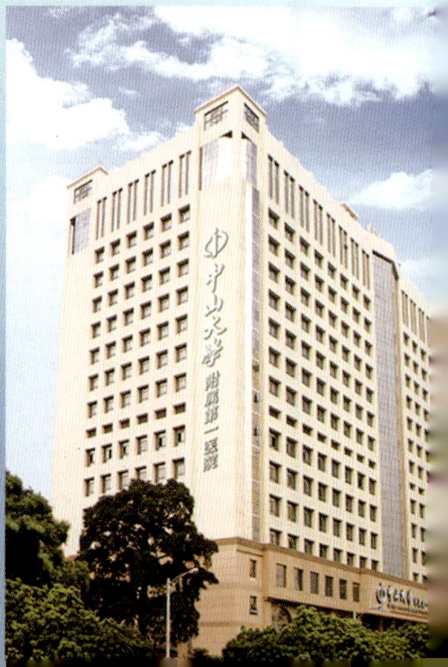

海南医学院附属医院

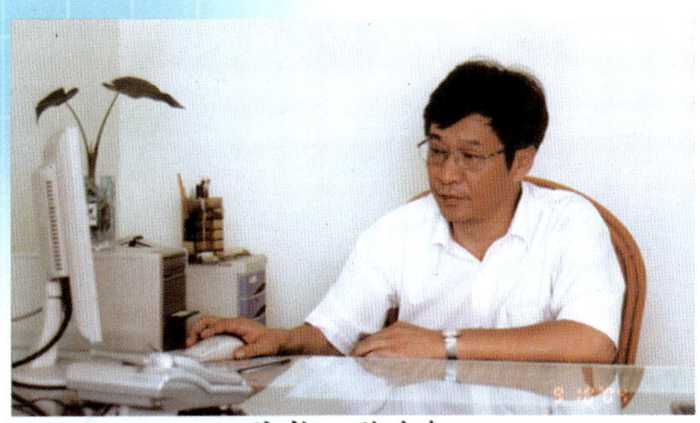

院长：孙公凯

海南医学院附属医院，位于海南省省会城市——海口市龙华路31号。始建于1973年，随着海南大特区经济建设和社会发展步伐的不断加快，医院已经成为一所环境优美、设备完善、技术力量雄厚的综合性医院，是一所具有发展潜力的集医疗、教学、科研、预防、保健、社区卫生服务于一体的综合性三级甲等医院。

医院现有职工1075人，其中副高以上专家191人，中级职称303人，享有国家特殊津贴、省优专家10人。现有14个临床科室，17个医技科室，3个实验室，6个科研治疗中心。医院医疗服务范围广泛，病员辐射全国13个省市及港、澳、台等8个国家和地区。医院拥有螺旋CT仪等一批医疗仪器设备。医院所开展的试管婴儿技术在全国处于较高水平，是海南省获得卫生部批准开展人类体外受精与胚胎移植技术（试管婴儿技术）的唯一单位。

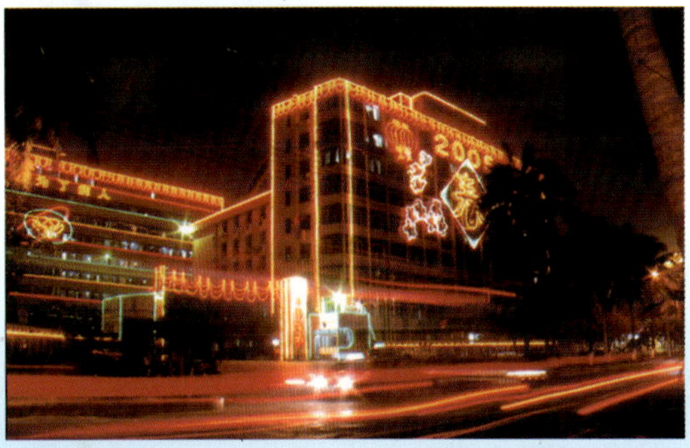

医院十分重视科学管理和医德医风建设，获海南省“五佳医院”称号，先后荣获“全国妇幼卫生先进单位”等十多个荣誉称号，是卫生部国际紧急救援中心网络医院。

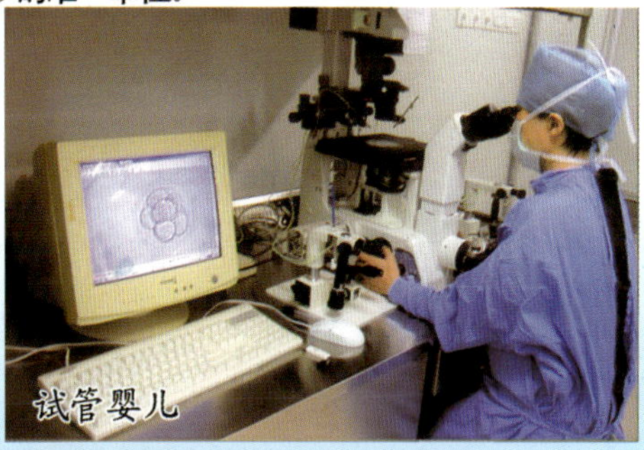

试管婴儿

太原市第四人民医院

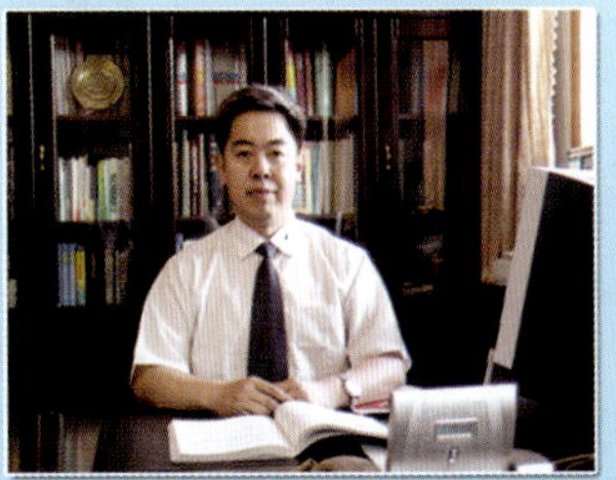

院长：范梦柏

山西省太原市第四人民医院始建于1954年，占地面积13.2万平方米，固定资产8600万元。是一所集医疗、教学、科研于一体的大型结核病专科医院，主要诊疗范围包括结核病、呼吸系统疾病、胸部外科疾病、艾滋病、突发公共卫生疾病等，是山西省突发公共卫生事件应急后备医院，开设床位500张。现有职工365人，其中卫生技术人员262人，其他技术人员30人，拥有高级职称人员42人，中级职称人员93人。

建院以来，医院共接诊患者110万人次，收治住院患者11万人次，为太原地区乃至山西省的结核病防治工作做出了巨大的贡献。2003年，医院被省市政府指定为SARS救治定点医院，全院经历了严峻的考验，圆满地完成了党和人民交给的任务。

经过几代人的艰苦奋斗，医院已发展成为拥有完善的信息化系统、健全的人才梯队、合理的公共卫生应急管理体系、优雅舒适的就医环境的医院。目前，医院共有信息节点600多个，工作电脑126台，建立了HIS、RIS、LIS系统，建立了医院内部局域网，建立了远程会诊系统，引进“中国医院知识快车”（CHKD），保证在每个科室均可利用计算机对2000多种医学期刊进行全文浏览。在重点学科建设方面，相继申报并承担了10余项科研课题，其中“糖皮质激素在SARS中的应用及其随访研究”达到国际较高水平，“SARS患者临床症候群的研究”达到国内较高水平。“结核病新疫苗的研制”、“DOTS项目在实际操作中的盲区调研”获得省部级科研经费支持，预计2007年结题。近年来，成功地举办了两届全省防痨医师培训班，承办了“全国基层防痨医师培训班”，组织院内业务学习12900人次，参加全国学术会议160人次，选送外出进修学习44人次。与山西医科大学联办的“硕士研究生课程班”，现有学员43人，全院学术气氛浓厚，业务交流活跃，为医院的发展奠定了良好的基础。

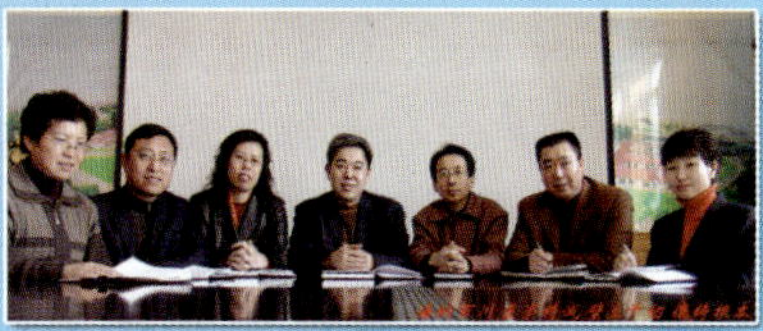

领导班子

“十一五”期间，医院将以科研为支撑，构建“四加一”的医院模式，即成立结核病研究所、呼吸病研究所、胸部外科与胸部肿瘤研究所、公共卫生应急临床研究所和一个中心实验室。发展成为集医、教、研于一体的以结核病为特色、公共卫生应急为主要任务、以呼吸、肿瘤、胸部外科为新型学科的三级甲等医院，医院将“立足太原、放眼全省、辐射三北”，成为“架构院所化、功能多元化、运行信息化、病源网络化”和“技术人员硕士化、医疗服务人文化、内部管理军事化、后勤服务社会化”的医院。

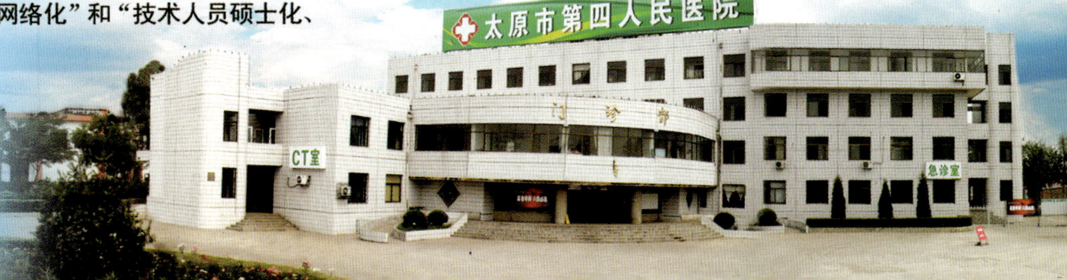

大庆油田总医院集团

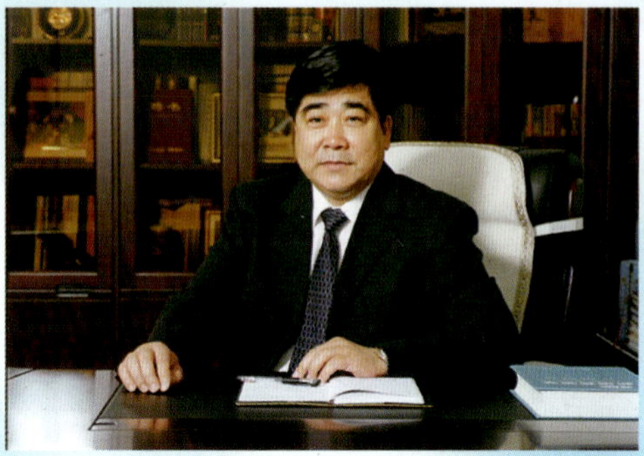

总经理：刘湘彬

黑龙江省大庆油田总医院集团隶属于大庆石油管理局，是集医疗服务、医学教育、社区卫生、行业管理和后勤支持于一体的紧密型、实质性医疗集团。由两家三级综合医院、一所医学高等专科学校、9家二级医院和73个社区卫生服务中心（站）组成。占地面积71.1万平方米，开放病床3049张，年门诊量340余万人次。

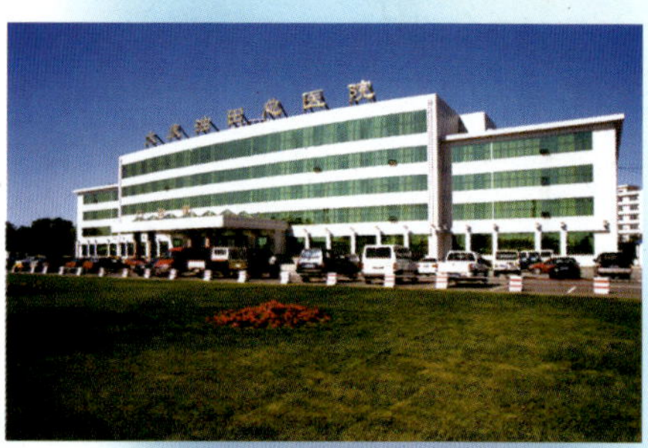

医院门诊楼

集团现有职工5805人。其中，卫生技术人员4776人，副主任医师以上技术人员407人，博士、硕士研究生202人，留学归国专家33人。拥有PET-CT、64排CT、德国神经手术导航系统、美国GE开放式核磁共振和GE数字减影机等大中型医疗设备2000余台（套）。近两年，集团共完成市级以上科研成果149项。心脏介入治疗技术、神经外科显微手术技术、肿瘤放化疗技术有较高水平。三级医院领办社区被称为“大庆模式”，在全国颇有影响。

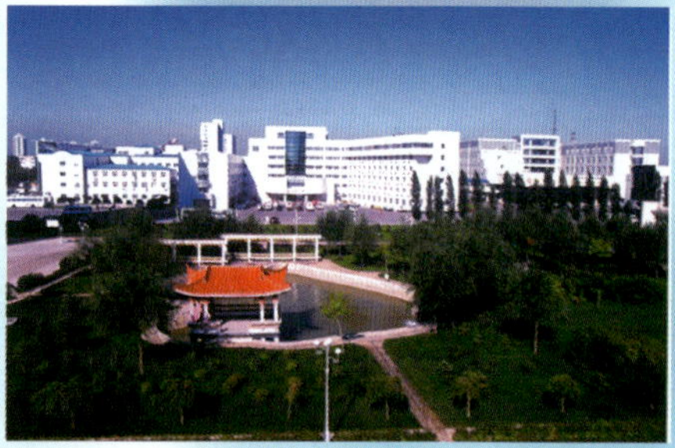

龙南医院

宝鸡市中心医院

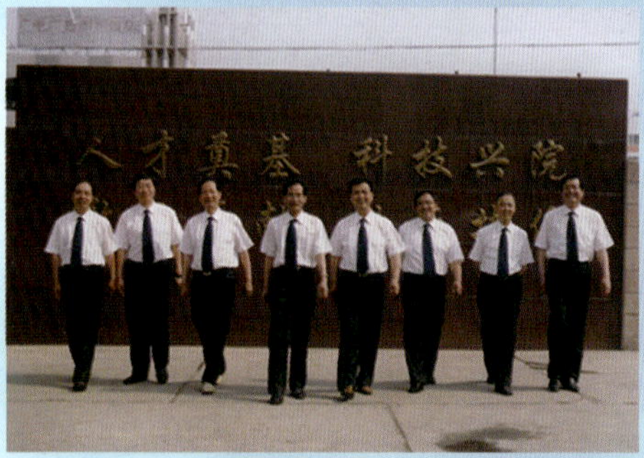

团结奋进的领导班子

陕西省宝鸡市中心医院地处陕甘川交界的秦岭北麓、渭水之滨，始建于1951年，前身为中国人民解放军西北军区第七陆军医院、陕西省第一康复医院。医院经过50余年的建设与发展，现已成为宝鸡地区规模较大的集医疗、教学、科研、预防、康复、保健为一体的综合性三级甲等医院、全国百佳医院、全国首批百姓放心示范医院。

医院占地170亩，建筑面积13.48万平方米；开放病床690余张；设有临床、医技科室42个；在岗员工980余人，其中硕士研究生30余名；年门诊诊疗患者26万人次，出院患者1.4万人次。

医院拥有16层螺旋CT、磁共振、ECT、直线加速器、电子腹腔镜等医疗设备300余台（件），成功开展角膜移植、肾移植、断掌（指趾）再植术、心脏直视手术等200余项高新技术项目。近年来，医院大力开展微创技术项目，被确定为陕西省医学会介入放射学分会宝鸡介入诊疗中心及培训基地，是宝鸡市医学影像、临床检验、烧伤救治、肿瘤防治、糖尿病防治、人工肾透析等中心，是西安交通大学、延安大学、陕西中医学院的教学医院。

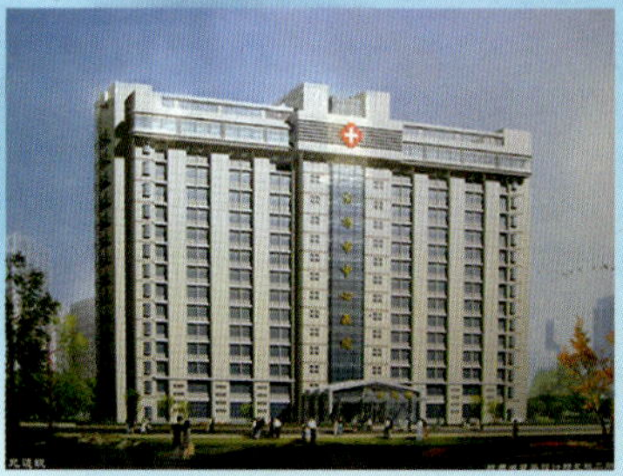

外科住院大楼

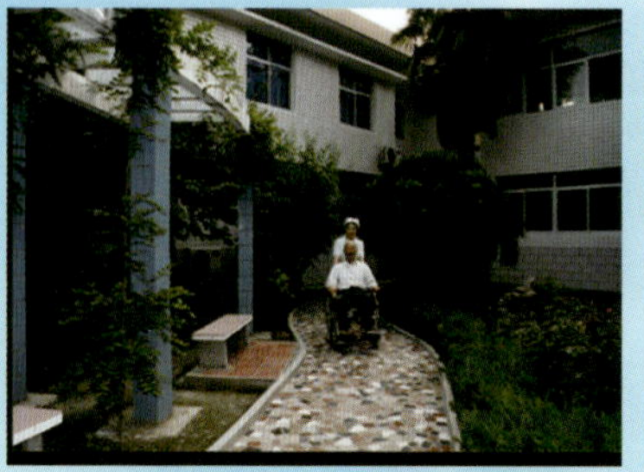

环境优雅的病区一隅

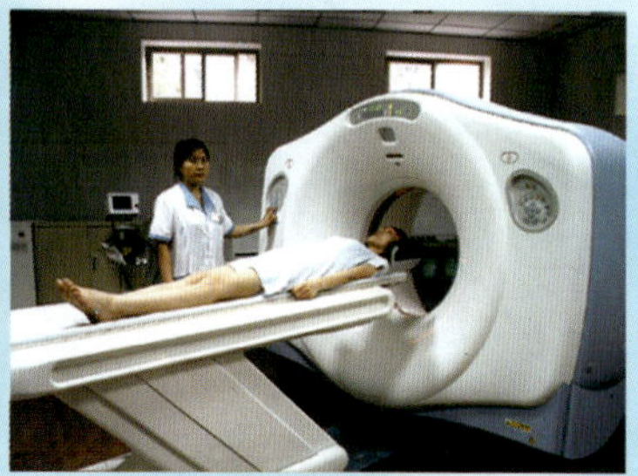

16层螺旋CT

东风总医院（郧阳医学院附属医院）

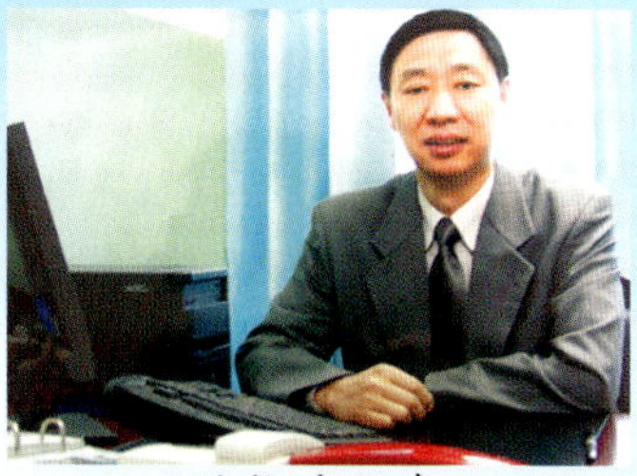
院长：杨汉东

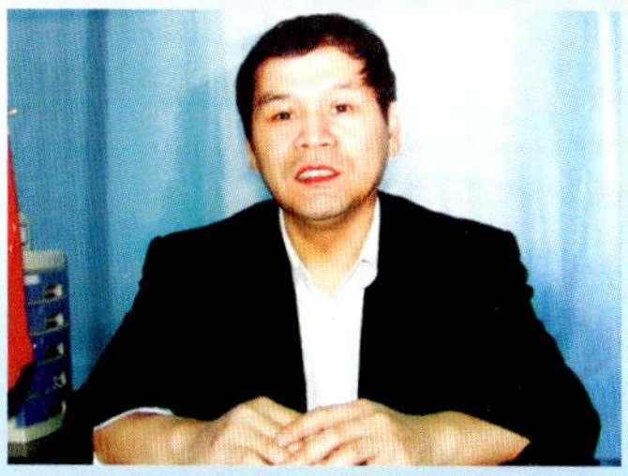
党委书记：朱小军

1969年，为支援“二汽”建设，始建于1927年的武汉市第一人民医院奉命从武汉全迁十堰，组建成后来“二汽”的张湾医院，后几经更名为现在的东风总医院（郧阳医学院附属医院、同济医学院附属临床学院）。1994年，被评为三级甲等医院。先后被授予全国百佳医院、百姓放心医院、百姓放心示范医院等荣誉称号。

总医院占地15万平方米，开设病床1000张，拥有固定资产5亿元，职工总数1200余人，其中有高级职称者250余人，博士、硕士100余人。建有肝脏外科、器官移植、心血管疾病3个研究所，有临床、医技、职能科室45个、教研室15个。医院心血管内科、普外科、儿科等10余个临床科室被评为省、市级重点专科。共有近600项科研或临床应用成果填补了鄂西北医学史上的空白。其中，肝脏外科研究所研发的“多针全方位冷冻治癌机”针对中晚期肝癌有较好疗效，临床运用百例，使患者存活最长的达15年以上，获得国家专利；器官移植中心先后成功完成肾移植、肝移植、眼角膜移植等大型手术，是可以开展多种器官移植的大型医院；心血管疾病研究所开展的心脏病介入治疗水平经鉴定达到较高水平；血液病科开展了骨髓移植治疗白血病；肿瘤科引进价值千万的高能直线加速器，使十堰地区肿瘤治疗水平向前跨出了一大步；心胸外科开展的心脏换瓣和心脏搭桥手术开创了十堰地区医学史上的先河，成为一项常规的手术……上世纪七十年代，医院引进以腔镜为代表的微创技术，为人民群众提供了很好的医疗服务条件。

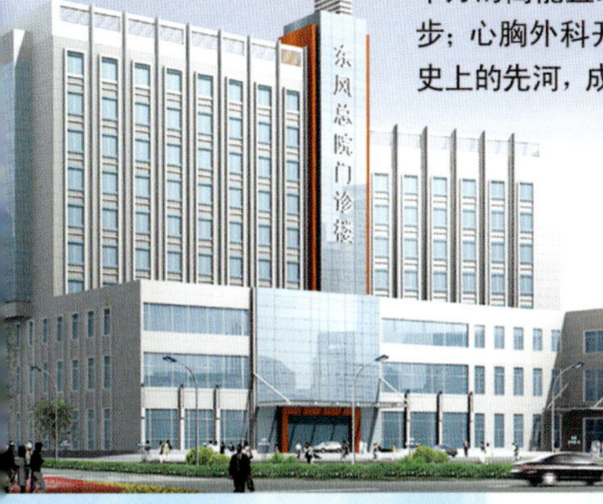

医疗技术、服务质量在十堰地区一枝独秀的东风总医院，不仅面向广大社会开放，还出台了扶贫医疗政策，对来医院就医的边远山区经济贫困患者的医疗费用，实行相应减免。其中31个以常见病、多发病为主的“单病种”限价，确保了患者敢进大医院看病、看得起病，使医疗费用在十堰地区同级医院中始终保持较低水平。

东风总医院秉承“至诚至善、精益求精”的百年院训，将始终把解决群众“看病难、看病贵”问题作为改革和前进的方向，致力打造百年昌盛的品牌医院。

第三军医大学大坪医院野战外科研究所

第三军医大学大坪医院，是全军唯一一所集综合性教学医院和专职研究所为一体的三等甲级医院，设有32个临床科室，12个医技科室，9个研究室和14个教研室，开展床位1000余张，年门诊量50多万人次，年收治病人3万余人次，手术1.5万余台次。1996年医院被评为“爱婴医院”，2001年被重庆市确定为首批涉外定点医院。

人才实力 现已形成以中国工程院院士王正国领衔，以1名“长江学者”特聘教授、3名国家杰出青年基金获得者、10名解放军后勤部“三星人才”、1名“首批新世纪百千万人才工程国家级人选”等为主干的人才队伍格局。

学科建设 拥有1个国家重点实验室、2个国家重点学科、1个国家药品临床研究基地、1个全军战创伤救治训练基地、2个全军重点实验室、1个全军研究所、3个全军医学专科中心、4个全军专病中心、1个重庆市重点学科、5个重庆市研究所和7个校级重点学科。

科研成果 “八五”以来，共取得各类科研成果300多项，其中国家科技进步一等奖1项、二等奖5项、三等奖6项；国家发明三等奖4项、四等奖2项；军队科技进步和医疗成果一等奖9项、二等奖54项、三等奖106项；省部级科技进步二等奖13项、三等奖10项。

临床技术 医院每年开展新业务新技术40多项，中子刀治疗宫颈癌为国内首创，成功施行了小儿心脏移植，食道癌外科治疗及食管缺损修复，心脏、肺脏、肾脏等大器官移植，便秘及梅尼埃病的外科治疗，代谢综合症的诊断和治疗等20余项技术达到国内较高水平，严重创伤救治享誉国内外。

医疗设备 拥有肿瘤早期诊断设备PET（派特）和三维立体成像系统64排容积CT，还拥有肿瘤适形调强系统、平板DSA以及全身伽玛刀、头颅伽玛刀、中子刀、核磁共振、螺旋CT等大型设备1000余台，总价值近4亿元。

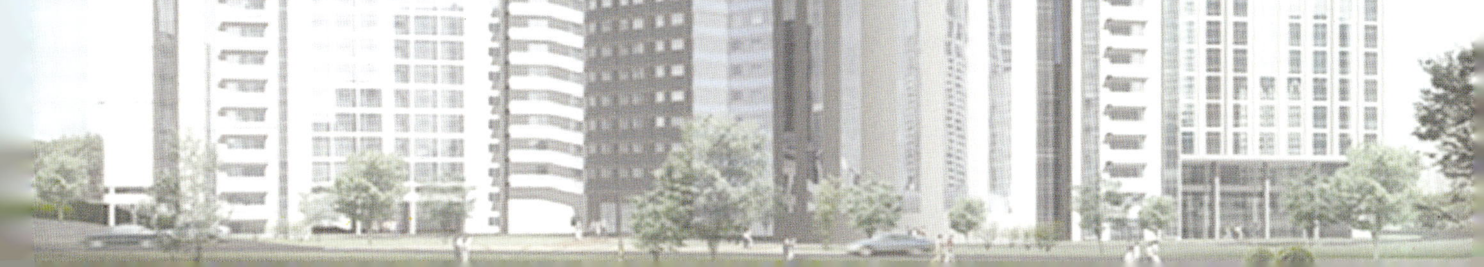

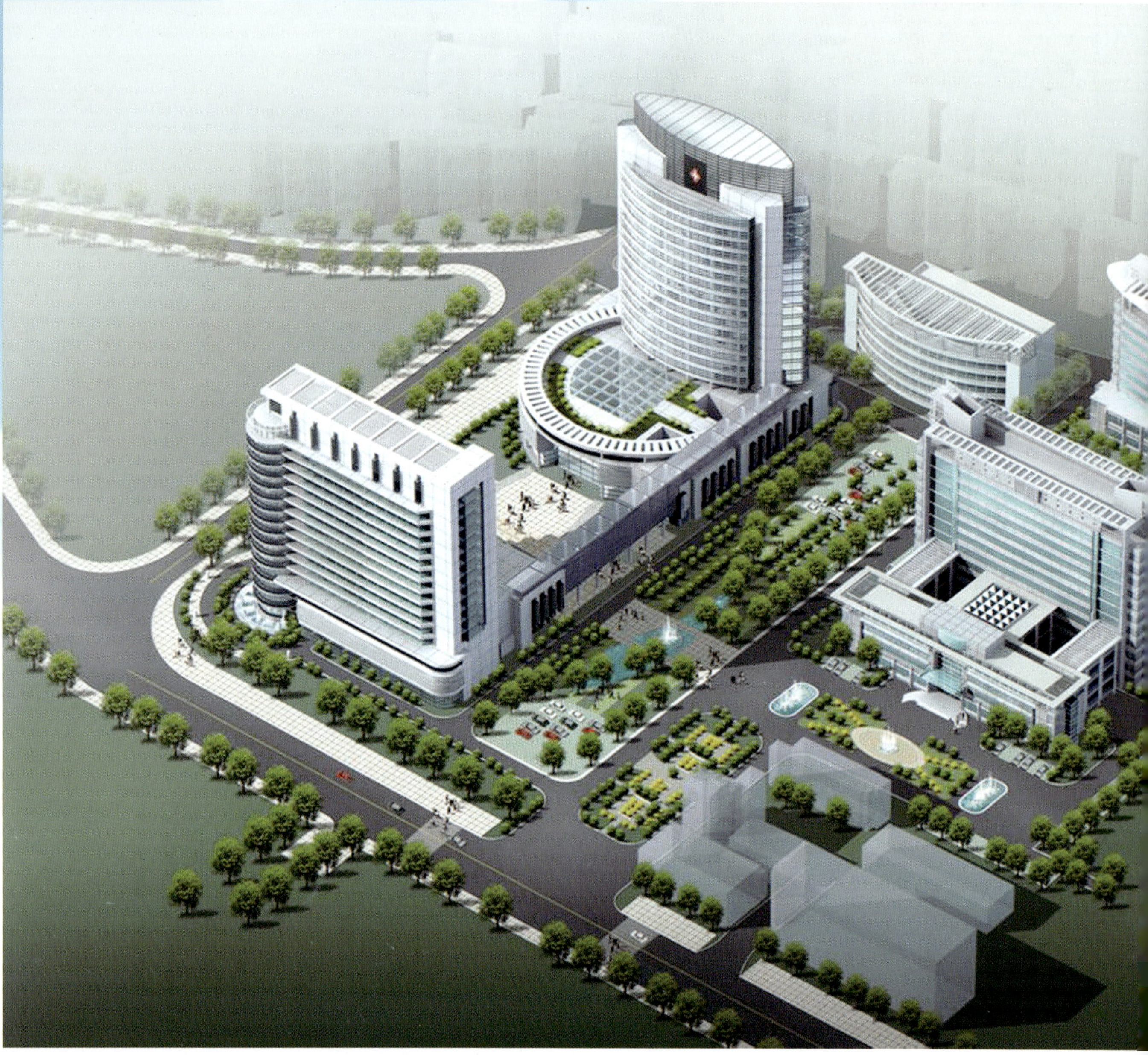

江苏省南通市第三人民医院

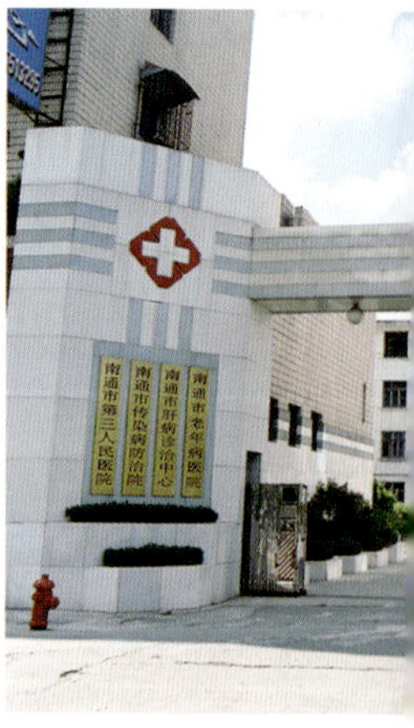